Kohlhammer

Wulf Rössler
Wolfram Kawohl (Hrsg.)

Soziale Psychiatrie

Das Handbuch für die psychosoziale Praxis

Bd. 1: Grundlagen

Verlag W. Kohlhammer

Pharmakologische Daten verändern sich fortlaufend durch klinische Erfahrung, pharmakologische Forschung und Änderung von Produktionsverfahren. Verlag und Autor haben große Sorgfalt darauf gelegt, dass alle in diesem Buch gemachten Angaben dem derzeitigen Wissensstand entsprechen. Eine Gewährleistung können Verlag und Autor hierfür jedoch nicht übernehmen. Daher ist jeder Benutzer angehalten, die gemachten Angaben, insbesondere in Hinsicht auf Arzneimittelnamen, enthaltene Wirkstoffe, spezifische Anwendungsbereiche und Dosierungen anhand des Medikamentenbeipackzettels und der entsprechenden Fachinformationen zu überprüfen und in eigener Verantwortung im Bereich der Patientenversorgung zu handeln. Aufgrund der Auswahl häufig angewendeter Arzneimittel besteht kein Anspruch auf Vollständigkeit.

1. Auflage 2013

Umschlag: Gestaltungskonzept Peter Horlacher
Umschlagabbildung: Paul Klee, Senecio (Baldgreis), 1922, 181, Öl auf Kreidegrundierung auf Gaze auf Karton, originaler, gelb gefasster Rahmen, 40,3 x 37,4 cm
© Kunstmuseum Basel, Foto: Kunstmuseum Basel, Martin P. Bühler
Gesamtherstellung:
W. Kohlhammer Druckerei GmbH + Co. KG, Stuttgart
Printed in Germany

ISBN 978-3-17-021987-8

Inhalt

Band 1: Grundlagen

Verzeichnis der Herausgeber und Autoren von Band 1 11

Vorwort 17
Wulf Rössler und Wolfram Kawohl

Teil 1: Begriffsbestimmung und historische Entwicklung

1 Sozialpsychiatrie – Soziale Psychiatrie: eine Begriffsbestimmung 23
Wulf Rössler

2 Soziale Psychiatrie: historische Aspekte ihrer Entwicklung in Deutschland und in der Schweiz 34
Ekkehardt Kumbier, Kathleen Haack und Paul Hoff

Teil 2: Sozialwissenschaftliche Grundlagen

3 Soziologische Aspekte 49
Peter C. Meyer

4 Sozialpsychologie 60
Hans-Werner Bierhoff und Elke Rohmann

Teil 3: Einflussfaktoren auf psychische Gesundheit und psychische Krankheit

5 Salutogenese, Pathogenese und subjektive Krankheitskonzepte 73
Dieter Wälte

6 Lebensstile 83
Vladeta Ajdacic-Gross und Kathrin Bollok

7 Lebensübergänge und psychische Gesundheit 94
Regula Lehmann und Mike Martin

8 Epidemiologie der Erstmanifestation psychischer Störungen 104
Cornelia Witthauer und Roselind Lieb

9 Arbeit und psychische Gesundheit 117
Wolfram Kawohl und Christoph Lauber

10 Gender-Aspekte 127
Anita Riecher-Rössler

11 Sexualität 142
Wolfgang Weig

12 Soziale Exklusion 150
Nicolas Rüsch

Teil 4: Diagnostik und Therapie

13 Grundlagen sozialpsychiatrischen Handelns und Behandelns 161
Klaus Obert

14 Diagnostik von Fähigkeitsstörungen 181
Michael Linden, Stefanie Baron und Beate Muschalla

15 Rehabilitation 197
Katarina Stengler und Thomas Becker

16 Transkulturelle Psychiatrie – eine moderne sozialpsychiatrische Disziplin 208
Marcel G. Sieberer und Wielant Machleidt

Teil 5: Forschungsthemen

17 Epidemiologie 221
Roselind Lieb und Jutta Mata

18 Konzepte und Stand der Stigma-Forschung 233
Nicolas Rüsch

19 Methodische Grundlagen psychiatrischer Versorgungsforschung:
aktueller Stand der Forschung und Entwicklung des Gebietes 246
Steffi G. Riedel-Heller und Hans-Helmut König

20 Lebensqualität 258
Michael Franz und Thorsten Meyer

21 Neurobiologie des Sozialen 269
Martin Brüne und Georg Juckel

Teil 6: Gesellschaftliche und politische Aspekte

22 Sozialpolitik und soziale Lage in Deutschland, Österreich und der Schweiz 281
Jörn Moock und Steffi Giersberg

23 Das Gesundheitswesen in Österreich, in der Schweiz und in Deutschland 293
Gerd Glaeske

24 Migrationshintergrund: Anforderungen an und Möglichkeiten der Sozialpsychiatrie/europäische Perspektiven ... 312
Hans-Jörg Assion und Eckhardt Koch

25 Seelische Gesundheit und Krankheit in den Massenmedien ... 323
Ulrike Hoffmann-Richter und Seraphina Zurbriggen

Teil 7: Ethische, rechtliche, organisatorische und ökonomische Aspekte

26 First Person Account: Die Welt dreht sich ohne mich ... 339
Frau A. S.

27 First Person Account: Wie ich psychotisch wurde ... 349
Frau N. S.

28 Gesundheitsökonomie ... 359
Hans Joachim Salize und Reinhold Kilian

29 Finanzierungsmodelle ... 374
Arno Deister und Mark Stab

30 Das sozialpsychiatrische Team: Erfolge, Herausforderungen und Grenzen ... 385
Christian Kieser und Luciana Degano Kieser

31 Ethik in der Sozialpsychiatrie ... 395
Paul Hoff

32 Rechtliche Aspekte in der Gemeindepsychiatrie ... 414
Klaus Windgassen und Hanns Rüdiger Röttgers

33 Autonomie und Zwang ... 428
Tilman Steinert

Stichwortverzeichnis ... 439

Band 2: Anwendung

Verzeichnis der Herausgeber und Autoren von Band 2

Teil 1: Präventive Ansätze

1 Suizidprävention
Vladeta Ajdacic-Gross

2 Prävention von Abhängigkeitserkrankungen
Jochen Mutschler, Roland Kowalewski und Falk Kiefer

3 Indizierte Prävention unter besonderer Berücksichtigung der Früherkennung von Psychosen
Anastasia Theodoridou und Karsten Heekeren

Teil 2: Einrichtungen und Versorgungsformen

4 Assertive Community Treatment und Community Mental Health Teams
Tom Burns

5 Tageskliniken
Karsten Heekeren

6 Institutionelle ambulante psychiatrische Versorgung
Andreas Spengler, Friedrich Schmidl, Georg Psota, Roland Weber und Urs Hepp

7 Sozialpsychiatrische/psychosoziale Dienste
Eberhard Höfer, Andreas Spengler, Friedrich Schmidl und Georg Psota

8 Sozialpsychiatrische Versorgung in vertragsärztlichen nervenärztlichen und psychiatrischen Praxen
Frank Bergmann und Christa Roth-Sackenheim

9 Strukturelle und praktische Aspekte psychiatrischer Krisenintervention
Wolfram Kawohl und Bernd Krämer

10 Supported Employment
Christoph Lauber und Wolfram Kawohl

11 Werkstätten für behinderte Menschen
Irmgard Plößl

12 Integrierte Versorgung und Kontinuität in der Versorgung psychisch kranker Menschen
Anke Bramesfeld und Volker Amelung

13 Aufsuchende Hilfen
David Briner und Ulrich Erlinger

14 Ein Telefongespräch hilft weiter: ein Erfahrungsbericht
Tony Styger

15 Formen des betreuten und begleiteten Wohnens – Datenlage und praktische Aspekte
Thomas W. Kallert

16 Selbsthilfeorganisation der Angehörigen psychisch Kranker
Rose-Marie Seelhorst

17 Behandlungseinrichtungen für Abhängige
Roland Kowalewski, Jochen Mutschler und Franziska Peter

18 Betreuungsdienst: ein Erfahrungsbericht
Elisabeth Kronenberg

19 Ambulante Psychiatrische Pflege
Günter Meyer

20 Selbsthilfe
Gaby Rudolf und Thomas Rüst

21 Trialog – eine Herausforderung mit Zukunft
Thomas Bock, Hans-Jochim Meyer1 und Tuula Rouhiainen2

22 Psychiatrische Akutbehandlung in Gastfamilien
Katharina Lötscher und René Bridler

23 Sozialpsychiatrische Aspekte der Forensischen Psychiatrie
Elmar Habermeyer und Steffen Lau

Teil 3: Therapieformen

24 Ausgewählte Aspekte der sozialpsychiatrischen Pharmakotherapie
Karsten Heekeren, Roland Kowalewski und Wolfram Kawohl

25 Psychotherapie
Wolfgang Tschacher, Mario Pfammatter und Ulrich Junghan

26 Gruppentherapien – sozialpsychiatrische Gruppenangebote im ambulanten und teilstationären Setting
Viola Habermeyer und Annika Gnoth

27 Störungsspezifische Aspekte psychotherapeutischer und sozialpsychiatrischer Interventionen
Stefan Klingberg und Andreas Wittorf

28 Psychoedukation
Gabriele Pitschel-Walz und Josef Bäuml

29 Recovery
Michaela Amering

30 Empowerment
Wulf Rössler und Christoph Lauber

31 »Shared decision making«: Begrifflichkeiten, Messung, Evidenz, Praxis
Bernd Puschner, Jana Konrad und Sabine Loos

32 Prävention
Vladeta Ajdacic-Gross

33 Soziotherapie – im Kontext versorgungsrelevanter Entwicklungen ab dem Jahr 2000
Manfred Cramer

34 Soziale Arbeit in der Sozialen Psychiatrie
Peter Sommerfeld und Cornelia Rüegger

35 Ergotherapie, Kunst- und Ausdruckstherapien
Birgit Matter

36 Internet und psychische Gesundheit
Steffi Weidt und Aba Delsignore

Teil 4: Leistungsrecht in der Praxis

37 Leistungsrecht in Deutschland
Bernhard van Treeck

38 Leistungsrecht in Österreich
Peter Gardowsky

39 Leistungsrecht in der Schweiz
Franz Hierlemann und Bettina Schmidt

Teil 5: Allgemeine Themen

40 Öffentlichkeitsarbeit
Carsten Burfeind, Harald Zäske und Wolfgang Gaebel

41 Antistigma-Interventionen in Zusammenarbeit Psychiatrie-Erfahrener, Angehöriger und in der Psychiatrie Arbeitender
Nicolas Rüsch, Margrit Dubi und Karla Ranft

42 Analphabetismus
Cordula Löffler

43 Supervision und Fortbildung
Thomas Utz

Stichwortverzeichnis

Verzeichnis der Herausgeber und Autoren von Band 1

Herausgeber

Prof. Dr. med. Dipl.-Psych. Wulf Rössler
Psychiatrische Universitätsklinik Zürich
Militärstrasse 8
Postfach 1930
CH-8021 Zürich
wulf.roessler@uzh.ch

Prof. Dr. med. Wolfram Kawohl
Privatdozent an der Universität Zürich
Gastprofessor an der Leuphana Universität Lüneburg
Leiter Zentrum für Soziale Psychiatrie
Klinik für Psychiatrie, Psychotherapie und Psychosomatik
Psychiatrische Universitätsklinik Zürich
Militärstrasse 8
Postfach 1930
CH-8021 Zürich
wolfram.kawohl@puk.zh.ch

Autoren

PD Dr. phil. Vladeta Ajdacic-Gross
Psychiatrische Universitätsklinik Zürich
Militärstrasse 8
Postfach 1930
CH-8021 Zürich
vajdacic@dgsp.uzh.ch

Prof. Dr. med. Hans-Jörg Assion
LWL-Klinik, Klinik für Psychiatrie, Psychotherapie, Psychosomatische Medizin, Rehabilitation und Prävention Dortmund
Marsbruchstrasse 179
D-44287 Dortmund
Hans-Joerg.Assion@wkp-lwl.org

Dr. rer. Medic. Stefanie Baron
Charité Universitätsmedizin Berlin
Lichterfelder Allee 55
D-14513 Teltow/Berlin
stefanie.baron@gmx.net

Prof. Dr. med. Thomas Becker
Klinik für Psychiatrie und Psychotherapie II der Universität Ulm, Bezirkskrankenhaus Günzburg
Ludwig-Heilmeyer-Strasse 2
D-89312 Günzburg
t.becker@uni-ulm.de

Prof. Dr. Hans-Werner Bierhoff
Ruhr-University Bochum, Department of Psychology, Social Psychology
Universitätsstraße 150
D-44801 Bochum
hans.bierhoff@rub.de

lic. phil. Kathrin Bollok
Psychiatrische Universitätsklinik Zürich
Militärstrasse 8
Postfach 1930
CH-8021 Zürich
kathrin.bollok@uzh.ch

Prof. Dr. med. Martin Brüne
Klinik für Psychiatrie, Psychotherapie und Präventivmedizin, Ruhr-Universität Bochum, LWL-Universitätsklinikum
Alexandrinenstrasse 1–3
D-44791 Bochum
martin.bruene@rub.de

Dr. med. Luciana Degano Kieser
Praxis
Schwäbische Str. 18
D-10781 Berlin-Schönberg
lucianadegano@googlemail.com

Prof. Dr. med. Arno Deister
Zentrum für Psychosoziale Medizin, Klinikum Itzehoe
Robert-Koch-Strasse 2
D-25524 Itzehoe
a.deister@kh-itzehoe.de

PD Dr. med. Michael Franz
Vitos Klinik Kurhessen, Klinik für Psychiatrie und Psychotherapie Bad Emstal
Landgraf-Philippp-Strasse 9
D-34308 Bad Emstal
michael.franz@vitos-kurhessen.de

Steffi Giersberg
Leuphana Universität Lüneburg
Volgershall 1
D-21339 Lüneburg
steffi.giersberg@inkubator.leuphana.de

Prof. Dr. rer. nat. Gerd Glaeske
Universität Bremen, Zentrum für Sozialpolitik
Mary-Somerville-Strasse 5
D-28359 Bremen
gglaeske@zes.uni-bremen.de

Dr. rer. hum. Kathleen Haack
Universitätsklinikum Rostock, Zentrum für Nervenheilkunde
Georg-Büchner-Str. 15
D-18055 Rostock
kathleen.haack@uni-rostock.de

Prof. Dr. med. Dr. phil. Paul Hoff
Psychiatrische Universitätsklinik Zürich
Lenggstrasse 31 Postfach 1931
CH-8032 Zürich
paul.hoff@puk.zh.ch

Dr. med. Ulrike Hoffmann-Richter
Suva, Versicherungsmedizin
Fluhmattstrasse 1 Postfach 4358
CH-6002 Luzern
ulrike.hoffmannrichter@suva.ch

Prof. Dr. med. Georg Juckel
Klinik für Psychiatrie, Psychotherapie und Präventivmedizin, Ruhr-Universität Bochum, LWL-Universitätsklinikum
Alexandrinenstrasse 1–3
D-44791 Bochum
georg.juckel@rub.de

Dr. med. Christian Kieser
Klinikum Ernst von Bergmann, Zentrum für Psychiatrie, Psychotherapie und Psychosomatik
In der Aue 59–61
D-14480 Potsdam
ckieser@klinikumevb.de

PD Dr. rer. soc. Reinhold Kilian
Klinik für Psychiatrie und Psychotherapie II der Universität Ulm
Ludwig-Heilmeyer-Str. 2
D-89312 Gu?nzburg
reinhold.kilian@bkh-guenzburg.de

Dr. med. Eckhardt Koch
Vitos Klinik für Psychiatrie und Psychotherapie Giessen-Marburg
Cappeler Strasse 98 -
D-35039 Marburg
eckhardt.koch@vitos-giessen-marburg.de

Prof. Dr. med. Hans-Helmut König
Universitätsklinikum Hamburg Eppendorf
Institut für medizinische Soziologie, Sozialmedizin und Gesundheitsökonomie
Martinistr. 52
D-20246 Hamburg
h.koenig@uni-hamburg.de

PD Dr. med. habil. Ekkehardt Kumbier
Klinik für Psychiatrie und Psychotherapie
Universitätsmedizin Rostock
Gehlsheimer Strasse 20
D-18147 Rostock
ekkehardt.kumbier@medizin.uni-rostock.de

Prof. Dr. med. Christoph Lauber
Departement of Psychiatry, University of Liverpool
1-5 Brownlow Street Waterhouse Building
L69 3GL Liverpool (UK)
christoph.lauber@liverpool.ac.uk

Dr. phil. Regula Lehmann
Psychiatrische Universitätsklinik Zürich
Lenggstrasse 31 Postfach 1931
CH-8032 Zürich
regula.lehmann@puk.zh.ch

Prof. Dr. Roselind Lieb
Institut für Psychologie, Universität Basel
Missionsstrasse 60–62
CH-4055 Basel
roselind.lieb@unibas.ch

Prof. Dr. med. Dipl.-Psych. Michael Linden
Charité Universitätsmedizin Berlin
Lichterfelder Allee 55
D-14513 Teltow/Berlin
michael.linden@charite.de

Prof. Dr. med. Wielant Machleidt
Medizinische Hochschule Hannover,
Zentrum für Seelische Gesundheit
Carl-Neuberg-Str. 1
D-30625 Hannover
wielant.machleidt@t-online.de

Prof. Dr. Mike Martin
Universität Zürich, Psychologisches Institut, Gerontopsychologie
Binzmühlestrasse 12/24
CH-8050 Zürich
m.martin@psychologie.uzh.ch

Dr. Jutta Mata
Universität Basel
Missionsstrasse 62a
CH-4055 Basel
jutta.mata@unibas.ch

Prof. Dr. phil. Peter C. Meyer
ZHAW Zürcher Hochschule für Angewandte Wissenschaften, Departement Gesundheit
Technikumstrasse 71
CH-8401 Winterhur
pc.meyer@zhaw.ch

Prof. Dr. phil. Thorsten Meyer
Institut für Epidemiologie, Sozialmedizin und Gesundheitssystemforschung,
Medizinische Hochschule Hannover
Carl-Neuberg-Str. 1
D-30625 Hannover
meyer.thorsten@mh-hannover.de

Dr. Jörn Moock
Leuphana Universität Lüneburg
Volgershall 1
D-21339 Lüneburg
joern.moock@inkubator.leuphana.de

Dr. phil. Beate Muschalla
Charité Universitätsmedizin Berlin
Lichterfelder Allee 55
D-14513 Teltow/Berlin
beate.muschalla@gmx.de

Dr. rer. soc. Klaus Obert
Caritasverband Stuttgart e. V.
Sophienstraße 1c
D-70180 Stuttgart
k.obert@caritas-stuttgart.de

Prof. Dr. med. Anita Riecher-Rössler
Psychiatrische Universitätspoliklinik Basel
Petersgraben 4
CH-4031 Basel
Anita.Riecher@upkbs.ch

Prof. Dr. med., MPH, Steffi G. Riedel-Heller
Universität Leipzig, Medizinische Fakultät
Institut für Sozialmedizin, Arbeitsmedizin
und Public Health
Philipp-Rosenthal-Str. 55
D-04103 Leipzig
Steffi.Riedel-Heller@medizin.uni-leipzig.de

Dr. Elke Rohmann
Ruhr-University Bochum, Department
of Psychology, Social Psychology
Universitätsstraße 150
D-44801 Bochum
elke.rohmann@rub.de

Prof. Dr. med. Hanns Rüdiger Röttgers
Fachhochschule Münster, Fachbereich
Sozialwesen
Hüfferstrasse 27
D-48149 Münster
roettgers@fh-muenster.de

PD Dr. med. Nicolas Rüsch
Psychiatrische Universitätsklinik Zürich
Militärstrasse 8
Postfach 1930
CH-8021 Zürich
nicolas.ruesch@dgsp.uzh.ch

Prof. Dr. Hans Joachim Salize
Arbeitsgruppe Versorgungsforschung,
Zentralinstitut für Seelische Gesundheit
J5
D-68159 Mannheim
Hans-Joachim.Salize@zi-mannheim.de

PD Dr. med. Marcel G. Sieberer
Medizinische Hochschule Hannover,
Klinik für Psychiatrie, Sozialpsychiatrie
und Psychotherapie
Carl-Neuberg-Str. 1
D-30625 Hannover
sieberer.marcel@mh-hannover.de

Dipl.-Kfm. Mark Stab
Klinikum Itzehoe
Robert-Koch-Strasse 2
D-25524 Itzehoe
m.stab@kh-itzehoe.de

Prof. Dr. med. Tilman Steinert
ZfP Südwürttemberg
Weingartshofer Strasse 2
D-88214 Ravensburg
tilman.steinert@zfp-zentrum.de

PD Dr. med. Katharina Stengler
Klinik und Poliklinik für Psychiatrie
und Psychotherapie, Universitätsklinikum
Leipzig
Semmelweisstrasse 10
D-04103 Leipzig
katarina.stengler@medizin.uni-leipzig.de

Prof. Dr. Dipl.-Psych. Dieter Wälte
Hochschule Niederrhein, University of
Applied Sciences, Fachbereich Sozialwesen
Richard-Wagner-Str. 101
D-41065 Mönchengladbach
dieter.waelte@hs-niederrhein.de

Prof. Dr. med. Wolfgang Weig
Niels-Stensen-Kliniken, Magdalenen-Klinik
Alte Rothenfelder Strasse 23
D-49124 Georgsmarienhütte
wolfgang.weig@magdalenen-klinik.de

Prof. Dr. med. Klaus Windgassen
Evangelische Stiftung Tannenhof, Fachkrankenhaus für Psychiatrie, Psychotherapie, Psychosomatik und Neurologie
Remscheider Strasse 76
D-42899 Remscheid
med.dir@stiftung-tannenhof.de

Cornelia Witthauer, M. Sc.
Universität Basel
Missionsstrasse 60–62
CH-4055
Basel

Dr. phil. Seraphina Zurbriggen
Institute of Communication and Health,
Università della Svizzera italiana
Via G. Buffi 6 -
CH-6904 Lugano
seraphina.zurbriggen@usi.ch

Und zwei Patientinnen der Psychiatrischen Universitätsklinik Zürich.

Vorwort

Wulf Rössler und Wolfram Kawohl

Schon die Psychiatrie des 19. Jahrhunderts vermutete schädliche Einflüsse der sozialen Lebenswelt auf die Entstehung und den Verlauf seelischer Erkrankungen. Menschen mit »verwirrten Sinnen« und »entordneter Vernunft« sollten aus dem vermeintlichen pathogenen Milieu ihres Lebensfeldes herausgenommen werden, um in dem idealen Milieu einer psychiatrischen Anstalt die »verlorene Ordnung ihres Lebens und ihres Geistes« wiederzufinden. Isolation in der Stille und Ruhe geographisch von den städtischen Ballungsräumen abgeschiedener Anstalten schien die angemessene Behandlungsmethode, um den Kranken von möglichst allen pathogenen Einflüssen fernzuhalten.

Ein völlig entgegengesetztes Grundsatzprogramm der Versorgung psychisch Kranker vertrat Wilhelm Griesinger. Er forderte sogenannte »Stadtasyle« für die kurzfristige Behandlung akut Erkrankter in Verbund mit den allgemeinen Stadtkrankenhäusern. Er wies darauf hin, dass die Beschränkung auf einen kurzen stationären Aufenthalt nur im intensiven Zusammenspiel zwischen stationärer Einrichtung und dem normalen Lebensumfeld des Kranken gelingen kann. Den allergrößten Teil der stationär Behandelten hielt er für entlassfähig, wenn auch manche eines geschützten Rahmens bedürften. Die von ihm vorgeschlagenen Versorgungsmaßnahmen sind heute weltweit unter dem Begriff »gemeindenahe Versorgung« umgesetzt worden.

Obwohl also bereits Mitte des 19. Jahrhunderts eine intensive Debatte über soziale Einflussfaktoren auf Entstehung und Verlauf und der daraus abzuleitenden Behandlungs- und Betreuungsmaßnahmen in Gang gekommen war, gab es noch nicht die dazugehörigen Begriffe »soziale Psychiatrie« oder »Sozialpsychiatrie«, unter denen wir heute diese Diskussion führen würden. Der Begriff der »sozialen Psychiatrie« wurde erstmals 1875 von dem deutschen Soziologen und Volkswirtschaftler Albert Schäffle (1831–1903) benutzt. Der Begriff »soziale Psychiatrie« mit eigenständigen Inhalten entstand erst zu Beginn des 20. Jahrhunderts.

In den 30er Jahren des 20. Jahrhunderts geriet die »soziale Psychiatrie« unter den Einfluss der nationalsozialistischen Rassenideologie. Damit verbunden war die soziale Kontrolle und Selektion psychisch kranker Menschen in Form von Eheverbot, Eheerschwerung, Sterilisation, Kastration und Euthanasie. Die entsetzlichen Folgen der Rassenhygiene sind weithin bekannt. Als Folge der Untaten der Nationalsozialisten war der Begriff »soziale Psychiatrie« in den deutschsprachigen Ländern nach dem zweiten Weltkrieg in Verruf geraten. Die damit verbundenen weltweiten Versorgungsentwicklungen waren damit nicht hinfällig, es erklärt aber, warum die Versorgungsreform in den deutschsprachigen Ländern z. B. im Vergleich zu den angelsächsischen mit einer deutlichen Verspätung erst in den 1960er und 1970er Jahren einsetzte. In Abgrenzung zu dem desavouierten Begriff »soziale Psychiatrie« wurde vorwiegend der Begriff »Sozialpsychiatrie« verwendet.

Obwohl die in den letzten Jahrzehnten eingeleiteten sozialpsychiatrischen Versorgungsreformen zu einer spürbaren Verbesserung des Lebens psychisch Kranker Menschen geführt haben einschließlich ihrer fortschreitenden Entstigmatisierung, hat sich die Sozialpsychiatrie als wissenschaftliche Disziplin an deutschsprachigen Universitäten nie nachhaltig etablieren können. Wir stehen gegenwärtig an einem Punkt, wo die sozialpsychiatrischen Lehrstühle an deutschsprachigen Universitäten zu Gunsten neurowissenschaftlicher Lehrstühle aufgegeben werden. Dies steht im deutlichen Kontrast zu den angelsächsischen Ländern, wo die wissenschaftliche Sozialpsychiatrie an allen medizinischen Fakultäten etabliert und weithin anerkannt ist.

Die »soziale Psychiatrie« oder »Sozialpsychiatrie« hat sich weltweit über die Auseinandersetzung mit praktischen Versorgungsfragen zu einer breitgefächerten Disziplin mit vielfältigen Arbeits- und Forschungsfeldern entwickelt. Neben der klassischen Versorgungsforschung, die sich mit der Entwicklung und Bewertung von Versorgungsinstitutionen beschäftigt, ist die Ursachen- und Verlaufsforschung psychischer Erkrankungen ebenfalls ein wichtiges Arbeitsgebiet der Sozialpsychiatrie geworden. Ausgangspunkt vieler sozialpsychiatrischer Forschungsfelder ist vor allem die psychiatrische Epidemiologie. Sie beschäftigt sich nicht nur damit, Art und Häufigkeit psychischer Störungen in der Allgemeinbevölkerung zu erfassen, sondern versucht, soziale Einflussfaktoren auf die Entstehung und den Verlauf psychischer Störungen zu identifizieren.

Die sozialpsychiatrische Forschung ist aufgrund der Komplexität des Forschungsfeldes zwangsläufig multidisziplinär. Sie benötigt neben Medizinern Sozialwissenschaftler, insbesondere Psychologen und Soziologen wie auch Biostatistiker, die die komplexen sozialen Verhältnisse mittels moderner statistischer Verfahren abbilden. Auch neurobiologische Methoden kommen mittlerweile zur Anwendung.

Aufgabe eines Handbuchs ist es, das aktuelle Wissen des jeweiligen Fachgebietes abzubilden. Das vorliegende Handbuch der sozialen Psychiatrie versucht die vielen Forschungs- und Tätigkeitsfelder dieses Gebietes abzubilden. Obwohl dieses Handbuch schon einen beträchtlichen Umfang erreicht hat, sind damit längst nicht alle Themenfelder abgebildet. Wir sind dankbar, für dieses Projekt so zahlreiche Autoren mit Expertenstatus gewonnen zu haben. Die Auswahl der Themen ist breit, dies schlägt sich im Umfang von insgesamt 76 Kapiteln nieder. Dennoch ist es möglich, dass einzelne Bereiche nur unzureichend abgehandelt wurden oder sich nicht unter dem zu erwartenden Titel finden. Für entsprechende Hinweise sind wir dankbar.

Die Einteilung des Handbuchs in zwei Bände spiegelt eine inhaltliche Aufteilung in Grundlagen und Praxis wider: Band eins behandelt in 33 Kapiteln die Grundlagen der sozialen Psychiatrie unter Einbezug historischer, begrifflicher und sozialwissenschaftlicher Aspekte. Einflussfaktoren auf die psychische Gesundheit und grundsätzliche diagnostische und therapeutische Aspekte werden ebenso dargestellt wie Forschungsthemen von der Epidemiologie bis zur Neurobiologie, gesellschaftliche, politische, rechtliche, ethische, organisatorische und ökonomische Inhalte. Der zweite Band umfasst 43 Kapitel zu praktischen Ansätzen, die von der Prävention psychischer Erkrankungen über Versorgungsformen bis hin zu den verschiedenen Therapieansätzen reichen. Abschnitte zum Leistungsrecht sowie zu Allgemeinen Themen runden das Handbuch ab.

Länderspezifische Besonderheiten der drei Länder mit der größten deutschsprachigen Bevölkerung wurden nach Möglichkeit berücksichtigt, dies schlägt sich zum einen in von internationalen Autorenteams verfassten Kapiteln wie z. B. demjenigen zu ambulanten Versorgungsformen (► **Kap. 6, Bd. 2**) nieder, zum anderen wurden die Kapitel zum Leistungsrecht von vornherein für die Situation in Deutschland, Österreich und der Schweiz getrennt angelegt. Uns ist dabei bewusst, dass es auch in weiteren Ländern mit Deutsch als

Amts-, Regional oder Verwaltungssprache Vertreter des Faches gibt, für die das vorliegende Werk von Interesse sein dürfte. Wir bitten um Verständnis, dass die jeweiligen regionalen Gegebenheiten hier nicht berücksichtigt wurden und sind mit Blick auf spätere Optimierungen für entsprechende Hinweise dankbar.

Ein besonderes Anliegen war es uns, auch von psychischer Erkrankung selbst betroffene Menschen zu Wort kommen zu lassen. Insgesamt vier Kapitel wurden durch bzw. unter Beteiligung Psychiatrieerfahrener verfasst, darunter zwei als »first person account«, also als Schilderung der eigenen Erkrankung. Wir hoffen und wünschen uns, dass dieses Handbuch den Erfolg haben wird, den das Themen- und Forschungsgebiet verdient. Die in der Bevölkerung wahrgenommenen Fortschritte der Psychiatrie sind nämlich hauptsächlich denjenigen Konzepten und Themen zuzuordnen, die in diesem Handbuch abgehandelt werden. Wir hoffen weiter, dass es sich längerfristig auch dynamisch in seinem Spektrum an Themen und Konzepten weiterentwickeln wird und kann, denn das Gebiet der sozialen Psychiatrie ist weltweit in einer ebenso dynamischen Entwicklung inbegriffen.

Zürich, im April 2013
Wulf Rössler und Wolfram Kawohl

Teil 1: Begriffsbestimmung und historische Entwicklung

1 Sozialpsychiatrie – Soziale Psychiatrie: eine Begriffsbestimmung[1]

Wulf Rössler

Teil 1

Kapitelübersicht

1.1 Einleitung
1.2 Art und Umfang psychischer Störungen in Europa
1.3 Forschungsparadigma Schizophrenie
1.3.1 Was sagt uns die Epidemiologie?
1.3.2 Kulturelle Einflüsse
1.3.3 Migrationsstudien
1.3.4 Verlaufsstudien
1.3.5 Sozioökonomische Einflussfaktoren
1.3.6 Einflüsse der näheren sozialen Umwelt

Zusammenfassung

Außerhalb des engeren Feldes der Psychiatrie gab es bereits Mitte des 19. Jahrhunderts eine große Zahl von Ärzten, welche unter dem Begriff »soziale Medizin« die Auswirkung von Industrialisierung und Urbanisierung auf die Gesundheit diskutierten. In der Psychiatrie erhielt der Begriff »sozial« zwei auch heute noch gültige Konnotationen und zwar einerseits im Sinne eines humanitären Ansatzes und einer ethischen Verpflichtung, andererseits im Sinne sozioökonomischer Lebensbedingungen. Es waren vor allem die sozioökonomischen Lebensbedingungen, auf die sich die neu aufkommende »soziale Psychiatrie« mit ambulanten Betreuungskonzepten Anfang des 20. Jahrhunderts richtete. In den deutschsprachigen Ländern ist es im Unterschied zum angloamerikanischen Sprachraum in den letzten Jahrzehnten fast nicht gelungen, Sozialpsychiatrie als wissenschaftliche Disziplin zu etablieren. Die Sozialpsychiatrie hat sich weltweit über die Auseinandersetzung mit praktischen Versorgungsfragen hinaus zu einer breit gefächerten Disziplin mit vielfältigen Arbeits- und Forschungsfeldern entwickelt. Die schizophrene Erkrankung eignet sich besonders gut, die sozialen Einflüsse auf Entstehung und Verlauf – neben den unbezweifelbaren biologischen Grundlagen – darzustellen. Die Einflussfaktoren reichen von kulturellen und sozioökonomischen Einflüssen zu Einflussfaktoren der frühkindlichen Umgebung der Familienatmosphäre und kritischer Lebensereignisse.

1 Das Kapitel basiert auf dem Artikel: Rössler W (2008) Sozialpsychiatrische Aspekte psychischer Erkrankungen. In: Möller HJ, Laux G, Kapfhammer HP (Hrsg.) Psychiatrie und Psychotherapie. Heidelberg: Springer. S. 266–274.

1.1 Einleitung

Schon die Psychiatrie des 19. Jahrhunderts vermutete schädliche Einflüsse der sozialen Lebenswelt auf die Entstehung und den Verlauf seelischer Erkrankung. Menschen mit »verwirrten Sinnen« und »entordneter Vernunft« sollten aus dem vermeintlich pathogenen Milieu ihres Lebensfelds herausgenommen werden, um in dem idealen Milieu einer psychiatrischen Anstalt die »verlorene Ordnung ihres Lebens und ihres Geistes« wieder zu finden. Die Isolation in der Stille und Ruhe geographisch von den städtischen Ballungsräumen abgeschiedener Anstalten schien die angemessene Behandlungsmethode, um den Kranken von möglichst allen pathogenen Einflüssen fernzuhalten. Ein völlig entgegengesetztes Grundsatzprogramm der Versorgung psychisch Kranker vertrat Wilhelm Griesinger (Rössler 1992). Er forderte so genannte Stadtasyle für die kurzfristige Behandlung akut Erkrankter im Verbund mit den allgemeinen Stadtkrankenhäusern. Er wies darauf hin, dass die Beschränkung auf einen kurzen stationären Aufenthalt nur im intensiven Zusammenspiel zwischen stationärer Einrichtung und im normalen Lebensfeld des Kranken gelingen kann. Den allergrößten Teil der stationär Behandelten hielt er für entlassfähig, wenn auch manche eines beschützten Rahmens bedürften. Die von ihm vorgeschlagenen Versorgungsmaßnahmen sind heute weltweit unter dem Begriff »gemeindenahe Versorgung« umgesetzt worden.

Obwohl also bereits Mitte des 19. Jahrhunderts eine intensive Debatte über soziale Einflussfaktoren auf Entstehung und Verlauf und die daraus abzuleitenden Behandlungs- und Betreuungsmaßnahmen in Gang gekommen war, gab es noch nicht den dazu gehörigen Begriff »soziale Psychiatrie« oder »Sozialpsychiatrie«, unter denen wir heute diese Diskussion führen würden. Der Begriff »soziale Psychiatrie« mit eigenständigen Inhalten entstand erst zu Beginn des 20. Jahrhunderts (wir folgen hier und nachfolgend den Ausführungen von Priebe und Schmiedebach 1997).

Außerhalb des engeren Feldes der Psychiatrie gab es bereits Mitte des 19. Jahrhunderts eine große Zahl von Ärzten, welche unter dem Stichwort »soziale Medizin« die Auswirkungen von Industrialisierung und Urbanisierung auf die Gesundheit intensiv diskutierten. In der weiteren Entwicklung wurde der Begriff »soziale Medizin« durch den Begriff »soziale Hygiene« ersetzt. »Soziale Hygiene« beschäftigte sich mit den Wechselwirkungen häufig vorkommender Krankheitsgruppen wie Tuberkulose, Geschlechtskrankheiten oder Krebserkrankungen und sozialen Lebensverhältnissen als begünstigende, vermittelnde oder beeinflussende Faktoren.

Der Begriff »sozial« erhielt zu dieser Zeit zwei auch noch heute gültige Konnotationen, und zwar einerseits im Sinne eines humanitären Ansatzes und einer ethischen Verpflichtung, andererseits im Sinne sozioökonomischer Lebensbedingungen. Es war vor allem das zweite Bedeutungsfeld, also die sozioökonomischen Lebensbedingungen, auf die sich die neu aufkommende »soziale Psychiatrie« mit vorwiegend ambulanten, sozialpsychiatrischen Betreuungskonzepten Anfang des 20. Jahrhunderts richtete.

Es soll aber auch nicht verschwiegen werden, dass viele Psychiater der damaligen Zeit unter dem Begriff »soziale Psychiatrie« vorwiegend ihre rassenhygienischen Vorstellungen thematisierten. Ihre sozial-psychiatrischen Vorstellungen richteten sich auf soziale Kontrolle und Selektion der »schwer degenerierten Geisteskranken, Idioten und Epileptikern«. Die praktischen Maßnahmen, die damit verbunden waren, waren Eheverbot oder Eheerschwerung, Sterilisation, Kastration und Euthanasie. Die entsetzlichen

Folgen der Rassenhygiene sind weithin bekannt. So ermordeten die Nationalsozialisten circa 260.000 psychisch kranke oder geistig behinderte Menschen, die in Heil- und Pflegeanstalten untergebracht waren, und begründeten dies mit der Notwendigkeit der Rassenhygiene (Schmiedebach und Priebe 2004).

Während also in Deutschland die soziale Psychiatrie mehr und mehr unter den Einfluss der Erbbiologie und der Rassenhygiene geriet, nahm die Entwicklung der »Social Psychiatry« in den USA einen anderen Weg. Vor allem war die amerikanische Entwicklung sehr viel mehr mit einer wissenschaftlichen Profilierung verknüpft, die sozialwissenschaftliche, soziologische und kulturanthropologische Konzepte miteinander zu integrieren versuchten.

Es ist offensichtlich, dass in den deutschsprachigen Ländern als Folge der Untaten der Nationalsozialisten der Begriff »soziale Psychiatrie« nach dem zweiten Weltkrieg desavouiert war. Allerdings waren die damit verknüpften Versorgungsvorstellungen keineswegs hinfällig. In der Nachkriegszeit standen deshalb in deutschsprachigen Ländern ersatzweise die Begriffe der Resozialisierung und Rehabilitation im Vordergrund. Erst in den 1960er Jahren, als die Reform der veralteten psychiatrischen Versorgungsstrukturen nicht länger aufzuschieben war, wurde der Begriff reaktiviert. Aber in Abgrenzung zu dem desavouierten Begriff »soziale Psychiatrie« wurde vorwiegend der Begriff »Sozialpsychiatrie« verwendet. In den deutschsprachigen Ländern ist es aber im Unterschied zum angloamerikanischen Sprachraum auch in den letzten Jahrzehnten fast nicht gelungen, Sozialpsychiatrie als wissenschaftliche Disziplin zu etablieren. Die Zahl der (wenigen) Lehrstühle für Sozialpsychiatrie im deutschsprachigen Raum ist deshalb weiterhin rückläufig, während im angloamerikanischen Sprachraum an allen Universitäten »Social Psychiatry« ein weithin akzeptierter Pfeiler der akademischen Psychiatrie ist.

Die Sozialpsychiatrie hat sich weltweit über die Auseinandersetzungen mit praktischen Versorgungsfragen hinaus zu einer breit gefächerten Disziplin mit vielfältigen Arbeits- und Forschungsfeldern entwickelt. Neben der klassischen Versorgungsforschung, die sich mit der Entwicklung und Bewertung von Versorgungsinstitutionen beschäftigt, ist die Ursachen- und Verlaufsforschung ebenfalls zu einem wichtigen Arbeitsgebiet der Sozialpsychiatrie geworden. Ausgangspunkt vieler sozialpsychiatrischer Forschungsfelder ist vor allem die psychiatrische Epidemiologie. Sie beschäftigt sich nicht nur damit, Art und Häufigkeit psychischer Störungen in der Allgemeinbevölkerung zu erfassen, sondern versucht, soziale Einflussfaktoren sowohl auf die Entstehung wie auf den Verlauf psychischer Störungen zu identifizieren.

Die sozialpsychiatrische Forschung ist aufgrund der Komplexität des Forschungsfeldes zwangsläufig multidisziplinär. In Analogie zur biologisch orientierten psychiatrischen Forschung, die neben Medizinern, Biologen, Chemiker und Pharmakologen beschäftigt, benötigt die sozialpsychiatrische Forschung Sozialwissenschaftler insbesondere Psychologen und Soziologen wie auch Biometriker, die die komplexen sozialen Verhältnisse mittels moderner statistischer Verfahren abbilden helfen.

1.2 Art und Umfang psychischer Störungen in Europa

Eine kürzliche Übersicht über 27 Studien, die sich mit Art und Umfang psychischer Störungen in Europa beschäftigen, hat gezeigt, dass psychische Störungen von enormer gesamtgesellschaftlicher Bedeutung sind. Wir können davon ausgehen, dass in Europa im Verlauf eines Jahres rund 27 % der Bevölkerung zwischen 18 und 65 Jahren unter einer diagnostizierbaren psychischen Störung leiden. 68 % dieser Fälle wiesen nur eine Diagnose auf, 18 % jedoch zwei und 14 % drei oder mehr psychiatrische Diagnosen. In Zahlen ausgedrückt heißt dies, dass fast 83 Millionen Menschen pro Jahr in Europa unter einer oder mehreren psychischen Störungen leiden. Die größten Anteile betreffen Menschen mit Depressionen und spezifischen Phobien mit 18,4 respektive 18,5 Millionen Menschen. Eine Alkoholabhängigkeit besteht bei 7,2 Millionen Menschen, während eine Abhängigkeit von illegalen Substanzen bei 2 Millionen Menschen vorliegt. Unter besonders schwerwiegenden Erkrankungen wie psychotische Störungen leiden ca. 3,7 Millionen Menschen (Wittchen und Jacobi 2005).

Die Mehrheit der analysierten Studien konnte zeigen, dass nahezu alle psychischen Störungen mit einem substanziellen Grad an Behinderung und einer erheblichen Reduktion von Lebensqualität verbunden sind sowie dass die Behinderung, respektive die reduzierte Lebensqualität bei Komorbidität mehrerer psychischer Erkrankungen zunimmt. Außerdem sind viele psychische Störungen mit einem erhöhten Sterberisiko, hauptsächlich durch Suizid, verbunden. Auch sind die meisten psychischen Störungen mit einer erheblichen Einschränkung der Arbeitsfähigkeit verbunden. Gemessen an den verlorenen Arbeitstagen weisen Menschen mit psychischen Störungen dreimal mehr Abwesenheitstage als Menschen ohne psychische Störungen (aber anderen Erkrankungen) auf. Zuletzt muss man sich die enormen Belastungen für Angehörige vergegenwärtigen. Neben dem emotionalen Stress, der zeitlichen und finanziellen Belastung, der Zurückstellung eigener Interessen, der Störungen eines »normalen« Familienlebens sind Angehörige selbst beträchtlichen somatischen und psychischen Gesundheitsrisiken mit der Folge einer erhöhten Inanspruchnahme von Gesundheitseinrichtungen ausgesetzt (z. B. Rössler et al. 2005). In einer eigenen Studie hat sich v. a. die gestörte Beziehung zwischen den Betroffenen und ihren Angehörigen als Belastungsfaktor erwiesen (Lauber et al. 2003a).

Es ist mittlerweile klar, dass nur ein Bruchteil aller von einer psychischen Störung betroffenen Menschen psychiatrisch/psychotherapeutische Behandlung erhalten. So wissen wir aus einer Analyse von Bijl et al. (2003), dass je nach Diagnose nur zwischen 13 % und 20 % aller Betroffenen mit einer psychischen Störung irgendeine Art der Behandlung während der letzten zwölf Monate erhalten haben. Es konnte aber auch gezeigt werden, dass die Behandlungsraten stark mit der Schwere der Erkrankung korrelieren. Die Behandlungsraten sind jedoch schwer über einen (europäischen) Kamm zu schlagen, insofern als natürlich das Gesundheits- und Versorgungssystem die Rate der Behandlungen wegen psychischer Erkrankungen wesentlich mit beeinflusst. In den Niederlanden werden z. B. der Großteil der Betroffenen im Rahmen der primärärztlichen Versorgung betreut (74 %), und 48,5 % erhalten spezialisierte Behandlung, wohingegen sich in Deutschland 70 % in spezialisierter Behandlung befinden und nur 39 % in hausärztlicher Behandlung (Bijl et al. 2003).

1.3 Forschungsparadigma Schizophrenie

Es gibt wohl keine andere psychiatrische Erkrankung, die mehr Forschungsaktivitäten seit ihrer »Entdeckung« vor mehr als 100 Jahren stimuliert hat als die Schizophrenie. Trotzdem besteht das »Rätsel Schizophrenie« weiter. Dies hat vermutlich damit zu tun, dass kein einzelner Faktor hinreicht, um die Krankheit auszulösen bzw. um den Verlauf der Erkrankung zu modifizieren. Die Schizophrenie ist damit zu einem Forschungsparadigma für komplexe psychiatrische Erkrankungen geworden. Anhand dieses Krankheitsbildes soll nachfolgend der sozialwissenschaftliche bzw. sozialpsychiatrische Kenntnisstand auf die Auslösung und den Verlauf einer psychischen Erkrankung paradigmatisch dargestellt werden.

1.3.1 Was sagt uns die Epidemiologie?

Ein Argument, das bisher gegen einen signifikanten Einfluss von Umweltfaktoren auf die Auslösung einer Schizophrenie gesprochen hat, scheint überholt zu sein, nämlich die geringe geografische Variation im Hinblick auf das Erkrankungsrisiko der Schizophrenie. Eine Übersichtsarbeit (McGrath 2005) konnte eine beträchtliche Variationsbreite der Schizophrenieinzidenz zwischen 7,7 und 43,0 Erkrankte pro hunderttausend Einwohner der Bevölkerung über verschiedene Studien hinweg aufzeigen. Wenngleich ein Anteil dieser Variation immer noch auf unterschiedliche Messmethoden zurückzuführen ist, bestehen kaum noch Zweifel, dass unterschiedliche Lebensbedingungen zu dieser Varianz des Erkrankungsrisikos beitragen.

McGrath bezeichnet den bisherigen epidemiologischen Wissensstand als Mythos der Schizophrenieforschung, dem zwei Glaubensgrundsätze zugrunde liegen, nämlich, dass die Schizophrenie eine »außergewöhnliche« Erkrankung sei im Vergleich zu allen anderen Erkrankungen, wie auch eine »demokratische« Erkrankung. »Außergewöhnlich« in dem Sinne, dass es wohl kaum eine andere (psychiatrische oder somatische) Erkrankung gibt, die keine Variation weltweit aufzeigen würde. »Demokratisch« in dem Sinn, dass die Schizophrenie jeden Menschen gleichermaßen treffen kann, unabhängig von irgendwelchen sozialen Einflüssen. Inzwischen ist aber klar, dass es ganz verschiedenartige soziale Einflussfaktoren für das Schizophrenierisiko gibt, die nachfolgend diskutiert werden sollen.

1.3.2 Kulturelle Einflüsse

Der Einfluss der Kultur auf die Schizophrenie hat schon seit jeher erhebliches Interesse auf sich gezogen. So wurde in verschiedenen Untersuchungen deutlich (Pfeiffer 1994), dass es zu kulturspezifischen Ausprägungen der Erkrankung kommt. Kulturvergleichende Untersuchungen lassen auch seit langem vermuten, dass Inzidenz und Prävalenz der Schizophrenie in Entwicklungsländern im Vergleich zu Industrieländern niedriger zu sein scheinen (Torrey 1980).

1.3.3 Migrationsstudien

Der Einfluss der Umwelt auf das Erkrankungsrisiko wird durch verschiedene Migrationsstudien gestützt. So weisen eine Reihe von Studien eine im Vergleich zur Allgemeinbevölkerung gut dokumentierte erhöhte Inzidenzrate für schizophrene Erkrankungen von Immigranten auf, z. B. von Surinamesen in Holland (Selten et al. 1997), afrikanischen Flüchtlingen in Schweden (Johansson et al. 1998), griechischen Migranten in Belgien (Charalabaki et al. 1995), skandinavischen

Migranten in Dänemark (Mortensen et al. 1997) und vor allem von Immigranten aus Trinidad und Jamaika in Großbritannien (z. B. Davies et al. 1995). Wenngleich der Einfluss solcher ungünstiger Umweltbedingungen auf das Erkrankungsrisiko plausibel erscheint, müssen andere konfundierende Faktoren in Betracht gezogen werden.

Der gewichtigste und seit vielen Jahren erhobene Einwand gegen ein erhöhtes Erkrankungsrisiko in einer fremden und potenziell »feindlichen« Umgebung ist, dass Selektionsprozesse in der Ursprungsbevölkerung die Migration steuern, d. h. dass z. B. prämorbid belastete oder psychisch auffällige Menschen eher bereit sind auszuwandern (wiederum mit einem erheblichen Krankheitsrisiko für ihre Nachfahren). Ødegaard (1932) z. B. konnte in einer klassischen Studie ein zweifach erhöhtes Erkrankungsrisiko norwegischer Emigranten belegen. Die Studien von Häfner (1980) belegen hingegen das Gegenteil, nämlich dass die Inzidenzrate von an Schizophrenie erkrankten Türken in Deutschland im Vergleich zur deutschen Bevölkerung erniedrigt ist. Dies erklärt sich vermutlich damit, dass bei der Auswahl von Gastarbeitern für Deutschland besonders strenge Kriterien an deren (auch psychische) Gesundheit angelegt wurden.

In zahlreichen neueren englischen epidemiologischen Untersuchungen (Übersicht bei Fearon und Morgan 2006) findet sich trotz erhöhtem Krankheitsrisiko für Immigranten aus Trinidad und Jamaika der zweiten Generation kein erhöhtes Erkrankungsrisiko in der Ursprungsbevölkerung. Die Ergebnisse sind inzwischen so robust, dass für diese Bevölkerungsgruppe in Großbritannien die Umwelt ein gesicherter Risikofaktor darstellt. Auch für andere Migrantengruppen gibt es gute Belege, dass die Umwelt ein Risikofaktor für das Erkrankungsrisiko ist. Die vorgenannte holländische Untersuchung fand für Zuwanderer nach Holland aus den ehemaligen Kolonien Surinam und den Holländischen Antillen ein vierfach erhöhtes Erkrankungsrisiko im Vergleich zur holländischen Allgemeinbevölkerung (Selten et al. 1997). Selektionsprozesse in der Ursprungsbevölkerung spielen für dieses Untersuchungsergebnis keine wesentliche Rolle, da große Teile der Ursprungsbevölkerung von der Wanderungsbewegung nach Holland erfasst worden waren.

Wenn wir uns fragen, welche ungünstigen Lebensbedingungen genau denn das Erkrankungsrisiko von Migranten erhöhen, ist die Datenlage noch nicht überwältigend. Doch gibt es vereinzelte Studien (vgl. Fearon und Morgan 2006), die darauf hinweisen, dass vor allem soziale Exklusion, Isolation, Arbeitslosigkeit sowie Stigmatisierung und Diskriminierung als Umweltfaktoren zu dem Erkrankungsrisiko beitragen können. Migranten sind diesen Risiken in erhöhtem Maße ausgesetzt.

1.3.4 Verlaufsstudien

Verschiedene Studien der Weltgesundheitsorganisation (Sartorius et al. 1972; WHO 1974, 1975) belegen zunächst einmal, dass der Verlauf der schizophrenen Erkrankung in Entwicklungsländern im Vergleich zu Industrieländern deutlich unterschiedlich ist. Schizophreniekranke in Entwicklungsländern, die bei Erkrankungsbeginn eine ähnliche Symptomatologie wie Patienten in Industrieländern aufwiesen, zeigten einen weniger chronischen Verlauf der Erkrankung, weniger Rückfälle, eine bessere soziale Anpassung (Sartorius et al. 1987, Jablensky et al. 1992). Neben dem Einflussfaktor Entwicklungs- versus Industrieländer konnten noch weitere signifikante psychosoziale Einflussfaktoren namentlich Familienstand und soziales Netzwerk identifiziert werden (Sartorius et al. 1996), die Einfluss auf den Krankheitsverlauf nehmen. Die Erklärung für diese Verlaufsunterschiede in Industrie- und Entwicklungsländern wird dabei in den überschaubareren sozialen Interaktionsmustern in weniger komplexen Gesellschaften im Vergleich zu den komplexen, konfliktträchtigen und schwer überschaubaren Anforderungen moderner Industriegesellschaften gesucht. Alternativ muss auch diskutiert werden, ob in Entwicklungsländern weniger Anforderungen an Autonomie und Konkurrenzverhalten vulnerabler Individuen gestellt werden und gleichzeitig ein Leben in kleineren, stabileren und längerfristig angelegten sozialen Netzwerken ermöglicht wird.

1.3.5 Sozioökonomische Einflussfaktoren

Die Diskussion um sozioökonomische Einflüsse auf Entstehung und Verlauf der Schizophrenie wurden durch die von Faris und Dunham (1939) bahnbrechenden epidemiologischen Untersuchungen über die ökologische Verteilung der Schizophrenie in Chicago im Jahr 1935 initiiert. Sie fanden die höchsten Raten ersthospitalisierter Schizophreniekranker in den Slumquartieren Chicago's. Diese Verteilungsmuster wurden in verschiedenen Städten und Ländern bestätigt, so z. B. auch von Häfner und Reimann (1970) in Mannheim. Die Mannheimer Ergebnisse erwiesen sich auch im Verlauf von 15 Jahren im Wesentlichen als stabil (Weyerer und Häfner 1989).

Die ökologische Ungleichverteilung geht einher mit Häufigkeitsunterschieden Schizophreniekranker in den verschiedenen sozialen Schichten. Zahlreiche Untersuchungen fanden Schizophreniekranke in den unteren sozialen Schichten überrepräsentiert. In einer Übersichtsarbeit von Dohrenwend und Dohrenwend (1969) zeigten fünf von sieben Untersuchungen sowie in einer Übersichtsarbeit von Eaton (1974) 15 von 17 Studien dieses Ergebnis. Die Erklärung hierfür wurde vorrangig in einer verstärkten sozialen Isolation der Betroffenen bzw. einem Mangel an sozialer Unterstützung in unteren sozialen Schichten gesucht.

Während zu Zeiten der Reformbewegung in den 60er und 70er Jahren des 20. Jahrhunderts soziale Ursachen der Schizophrenie auf der Grundlage der zuletzt genannten Befunde belegt zu sein schienen, gilt diese Interpretation heute als widerlegt. Im Wesentlichen diskutiert werden heute die These des sozialen Abstiegs bzw. der sozialen Selektion. Sozialer Abstieg bezieht sich auf die sozialen Konsequenzen nach Erkrankungsbeginn und soziale Selektion auf den fehlenden sozialen Aufstieg bereits vor Erkrankungsbeginn (Häfner 1992).

Der soziale Abstieg Schizophreniekranker ist hinreichend belegt. Marneros et al. (1991) fanden z. B. in ihrer Langzeitstudie einen beruflichen Abstieg von 71 % der von ihnen untersuchten Schizophreniekranken. Dieser war meistens verbunden mit einem Abstieg in untere soziale Schichten. Dieser Abstieg ist dann auch wiederum häufig mit einem Umzug in Wohnviertel mit vielfältigen sozialen Problemen verknüpft. Die dort häufig herrschende Anonymität kommt unter Umständen auch Schizophreniekranken mit Störungen der Kommunikation entgegen. Nicht zuletzt sollte auch bedacht werden, dass in der Regel in urbanen Quartieren mehr Versorgungsangebote bereitgehalten werden, was die Attraktivität dieser Quartiere für Betroffene erhöhen kann.

Schwieriger zu belegen ist die These der sozialen Selektion. Prämorbide Veränderungen der Persönlichkeit sind hier vermutlich von ausschlaggebender Bedeutung. Malmberg et al. (1998) konnten an einer Kohorte schwedischer Rekruten aus den Jahren 1969/70, die in den nachfolgenden 15 Jahren an einer Schizophrenie erkrankten, deutliche Defizite in der prämorbiden sozialen Anpassung aufzeigen.

Wohlbekannt ist auch der sogenannte Leistungsknick im Vorfeld der Erkrankung. Ødegaard (1971) fand auf der Basis der norwegischen Fallregisterdaten bei erstmals stationär behandelten Schizophreniekranken niedrig qualifizierte Berufsgruppen deutlich überrepräsentiert. Goldberg und Morrison (1963) konnten in einer Kontrollgruppenuntersuchung aufzeigen, dass ersthospitalisierte Schizophreniekranke im Vergleich zu ihren Vätern in weniger qualifizierten Berufen beschäftigt waren.

Aber auch für diese Befunde bieten sich alternative Erklärungen an. Die größte deutsche epidemiologische Studie Ersterkrankter konnte zeigen, dass ca. 4,5 Jahre zwischen dem Auftreten der ersten psychotischen Symptome überhaupt und etwa 2 Jahre zwischen dem Auftreten der ersten psychotischen Symptome und ersten psychiatrischen Hospitalisation vergehen (Häfner et al. 1998). Dies legt die Interpretation nahe, dass die im Vorfeld der Erkrankung dokumentierten sozialen Auffälligkeiten bereits frühe Zeichen des sozialen Abstiegs darstellen.

Die Zusammenhänge zwischen (städtischer) Lebenswelt und Erkrankungsrisiko üben bis heute eine große Faszination aus. So analysierten Torrey et al. (1997) archivierte Zensusdaten des Jahres 1980 aus den USA. Sie fanden ein 1,6fach erhöhtes Psychoserisiko in städtischen Regionen. Marcelis et al. (1998) untersuchten mittels des nationalen psychiatrischen Fallregisters in Holland die Zusammenhänge von (städtischer) Geburt und Erkrankungsrisiko. Sie berichten mäßige aber signifikante Zusammenhänge zwischen städtischem Geburtsort und erhöhter Inzidenzrate. Auch Mortensen et al. (1999) fanden bei der Analyse des zentralen psychiatrischen Fallregisters in Dänemark ein 2,4fach erhöhtes Risiko für in der Hauptstadt geborene Schizophreniekranke. Gleichzeitig identifizierten sie ein mehr als 9fach erhöhtes relatives Risiko für Betroffene mit familiärer Belastung.

1.3.6 Einflüsse der näheren sozialen Umwelt

1.3.6.1 Frühkindliche Umgebung

In der sozialwissenschaftlichen Theorienbildung der 1960er und 1970er Jahre spielte der mutmaßliche Einfluss der frühkindlichen Umgebung auf das Erkrankungsrisiko eine besondere Rolle. Gemäß Bateson (1972, Bateson et al. 1956) sind schizophrene Denk- und Affektstörungen das Resultat einer gestörten Eltern-Kind-Beziehung. Besondere Bekanntheit in diesem Zusammenhang erzielte die sogenannte »Double-bind«-Theorie. Danach führen sich widersprechende Botschaften in der Kommunikation von Eltern mit ihren Kindern zwangsläufig zu schizophrenen Reaktionen der betroffenen Individuen. Nach Wynne und Singer (1966) oder Lidz (1975) führen hingegen besonders geartete Konflikte der Eltern die betroffenen Kinder in die Schizophrenie. Die Hauptschwäche dieser früheren Erklärungsansätze liegt darin, dass sie – neben einer überschießenden Theorienbildung ohne hinreichende empirische Belege – beobachtete Phänomene in den betroffenen Familien nicht nach Ursache und Folge der Erkrankung zu differenzieren vermögen.

Dies erlauben hingegen prospektive Studien. Tatsächlich hat es in den vergangenen Jahren einige Arbeiten zu dem Thema einer frühkindlichen Belastung und einem erhöhten Psychoserisiko gegeben. So identifizierten von fünf Langzeitstudien mit Risikopersonen zwei dieser Untersuchungen ungünstige Familienverhältnisse als zusätzlichen Risikofaktor, an einer Schizophrenie zu erkranken (Cornblatt und Obuchowski 1997): In der Kopenhagener Risikostudie erwiesen sich neben Geburtskomplikationen instabile frühkindliche Familienverhältnisse als besonderes Risikomerkmal (Cannon und Mednick 1993, Cannon et al. 1994). In der finnischen Adoptionsstudie erkrankten fast ausschließlich genetisch belastete Individuen, aber wiederum vorwiegend diejenigen, die in schwierigen Familienverhältnissen aufgewachsen waren (Tienari et al. 1989, 1994).

In den letzten Jahren gibt es auch eine wachsende Literatur, die Missbrauch in Kindheit und Jugend als Risikofaktor für den Ausbruch einer schizophrenen Erkrankung gefunden haben (Janssen et al. 2004). Wenn es auch insgesamt relativ gut gesicherte Zusammenhänge zwischen Missbrauch und Kindheit und Jugend und psychischen Erkrankungen im Erwachsenenalter gibt, wird dieser Zusammenhang mit schizophrenen Erkrankungen noch kontrovers diskutiert (Spataro et al. 2004). Zusammenfassend lässt sich sagen, dass es kumulativ immer mehr Hinweise darauf gibt, dass mit ungünstigen Lebensbedingungen und mit Traumatisierungen in Kindheit und Jugend der Einfluss auf das Risiko, an einer Schizophrenie zu erkranken, zunimmt. Je mehr dieser ungünstigen Lebensumstände zusammenkommen, umso größer wird das Risiko (Wicks et al. 2005).

1.3.6.2 Familienatmosphäre

Nahezu parallel zur vorgenannten sozialwissenschaftlichen Theorienbildung im Hinblick auf ungünstige frühkindliche Familieneinflüsse für das Erkrankungsrisiko entwickelte sich ein empirischer Forschungszweig, der sich mit den familiären Einflüssen vor allem auf den Verlauf der schizophrenen Erkrankung beschäftigte. Ausgangspunkt dieses Forschungsschwerpunktes, der unter dem Begriff »expressed emotion« bekannt wurde, war die Beobachtung, dass aus stationärer Behandlung in die Familie entlassene Schizophreniekranke ein erhöhtes Rückfallrisiko aufwiesen (Brown 1959). In der danach von Brown et al. (1962) initiierten Studie erlitten 76 % der Betroffenen, die in einer von Kritik und Feindseligkeit geprägten Familienatmosphäre lebten, einen Rückfall. Im Vergleich dazu hatten nur 26 %, die wenig Kritik und Feindseligkeit in der Familie erlebten, einen Rückfall.

In den nachfolgenden Jahren wurden zahlreiche empirische Untersuchungen zu einer Rückfall begünstigenden Familienatmosphäre durchgeführt, die überwiegend die Ergebnisse der Ausgangsstudie bestätigten. Bebbington (1995) konnte in einer Metaanalyse belegen, dass eine günstige Familienatmosphäre eine stärkere Rückfall-präventive Wirkung als Medikamente besitzt.

Wenngleich die Forschungsergebnisse bezüglich des Einflusses der Familienatmosphäre auf den Verlauf der schizophrenen Erkrankung relativ robust sind, darf nicht übersehen werden, dass die Familienatmosphäre auch Ausdruck des Verlaufs der Erkrankung ist. Kritik und Feindseligkeit äußern sich vorzugsweise in Familien, die mit einem ungünstigen Verlauf der Erkrankung konfrontiert sind. Wie viele der vorgenannten Forschungsergebnisse stehen damit auch diese Resultate unter dem Vorbehalt, Ursachen und Konsequenzen nicht immer eindeutig auseinanderhalten zu können.

1.3.6.3 Kritische Lebensereignisse

Der Frage, inwieweit schwierige Lebenssituationen eine Rolle für die Auslösung psychischer Störungen im allgemeinen und im speziellen für die Auslösung einer Schizophrenie spielen, wurde in verschiedenen Untersuchungen nachgegangen. Steinberg und Durell (1968) konnten in den der Einberufung in die Armee nachfolgenden Monaten eine signifikante Erhöhung der Erkrankung an Schizophrenie aufzeigen. Die wegweisende Studie für diesen Forschungsansatz wurde jedoch von Brown and Birley (1968) durchgeführt, die eine signifikant erhöhte Zahl kritischer Lebensereignisse vorwiegend in den drei Wochen vor Ausbruch der Erkrankungen fanden. In den nachfolgenden Jahren analysierten eine Reihe von Studien unter unterschiedlichen kulturellen Rahmenbedingungen diese Fragestellung, jedoch ohne eindeutiges Ergebnis (Bebbington 1995). Wenn also bis heute keine sicheren

Aussagen hierzu möglich sind, steht dies vor allem mit der Komplexität des Forschungsgegenstandes in Zusammenhang. Als eine Vielzahl methodischer Schwierigkeiten seien einige wenige erwähnt: Zum einen gibt es kaum eine verbindliche Definition kritischer Lebensereignisse. Kritische Lebensereignisse gewinnen nur im persönlichen Kontext an Bedeutung. Zudem ist aus der Sozialpsychologie bekannt, dass bei rückblickenden Erklärungsversuchen, z. B. was die schizophrene Erkrankung ausgelöst haben könnte, möglichen psychosozialen Belastungsfaktoren subjektiv viel Platz eingeräumt wird. Zuletzt ist zu erwägen, dass eine mögliche Häufung kritischer Lebensereignisse kurz vor Krankheitsbeginn bereits Folge der sich anbahnenden Erkrankung sein könnte.

Literatur

Bateson G (1972) Steps to an ecology of the mind. London: Paladin.

Bateson G, Jackson D, Haley J et al. (1956) Towards a theory of schizophrenia. Behav Sci 1:251–264.

Bebbington L (1995) The content and context of compliance. Int Clin Psychopharmacol 9(Suppl 5):41–50.

Bijl RV, de Graaf R, Hiripi E et al. (2003) The prevalence of treated and untreated mental disorders in five countries. Health Aff 22:122–133.

Brown G (1959) Experiences of discharged chronic schizophrenic mental hospital patients in various types of living group. Milbank Memorial Fund Q 37:105–131.

Brown G, Birley J (1968) Crisis and life changes and the onset of schizophrenia. J Health Soc Behav 9:203–214.

Brown G, Monck E, Carstairs G et al. (1962) Influence of family life on the course of schizophrenic illness. Br J Prev Soc Med 16:55–68.

Cannon T, Mednick S (1993) The schizophrenia high-risk project in Copenhagen: three decades of progress. Acta Psychiatr Scand 370(Suppl):33–47.

Cannon T, Mednick S, Parnas J et al. (1994) Development of brain abnormalities in the offspring of schizophrenic mothers. II. Structural brain characteristics of schizophrenia and schizotypal personality disorder. Arch Gen Psychiatry 51:955–962.

Charalabaki E, Bauwens F, Stefos G et al. (1995) Immigration and psychopathology: a clinical study. Eur Psychiatry 10:237–244.

Cornblatt B, Obuchowski M (1997) Update of high-risk research: 1987–1997. Rev Psychiatry 9:347–447.

Davies S, Thornicroft G, Leese M et al. (1995) Ethnic differences in risk of compulsory psychiatric admission among representative cases of psychosis in London. Br Med J 312:533–537.

Dohrenwend B, Dohrenwend B (1969) Social status and psychological disorder: a causal inquiry. New York: Wiley.

Eaton W (1974) Residence, social class, and schizophrenia. J Health Soc Behav 15:289–299.

Faris R, Dunham H (1939) Mental disorders in urban areas. Chicago: University of Chicago press.

Fearon P, Morgan C (2006) Environmental factors in Schizophrenia: The role of migrant studies. Schizophr Bull 32:405–408.

Goldberg E, Morrison S (1963) Schizophrenia and social class. Br J Psychiatry 109:785–802.

Häfner H (1980) Psychiatrische Morbidität von Gastarbeitern in Mannheim – Epidemiologische Analyse einer Inanspruchnahmepopulation. Nervenarzt 51:672–683.

Häfner H (1992) The epidemiology of schizophrenia. Triangle 31:133–154.

Häfner H, Reimann H (1970) Spatial distribution of mental disorders in Mannheim. In: Hare E, Wing J (Hrsg.) Psychiatric epidemiology. London: Oxford Univ Press. S. 341–354.

Häfner H, Maurer K, Löffler W et al. (1998) The ABC schizophrenia study: a preliminary overview of the results. Soc Psychiatry Psychiatr Epidemiol 330:380–386.

Jablensky A, Sartorius N, Ernberg G et al. (1992) Schizophrenia: manifestations, incidence and course in different cultures – A World Health Organization ten-country study. Cambridge: Cambridge University Press.

Janssen I, Krabbendam L, Bak M et al. (2004) Childhood abuse as a risk factor for psychotic experiences. Acta Psychiatr Scand 109:38–45.

Johansson LM, Sundquist J, Johansson SE et al. (1998) Immigration: moving house and psychiatric admissions. Acta Psychiatr Scand 98:105–111.

Lauber C, Eichenberger A, Luginbuhl P et al. (2003a) Determinants of burden in caregivers of patients with exacerbating schizophrenia. Eur Psychiatry 18:285–289.

Lidz T (1975) The origin and treatment of schizophrenic disorders. London: Hutchinson.

Malmberg A, Lewis G, David A et al. (1998) Premorbid adjustment and personality in people with schizophrenia. Br J Psychiatry 172:308–313.

Marcelis M, Navarro-Mateu F, Murray R et al. (1998) Urbanization and psychosis: a study of 1942–1978 birth cohorts in the Netherlands. Psychol Med 28:871–879.

Marneros A, Deister A, Rhode A (1991) Affektive, schizoaffektive und schizophrene Psychosen. Eine vergleichende Langzeitstudie. Berlin, Heidelberg, New York, Tokio: Springer.

McGrath JJ (2005) Myths and plain truths about schizophrenia epidemiology – the NAPE lecture 2004. Acta Psychiatr Scand 111/1:4–11.

Mortensen PB, Cantor-Graae E, McNeil TF (1997) Increased rates of schizophrenia among immigrants: some methodological concerns raised by Danish findings. Psychol Med 27:813–820.

Mortensen PB, Pedersen CB, Westergaard T et al. (1999) Effects of family history and place and season of birth on the risk of schizophrenia. N Engl J Med 340:603–608.

Ødegaard Ø (1932) Emigration and insanity: a study of mental disease among the Norwegianborn population of Minnesota. Copenhagen: Levin & Munksgaards.

Ødegaard Ø (1971) Hospitalized psychoses in Norway; time trends 1926–1965. Soc Psychiatry 6:53–58.

Pfeiffer W (1994) Transkulturelle Psychiatrie. 2. Aufl. Stuttgart: Thieme.

Priebe S, Schmiedebach HP (1997) Soziale Psychiatrie und Sozialpsychiatrie – Zum historischen Gebrauch der Begriffe. Psychiat Prax 24:3–9.

Rössler W (1992) Wilhelm Griesinger und die gemeindenahe Versorgung. Nervenarzt 63:257–261.

Rössler W (2005) Das Stigma psychischer Erkrankungen. Die Psychiatrie 2:5–11.

Sartorius N, Shapiro R, Kimura M, Barett K (1972) WHO international pilot study of schizophrenia. Preliminary communication. Psychol Med 2:422–425.

Sartorius N, Jablensky A, Ernberg G et al. (1987) Course of schizophrenia in different countries. Some results of a WHO comparative 5-year follow-up study. In: Häfner H, Gattaz W, Janzarik W (Hrsg.) Search for the causes of schizophrenia. Berlin, Heidelberg, New York, Tokio: Springer. S. 107–113.

Sartorius N, Gulbinat W, Harrison G et al. (1996) Long-term follow-up of schizophrenia in 16 countries. A description of the international study of schizophrenia conducted by the World Health Organization. Soc Psychiatry Psychiatr Epidemiol 31:249–258.

Schmiedebach HP, Priebe S (2004) Social Psychiatry in Germany in the Twentieth Century: Ideas and Models. Medical History 48:449–472.

Selten J, Slaets J, Kahn R (1997) Schizophrenia in Surinamese and Dutch Antillean immigrants to The Netherlands: evidence of an increased incidence. Psychol Med 27:807–811.

Spataro J, Mullen PE, Burgess PM et al. (2004) Impact of child sexual abuse on mental health. Br J Psychiatry 184:416–421.

Steinberg H, Durell J (1968) A stressful social situation as a precipitant of schizophrenic symptoms: an epidemiological study. Br J Psychiatry 114:1097–1105.

Tienari P, Lahti I, Sorri A (1989) The Finnish adoptive family study of schizophrenia: possible joint effects of genetic vulnerability and family environment. Br J Med (Suppl 5):29–32.

Tienari P, Wynne LC, Moring J et al. (1994) The Finnish adoptive study of schizophrenia. Implications for family research. Br J Psychiatry 164(Suppl 23):20–26.

Torrey J (1980) Schizophrenia and civilisation. New York: Aronson.

Torrey E, Bowler A, Clark K (1997) Urban birth and residence as risk factors for psychoses: an analysis of 1880 data. Schizophr Res 25:169–176.

Weyerer S, Häfner H (1989) The stability of the ecological distribution of the incidence of treated mental disorder in the city of Mannheim. Soc Psychiatry Psychiatr Epidemiol 24:57–62.

WHO (1974) International pilot study of schizophrenia. Geneva: WHO.

WHO (1975) Schizophrenia: A multinational study. Summary of the initial evaluation phase of the international pilot study of schizophrenia. Geneva: WHO.

Wicks W, Hjern A, Gunnell D et al. (2005) Social Adversity in Childhood and the Risk of Developing Psychosis: A National Cohort Study. Am J Psychiatry 162:1652–1657.

Wittchen HU, Jacobi F (2005) Size and burden of mental disorders in Europe – a critical review and appraisal of 27 studies. Eur Neuro-Psychopharmacology 15:357–376.

Wynne L, Singer M (1966) Communication styles in parents of normals, neurotics and schizophrenics. Psychiatr Res Rep 20:25–38.

2 Soziale Psychiatrie: historische Aspekte ihrer Entwicklung in Deutschland und in der Schweiz

Ekkehardt Kumbier, Kathleen Haack und Paul Hoff

Kapitelübersicht

2.1 Einleitung
2.2 Anfänge einer sozialen Orientierung innerhalb der »modernen« Psychiatrie
2.3 Weichenstellungen
2.4 Soziale Psychiatrie zwischen Etablierung und Radikalisierung
2.5 Sozialpsychiatrische Reformen in Deutschland Ost und West
2.5.1 Die Rodewischer und Brandenburger Thesen in der DDR
2.5.2 Die Psychiatrie-Enquete in der BRD
2.5.3 Gemeinsamkeiten und Unterschiede beider Reformansätze
2.6 Die jüngere Entwicklung in der Schweiz
2.7 Ein Ausblick: Soziale Psychiatrie und Neurowissenschaft heute

Zusammenfassung

Eine soziale Orientierung innerhalb der Psychiatrie ist seit etwa 1840, gekoppelt an den Namen Wilhelm Griesinger, zu erkennen. Als Subdisziplin etablierte sie sich seit Beginn des 20. Jahrhunderts; ein erster Höhepunkt lässt sich in der Weimarer Republik mit dem System der offenen Fürsorge konstatieren. Durch zunehmende wirtschaftliche Schwierigkeiten traten eugenische Lösungsstrategien für das »sozioökonomische Problem des psychisch Krankseins« in den Fokus der sozialpsychiatrischen Überlegungen. Nicht nur war das Nachdenken über so genanntes »lebensunwertes Leben« kein Tabu mehr, sondern es wurde unter dem Bedingungsrahmen des nationalsozialistischen Staates mit der systematischen Tötung psychisch und körperlich Kranker radikal umgesetzt. Erst seit den 60er Jahren des letzten Jahrhunderts konnten erneute Erfolge mit der Öffnung der psychiatrischen Anstalten, der sozialen Integration psychisch Kranker sowie dem Aufbau ambulanter und teilstationärer Versorgungsstrukturen erreicht werden. Heute zeichnet sich die Sozialpsychiatrie durch eine Verbindung psychosozialer und neurobiologischer Ansätze aus.

2.1 Einleitung

Der Begriff der sozialen Psychiatrie (bzw. Sozialpsychiatrie) ist kein eindeutiger. Dieser Umstand ist nicht zuletzt der Vielschichtigkeit des Wortes *sozial* geschuldet. Als semantische Einheit wurde der Terminus erstmals, so die derzeitige Erkenntnis, 1875 von dem deutschen Soziologen und Volkswirtschaftler Albert Schäffle (1831–1903) benutzt. Schäffle – heutzutage in der deutschsprachigen Wissenschaftslandschaft kaum mehr wahrgenommen – begreift die Gesellschaft, analog dem menschlichen Organismus, als einen Körper mit entsprechendem Körperbau und in ihm wohnendem Leben. Daraus folgert er, dass »nicht blos Individuen, sondern ganze Völker und Volksschichten [...] umfassenderen oder partiellen Geistesstörungen« unterliegen können. »Einer Lehre, welche mit der Heilung dieser Störungen sich befassen würde, müsste der Name der socialen Psychiatrie gegeben werden« (Schäffle 1875, S. 461).

Therapeutisches Ziel einer solchen sozialen Psychiatrie ist die Gesundung bzw. Verbesserung der gesellschaftlichen Rahmenbedingungen, sowohl auf ökonomischer Ebene als auch in den »Entartungen des Staatslebens, der Litteratur [!], der Presse«, denn diese könnten eine »intellectuell-ästhetisch-ethische Familienentartung« (Schäffle 1875, S. 270) zur Folge haben. Insofern fasst Schäffle soziale Psychiatrie bereits als eine Disziplin auf, die sich mit der Bedeutung der die sozialen Gebilde (Völker und Völkergemeinschaften) umgebenden, aber auch durch sie hervorgebrachten sozioökonomischen und -kulturellen Faktoren befasst. Diese können sich potenziell auf psychische Gesundheit bzw. Krankheit auswirken. Allein: Das Individuum findet bei Schäffle kaum Beachtung. Sein organisch-soziologischer Gesellschaftsentwurf rekurriert nicht spezifisch auf die Stellung des Einzelnen innerhalb seiner Umwelt, auch wenn dieser Einzelne natürlich Bestandteil des sozialen Beziehungsgeflechtes ist. Schon gar nicht erfolgt der Versuch einer systematischen Darstellung einer sozialen Psychiatrie.

Ist die erstmalige Erwähnung des Kompositums »Soziale Psychiatrie« also eher ein Zufallsprodukt? Wohl kaum. Sie ist durchaus ein Kind ihrer Zeit und fest im ideen- und sozialgeschichtlichen Kontext des letzten Drittels des 19. Jahrhunderts verankert. Charles Darwins Deszendenztheorie steht ebenso im Hintergrund wie Auguste Comtes Soziologie oder Herbert Spencers Evolutionismus, Ideen, die sich auch auf die Entwicklung der sozialen Psychiatrie des ersten Drittels des 20. Jahrhunderts auswirkten. Hinzu kommen ökonomische Theorien, die spätestens seit der Aufklärung die »Ressource Mensch« als notwendige Voraussetzung nationalstaatlichen Reichtums erkannt hatten. Diese galt es zu schützen, eine Aufgabe, die der Medizin zugedacht war. Denn schon längst hatte sich die Einsicht durchgesetzt, dass die Rolle der Medizin und damit der Psychiatrie von dem sozialen, ökonomischen und kulturellen Bezugsrahmen einer Gesellschaft getragen und mitbestimmt wird. So sind Konturen einer sozialen Orientierung der Psychiatrie längst vor Schäffles erstmaliger Erwähnung von 1875 erkennbar.

2.2 Anfänge einer sozialen Orientierung innerhalb der »modernen« Psychiatrie

Mit der Ausformung der Moderne, deren Kern, so der Historiker Reinhart Koselleck, zwischen 1750 und 1850 anzusiedeln ist, bildeten sich die historisch-politischen, wirtschaftlichen und sozialen Konzepte heraus, die unsere Gesellschaft bis zum heutigen Tag prägen (Koselleck 1972). Innerhalb dieser so genannten Sattelzeit entfaltete sich die bürgerliche Gesellschaft. Zudem setzte ein psychiatrischer Diskurs ein. Beide Entwicklungen standen in enger Wechselwirkung und führten zu einer modifizierten Haltung gegenüber »Geisteskranken« (vgl. Kaufmann 1995). Diese veränderte Einstellung knüpfte an das Bewusstsein an, jederzeit selbst der »Unvernunft« anheim fallen zu können. Die daraus resultierende humanistische Idee, psychisch Kranke getrennt von körperlich Kranken, Gefangenen oder so genannten »Gefallenen« in eigens dafür bestimmten »Heilanstalten« (erst später um den Begriff der »Pflegeanstalt« ergänzt) unterzubringen, kann durchaus als eine soziale in dem Sinne angesehen werden, dass der Staat die Pflicht habe, sich um Menschen in Not zu kümmern.

Doch bestand nicht nur eine derartige Verpflichtung des Staates, vielmehr war auch ein konkretes obrigkeitsstaatliches Interesse an der Gesundheit der »Untertanen« gegeben. Die Idee einer umfassenden Fürsorge, gestützt durch im 18. Jahrhundert aufkommende Wirtschafts- und Sozialtheorien, führte zu einem »von oben« verordneten Eingriff in das Gesundheits- und Krankheitsverhalten der Bevölkerung. So fiel die Herausbildung der Psychiatrie als medizinische Spezialdisziplin um 1800 in eine Zeit enormer gesellschaftlicher Umbrüche. Auf der Grundlage einer neuen Sozial- und Gesundheitspolitik entstanden zivilisationsferne, naturnahe psychiatrische »Anstalten«. In diesen strebte man zwar die Heilung und Wiedereingliederung der Kranken in das familiäre und gesellschaftliche Leben an. De facto schuf man aber große Verwahranstalten, insbesondere für Arme, und dies bis in das 20. Jahrhundert hinein. Damit vollzog sich eine Entwicklung innerhalb der deutschsprachigen Psychiatrie, die die psychisch Kranken *außerhalb* ihres sozialen Umfeldes zu verstehen und zu behandeln suchte.

Schon bald erhoben sich kritische Stimmen gegenüber einer solchen Ausgrenzung auch aus den eigenen Reihen: Rudolf Leubuscher (1822–1861) – Mitherausgeber der »Medicinischen Reform« –, Heinrich Neumann (1814–1884) und Wilhelm Griesinger (1817–1868) seien stellvertretend genannt. Im Zuge der seit den 40er Jahren des 19. Jahrhunderts aufkommenden Idee, Medizin als eine »sociale Wissenschaft« (Rudolf Virchow) zu begreifen, forderten sie mit Blick auf psychisch kranke Menschen »[...] die volle Existenz unter Gesunden, die Rückkehr aus einem künstlichen und monotonen in ein natürliches, soziales Medium [...]« (Griesinger 1868/69, hier zit. nach Griesinger 1872, S. 301), kurzum die Wiedereingliederung in die Familie und Gesellschaft und nicht die Entfernung aus bzw. Entfremdung von diesen.

Getragen wurde die nun folgende, etwa zwei Jahrzehnte umfassende Debatte innerhalb der deutschsprachigen Psychiatrie von der Diskussion um die familiale Pflege, die Schaffung so genannter Stadtasyle als Alternative zur abgeschiedenen Großanstalt sowie das aus England übergreifende »Non-Restraint«-System, welches sich auch im deutschen Sprachraum langsam durchzusetzen begann. Der Typus der abgelegenen Heil- und Pflegeanstalt blieb jedoch und war bis weit in das 20. Jahrhundert hinein für den Großteil der stationären psychiatrischen Versorgung zuständig. Dennoch: Die spätestens mit der Revolution von 1848 laut gewordene Kritik an den Missständen in den Anstalten bis hin zu Griesingers – wenn auch gescheitertem – Entwurf der »Weiterentwicklung der Irrenanstalten in Deutschland« von 1868/69 kann als ein erster Höhepunkt einer sozialen Orientierung innerhalb der modernen deutschsprachigen Psychiatrie betrachtet werden, die nun eine zunehmend naturwissenschaftliche Ausrichtung annahm.

Nun wird Wilhelm Griesinger wegen seines Diktums, wonach Geisteskrankheiten Gehirnkrankheiten seien, oft als *der* Repräsentant der Wende von der philosophisch-spekulativen Psychiatrie der Romantik zu einer rein empirisch-neurowissenschaftlichen Psychiatrie betrachtet, wie sie in der zweiten Hälfte des 19. Jahrhunderts dominierte. Doch ist dies eine einseitige Sicht: Für Griesinger war es nämlich kein Widerspruch, sondern geradezu eine dem Forschungs-»Gegenstand« – der psychisch kranken Person – geschuldete Notwendigkeit, neurowissenschaftliche Forschung zu fördern und *zugleich* die personale und soziale Dimension des Menschen ausdrücklich anzuerkennen. Jeden unreflektierten Materialismus lehnte er ab. Die von ihm anvisierte soziale Psychiatrie war insoweit sowohl neurobiologisches Forschungsprogramm als auch angewandte ärztliche Anthropologie (Hoff und Hippius 2001, Rössler 1992). Genau dadurch kommt Wilhelm Griesinger eine Vorbildfunktion für die heutige Positionierung der sozialen Psychiatrie zu.

2.3 Weichenstellungen

Im letzten Drittel des 19. Jahrhunderts und insbesondere seit der Reichsgründung 1871 vollzogen sich in Deutschland enorme Veränderungen des gesellschaftlichen und ökonomischen Lebens. Die Auswüchse der modernen, durch Industrialisierung, Landflucht, Verstädterung, Herausbildung eines Proletariats sowie Auflösung althergebrachter sozialer Strukturen geprägten Gesellschaft waren in dieser Phase der Hochindustrialisierung nicht mehr zu übersehen. Von politischer Seite wurde der Versuch unternommen, soziale Ungleichheiten durch eine entsprechende Sozialgesetzgebung (etwa Kranken- und Unfallversicherung sowie Alters- und Invaliditätsversicherung) abzufedern.

In der Folge kam es zu einer Ausdifferenzierung der öffentlichen Gesundheitsfürsorge, flankiert von karitativen und privaten Initiativen. Außerhalb der psychiatrischen Institutionen formierten sich zahlreiche »Irren-Hilfsvereine«. Dies war auch Folge der zunehmenden Überfüllung der Kliniken und der Kritik an den damit verbundenen, teilweise katastrophalen Verhältnissen. Zwischen 1877 und 1913 stiegen die Patientenzahlen in den psychiatrischen Kliniken im Deutschen Reich von 31.297 auf 164.708 an (Kolb 1931). Dass das Problem der Asylierung und permanenten Überfüllung auch systemimmanent war – so fehlten beispielsweise alternative Versorgungskonzepte und rehabilitative Maßnahmen fast vollständig –, wurde nur von wenigen erkannt.

Einige Psychiater gingen dazu über, das relativ geschlossene System Psychiatrie offener zu gestalten. Neben dem Modell der Familienpflege, welches zunächst mit den Namen von Ferdinand Wahrendorff (1826–1898) und dessen Schüler Konrad Alt (1861–1922) verbunden ist, konzipierte Gustav Kolb (1870–1938) mit der »offenen Fürsorge für Geisteskranke« eine Alternative. Der dahinter stehende Gedanke, die psychiatrische Pflege soweit möglich in die eigene Familie, jedoch »unter Kontrolle und Verantwortlichkeit der Anstalt« (Kolb 1908, S. 16) zu verlagern, sollte die Kranken zum einen in ihr normales soziales Umfeld einbetten, zum anderen zur Entlastung der Institutionen und Kostenträger beitragen.

Wie Griesinger, der Jahrzehnte zuvor am Widerstand der Mehrzahl seiner Kollegen gescheitert war, erging es auch Kolb. Das Modell der »Psychiatrie ausserhalb der Anstalt« konnte sich nur punktuell und nur durch das Engagement einzelner Psychiater durchsetzen. So konnte Kolb seine Ideen in Kutzenburg und später in Erlangen verwirklichen. Erst mit der Weimarer Republik erfolgte in zunehmendem Maße die praktische Umsetzung einer »offenen Irrenfürsorge«. Auf theoretischer Ebene war sie – insbesondere unter dem Einfluss der sich etablierenden Sozialhygiene – schon seit Beginn des 20. Jahrhunderts vermehrt diskutiert worden. Neben Kolb sind vor allem Georg Ilberg (1862–1942) und Max Fischer (1862–1940) als Vertreter einer solchen frühen Entwicklung zu nennen.

Mit dem 1904 veröffentlichten Aufsatz »Soziale Psychiatrie« des sächsischen Psychiaters Ilberg ist der Siegeszug und die bald selbstverständliche Verwendung des Kompositums – ob in offener (soziale Psychiatrie) oder gebundener Form (Sozialpsychiatrie) – für einen Teil der praktischen Psychiatrie nicht mehr aufzuhalten. Ilberg definierte soziale Psychiatrie als »Die Lehre von der für die geistige Gesundheit der Gesammtheit verderblichen Umstände und den zu deren Abwehr nützlichen Maßregeln […]« (Ilberg 1904, S. 21). Damit weist seine Definition durchaus Parallelen zu der von Albert Schäffle auf. Hier wie da geht es um die Verbesserung der sozioökonomischen Rahmenbedingungen für die Gesellschaft, bei Ilberg als »Gesammtheit« bezeichnet, bei Schäffle als Staats- bzw. Volkskörper. Jedoch erfuhr Ilbergs Begriffsbestimmung eine andere, spezifischere Qualifizierung als noch bei Schäffle. Ganz konkret schlug er nämlich Maßnahmen vor, die die vorgeblich erblich bedingten Geisteskrankheiten eindämmen könnten. Neben dem Heiratsverbot Gesunder und Kranker setzte er sich für die Eindämmung der Geschlechtskrankheiten sowie des Alkoholkonsums ein. Zudem forderte er die Aneignung psychiatrischen Grundwissens durch Berufsgruppen wie Juristen, Theologen, Offiziere und Pädagogen, um präventiv vor allem auf junge Menschen einwirken zu können.

Der Gründungsdirektor der Anstalt Wiesloch und einer der frühen Protagonisten der sozialen Psychiatrie, Max Fischer, konkretisierte 1919:

> »Die Psychiatrie ist schon als Wissenschaft und Forschungsgebiet sozial gerichtet. Überall stößt sie auf soziale Probleme, auf Beziehungen zur menschlichen Gesellschaft […]. Überall ergeben sich ursächliche Zusammenhänge mit sozialen oder wirtschaftlichen Zuständen […]. Ohne Erforschung der sozialen Ursachen und ohne sozial-medizinisches Handeln, besonders auch in der Prophylaxe und Hygiene, also ohne soziale Psychiatrie keine Psychiatrie« (Fischer 1919, S. 529).

Sein Entwurf einer sozialen Psychiatrie orientierte sich an der Gesunderhaltung des »Volkskörpers«, auch wenn er »Rechte und Freiheiten des Individuums und der Familie als durchaus wichtige Aspekte der Fürsorgemaßnahmen erwähnte« (Priebe und Schmiedebach 1997, S. 5). Von Beginn an war die soziale Psychiatrie an eugenisches Gedankengut gekoppelt, wobei berücksichtigt werden muss, dass zunächst kein politisches Vorurteil damit verbunden und die Unterstützung breit gestreut war. Doch spätestens seit dem Ersten Weltkrieg und den folgenden Jahren in der Weimarer Republik nahm der Diskurs über Rassenhygiene und die Spaltung in »wertvolle« und weniger »wertvolle« Mitglieder der Gesellschaft auch innerhalb der Sozialpsychiatrie einen immer breiteren Raum ein.

2.4 Soziale Psychiatrie zwischen Etablierung und Radikalisierung

Unter dem Einfluss der seit dem letzten Drittel des 19. Jahrhunderts zunehmend naturwissenschaftlich ausgerichteten Medizin hatte sich der psychiatrische Diskurs verändert. Die Psychiatrie war geprägt von Degenerationslehre und Evolutionstheorie, sie war naturwissenschaftlich fundiert und wurde zunehmend soziokulturell gedeutet. Vererbungstheorien, getragen von eugenischen Lösungsstrategien zur Verbesserung und Gesundung des kollektiven Ganzen, prägten die wissenschaftlichen, sozialen und ökonomischen Debatten. All das, was sich bei Schäffle 1875 schon angedeutet hatte und bei Ilberg und Fischer konkretisiert wurde, floss verschärft in die psychiatrische Debatte nach den schrecklichen Erfahrungen des Ersten Weltkriegs ein: Der Entartungsbegriff wurde ausgeweitet, psychische Devianz zunehmend an moralische gekoppelt, die eugenische Nutzung der Selektionsgesetze sollte die menschliche Evolution mit dem Ziel eines gesunden Volkskörpers kontrollieren. Die körperliche und psychische Unversehrtheit der Person war nun kein Tabu mehr. Selbst über die *Vernichtung* »lebensunwerten Lebens« (Binding und Hoche 1920) wurde offen nachgedacht. Auch für die Sozialpsychiatrie zeichneten sich markante Änderungen ab. Es kam zu einer Akzentverschiebung, die spätestens gegen Ende der Weimarer Republik scharfe Konturen annahm.

Schon 1919 hatte der Lübecker Psychiater Johannes Enge (1877–1966) in seinem Buch »Soziale Psychiatrie« nicht nur das Verbot der Eheschließung bei psychisch Kranken, Epileptikern, Trinkern und Schwachsinnigen, sondern auch den Schwangerschaftsabbruch, die Kastration, Sterilisation sowie einen möglichst langen Anstaltsaufenthalt bei »unsozialen Menschen« verlangt (Enge 1919, S. 22–27). Otto Rehm forderte in seiner Abhandlung »Soziale Psychiatrie (Ein Arbeitsprogramm)« von 1926 sogar »die Ausscheidung schädlicher Individuen« und hierbei vor allem der »aktiven Elemente unter den Sozialwidrigen, insbesondere [sollte man] die Verbrecher dem Erbgange entziehen« (Rehm 1926, S. 741). Darunter verstand er die Forderung von Binding und Hoche zur Freigabe der Vernichtung lebensunwerten Lebens. Sein Fazit lautete:

> »Wir haben allen Grund, in Anbetracht unserer bedrohten Kultur jegliche Maßnahmen ins Auge zu fassen und rücksichtslos durchzuführen [ ], die das Minderwertige und Schlechte [ ] ausmerzen, [ ] die guten Kräfte [ ] veredeln« (ebd., S. 744).

Nun ließen sich solche Aussagen als Ausnahmen innerhalb der Sozialpsychiatrie abtun, denn de facto erlebte die offene Fürsorge seit Mitte der 1920er Jahre einen enormen Aufschwung in Deutschland. In Bayern und Baden wurde das »Erlanger System« Kolbs fast flächendeckend eingerichtet (Faltlhauser 1928). Ermöglicht wurde eine solche Entwicklung nicht zuletzt durch die desolate finanzielle Situation in der Weimarer Republik, die sich die Kosten für Neubauten und die allgemeine Verteuerung des Anstaltsbetriebes einfach nicht leisten konnte. Auch die Familienpflege rückte wieder stärker in den Fokus des (sozial-)psychiatrischen Handelns (vgl. Gast 1989, S. 82–83). Der Aufschwung der sozialen Psychiatrie war jedoch nur von kurzer Dauer. Schon Ende der 1920er Jahre, im Zuge der Weltwirtschaftskrise, kam es zu finanziellen Kürzungen, so dass die offene Fürsorge an verschiedenen Anstalten wieder abgeschafft wurde. Man erwartete schnelle Lösungen für das »sozioökonomische Problem des psychisch Krankseins«, welches die öffentliche Hand in so starkem Maße belastete. Eugenisch-rassenhygienische Ideen schienen eine Lösung zu bieten. Bernd Walter hat dies als »Überlebensstrategie« der Psychiatrie in dieser Zeit gedeutet (Walter 1996, S. 394). Und tatsächlich lässt sich seit 1930 eine Radikalisierung erkennen, wie sie sich etwa im Gedankengut Hermann Simons (1867–1947) und Valentin Faltlhausers (1876–1961) widerspiegelt (vgl. Walter 1996, S. 390–414; Ley 2004, S. 214–217). Auch der im Jahr 1925 gegründete »Deutsche Verband für psychische Hygiene« konnte sich einer solchen zunehmenden Radikalisierung nicht entziehen. Am 16. Juli 1933 übernahm Ernst Rüdin (1874–1952) den Vorsitz und benannte die Vereinigung in »Deutscher Verband für psychische Hygiene und Rassenhygiene« um.

Mit der Machtergreifung der Nationalsozialisten stellten nicht wenige Psychiater ihre Tätigkeit ganz bewusst in den Dienst der NS-Gesundheitspolitik. Auch die Familienpflege wurde für die rassenhygienischen Ziele der neuen Machthaber dienstbar gemacht (vgl. Beddies und Schmiedebach 2001, S. 99–101). Wie nie zuvor rückte der gesunde »Volkskörper« in den Fokus der gesellschaftlichen Aufmerksamkeit. Die Gesundheitspolitik galt als Kernbereich nationalsozialistischer Gesellschaftspolitik. Auch Sozialpsychiater beteiligten sich an der Reglementierung und Normierung derjenigen, die von der Norm abwichen – eine Norm, die sowohl gesellschaftliche Außenseiter als auch körperlich und psychisch Kranke wie Behinderte ausschloss und aus der Verabsolutierung des vermeintlichen Nutzens für eine Gesellschaft resultierte, deren Grenzen immer enger gesteckt wurden. Getragen wurde ein solch normierendes System durch die Fürsorge- und Wohlfahrtsämter, die Justiz, die Polizei und nicht zuletzt durch die Psychiatrie, der geradezu eine Schlüsselfunktion als selektierende Instanz zukam. Am Ende steht eine Bilanz von ca. 400.000 Zwangssterilisierten und 300.000 getöteten psychisch und körperlich Kranken. Auch Sozialpsychiater waren daran beteiligt. Das bekannteste Beispiel ist wohl das des Reformpsychiaters und späteren T4-Gutachters Valentin Faltlhauser. Die so genannte Aktion T4, benannt nach dem geheimen Sitz der Organisation in der Tiergartenstraße 4 in Berlin, war die erste systematisch und zentral organisierte Massenvernichtung im Nationalsozialismus.

2.5 Sozialpsychiatrische Reformen in Deutschland Ost und West

In der Psychiatrie beider Teile Deutschlands gab es in der zweiten Hälfte des 20. Jahrhunderts grundlegende Reformansätze. Die Rodewischer Thesen (1963) und die Psychiatrie-Enquete (1975) sollten jeweils zum Ausgangspunkt für eine erhoffte Neuorientierung in der Psychiatrie werden.

Doch zunächst mussten grundsätzliche Probleme bei der psychiatrischen Versorgung in der unmittelbaren Nachkriegszeit bewältigt werden. Es herrschte ein gravierender Mangel an Personal, und insbesondere die fachärztliche Versorgung war desolat. Zerstörung und Fremdnutzung von psychiatrischen Einrichtungen hatten zu enormen räumlichen Problemen bei der stationären Versorgung geführt. So war die soziale Integration psychisch Kranker zunächst kein vorrangiges Ziel. Erst nach einer Phase des Wiederaufbaus und der Konsolidierung begann Ende der 1950er Jahre in beiden deutschen Staaten wieder eine zunehmende Auseinandersetzung mit sozialpsychiatrischen Themen, die durch die Einführung der Psychopharmaka und die weiter vorangeschrittene internationale Entwicklung in der Psychiatrie gefördert wurde.

In der DDR stand dieser Entwicklung zunächst noch ein Aspekt entgegen. Die politisch motivierte Propagierung und einseitige Auslegung der Lehren Pawlows (Pawlowismus) führten in den 1950er Jahren dazu, dass der Einfluss sozialer Faktoren auf die Entstehung psychischer Erkrankungen kaum berücksichtigt wurde. Stattdessen dominierten, gemäß der materialistischen Weltanschauung, biologische Erklärungsansätze. Dennoch begannen auch in der DDR in Anlehnung an sozialpsychiatrische Ideen in der Sowjetunion und der westeuropäischen Psychiatrie erste Überlegungen in Richtung Reformen der psychiatrischen Versorgung (▶ **Kap. 5, Bd. 2**). Das veränderte politische Klima in den 1960er Jahren ermöglichte auch hier eine andere Sichtweise auf die Entstehung psychischer Störungen und stellte für die Reformbemühungen in der Psychiatrie eine wichtige Voraussetzung dar (Beddies und Schmiedebach 2001, Eghigian 2002).

2.5.1 Die Rodewischer und Brandenburger Thesen in der DDR

Die sozialpsychiatrischen Reformbestrebungen in der DDR werden vor allem mit den Rodewischer und später den Brandenburger Thesen in Verbindung gebracht. Die Rodewischer Thesen stellten eine wesentliche Grundlage für die Reformvorhaben in der ostdeutschen Psychiatrie dar. Sie wurden 1963 auf einem internationalen Symposium über psychiatrische Rehabilitation in Rodewisch formuliert, das unter Beteiligung von Psychiatern aus verschiedenen sozialistischen Ländern, aber auch aus Westdeutschland und anderen westeuropäischen Ländern stattfand (Renker 1965, Lange 1966). In den Thesen wurde als notwendige Voraussetzung eine »aktive therapeutische Einstellung« gefordert. Im weiteren wurden die Öffnung der psychiatrischen Anstalten, die soziale Integration psychisch Kranker in die Gesellschaft und damit einhergehend der Aufbau ambulanter und teilstationärer Versorgungsstrukturen angestrebt. Dabei sollte die kontinuierliche Weiterbetreuung in so genannten gemeinschaftsnahen Behandlungszentren eine wichtige Rolle spielen.

In der Folge entstanden Tages- und Nachtkliniken und auch »Patienten-Klubs« außerhalb der Klinik. Das Fachkrankenhaus blieb jedoch im Zentrum der psychiatrischen Betreuung, womit ein grundlegendes Problem deutlich wird. Die Kliniken und damit die stationäre Versorgung waren weiterhin dominant. Das dürfte ein wichtiger Grund dafür gewesen sein, dass der Aufbau der ambulanten und teilstationären Strukturen nicht so gelang wie erhofft. Dennoch wurden die Rodewischer Thesen zum Ausgangspunkt für diejenigen reformorientierten Psychiater, die vor allem auf regionaler Ebene versuchten, die psychiatrische Versorgung zu verändern. Eine breite Wirkung auf die Kliniken in der gesamten DDR konnten sie freilich nicht entfalten (Waldmann 1998). Nichtsdestotrotz können die regionale Etablierung von teilstationären und ambulanten Versorgungsstrukturen mit Tages- und Nachtkliniken wie auch Polikliniken und einige juristische Neuregelungen (»Gesetz über die Einweisung für psychisch Kranke« vom 11. Juni 1968 und die »Anordnung zur Sicherung des Rechts auf Arbeit für Rehabilitanden« vom 26. August 1968) als wichtige Errungenschaften angesehen werden.

Die Brandenburger Thesen zur therapeutischen Gemeinschaft (Schirmer et al. 1974, Schirmer et al. 1976) ergänzten Mitte der 1970er Jahre die Reformbestrebungen. Dabei wurden Möglichkeiten zur Verbesserung der Bedingungen in den psychiatrischen Kliniken angesprochen, die die Therapie innerhalb der stationären Versorgung fördern können. Der psychisch kranke Mensch sollte nun gleichberechtigt im Dialog mit dem Therapeutenteam gesehen und als Individuum in den Mittelpunkt der therapeutischen Anstrengungen gestellt werden. In dieser Zielstellung unterschieden sich die Brandenburger von den Rodewischer Thesen. In den Rodewischer Thesen wurde der Arbeitstherapie für die Rehabilitation eine zentrale Stellung eingeräumt und das gesellschaftliche Interesse an der Wiedereingliederung in die volle Erwerbstätigkeit deutlich (Rose 2005).

2.5.2 Die Psychiatrie-Enquete in der BRD

In der BRD dominierte in den 1950er Jahren die Richtung der so genannten anthropologischen Psychiatrie, die einen anderen Erklärungsansatz für psychische Erkrankungen wählte und den Menschen in den Mittelpunkt stellte. Doch hatte sie kaum Einfluss auf die alltägliche Versorgung in den psychiatrischen Einrichtungen (Roelcke 2005). Erst in den 1960er Jahren führte vor dem Hintergrund der 68er-Bewegung die öffentliche Kritik an der Versorgung psychisch Kranker und an den Bedingungen in den psychiatrischen Anstalten dazu, dass der Deutsche Bundestag 1971 eine Untersuchung zur Lage der Psychiatrie einleitete. Bereits 1965 hatte Heinz Häfner auf die desolate Situation der psychiatrischen Patienten in den westdeutschen Kliniken hingewiesen und Reformen gefordert (Häfner et al. 1965). Zugleich erarbeitete er Leitlinien für eine Modernisierung der psychiatrischen Krankenversorgung (Dörner und Plog 1999). Zu Beginn der 1970er Jahre schlossen sich im »Mannheimer Kreis« reformorientierte Psychiater zusammen, die auch die Gründung der Deutschen Gesellschaft für Soziale Psychiatrie (DGSP) initiierten.

Nach einer mehrjährigen Vorbereitungsphase und unter Mitarbeit von etwa 200 Experten wurde 1975 unter dem Stichwort der Psychiatrie-Enquete ein Sachverständigenbericht der Bundesregierung veröffentlicht, der die Grundlage für die Reform der psychiatrischen Krankenversorgung bildete und den Reformprozess in der westdeutschen Psychiatrie einleitete. Die Psychiatrie-Enquete beinhaltete grundlegende Empfehlungen für die Neuordnung der Versorgung psychisch Kranker und Behinderter und zielte in erster Linie auf eine Dezentralisierung und Neuorganisation der stationären Psychiatrie (Rössler et al. 1996, Salize et al. 2007). Die psychiatrische Versorgung sollte verstärkt soziale Grundsätze berücksichtigen, um die Betroffenen besser in die Gesellschaft integrieren zu können. Dazu gehörte die Forderung nach der Gleichstellung von psychisch mit körperlich Kranken wie auch von akut mit chronisch psychisch Kranken. Weiterhin wurden die Vermeidung einer fortdauernden Hospitalisierung und die Gewährleistung einer kontinuierlichen psychiatrischen Betreuung gefordert. Dementsprechend wurde der Aufbau eines gemeindenahen Behandlungssystems angestrebt, das die stationäre, teilstationäre und ambulante Versorgung im Sinne einer »therapeutischen Kette« vereint und verschiedene soziale und medizinische Dienste integriert. In diese bedarfsgerechte Versorgung sollten alle in der Psychiatrie tätigen Berufsgruppen wie auch Selbsthilfe- und Angehörigengruppen mit einbezogen werden.

Die Psychiatrie-Enquete hat die entsprechenden Reformen in der westdeutschen Psychiatrie in den nachfolgenden Jahren maßgeblich vorangebracht, bevor eine zum Teil kontrovers geführte Diskussion über die weitere Umsetzung den Reformprozess verzögerte (Finzen 1987). Die Forderungen konnten mit regionalen Unterschieden in wichtigen Bereichen umgesetzt werden, sind aber bis heute nicht in allen Punkten verwirklicht und abhängig vom lokalen Engagement der Verantwortlichen (Schmiedebach et al. 2002). Weitere wichtige Schritte auf diesem Weg sind die Empfehlungen der Expertenkommission der Bundesregierung zur Reform der Versorgung im psychiatrischen und psychotherapeutischen sowie psychosomatischen Bereich auf der Grundlage des Modellprogramms Psychiatrie der Bundesregierung wie auch die Personalverordnung in der Psychiatrie (Psych-PV, 1991) (Bundesminister für Jugend 1988, Bundesministerium für Arbeit und Sozialordnung 1991, Kunze und Auerbach 1992).

2.5.3 Gemeinsamkeiten und Unterschiede beider Reformansätze

Im Prinzip strebten beide Reformansätze den Wechsel von der Verwahrung hin zu einer menschenwürdigen Behandlung psychisch Kranker und Behinderter an und wurden zur Grundlage für die Reformen in der psychiatrischen Versorgung. Beide Ansätze haben das Ziel, psychisch kranke Menschen wieder in die Gesellschaft zu integrieren und stationäre Behandlungsangebote möglichst weitgehend durch gemeindenahe ambulante und tagesklinische zu ergänzen oder zu ersetzen. Trotz vieler Gemeinsamkeiten gibt es aber wichtige Unterschiede zwischen beiden Konzepten. So führte die Psychiatrie-Enquete im Gegensatz zu den Rodewischer Thesen infolge der öffentlichen Diskussion zu einem breiten gesellschaftlichen Konsens, der die Missstände in der psychiatrischen Versorgung ändern wollte (Schmiedebach et al. 2000). Die Rodewischer Thesen hingegen entstanden aufgrund des Engagements einer Gruppe von reformorientierten Psychiatern in den Anstalten und blieben im Wesentlichen auf diesen Wirkungskreis beschränkt. Eine breite gesellschaftliche Diskussion über die Missstände in der psychiatrischen Versorgung wie in der BRD war aufgrund der politischen Umstände nicht möglich. Zwar erkannte das zuständige Ministerium für das Gesundheitswesen der DDR die Rodewischer Thesen als Richtlinie an, doch blieb die politische Wirkung gering und führte in der praktischen Versorgung nur zu lokal begrenzten Veränderungen (Waldmann 1998). Eine flächendeckende Versorgung im ambulanten und teilstationären Bereich konnte letztlich nicht erreicht werden (Schmiedebach et al. 2002). Das betraf insbesondere die adäquate Betreuung chronisch psychisch Kranker bzw. geistig Behinderter (Uhle und Weise 1988, Uhle 1990). Die Etablierung von Selbsthilfe- und Angehörigengruppen fand in der DDR praktisch nicht statt.

In der BRD entstanden Anfang der 1970er Jahre auch Gesellschaften und Interessenvereine wie die Deutsche Gesellschaft für Soziale Psychiatrie (DGSP) und die Aktion Psychisch Kranke (APK) mit dem Ziel, politische Mittel für eine grundlegende Reform der Versorgung psychisch Kranker einzusetzen. In den so genannten neuen Bundesländern wurde nach der Wende die Gesellschaft für Kommunale Psychiatrie gegründet, die sich 1992 mit der DGSP vereinigte. Zwar begrenzten auch ökonomische Faktoren und der regional zum Teil erhebliche Personalmangel die Verwirklichung der Reformideen in der DDR, doch dürfen diese Aspekte nicht einseitig als Ursachen betrachtet werden. Die Umsetzung scheiterte letztlich am politischen System, das eine öffentliche Problemanalyse nicht zuließ (Waldmann 1998). Ein weiterer Unterschied ist, dass sich die Sozialpsychiatrie in der BRD im Gegensatz zur DDR als wissenschaftliche Disziplin etablieren konnte, was an einigen Universitäten und Hochschulen zur Einrichtung von eigenständigen Abteilungen für Sozialpsychiatrie führte. In der DDR entwickelte sich die Psychiatrische Universitätsklinik in Leipzig zur sozialpsychiatrischen Leiteinrichtung, in der unter Leitung von Klaus Weise einige grundlegende Reformen verwirklicht wurden. Trotzdem beteiligte sich die universitäre Psychiatrie sowohl in der BRD als auch in der DDR nur in begrenztem Maße an dem Reformprozess.

2.6 Die jüngere Entwicklung in der Schweiz

Die seit den 1960er Jahren in vielen Ländern formulierte Kritik an der Überbetonung der stationären Psychiatrie und an der Unterschätzung der nachteiligen Folgen langer psychiatrischer Krankenhausaufenthalte wurde in der Schweiz zwar verhalten, aber häufig zustimmend kommentiert. Dies mag mit der hierzulande traditionellen, mindestens seit Eugen Bleuler (1857–1939) prominent artikulierten Grundhaltung zusammenhängen, neben der neurobiologischen stets auch die individuell-psychologische und, allerdings mit geringerer Gewichtung, die soziale Dimension einer psychischen Erkrankung zu berücksichtigen. Zu einer wichtigen Wegmarke wurde dabei die von Luc Ciompi und Christian Müller (1976) vorgelegte Langzeitkatamnese zur Schizophrenie. Sie konnte die schon von Bleuler beschriebene ausgesprochene Heterogenität der Krankheitsverläufe ebenso nachdrücklich bestätigen wie die Abhängigkeit des Verlaufs individueller und sozialer Faktoren.

Unter Ciompis Leitung wurde 1977 in Bern die neu geschaffene und europaweit erste sozialpsychiatrische Universitätsklinik eröffnet. Die Etablierung der sozialpsychiatrischen Perspektive in der Behandlungspraxis, aber auch in der Forschung war das zentrale Anliegen der 1984 von Raymond Battegay, Luc Ciompi und Ambros Uchtenhagen gegründeten Schweizerischen Gesellschaft für Sozialpsychiatrie (SGSP).

In diesem Kontext bildeten sich bald Netzwerke in lokal ganz unterschiedlicher Ausprägung und Ausrichtung. Sie beinhalteten tagesklinische Angebote mit teilweise spezifisch rehabilitativer Zielsetzung, quartierbezogene ambulante Dienste sowie geschützte Arbeits- und Wohneinrichtungen. Später kamen Kriseninterventionszentren mit stationärer und ambulanter Behandlungsoption hinzu sowie Akuttageskliniken, mobile Equipen und neue Ansätze der beruflichen Reintegration wie das Konzept des Supported Employment (Rössler 2004).

Obwohl einzelne Ansätze sich je nach lokaler Gegebenheit als mehr oder weniger erfolgreich herausstellten, ist doch eines weitgehend unbestritten: Die Aufwertung des ambulanten und teilstationären Bereiches, verbunden mit einer konsequenten, aber eben nicht unkritischen Einbeziehung der Patientenperspektive, hat das Potenzial zu einer nachhaltigen Verbesserung der psychiatrischen Behandlungsqualität. Im Unterschied zu früher geht es dabei aber nicht in erster Linie um die Abgrenzung verschiedener Ansätze im Sinne einer Schulenbildung, sondern um eine am konkreten Interesse einzelner Patienten/-innen orientierten Kooperation. Die Möglichkeiten und Grenzen dieser Entwicklungen werden in den jeweiligen Kapiteln des vorliegenden Bandes detailliert erörtert.

2.7 Ein Ausblick: Soziale Psychiatrie und Neurowissenschaft heute

In den letzten Jahren hat sich – erfreulicherweise – eine Akzentverschiebung ergeben weg von der noch bis weit in die 1980er Jahre vorherrschenden bloßen Konfrontation psychosozialer und neurobiologischer Ansätze hin zu Versuchen, eine sinnvolle

Verbindung beider Perspektiven zu entwickeln. In diesen Kontext gehört zum einen die Stärkung der Rolle und der Verantwortung des Patienten und seines Umfeldes im Sinne des »empowerment«. Zum anderen wenden sich in jüngerer Zeit neurowissenschaftliche Studien (etwa mit elektrophysiologischem Schwerpunkt oder unter Einsatz bildgebender Verfahren wie der funktionellen Kernspintomographie [fMRI]) vermehrt komplexen psychischen und sozialen Phänomenen zu. So werden zum Beispiel Entscheidungsfindungsprozesse, die Selbstwahrnehmung sowie die Affektregulation mit multimodalen Techniken untersucht. Doch ist hier an die sorgfältig abwägende Haltung Wilhelm Griesingers zu erinnern: Bei allem begrüßenswerten Fortschritt, den quantifizierende naturwissenschaftliche Methoden in der psychiatrischen Forschung ermöglichen, gilt es doch, grundsätzliche Fragen wie diejenigen nach der personalen Autonomie, der Subjektivität und Intersubjektivität sowie nach der sozialen Einbettung des Individuums nicht vorschnell für beantwortet zu halten (Hoff 2012).

Es ist eine der zentralen Funktionen psychiatriehistorischer Arbeit, durch die Aufbereitung ideen- und sozialgeschichtlicher Zusammenhänge zu einem differenzierten Selbstverständnis der heutigen und zukünftigen sozialen Psychiatrie beizutragen.

Literatur

Beddies T, Schmiedebach HP (2001) Die Diskussion um die ärztlich beaufsichtigte Familienpflege in Deutschland. Sudhoffs Archiv 85(1):82–107.

Binding C, Hoche AE (1920) Die Freigabe der Vernichtung lebensunwerten Lebens. Ihr Maß und ihre Form. Leipzig: Meiner.

Bundesminister für Jugend, Familie, Frauen und Gesundheit (1988) (Hrsg.) Empfehlungen der Expertenkommission der Bundesregierung zur Reform der Versorgung im psychiatrischen und psychotherapeutisch/psychosomatischen Bereich auf der Grundlage des Modellprogramms Psychiatrie der Bundesregierung.

Bundesministerium für Gesundheit (1991) Bericht zur Lage der Psychiatrie in der ehemaligen DDR – Bestandsaufnahme und Empfehlungen.

Bundesministerium für Arbeit und Sozialordnung (1991) Grundlagen der Personalbemessung in der stationären Psychiatrie: Konzept der leistungsorientierten Personalbemessung nach der Psychiatrie-Personalverordnung. Bonn.

Ciompi L (1994) Sozialpsychiatrie heute – was ist das? Versuch einer Klärung. Schweiz Arch Neurol Psychiat 145:7–14.

Ciompi L, Müller C (1976) Lebensweg und Alter der Schizophrenen. Eine katamnestische Langzeitstudie bis ins Senium. Berlin, Heidelberg, New York: Springer.

Dörner K, Plog U (1999) Anfänge der Sozialpsychiatrie: Bericht über eine Reise durch die sozialpsychiatrischen Pioniereinrichtungen der Bundesrepublik im Jahre 1968; ein psychiatriegeschichtliches Dokument. Bonn: Ed. Das Narrenschiff.

Eghigian G (2002) Was there a communist psychiatry? Politics and East German psychiatric care, 1945–1989. Harv Rev Psychiatry 10(6): 364–368.

Enge J (1919) Soziale Psychiatrie. Abhandlungen über die soziale Behandlung der Geisteskranken; für Ärzte, Juristen, Sozialpolitiker, Krankenhausbeamte und gebildete Laien. Berlin: Adler.

Faltlhauser V (1928) Die offene Fürsorge in der Psychiatrie und ihren Grenzgebieten. Allg Z Psychiat 88:138–158.

Finzen A (1987) Von der Psychiatrie-Enquete zur postmodernen Psychiatrie. Psychiatr Prax 14 (Suppl 1):35–40.

Fischer M (1919) Die soziale Psychiatrie im Rahmen der Sozialen Hygiene und Allgemeinen Wohlfahrtspflege. Allg Z Psychiat 75:529–548.

Gast U (1989) Sozialpsychiatrische Traditionen zwischen Kaiserreich und Nationalsozialismus. Psychiat Prax 16:78–85.

Griesinger W (1868/69) Ueber Irrenanstalten und deren Weiterentwicklung in Deutschland. Arch Psychiat Nervenk 1:8–43.

Griesinger W (1872) Ueber Irrenanstalten und deren Weiterentwicklung in Deutschland. In: Wunderlich C (Hrsg.) Wilhelm Griesinger's Gesammelte Abhandlungen, Bd. 1. Berlin: Hirschfeld. S. 266–309.

Häfner H, von Baeyer W, Kisker KP (1965) Dringliche Reformen in der psychiatrischen Krankenversorgung der Bundesrepublik. Helfen und Heilen 4:1–8.

Hoff P (2012) Psychopathologie und die Identität des Faches Psychiatrie. In: Böker H, Seifritz E (Hrsg.) Psychotherapie und Neurowissenschaften. Integration, Kritik, Zukunftsaussichten. Bern: Hans Huber. S. 567–580.

Hoff P, Hippius H (2001) Wilhelm Griesinger (1817–1868) – sein Psychiatrieverständnis aus historischer und aktueller Perspektive. Nervenarzt 72:885–892.

Ilberg G (1904) Soziale Psychiatrie. Monatsschrift für soziale Medizin 1:321–398.

Kaufmann D (1995) Aufklärung, bürgerliche Selbsterfahrung und die »Erfindung« der Psychiatrie in Deutschland 1770–1850. Göttingen: Vandenhoeck & Ruprecht.

Kolb G (1908) Vorschläge für die Ausgestaltung der Irrenfürsorge und für die Organisation der Irrenanstalten. Unter besonderer Berücksichtigung der bayerischen Verhältnisse. Halle: Marhold.

Kolb G (1931) Statistik der Heilanstalt. In: Bumke O, Kolb G, Roemer H (Hrsg.) Handwörterbuch der psychischen Hygiene und der psychiatrischen Fürsorge. Berlin, Leipzig: de Gruyter. S. 89–98.

Koselleck R (1972) Einleitung. In: Brunner O, Conze W, Koselleck R (Hrsg.) Geschichtliche Grundbegriffe. Historisches Lexikon zur politisch-sozialen Sprache in Deutschland, Bd. 1. Stuttgart: Klett-Cotta. S. XIII–XXVII.

Kunze H, Auerbach P (1992) Psychiatrie-Personalverordnung: Textausgabe mit Erläuterungen und Materialen für die Praxis. Stuttgart: Kohlhammer.

Lange E (1966) Die Entwicklung der Psychiatrie in der DDR. Grundsätze – Ziele – Konsequenzen. Dtsch Gesundheitsw 21(23):1089–1094.

Ley A (2004) Zwangssterilisation und Ärzteschaft. Hintergründe und Ziele ärztlichen Handelns 1934–1945. Frankfurt/M.: Campus.

Priebe S, Schmiedebach H-P (1997) Soziale Psychiatrie und Sozialpsychiatrie. Psychiat Prax 24:3–9.

Rehm O (1926) Soziale Psychiatrie (Ein Arbeitsprogramm). Z gesamte Neurol Psych 104:737–744.

Renker K (1965) Rodewischer Thesen. Internationales Symposium über psychiatrische Rehabilitation vom 23.–25.5.1963 in Rodewisch (Vogtl.). Z Gesamte Hyg 9:61–65.

Roelcke V (2005) Continuities or Ruptures? Concepts, Institions and Contexts of Twentieth-Century German Psychiatry and Mental Health Care. Psychiatric Cultures Compared – Psychiatry and Mental Health Care in the Twentieth Century: Comparisons and Approaches. Amsterdam, Amsterdam University Press: 162–182.

Rössler W (1992) Wilhelm Griesinger und die gemeindenahe Versorgung. Nervenarzt 63:257–261.

Rössler W (2004) (Hrsg) Psychiatrische Rehabilitation. Berlin Heidelberg: Springer.

Rössler W, Salize HJ, Riecher-Rössler A (1996) Changing patterns of mental health care in Germany. Int J Law Psychiatry 19(3–4):391–411.

Rose W (2005) Anstaltspsychiatrie in der DDR: die brandenburgischen Kliniken zwischen 1945 und 1990. Berlin: Be.bra-Wiss.-Verl.

Salize HJ, Rössler W, Becker T (2007) Mental health care in Germany: current state and trends. Eur Arch Psychiatry Clin Neurosci 257(2):92–103.

Schäffle A (1875) Bau und Leben des socialen Körpers. Encyclopädischer Entwurf einer realen Anatomie, Physiologie und Psychologie der menschlichen Gesellschaft mit besonderer Rücksicht auf die Volkswirthschaft als socialen Stoffwechsel. Tübingen: Laupp.

Schirmer S, Müller K, Späthe HF (1974) Neun Thesen zur therapeutischen Gemeinschaft. Psychiatr Neurol Med Psychol 26:50–54.

Schirmer S, Müller K, Späthe HF (1976) Brandenburger Thesen zur Therapeutischen Gemeinschaft. Psychiatr Neurol Med Psychol 28(1):21–25.

Schmiedebach H-P, Beddies T, Schulz J, Priebe S (2000) Offene Fürsorge –Rodewischer Thesen – Psychiatrie-Enquete: Drei Reformansätze im Vergleich. Psychiatr Prax 27(3):138–143.

Schmiedebach H-P, Beddies T, Schulz J, Priebe S (2002) Wohnen und Arbeit als Kriterien einer »sozialen Integration« psychisch Kranker – Entwicklungen in Deutschland von 1900 bis 2000. Psychiatr Prax 29(6):285–294.

Uhle M (1990) Zu ausgewählten Entwicklungsfragen institutioneller Betreuung chronisch psychisch Kranker in der DDR. Psychiatr Neurol Med Psychol 42(7):406–411.

Uhle M, Weise K (1988) Zu einigen Entwicklungsfragen psychiatrischer Betreuungsorganisation in der DDR-25 Jahre nach Rodewisch. Psychiatr Neurol Med Psychol 40(12):697–703.

Waldmann KD (1998) Die Realisierung der Rodewischer Thesen zu DDR-Zeiten – Versuch einer Analyse aus heutiger Sicht. Psychiatr Prax 25(4):200–203.

Walter B (1996) Psychiatrie und Gesellschaft in der Moderne. Geisteskrankenfürsorge in der Provinz Westfalen zwischen Kaiserreich und NS-Regime. Paderborn: Schöningh.

Teil 2: Sozialwissenschaftliche Grundlagen

3 Soziologische Aspekte

Peter C. Meyer

Kapitelübersicht

3.1 Einleitung
3.2 Typologie von Theorien über psychische Störungen
3.3 Theorien über gesellschaftliche Bedingungen der Entstehung psychischer Störungen
3.3.1 Soziale Faktoren und Risiken
3.3.2 Anomietheorien
3.3.3 Subkulturtheorien
3.3.4 Anforderungs-Ressourcen-Theorien
3.3.5 Medikalisierung
3.4 Etikettierungstheorien
3.5 Theorien über die soziale Kontrolle psychischer Störungen
3.5.1 Theorie der sozialen Kontrolle: Inklusion vs. Exklusion
3.5.2 Theorien über psychiatrische Kontrollinstitutionen

Zusammenfassung

Die soziologischen Aspekte psychischer Störungen und der psychiatrischen Versorgung werden hier im Rahmen von soziologischen Theorien dargestellt, da in der Soziologie grundsätzlich theoriegeleitete empirische Analysen durchgeführt werden. In einer Typologie werden Theorien der Entstehung und des Verlaufs psychischer Störungen unterschieden von Theorien der sozialen Reaktion (Etikettierungstheorien) und der sozialen Kontrolle psychischer Störungen. Es wird Wert darauf gelegt, nicht nur die analytische Bedeutung, sondern auch den praktischen Nutzen der Soziologie zur Gestaltung einzelnen Interventionen sowie der umfassenden psychiatrischen Versorgung aufzuzeigen.

3.1 Einleitung

Für die soziale Psychiatrie sind zahlreiche, unterschiedliche soziologische Aspekte relevant, im breiten Spektrum zwischen mikro- und makrosoziologischen Analysen und zwischen strukturellen und kulturellen Merkmalen. Die Stärke der Soziologie liegt darin, dass sie grundsätzlich theoriegeleitete empirische Analysen durchführt. Daten werden aufgrund von theoretisch begründeten Hypothesen analysiert und nicht primär unter dem Diktat einer statistisch maximalen Varianzerklärung. Die soziologischen Aspekte der sozialen Psychiatrie werden hier deshalb im Rahmen soziologischer Theorien behandelt und nicht auf der Ebene einzelner sozialer Merkmale.

3.2 Typologie von Theorien über psychische Störungen

Verschiedene soziologische Theorietraditionen haben sich mit der Entstehung und der sozialen Kontrolle psychischer Störungen befasst. ▸ **Tab. 3.1** gibt eine Übersicht über Theorien psychischer Störungen, indem eine Typologie gebildet wird aufgrund des Fokus der Theorien auf zwei Dimensionen: einerseits die Dimension »Individuum versus Gesellschaft« und andererseits die Dimension »Entstehung psychischer Störungen versus soziale Reaktionen auf und soziale Kontrolle von psychischen Störungen«.

Tab. 3.1: Typologie von Theorien über psychische Störungen

	Individuum	Gesellschaft
Entstehung	**1. Individuelle Defizite:** – Biologisch/medizinisch – Genetisch – Psychologisch – Vulnerabilität	**2. Soziale Bedingungen:** – Soziale Faktoren und Risiken – Anomietheorien – Subkulturtheorien – Anforderungs-Ressourcen-Theorien – Medikalisierung
Soziale Reaktionen, Soziale Kontrolle	**3. Etikettierungstheorien**	**4. Soziale Kontrolle** – Soziale Kontrolltheorien: Inklusion vs. Exklusion – Kontrollinstitutionen

Aus der Kombination beider Dimensionen entstehen vier Typen. Typ 1 erklärt die Entstehung einer psychischen Störung aufgrund von Defiziten (Mängeln, Defekten, Abweichungen etc.) des betreffenden Menschen, und zwar aufgrund von biologischen, genetischen oder psychologischen Mängeln. Dies sind »bio-psychologische« Erklärungsansätze oder Theorien, in denen soziologische Aspekte nicht berücksichtigt werden. Dieser Typ wird deshalb hier nicht weiter ausgeführt.

Vulnerabilitätstheorien gehen aus von einer primär bio-psychologischen Verletzlichkeit, d. h. einer Konstitution mit hohem Risiko für psychische Störungen. Zusätzlich wird in diesem Ansatz aber die Bedeutung eines Triggers, eines auslösenden Faktors für eine psychische Dekompensation hervorgehoben. Dieser Trigger ist in der Regel ein sozialer Faktor, etwa eine nicht bewältigbare Anforderung oder ein Verlust sozialer Ressourcen. Ich verstehe die Vulnerabilitätstheorie als einen praktisch sehr nützlichen, integrativen, eklektischen Ansatz, im Rahmen dessen grundsätzlich alle soziologischen Aspekte in das Konzept des Triggers einfließen können.

3.3 Theorien über gesellschaftliche Bedingungen der Entstehung psychischer Störungen

Gesellschaftliche Bedingungen können ein Faktor für die Entstehung psychischer Störungen sein. Die Soziologie bezieht sich dabei immer auf soziale Kategorien oder Gruppen und nie auf einzelne Personen. Wenn die soziologische Analyse z. B. nachweist, dass psychische Störungen in sozial benachteiligten Stadtquartieren und allgemein in der sozialen Unterschicht häufiger sind als in privilegierten Gebieten und Schichten, erklärt dies die psychische Störung im Einzelfall noch nicht, denn die Mehrheit der Menschen in den betreffenden sozialen Gruppen hat keine psychischen Störungen. Eine umfassende Erklärung benötigt eine bio-psycho-soziale Analyse, bei der die Soziologie immer nur einen Teil beitragen kann.

Der Terminus »Entstehung« bezieht sich hier nicht nur auf die Erstmanifestation einer Störung, sondern auch auf die wiederholte Dekompensation eines chronischen Verlaufs sowie auf die Remission, das heißt auf den (vorübergehenden) Rückgang einer Symptomatik. Diese Theorien erklären also auch Aspekte des Verlaufs psychischer Störungen.

3.3.1 Soziale Faktoren und Risiken

In der Literatur und in der Forschung der sozialen Psychiatrie werden meistens nicht nur biologische und psychologische, sondern insbesondere auch soziale Faktoren berücksichtigt. Der Einbezug sozialer Merkmale genügt allerdings nicht für eine soziologische Analyse. In multivariaten statistischen Analysen werden oft alle möglichen verfügbaren Variablen einbezogen und dann wird versucht, die abhängige Variable statistisch möglichst gut zu erklären, z. B. durch eine hohe erklärte Varianz.

Soziologische Analysen sind grundsätzlich deduktiv und laufen umgekehrt: Aus Theorien, die auf früheren theoretischen und empirischen Analysen beruhen, werden Hypothesen generiert, die dann operationalisiert werden als Grundlage für die Datenerhebung. Aufgrund der Ergebnisse werden die Theorien modifiziert.

Im ersten Band dieses Handbuchs werden in den ▸ **Kap. 5 bis 12** zahlreiche soziale Einflussfaktoren auf psychische Gesundheit analysiert, z. B. Lebensstile, Lebensübergänge, Arbeit und Beruf sowie soziale Exklusion. In Teil 5 über Forschungsthemen werden ebenfalls soziale Faktoren berücksichtigt. In all diesen Kapiteln werden implizit oder explizit soziologische Aspekte psychischer Störungen behandelt, so dass es keinen Sinn macht, hier einzelne Befunde über den Zusammenhang sozialer Faktoren und psychischer Gesundheit zusammenzufassen; diese finden sich in den ▸ **Kap. 5 bis 12 sowie 17 bis 20** des ersten Bandes.

Aus der Kritik der beliebigen Verwendung sozialer Faktoren sind verschiedene integrative Modelle entstanden, in denen die Faktoren gruppiert und in Bezug gebracht werden, z. B. nach sozialen Lebensbedingungen, Lebensstil und sozialem Netzwerk; ein solches Modell findet sich bei Steinkamp (1993). Diese Modelle sind allerdings meistens krankheits-unspezifisch, gelten also für viele von sozialen Faktoren beeinflusste Krankheiten gleichermaßen, seien das nun psychosomatische und psychische Erkrankungen oder auch somatische Krankheiten wie Herz-Kreislauf-Störungen. Im Folgenden konzentriert man sich auf soziologische Theorien, die die Spezifität psychischer Störungen berücksichtigen.

Als Grund für die beobachtbaren Zusammenhänge zwischen sozialen Faktoren, insbesondere der sozialen Schichtung, und psychischer Gesundheit wird oft unreflektiert eine *soziale Verursachung* psychischer Störungen gesehen. Zu bedenken ist, dass schwere psychische Störungen immer auch *soziale Folgen* haben im Sinne eines sozialen Abstiegs (*social drift, social selection*), sodass die beobachtbare Korrelation genauso gut das Resultat einer *sozialen Selektion* wie das Resultat einer sozialen Verursachung sein kann (Cockerham 2011, S. 139–146). Dohrenwend et al. (1992) haben aufgrund einer empirisch-statistischen Analyse dargelegt, dass der Zusammenhang zwischen sozialer Schicht und psychischer Krankheit bei Schizophrenien in hohem Maß auf einen social drift zurückgeführt werden könne, während bei der Depression die soziale Verursachung überwiege. In Wirklichkeit spielen zweifellos beide Kausalitätsrichtungen eine gewisse Rolle.

3.3.2 Anomietheorien

Anomie bezeichnet einen Zustand der sozialen Norm- oder Regellosigkeit. Der Begriff wurde von Durkheim (1983, Erstausgabe: 1897) im Rahmen seiner Abhandlung über den Selbstmord verwendet. Nach Durkheim sind menschliche Aspirationen (Erwartungen, Wünsche, Ziele) an sich unbegrenzt, werden aber in stabilen sozialen Verhältnissen durch soziale Normen begrenzt. Mit dem Zusammenbruch dieser Normen entsteht Anomie. Anomie tritt bei plötzlicher ökonomischer Depression oder bei plötzlichem Wohlstand auf und führt zu einer Zunahme des abweichenden Verhaltens (Selbstmord, Kriminalität, Drogenabhängigkeit, Ehescheidungen etc.). Durkheim konnte die Veränderungen der Suizidrate in Frankreich Ende des 19. Jahrhunderts unter anderem aufgrund der Konjunkturzyklen mit der Anomietheorie erklären.

Merton (1968) entwickelte das Anomiekonzept, das für die Soziologie der Gegenwart maßgeblich ist. Anomie ist nach Merton ein Zusammenbruch in der kulturellen Struktur der Gesellschaft, der vorkommt, wenn es eine Diskrepanz gibt zwischen den von der Kultur definierten Zielen und den sozial definierten und akzeptierten Mitteln, diese Ziele zu erreichen. Aufgrund der Zustimmung oder Ablehnung der Ziele und Mittel entwickelte Merton fünf Typen der individuellen Anpassung. Die Ablehnung der kulturellen Ziele und Mittel wird von Merton als Rückzug (retreatism) bezeichnet. Zu diesem Typ gehören demnach Psychotiker, Autisten, Drogenabhängige und Obdachlose (Merton 1968, S. 207 ff.).

Anomie ist nach Durkheim und Merton ein Zustand einer Gesellschaft oder einer sozialen Gruppe, aber nicht eine Eigenschaft der Individuen. Anomie ist von späteren Autoren auch als Konzept für den psychischen Zustand von Menschen verwendet worden, die von Anomie im soziologischen Sinne betroffen sind (vgl. Merton 1968, S. 215 ff.). Anomie als psychischer Zustand ist gekennzeichnet durch Gefühle der Einsamkeit, Isoliertheit, Entfremdung und Angst, sowie der Orientierungslosigkeit, Macht- und Hilflosigkeit. Unabhängig von der Anomietheorie hat Antonovsky (1979) seinen Ansatz der Salutogenese entwickelt, mit dem untersucht wird, wie Menschen gesund werden und bleiben. Sein Konzept des Kohärenzgefühls (*sence of coherence*) drückt das Gegenteil von Anomie aus und kommt damit auf der sozialpsychologischen Ebene zu ganz ähnlichen Aussagen wie die Anomietheorie.

3.3.3 Subkulturtheorien

Gemäß Cohen (1955) ist eine *Subkultur* ein Muster von Wertorientierungen und Verhaltensnormen, das sich von den Werten und Normen der dominanten Kultur unterscheidet. Eine Subkultur bietet eine kollektive Lösung für bestimmte Anpassungsprobleme, die eine Gruppe von Individuen gemeinsam haben. Die von Cohen untersuchten Gangs von Jugendlichen entwickelten eine delinquente Subkultur, die Statusprobleme und Probleme der Selbstachtung von Jugendlichen der sozialen Unterschicht lösten. Die Subkulturtheorie ist gut geeignet zur Erklärung von Drogen-Subkulturen, die den Konsum und die Abhängigkeit von bestimmten Drogen als zentralen Teil ihrer Identität und Gemeinsamkeit beinhalten. Die Entstehung von Drogenabhängigkeit wird erklärt mit dem Einstieg in die Drogensubkultur (»*Drogenszene*«); der Ausstieg setzt eine Distanzierung von dieser Subkultur voraus. Zur Analyse der Zunahme von Heroinabhängigkeit in den USA sind in den 60er und 70er Jahren des letzten Jahrhunderts zahlreiche Studien über Lebensstile und Subkulturen von Heroinsüchtigen durchgeführt worden (Catton und Shain 1976). Europäische Jugend-Subkulturen, die z. T. Drogenkonsum verlangten, wurden von Brake (1981) untersucht.

Subkulturen entstehen auch unter Langzeitpatienten in Psychiatrischen Institutionen. Sie lernen dort ein bestimmtes Einstellungs- und Verhaltensrepertoire dem sozialen Stigma ihrer Krankheit gegenüber; dies wird unten bei der Analyse psychiatrischer Kliniken als »totale Institutionen« (Goffman 1972) und in der Etikettierungstheorie (Scheff 1980) näher untersucht. Selbsthilfegruppen von »Psychiatrie-Betroffenen« können Subkulturen bilden, die eine alternative Erklärung ihrer Symptomatik bieten, z. B. »Stimmen hören« als positive, integrierbare Erfahrung. Die Subkulturen von psychisch Kranken erklären nicht die Entstehung psychischer Störungen, können aber ein Element der Verarbeitung und des Verlaufs werden, das bei einer individuellen Sichtweise übersehen wird.

In einer qualitativen Analyse verschiedener ambulanter Behandlungsformen von Langzeit-Psychiatriepatienten in Berlin nach der Wende hat Schürmann (1997) vier Behandlungs-Subkulturen beschrieben, die sie »*Versorgungskulturen*« nennt:

- Die traditionelle »Fürsorge-Kultur«
- Die biomedizinische und psychotherapeutische »Behandlungskultur«
- Die edukative »pädagogische Kultur«
- Die die Selbstbestimmung der Betroffenen stützende »Empowerment-Kultur«

Für eine sozialpsychiatrische integrierte Versorgung ergeben sich daraus noch wenig beantwortete Fragen und kaum gelöste Herausforderungen für die (meist mangelhafte) Kooperation der verschiedenen beteiligten Berufspersonen und Institutionen.

Teil 2

3.3.4 Anforderungs-Ressourcen-Theorien

Die *Anforderungs-Ressourcen-Theorie* (▸ **Abb. 3.1**) bietet ein mikrosoziologisches Modell, das sowohl für das Verständnis der Entstehung und des Verlaufs einer psychischen Störung als auch für deren Behandlung sehr nützlich ist.

Im Zentrum des Modells steht der *Stress-Prozess*: Objektiv vorhandene Anforderungen und Stressoren bewirken subjektiv erlebten Stress, der zu psychischen Störungen, insbesondere zu depressiven Reaktionen, aber auch zu Abhängigkeitsstörungen, Angststörungen, psychosomatischen Störungen etc. führen kann. Stressoren sind z. B. belastende Lebensereignisse (*Life Events*) und chronische Anforderungen in zentralen sozialen Rollen (Berufs-, der Partner- und der Elternrolle). Die soziologische Rollentheorie ist gut geeignet zur umfassenden Analyse sozialer Stressoren (Meyer 2000).

Hohe Anforderungen führen allerdings nicht unmittelbar zu psychischen Störungen. Soziale und personale Ressourcen helfen der betroffenen Person, die Anforderungen zu modifizieren oder wirksam damit umzugehen. *Soziale Ressourcen*, insbesondere die *soziale Unterstützung*, haben einen direkten positiven Effekt auf psychische Gesundheit und einen indirekten Effekt, der »*Stress-Puffer*« genannt wird. Das Stress-Puffer-Konzept drückt aus, dass soziale Unterstützung die negativen Auswirkungen von Stressoren auf den subjektiv erlebten Stress sowie die Auswirkungen von Stress auf die Gesundheit abpuffern kann, indem die betroffene Person z. B. vom Partner oder von engen Freundinnen (häufiger Frauen als Männer!) emotional und praktisch bei der Bewältigung der Stressoren und des Stress unterstützt werden.

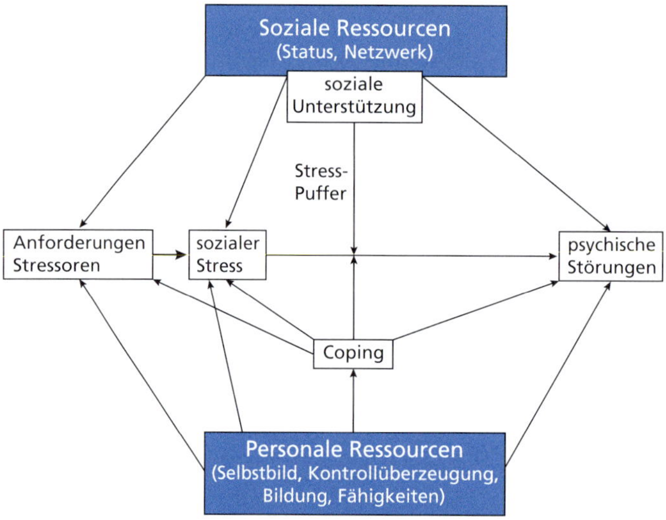

Abb. 3.1: Anforderungs-Ressourcen-Modell

In der soziologischen und psychologischen Literatur sind zahlreiche Formen der Anforderungs-Ressourcen-Theorien entwickelt worden, wobei öfters, insbesondere in der empirischen Forschung, nur einzelne Elemente aufgenommen werden. In der psychologischen Forschung werden die personalen Ressourcen und das individuelle *Coping-Verhalten* detaillierter untersucht, während sich die soziologische Forschung stärker auf den sozialen Stress und die sozialen Ressourcen konzentriert (Pearlin 1989, Wheaton 1999, Turner und Turner 1999).

Therapeutische oder präventive Interventionen können darauf zielen, soziale Stressoren zu reduzieren oder die Ressourcen zur Bewältigung von Stress zu stärken. Aus soziologischer Sicht sind die folgenden vier Interventionen zur Stärkung der sozialen Vernetzung und Unterstützung (sog. »*Netzwerkinterventionen*«) besonders wirksam (Meyer und Jeanneret 1999):

- Verbesserung der bestehenden Unterstützung, z. B. durch Kurse von Angehörigen von psychisch Kranken
- Erweiterung des sozialen Netzes: Geleitete Gruppen, Selbsthilfegruppen, Freiwilligenhilfe
- Umstrukturierung eines destruktiven sozialen Netzes, z. B.: Familientherapie, Therapie von Drogenabhängigen (Distanz von der Drogenszene)
- Instrumentalisierung des bestehenden Netzwerkes, z. B.: Therapeutischer oder präventiver Einbezug von Angehörigen oder Nachbarn

3.3.5 Medikalisierung

Unter *Medikalisierung* wird ein Prozess verstanden, durch den nichtmedizinische Probleme neu als medizinische Probleme definiert und behandelt werden, meist als Krankheiten,

Störungen oder Risiken (Conrad 1992). Die theoretische Basis dieser Definition ist der soziologische Konstruktivismus (Berger und Luckmann 1980). In den hochentwickelten, auf Flexibilität und Leistung ausgerichteten Gesellschaften nimmt die Toleranz gegenüber Funktionsstörungen, verminderter Leistung und störendem Verhalten ab (Sennett 1999).

Auf diesem Hintergrund wird die Medikalisierung von stressbedingter Leistungsminderung, von hyperaktiven Kindern und von leichten, häufigen, psychischen Beeinträchtigungen wie depressive Verstimmungen, Schüchternheit und sozialer Angst soziokulturell erklärbar (Conrad 2007, Horwitz 2002, Horwitz und Wakefield 2007, Meyer 2012). Die starke Zunahme des Konsums von Antidepressiva hat weniger mit der epidemiologisch feststellbaren Zunahme von Depressionen zu tun als mit der häufiger verwendeten Diagnose »depressive Störung« und der häufigeren Verschreibung von Antidepressiva durch Allgemeinärzte.

Da sich die soziale Psychiatrie mehr mit schweren und chronischen als mit leichten psychischen Störungen befasst, ist die Medikalisierung nicht von unmittelbarer Bedeutung für sie. Allerdings ist zu bedenken, dass mit der Medikalisierung von leicht abweichendem Denken, Fühlen und Verhalten eine Etikettierung und potenziell auch eine Stigmatisierung verbunden sind. Die soziale Psychiatrie sollte deshalb eine kritische Haltung gegenüber der Medikalisierung von harmlosen Abweichungen hin zu psychischen Störungen einnehmen.

Teil 2

3.4 Etikettierungstheorien

Psychische Störungen werden in den Etikettierungstheorien wie in anderen soziologischen Devianztheorien als *abweichendes Verhalten* (Devianz) konzipiert, als Abweichung von Normen und Werten der dominanten Kultur. Die *Etikettierungstheorie* (*labeling theory*) widerspricht der gewohnten Vorstellung, nach der die Gründe für ein abweichendes Verhalten (bzw. eine psychische Störung) beim betroffenen Individuum zu suchen sind.

Scheff (1980, Erstausgabe 1966) hat die Etikettierungstheorie als erster auf psychische Störungen angewendet. Nach Scheff ist der Anteil der diagnostizierten und behandelten psychischen Störungen im Verhältnis zu allen Symptomen möglicher psychischer Störungen extrem klein. Die wichtigste Ursache für psychische Störungen ist nicht die primäre Verletzung einer sozialen Regel, die viele Individuen folgenlos begehen, sondern die *soziale Reaktion* auf eine Regelverletzung, durch die ein Individuum als deviant etikettiert wird, z. B. durch eine psychiatrische Diagnose. Die Etikettierung ist entscheidend für die Entstehung einer *abweichenden Karriere*.

Die betroffene Person definiert sich selber neu gemäß der Etikettierung (Diagnose) und übernimmt die damit verbundene abweichende Rolle. Da psychische Störungen in unserer Kultur mit einem stereotyp negativen Vorstellungsbild, d. h. mit einem *Stigma* behaftet sind, wird der als psychisch krank Etikettierte durch die Umwelt diskriminiert. Das mit der Etikettierung verbundene *Stigma* und die entsprechende *Diskriminierung* sind entscheidend für die weitere abweichende Karriere, d. h. für den Krankheitsverlauf. Bei einer längeren Behandlung in psychiatrischen Institutionen integriert sich der Betroffene in die Subkultur der »Psychiatrie-Betroffenen« und lernt Techniken, Normen und Werte dieser abweichenden Subkultur (Goffman 1967).

Die Etikettierungstheorie ist vielfach kritisiert worden, weil sie eine einseitige Sicht einnimmt, vieles nicht erklären kann und eine deterministische Vorstellung eines negativen, chronischen Krankheitsverlaufs hat, indem sie Remission, Heilung und Rückkehr zur Normalität nicht thematisiert. Link et al. (1989) haben die Etikettierungstheorie von Scheff modifiziert und in der modifizierten Form empirisch bestätigen können. Eine psychiatrische Diagnose hat gemäß der modifizierten Etikettierungstheorie aufgrund des damit verbundenen Stigmas einen negativen Effekt, aufgrund der mit der Diagnose verbundenen Behandlung hingegen einen positiven Effekt. Ausserdem wird die Psychopathologie unabhängig vom Etikettierungsprozess anerkannt, d. h. psychisch Kranke leiden unter ihren Störungen auch unabhängig von der Etikettierung. In dieser modifizierten Fassung ist heute die Etikettierungstheorie weniger umstritten und empirisch bestätigt (Link und Phelan 1999).

Die negativen Folgen der *Stigmatisierung* sind vielfach untersucht worden. Pescosolido und Martin (2007, S. 316) haben das »*etiology and effects of stigma (EES) model*« entwickelt, in dem die vielfältigen theoretischen und empirischen Erkenntnisse über die Entstehung und die Wirkung der Stigmatisierung von Menschen mit psychischen Störungen zusammengefasst sind. Die konkreten Folgen der Stigmatisierung werden in diesem Handbuch in späteren Kapiteln vertieft behandelt, insbesondere im ▸ **Kap. 12** über soziale Exklusion und im ▸ **Kap. 18** über Einstellungsforschung und Stigma.

3.5 Theorien über die soziale Kontrolle psychischer Störungen

Unter *sozialer Kontrolle* verstehen wir in der Soziologie die gezielte Beeinflussung von Menschen zur Verhinderung oder Verminderung von abweichendem Verhalten, d. h. von Verhalten, das nicht den Normen und Werten der dominanten Kultur entspricht. Soziale Kontrolle geschieht primär in informellen Gruppen, durch die Sozialisation in Familie, Ausbildung und Erwerbsleben. Neben der alltäglichen informellen sozialen Kontrolle üben spezialisierte Institutionen soziale Kontrolle aus, z. B. Justiz, Strafwesen, Sozialwesen, psychiatrische und psychotherapeutische Institutionen etc. Das breite Spektrum sozialer Kontrollformen kann in zwei Typen aufgeteilt werden, in Eingliederung versus Ausschluss:

- *Eingliederung (Inklusion)*: Therapie, Rehabilitation, soziale Integration, Kompensation, Schlichtung
- *Ausschluss (Exklusion)*: Stigmatisierung, Diskriminierung, Ausstoßung, Vernichtung

Bei abweichendem Verhalten kann auch auf soziale Kontrolle verzichtet werden, indem das Verhalten toleriert wird oder sogar als Innovation verstanden und zunehmend adaptiert wird.

3.5.1 Theorie der sozialen Kontrolle: Inklusion vs. Exklusion

Horwitz (1982) hat eine *Theorie der sozialen Kontrolle* psychischer Krankheiten entwickelt und mit viel empirischem Material aus verschiedenen Kulturen unterlegt. Die zentrale These von Horwitz lautet, dass die

Teil 2

Ressourcen der *informellen sozialen Netze* entscheidend sind für die Art der sozialen Kontrolle. Wenn die informellen Netze (Familien, Nachbarschaft, Gemeinschaft) genug Ressourcen für die Versorgung psychisch Kranker haben, werden diese nicht ausgeschlossen. Der Zusammenbruch von Kontrollressourcen in informellen Netzen führt zur Ausstoßung und Überweisung an formelle Kontrollinstitutionen.

Informelle soziale Gruppen mit folgenden Merkmalen fördern die Eingliederung:

- Hohe Kohäsion (enge Beziehungen, kollektive Solidarität, kulturelle Homogenität)
- Kapazität zur Normalisierung der Symptome psychischer Störungen (als normal definierte Interpretationen, Rollen, Techniken)

Um die Eingliederung psychisch Kranker zu fördern, können alternative Behandlungsformen entwickelt werden, bei denen Professionelle mit Laien zusammenarbeiten, die Ressourcen und die Kohäsion des informellen sozialen Netzes des Betroffenen stärken und eine Normalisierung der psychischen Symptome ermöglichen. Eine solche, allerdings sehr anspruchsvolle Behandlung ist im Windhorse-Projekt realisiert worden (Podvoll 1994).

3.5.2 Theorien über psychiatrische Kontrollinstitutionen

Noch in den 50er und 60er Jahren waren Psychiatriepatienten in Westeuropa und in den USA mehrheitlich in riesigen psychiatrischen Kliniken mit meist über 1.000 Patientenbetten und mit im Vergleich zu heute sehr wenig Personal untergebracht. Im soziologischen Klassiker »Asyle« beschreibt Goffman (1972, Erstausgabe 1961) psychiatrische Kliniken als »totale Institutionen«. Eine *totale Institution* ist nach Goffman eine Organisation, in der die Insassen in einer großen Gruppe von Schicksalsgenossen am gleichen Ort und unter gleicher Autorität alle ihre Lebensbereiche (Schlafen, Essen, Arbeit, Freizeit) verbringen. Typisch für eine totale Institution sind die exakte Planung des Tages im Rahmen eines einzigen, für alle verbindlichen Planes; die fundamentale Trennung zwischen Insassen und Personal mit zwei verschiedenen Subkulturen, gegenseitigen feindlichen Stereotypen und vorgeschriebener sozialer Distanz und die Entwürdigung der Insassen durch das Aufnahmeprocedere und durch demütigende Behandlung.

Untersuchungen dieser Zeit in traditionellen, kustodialen, d. h. nicht therapeutisch, sondern verwahrungsorientierten psychiatrischen Kliniken zeigten die verheerenden unmenschlichen Züge und die Verschärfung und Chronifizierung der Krankheit der dort untergebrachten Patienten (Goffman 1972, Dowdoll 1999). Soziologische, psychiatriekritische Untersuchungen dieser Zeit trugen zur Psychiatriereform und Deinstitutionalisierung sowie zur Sozialpsychiatrischen Entwicklung der 1970er Jahre bei (Dowdoll 1999, Forster 1997; ▸ **Kap. 2, Bd. 1**).

Mit dem Konzept der »*Therapeutischen Gemeinschaft*« wurde versucht, totale Institutionen mit einer therapeutischen Orientierung zu schaffen (Heim 1978). Die therapeutische Ausrichtung und entsprechend geeignete Strukturen psychiatrischer Institutionen wurden empirisch untersucht und weiterentwickelt (Moos 1974, Rothschild-Whitt 1979, Meyer-Fehr 1987). In den letzten Jahrzehnten sind psychiatrische Kliniken soziologisch nur noch selten untersucht worden.

Soziologische Konzepte sind unterdessen in der psychiatrischen Versorgungsforschung fest verankert und werden auch in Zukunft einen wichtigen Beitrag zur Analyse und Weiterentwicklung der sozialen Psychiatrie leisten.

Literatur

Antonovsky A (1979) Health, Stress, and Coping: New Perspectives on Mental and Physical Well-Being. San Francisco: Jossey-Bass.

Berger PL, Luckmann T (1980) Die gesellschaftliche Konstruktion der Wirklichkeit. Eine Theorie der Wissenssoziologie. Frankfurt/M.: Fischer (Erstausgabe 1966: The Social Construction of Reality).

Brake M (1981) Soziologie der jugendlichen Subkulturen. Frankfurt/M.: Campus.

Catton K, Shain M (1976) Heroin Users in the Community: A Review of the Drug Use and Life-Styles of Addicts and Users not in Treatment. Addictive Diseases 2:421–440.

Cockerham WC (2011) Sociology of Mental Disorder. 8. Aufl. Upper Saddle River: Prentice Hall.

Cohen AK (1955): Delinquent Boys: The Culture of the Gang. New York: Free Press of Glencoe.

Conrad P (1992) Medicalization and Social Control. Annual Review of Sociology 18:209–232.

Conrad P (2007) The Medicalization of Society. Baltimore: John Hopkins University Press.

Dohrenwend BP, Levav I, Shrout PE, Schwartz S et al. (1992) Socioeconomic status and psychiatric disorders: The causation-selection issue. Science 255:946–952.

Dowdall GW (1999) Mental Hospitals and Deinstitutionalization. In: Aneshensel CS, Phelan JC (Hrsg.) Handbook of the Sociology of Mental Health. New York: Kluwer Academic/Plenum. S. 519–537.

Durkheim E (1983) Der Selbstmord. Frankfurt/M.: Suhrkamp (Erstausgabe 1897: Le suicide. Paris: Etude de sociologie).

Forster R (1997) Psychiatriereform zwischen Medikalisierung und Gemeindeorientierung. Opladen: Westdeutscher Verlag.

Goffman E (1967) Stigma. Über Techniken der Bewältigung beschädigter Identität. Frankfurt/M.: Suhrkamp (Erstausgabe 1963: Stigma. Englewood Cliffs, N.J.: Prentice-Hall).

Goffman E (1972) Asyle. Über die soziale Situation psychiatrischer Patienten und anderer Insassen. Frankfurt/M.: Suhrkamp (Erstausgabe 1961: Asylums. Garden City, N.Y.: Doubleday, Anchor).

Heim E (Hrsg.) (1978) Milieu-Therapie. Erlernen sozialer Verhaltensmuster in der psychiatrischen Klinik. Bern: Huber.

Horwitz AV (1982) The Social Control of Mental Illness. Republication 2002. New York: Academic Press.

Horwitz AV (2002) Creating Mental Illness. Chicago: University of Chicago Press.

Horwitz AV, Wakefield JC (2007) The Loss of Sadness. How Psychiatry Transformed Normal Sorrow into Depressive Disorder. Oxford: Oxford University Press.

Link BG, Cullen FT, Struening E, Shrout PE, Dohrenwend BP (1989) A Modified Labeling Theory Approach to Mental Disorders: An Empirical Assessment. American Sociological Review 54:400–423.

Link BG, Phelan JC (1999) The Labeling Theory of Mental Disorders (II): The Consequencies of Labeling. In: Horwitz AV, Scheid TL (Hrsg.) A Handbook for the Study of Mental Health. Cambridge: Cambridge University Press. S. 361–376.

Merton RK (1968): Social Theory and Social Structure. New York: Free Press (1. Aufl. 1949).

Meyer PC, Jeanneret O (1999) Soziale Umwelt – Sozialstrukturelle Determinanten der Gesundheit. In: Gutzwiller F, Jeanneret O (Hrsg.) Sozial- und Präventivmedizin, Public Health. 2. Aufl. Bern: Huber. S. 480–489.

Meyer PC (2000) Rollenkonfigurationen, Rollenfunktionen und Gesundheit. Zusammenhänge zwischen sozialen Rollen, sozialem Stress, Unterstützung und Gesundheit. Opladen: Leske + Budrich.

Meyer PC (2012) Gesellschaftliche Hintergründe der Medikalisierung. Bioethica Forum 5:52–58

Meyer-Fehr P (1987) Drogentherapie und Wertwandel. Orientierungsmuster in Therapeutischen Gemeinschaften. Weinheim: Deutscher Studien Verlag.

Moos RH (1974) Evaluating Treatment Environment. A Social Ecological Approach. New York: Wiley.

Pearlin L (1989) The Sociological Study of Stress. Journal of Health and Social Behavior 30:241–256.

Podvoll EM (1994) Verlockung des Wahnsinns. Therapeutische Wege aus entrückten Welten. München: Irisiana, Hugendubel (Erstausgabe 1990: The Seduction of Madness. Harper Collins).

Rothschild-Whitt J (1979) The Collectivist Organization. American Sociological Review 44: 509–527.

Scheff TJ (1980) Das Etikett »Geisteskrankheit«. Frankfurt/M.: Fischer (Erstausgabe 1966: Being Mentally Ill; A Sociological Theory. Chicago: Aldine).

Schürmann I (1997) Beziehungsformen zwischen Langzeitnutzern und Professionellen im Kontext der Moderne. In: Zaumseil M, Leferink K (Hrsg.) Schizophrenie der Moderne – Modernisierung der Schizophrenie. Bonn: Narrenschiff im Psychiatrie-Verlag. S. 239–279.

Sennett R (1999) Der flexible Mensch. Die Kultur des neuen Kapitalismus. Berlin: Berlin Verlag (Erstausgabe 1998: The Corrosion of Character. New York: W.W. Norton).

Steinkamp G (1993) Soziale Ungleichheit, Erkrankungsrisiko und Lebenserwartung: Kritik der sozialepidemiologischen Ungleichheitsforschung. Sozial- und Präventivmedizin 38:111–122.

Turner RJ, Turner JB (1999) Social Integration and Support. In: Aneshensel CS, Phelan JoC (Hrsg.) Handbook of the Sociology of Mental Health. New York: Kluwer Academic/Plenum. S. 301–319.

Wheaton B (1999) Social Stress. In: Aneshensel CS, Phelan JoC (Hrsg.) Handbook of the Sociology of Mental Health. New York: Kluwer Academic/Plenum. S. 277–300.

Teil 2

4 Sozialpsychologie

Hans-Werner Bierhoff und Elke Rohmann

Kapitelübersicht

4.1 Begriffsbestimmung
4.2 Sozialpsychologische Erklärungsebenen
4.3 Gruppendynamik
4.4 Weitere Kernbereiche der Sozialpsychologie
4.4.1 Soziale Urteilsbildung, Selbstschema und Sich-selbst-erfüllende-Prophezeiung
4.4.2 Kommunikation und Einstellungsänderung
4.4.3 Bumerangeffekte

Zusammenfassung

Sozialpsychologie stellt eine Teildisziplin der Psychologie dar, die sowohl grundlagenbezogene als auch anwendungsbezogene Fragestellungen aufgreift. In diesem Beitrag werden Grundlagen, Forschungsaufgaben und zentrale Themen der Sozialpsychologie dargestellt. Es wird ein kurzer Überblick über Definitionsansätze und die unterschiedlichen theoretischen Richtungen innerhalb der Sozialpsychologie gegeben, um dann näher auf die grundlegenden sozialpsychologischen Erklärungsebenen einzugehen, welche sowohl soziale Wahrnehmungen und Einstellungen des Individuums als auch gesellschaftliche Rahmenbedingungen beinhalten. Im Weiteren werden die Grundlagen der Gruppendynamik dargestellt. Schließlich werden ausgewählte Themen der Sozialpsychologie wie die soziale Urteilsbildung, das Selbstschema und die Sich-selbst-erfüllende-Prophezeiung aufgegriffen. Darüber hinaus werden zentrale Bereiche der Einstellungsforschung berücksichtigt, um dann die Grenzen der persuasiven Kommunikation am Beispiel von Reaktanzeffekten aufzuzeigen.

4.1 Begriffsbestimmung

Die allgemein akzeptierte Definition der Sozialpsychologie wurde von G.W. Allport (1968, S. 3) formuliert: Sozialpsychologie

> »ist der Versuch zu verstehen und zu erklären, wie die Gedanken, Gefühle und das Verhalten von Individuen von der tatsächlichen, vorgestellten oder implizierten Anwesenheit anderer beeinflusst werden. Ihr Fokus des Interesses ist auf der sozialen Natur der individuellen Person.«

Dass die tatsächliche Anwesenheit anderer Gedanken, Gefühle und Verhalten von Akteuren beeinflussen kann, ist unmittelbar nachvollziehbar. Aber was ist unter »vorgestellter Anwesenheit« und »implizierter Anwesenheit« anderer zu verstehen? Damit ist gemeint, dass sozialpsychologische Phänomene auf das Individuum einwirken können, ohne dass andere Personen unmittelbar bzw. »tatsächlich« anwesend sind. Es reicht aus, dass die Gedanken, Gefühle oder das Verhalten dadurch beeinflusst werden, dass sich die Person vorstellt, was andere Personen denken, fühlen oder wie sie handeln. Schließlich verweist die »implizierte Anwesenheit« darauf, dass die Person soziale Rollen und die damit verbundenen sozialen Positionen in der Gesellschaft oder in sozialen Gruppen einnimmt, die ihre Gedanken, Gefühle und ihr Handeln in einer gegebenen Situation beeinflussen. Ein Beispiel ist die Identifikation mit einer Gruppe. Die soziale Bestimmtheit der Person kann also unmittelbar in der sozialen Interaktion begründet liegen, aber auch in Bezugspersonen, die sich die Person vorstellt, und in sozialen Rollen in Gruppen und in der Gesellschaft insgesamt.

Sozialpsychologie stellt eine Teildisziplin der Psychologie dar, die sich mit den Auswirkungen der Anwesenheit anderer Menschen auf das Verhalten und Erleben befasst und dabei sowohl grundlagenbezogene als auch anwendungsbezogene Fragestellungen aufgreift. Die Sozialpsychologie erhält einerseits wichtige Impulse durch einzelne psychologische Disziplinen (z. B. Allgemeine Psychologie, Entwicklungspsychologie und Differenzielle Psychologie) und andererseits durch die Sozialwissenschaften im Allgemeinen und die Soziologie im Besonderen.

Innerhalb der Sozialpsychologie lassen sich unterschiedliche Strömungen einer psychologisch orientierten und einer soziologisch orientierten Sozialpsychologie identifizieren, die sich über Jahrzehnte hinweg mehr oder weniger unabhängig voneinander entwickelt haben (vgl. Graumann 1997, House 1977). Als bekannte klassische Vertreter sind für die psychologische Sozialpsychologie Floyd Allport, Solomon Asch, Donald Campbell, Leon Festinger, Kurt Lewin und Stanley Schachter zu nennen, für die soziologische Sozialpsychologie Robert Bales, Erving Goffman, George Homans, Herbert Mead und Robert Merton und William Thomas. Daneben gibt es auch eine psychoanalytisch orientierte Sozialpsychologie, deren bekanntester Vertreter in Deutschland Horst-Eberhard Richter ist.

Es ist allerdings festzustellen, dass die psychologische Sozialpsychologie ein erhebliches Übergewicht gegenüber den beiden anderen Richtungen aufweist. Tatsächlich wird die gegenwärtige sozialpsychologische Forschung durch sie nahezu vollständig dominiert. Das hängt damit zusammen, dass vor allem im angloamerikanischen Bereich ein Siegeszug der psychologischen Sozialpsychologie stattgefunden hat, der entscheidend von Lewin bestimmt wurde, welcher einen pragmatischen Empirismus verfolgte und damit gerade auch im angewandten Bereich der Gruppendynamik außerordentlich erfolgreich war (Zajonc 1989).

Die Entwicklung der Sozialpsychologie ist durch wiederholte Identitätskrisen und »Wenden« gekennzeichnet: die »historisch-kulturelle« (Gergen 1973), die »kognitive« (Graumann 1988) und die »linguistische« (Giles und Coupland 1991), letztere speziell in Großbritannien. Aus jeder dieser Krisen ist die Sozialpsychologie gestärkt hervorgegangen, indem sie ihre methodische Vielfältigkeit erhöht und eine einseitige Fixierung auf den experimentellen Ansatz überwunden hat (vgl. Bierhoff und Rudinger 1996).

4.2 Sozialpsychologische Erklärungsebenen

Der Belgisch-Schweizerische Sozialpsychologe Willem Doise (1986) unterscheidet vier Erklärungsebenen: Intraindividuell, interpersonal, intergruppal und ideologisch. Diese Erklärungsebenen schreiten von Sozialen Wahrnehmungen und Einstellungen des Individuums zu gesellschaftlichen Rahmenbedingungen voran, die das Thema der Sozialwissenschaften sind. Diesen vier Ebenen lässt sich noch eine fünfte hinzufügen, die sich auf die individuelle Entwicklung bezieht.

- *Intraindividuelle Erklärungen*: Hierzu gehören solche Theorien, die intrapsychische Ursachen für soziales Verhalten benennen. Besonders erwähnenswert sind soziale Urteilsbildung und soziale Einstellungen (s. u.). Während die soziale Urteilsbildung dem Prozess der Eindrucksbildung zugrunde liegt, beziehen sich soziale Einstellungen auf das für jede Person besondere System ihrer sozialen Orientierung und Sinnstiftung (s. u.).
- *Entwicklungspsychologische Erklärungen*: Darunter fällt die Sozialisation, in der die entwicklungspsychologische Ebene enthalten ist. Unter Sozialisation versteht man den Prozess, durch den ein Kind in Interaktion mit anderen Menschen bestimmte Meinungen, Werte, Persönlichkeitsmerkmale und soziale Fertigkeiten erwirbt, die seiner Kultur entsprechen. Durch die Sozialisation erwirbt das Kind schrittweise sein Selbstschema, sein Selbstbewusstsein und sein kulturelles Wissen. Der primäre Sozialisationsagent ist die Familie, wobei die Mutter oft eine größere Bedeutung als der Vater hat. Sekundäre Sozialisationsagenten sind Schule, Gleichaltrige (Peers) und Massenmedien. Die Sozialisation bestimmt die soziale Entwicklung des Kindes (Smith und Hart 2002, Schmidt-Denter 1995) und führt zu einer Internalisierung der vermittelten Inhalte. Ein Schwerpunkt der Sozialisationsforschung ist die Entwicklung von Geschlechterrollen (Athenstaedt und Alfermann 2011).
- *Interpersonale Erklärungen*: Menschen stehen mit anderen Menschen in Interaktion. Sie tauschen Geschenke aus oder arbeiten in einer Gruppe zusammen. Da in der Regel nicht nur eine Person von einer anderen abhängig ist, sondern beide Personen aufeinander Bezug nehmen, ergibt sich eine Interdependenz zwischen Individuen. Die Spieltheorie stellt ein rationales Bezugssystem für die Analyse von Gruppenbeziehungen dar. Menschen verhalten sich allerdings nicht immer rational, sondern häufig auch irrational. Das hängt damit zusammen, dass Missverständnisse und Fehlinterpretationen auftreten. Dadurch können Konflikte hervorgerufen oder intensiviert werden, wenn schon von vornherein widersprüchliche Interessen der Beteiligten bestehen.
- *Intergruppale Ebene*: Auf einer höheren Ebene treten soziale Gruppen miteinander in Beziehung. So kommt es zwischen Abteilungen einer Firma zu Konkurrenzkämpfen, wenn jede Abteilung sich auf Kosten der anderen profilieren will. Dann sind die Interessen der Gruppen divergent. Intergruppenbeziehungen können aber auch durch konvergente Interessen gekennzeichnet sein. Auf der Gruppenebene ist jede Person ein Element in einer Gruppe, und was die Person tut, hängt ab von dem Zustand des Systems der Gruppe und dessen, was sich in der Gruppe ereignet (Forsyth 2010). Lewin erforschte bereits experimentell die Dynamik von Gruppen und beschrieb die Aktivitäten, Prozesse, Operationen und Veränderungen, die in Gruppen erfolgen. Sie sind lebendige Systeme, in denen Konflikte ausgelöst werden und Leistungen erbracht werden, bis sie sich schließlich auflösen (Tuckman 1965).

- *Gesellschaftliche Ebene*: Menschliches Verhalten ist in einen gesellschaftlichen Kontext eingebettet, der einen allgemeinen Rahmen darstellt, innerhalb dessen Menschen sozial denken und soziales Verhalten in Szene setzen. Gesellschaftliche Ideologien kommen in bestimmten sozialen Rollen zum Ausdruck, wie der des Studierenden oder des Lehrers. Die Rollen beinhalten eine Festlegung darüber, welche Handlungsweisen angemessen sind, weil sie mit der Rollenbeschreibung übereinstimmen, oder unangemessen sind, weil sie in der Rollenbeschreibung nicht enthalten sind. Außerdem stellt die Gesellschaft soziale Normen bereit, die eine Richtschnur des individuellen Verhaltens in bestimmten Situationen darstellen. Dazu zählt die Norm der sozialen Verantwortung.

4.3 Gruppendynamik

In Gruppen entsteht eine eigene Gruppendynamik. Ihre Erforschung kann auf verschiedenen Ebenen stattfinden: die individuelle Ebene als Mikroebene, die Gruppenebene als Mesoebene und die organisationale oder gesellschaftliche Ebene als Makroebene (Forsyth 2010). Die Mikroebene schließt Charakteristiken und Handlungen eines Individuums in einer Gruppe ein, z. B. Fähigkeiten, Motivation und Emotionen des Einzelnen. Die Mesoebene umfasst z. B. den Zusammenhalt in der Gruppe, Gruppengröße, die Zusammensetzung und die Strukturen der Gruppe. Beispiele sind die Geschlechterzusammensetzung, Hierarchien und die Leistungen einer Gruppe. Die Makroebene schließt Umgebungsfaktoren ein wie Charakteristiken des sozialen Umfelds, der Organisation und Gesellschaft, die Einfluss auf die Gruppe haben.

Der Erfolg und die Qualität eines Orchesters werden beispielsweise durch das Talent und die Motivation der Musiker und die Arbeitsweise des Dirigenten auf der Mikroebene, die Geschlechterzusammensetzung sowie die finanzielle Situation auf der Mesoebene und den Standort (USA vs. Deutschland) auf der Makroebene bestimmt (Hackman 2003). Zwischen den drei Ebenen bestehen komplexe Beziehungen. Die Qualität des Spiels einzelner Musiker beeinflusst die Leistung auf der Gruppenebene. Die finanziellen Ressourcen eines Orchesters bestimmen aber auch, ob sehr gute Musiker engagiert werden können. Der Standort eines Orchesters beeinflusst, inwieweit sich die Geschlechterzusammensetzung auf die Einstellung gegenüber der Gruppe auswirkt: In der Bundesrepublik wurde gezeigt, dass die Einstellungen der Orchestermusiker gegenüber der Gruppe mit zunehmendem Frauenanteil negativer wurden, während in den USA dieser Zusammenhang nicht in dieser Stärke nachzuweisen war (Allmendiger et al. 1996, Forsyth 2010, Hackman 2003).

4.4 Weitere Kernbereiche der Sozialpsychologie

In den aktuellen Lehrbüchern der Sozialpsychologie werden Theorien zum Selbst, der problematischen Persönlichkeit, die Dissonanztheorie, Kontrolltheorien, Theorien zur interpersonalen und physischen Attraktivität sowie die soziale Kognition behandelt (Bierhoff und Frey 2011). Darüber hinaus stellt ein großes Feld der Sozialpsychologie die Einstellungsforschung dar (sowie die Gruppenforschung, s. o.). Einstellungen bilden überdauernde Orientierungsschemata. Sie steuern unser Verhalten und haben bestimmte Funktionen. Sie werden in der Sozialisation erworben und können, obwohl sie relativ änderungsresistent sind, durch neue Sachverhalte schnell verändert werden. Es ist im Rahmen dieses Kapitels nicht möglich alle Kernbereiche der Sozialpsychologie zu behandeln. Im Folgenden werden besonders soziale Urteilsbildung und Einstellungen berücksichtigt.

4.4.1 Soziale Urteilsbildung, Selbstschema und Sich-selbst-erfüllende-Prophezeiung

Die Informationsverarbeitung von sozialen Stimuli ist durch zwei Formen gekennzeichnet. Einerseits erfolgt eine schnelle, periphere und heuristische Verarbeitung, die häufig Stereotype einbezieht. Diese Form der Informationsverarbeitung erfolgt automatisch und relativ oberflächlich. Andererseits wird die Information auch sorgfältig, systematisch und aufwändig verarbeitet. Dieser Verarbeitungsstil nimmt mehr Zeit in Anspruch und ist durch eine umfassende Informationssuche und Informationsbewertung gekennzeichnet (Bless und Igou 2006).

Die beiden Formen der Informationsverarbeitung variieren häufig in Abhängigkeit von der Stimmung. Bei guter Stimmung werden soziale Stimuli eher heuristisch verarbeitet. Denn bei guter Laune denkt die Person kreativ und in umfassenden Kategorien, verlässt sich auf einfache Urteilsregeln und handelt flexibel (Forgas 1995). Ist die Stimmung negativ, neigt die Person demgegenüber dazu, mögliche Probleme kritisch abzuwägen.

Wahrnehmung ist in der Tradition des philosophischen Idealismus als ein konstruktiver Akt zu verstehen, der durch das Vorwissen der Person, ihre Einstellungen und ihre Denkschemata beeinflusst wird. Die soziale Wahrnehmung ist somit durch Erwartungen und Schemata gefiltert, die die Person für die Identifikation bestimmter sozialer Sachverhalte verwendet, um sie besser einordnen und verstehen zu können. Damit findet eine Assimilation der Wirklichkeit an Erwartungen statt. Einstellungen beeinflussen die Beurteilung und die Wahrnehmung relevanter Sachverhalte. Wenn eine Person z. B. eine positive Einstellung zum Rauchen hat und selbst raucht, wird sie dazu neigen, negative Informationen über die mit dem Rauchen verbundene Gesundheitsgefährdung umzuinterpretieren oder zu ignorieren.

Urteile, die wir über sozial vermittelte Sachverhalte abgeben, sind für die Eindrucksbildung bestimmend. Sie sind durch egoistische Tendenzen gekennzeichnet. Wir berücksichtigen bei der Einschätzung eines sozialen Sachverhalts, ob die darin enthaltene Bewertung für den eigenen Selbstwert förderlich ist und ob sie mit relevanten Einstellungen übereinstimmt. Das Selbstschema schafft beispielsweise Kontrasteffekte bei der Beurteilung anderer Personen (Dunning und Hayes 1996). Wenn wir uns selbst als besonders durchsetzungsstark definieren, werden wir andere eher als weniger durchsetzungsstark beurteilen. Das Selbstschema beruht auf der Sozialisation (s. o.) und tendiert zur Kontinuität über die Biografie, die durch den

Prozess der Selbstverifikation gefördert wird (Swann und Ely 1984). Dabei wird aus der Vielzahl sozialer Stimuli die Information bevorzugt verarbeitet, die das Selbstschema, wie es sich in der Sozialisation entwickelt hat, bestätigt. Die Tendenz zur Selbstverifikation ist interessanterweise unabhängig davon, ob das Selbstschema positiv oder negativ ist. Diese selektive Verarbeitung selbstbezogener Stimuli erhöht die subjektive Sicherheit. Die spätere Formbarkeit des Selbstschemas durch soziales Feedback ist somit begrenzt, wenn es in Kindheit und Jugend einmal etabliert worden ist. Depressive Patienten verarbeiten auf der Basis ihres negativen Selbstschemas Informationen über sich selektiv negativ (Beck et al. 1986). Selbstverifikation steht in Konkurrenz mit dem sozialen Einfluss von Bezugspersonen, die versuchen, neue und abweichende Erwartungen durchzusetzen (s. u.).

Wie wir die soziale Welt im Allgemeinen verstehen, ist davon beeinflusst, was unseren Einstellungen entspricht. In guter Stimmung sind solche Tendenzen besonders ausgeprägt (s. o.). Eine oberflächliche heuristische Verarbeitung, die mit den eigenen Einstellungen übereinstimmt, wird dann gegenüber einer überlegten und systematischen Betrachtung, die auch negative Evidenz einbezieht, bevorzugt. Eine Abschwächung dieser Tendenz ist gegeben, wenn eine neutrale oder eine negative Stimmung überwiegt (Bless und Igou 2006). Somit kann durch negative Erfahrungen ein Nachdenken über vorher nicht in Frage gestellte Sachverhalte eintreten. Wer z. B. unter der Tatsache, dass er Übergewicht hat, leidet, kann sein dazu führendes Essverhalten in Frage stellen.

Es ist sehr wahrscheinlich, dass nach Millionen Jahren der Evolution viele Erwartungen des Menschen realistisch sind und sich in der Realität bewähren. Es gibt aber auch Fälle, in denen die Erwartungen falsch sind und der Assimilationsprozess zu einem verfälschten Bild der Wirklichkeit beiträgt. Das ist z. B. bei Sich-selbst-erfüllenden-Prophezeiungen der Fall (Merton 1957). Bei einer Sich-selbst-erfüllenden-Prophezeiung handelt es sich um eine falsche Erwartung (bzw. falsche Situationsdefinition), die dazu führt, dass das vermutete Ergebnis tatsächlich eintritt. Eine solche Sich-selbst-erfüllende-Prophezeiung lässt sich als eine Erwartung, die ihre eigene Erfüllung bedingt, bezeichnen. Beispiele sind der Placebo-Effekt und der Lehrer-Erwartungseffekt. Der Placebo-Effekt zeigt sich z. B. darin, dass eine Patientin besser schläft, wenn sie annimmt eine Schlaftablette eingenommen zu haben, obwohl es sich um ein wirkungsloses Präparat handelt. Ihre falsche Erwartung an die Tablette wird damit bestätigt. Beim Lehrer-Erwartungseffekt können positive Erwartungen der Lehrerin die Intelligenz und Leistung der Schüler steigern.

Der Prozess der Sich-selbst-erfüllenden-Prophezeiung kann durch ein Phasenmodell erklärt werden (Bierhoff 2006). Dieses beginnt mit den Erwartungen eines Beobachters (B) im Hinblick auf eine Zielperson (Z), wobei es sich um eine falsche Erwartung handelt. Dadurch kommt es zu einer voreingenommenen Handlungsplanung von B, wodurch wiederum das Verhaltensrepertoire von Z eingeschränkt wird, so dass diese in Übereinstimmung mit der falschen Erwartung, die B über Z hat, antwortet. Das Phasenmodell wird in ▸ **Abb. 4.1** dargestellt, in der zusätzlich auch ein Beispiel veranschaulicht wird: Wie die Erwartung, dass Z feindselig ist, dazu führt, dass Z sich so verhält, dass sein Verhalten als feindselig erscheint.

Sich-selbst-erfüllende-Prophezeiungen sind regelmäßig nachweisbar, die Effekte sind aber relativ gering. In einer Studie von Harris, Milich, Corbitt, Hoover und Brady (1992) wurde die Verhaltensstörung Hyperaktivität als Stigma, das den Prozess der Sich-selbst-erfüllenden-Prophezeiung in Gang setzt, untersucht. Jungen spielten mit einem anderen Jungen, von dem sie dachten, dass er hyperaktiv sei. Sie verhielten sich ihm gegenüber weniger freundlich und weniger warm. Zudem zeigten sie auf negative Erfahrungen mit einem tatsächlich hyperaktiven Jungen eine reduzierte Involvierung in der Spielsituation. Die tatsächliche Verhaltensstörung der Hyperaktivität hatte insgesamt mehr Einfluss auf das Verhalten der Spielpartner der hyperaktiven Jungen als das Stigma der Hyperaktivität, das sich aber zusätzlich in ungünstiger Weise auf das Interaktionsverhalten auswirkte.

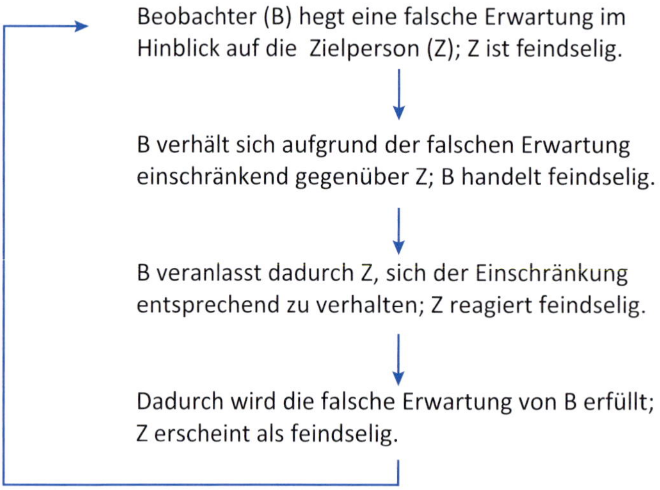

Abb. 4.1: Phasenmodell der Sich-selbst-erfüllenden Prophezeiung

Menschen gehen davon aus, dass sie ihr Denken weitgehend unter Kontrolle haben, ohne dass dies immer der Fall ist. Ein Teil der Denkprozesse ist vielmehr durch einen Automatismus gekennzeichnet, der vorbewusst stattfindet. Da aber Menschen das Bedürfnis haben Kontrolle auszuüben, folgen sie einem naiven Realismus, ohne die Auswirkungen von vorgefertigten kognitiven Schemata und Einstellungen zu erkennen.

Kontrollierte Prozesse erfordern eine bewusste Zuwendung zu einem Sachverhalt. Eine ungesunde Ernährung kann vermieden werden, wenn sich die Person bewusst dafür entscheidet, sich gesund zu ernähren, indem sie beispielsweise viel Salat und Obst isst, statt übermäßig Fleisch zu konsumieren. Dabei werden automatische Handlungsimpulse bewusst kontrolliert (Gilbert 1998). Viele Methoden der Verhaltenstherapie beinhalten die Kontrolle dysfunktionaler automatischer Handlungsimpulse (z. B. die Stimuluskontrolle oder das Problemlösetraining).

Solche Korrekturen fallen allerdings häufig unzureichend aus. Es kann auch sein, dass sich die Person des ursprünglichen Fehlverhaltens bewusst ist und deshalb gezielt eine Überkorrektur in die Gegenrichtung durchführt. Ein objektives Kriterium für die Größe der angemessenen Korrektur eines spontanen ersten Impulses fehlt häufig. Daher unterliegt die Korrektur subjektiven und gesellschaftlichen Einflüssen.

4.4.2 Kommunikation und Einstellungsänderung

Kommunikation zielt häufig in interpersonalen Beziehungen und Gruppen auf eine Änderung der Einstellung bei den Empfängern ab. Wenn jemand einen Raucher überzeugen will, das Rauchen aufzugeben, kann er es mit Argumenten versuchen wie z. B. »Rauchen ist gesundheitsschädlich«, »Rauchen macht einen schlechten Eindruck, da man nach

Rauch riecht«. In der Regel ist eine Botschaft mit einem oder mehreren Argumenten versehen. Vor der Botschaft können Hinweise auftreten, die helfen, den Kommunikator in ein soziales Bezugssystem einzuordnen, z. B., ob der Kommunikator selbst raucht oder nicht. Das Vorwissen über den Kommunikator ist relevant für die Einschätzung der Glaubwürdigkeit und dafür, ob der Empfänger den Kommunikator mag oder nicht oder ob er ihn als mächtig oder schwach einschätzt.

Um eine Entscheidung für das Aufgeben des Rauchens zu ermöglichen, ist es erforderlich, Prozesse der Einstellungsänderung in Gang zu setzen, die häufig auf überzeugenden, starken Argumenten beruhen. Zusätzlich ist relevant, als wie glaubwürdig der Kommunikator wahrgenommen wird (Gass und Seiter 2011). Um die Wirkung einer Botschaft erklären und erfassen zu können, ist es sinnvoll, die Phase vor der Präsentation der Botschaft und die Phase nach ihrer Darbietung zu berücksichtigen. Damit ergibt sich ein Bezugsystem, das in ▸ **Abb. 4.2** dargestellt ist.

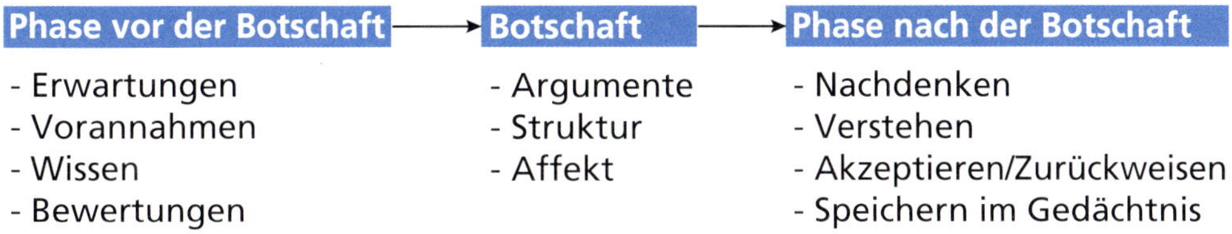

Abb. 4.2: Phasenmodell der Einstellungsänderung durch Kommunikation (nach Rohmann und Bierhoff 2010)

In der Phase vor der Botschaft werden Erwartungen gebildet. Zum Beispiel könnte die Person die Erwartung bilden, dass der Kommunikator sie im Sinne seiner Ideologie, die er als militanter Nichtraucher vertritt, beeinflussen möchte. Sie könnte die Vorannahme haben, dass Menschen im Allgemeinen dazu neigen, Positionen zu vertreten, die ihren Interessen dienen. Zudem werden Bewertungen über den Kommunikator gebildet, z. B. über seine Zuverlässigkeit.

Mit den verwendeten Argumenten wird eine bestimmte Position in der Botschaft vertreten. Viele Einstellungsdimensionen sind bipolar, weil sie sich auf kontroverse Themen beziehen: Man kann für oder gegen Diäten zur Gewichtsregulation sein oder für oder gegen das regelmäßige Schlucken von Vitaminen. Typischerweise wird versucht, eine der beiden Seiten zu vertreten und die Gegenseite zu widerlegen. Hingegen werden unipolare Einstellungsdimensionen verwendet, wenn Produkte des täglichen Lebens mehr oder weniger bevorzugt werden.

Die Struktur einer Botschaft beinhaltet, ob alle Argumente in eine Richtung weisen (einseitige Kommunikation) oder ob auch Gegenargumente berücksichtigt werden (zweiseitige Kommunikation). Zudem besteht eine Alternative darin, Gegenargumente zu nennen und zu widerlegen. Der Affekt hängt damit zusammen, ob die Botschaft Angst erzeugt (z. B. »Rauchen erzeugt Krebs«) oder Zuversicht (z. B. »Wenn Du aufhörst zu rauchen, steigt Deine Lebensqualität«). Eine Botschaft kann also Wohlfühlqualitäten haben, die eine positive Stimmung erzeugen, oder auch pessimistisch wirken, und somit auch die Phase der Nachwirkung der Botschaft beeinflussen.

In der Wirkungsphase geht es zunächst um die Frage, ob die Argumente einen Prozess des Nachdenkens erzeugt haben und verstanden wurden. In negativer Stimmung wird bei der Analyse der Argumente eher kritisch vorgegangen, während gute Stimmung zu einer oberflächlichen Analyse des Sachverhalts führt. Es ist entscheidend, ob der Inhalt der Botschaft akzeptiert oder zurückgewiesen wird. Weiterhin ist für die Nachhaltigkeit relevant, ob die Argumente und die Schlussfolgerungen daraus behalten oder schnell wieder vergessen werden.

4.4.3 Bumerangeffekte

Bei der persuasiven Kommunikation kann es zu Bumerangeffekten kommen, wenn sich die Zielperson gegen den Inhalt der Kommunikation wendet. Das ist dann der Fall, wenn die Kommunikation Reaktanz auslöst. Diese stellt eine Abwehrreaktion gegen Beeinflussung dar, die das paradoxe Resultat hat, dass eine Botschaft das Gegenteil von dem erreicht, was intendiert wurde (Miron und Brehm 2006). Reaktanz tritt zum Beispiel durch Warnhinweise bei Filmen auf, die besagen, dass sie erst ab 18 Jahren gesehen werden sollten. Diese Warnungen erreichen das Gegenteil: Sie lösen bei der Zielgruppe der jungen Menschen ein besonderes Interesse für diese Filmkategorie aus (Bushman und Stack 1996). Die sprichwörtliche »verbotene Frucht« ist bekanntlich besonders attraktiv. Das gilt auch für romantische Paare, deren Mitglieder durch die Erwartung der partnerschaftlichen Treue festgelegt sind (DeWall et al. 2011).

Bumerangeffekte können bei Anti-Raucher-Botschaften auftreten, wenn sie bedrohliche Konsequenzen benennen. Personen, für die das Rauchen ein wichtiger Bestandteil ihrer Selbstdefinition ist, reagieren dann mit Reaktanz (Falomir-Pichastor et al. 2002), die dazu führen kann, dass sich eine Anti-Kommunikation wie eine Pro-Kommunikation auswirkt: Das Rauchen wird noch mehr befürwortet als vor der persuasiven Kommunikation.

Reaktanz tritt auf, wenn die persönliche Freiheit eingeschränkt wird, weil ein Streben nach Wiederherstellung der bedrohten Freiheit hervorgerufen wird. Die Freiheit wird bei jeder persuasiven Botschaft in gewissem Umfang eingeschränkt, da sie die Möglichkeit einer freien Positionierung zu einem Sachverhalt begrenzt. Je stärker der erlebte Druck durch die Überredung in der Botschaft, desto mehr Reaktanz ist zu erwarten. Das Gefühl der Freiheitseinschränkung tritt insbesondere dann auf, wenn die Botschaft eine von mehreren Wahlalternativen als die beste bezeichnet. Das Risiko der Reaktanz wird erhöht,

- wenn der Empfänger den Eindruck hat, überrumpelt zu werden (also bei einer unerwarteten Freiheitseinschränkung);
- wenn durch die Botschaft hoher moralischer Druck ausgeübt wird;
- wenn dem Empfänger die Erhaltung seiner Freiheit in dem entsprechenden Themenbereich besonders wichtig ist;
- wenn der Empfänger befürchtet, dass die persuasive Botschaft nur der Anfang für weitere Beeinflussungsversuche ist, die seinen Handlungsspielraum weiter einschränken könnten.

Bumerangeffekte lassen sich vermeiden, wenn diese Risiken vermieden werden und wenn gleichzeitig die Freiheit der Wahl hervorgehoben wird. Um der Bildung von Reaktanz vorzubeugen, kann es auch sinnvoll sein, eine zweiseitige Kommunikation zu verwenden oder mehrere Bewältigungsmöglichkeiten des Problems zur Auswahl zu stellen.

Literatur

Allmendiger J, Hackman J, Lehman EV (1996) Life and work in symphony orchestras. Musical Quarterly 80:194–219.

Allport GW (1968) The historical background of modern social psychology. In: Lindzey G, Aronson E. (Hrsg.) The handbook of social psychology. 2. Aufl. Reading, MA: Addison-Wesley. S. 1–80.

Athenstaedt U, Alfermann D (2011) Geschlechterrollen und ihre Folgen. Eine sozialpsychologische Betrachtung. Stuttgart: Kohlhammer.

Beck AT, Rush AJ, Shaw BE et al. (1986) Kognitive Therapie der Depression. 2. Aufl. München: Psychologie Verlags Union.

Bierhoff HW (2006) Sozialpsychologie. Stuttgart: Kohlhammer.

Bierhoff HW, Frey D (2011) Sozialpsychologie – Individuum und soziale Welt. Göttingen: Hogrefe.

Bierhoff HW, Rudinger G (1996) Quasi-experimentelle Untersuchungsmethoden. In: Erdfelder E, Mausfeld R, Meister T, Rudinger G (Hrsg.) Handbuch quantitative Methoden. Weinheim: Psychologie Verlags Union. S. 47–58.

Bless H, Igou ER (2006). Stimmung und Informationsverarbeitung. In: Bierhoff HW, Frey D (Hrsg.) Handbuch der Sozialpsychologie und Kommunikationspsychologie. Göttingen: Hogrefe. S. 423–429.

Bushman BJ, Stack AD (1996). Forbidden fruit versus tainted fruit: Effects of warning labels on attraction to television violence. Journal of Experimental Psychology Applied 2:207–226.

DeWall CN, Maner JK, Deckman T et al. (2011) Inattention to attractive alternatives provokes implicit relationship reactance. Journal of Personality and Social Psychology 100:621–629.

Doise W (1986) Levels of explanation in social psychology. Cambridge: Cambridge University Press.

Dunning D, Hayes AF (1996) Evidence for egocentric comparison in social judgment. Journal of Personality and Social Psychology 71:213–229.

Falomir-Pichastor JM, Invernizzi F, Mugny G et al. (2002) Social influence on intention to quit smoking: The effect of the rhetoric of an identity relevant message. Revue Internationale de Psychologie Sociale 15:81–96.

Forgas JP (1995) Mood and judgment: The Affect Infusion Model (AIM). Psychological Bulletin 117:39–66.

Forsyth DR (2010) Group Dynamics. 5. Aufl. Belmont: Wadsworth.

Gass RH, Seiter JS (2011) Persuasion: Social influence and compliance gaining. London: Pearson.

Gergen K (1973) Social psychology as history. Journal of Personality and Social Psychology 26:309–320.

Gilbert DT (1998). Ordinary personology. In: Gilbert DT, Fiske ST, Lindzey G (Hrsg.) The handbook of social psychology. Bd. 2. Boston: McGraw-Hill. S. 89–150.

Giles H, Coupland N (1991) Language: Contexts and consequences. Buckingham: Open University Press.

Graumann CF (1988). Der Kognitivismus in der Sozialpsychologie: Die Kehrseite der »Wende«. Psychologische Rundschau 39:83–90.

Graumann CF (1997). Einführung in eine Geschichte der Sozialpsychologie. In: Stroebe W, Hewstone M, Stephenson GM (Hrsg.) Sozialpsychologie. Berlin: Springer. S. 3–23.

Hackman JR (2003) Learning more by crossing levels. Evidence by airplanes, hospitals, and orchestras. Journal of Organizational Behavior 24:905–922.

Harris MJ, Milich R, Corbitt EM, Hoover DW, Brady M (1992) Self-fulfilling effects of stigmatizing information on children's social interactions. Journal of Personality and Social Psychology 63:41–50.

House JS (1977) The three faces of social psychology. Sociometry 40:161–177.

Merton RK (1957) Social theory and social structure. New York: Free Press.

Miron AM, Brehm JW (2006) Reactance theory – 40 years later. Zeitschrift für Sozialpsychologie 37:9–18.

Rohmann E, Bierhoff HW (2010) Wahrnehmungen, Einstellungs- und Verhaltensänderungen in Bezug auf Global Change-Prozesse. Eine Analyse aus sozialpsychologischer Sicht (= Diskussionspapier 6 der interdisziplinären Arbeitsgruppe »Globaler Wandel – Regionale Entwicklung«). Berlin: Berlin-Brandenburgische Akademie der Wissenschaften (http://edoc.bbaw.de/volltexte/2010/1513/pdf/diskussionspapier_6_rohmann_online.pdf; Zugriff am 20.11.2012.

Rohmann E, Bierhoff HW (2010) Wahrnehmungen, Einstellungs- und Verhaltensänderungen in Bezug auf Global Change-Prozesse. Eine Analyse aus sozialpsychologischer Sicht. Berlin: berlin-brandenburgische Akademie der Wissenschaften.

Schmidt-Denter U (1995) Soziale Entwicklung. 3. Aufl. Beltz: PVU.

Teil 2

Smith PK, Hart CH (2002) Blackwell Handbook of Childhood Social Development. Oxford: Blackwell.

Swann WB, Ely RJ (1984). A battle of wills: self verification versus behavioral confirmation. Journal of Personality and Social Psychology 46:1287–1302.

Tuckman BW (1965) Developmental sequences in small groups. Psychological Bulletin 63:384–399.

Zajonc RB (1989) Styles of explanation in social psychology. European Journal of Social Psychology 19:345–368.

Teil 3: Einflussfaktoren auf psychische Gesundheit und psychische Krankheit

5 Salutogenese, Pathogenese und subjektive Krankheitskonzepte

Dieter Wälte

Kapitelübersicht

5.1 Einleitung
5.2 Modellvorstellungen psychischer Gesundheit und Krankheit
5.2.1 Das biomedizinische Modell
5.2.2 Das bio-psycho-soziale Modell
5.2.3 Das Modell der Salutogenese
5.3 Konstrukte psychischer Gesundheit
5.4 Subjektive Krankheitskonzepte

Teil 3

Zusammenfassung

In der sozialpsychiatrischen Praxis dienen Modellvorstellungen über die Pathogenese psychischer Störungen als Arbeitsgrundlage für unterschiedliche Berufsgruppen, die sich um die Integration, Partizipation und Inklusion ihrer Patienten bemühen. Es wird untersucht, welchen Beitrag die vorherrschenden Modellvorstellungen (biomedizinisches Modell, bio-psycho-soziales Model, Modell der Salutogenese) für diese Zielsetzungen der Sozialpsychiatrie leisten können. Dabei zeigt sich, dass das bio-psycho-soziale Modell besser geeignet ist als das biomedizinische Modell, wenn es noch um salutogenetische Konzepte angereichert wird, die den Gesundheitsressourcen des Patienten ein besonderes Gewicht geben. Es eröffnet den Blick auf eine gesundheitsfördernde Perspektive, die in Begriffen wie Kohärenzsinn, Kontrollüberzeugung, Optimismus, Hardiness, Resilienz oder Selbstwirksamkeit zum Ausdruck kommt, und auf die subjektiven Krankheitskonzepte der Patienten.

5.1 Einleitung

Sozial- bzw. gemeindepsychiatrische *Versorgungsangebote* richten sich hauptsächlich an Patienten, die unter schweren psychischen Störungen leiden, wie Schizophrenie, schizoaffektive oder andere psychotische Störungen, bipolar affektive Störungen, schwere depressive Störungen oder Persönlichkeitsstörungen. Dabei besteht die Störung bereits länger und hat erhebliche Auswirkungen auf die Aktivitäten des täglichen Lebens und das soziale Funktionsniveau (vgl. Ruggeri et al. 2000, Parabiaghi et al. 2006), die dazu führen können, dass der Patient behindert ist. Im Jahr 2007 litten in Deutschland 392.671 Personen im erwerbsfähigen Alter an schweren chronisch verlaufenden psychischen Erkrankungen (Statistisches Bundesamt 2009), die im Sinne des § 2 Abs. 1 SGB IX zu *Behinderungen* führen.

> »Menschen sind behindert, wenn ihre körperliche Funktion, geistige Fähigkeit oder seelische Gesundheit mit hoher Wahrscheinlichkeit länger als sechs Monate von dem für das Lebensalter typischen Zustand abweichen und daher ihre Teilhabe am Leben in der Gesellschaft beeinträchtigt ist. Sie sind von Behinderung bedroht, wenn die Beeinträchtigung zu erwarten ist« (SGB IX, § 2 Abs. 1, Satz 1).

Vor der Psychiatrie-Enquete 1975 und auch noch viele Jahre danach waren diese Patienten oftmals über einen langjährigen Zeitraum in stationären psychiatrischen Einrichtungen untergebracht. Dieses Bild hat sich in den letzten Jahren drastisch geändert, indem die Anzahl der Betten deutlich reduziert wurde (1994: 66.067; 2009: 53.789) und die durchschnittlichen Belegungstage fast halbiert wurden (1994: 44; 2009: 23), dies bei gleichzeitigem Ausbau der ambulanten Hilfen (vgl. Statistisches Bundesamt, Gesundheitsberichterstattung des Bundes 2011). Für seelisch (psychisch) behinderte Personen ist inzwischen mit etwa zwei Drittel der Patienten ambulantes *Betreutes Wohnen* die vorherrschende Betreuungsform (vgl. Bundesarbeitsgemeinschaft der überörtlichen Träger der Sozialhilfe 2010). Neben diesem Angebot wurde nach den Konzepten der Sozial- und Gemeindepsychiatrie ein *Netz von Hilfen* errichtet, das von der medizinischen Behandlung (z. B. psychiatrisches Krankenhaus bzw. Fachabteilung für Psychiatrie, Tagesklinik, Psychiatrische Institutsambulanz, Fachärzte für Psychiatrie, ambulante psychiatrische Pflege) über Beratungsangebote (z. B. Kontakt- und Beratungsstellen, Tagesstätten) und Hilfen zur Integration in Arbeit und Beschäftigung (z. B. Integrationsfachdienst, Werkstätten für behinderte Menschen) bis hin zu stationären Wohnangeboten (z. B. Wohnheime) reicht.

Alle diese Angebote orientieren sich dabei an den folgenden *Grundsätzen der Sozialpsychiatrie*: die Hilfen sollen hauptsächlich im Sozialraum der Gemeinde angeboten werden (Gemeindenähe und Lebensweltorientierung), statt primär in zentralen klinischen Institutionen. Dabei hat die Klinik im Wesentlichen die Funktion der Akutversorgung, sonst gilt: ambulant vor stationär. Die Hilfeformen sollen personenzentriert unter Berücksichtigung der Fähigkeiten und Ressourcen der Betroffenen ausgerichtet sein (Ganzheitlichkeit und Subjektorientierung). Schließlich sollen die Hilfen die Integration, Partizipation und Inklusion der Betroffenen im Alltag fördern und damit Ausgrenzung und Stigmatisierung verhindern. An der Realisierung dieser Angebote und Ziele in der sozialpsychiatrischen bzw. gemeindepsychiatrischen Versorgungsstruktur arbeiten unterschiedliche Berufsgruppen (z. B. Ärzte, Psychologen, Sozialarbeiter, Pfleger, Arbeits- und Beschäftigungstherapeuten) häufig in einem multiprofessionellen Team zusammen.

5.2 Modellvorstellungen psychischer Gesundheit und Krankheit

Die Zusammenarbeit und auch die widerspruchsfreie Kommunikation mit den Patienten wird wesentlich erleichtert, wenn die im Arbeitsfeld der Sozialpsychiatrie beschäftigten Mitarbeiter einen weitestgehenden Konsens im Umgang mit den Patienten und in den Modellvorstellungen über die Pathogenese psychischer Störungen haben. Dieser Konsens kann jedoch schon aufgrund der unterschiedlichen Ausbildungssozialisation der Professionellen nicht ohne Weiteres vorausgesetzt werden. Daher stellt sich die Frage, welches Modell über psychische Krankheit und Gesundheit dem komplexen Aufgabenfeld sozialpsychiatrischer Versorgung gerecht werden kann, da in die Diskussion unterschiedliche Konzepte eingebracht wurden, wie das etwa an den Begriffen von »*Pathogenese*« (Entstehung und Entwicklung einer Krankheit) und »*Salutogenese*« (Entstehung und Entwicklung von Gesundheit) deutlich wird. Darüber hinaus ist der Anspruch an ein Modell für das sozialpsychiatrische Aufgabenfeld nicht gering, es soll wissenschaftlichen Ansprüchen (Beschreibung, Analyse und Erklärung psychischer Störungen) genügen, für unterschiedliche Berufsgruppen als Arbeitsgrundlage dienen und dem Patienten als Person (Ganzheitlichkeit, Subjektorientierung, Ressourcenorientierung, Integration, Partizipation, Inklusion) gerecht werden.

5.2.1 Das biomedizinische Modell

Vor dem Hintergrund dieses Anspruches ist das in der Medizin favorisierte *biomedizinische Krankheitskonzept* (vgl. Schulte 1998) in die Kritik geraten. Nach diesem Modell lässt sich eine psychische Störung idealtypisch durch spezifische Symptome, den Verlauf und die Ätiologie bestimmen. Zwischen Störung und Gesundheit bestehen qualitative Unterschiede. Jede psychische Störung kann objektiv und naturwissenschaftlich erklärt werden und lässt sich auf physiologische, neurobiologische oder anatomische Ursachen zurückführen. Das Modell schließt jedoch nicht aus, dass soziale und psychische Faktoren eine Störung mit auslösen können, und dass bei der Befunderhebung das subjektive Erleben und Verhalten des Patienten zu berücksichtigen ist. An der Wiederherstellung der Gesundheit ist der Patient eher passiv beteiligt, indem er sich nach den Anweisungen der Ärzte richtet und insbesondere die nötige Medikamentenadhärenz zeigt. Aus sozialpsychiatrischer Perspektive vermag das Modell nur einen Teil der möglichen Krankheitsursachen abdecken und birgt in sich die Gefahr, den präventiven Faktoren außerhalb der Person ein zu geringes Gewicht beizumessen.

Diese Kritik sollte jedoch nicht darüber hinwegtäuschen, dass das biomedizinische Paradigma wertvolle Impulse für die Aufklärung der Pathogenese psychischer Störungen und die Entwicklung geeigneter Psychopharmaka gibt, ohne deren Wirkungsspektrum sich bestimmte Interventionen in der Gemeindepsychiatrie vermutlich nur schwer realisieren ließen. Zwischendurch war mit dem biomedizinischen Konzept sogar die Hoffnung verbunden, es könne zu einer größeren Akzeptanz von psychischen Störungen und damit zu einer Entstigmatisierung in der Bevölkerung beitragen. Wie allerdings der Forschungsstand zeigt, gehen insbesondere biogenetische *Kausalattributionen* in der Bevölkerung nicht mit der Akzeptanz von psychischen Störungen einher und können auch nicht den Patienten selbst von der wahrgenommen Eigenverantwortung für die psychische Störung entlasten. Stattdessen zeigt sich, dass das biogenetische Attributionsmuster in der Bevölkerung zu einer verstärkten Ablehnung von psychisch gestörten Personen führt, da es das Stereotyp fördert, dass psychische Störungen unvorhersehbar und gefährlich wären (vgl. Angermeyer et al. 2011).

Insgesamt stellt das biomedizinische Paradigma trotz der bahnbrechenden Erfolge auf allen Gebieten der Medizin keine hinreichende Arbeitsgrundlage der unterschiedlichen Berufsgruppen für das Handlungsfeld der Sozialpsychiatrie dar, das sich um die Teilhabe und Behandlung von einzelnen Individuen mit einer ausgeprägten psychischen Störung in den Bereichen Wohnen, Arbeit und Freizeit bemüht.

5.2.2 Das bio-psycho-soziale Modell

In der Auseinandersetzung mit dem biomedizinischen Konzept wurde das *bio-psycho-soziale Modell* entwickelt (vgl. Engel 1997, Egger 2005). Nach diesem Konzept entsteht eine psychische Störung dadurch, dass eine Person ihre autoregulative Kompetenz bei der Bewältigung von negativen Stimuli, die innerhalb oder außerhalb der Person entstehen können, nicht mehr aufrecht erhalten kann. Die Ätiologie einer psychischen Störung ist multifaktoriell bedingt durch die dynamische Wechselwirkung zwischen biologischen, psychischen und sozialen Faktoren. Wegen der Einbeziehung psychischer und sozialer Faktoren sind das Individuum und der soziale Kontext in der Regel maßgeblich an der Entstehung und an dem Verlauf der Störung beteiligt. Allerdings erlaubt das Modell auch die hypothetische Gewichtung der Faktoren für die Pathogenese bei den einzelnen psychischen Störungen.

Insgesamt eignet sich das bio-psycho-soziale Modell eher als das biomedizinische Paradigma für die Sozialpsychiatrie, da es alle Aspekte umschließt, mit denen die unterschiedlichen Berufsgruppen in der Sozialbzw. Gemeindepsychiatrie betraut sind. Es sieht die psychische Störung eines Patienten in seinen individuellen bio-psycho-sozialen Bezügen und ordnet dem Patienten einen aktiven Status bei der Bewältigung der psychischen Störung zu. Trotz der weit verbreiteten Akzeptanz, ist das bio-psycho-soziale Modell auch einer kritischen Diskussion unterzogen worden. Bemängelt wird vor allem die pathogenetische Ausrichtung ähnlich wie beim biomedizinischen Modell, mit der hauptsächlich nach der Entstehung und Entwicklung von Krankheiten gefragt wird. Damit werden aber das wissenschaftliche Denken und das praktische Handeln in der Gemeindepsychiatrie zu sehr auf die folgende Frage gelenkt: Warum werden Menschen krank?

5.2.3 Das Modell der Salutogenese

Die mit dieser Fragestellung verbundenen Einschränkungen versucht Antonovsky (1979, 1997) in seinem Konzept zur *Salutogenese* (»Gesundheitsentstehung«) mit einer anderen Fragerichtung entgegenzutreten: Was erhält Menschen gesund? Weitere Fragen in diesem Ansatz sind: Was fördert Gesundheitsprozesse? Warum werden unter gesundheitsgefährdenden Einflüssen manche Menschen nicht krank? Wie schaffen Menschen es, sich von der Krankheit wieder zu erholen? Antonovsky geht davon aus, dass Gesundheit und Krankheit ein prozessuales Geschehen in einem *Gesundheit-Krankheit-Kontinuum* (zwischen Health-ease und Disease) über die Entwicklung des gesamten Lebenslaufes darstellen: »Wir sind alle terminale Fälle. Aber solange wir einen Atemzug Leben in uns haben, sind wir alle bis zu einem gewissen Grad gesund« (Antonovsky 1989, S. 53). Die Entwicklung einer Krankheit hängt davon ab, welchen Stressoren eine Person ausgesetzt ist und über welche *Widerstandsressourcen* (Schutzfaktoren) sie verfügt. Sie entscheiden, ob die Bewegung zum positiven Pol des Kontinuums gelingt und finden sich sowohl im Individuum (z. B. körperliche Konstitution, Intelligenz, Problemlösefähigkeit) als auch in dessen Umfeld und in der Gesellschaft (z. B. Frieden, Sicherheit des sozialen Systems). Krankheit entsteht aus einem Ungleichgewicht zwischen belastenden und schützenden Faktoren, das vom Individuum durch Selbstorganisationsprozesse im Austausch mit der Umwelt nicht mehr ausbalanciert werden kann. In diesem Selbstorganisationsprozess hat die subjektive Identitätskonstruktion besondere Bedeutung (vgl. Bengel et al. 2001).

In seinem Modell betrachtet Antonovsky den *Kohärenzsinn (sense of coherence, SOC)* als den zentralen Wirkfaktor bzw. als die wichtigste Moderatorvariable für Gesundheit und positive Lebensbewältigung. Er wird als stabile Sichtweise auf die Welt verstanden und beschreibt das Ausmaß eines umfassenden, überdauernden und dynamischen Gefühls des Vertrauens:

> »Eine globale Orientierung, die das Ausmaß ausdrückt, in dem jemand ein durchdringendes, überdauerndes und dennoch dynamisches Gefühl des Vertrauens hat, daß erstens die Anforderungen aus der inneren oder äußeren Erfahrenswelt im Verlauf des Lebens strukturiert, vorhersagbar und erklärbar sind und dass zweitens die Ressourcen verfügbar sind, die nötig sind, um den Anforderungen gerecht zu werden. Und drittens, daß diese Anforderungen Herausforderungen sind, die Investition und Engagement verdienen« (Antonovsky 1993, S. 12; Übersetzung durch Franke und Broda)

Dementsprechend impliziert der Kohärenzsinn drei aufeinander bezogene Dimensionen:

- *Verstehbarkeit (sense of comprehensibility)*: auf einer eher kognitiven Ebene die überdauernde Haltung, dass die im Lebenslauf aus der inneren und äußeren Umgebung auftretenden Stimuli strukturiert, vorhersagbar und erklärbar sind (im Gegensatz zu chaotisch, willkürlich, zufällig und unerklärlich). Diese Haltung erzeugt bei dem Individuum ein Gefühl, dass es selbst und die Umwelt verstehbar sind.
- *Handhabbarkeit bzw. Bewältigbarkeit (sense of manageability)*: Auf einer eher instrumentell-verhaltensbezogenen Ebene die überdauernde Haltung, dass die Ressourcen zur Verfügung stehen, um die Anforderungen, die an die Stimuli gestellt werden, bewältigen zu können. Diese Haltung erzeugt beim Individuum ein Gefühl, dass es auch schwierige Situationen bewältigen kann.
- *Bedeutsamkeit bzw. Sinnhaftigkeit (sense of meaningfulness)*: Auf einer eher motivationalen Ebene die überdauernde Haltung, dass Anforderungen für die Person als Herausforderungen verstanden werden können, für die sich Anstrengung und Engagement lohnen. Diese Haltung erzeugt beim Individuum ein Gefühl der Bedeutsamkeit und Sinnhaftigkeit.

Antonovsky geht davon aus, dass eine hohe Ausprägung des Kohärenzsinnes mit positiven Auswirkungen auf die Gesundheit im Zusammenhang steht, da die Person dann stärker eigene Ressourcen aktiviert, um eine Spannungsreduktion durch Stressoren zu bewirken, und sich auch stärker für gesundheitsfördernde Verhaltensweisen einsetzt. Die Metaanalysen von Eriksson und Lindström (2006, 2007) zeigen mittlere Korrelationen zwischen dem Kohärenzsinn (SOC) und Merkmalen der Gesundheit und sogar hohe Korrelationen (> .50) mit Merkmalen der Lebensqualität. Nur schwache Korrelationen ließen sich allerdings bisher mit Merkmalen der körperlichen Gesundheit feststellen (Flensborg-Madsen et al. 2005).

Insgesamt liefert das salutogenetische Konzept wichtige Impulse für die Sozialpsychiatrie und kann das bio-psycho-soziale Paradigma mit einer verstärkten Beachtung

Teil 3

der (»heilsamen«) Ressourcen, der lebensgeschichtlichen Individualität und der sozialökologischen Rahmenbedingungen zur Bewahrung der Gesundheit bereichern. Die Konzepte von Pathogenese und Salutogenese können jedoch auch in einem gegenseitigen Ergänzungsverhältnis betrachtet werden, bei dem die Frage nach den Ursachen von Krankheit und Gesundheit gestellt werden kann. Beide Konzepte zusammen bieten zwar eine sinnvolle paradigmatische Klammer, sie haben jedoch den Nachteil eines hohen Abstraktionsniveaus, hinter dem noch verborgen bleibt, was in der Patho- und Salutogenese des Patienten genau abläuft.

5.3 Konstrukte psychischer Gesundheit

In der Gesundheitspsychologie sind für das Verständnis von Saluto- und Pathogenese eine Reihe von Konstrukten entwickelt und erforscht worden, von denen im Folgenden diejenigen dargestellt werden, die in der bisherigen empirischen Forschung eine Validierung erfahren haben. Bei vielen dieser Konstrukte lassen sich allerdings auch deutliche Überlappungen mit dem Kohärenzsinn erkennen:

- Das von Rotter (1966) entwickelte Konstrukt der *Kontrollüberzeugung* (»locus of control of reinforcement«) bzw. Verstärkungskontrolle oder Ergebniserwartung umschreibt eine generalisierte Erwartung einer Person, welche Konsequenzen ein bestimmtes Verhalten hat. Er unterschied zunächst nur zwei Dimensionen, die internale und die externale Kontrolle, bis Levenson (1972, 1974) eine Unterteilung in drei Dimensionen vorschlug: internale Kontrolle, d. h. die Person erlebt persönliche Kontrolle über die Ereignisse; sozial-external, die Person erlebt die Ereignisse als durch andere Personen kontrolliert; fatalistisch-external, bei der Zufall und Glück als verantwortlich für das Eintreten von Ereignissen angesehen werden.
- *Dispositioneller Optimismus* bzw. Zuversicht (Scheier und Carver 1985, 1992) ist gekennzeichnet durch eine relativ stabile generalisierte positive Erwartungshaltung, die im wesentlichen durch drei Quellen aufrechterhalten wird: Die Annahme, auf die Hilfe und Unterstützung anderer zählen zu können; der Glaube, dass man vor Unheil bewahrt wird und die eigene Kompetenzerwartung.
- *Hardiness* (Widerstandsfähigkeit) umschreibt eine positive Ressource im Umgang mit Stress (vgl. Kobasa 1979) und lässt sich durch drei Überzeugungen der Person beschreiben insofern, dass sie Ereignisse im Leben kontrollieren und beeinflussen kann (»control«), dass sie sich mit ihren Lebensaktivitäten tief verbunden fühlt (»commitment«) und dass Veränderungen eine bereichernde Herausforderung für ihre Weiterentwicklung darstellen (»challenge«).
- *Resilienz* (psychische Widerstandsfähigkeit im Gegensatz zur Vulnerabilität) kennzeichnet die Fähigkeit von Personen, auf verschiedene Situationen flexibel reagieren zu können, trotz erheblicher Belastungen und Stressoren kompetent und gesund zu bleiben und sich von Störungen relativ leicht zu erholen (vgl. Rutter 1995).
- *Selbstwirksamkeit* (»self-efficacy«, Selbstwirksamkeitserwartung bzw. Kompetenzerwartung) bringt die Überzeugung einer Person zum Ausdruck, aufgrund eigener

Fähigkeit und Kompetenz ein Verhalten trotz Barrieren selbst ausführen zu können. Davon ist die Ergebniserwartung (bzw. Kontrollerwartung) zu unterscheiden als subjektive Wahrscheinlichkeit dafür, dass auf bestimmte Verhaltensweisen bestimmte Konsequenzen folgen (vgl. Bandura 1977, 1997). Vermutlich haben Selbstwirksamkeit und Ergebniserwartung entgegen der Annahme von Bandura (2006) einen wechselseitigen Einfluss, wie sich aus einer Reihe empirischer Untersuchungen ableiten lässt (vgl. Williams 2010).

Die bisherigen Studien, in denen die Beziehungen der Konstrukte untereinander untersucht wurden, zeigen zum Teil erhebliche theoretische Überschneidungen auf (vgl. Baumeister et al. 2008, Lundman et al. 2010), die sich auch empirisch in den Korrelationen ausdrücken. So finden sich z. B. hohe Korrelationen von $r > 0{,}6$ zwischen Resilienz und Selbstwirksamkeit (vgl. Schumacher et al. 2001). Ähnliche Befunde ergeben sich auch in der Beziehung zwischen internaler Kontrolle und Selbstwirksamkeit. Es konnte die Hypothese von Bandura (1997) bestätigt werden, dass die Korrelation zwischen psychischer Belastung und internaler Kontrolle gegen Null geht, wenn der Effekt der Selbstwirksamkeit statistisch herauspartialisiert wird (vgl. Wälte 2010). Eher niedrige bis mittlere Korrelationen finden sich dagegen zwischen Selbstwirksamkeit, Optimismus und Kohärenzsinn (Posadzki 2010) und belegen damit, dass diese Konstrukte unterschiedliche Aspekte von gesundheitsbezogenen Kognitionen abdecken.

Insgesamt lässt sich aus den hier dargestellten salutogenetischen Konstrukten eine Reihe von Zielen formulieren, an denen sich die Arbeit mit psychisch schwer beeinträchtigten Patienten orientieren kann. Das Erreichen dieser Ziele liegt allerdings nicht nur im Ermessen des Patienten, sondern bedarf der tragenden Säulen der Gemeindepsychiatrie und deren Verankerung in der Gesellschaft. Es geht um die Förderung

- des Kohärenzsinnes (sense of coherence) mit den Facetten von Verstehbarkeit, Handhabbarkeit und Sinnhaftigkeit,
- der internalen Kontrolle,
- der Selbstwirksamkeit (self-efficacy),
- der Widerstandskraft (resilience bzw. hardiness) und
- von optimistischem Denken.

5.4 Subjektive Krankheitskonzepte

Diese Ziele können allerdings nur unter Einbeziehung der *subjektiven Krankheitskonzepte* der Patienten erreicht werden.

> »Eine theoretisch vertiefte und praktisch wirksame stärkere Patientenorientierung in der Medizin braucht auch mehr Wissen über den Patienten und seine subjektiven Krankheits- und Bewältigungsmodelle sowie Konzepte zu deren Integration in präventive, therapeutische oder rehabilitative Ansätze. Obwohl die subjektive Krankheitstheorie eines Menschen als ein wesentlicher Bestandteil seiner eigenen Bewältigungsversuche von Kranksein verstanden werden kann, findet sie bislang kaum Eingang in therapeutische oder therapieleitende Prozesse« (Sachverständigenrat für die Konzertierte Aktion im Gesundheitswesen 2003, S. 40).

Subjektive Krankheitstheorien implizieren Vorstellungen, Assoziationen, Gedanken, Deutungen, aber auch individuelles Wissen der Patienten über das Krankheitsbild. Sie entstehen in der Auseinandersetzung mit der eigenen Krankheit oder in Konfrontation mit Krankheiten (von Angehörigen oder zu betreuenden Personen), münden durch eine kontinuierliche Rückmeldeschleife in ein individuelles Wissens- und Überzeugungssystem über die Krankheit und nehmen in unterschiedlicher Weise Einfluss auf das emotionale Befinden, den Verlauf, den Umgang mit der Krankheit (Coping), der Akzeptanz von Behandlungsempfehlungen (Compliance bzw. Adhärenz), einer möglichen beruflichen oder schulischen Integration und der Interaktion mit dem Helfer.

Eines der bekanntesten Konzepte über subjektive Krankheitstheorien ist das *CSM (Common Sense-Selbstregulationsmodell)*. Nach diesem Modell bildet eine Person zur Bewältigung der Erkrankung eine kognitive Repräsentation ihrer Krankheit, die mit fünf Faktoren beschrieben werden kann (vgl. Leventhal et al. 1992):

- *Krankheitsidentität*, d. h. mit der Erkrankung verbundene Krankheitssymptome und die laienhafte diagnostische Einordnung (»Was habe ich für eine Krankheit?«)
- *Krankheitsverlauf*, akut, chronisch oder zyklisch (»Wie lange dauert meine Krankheit und wie verläuft sie?«)
- *Ursachen und Auslöser* der Erkrankung, z. B. internal oder external (»Worauf ist meine Erkrankung zurückzuführen?«)
- *Konsequenzen*, d. h. der Grad der Bedrohung und die Auswirkungen auf die physische, soziale und psychische Funktionsfähigkeit (»Welche Folgen hat meine Krankheit?«)
- *Behandelbarkeit und Kontrollierbarkeit* durch Selbstkontrolle und Interventionen durch Experten (»Was und wer kann mir helfen?«). Im IPQ bzw. IPQ-R (Illness Perception Questionnaire-revidierte Version) wurden zum Faktor Kontrollierbarkeit zwei Subskalen konstruiert, zum einen persönliche Kontrollierbarkeit (im Sinne von Selbstwirksamkeit) und zum anderen Behandlungskontrolle (im Sinne von Ergebniserwartung)

Dieses Common Sense-Selbstregulationsmodell hat eine Fülle von empirischen Untersuchungen angeregt und wurde durch die Operationalisierung im Fragebogen IPQ-R (Illness Perception Questionnaire-revidierte Version) noch weiter ausdifferenziert (vgl. Glattacker et al. 2009), indem die Faktoren »emotionale Repräsentation« (»Welche Gefühle sind mit meiner Krankheit verbunden?«) und »Sinnhaftigkeit bzw. Kohärenzgefühl« als Metakognition, d. h. die mit der Krankheit einhergehende Frage nach dem Sinn der Krankheit, noch aufgenommen wurden (»Was will mir die Krankheit sagen?«).

Insgesamt haben die *subjektiven Krankheitskonzepte* der Patienten für die sozial- bzw. gemeindepsychiatrische Tätigkeit eine zentrale Bedeutung, da sie den Verlauf der Störung, den Behandlungsverlauf und die Adhärenz beeinflussen können. Sie ermöglichen es dem Helfenden, sich in die individuelle Situation des Patienten mit Respekt vor seiner Sicht der Störung hineinzuversetzen und stellen die Basis dar für den Aufbau eines differenzierten Krankheitsverständnisses mit dem Ziel der Einsicht in die Störung, der Adhärenz und der Optimierung des Coping.

Literatur

Angermeyer MC, Holzinger A, Carta MG et al. (2011) Biogenetic explanations and public acceptance of mental illness: systematic review of population studies. The British Journal of Psychiatry 199:367–372.
Antonovsky A (1979) Health, stress, and coping: New perspectives on mental and physical well-being. San Francisco: Jossey Bass.
Antonovsky A (1989) Die salutogenetische Perspektive: Zu einer neuen Sicht von Gesundheit und Krankheit. Meducs 2:51–57.
Antonovsky A (1993) Gesundheitsforschung versus Krankheitsforschung. In: Franke A, Broda M (Hrsg.) Psychosomatische Gesundheit. Versuch einer Abkehr vom Pathogenese-Konzept. Tübingen: dgvt-Verlag. S. 3–14.
Antonovsky A (1997) Salutogenese. Zur Entmystifizierung der Gesundheit. Tübingen: dgvt-Verlag.
Bandura A (1977) Self-efficacy: Toward a unifying theory of behavioral change. Psychological Review 84:191–215.
Bandura A (1997) Self-Efficacy. The Exercise of Control. New York: Freeman and Company.
Bandura A (2006) Toward a Psychology of Human Agency. Perspectives on Psychological Science 1:164–180.
Baumeister H, Krämer L, Brockhaus B (2008) Grundlagen psychologischer Interventionen zur Änderung des Gesundheitsverhaltens. Praxis Klinische Verhaltensmedizin und Rehabilitation 82:254–264.
Bengel J, Strittmatter R, Willmann H (2001) Was erhält Menschen gesund? Antonovskys Modell der Salutogenese-Diskussionsstand und Stellenwert. Erweiterte Neuauflage. Bundeszentrale für gesundheitliche Aufklärung (BZgA). Köln.
Bundesarbeitsgemeinschaft der überörtlichen Träger der Sozialhilfe BAGüS (2010) Entwicklung der Fallzahlen in der Eingliederungshilfe.
Egger JW (2005) Das biopsychosoziale Krankheitsmodell. Grundzüge eines wissenschaftlich begründeten ganzheitlichen Verständnisses von Krankheit. Psychologische Medizin 16(2):3–12.
Engel GL (1997) From biomedical to biopsychosocial. Psychotherapy and Psychosomatics 66:57–62.
Eriksson M, Lindström B (2006) Antonovsky's sense of coherence scale and the relation with health: a systematic review. The Journal of Epidemiology and Community Health 60:376–381.
Eriksson M, Lindström B (2007) Antonovsky's sense of coherence scale and its relation with quality of life: a systematic review. The Journal of Epidemiology and Community Health 61: 938–944.
Flensborg-Madsen T, Ventegodt S, Merrick J (2005) Why is Antonovsky's Sense of Coherence not Correlated to Physical Health? Analysing Antonovsky's 29-item Sense of Coherence Scale (SOC-29). The Scientific World Journal 5:767–776.
Glattacker M, Bengel J, Jäckel WH (2009). Die deutschsprachige Version des Illness Perception Questionnaire-Revised: Psychometrische Evaluation an Patienten mit chronisch somatischen Erkrankungen. Zeitschrift für Gesundheitspsychologie 17:158–169.
Kobasa SC (1979) Stressful life events, personality, and health: An inquiry into hardiness. Journal of Personality and Social Psychology 37:1–11.
Levenson H (1972) Distinctions within the concept of internal-external control: Development of a new scale. Proceedings of the 80th Annual Convention of the American Psychological Association 7:261–262.
Levenson H (1974) Activism and powerful others: Distinction within the concepts of internal-external control. Journal of Personality Assessment 38:377–383.
Leventhal H, Diefenbach MA, Leventhal EA (1992) Illness Cognition: Using common sense to understand treatment adherence and affect cognition interactions. Cognitive Therapy and Research 16:143–163.
Lundman B, Aléx L, Jonsén E, Norberg A, Nygren B, Fischer RS, Strandberg G (2010) Inner strength – a theoretical analysis of salutogenic concepts. International Journal of Nursing Studies 47(2):251–260.
Parabiaghi A, Bonetto C, Ruggeri M et al. (2006) Severe and persistent mental illness: a useful definition for prioritizing community-based mental health service interventions. Social Psychiatry and Psychiatric Epidemiology 41(6): 457–463.
Posadzki P, Stockl A, Musonda P et al. (2010) A mixed-method approach to sense of coherence, health behaviors, self-efficacy and optimism: Towards the operationalization of positive health attitudes. Scandinavian Journal of Psychology 51:246–252.
Rotter JB (1966) Generalized expectancies for internal versus external control of reinforcements. Psychological Monographs 80:1–28.
Ruggeri M, Leese M, Thornicraft G et al. (2000) Definition and prevalence of severe and persis-

Teil 3

tent mental illness. The British Journal of Psychiatry 177:149–155.
Rutter M (1995) Psychosocial resilience and protective factors. In: Rolf J, Masten A, Cicchett D, Nuechterlein K, Weintraub S (Hrsg.) Risk and protective factors in the development of psychopathology. Cambridge: Cambridge University Press. S. 181–214.
Sachverständigenrat für die Konzertierte Aktion im Gesundheitswesen-Gutachten 2003.
Scheier MF, Carver CS (1985). Optimism, coping, and health: Assessment and implications of generalized outcome expectancies. Health Psychology 4:219–247.
Scheier MF, Carver CS (1992). Effects of optimism on psychological and physical well-being: Theoretical overview and empirical update. Cognitive Therapy and Research 16:201–228.
Schulte D (1998) Psychische Gesundheit, Psychische Krankheit, Psychische Störung. In: Baumann U, Perrez M (Hrsg.) Klinische Psychologie–Psychotherapie. Bern: Huber. S. 19–32.
Schumacher J, Leppert K, Strauß Bet al. (2001). Resilienz als gesundheitlicher Protektivfaktor – Beziehungen zur Selbstwirksamkeitserwartung und zu körperlichen Beschwerden. (Manuskriptfassung vom 27.06. 2001).
Statistisches Bundesamt (Hrsg.) (2009) Statistik der schwerbehinderten Menschen Wiesbaden.
Statistisches Bundesamt (Hrsg.) (2011) Die Gesundheitsberichterstattung des Bundes 2011. Bonn.
Wälte D (2010) Selbstreflexive Kognitionen als Indikatoren für Status und Verlauf psychischer Störungen. Eine empirische Untersuchung zur Attribution, Selbstwirksamkeit und Kontrolle. Aachen: Shaker.
Williams DM (2010) Outcome Expectancy and Self-Efficacy: Theoretical Implications of an Unresolved Contradiction. Personality and Social Psychology Review 14(4):417–425.

6 Lebensstile

Vladeta Ajdacic-Gross und Kathrin Bollok

Kapitelübersicht

6.1 Einleitung
6.2 Begriffliche Auslegeordnung
6.2.1 Lebensstile
6.2.2 Soziale Milieus
6.3 Soziale Einflussfaktoren: konventionelle Konzepte
6.3.1 SES-Forschungstradition
6.3.2 Social-Support-Forschungstradition
6.3.3 Soziale Einflussfaktoren im Auf und Ab
6.4 Lebensstile/Milieus und psychische Krankheit/Gesundheit
6.4.1 Lebensstile/Milieus und Gesundheit
6.4.2 Lebensstile/Milieus und psychische Gesundheit
6.4.3 Chancen
6.4.4 Bleibende Probleme
6.4.5 Fazit und Ausblick

Teil 3

Zusammenfassung

Lebenslagen, Milieus, Lebensstile sind neuere sozialwissenschaftliche Konzepte, die die konventionelle Ungleichheits- und Ressourcenforschung ergänzen und teilweise auch ersetzen. Der Hintergrund dieser Entwicklung ist durch die zunehmende horizontale Differenzierung der modernen westlichen Gesellschaften gegeben. Ungleiche Chancen und Lebensbedingungen werden in zunehmendem Maße durch spezifische Lebenssituationen geprägt, auch innerhalb derselben Schichten bzw. Klassen. Dies gilt u. a. auch für die Gesundheit. Lebenslagen, Milieus, Lebensstile sind zugleich Omnibuskonzepte, die gleichzeitig verschiendene Merkmale umfassen. Im Fall der Lebensstile gehören dazu Handlungsmuster/Verhaltensweisen, aber auch Orientierungen, Meinungen, bewertende Einstellungen, Zielvorstellungen oder etwa Interaktionsmuster. Als personenorientierte Omnibuskonzepte erlauben sie die Typisierungen von Gruppen. Beispielhaft sind die so genannte Sinus-Milieus. Als typisierende Konzepte erleichtern sie die Beschreibung einer komplexen Realität, z. B. im Sinne gesundheitsfördernder oder risikoreicher Lebensstile. Im Gegensatz zur Public Health haben die personenorientierten Omnibuskonzepte in der Public Mental Health noch nicht Fuß gefasst.

6.1 Einleitung

Wäre dieser Beitrag vor einigen Jahren entstanden, so wäre er unter dem Titel *soziale Ungleichheit* oder vielleicht *Ressourcen, protektive Faktoren, Risikofaktoren* gestanden. Mit der Lebenslagen-, Milieu- und Lebensstilforschung wie auch mit dem Sozialkapitalansatz sind in den letzten beiden Jahrzehnten neue Konzepte in die Public Health eingeflossen, die das begriffliche und teilweise auch theoretische Instrumentarium erweitert haben. Mit gewisser Verzögerung finden sie auch in der Public Mental Health Eingang. Das Grundthema – soziale Einflussfaktoren – ist nach wie vor dasselbe, sodass nachzuzeichnen bleibt, welche neuen Perspektiven sich dank des neuen Instrumentariums eröffnen.

Dieser Beitrag liefert zunächst eine Auslegeordnung der Begriffe, zeichnet sodann kurz die Geschichte der Erforschung von sozialen Einflussfaktoren in Zusammenhang mit psychischer Krankheit/Gesundheit nach, um im abschließenden Teil auf die Perspektiven des Lebensstil-Ansatzes einzugehen.

Die Differenzierungen, die unterwegs immer wieder einen Blick wert sind, aber hier nicht umfassend eingelöst werden können, betreffen:

- Risiko- vs. protektive Faktoren (Verhaltensweisen etc.)
- Prävention von vs. Umgang mit psychischen Krankheiten
- Schizophrenie vs. andere Störungen
- Kontinuumskonzept psychischer Krankheiten sowie der psychischen Gesundheit

6.2 Begriffliche Auslegeordnung

Auf inhaltlicher Ebene sind Lebensstil- und Milieukonzepte der sozialwissenschaftliche Bewältigungsversuch, mit einer in den letzten Jahrzehnten stark gewachsenen horizontalen Differenzierung der Gesellschaft klarzukommen. Die Schlagwörter hierzu sind etwa Pluralisierung oder Individualisierung. Die horizontale Differenzierung ist vielleicht am unmittelbarsten bei der zunehmenden Vielfalt der Jugendsubkulturen nachzuvollziehen, sie umfasst jedoch auch viele weitere Gruppen in der Gesellschaft (z. B. differenziert nach Geschlecht, Alter, Nationalität, Zivilstand/Partnerbeziehung). Auf den ersten Blick mag es überraschend scheinen, dass nicht nur die vertikale, sondern auch die horizontale Differenzierung der Gesellschaft mit einer Reihe von Ungleichheiten einhergeht, dies unter anderem auch in Bezug auf Gesundheit und Krankheit (Hradil 2006).

Begriffe wie Lebenslagen, Lebensstile, Milieus und Sozialkapital ermöglichen einen leichteren, flexibleren Umgang mit zunehmend komplexer werdenden gesellschaftlichen Differenzierungen. Sie tun dies interessanterweise nicht durch eine präzise Fassung solcher Differenzierungen, sondern als Omnibuskonzepte, die von vornherein verschiedenste Dimensionen beinhalten und miteinander verknüpfen. Insbesondere Lebenslagen, Lebensstile und Milieus vollführen dabei einen Perspektivenwechsel: Sie dienen weniger dazu, inhaltliche Dimensionen oder Einflussfaktoren zu fassen, sondern dazu, anhand einer Auswahl der letzteren unterschiedliche soziale Subgruppen zu typisieren.

6.2.1 Lebensstile

Lebensstile bezeichnen miteinander verknüpfte individuelle oder gruppenspezifische:

- Handlungsmuster bzw. Verhaltensweisen
- Orientierungen, Meinungen, bewertende Einstellungen, Zielvorstellungen
- Interaktionsmuster (vgl. dazu Hradil 2006, S. 46; Jungbauer-Gans 2002)

Manche Autoren erweitern den Begriff um Ressourcen (z. B. Abel 1999). Die Neigung, dem Begriffsfeld auch Ressourcen beizufügen, herrscht vor allem im Kontext Gesundheit vor.

Als Zusatzmerkmal ist zu berücksichtigen, dass Lebensstile »zeitlich relativ stabile, typische Muster« (Abel 2003, S. 297) abbilden und in der »Organisation und expliziten Gestaltung des Alltags augenscheinlich« (Ritterbach 2009, S. 37) werden. Im erweiterten Sinne spricht man beispielsweise von gesundheitsförderlichen Lebensstilen, risikoreichen Lebensstilen, asketischen, alternativen, aktiven etc. Lebensstilen.

6.2.2 Soziale Milieus

Der aktuelle Milieu-Begriff verknüpft auf der horizontalen Ebene Lebensstile mit Wertorientierungen einerseits und vertikal angeordnete soziale Lagen – Positionierungen im Schichtungssystem – andererseits. Er dient der sozialen Verortung von sozialen Gruppen, ähnlich wie dies sein Vorgänger – der Subkultur-Begriff – getan hat. Daran erinnert auch ein älterer Definitionsversuch von Nowak und Becker:

> »Soziale Milieus [...] fassen Menschen zusammen, die sich in Lebensauffassung und Lebensweise ähneln, die also subkulturelle Einheiten innerhalb der Gesellschaft bilden« (Nowak und Becker 1985, S. 14, nach Jungbauer-Gans 2002).

Gegenüber dem früher üblichen Milieu-Begriff (»*katholisches Milieu*«, »*Arbeitermilieu*«) erlaubt der aktuelle Begriff spezifischere Charakterisierungen sozialer Gruppen. Unter den verschiedenen Milieu-Typologien haben die *SINUS-Milieus* den höchsten Bekanntheitsgrad erreicht. Diese kommerziell genutzte Typologie (vgl. http://www.sinus-institut.de) differenziert soziale Gruppen in der Gesellschaft entlang deren sozialer Lage (Unterschicht – Mittelschicht – Oberschicht) und deren grundlegenden Wertorientierungen (Tradition – Modernisierung/Individualisierung – Neuorientierung) wie folgt: konservativ-etabliertes Milieu/liberal-intellektuelles Milieu/Milieu der Performer/expeditives Milieu/bürgerliche Mitte/adaptiv-pragmatisches Milieu/sozialökologisches Milieu/traditionelles Milieu/prekäres Milieu/hedonistisches Milieu.

6.3 Soziale Einflussfaktoren: konventionelle Konzepte

Die Geschichte der Erforschung sozialer Einflussfaktoren in der Psychiatrie ist zugleich auch jene einer wechselhaften Hassliebe zwischen Soziologie und Psychiatrie. Im deutschsprachigen Raum lässt sich dies bis zum Beginn des 20. Jahrhunderts, d. h. bis zum Entstehen der Sozialpsychiatrie, zurückverfolgen (vgl. Finzen o.J., Kilian 2008).

Die Schizophrenie und andere Psychosen spielen in der Diskussion um soziale Einflussfaktoren zur psychischen Gesundheit eine herausragende Rolle (Abschnitt 6.3.3). Vor dem Hintergrund, dass die meisten Risikowie auch protektiven Faktoren unspezifisch für die meisten psychischen Störungen gelten, sind viele Aussagen zur Schizophrenie im Sinne von pars pro toto zu sehen.

6.3.1 SES-Forschungstradition

Die erste Grundlage der Diskussion um soziale Einflussfaktoren bildet der Zusammenhang zwischen sozioökonomischem Status (SES – typischerweise vorgegeben durch Bildung, Beruf und Einkommen) und Raten psychischer Krankheiten. In der englischsprachigen Literatur ragen um die Mitte des 20. Jahrhunderts vor allem drei große sozialepidemiologische, ökologische Studien heraus:

- Die Chicago-Studie von Faris und Dunham (1939)
- Die New Haven-Studie von Hollingshead und Redlich (1958)
- Die Midtown Manhattan-Studie von Srole (1962)[1]

Die Studien fanden überproportional hohe Raten von psychiatrisch behandelten Patienten bzw. Prävalenzraten psychischer Krankheiten vor, insbesondere auch Schizophrenie, in ärmeren Stadtquartieren bzw. unter Probanden mit tieferem SES.

Wie so oft in soziologisch geprägten Diskussionen wurde die voraussichtliche Vielfalt der den Assoziationen zugrundeliegenden Mechanismen auf wenige konkurrierende Entweder-Oder-Alternativen zurückgestutzt, die wahlweise gegeneinander ausgespielt oder in Vorrangstellung gebracht werden:[2]

- *Soziale Verursachung* (»social causation«): Tiefer SES ist über Benachteiligung und sozialen Stress, z. B. im Kontext der Desorganisation von Quartieren oder durch Heranwachsen in Familien mit tiefem SES, an der Entstehung psychischer Krankheiten ursächlich beteiligt.
- *Soziale Selektionsprozesse* (»social selection«): a) Selektion bereits während der Entwicklung der Symptome und der Prodromalphase, indem Betroffene tiefere SES-Positionen einnehmen oder erreichen;[3] b) Selektion nach Ausbruch der Krankheit im Sinne, dass Betroffene in tiefere Schichten abdriften, z. B. indem sie arbeitslos werden oder in ärmere Quartiere ziehen (»Drift-Hypothese«).

Im Wesentlichen steckt in den Gegenüberstellungen auch die Frage nach der Verortung der sozialen Einflüsse entweder im Kontext der Ätiologie oder im Kontext der Konsequenzen psychischer Erkrankungen in Bezug auf Bewältigung, Statusverlust, vertikale wie auch horizontale Mobilität.

Was sich zunächst auf der ökologischen Ebene zeigte, ließ sich auch auf individueller Ebene bestätigen und dazu ausweiten (Dohrenwend 1990, Hudson 2005, Fryers et al. 2003, Fryers et al. 2005). Menschen aus tieferen Schichten, mit einem tiefen sozioökonomischen Status (SES), tiefen Einkommen, tiefer Bildung, gelegentlicher oder andauernder Arbeitslosigkeit haben nicht nur eine erhöhte Wahrscheinlichkeit, an Schizophrenie bzw. einer anderen schweren psychischen Störung zu erkranken, sondern auch

1 Die Midtown Manhattan-Studie war zugleich die erste große populationsbezogene Studie zur psychischen Gesundheit in den USA. Sie kam sehr in die Schlagzeilen – u. a. deshalb, weil sie zeigen konnte, dass bestenfalls 20 % der Bevölkerung frei von psychischen Beschwerden leben.

2 Ein anschauliches Beispiel für die Argumentationsmuster bietet der ansonsten ausgezeichnete Übersichtsartikel von Jungbauer-Gans und Gross (2006).

3 Mit der Entwicklung und zunehmenden Beachtung des Kontinuums-Konzepts in der Psychiatrie (Johns und van Os 2001) gewinnt dieser Erklärungsansatz eine ungeahnte Aktualität.

- hospitalisiert zu werden,
- für eine Chronifizierung der Erkrankung,
- für Komorbidität mit anderen psychischen Erkrankungen.

Neuere Studien versuchen mit modernen statistischen Methoden wie z. B. der Mehrebenenanalyse die Effekte auf aggregierter und individueller Ebene zu separieren. Beispielsweise fanden Weich et al. (2001) bei der Analyse von Daten des *British Household Panel Survey*, dass bei Personen mit den höchsten Einkommen psychische Krankheiten öfter in Regionen mit großen Einkommensunterschieden vorkommen, während das Gegenteil für Personen mit den tiefsten Einkommen zutrifft.

6.3.2 Social-Support-Forschungstradition

Bereits Faris und Dunham führten als möglichen Grund für die höheren Schizophrenieraten in zentrumsnahen Gebieten von Chicago die soziale Isolation auf. Verschiedene weitere Studien untersuchten die Wichtigkeit der sozialen Unterstützung, bzw. der sozialen Integration (Hughes und Gove 1981). Sehr populär wurde das Konzept der sozialen Unterstützung in den 1980er Jahren (Cohen und Syme 1985, Kahn und Antonucci 1980).

Funktional werden unterschiedliche Formen der sozialen Unterstützung differenziert: emotionale, instrumentelle, informative, evaluative (Trojan und Legewie 2000, S. 68). Im weiteren differenziert wird der Kontext der Unterstützung: alleine bzw. gemeinsam mit anderen leben, Partner haben, soziale Kontakte pflegen etc. Vor allem enge Beziehungen erhöhen in schwierigen Zeiten (u. a. bei psychischen Beschwerden, Suizidalität etc.) die Wahrscheinlichkeit, soziale Unterstützung zu erfahren. Im Gegensatz zur SES-Forschungstradition beteiligte sich die Psychologie bereits früh und kontinuierlich an dieser Forschungsrichtung (Schwarzer und Leppin 1991, Schwarzer et al. 2004), und sie steuert heute den Großteil der Forschungsergebnisse bei.

Die Implikationen sind analog zu den SES-Variablen (Abschnitt 6.3.1) sowohl protektiv im ätiologischen Sinne wie auch unterstützend in Bezug auf die Bewältigung der Beschwerden und ihrer sozialen Konsequenzen. Soziale Unterstützung kann jedoch mit paradoxen negativen Effekten einhergehen, z. B. in Form von Beziehungsstress oder sozialer Ansteckung bezüglich ungesunder Verhaltensweisen (Umberson und Montez 2010). Wenig beachtet sind auch paradoxe Effekte der partnerschaftlichen Unterstützung im Kontext psychischer Gesundheit: Aus Inanspruchnahme-Studien geht Partnerschaft als der wichtigste Einflussfaktor hervor, weshalb selbst bei einer schweren Depression betroffene Menschen keine professionelle Hilfe aufsuchen (Burns et al. 2003).

6.3.3 Soziale Einflussfaktoren im Auf und Ab

Schon lange, z. B. in der Diskussion zu erfolgreichem Altern in den 1970er Jahren, hatte sich herauskristallisiert, dass Gesundheit nach dem Prinzip funktioniert, dass ein (Un-)Glück selten allein kommt. In der Gemeinschaft gut integriert zu sein, viele, mitunter nahe Freunde zu haben, verschiedenen Interessen und intellektuellen Beschäftigungen nachzugehen, sich gesund zu ernähren und sich genügend zu bewegen – all dies hängt eng mit der Schichtzugehörigkeit, mit Bildungsstatus und anderen SES-Variablen zusammen. Und alles wiederum mit einem erfüllten und v. a. gesünderen Altern, mit einer längeren Lebenserwartung, und mit weniger psychischen Problemen. Bestimmte Figuration von Risikofaktoren (wie auch von protektiven Faktoren), von Verhaltensweisen wie auch von exogenen Faktoren tendieren dazu, sich in jeweiligen Subgruppen und -kulturen (bzw. dem aktuellen Soziologenjargon folgend: in Lebensstilen und Milieus) zu konzentrieren.

Dennoch hatten soziale Einflussfaktoren in der Psychiatrie gegen Ende des 20. Jahrhunderts einen zunehmend schweren Stand gegenüber biologischen Krankheitsmodellen wie auch der Genetik. Dafür mag es mehrere Gründe geben:

- Einerseits hat in der Beziehung zwischen Soziologie und Psychiatrie seit den 1970ern hauptsächlich der symbolische Interaktionismus mit seinen sehr speziellen Erkenntnisinteressen den Ton angegeben.
- Anderseits haben sich die neurobiologische und genetische Forschung gegenüber Sozialpsychiatrie oder Epidemiologie mit großen, noch für eine ganze Weile uneinlösbaren Versprechungen in den Vordergrund gedrängt.
- Schließlich stellen soziale Einflussvariablen in der Regel nicht mehr als Proxies oder Korrelate psychischer Gesundheit/Krankheit dar. Der Reiz von Proxies, die geringe Effektstärken aufweisen und nur auf einer sehr abstrakten Ebene interpretierbar sind, hat eine beschränkte Halbwertszeit. Daran können auch Ganzheitlichkeitskonzepte wie das »biopsychosoziale Modell« nicht allzu viel ändern.

Vor diesem Hintergrund erscheint das zunehmend wiedererwachende Interesse an sozialen Einflussfaktoren geradezu als Ironie der Geschichte. Dabei spielt, um den Kreis zu schließen, auch die epidemiologische Schizophrenieforschung der letzten beiden Jahrzehnte eine Schlüsselrolle. Zu den irritierendsten Befunden gehört der Zusammenhang zwischen Urbanizität und Schizophrenie: In der Stadt aufgewachsen zu sein, steigert das Schizophrenierisiko, auch wenn alle relevanten Confounder-Variablen kontrolliert werden (March et al. 2008, Kelly et al. 2010). Ähnlich irritierend ist der Zusammenhang zwischen Migration und Schizophrenie: Migranten haben ein erhöhtes Risiko für Schizophrenie und andere psychotische Erkrankungen, wiederum trotz Kontrolle der Confounders (Morgan et al. 2010, Bourque et al. 2011). Unerwartet gewinnt die soziale Verursachungshypothese der Schizophrenie an neuem Interesse.

Daneben sind auf der Seite der individuellen Einflussfaktoren Risiko- und protektive Faktoren in den Fokus gerückt wie Rauchen (Depression: Paperwalla et al. 2004), Cannabiskonsum (Psychosen und Depression: Moore et al. 2007), Ernährung (Depression: Jacka et al. 2010), Bewegung (Depression: Jacka et al. 2011; Sidhu et al. 2009). Während der biologische Hintergrund hier vorgegeben erscheint, sind doch alle diese Risikofaktoren in ausgeprägter Weise sozial überformt und fließen u. a. als Komponenten in schicht- bzw. milieuspezifische Lebensstile ein.

6.4 Lebensstile/Milieus und psychische Krankheit/ Gesundheit

6.4.1 Lebensstile/Milieus und Gesundheit

Die Zusammensetzung von gesundheitsbezogenen oder etwa risikoreichen Lebensstilen orientiert sich nach wie vor primär an somatischer Gesundheit bzw. daran, was sich mit den Vorstellungen einer – polemisch formuliert – Herz-Kreislauf-Public-Health[4] deckt: Rauchen, Alkoholkonsum, Essgewohnheiten, Bewegung und sportliche Betätigung, Entspannung, Schlafverhalten (Cassidy et al. 2004, Rohrer et al. 2005). Hradil (2006, S. 47) unterscheidet dabei folgende Gesundheitslebensstile:

- *Interventionisten* mit einem rationalen und sehr gesundheitsbewussten Verhaltenstyp
- *Gesundheitspraktiker*
- *Gesundheitsnihilisten* haben »ungesunde« Essgewohnheiten, treiben selten Sport, trinken vergleichsweise viel Alkohol und rauchen häufig

Demgegenüber hält Ritterbach fest:

> »Wer nicht raucht, übermäßigen Alkoholkonsum vermeidet, Sport treibt, auf ausgewogene Ernährung achtet und ausreichend schläft, verhält sich nach vielen Untersuchungen gesundheitsbewusst. [...] Ein gesundheitsbezogener Lebensstil umfasst wesentlich mehr Komponenten, wobei jeweils präventive und ressourcenorientierte Auswirkungen beachtet werden sollten. Über Ernährung und Bewegung hinaus sind die Regulation von Aktivierung und Emotionalität, die Fähigkeit Probleme und Konflikte zu lösen und dem Leben Ziele und Sinn zu geben, entscheidend für einen gesunden Lebensstil« (Ritterbach et al. 2009, S. 72).

6.4.2 Lebensstile/Milieus und psychische Gesundheit

Ähnlich positioniert sich Walsh (2011) in einem ersten größeren Übersichtsartikel zur Verknüpfung von Lebensstilen und psychischer Gesundheit. Bei ihm steht die Aussage im Vordergrund, dass bislang die Wichtigkeit von sogenannten Lifestyle-Faktoren auf die psychische Gesundheit unterschätzt wird, und zwar nicht zuletzt im therapeutischen Sinn. Er nennt folgende *therapeutic life changes*: Bewegung, Ernährung, in der Natur verbrachte Zeit, Beziehungen, Erholung, Entspannung und Stressmanagement, religiöse und spirituelle Betätigung und Dienst am Nächsten.

Mit diesen Erweiterungen gerät die Diskussion an eine Weggabelung. Ein Weg zweigt ab Richtung *individualpsychologisches Gesundheitsverhalten und Salutogenese*. Es macht grundsätzlich durchaus Sinn, die Lebensstilkonzepte um Persönlichkeitseigenschaften und die Nutzung mentaler und psychischer Skills zu ergänzen. Zum Reservoir der Konzepte gehören u. a.: Kontrollüberzeugungen, Selbstwertgefühl, Self-Efficacy, Sense of Coherence, Empowerment, Coping-Skills, Resilience. Gesundheitsförderliche Eigenschaften und Skills sind mit SES-Variablen assoziiert (Mauz und Jacobi 2008), dadurch indirekt auch mit unterschiedlichen Milieus. Nichtsdestotrotz ist diese Forschungsrichtung, indem sie sich einseitig weiter und weiter persönlichkeitsbezogen ausdifferenziert, tatsächlich auch immer weiter davon entfernt, sich mit den gesellschaftlich oder

4 Wer mit der Polemik nicht einig geht, möge im Gedankenexperiment nachvollziehen, welche Rolle in der Public Health z. B. Autoimmun- und neurologische Erkrankungen spielen.

sozietal ansetzenden Konzepten zu verknüpfen.[5]

Der zweite Weg folgt der Richtung *soziale Unterstützung*, in letzten Jahren v. a. in der Abwandlung als Sozialkapitalansatz (Siegrist et al. 2006). Auch *soziales Kapital* ist ein Omnibuskonzept wie Lebensstile oder Milieus, und wie diese eng mit SES-Variablen verknüpft. Im Unterschied zu Lebensstilen oder Milieus ist das Sozialkapitalkonzept nicht zur Gruppierung und Typenbildung geeignet, sondern umfasst soziale Ressourcen, also Einflussfaktoren im engeren Sinne. Komponenten des sozialen Kapitals umfassen neben sozialer Unterstützung (und je nach Definition): soziale Beziehungen und sich daraus ergebende Opportunitäten (Bourdieu), soziale Netzwerke (Lin Nan), Figurationen aus: sozialem Engagement, Identität und Solidarität in der Gemeinschaft, Reziprozität und Kooperationsnormen, Vertrauen in soziale Beziehungen (Putnam) (Whitley und McKenzie 2005). Besondere Dynamik entwickelt ausserdem der Netzwerkansatz, dies auch ohne Hilfe des populäreren Geschwisters (Valente 2010).

Die Operationalisierung des Sozialkapitalansatzes erfolgt über einzelne Subkonzepte, die separat ausgewertet und optional nachträglich zu einem Index zusammengefasst werden. Nüchtern betrachtet geht es primär um die Subkonzepte.[6] Die Ergebnisse entsprechen den Erwartungen, wo bekannter Boden nicht verlassen wurde, bringen interessante Differenzierungen zu Tage, wo einzelne Subkonzepte einander gegenübergestellt werden (Franzen und Freitag 2007), oder leiden an Operationalisierungsbemühungen, die ähnlich unglücklich ausfallen wie bei den salutogenetischen Konzepten.[7]

Während der Hype bei den Lebensstil- und Milieukonzepten in den 2000er Jahren nachgelassen hat, ist er beim Sozialkapitalansatz ungebrochen. Die Forschungsliteratur umfasst inzwischen eine ganze Reihe von Arbeiten zur Psychiatrie und Public Mental Health (vgl. Whitley und McKenzie 2005).

6.4.3 Chancen

Omnibuskonzepte wie Lebensstile und Milieus erleichtern als Typologien die beschreibende Wahrnehmung der Wirklichkeit und befruchten damit die empirische Forschung. Vor allem aber sind sie handlungs-, markt- bzw. politiknah. Als Typologien *höherer Ordnung* differenzieren sie nicht, sondern sie

5 Aus kritischer Sicht sind weitere Beobachtungen zu nennen, die noch mehr Zweifel an der Integrierbarkeit salutogenetischer Konzepte aufkommen lassen: a) die *Euphorie*, die Zahl und die Redundanz der Konzepte wird stetig größer, sodass sich eine ähnliche Entwicklung abzeichnet wie jene, die zur Vielzahl psychotherapeutischer Schulen geführt hat; b) die *Operationalisierungen* der Konzepte sind nach wie vor miserabel, indem sie primär Merkmalsfigurationen beinhalten, die einem Negativ-Abziehbild von Depression und anderen psychischen Störungen entsprechen (Geyer 1997); die Operationalisierungen verstellen den Blick auf die wesentlichen Konzeptinhalte.

6 Es wäre naiv, etwas anderes zu erwarten, da beim Sozialkapitalansatz primär Ressourcen im Fokus stehen – damit zugleich kausale Mechanismen und konventionelle, variablenzentrierte Analyseansätze. Anders stellt sich die Ausgangslage bei typisierenden bzw. personenzentrierten Ansätzen wie Milieus oder Lebensstilen dar.

7 Als Beispiel sei die Operationalisierung von Vertrauen in soziale Beziehungen im European Social Survey (http://www.europeansocialsurvey.org/) anhand von drei Fragen aufgeführt: 1. Glauben Sie, das man den meisten Menschen vertrauen kann, oder dass man im Umgang mit anderen Menschen nicht vorsichtig genug sein kann? 2. Glauben Sie, dass die meisten Menschen versuchen, Sie auszunutzen, wenn Sie die Gelegenheit dazu haben, oder versuchen die meisten Menschen, sich fair zu verhalten? 3. Glauben Sie, dass die Menschen meistens auf den eigenen Vorteil bedacht sind? Abgesehen davon, dass positive und negative Statements durchmischt werden, geben die negativen Statements primär Paranoia-Symptome wieder.

verknüpfen Subkonzepte unter ein- und demselben Label. Dadurch eröffnet sich die Möglichkeit, unterschiedliche strukturelle wie auch Verhaltens-, Wissens-, Einstellungskomponenten gemeinsam zu überschauen, horizontale und vertikale Differenzierungen simultan zu betrachten, strukturelle und soziokulturell bedingte Ungleichheiten miteinander zu verknüpfen etc. Damit ermöglichen sie neue Perspektiven, die für Forschende gleichermaßen fruchtbar sein können wie für Kliniker. Dies auch ohne abzuwarten, wie weit die Idee der *therapeutic life changes* in der Anamnese und der Behandlung tragfähig sein wird.

Zugleich lassen Omnibuskonzepte den Einbezug weiterer Komponenten offen. Zum Beispiel wäre die Zeit- bzw. Zukunftswahrnehmung (Guthrie et al. 2009) eine wichtige zusätzliche Komponente und das Verhalten im Raum deren logische Fortsetzung, von den salutogenetischen Konzepten einmal abgesehen. Omnibuskonzepte lenken im Weiteren die Aufmerksamkeit auf Verstärkungsphänomene und Interaktionseffekte.

6.4.4 Bleibende Probleme

Milieus und Lebensstile sind Konzepte, die uns helfen, die Komplexität von Verhaltensweisen, sozialen Verortungen etc. zu überschauen und zu gliedern, aber sie helfen uns nur beschränkt, jene darüber hinaus auch zu verstehen. Zudem gibt es das kleine Missverständnis in der Soziologie, dass Typologien an sich viel Theorie beinhalten. Dabei wiederholt sich dasselbe Problem, das in der Interpretation von Analysen mit personengruppierenden Ansätzen (wie z. B. Clusteranalyse) anzutreffen ist: Subgruppenbildung kann die kausale Analyse bereichern, jedoch nicht ersetzen.

6.4.5 Fazit und Ausblick

Während Omnibuskonzepte heuristisch ausgesprochen stimulierend sein können, taugen sie selbstredend wenig, um höchst komplexen Sachverhalten analytisch beizukommen. Um das eine mit dem anderen zu verbinden, braucht es gewissermaßen Übersetzungsarbeit zwischen den typenbildenden, personengruppierenden Konzepten und kausalen Modellen. Es braucht einen (oder mehrere) Interpretationsrahmen, die der Komplexität des Gegenstandes Rechnung tragen – theoretisch und empirisch. Auf jeden Fall braucht es Zeit, bis die Hoffnungen, die den Lebensstil- und Milieukonzepten entgegengebracht werden, in der Public Mental Health auch einen Gegenwert finden.

Möglicherweise reicht dies alles nicht. Während Lebensstil- und Milieukonzepte sehr gut zur konventionellen Public Health passen, ist es irritierend, wie wenig Resonanz sie in der Public Mental Health gefunden haben. Vorausgesetzt, dass der Gegenstand der Psychiatrie um Dimensionen komplexer ist als jener der Herz-Kreislauf-Medizin, ist die mangelnde Resonanz vermutlich kein Zufall. Adaptierte (oder neue) Omnibuskonzepte könnten besser geeignet sein, z. B. solche, die sich stärker an Belastungen und Ressourcen orientieren statt an Einstellungen und Orientierungen.

Literatur

Abel T, Buddeberg C (2003) Psychosoziale Medizin. Berlin, Heidelberg: Springer.

Abel T, Walter E, Niemann S et al. (1999) The Berne-Munich Lifestyle Panel. Soz Praventivmed 44:91–106.

Bourque F, van der Ven E, Malla A (2011) A meta-analysis of the risk for psychotic disorders among first- and second-generation immigrants. Psychol Med 41:897–910.

Burns T, Eichenberger A, Eich D et al. (2003) Which individuals with affective symptoms seek help? Results from the Zurich epidemiological study. Acta Psychiatr Scand 108: 419–426.

Cassidy K, Kotynia-English R, Acres J, Flicker L, Lautenschlager NT, Almeida OP (2004) Association between lifestyle factors and mental health measures among community-dwelling older women. Aust N Z J Psychiatry 38:940–947.

Cohen S, Syme SL (1985) Social support and health. Orlando: Academic Press.

Dohrenwend BP (1990) Socioeconomic status (SES) and psychiatric disorders. Soc Psychiatry Psychiatr Epidemiol 25:41–47.

Faris REL, Dunham HW (1939) Mental disorders in urban areas: an ecological study of schizophrenia and other psychoses. Chicago: University of Chicago Press.

Finzen A (o. J.). Psychiatrie und Soziologie. Eine Einladung.

Franzen A, Freitag M (2007) Aktuelle Themen und Diskussionen der Sozialkapitalforschung. In: Franzen A, Freitag M (Hrsg.) Sozialkapital. Grundlagen und Anwendungen, Kölner Zeitschrift für Soziologie und Sozialpsychologie, Sonderheft 47. Wiesbaden: VS Verlag. S. 7–22.

Fryers T, Melzer D, Jenkins R (2003) Social inequalities and the common mental disorders: a systematic review of the evidence. Soc Psychiatry Psychiatr Epidemiol 38:229–237.

Fryers T, Melzer D, Jenkins R et al. (2005) The distribution of the common mental disorders: social inequalities in Europe. Clin Pract Epidemiol Ment Health 1:14.

Geyer S (1997) Some conceptual considerations on the sense of coherence. Soc Sci Med 44:1771–1779.

Guthrie LC, Butler SC, Ward MM (2009) Time perspective and socioeconomic status: a link to socioeconomic disparities in health? Soc Sci Med 68:2145–2151.

Hollingshead AB, Redlich FC (1958) Social class and mental illness. New York: Wiley.

Hradil S (2006) Was prägt das Krankheitsrisiko: Schicht, Lage, Lebensstil? Gesundheitliche Ungleichheit. In: Richter M, Hurrelmann K (Hrsg.) Gesundheitliche Ungleichheit. Grundlagen, Probleme, Konzepte. Wiesbaden: VS Verlag für Sozialwissenschaften. S. 33–52.

Hudson CG (2005) Socioeconomic Status and Mental Illness: Tests of the Social Causation and Selection Hypotheses. Am J Orthopsychiatry 75:3–18.

Hughes M, Gove WR (1981) Living Alone, Social Integration, and Mental Health. AJS 87:48–74.

Jacka FN, Pasco JA, Mykletun A et al. (2010) Association of Western and traditional diets with depression and anxiety in women. Am J Psychiatry 167:305–311.

Jacka FN, Pasco JA, Williams LJ et al. (2011) Lower levels of physical activity in childhood associated with adult depression. J Sci Med Sport 14:222–226.

Johns LC, van Os J (2001) The continuity of psychotic experiences in the general population. Clin Psychol Rev 21:1125–1141.

Jungbauer-Gans M (2002) Ungleichheit, soziale Beziehungen und Gesundheit. Wiesbaden: Westdeutscher Verlag.

Jungbauer-Gans M, Gross C (2006) Erklärungsansätze sozial differnzierter Gesundheitschancen. In: Richter M, Hurrelmann K (Hrsg.) Gesundheitliche Ungleichheit. Wiesbaden: VS Verlag für Sozialwisenschaften. S. 72–89.

Kahn RL, Antonucci TC (1980) Convoys over the life course: attachment, roles, and social support. In: Baltes PB, Brim OG (Hrsg.) Life-span development and behavior. New York: Academic Press. S. 254–287.

Kelly BD, O'Callaghan E, Waddington JL et al. (2010) Schizophrenia and the city: A review of literature and prospective study of psychosis and urbanicity in Ireland. Schizophr Res 116:75–89.

Kilian R (2008) Die Bedeutung der Soziologie psychischer Gesundheit und Krnakheit im Zeitalter der biologischen Psychiatrie. Soziale Probleme 19:136–149.

March D, Hatch SL, Morgan C et al. (2008) Psychosis and place. Epidemiol Rev 30:84–100.

Mauz E, Jacobi F (2008) Psychische Störungen und soziale Ungleichheit im Geburtskohortenvergleich. Psychiat Prax 35:343–352.

Moore TH, Zammit S, Lingford-Hughes A et al. (2007) Cannabis use and risk of psychotic or affective mental health outcomes: a systematic review. Lancet 370:319–328.

Morgan C, Charalambides M, Hutchinson G et al. (2010) Migration, ethnicity, and psychosis: toward a sociodevelopmental model. Schizophr Bull 36:655–664.

Paperwalla KN, Levin TT, Weiner J et al. (2004) Smoking and depression. Med Clin North Am 88:1483–1494, x–xi.

Ritterbach U, Nicolaus J, Spörhase U et al. (2009) Leben nach Herzenslust? Lebensstil und Gesundheit aus psychologischer und pädagogischer Sicht. In: Nicolaus J, Ritterbach U, Spörhase U, Schleider K (Hrsg.). Freiburg: Centaurus Verlag & Media. S. 51–78.

Rohrer JE, Pierce JR, Jr., Blackburn C (2005) Lifestyle and mental health. Prev Med 40:438–443.

Schwarzer R, Knoll N, Rieckmann N (2004) Social support. In: Kaptein A, Weinman J (Hrsg.) Health Psychology. Oxford:Blackwell. S. 158–182.

Schwarzer R, Leppin A (1991) Social support and health: A theoretical and empirical overview. Journal of Personal and Social Relationships 8:99–127.

Sidhu KS, Vandana P, Balon R (2009) Exercise prescription: a practical effective therapy for depression. Curr Psychiatry 8:39–51.

Siegrist J, Dragano N, von dem Knesebeck O (2006) Soziales Kapital, soziale Ungleichheit und Gesundheit. In: Richter M, Hurrelmann K (Hrsg.) Gesundheitliche Ungleichheit. Grundlagen, Probleme, Konzepte. Wiesbaden: VS Verlag für Sozialwissenschaften. S. 157–170.

Srole L, Langner TS, Michael ST et al. (1962) Mental health in the Metropolis: the Midtwon Manhattan Study. New York: McGraw Hill.

Trojan A, Legewie H (2000) Nachhaltige Gesundheit und Entwicklung – Leitbilder, Politik und Praxis der Gestaltung gesundheitsförderlicher Umwelt- und Lebensbedingungen. Frankfurt: Verlag für Akademische Schriften.

Umberson D, Montez JK (2010) Social relationships and health: a flashpoint for health policy. J Health Soc Behav 51(Suppl):54–66.

Valente TW (2010) Social networks and health. New York: Oxford.

Walsh R (2011) Lifestyle and mental health. Am Psychol 66:579–592.

Weich S, Lewis G, Jenkins SP (2001) Income inequality and the prevalence of common mental disorders in Britain. Br J Psychiatry 178:222–227.

Whitley R, McKenzie K (2005) Social capital and psychiatry: review of the literature. Harv Rev Psychiatry 13:71–84.

7 Lebensübergänge und psychische Gesundheit

Regula Lehmann und Mike Martin

Kapitelübersicht

7.1 Einführung
7.1.1 Was sind Lebensübergänge?
7.1.2 Welche Auswirkungen können Lebensübergänge haben?
7.1.3 Welche Faktoren werden im Anpassungsprozess nach einem Lebensübergang wirksam?
7.2 Spezifische Lebensübergänge und ihre Auswirkungen auf die psychische Gesundheit
7.2.1 Adoleszenz
7.2.2 Junges und mittleres Erwachsenenalter
7.2.3 Höheres Erwachsenenalter
7.3 Fazit

Zusammenfassung

Lebensübergänge oder Transitionen gelten als kritische Punkte in der lebenslangen Entwicklung. Im Fall ihrer Bewältigung sind sie Voraussetzung für den Erhalt von Gesundheit und Lebensqualität und können als natürliche Entwicklungsinterventionen verstanden werden. Unter ungünstigen Voraussetzungen ist die Bewältigung gefährdet und es kann zu erheblichen negativen Effekten auf die psychische Gesundheit kommen. Je nach Lebensphase unterscheiden sich die Qualität und die möglichen Folgen der Ereignisse. Daher werden eine lebensphasenspezifische Betrachtung der Risiken von Transitionen für die Entwicklung der psychischen Gesundheit vorgeschlagen und für jede Lebensphase die Risiko- und Schutzfaktoren und die Effekte auf den weiteren Verlauf der psychischen Gesundheit auf der Basis der einschlägigen Forschung dargestellt.

7.1 Einführung

7.1.1 Was sind Lebensübergänge?

Die Entwicklung über die Lebensspanne aller Individuen ist mit dem Erleben von Lebensübergängen verbunden. Zahlreiche dieser Lebensereignisse betreffen unterschiedliche Geburtskohorten zu ähnlichen Zeitpunkten in der individuellen Lebensgeschichte. Hierzu können biologisch-genetisch bedingte Entwicklungsübergänge (z. B. Pubertät, Menopause) sowie altersgradierte Entwicklungsaufgaben und Rollenübergänge im Bildungs-, Berufs- oder Familienleben (z. B. Heirat; Brandtstädter 2007, S. 45) gezählt werden. Lebensübergänge können das bestehende emotionale Gleichgewicht eines Individuums stören und eine misslungene Bewältigung des Übergangs kann sich negativ auf die Bewältigung späterer Lebensereignisse auswirken (Erikson 1982). Dies zwingt die Individuen dazu, ihre bestehenden Ressourcen zu aktivieren, um die neue Situation positiv zu meistern (Caspi und Moffitt 1991). Dies führt oftmals zum Auftreten neuer Verhaltensweisen und zur Reorganisation von psychologischen Strukturen, sodass Lebensübergänge im positiven Fall als »natürliche Entwicklungsinterventionen« angesehen werden können (Filipp 1999).

An dieser Stelle wird auf Lebensübergänge eingegangen, welche typischerweise bei den meisten Individuen im Laufe des Lebens auftreten. Da eine Scheidung inzwischen 50 % der Ehen betrifft, wird auf diesen Lebensübergang im Rahmen der Zivilstandsänderungen eingegangen. Hingegen werden nicht-normative Lebensereignisse, akzidentelle Ereignisse, die in den einzelnen Lebensgeschichten auf unterschiedliche Art in Erscheinung treten, nicht besprochen. Diese Ereignisse und ihre Folgen sind zu vielfältig und zu individuell, um hier in angemessener Weise behandelt werden zu können (vgl. Brandtstädter 2007).

7.1.2 Welche Auswirkungen können Lebensübergänge haben?

Brickman und Campbell (1971) haben beschrieben, dass Menschen über die Zeit relativ stabile Werte von Wohlbefinden zeigen, da sie sich auch an die extremsten positiven und negativen Lebensübergänge anpassen können. Diese Idee ist empirisch gut belegt und hat zur Annahme geführt, dass Anpassungen generell schnell, komplett und unvermeidlich erfolgen (Lucas et al. 2003). Außerdem wurde angenommen, dass die stabilen Varianzen in erster Linie durch die Persönlichkeit und genetische Prädispositionen begründet sind (Lykken und Tellegen 2003). Teilweise im Kontrast zu dieser Theorie stehen die Ergebnisse von Lucas und Kollegen (2003), welche in einer Längsschnittsstudie die Auswirkungen von Zivilstandsänderungen auf das subjektive Wohlbefinden untersucht haben. Sie konnten aufzeigen, dass im Allgemeinen die Individuen auf den erlebten Lebensübergang reagierten und danach eine Anpassung zurück an das ursprüngliche Niveau im subjektiven Wohlbefinden stattfand. Jedoch fanden sich große individuelle Unterschiede in dieser Tendenz. Individuen, welche direkt nach dem Lebensübergang stark reagierten, waren auch Jahre nach dem Ereignis weit vom Ursprungsniveau des subjektiven Wohlbefindens entfernt.

Im Allgemeinen kann davon ausgegangen werden, dass als Folge des Anpassungsprozesses nach einem Lebensübergang über die Zeit drei verschiedene Ausgänge möglich sind. Erstens kann entsprechend der Theorie von Brickman und Campbell (1971) erwartet werden, dass zwar kurzfristig Auswirkungen auf das Wohlbefinden und das psychische Erleben zu finden sind, danach die Anpassung an einen Lebensübergang jedoch komplett erfolgt und sich das durchschnittliche Niveau des subjektiven Wohlbefindens an das Niveau vor dem Ereignis angleicht. Zweitens kann angenommen werden, dass nach dem Erleben eines Lebensübergangs das durchschnittliche Niveau des subjektiven Wohlbefindens langfristig leicht nach oben oder unter verschoben sein kann. Schließlich zeigt sich der dritte Ausgang nach einem Lebensübergang darin, dass einem Individuum der Anpassungsprozess nicht oder nur sehr ungenügend gelingt. Damit verbunden können dann langfristige pathologische Zustände wie beispielsweise Depressivität oder eine Angstsymptomatik sein.

7.1.3 Welche Faktoren werden im Anpassungsprozess nach einem Lebensübergang wirksam?

Während des Anpassungsprozesses bei Lebensübergängen können unterschiedliche Risiko- und Schutzfaktoren den Prozess beeinflussen. So können *biologische Faktoren* wie das Immunsystem, *soziale Faktoren* wie die Größe des sozialen Netzwerkes, *emotionale Faktoren* wie die Regulationskompetenz, *kognitive Faktoren* wie die Intelligenz oder die exekutiven Funktionen und die *Persönlichkeitseigenschaften* wie Resilienz oder Neurotizismus als Risiko- oder Schutzfaktoren wirksam werden. Schließlich kann angenommen werden, dass im Rahmen des Anpassungsprozesses nach dem Erleben eines Lebensübergangs auch der *Kontext*, in welchen die Person eingebettet ist, als Risiko- oder Schutzfaktor fungieren kann. Zum Kontext können beispielsweise die Kultur oder die Arbeitsumgebung einer Person gezählt werden. Entscheidend für den Einfluss der genannten Faktoren ist die Annahme, dass ohne Transitionen oder kritische Lebensereignisse das individuelle Wohlbefinden durch ein Gleichgewicht zwischen Umweltanforderungen und aktiv orchestrierten individuellen und sozialen Ressourcen verursacht wird. Lebensübergänge stellen eine Veränderung von Umweltanforderungen oder Ressourcen dar, die eine Regulation der Orchestrierung zugunsten einer Wiederherstellung des Gleichgewichts erfordern. Diese Regulation erfordert die Einschätzung der aktuellen und zukünftigen Lebenssituation und Fähigkeiten. Fähigkeiten der Planung und ein größeres Repertoire an Verhaltensstrategien erleichtern daher die Regulation. Ein Übergang wird bewältigt, wenn die Regulation gelingt, das Wohlbefinden stabilisiert und der Anpassungsprozess selbst reflektiert wird und damit in Form höherer Selbstwirksamkeit und erweiterter Strategieerfahrung in die Gestaltung des eigenen Lebenskontextes und die Antizipation und Bewältigung zukünftiger Übergänge einfließt. Optimal gelingen Übergänge, wenn die aktive Steuerung der Orchestrierung zu einer qualitativen Weiterentwicklung der Regulationskompetenz, etwa durch das Selbstsetzen von Zielen oder die Auseinandersetzung mit selbstbestimmten neuartigen Umweltanforderungen auch außerhalb des Eintretens von Lebensereignissen gelingt, wenn es also zu einer Selbststeuerung von Lebensübergängen und damit der eigenen Entwicklung kommt (Martin et al. 2012). Die Vielzahl von Faktoren, die im Anpassungsprozess wirksam werden, ist vorteilhaft, da so einzelne risikobehaftete Ausprägungen durch schützend ausgeprägte Faktoren kompensiert werden können. So führen vor allem extrem negative Ausprägungen einzelner Einflussfaktoren oder die Akkumulation von kritischen Ressourcenniveaus zu psychischen Störungen (Pina et al. 2008).

7.2 Spezifische Lebensübergänge und ihre Auswirkungen auf die psychische Gesundheit

Im folgenden Abschnitt werden für die Lebensabschnitte Adoleszenz, junges- und mittleres Erwachsenenalter und schließlich für das höhere Erwachsenenalter jeweils beispielhaft die Auswirkungen spezifischer Lebensübergänge besprochen. Während manche der Lebensübergänge altersspezifisch sind (z. B. Pubertät), können andere Lebensübergänge als alterstypisch (z. B. Scheidung) bezeichnet werden und könnten demnach auch in anderen Lebensabschnitten auftreten.

7.2.1 Adoleszenz

Die Adoleszenz ist eine Zeit von ausgeprägten Veränderungen. In diesem Zeitraum durchleben die Adoleszenten signifikante biologische, psychologische und soziale Transformationen, deren gemeinsames Auftreten für manche Individuen sehr herausfordernd sein kann.

7.2.1.1 Eintritt in die Pubertät

Der Eintritt in die Pubertät kann als der zentrale biologische Lebensübergang während der Adoleszenz angesehen werden. Einerseits stellt diese biologische Transformation vom kindlichen zum erwachsenen Körper ein normatives Ereignis dar, andererseits finden sich signifikante interindividuelle Unterschiede, zu welchem Zeitpunkt ein Individuum in die Pubertät eintritt (Simmons et al. 1979) und wie auf den Lebensübergang reagiert wird. Beispielsweise konnten Natsuaki, Biehl und Ge (2009) aufzeigen, dass der Eintritt in die Pubertät mit erhöhter depressiver Stimmung assoziiert ist, wobei Mädchen im Durchschnitt ein höheres Ausmaß an Depressivität verspürten. Mädchen, welche im Vergleich zu ihren Altersgenossen früh in die Pubertät eingetreten waren, zeigten dabei das höchste Risiko, depressive Stimmung zu erleben. Auch Knaben waren von depressiver Stimmung betroffen, insbesondere wenn sie früh (akzeleriert) oder spät (dezeleriert) in die Pubertät eingetreten waren. Der Zeitpunkt des Eintretens in die Pubertät scheint also von großer Bedeutung für die Auswirkung der Pubertät auf die Jugendlichen zu sein. Das sogenannte *pubertal timing* ist dabei ein relativer Begriff, welcher definiert, ob die physische Entwicklung eines Individuums in Vergleich zu seinen gleichgeschlechtlichen Alterskollegen früh, durchschnittlich oder spät stattfindet (Graber und Brooks-Gunn 1996). Copeland und Kollegen (2010) sind der Frage nachgegangen, welche spezifischen kurz- und langfristigen Folgen das frühe Eintreten in die Pubertät haben kann. Dazu untersuchten sie in einer populationsbasierten Längsschnittstudie 9-, 11- und 13-jährige Mädchen bis ins junge Erwachsenenalter. Die Analysen zeigten, dass früh in die Pubertät eintretende Mädchen während der Adoleszenz höhere Werte von selbstberichteter Kriminalität, Substanzproblemen, sozialer Isolation, frühem Sexualverhalten und psychiatrischen Probleme zeigten. Beim Erreichen des jungen Erwachsenenalters waren die meisten dieser Unterschiede verschwunden. Im kleinen Ausmaß zeigten sich allerdings Auffälligkeiten bei denjenigen jungen Frauen, welche früh in die Pubertät eingetreten waren: Erstens fand sich bei frühreifen Frauen mit adoleszenter Störung des Sozialverhaltens ein höheres Ausmaß an Depressivität im Vergleich zu ihren Gleichaltrigen. Außerdem war die Wahrscheinlichkeit bei frühreifen Frauen höher, dass sie bereits viele Sexualpartner hatten. Eine hohe Anzahl an sexuellen Partnern ist assoziiert mit Infektionskrankheiten wie He-

Teil 3

patitis C (Terrault 2002). Insgesamt scheint das frühe Eintreten in die Pubertät also einen kurzfristigen negativen Effekt auf die weibliche Psyche zu haben. Langfristig scheint jedoch nur eine kleine Gruppe von Frauen negativ betroffen zu sein. Die kurzfristigen negativen Effekte werden einerseits damit erklärt, dass frühreife Jugendliche die größte Diskrepanz zwischen dem sozialen Druck, sich wie ein Erwachsener zu verhalten und den nötigen, jedoch unterentwickelten, emotionalen und kognitiven Ressourcen verspüren (Caspi und Moffitt 1991, Natsuaki et al. 2009). Im Gegensatz dazu besagt eine andere Hypothese, dass außerhalb des sozialen Fahrplans auftretende biologische Veränderungen bei Individuen erhöhte emotionale Probleme verursachen (Caspi und Moffitt 1991). Diese Theorie besagt, dass nicht nur frühes Eintreten in die Pubertät mit Problemen verbunden ist, sondern auch ein im Vergleich zu den Gleichaltrigen spätes Eintreten. Genau dies konnte in der Studie von Natsuaki et al. (2009) für Knaben im Zusammenhang mit depressiver Stimmung gezeigt werden.

7.2.2 Junges und mittleres Erwachsenenalter

Das junge Erwachsenenalter stellt den Ausgang der Adoleszenz dar und ist dabei verbunden mit dem Ausprobieren von Beziehungsformen, Weltansichten und Lebensstilen. Oftmals zieht sich zudem die Zeit der Ausbildung bis weit ins junge Erwachsenenalter hinein, gleichzeitig findet häufig auch die Familiengründung in dieser Lebensphase statt. Das mittlere Erwachsenenalter ist von großer Variabilität gekennzeichnet. Gleichwohl finden sich in dieser Lebensphase Themen, welche bei einem großen Teil der mittelalten Erwachsenen auftreten. Beispielsweise ist das mittlere Erwachsenenalter wesentlich durch die Auseinandersetzung mit berufsbezogenen Anforderungen gekennzeichnet. Zudem erreicht auch die Generativität, das Kümmern um jüngere Generationen seinen Höhepunkt (Lehmann, Allemand et al. 2010). In der Folge werden die Lebensübergänge Elternschaft und Scheidung betrachtet, welche Teile des jungen und des mittleren Erwachsenenalters sein können.

7.2.2.1 Elternschaft

Eltern zu werden, wird von vielen Menschen als eines der wunderbarsten Erlebnisse ihres Lebens bezeichnet. Gleichzeit ist die Phase von der frühen Schwangerschaft bis das Kleinkind ein gewisses Alter erreicht hat von einer Vielzahl von biologischen, emotionalen und sozialen Veränderungen geprägt. Anpassungen an die mit der Transition zur Elternschaft assoziierten Veränderungen bergen für Mütter und Väter das Risiko für psychische Schwierigkeiten (Figueiredo und Conde 2011). Durch die Bedürfnisse des Kleinkinds ausgelöste Veränderungen in der Tagesstruktur und Tagesaktivitäten können Stress auslösen, was das Vorhandensein individueller und sozialer Ressourcen nötig macht. Perren, von Wyl, Bürgin, Simoni und von Klitzing (2005) haben bei Eltern die intraindividuellen Veränderungen von depressiven Symptomen und Stress während der Schwangerschaft und im ersten, dritten, zwölften und 18. Monat nach der Geburt untersucht. Während der Schwangerschaft wurden anamnestische Daten und mit dem SCL-90-R die elterliche Psychopathologie erhoben. Die Analysen zeigten, dass bei psychisch gesunden Eltern depressive Symptome während der Schwangerschaft bis 18 Monate nach der Geburt zurückgingen. Im Vergleich zeigten Eltern mit einer vorliegenden Psychopathologie während der Schwangerschaft eine Tendenz zu länger andauernden depressiven Phasen. Außerdem stieg bei dieser Gruppe das Stressniveau kontinuierlich bis zwölf Monate nach der Geburt des Kindes an. Daher kann im Rahmen der Transition zur Elternschaft eine vorliegende Psychopathologie als ein Risikofaktor für eine Zunahme an Depressivität und Stress-Symptomen angesehen werden.

Wenige Studien haben die Auswirkungen der Vaterschaft untersucht. Beispielsweise argumentierten Condon, Boyce und Corkindale (2004), dass Männer möglicherweise geschlechtsspezifische Risikofaktoren für perinatalen psychologischen Stress aufweisen, welcher im Vergleich zu Frauen zudem unterschiedlich ausgeprägt sein könnte. Condon und Kollegen (2004) untersuchten im Längsschnitt, ob sich bei Männern bei der ersten Vaterschaft von der Zeit der Schwangerschaft der Frau bis das Kind ein Jahr alt ist Veränderungen in psychologischen Faktoren, der Partnerbeziehung und im Lebensstil feststellen lassen. Dabei zeigte sich, dass die Männer die Zeit der Schwangerschaft als die stressvollste Zeit erlebten. Im Vergleich zur postnatalen Periode tranken erwartende Väter mehr Alkohol, zeigten mehr depressive Symptome und mehr negativen Affekt, waren reizbarer und litten an mehr somatischen Symptomen. Die Verbesserungen von der Zeit der Schwangerschaft zur postnatalen Periode waren jedoch klein. Im Gegensatz dazu gab es bezüglich der Beziehungsvariablen eine Verschlechterung über die Zeit. Auch in verschiedenen Lebensstilvariablen und Lebensqualitätsvariablen fanden sich in der Studie Verschlechterungen. Beispielsweise zeigten sich Verschlechterungen in der Arbeitszufriedenheit, im Schlaf und eine Gewichtszunahme. Während in der Studie Männer die Zeit der Schwangerschaft als die stressvollste Zeit erlebten, deuten die Ergebnisse anderer Studien darauf hin, dass Frauen die Zeit ab der Geburt im Allgemeinen als psychisch belastender erleben. Lee (1997) stellt in einer Literaturübersicht fest, dass ein Bild von neuen Müttern, die entweder an einer Depression leiden oder überglücklich ihr Kind genießen, der Realität nicht gerecht wird. Viel eher finden sich bei den meisten gesunden neuen Müttern gemischte und oft auch negative Gefühle wie Überforderung, Traurigkeit und Schuldgefühle aufgrund dieser normalen Anpassungsprobleme. Interindividuelle Unterschiede im psychischen Befinden nach dem Lebensübergang lassen sich aber trotzdem ausmachen. Beispielsweise konnten Haslam, Pakenham und Smith (2006) aufzeigen, dass das Ausmaß an depressiven Symptomen bei Müttern in den ersten vier Wochen nach der Geburt des Kindes davon abhängt, wie stark sich die elterliche Unterstützung und die mütterliche Selbstwirksamkeit zeigt.

7.2.2.2 Scheidung

In den letzten Jahrzehnten hat sich die Scheidung immer mehr zu einem normativen Lebensübergang entwickelt, da circa 50 % der Ehen freiwillig aufgelöst werden. Verschiedene Forscher sind auf theoretischem und empirischem Weg der Frage nachgegangen, welche Auswirkungen eine Scheidung auf die psychische Gesundheit und Wohlbefinden hat. Als theoretische Perspektive hat sich insbesondere die Scheidungs-Stress-Anpassungstheorie etabliert (Amato 2000). Diese Theorie besagt, dass die Scheidung kein Einzelereignis darstellt, sondern einen Prozess, welcher vor der Scheidung beginnt und lange nach der Vollendung der Scheidung endet. Die Loslösung eines Paares setzt typischerweise verschiedene Ereignisse und Entwicklungen in Gang, die stressbehaftet sind. Stressoren wie soziale Isolation, finanzielle Engpässe und zusätzliche Verantwortung in der Kindererziehung erhöhen das Risiko, dass Betroffene negative Entwicklungen in der psychischen und physischen Gesundheit durchleben (Amato 2000). Beispielsweise konnten Roskar und Kollegen (2011) aufzeigen, dass eine Scheidung mit einem erhöhten Suizidrisiko verbunden ist, insbesondere wenn die Individuen älter waren. Zudem zeigte die Längsschnittsstudie von Sbarra und Nietert (2009), dass geschiedene Individuen ein höheres Mortalitätsrisiko aufweisen. Dieses Resultat blieb auch bestehen, wenn für die Gesundheit bei Messbeginn und verschiedene demografische Variablen kontrolliert wurde. Wurde die Distanz zur Scheidung in die Berechnungen einbezogen, war das Resultat umso ausgeprägter. Je länger nämlich die Scheidung zurücklag, desto höher war das Mortalitätsrisiko. Das deutet auf langfristige und kumulative negative Effekte einer Scheidung hin. Sbarra und Nietert (2009) argumentieren, dass mit einer Scheidung assoziierte Stressoren die schlechte Gesundheit erklären könnten. Beispielsweise können finanzielle Nöte, welche Alleinerziehende oftmals durchleben, zu beschränkterem Zugang zu Gesundheitsangeboten führen und persistierende Konflikte mit dem Ex-Partner eine erhöhte Stressreaktivität bewirken. Tatsächlich zeigen Individuen nach einer Scheidung eine Zunahme an depressiven Symptomen (Bulloch et al. 2009). Es zeigte sich jedoch auch, dass diese Individuen schon vor der Scheidung ein erhöhtes Ausmaß an Depressivität zeigten, was dafür spricht, dass es ein individuell unterschiedliches Scheidungsrisiko gibt. Dieses Ergebnis steht im Einklang mit der Scheidungs-Stress-Anpassungstheorie nach der der Scheidungsprozess bereits vor der tatsächlichen Scheidung beginnt. Möglicherweise hat die Trennung selbst schon einige Zeit vor der Scheidung stattgefunden und Anpassungsprozesse an den Lebensübergang haben sich daher bereits vor der Scheidung in Gang gesetzt.

7.2.3 Höheres Erwachsenenalter

Das höhere Erwachsenenalter wird typischerweise mit biologischen, psychischen und sozialen Abbauprozessen in Verbindung gebracht. Ergebnisse verschiedener Studien haben jedoch gezeigt, dass psychische Alternsprozesse in verschiedenen Funktionsbereichen durch ein hohes Ausmaß an intraindividueller Variabilität und großer interindividueller Unterschiede gekennzeichnet sind (z. B. Mroczek und Spiro 2003). Diese Variabilität zeigt sich möglicherweise auch bei verschiedenen Lebensübergängen des höheren Erwachsenenalters.

7.2.3.1 Berentung

Die Berentung kann als signifikanter Meilenstein eines Lebens betrachtet werden, welcher den Übergang ins höhere Erwachsenenalter kennzeichnet. Sie verändert oftmals soziale Rollen, Beziehungen und Tagesstrukturen, welche die Individuen während ihres Berufslebens innegehabt haben (Kim und Moen 2001). Zudem bringt eine Berentung oftmals Veränderungen in den finanziellen Ressourcen und in der Gesundheit mit sich. Viele Studien haben die Auswirkungen des Berentungsprozesses auf die psychische Gesundheit und das subjektive Wohlbefinden untersucht und dabei inkonsistente Befunde erbracht. Wang und Bodner (2007) argumentieren, dass diesen inkonsistenten Befunden multiple Formen des Übergangs in die Berentung und Anpassung an die Berentung zu Grunde liegen könnten. Unter Verwendung von Längsschnittdaten zweier nationaler Repräsentativstichproben konnten sie aufzeigen, dass über einen Zeitraum von acht Jahren des Anpassungsprozesses an die Berentung ca. 70 % der Berenteten minimale Veränderungen im psychischen Wohlbefinden erlebten, ca. 25 % erlebten negative Veränderungen in der Anfangsphase des Übergangs mit anschließenden Verbesserungen im weiteren Verlauf und bei ca. 5 % gab es positive Veränderungen im Anpassungsverlauf. Diese Befunde unterstützen das Argument, dass berentete Individuen nicht einem einheitlichen Anpassungsmuster folgen. Van Solinge und Henkens (2008) erklären solche interindividuellen Unterschiede in der Entwicklung des psychischen Wohlbefindens nach der Berentung unter anderem mit dem Kontext, in welchem der Lebensübergang stattgefunden hat. Danach ist die Berentung ein Lebensübergang bei welchem der Organisationskontext, der finanzielle und der familiäre Kontext mit psychologischen Faktoren interagieren. Die Autoren konnten im Längsschnitt zeigen, dass das Wohlbefinden der Berenteten vom Zugang zu Schlüsselressourcen wie Finanzen, Gesundheit und ehelicher Beziehung abhängt. Als ebenfalls vorteilhaft für das Wohlbefinden im Lebensabschnitt nach der Berentung zeigte sich Freiwilligenarbeit vor dem Lebensübergang. Eine neben der Arbeitsrolle zusätzliche soziale Rolle oder Identität scheint für den Anpassungsprozess an die Berentung förderlich zu sein. Schließlich konnten sie zeigen, dass Charakteristiken der früheren Arbeit das Wohlbefinden nach der Berentung ebenfalls mitbestimmen. So wurde bei einer körperlich anstrengenden Arbeit die Berentung eher als Erleichterung empfunden. Unabhängig davon war die Zufriedenheit der Individuen in der Zeit nach der Berentung umso tiefer, je größer der intrinsische Wert der Arbeit empfunden worden war. Charakteristiken der Arbeit scheinen nicht nur das Wohlbefinden nach der Berentung zu beeinflussen, sondern auch in einem Zusammenhang mit der Entwicklung der Schlafqualität nach der Berentung zu stehen. So hatten Vahtera und Kollegen (2009) bei Mitarbeitenden einer französischen Energiefirma sieben Jahre vor bis sieben Jahre nach der Berentung jährlich die Entwicklung von Schlafstörungen beobachtet. Dabei zeigte sich, dass die Wahrscheinlichkeit für eine Schlafstörung nach der Berentung um 26 % tiefer war als vor der Berentung und dass insbesondere Individuen mit psychisch fordernder Arbeit und Führungspersonen nach der Berentung von einer Verbesserung der Schlafqualität profitierten. Obwohl in allen demografischen Gruppen nach der Berentung Verbesserungen im Schlaf zu finden waren, profitierten Frauen im Vergleich zu Männern hinsichtlich der Schlafqualität deutlich weniger vom Berentungseffekt. Eine mögliche Erklärung dafür sehen die Autoren in den Haushaltsverpflichtungen, welchen die Frauen auch nach der Pensionierung weiterhin nachgehen, während die Männer nach der Berentung weniger Verpflichtungen aufweisen.

7.3 Fazit

Insgesamt stellen Lebensübergänge Individuen im Lauf der lebenslangen Entwicklung vor altersspezifische oder alterstypische neuartige Anforderungen, zu deren Bewältigung Anpassungsprozesse im Einsatz von Fähigkeiten, Strategien, Bewertungen und Kontextgestaltung erforderlich sind. Auch wenn es den meisten Individuen gelingt, diese Anpassungsleistung zu erbringen, so zeigen die in der Antizipation oder Folge solcher Veränderungen auftretenden Störungen, dass dazu auf individueller Ebene ein gelingendes Zusammenspiel von biologischen, sozialen, emotionalen, kognitiven, Persönlichkeits- und Kontextfaktoren erforderlich ist. Neben der Kenntnis und Förderung der begünstigenden Bedingungen für die Bewältigung von Lebensübergängen geben die dargestellten Befunde zu transitionsbezogenen Störungen in der Adoleszenz, im jungen und mittleren Erwachsenenalter und im höheren Alter einen Einblick in die übergangsspezifischen Risikofaktoren. Die vorgenommene Unterscheidung von Übergängen in Abhängigkeit von Entwicklungsphase, Auslöserebene, Vorhersehbarkeit und Kontext ist für das Verständnis der Risikofaktoren dabei zentral. Das Konzept der Multidimensionalität der Anpassung an Transitionen bringt die Möglichkeiten der Nutzung kompensatorischer Prozesse zum Ausdruck: Die vorgestellten Daten weisen insgesamt darauf hin, dass zumeist erst eine Kombination mehrerer Risikofaktoren zu Störungen führt, dagegen die gelingende Kompensation von Risikofaktoren möglicherweise sogar positive Langfristfolgen haben kann. Wäre das nicht so, dann wären beispielsweise alle von Pubertät, Scheidung oder Pensionierung oder die von nicht-normativen Ereignissen betroffenen Individuen psychisch belastet oder würden Störungen aufweisen. Für das Verständnis von Störungen des Anpassungsprozesses bei Lebensübergängen ebenso wie für Interventionen bieten sich daher mindestens drei Zugangsweisen an: Vermeidung von Risikofaktoren, die alleine zu Störungen führen können, Vermeidung der Häufung und Akkumulation von Risikofaktoren sowie Unterstützung der Kompensation von Risikofaktoren.

Literatur

Amato PR (2000) The consequences of divorce for adults and children. J Marriage Fam 62: 1269–1287.

Brandtstädter J (2007) Entwicklungspsychologie der Lebensspanne: Leitvorstellungen und paradigmatische Orientierungen. In: Brandtstätter J, Lindenberger U (Hrsg.) Entwicklungspsychologie der Lebensspanne. Stuttgart: Kohlhammer. S. 34–66.

Brickman P, Campbell DT (1971) Hedonic relativism and planning the good society. In: Appley MH (Hrsg.) Adaptation-level theory. New York: Academic Press. S. 287–305.

Bulloch A, Williams J, Lavorato D et al. (2009) The relationship between major depression and marital disruption is bidirectional. Depress Anxiety 26:1172–177.

Caspi A, Moffitt TE (1991) Individual differences are accentuated during periods of social change: The sample case of girls at puberty. J Pers Soc Psychol 61:157–168.

Condon JT, Boyce P, Corkindale CJ (2004) The first-time fathers study: A prospective study of the mental health and wellbeing of men during the transition to parenthood. Aust N Z J Psychiatry 38:56–64.

Erikson EH (1982) The life cycle completed. New York: Norton.

Figueiredo B, Conde A (2011) Anxiety and depression symptoms in women and men from early pregnancy to 3-months postpartum: Parity differences and effects. J Affect Disord 132:146–157.

Filipp SH (1999) A three-stage model of coping with loss and trauma: Lessons from patients suffering from severe and chronic disease. In: Maercker A, Schützwohl M, Solomon Z (Hrsg.) Post-traumatic Stress Disorder: A Lifespan Developmental Perspective. Seattle, WA: Hogrefe & Huber. S. 43–78.

Graber JA, Brooks-Gunn J (1996) Transitions and turning points: Navigate the passage from childhood through adolescence. Dev Psychol 32:768–776.

Haslam DM, Pakenham KI, Smith A (2006). Social support and postpartum depressive symptomatology: The mediating role of maternal self-efficacy. Infant Ment Health J 32:251–262.

Kim JE, Moen P (2001) Is retirement good or bad for subjective well-being? Curr Dir Psychol Sci 10:83–86.

Lee C (1997) Social context, depression and the transition to motherhood. B J Health Psychol 2:93–108.

Lehmann R, Allemand M, Zimprich D et al. (2010) Persönlichkeitsentwicklung im mittleren Erwachsenenalter. Z Entw Päd Psych 42:79–89.

Lucas RE, Clark AE, Georgellis Y et al. (2003) Reexamining adaptation and the set point model of happiness: Reactions to changes in marital status. J Pers Soc Psychol 84:527–539.

Martin M, Schneider R, Eicher S (2012). The functional Quality of Life (fQOL)-model: A new basis for quality fo life-enhancing interventions in old age. J Gerontopsychol Ger Psychiat 25:33–40.

Mroczek DK, Spiro A III (2003) Modeling intraindividual change in personality traits. J Gerontol B Psychol Sci Soc Sci 58B:P153–165.

Natsuaki MN, Biehl MC, Ge X (2009) Trajectories of depressed mood from early adolescence to young adulthood: The effects of pubertal timing and adolescent dating. J Res Adolesc 19:47–74.

Perren S, von Wyl A, Bürgin D et al. (2005) Depressive symptoms and psychosocial stress across the transition to parenthood: Associations with parental psychopathology and child difficulty. J Psychosom Obstet Gynaecol 26:173–183.

Pina AA, Villalta IK, Ortiz CD et al. (2008) Social support, discrimination and coping as predictors of posttraumatic stress reactions in youth survivors of hurricane Katrina. J Clin Child Adolesc Psychol 37:564–574.

Roskar S, Podlesek A, Kuzmanic M et al. (2011) Suicide risk and its relationship to change in marital status. Crisis 32:24–30.

Sbarra DA, Nietert PJ (2009) Divorce and death. Forty years of the Charleston Heart Study. Psychol Sci 20:107–113.

Simmons RG, Blyth DA, Van Cleave EF et al. (1979) Entry into early adolescence: The impact of school structure, puberty, and early dating on self-esteem. Am Sociol Rev 44:948–967.

Terrault N (2002) Sexual activity as a risk factor for hepatitis C. Hepatology 36:S99–S105.

Vahtera J, Westerlund H, Hall M et al. (2009) Effect of retirement on sleep disturbances: The GAZEL prospective cohort study. Sleep 32: 1459–1466.

Van Sonlinge H, Henkens K (2008) Adjustment to and satisfaction with retirement: Two of a Kind? Psychology and Aging, 23:422–434.

Wang M, Bodner TE (2007) Growth mixture modeling: Identifying and predicting unobserved subpopulations with longitudinal data. ORM 10:635:656.

8 Epidemiologie der Erstmanifestation psychischer Störungen

Cornelia Witthauer und Roselind Lieb

Kapitelübersicht

8.1 Erstmanifestation Psychotischer Störungen
8.1.1 Einflussfaktoren
8.2 Erstmanifestation Affektiver Störungen
8.2.1 Unipolare Störungen
8.2.2 Einflussfaktoren
8.2.3 Bipolare Störungen
8.2.4 Einflussfaktoren
8.3 Erstmanifestation von Angststörungen
8.3.1 Unterscheidung der verschiedenen Angststörungen
8.3.2 Geschlechtereffekte
8.3.3 Einflussfaktoren auf die Erstmanifestation
8.4 Erstmanifestation Substanzbezogener Störungen
8.4.1 Einflussfaktoren auf das Ersterkrankungsalter

Zusammenfassung

Im Kapitel werden empirische Befunde zur Erstmanifestation der unterschiedlichen Gruppen von psychischen Störungen dargestellt. Zusätzlich werden mögliche Einflussfaktoren diskutiert.

Die Kindheit und Jugend bilden sensible Phasen für die Erstmanifestation von Angststörungen, während Substanzbezogene Störungen meist erstmalig im Jugend- respektive frühen Erwachsenenalter auftreten. Hochrisikophasen für Affektive Störungen sind das Jugend- und junge Erwachsenenalter. Psychotische Störungen treten erstmalig meist im jungen Erwachsenenalter auf, wobei Frauen im späteren Erwachsenenalter eine zweite Hochrisikophase für die Erstmanifestation erleben.

8.1 Erstmanifestation Psychotischer Störungen

Mit dem Begriff der »Dementia praecox« bezeichnete Kraepelin (1904) ein Störungsbild – später »Schizophrenie« genannt –, welches laut seinen Erkenntnissen durch irreversiblen Intelligenzverlust und ein frühes Erkrankungsalter gekennzeichnet ist. Heute wissen wir zur Symptomatik, aber auch zum Verlauf und dem Ersterkrankungsalter der Schizophrenie und allgemein der Psychotischen Störungen, mehr.

Auf Grund ihres relativ seltenen Auftretens in der Allgemeinbevölkerung (Lebenszeitprävalenz ca. 1 %) sind allgemeinbevölkerungsbasierte Daten speziell zum Ersterkrankungsalter von Psychotischen Störungen rar (de Girolamo et al. 2011). Da das Ersterkrankungsalter bei Psychosen jedoch als wichtiger prognostischer Faktor für den Langzeitverlauf und die Ansprechbarkeit auf Therapien gilt, stellt dieses Krankheitsmerkmal eine zentrale Größe in der Beurteilung des gesamten Krankheitsverlaufes dar (Bellino et al. 2004).

Etwa zwei Drittel aller Diagnosen im Bereich der Psychotischen Störungen sind Schizophrenie-Spektrums-Diagnosen (Kessler et al. 2007a), weshalb an dieser Stelle speziell auf die Schizophrenie fokussiert werden soll.

Zum typischen Verlauf einer Schizophrenie gehören eine Prodromal-, eine Akut- und eine Residualphase (Hahlweg 2009). Die Prodromalphase geht dem Ausbruch einer akuten Phase voraus. Eine solche Phase dauert im Schnitt fünf Jahre und ist vor allem durch Negativsymptomatik bestimmt (Rey 2011). An diese Phase schließt die Akutphase an, welche die typischen positiven Symptome, wie Wahn, Halluzinationen oder formale Denkstörungen beinhaltet. Oftmals folgt nach einer akuten Phase eine so genannte Residualphase, die wiederum vor allem durch Negativsymptomatik gekennzeichnet ist (Hahlweg 2009).

Auf Grund dieses Verlaufs ist bei der Erfassung des Ersterkrankungsalters besonders darauf zu achten, ob als Ersterkrankung das erste negative Symptom, das erste positive Symptom, der Höhepunkt der positiven Symptomatik oder die Aufnahme des Hilfesuchverhaltens gemeint ist. Zwischen den ersten Zeichen der Erkrankung bis zum Zeitpunkt des Höhepunkts der positiven Symptomatik können auf Grund des oben dargelegten Verlaufs etwa drei bis vier Jahre vergehen (Häfner et al. 1998).

Die Erfassung der Symptomatik in einem sehr frühen Stadium ist für die Therapie und den weiteren Verlauf der Erkrankung zentral. Daher wurde in Basel die prospektive FEPSY (Früherkennung von Psychosen)-Studie lanciert, deren Ziel es ist, die Früherkennung von Psychosen mittels Entwicklung eines neuen Screeningverfahrens (BSIP: Das Basel Screening Instrument für Psychosen, vgl. Riecher-Rössler et al. 2008) zu verbessern (Riecher-Rössler et al. 2007).

In einer Kohortenstudie von Häfner et al. (1998) wurden 232 Probanden mit Schizophrenie untersucht (definiert nach ICD-9). Hierbei stellte sich heraus, dass 21 % die Ersterkrankung (definiert als das Erleben erster psychotischer Symptome) mit 21 Jahren und 59 % zwischen 21 und 35 Jahren erleben. Nur ein Fünftel der Probanden erkranken erst mit mehr als 35 Jahren an ersten psychotischen Symptomen. Unabhängig von der Definition des Ersterkrankungsalters erkranken Frauen im Durchschnitt drei bis vier Jahre später als Männer. Dieser Befund konnte über verschiedene Studien hinweg mehrfach nachgewiesen werden (Angermeyer und Kühn 1988). Die Auswertung der Daten der ABC Schizophrenia Studie, welche 392 Patienten mit Schizophrenie oder einer Paranoiden Störung in Deutschland untersuchte (diagnostiziert nach ICD-9), kam zum Schluss, dass Männer einen Gipfel des Ersterkrankungsalters bei 20 bis 24 Jahren erleben. Bei Frauen befindet sich dieser Gipfel später, beim 25. bis 34. Lebensjahr, zudem erleben sie einen zweiten Gipfel jenseits von 45 bis 54 Jahren (Hambrecht et al. 1992, Riecher et al. 1990).

Diskutiert wird, ob dieser Unterschied auf einen möglichen protektiven Effekt von Östrogen zurückgeht, welches sich als wirksam gegen psychotische Symptome erwiesen hat (Häfner 2003, Riecher-Rössler 2011).

8.1.1 Einflussfaktoren

Bellino et al. (2004) fassen zusammen, dass Komplikationen bei der Geburt, eine höhere Rate prämorbider Sprach- und Motorikabnormalitäten und ein höheres Level neuropathologischer Auffälligkeiten mit einem früheren Ersterkrankungsalter zusammenhängen. Auch eine nicht akut einsetzende Symptomatik und eine schlechte prämorbide Anpassung sind Korrelate eines frühen Ersterkrankungsalters. Zudem berichten Studien auch von einem Zusammenhang zwischen einer langen Dauer unbehandelter Prodromalsymptomatik und einer schlechten Ansprechbarkeit auf Neuroleptika und einem frühen Ersterkrankungsalter (Bellino et al. 2004).

Large et al. (2011) fassen in ihrem aktuellen Review zusammen, dass Personen, welche Cannabis rauchen, früher an einer Psychose erkranken als Personen, welche dies nicht tun. Kein Effekt auf das Ersterkrankungsalter konnte jedoch für den Alkoholkonsum nachgewiesen werden (Large et al. 2011).

Myles et al. (2011) finden zudem auch keinen Unterschied im Ersterkrankungsalter der Psychose zwischen Tabakrauchern und Nichtrauchern.

Dass Psychosen in Familien gehäuft auftreten, ist schon länger bekannt.

Eine Metaanalyse von Esterberg et al. (2010) konnte zeigen, dass eine positive Familienanamnese mit dem Ersterkrankungsalter assoziiert ist: Die Personen, in deren Familien bereits Psychotische Störungen vorlagen, erkranken selbst früher an diesen Störungen als Personen mit negativer Familienanamnese. Interessanterweise fanden Esterberg et al. (2010), dass es keinen geschlechterbezogenen Unterschied bezüglich des Ersterkrankungsalters in den Patienten mit positiver Familienanamnese gibt. Eine mögliche Erklärung hierfür wäre laut den Autoren, dass eine positive Familienanamnese die protektiven Effekte von Östrogen reduziert und sich damit das Ersterkrankungsalter von Frauen an das der Männer angleicht (Esterberg et al. 2010).

Da bereits bei anderen psychischen Störungen Hinweise darauf vorliegen, dass möglicherweise eine genetische Vulnerabilität mit einem früheren Ersterkrankungsalter zusammenhängt (Etain et al. 2006), untersuchten Hare et al. (2009) die Erblichkeit des Ersterkrankungsalters der Schizophrenie. Ihre Analysen ergaben, dass genetische Faktoren teilweise die Variabilität des Ersterkrankungsalters erklären können. Die Heritabilität betrug 0.33. Die Autoren betonen jedoch, dass die durch Umweltfaktoren bedingte Variabilität 0.69 beträgt, was bedeutet, dass umweltbezogene Variablen das Ersterkrankungsalter stark beeinflussen können (Hare et al. 2009).

8.2 Erstmanifestation Affektiver Störungen

8.2.1 Unipolare Störungen

Laut den Hochrechnungen der WHO aus dem Jahr 2001, wird die Major Depression im Jahre 2020 nach den Herz-Kreislauf-Erkrankungen weltweit die Krankheit mit der höchsten Anzahl an verlorenen Lebensjahren sein (WHO 2001). Tatsächlich deuten einige neue epidemiologische Studien darauf hin, dass das Erkrankungsrisiko steigt (Wittchen und Uhmann 2010). Kohortenstudien lassen vermuten, dass dieser Effekt auf höhere Depressionsraten in jüngeren Geburtskohorten zurückgeht (Wittchen und Uhmann 2010). Zudem erkranken die jüngeren Geburtskohorten auch früher. Einige Langzeitstudien zeigen, dass Episoden einer Major Depression bereits in der Adoleszenz relativ häufig vorkommen (Wittchen und Uhmann 2010). So auch die Daten der Early Developmental Stages of Psychopathology (EDSP) Studie, welche darlegen, dass eine Hochrisikophase für die Erstmanifestation zwischen dem 12. und 25. Altersjahr liegt. Zisook et al. (2007) stellten in ihrer Studie mit 4.041 18- bis 75-jährigen Patienten (diagnostiziert nach DSM-IV) fest, dass das mittlere Ersterkrankungsalter bei 26 Jahren liegt.

Beesdo et al. (2010) zeigen in ihren Analysen der EDSP, dass sowohl Frauen als auch Männer Ersterkrankungen bis zur Mitte des 3. Lebensjahrzehnts erleben, was auf kontinuierliche Inzidenzraten schließen lässt. Auch Kessler et al. (2007a) finden bei ihren Analysen zum Ersterkrankungsalter bei Affektiven Störungen in den World Mental Health Surveys, dass die Prävalenzraten bis zur Mitte des Teenageralters noch relativ niedrig sind, dann aber bis zum mittleren Lebensalter eine deutliche Zunahme beobachtbar ist.

Die höchsten Lebenszeitprävalenzraten einer Depressiven Episode finden sich in der Altersgruppe der 35- bis 49-Jährigen (Frauen: 26,7 %, Männer: 18,6 %). Viel niedriger sind diese bei über 65-jährigen Probanden (Frauen: 13,0 %, Männer: 5,3 %) (Kessler et al. 2010). Wittchen und Uhmann (2010) gehen davon aus, dass eine diagnostizierbare Major Depression weniger häufig im Alter vorkommt, eine unterschwellige depressive Symptomatik, die aber trotzdem klinisch relevant ist, hingegen relativ häufig auftritt.

Neben der Major Depression gehört auch noch die Dysthyme Störung zu den Unipolaren Affektiven Störungen. Laut DSM-IV wird bei diesem Störungsbild von einem frühen respektive späten Ersterkrankungsalter gesprochen, wenn die Störung entweder vor oder nach dem 21. Lebensjahr beginnt. In der ICD-10 hingegen gilt als späte Erstmanifestation ein erstmaliges Auftreten zwischen dem 30. und 50. Lebensjahr (Barzega et al. 2001).

Kessler et al. (2005) analysierten die bevölkerungsbasierten Daten des National Comorbidity Survey – Replication (NCS-R) und berichten von einem Median des Ersterkrankungsalters der Dysthymen Störung von 31 Jahren. Barzega et al. (2001) werteten die Angaben von 84 Patienten mit einer Dysthymie (diagnostiziert nach DSM-IV) aus und stellten ein mittleres Ersterkrankungsalter von 43,6 Jahren (Range 16–70) fest. Gwirtsman et al. (1997) empfehlen, auf Grund des großen Ranges der berichteten Ersterkrankungsalter für Forschungszwecke drei Gruppen der Dysthymie zu bilden: eine mit der Erstmanifestation in der Kindheit, eine mit der Erstmanifestation im Erwachsenenalter (18–45 Jahre) und eine Gruppe mit spätem Beginn (mehr als 45 Jahre).

8.2.2 Einflussfaktoren

Klein et al. (1999) untersuchten 289 Patienten mit einer nach DSM-III-R diagnostizierten chronischen Major Depression. Sie teilten die Patienten in eine Gruppe mit frühem und eine mit spätem Ersterkrankungsalter ein. Dabei stellten sie fest, dass Patienten, welche früher an einer Major Depression erkranken, einen schlechteren Verlauf zeigen und mehr komorbide Störungen aufweisen als Patienten mit einem späteren Beginn. Zisook et al. (2007) fanden in ihren Analysen von 4.041 Patienten (diagnostiziert nach DSM-IV), dass es einen Zusammenhang gibt zwischen einem früheren Ersterkrankungsalter und einer größeren sozialen und beruflichen Beeinträchtigung, einer schlechteren Lebensqualität, mehr komorbiden Störungen, einer negativen Sicht des Selbst und des Lebens, mehr depressiven Episoden und suizidalen Absichten. Zudem weisen Personen, die früher an einer Major Depression erkranken, schwerere Symptome auf und mehr Suizidgedanken als Personen, welche später an einer Major Depression erkranken.

Lenze et al. (2008) berichten, dass Frauen mit widrigen Kindheitserlebnissen auch früher an einer Major Depression erkranken.

Zimmermann et al. (2008) beschäftigten sich mit dem Zusammenhang zwischen familiärer Labilität, negativen Erlebnissen und der Erstmanifestation einer Major Depression und stellen fest, dass negative Erlebnisse vor der Baselineerhebung bei Probanden mit familiärer Labilität die Erstmanifestation einer Episode einer Major Depression während des 10-Jahres-Follow-ups vorhersagten. Je mehr negative Erlebnisse zur Baseline genannt wurden, desto höher war das Risiko des nachfolgenden Beginns einer Episode einer Major Depression.

Studien zu Einflussfaktoren auf das Ersterkrankungsalter der Dysthymen Störung kommen zu folgenden Ergebnissen:

Barzega et al. (2001) untersuchten – unter anderem – den Zusammenhang zwischen aversiven Erlebnissen und dem Erstauftreten einer Dysthymen Störung. Dabei stellten sie in ihrer retrospektiven Studie fest, dass ein höherer Anteil der Patienten mit einem späten Beginn der Dysthymie (nach dem Alter von 21 Jahren) ein aversives Lebensereignis im Jahr vor der Erstmanifestation erlebte im Vergleich zu Patienten mit frühem Beginn. Die Patienten mit frühem Beginn sind eher Frauen und Single und weisen eher eine Major Depression in der Vergangenheit auf. Zudem kommen die Soziale Phobie, die Panikstörung und die Konversionsstörung häufiger in der Gruppe mit früher Erstmanifestation vor.

8.2.3 Bipolare Störungen

Die geschätzte Lebenszeitprävalenz der Bipolaren Störung liegt bei etwa 1 bis 6,5 % (Bauer et al. 2008). Kessler et al. (1997) werteten Daten aus dem National Comorbidity Survey (NCS) in Amerika aus und stellen einen Median des Ersterkrankungsalters von 21 Jahren fest. Das Ersterkrankungsalter unterscheidet sich nicht zwischen Frauen und Männern.

Baldessarini et al. (2010) untersuchten das Ersterkrankungsalter für die Bipolar I- und Bipolar-II-Störungen getrennt. Dazu analysierten sie Daten von 1.566 Patienten mit Bipolar-I- oder Bipolar-II-Störung (diagnostiziert nach DSM-IV-TR). Der Median des Ersterkrankungsalters liegt bei Bipolar-I-Störungen bei 24,3 Jahren (± 13,8), bei Bipolar-II-Störungen bei 30,1 Jahren (± 18,3), was bedeutet, dass die Patienten mit Bipolar-I-Störung im Median 5,8 Jahre früher erkranken als Patienten mit Bipolar-II-Störung. Über alle Patienten hinweg erkranken Männer in dieser Stichprobe 2,9 Jahre früher als Frauen.

Bellivier et al. (2011) ermittelten für eine Stichprobe von 3.616 Personen in Europa ein mittleres Ersterkrankungsalter von 28,8 Jahren (± 10,9) und für eine Stichprobe aus Amerika ein mittleres Ersterkrankungsalter von 20,3 Jahren (± 10,4).

Die dargelegten Befunde lassen darauf schließen, dass sich die Bipolaren Störungen im jungen Erwachsenenalter manifestieren.

8.2.4 Einflussfaktoren

Carter et al. (2003) evaluierten den Zusammenhang zwischen einem frühen Ersterkrankungsalter und verschiedenen klinisch relevanten Variablen. Dabei stellten sie fest, dass Patienten, welche komorbid noch eine Achse-I-Störung aufweisen, früher an einer Bipolaren Störung erkranken. Zudem weisen Patienten mit Rapid Cycling und Suizidgedanken ebenfalls ein früheres Ersterkrankungsalter auf.

Um den Einfluss von bereits vorbestehenden Affektiven Erkrankungen in der Familie und kritischen Lebensereignissen auf das Ersterkrankungsalter von Bipolaren und Unipolaren Affektiven Störungen zu evaluieren, untersuchten Johnson, Andersson-Lundman, Åberg-Wistedt, und Mathé (2000) 282 Fallaufzeichnungen von nach DSM-IV diagnostizierten Patienten bezüglich dieser Variablen. Dabei fanden Johnson et al. (2000), dass Patienten mit Bipolarer Störung früher daran erkranken, wenn in der Familiengeschichte bereits Affektive Störungen aufgetreten sind. Zudem weisen die Probanden mit Bipolarer Störung, welche vor der Erstmanifestation ein kritisches Lebensereignis erfahren, ein späteres Ersterkrankungsalter auf.

8.3 Erstmanifestation von Angststörungen

Mit Lebenszeitprävalenzraten von bis zu 28,8 % gehören Angststörungen neben Affektiven- und Substanzstörungen zu den häufigsten psychischen Störungen (Kessler et al. 2005). Angststörungen scheinen sich jedoch früher zu manifestieren als die beiden anderen genannten Störungsklassen (Kessler et al. 2009). In den vom WHO International Consortium in Psychiatric Epidemiology analysierten repräsentativen Studien über mehrere Länder hinweg, fanden Andrade et al. (2000), dass Angststörungen mit einem Median von 15 Jahren das niedrigste Ersterkrankungsalter im Vergleich zu Substanz- (Median: 21 Jahre) und Affektiven Störungen (Median: 26 Jahre) aufweisen. Kessler et al. (2005) analysierten neuere Daten aus dem NCS-R, einer repräsentativen Querschnittsstudie in Amerika, und berichten bei Angststörungen sogar von einem Median von elf Jahren.

Diese Daten und der Anstieg der Prävalenzraten einiger Angststörungen mit zunehmendem Alter während der Kindheit und Jugend lassen darauf schließen, dass diese beiden Lebensabschnitte sensible Phasen für die Erstmanifestation von Angststörungen darstellen (Beesdo et al. 2009b).

Analysen der Daten von Andrade et al. (2000) konnten bestätigen, dass die Hochrisikozeit der Erstmanifestation von Angststörungen tatsächlich etwa im Alter zwischen 10 und 25 Jahren liegt (Lieb et al. 2003a).

8.3.1 Unterscheidung der verschiedenen Angststörungen

Betrachtet man die einzelnen Angststörungen getrennt, lassen sich bezüglich der altersbezogenen Erstmanifestation Unterschiede erkennen.

In einer der ersten epidemiologischen Querschnittstudien – dem Epidemiologic Catchment Area Program – untersuchten Burke et al. (1990) das Ersterkrankungsalter ausgewählter psychischer Störungen. Dabei zeigte sich, dass Phobien (erfasst nach den Kriterien des DSM-III) mit einem Median von 13 Jahren das früheste Ersterkrankungsalter von Panikstörungen, Zwangsstörungen und Phobien aufweisen. Im Gegensatz dazu fand dieselbe Forschergruppe, dass 50 % der Personen, die jemals in ihrem Leben an einer Zwangsstörung oder Panikstörung leiden, das Störungsbild vor dem Alter von 23 respektive 24 Jahren erstmals entwickeln. In der prospektiven Längsschnittstudie EDSP zeigte sich bei der Betrachtung der Inzidenzraten der Angststörungen (erfasst nach DSM-IV), dass sich Soziale und Spezifische Phobien typischerweise in der Kindheit manifestieren, während die Generalisierte Angststörung und die Panikstörung erst später, d. h. in der Adoleszenz oder dem Erwachsenenalter erstmalig auftreten (Beesdo et al. 2010).

Zusammenfassend kommt die Übersichtsarbeit von Beesdo et al. (2009) zum Schluss, dass die Spezifische Phobie (v. a. Tier-, Blutspritzen- und umweltbezogene Phobien) und die Trennungsangst das früheste Ersterkrankungsalter aller Angststörungen aufweisen. Die meisten Erkrankungsfälle treten erstmalig etwa vor dem 12. Altersjahr auf (Beesdo et al. 2009). Die späte Kindheit und die Adoleszenz bilden die Hochrisikophasen der Sozialen Phobie; wenige Personen erkranken neu nach dem 25. Altersjahr an dieser psychischen Störung. Im Gegensatz dazu folgen die Hochrisikophasen der Panikstörung, der Agoraphobie und der Generalisierten Angststörung in der späten Adoleszenz und im frühen Erwachsenenalter (Beesdo et al. 2009). Die Hochrisikophase der Zwangsstörung wird in der Adoleszenz oder im frühen Erwachsenenalter angesiedelt (Kessler et al. 2005). Die Posttraumatische Belastungsstörung weist das variabelste Ersterkrankungsalter auf, da die Störung in Abhängigkeit des Auftretens eines Traumas, während des ganzen Lebens erstmalig in Erscheinung treten kann (Kessler et al. 2009). Es gibt aber Hinweise darauf, dass auch diese psychische Störung – wie die Generalisierte Angststörung und die Panikstörung – ein eher späteres Ersterkrankungsalter in der Adoleszenz oder dem Erwachsenenalter aufweist (Kessler et al. 2007b).

8.3.2 Geschlechtereffekte

Verschiedene Studien kommen zum Schluss, dass Frauen ein höheres Risiko haben, an einer Angststörung zu erkranken als Männer (u. a. Beesdo et al. 2009, McLean et al. 2011). Weniger bekannt ist, welche Geschlechtsunterschiede es in Bezug auf die Angststörungen im Entwicklungsverlauf gibt (Rapee et al. 2009).

Roza et al. (2003) konnten feststellen, dass es – über alle Angststörungen hinweg betrachtet – eine weibliche Überlegenheit in der Entwicklung einer Angststörung über die Lebensspanne gibt und dass diese vor dem 5. Altersjahr beginnt und während der Kindheit und der frühen Adoleszenz anhält. Bereits eine Studie von Lewinsohn et al. aus dem Jahre 1998 zeigt, dass Mädchen im Alter von sechs Jahren eine doppelt so hohe Chance haben eine Angststörung aufzuweisen als Jungs.

McLean und Anderson (2009) stellen folgende Befunde zu Geschlechtsunterschieden im Entwicklungsverlauf einzelner Angststörungen dar: In der Studie von McGee et al. (1990) haben weibliche Adoleszente eine sechs Mal so hohe Chance eine Generalisierte Angststörung aufzuweisen als männliche. Eine Ausnahme bildet die Zwangsstörung: Hier erfüllen Jungen in der Kindheit drei Mal so häufig die Kriterien für eine Zwangsstörung als Mädchen (Castle et al. 1995). Bis zur Pubertät bleibt dieses Verhältnis etwa gleich, danach nähert es sich an (Pigott 1998).

In der bereits zuvor erwähnten EDSP-Studie wurde bei der Betrachtung der Inzidenzraten der Panikstörung festgestellt, dass geschlechterbezogene Unterschiede, welche bereits vor 14 Jahren bestehen, zwischen 14 und 25 Jahren noch ausgeprägter werden. Zudem weisen weibliche Probanden eine eindeutige Phase erhöhter Inzidenzraten zwischen 13 und 26 Jahren auf. Bei Männern ist die Phase erhöhter Inzidenzraten weniger ausgeprägt (Beesdo et al. 2009).

Auch bei der Agoraphobie gibt es geschlechtsspezifische Unterschiede: Ab dem Alter von 6 Jahren wurde bei weiblichen Probanden eine starke Zunahme der Inzidenzraten festgestellt, während es bei männlichen Probanden Hinweise auf erhöhte Inzidenzraten zwischen 15 und 20 Jahren gibt (Beesdo et al. 2009).

Weiter wurde untersucht, ob sich weibliche und männliche Personen bezüglich des Ersterkrankungsalters der verschiedenen Angststörungen bis zum Alter von 34 Jahren unterscheiden (Beesdo et al. 2009): Dabei wurden keine bedeutenden Geschlechtsunterschiede festgestellt, außer bei der Spezifischen Phobie, bei der männliche Probanden früher erkranken (v. a. beim umweltbezogenen Typus) und bei der Generalisierten Angststörung, bei der Männer später erkranken.

8.3.3 Einflussfaktoren auf die Erstmanifestation

Als möglicher Einflussfaktor auf die Erstmanifestation einer Angststörung wird die elterliche Psychopathologie diskutiert. In einer Studie von Schreier, Wittchen, Höfler und Lieb (2008) stellte sich heraus, dass Kinder von Müttern mit einer Angststörung ein erhöhtes Risiko haben, selbst auch eine Angststörung zu entwickeln im Vergleich zu Kindern von Eltern ohne Angststörung. Schreier et al. (2008) fanden jedoch keinen früheren Beginn der Angststörung bei den Nachkommen von Müttern mit einer Angststörung.

Nocon et al. (2008) betrachteten diesen Zusammenhang bei Kindern von Eltern mit Panikstörung oder Agoraphobie. Auch in dieser Studie erhöhte sich das Risiko der Nachkommen selbst an einer Agoraphobie oder Panikstörung zu leiden. Nocon et al. (2008) fanden jedoch auch keinen Einfluss der elterlichen Psychopathologie auf das Ersterkrankungsalter irgendeines Symptoms. Lieb et al. (2000a) ergänzen die Befunde in ihrer Studie zur Sozialen Phobie zum Zeitpunkt der Baselineerhebung und dem Follow-up der EDSP-Studie zwei Jahre später. Hier konnte ermittelt werden, dass es einen starken Zusammenhang zwischen elterlicher Sozialer Phobie und Sozialer Phobie bei den Kindern gibt. Zudem begann der Generalisierte Subtyp der Sozialen Phobie früher in den adoleszenten Kindern der von der Sozialen Phobie betroffenen Eltern. In einer Erweiterung der Beobachtungsperiode um acht Jahre konnten Knappe et al. (2009a) die zuvor erwähnten Befunde, dass die elterliche Soziale Phobie stark mit dem Risiko der Nachkommen zusammenhängt, selbst eine Soziale Phobie aufzuweisen, bestätigen. Anzumerken ist, dass auch andere psychische Störungen, wie eine Major Depression oder Substanzbezogene Störung, das Risiko der Nachkommen erhöhen, eine Soziale Phobie aufzuweisen. Die Soziale Phobie eines Elternteils bleibt aber ein prädiktiver Faktor für die Soziale Phobie beim Nachkommen unabhängig von der anderen elterlichen Psychopathologie. Zudem deuten Interaktionsanalysen darauf hin, dass es kombinierte Effekte der elterlichen Psychopathologie und des elterlichen Erziehungsstils auf das Risiko der Erkrankung des Nachkommens gibt. In der Studie von Knappe et al. (2009b) stellte sich ergänzend zu obigen Befunden heraus, dass die elterliche Psychopathologie und ein negativer Erziehungsstil unabhängig voneinander das Erstauftreten von Sozialer Phobie bei den Nachkommen vorhersagt. Die Kombination der beiden Faktoren war mit einem höheren Risiko für Soziale Phobie bei den Nachkommen assoziiert im Vergleich zum Risiko bei nur einem vorhandenen Faktor.

In einer weiteren Studie von Knappe et al. (2011), bei der verschiedene soziale Ängste und Subtypen der Sozialen Phobie verglichen wurden, wurde im Gegensatz zu den vorher erwähnten Befunden keine Interaktion zwischen elterlicher Psychopathologie und negativem Erziehungsstil und dem Erstauftreten der Symptomatik bei den Nachkommen festgestellt. Personen, welche eine höhere Verhaltenshemmung (Behavioral Inhibition) aufweisen, zeigten jedoch einen früheren Beginn der Sozialen Phobie.

8.4 Erstmanifestation Substanzbezogener Störungen

Im Jahre 2010 litten in Europa etwa 14,6 Millionen Menschen an Alkoholabhängigkeit (Wittchen et al. 2011). Damit bildet die Alkoholabhängigkeit zusammen mit der Opioid- (1,0 Millionen) und Cannabisabhängigkeit (1,4 Millionen) die vierthäufigste Gruppe psychischer Störungen in diesem Jahr (Wittchen et al. 2011). Zudem stellten Wittchen et al. (2011) fest, dass die Alkoholabhängigkeit – neben der Depression und der Alzheimer Krankheit – zu den Krankheiten des Gehirns gehört, welche am meisten zur gesamten Krankheitslast aller untersuchten Störungen des Gehirns beitragen. Neben der Bedeutsamkeit des Störungsbildes konnten mehrere Studien zusätzlich zeigen, dass das Alter bei Erstkonsum von Alkohol einer der stärksten Prädiktoren für die Entwicklung von späteren alkoholbezogenen Problemen darstellt (Buchmann et al. 2009).

Diese Angaben machen die zentrale Bedeutung des Erstmanifestationsalters respektive Hochrisikophasen dieser Störungen deutlich. Hierzu sollen im Folgenden einige Befunde dargestellt werden.

Wichtige Befunde zur Epidemiologie des Substanzkonsums kommen von EDSP. Die Daten lassen darauf schließen, dass Drogenkonsum häufiger vorkommt und früher beginnt als vermutet (Lieb et al. 2000b). In der EDSP wurden 3.021 Jugendliche und junge Erwachsene über 10 Jahre hinweg (zwischen 1995 und 2005) bezüglich ihres Drogenkonsums mit Hilfe des M-CIDI (diagnostiziert nach DSM-IV) befragt. Die Analysen von Lieb et al. (2000b), welche drei Untersuchungswellen zwischen 1995 und 1999 einschließen, ergaben, dass der Zeitpunkt des erstmaligen Konsums von Nikotin und Alkohol bei etwa 10 Jahren liegt mit einer Hochrisikophase für den Erstkonsum zwischen dem 12. und 16. Altersjahr. Das Einstiegsalter in den Konsum illegaler Drogen findet später statt. Das mittlere Alter für die erstmalige Konsumation von Cannabis liegt bei 14 Jahren. Hier wurde auch eine spätere Hochrisikozeit ermittelt: Diese liegt zwischen dem 16. und 18. Altersjahr.

Diese Analysen zeigen, dass sowohl das Jugend- aber auch das frühe Erwachsenenalter bedeutende Lebensphasen für den Erstkonsum der Substanzen darstellen.

Wie aus einem maßvollen Umgang mit der Substanz ein missbräuchlicher oder abhängiger Substanzkonsum entwickelt wird, ist bisher noch nicht zufriedenstellend geklärt (Hoch und Lieb 2009).

Wittchen et al. (2008) beschäftigten sich mit der Frage welches Alter eine Hochrisikophase für den Übergang zu Abhängigkeit und Missbrauch darstellt. Hierzu analysierten sie wiederum Daten der EDSP-Studie, allerdings zogen sie noch einen weiteren Untersuchungszeitpunkt 8,2 Jahre nach der Baselineuntersuchung in die Analysen mit ein. Dabei stellten Wittchen et al. (2008) fest, dass ein substanzieller Anteil der Übergänge von Konsum zu Substanzabhängigkeit innert den ersten drei Jahren nach Beginn des Substanzkonsums stattfindet. Der erstmalige Konsum von Alkohol und Nikotin findet hauptsächlich zwischen dem 10. und 17. Altersjahr statt, der reguläre Konsum zwischen 13 und 21. Bei erstmaligem Konsum von Cannabis und anderen illegalen Drogen waren die meisten Probanden zwischen 14 und 20 Jahre alt, beim regulären Konsum zwischen 14 und 19. Zudem stellte sich heraus, dass Männer im Vergleich zu Frauen ein höheres Risiko haben von einem maßvollen Alkoholtrinker zu einem regulären Trinker zu werden. Des Weiteren haben sie auch ein höheres Risiko aus einem maßvollen Umgang einen Missbrauch oder eine Abhängigkeit zu entwickeln. Wittchen et al. (2008) stellten auch fest, dass Männer ein höheres Risiko haben, regulärer Cannabiskonsument zu werden, an Cannabismissbrauch oder -abhängigkeit zu leiden und aus illegalem Substanzkonsum einen Missbrauch zu entwickeln, als Frauen.

Mit demselben Datensatz untersuchten Behrendt et al. (2008) ob früher Alkoholkonsum mit einem schnelleren Übergang zu ersten Alkoholabhängigkeitssymptomen einhergeht und ob spezifische erste Abhängigkeitssymptome und deren zeitliches Auftreten mit Abhängigkeit assoziiert sind. Behrendt et al. (2008) stellten dabei fest, dass speziell die beiden Abhängigkeitssymptome »Toleranzentwicklung« und »hoher Zeitbedarf bezüglich Beschaffung und Einnahme der Droge«, die häufigsten ersten Abhängigkeitssymptome sind. Etwa 5 bis 30 % der Abhängigkeitssymptome treten etwa ein Jahr nach dem ersten Alkoholkonsum auf. Die Forscher fanden jedoch keinen Zusammenhang zwischen dem frühen Alkoholkonsum und ersten Abhängigkeitssymptomen. Behrendt et al. (2008) stellten sogar fest, dass der Übergang zu ersten Abhängigkeitssymptomen bei Probanden mit erstem Alkoholkonsum in der späteren Adoleszenz schneller abläuft als bei Probanden mit frühem erstmaligem Konsum.

Zudem zeigte sich in den Analysen ein Zusammenhang zwischen früher Toleranzentwicklung und Kontrollverlust und der Entwicklung einer Abhängigkeit.

Auch im NCS-R wurde das Ersterkrankungsalter von Substanzstörungen untersucht (Kessler et al. 2005). Dazu wurden Daten von etwa 9.200 erwachsene Probanden (18 Jahre und älter) mittels des M-CIDI untersucht. Der Median des Ersterkrankungsalters liegt in diesem Sample bei Alkoholmissbrauch bei 21 Jahren, bei Alkoholabhängigkeit bei 23 Jahren (diagnostiziert nach DSM-IV). Über alle Drogen hinweg befindet sich der Median des Ersterkrankungsalters von Missbrauch bei 19 Jahren und bei 21 Jahren bei Drogenabhängigkeit (Kessler et al. 2005). Damit liegt der Median des Ersterkrankungsalters der Substanzstörungen zwischen denen von Impulskontroll-Störungen (7–15 Jahre) und von Affektiven Störungen (25–32 Jahre).

8.4.1 Einflussfaktoren auf das Ersterkrankungsalter

Bezüglich der Erstkonsums- respektive des Ersterkrankungsalters von Substanzen wird ein Geburtskohorteneffekt vermutet. Perkonigg et al. (2006) untersuchten dazu die Prävalenz und Inzidenz von Substanzabhängigkeit (diagnostiziert nach DSM-IV) zwischen der Baselineerhebung und dem zweiten Follow-up der EDSP. Dabei stellten sie eine Lebenszeitprävalenz von 28,6 % von Missbrauch oder Abhängigkeit zur Baselinemessung fest. Die Nikotinabhängigkeit oder der Nikotinmissbrauch kommt am häufigsten vor, gefolgt von Alkoholabhängigkeit oder -missbrauch. Zum Zeitpunkt des zweiten Follow-Ups betrug die kumulative Lebenszeitinzidenz von Substanzabhängigkeit oder -missbrauch 43,8 %. Perkonigg et al. (2006) stellten zudem fest, dass sich der Median des Ersterkrankungsalters in der jüngeren Altersgruppe zwischen ein und drei Jahren früher befindet im Vergleich zur älteren. Dieser Trend konnte in allen Substanzklassen festgestellt werden. Zudem zeigt sich, dass die kumulative Inzidenzrate derjenigen, die illegale Substanzen konsumier-

Teil 3

ten, in der jüngeren Kohorte doppelt so hoch ist im Vergleich zur älteren. Die Forscher stellten des Weiteren einen Trend fest, dass es einen zweiten Peak des Ersterkrankungsalters der Nikotinabhängigkeit nach dem Ersterkrankungsalter von illegalen Drogen geben könnte.

Als weiterer Faktor, der sich auf das Ersterkrankungsalter des Substanzmissbrauchs oder der -abhängigkeit auswirken könnte, wird der elterliche Substanzkonsum diskutiert. Auch dieser Frage wurde mittels der EDSP-Daten mit 4-Jahres Follow-up nachgegangen. Die Analysen von Lieb et al. (2001) ergaben, dass Kinder von Eltern mit Alkoholstörungen im Vergleich zu Kindern von nicht betroffenen Eltern mehr Alkohol konsumieren, häufiger regelmäßig Rauchen sowie häufiger illegale Drogen konsumieren. Zudem konnte gezeigt werden, dass Jugendliche mit zwei betroffenen Elternteilen früher schädliche Mengen von Alkohol konsumieren als Probanden ohne elterliche Belastung. Diese Befunde verdeutlichen die Wichtigkeit von spezifischer Prävention bei Kindern mit alkoholbelasteten Eltern (Lieb et al. 2001).

Literatur

Andrade L, Caraveo-Anduaga JJ, Berglund P et al. (2000) Cross-national comparisons of the prevalences and correlates of mental disorders. B World Health Organ 78:413–426.

Angermeyer MC, Kühn L (1988) Gender Differences in Age at Onset of Schizophrenia – an Overview. Eur Arch Psy Clin N 237:351–364.

Baldessarini RJ, Bolzani L, Cruz N et al. (2010) Onset-age of bipolar disorders at six international sites. J Affect Disorders 121:143–146.

Barzega G, Maina G, Venturello S et al. (2001) Dysthymic disorder: clinical characteristics in relation to age at onset. J Affect Disorders 66: 39–46.

Bauer M, Juckel G, Correll CU et al. (2008) Diagnosis and treatment in the early illness phase of bipolar disorders. Eur Arch Psy Clin N 258:50–54.

Beesdo K, Höfler M, Leibenluft E et al. (2009a) Mood episodes and mood disorders: patterns of incidence and conversion in the first three decades of life. Bipolar Disord 11:637–649.

Beesdo K, Knappe S, Pine DS (2009b) Anxiety and Anxiety Disorders in Children and Adolescents: Developmental Issues and Implications for DSM-V. Psychiat Clin N Am 32:483–524.

Beesdo K, Pine DS, Lieb R et al. (2010) Incidence and Risk Patterns of Anxiety and Depressive Disorders and Categorization of Generalized Anxiety Disorder. Arch Gen Psychiat 67:47–57.

Behrendt S, Wittchen HU, Höfler M et al. (2008) Risk and speed of transitions to first alcohol dependence symptoms in adolescents: a 10-year longitudinal community study in Germany. Addiction 103:1638–1647.

Bellino S, Rocca P, Patria L et al. (2004) Relationships of age at onset with clinical features and cognitive functions in a sample of schizophrenia patients. J Clin Psychiat 65:908–914.

Bellivier F, Etain B, Malafosse A et al. (2011) Age at onset in bipolar I affective disorder in the USA and Europe. World J Biol Psychia. Early Online 1–8: doi:10.3109/15622975.2011.639801.

Buchmann AF, Schmid B, Blomeyer D et al. (2009) Impact of age at first drink on vulnerability to alcohol-related problems: Testing the marker hypothesis in a prospective study of young adults. J Psychiatr Res 43:1205–1212.

Burke KC, Burke JD, Regier DA et al. (1990) Age at Onset of Selected Mental Disorders in Five Community Populations. Arch Gen Psychiat 47:511–518.

Carter TDC, Mundo E, Parikh SV et al. (2003) Early age at onset as a risk factor for poor outcome of bipolar disorder. J Psychiatr Res 37:297–303.

Castle DJ, Deale A, Marks IM (1995) Gender differences in obsessive compulsive disorder. Aust Nz J Psychiat 29:114–117.

Esterberg ML, Trotman HD, Holtzman C et al. (2010) The impact of a family history of psychosis on age-at-onset and positive and negative symptoms of schizophrenia: A meta-analysis. Schizophr Res 120:121–130.

Etain B, Mathieu F, Rietschel M et al. (2006) Genome-wide scan for genes involved in bipo-

lar affective disorder in 70 European families ascertained through a bipolar type I early-onset proband: supportive evidence for linkage at 3p14. Mol Psychiatr 11:685–694.
Girolamo G. de, Dagani J, Purcell R et al. (2011) Age of onset of mental disorders and use of mental health services: needs, opportunities and obstacles. Epidemiol Psych Sci. Special Article doi: 10.1017/S2045796011000746.
Gwirtsman HE, Blehar MC, McCullough JP et al. (1997) Standardized assessment of dysthymia: report of a National Institute of Mental Health Conference. Psychopharmacol Bull 33:3–11.
Häfner H (2003) Gender differences in schizophrenia. Psychoneuroendocrino 28:17–54.
Häfner H, Maurer K, Löffler W et al. (1998) The ABC schizophrenia study: a preliminary overview of the results. Soc Psych Psych Epid 33:380–386.
Hahlweg K (2009) Schizophrenie. In: Margraf J, Schneider S (Hrsg.) Lehrbuch der Verhaltenstherapie Band 2: Störungen im Erwachsenenalter. Heldelberg: Springer Medizin Verlag. S. 407–434.
Hambrecht M, Maurer K, Hafner H et al. (1992) Transnational Stability of Gender Differences in Schizophrenia – an Analysis Based on the Who Study on Determinants of Outcome of Severe Mental-Disorders. Eur Arch Psy Clin N 242:6–12.
Hare E, Glahn DC, Dassori A et al. (2009) Heritability of Age of Onset of Psychosis in Schizophrenia. Am J Med Genet B 153B:298–302.
Hoch E, Lieb R (2009) Substanzmissbrauch- und Substanzabhängigkeit. In: Schneider S, Margraf J (Hrsg.) Lehrbuch der Verhaltenstherapie Band 3: Störungen im Kindes- und Jugendalter. Heidelberg: Springer Medizin Verlag. S. 763–783.
Johnson L, Andersson-Lundman G, Åberg-Wistedt A et al. (2000) Age of onset in affective disorder: its correlation with hereditary and psychosocial factors. J Affect Disorders 59: 139–148.
Kessler RC (1997) The prevalence of psychiatric comorbidity. In: Wetzler S, Sanderson WC Treatment strategies for patients with psychiatric comorbidity. New York: John Wiley & Sons. S. 23–48.
Kessler RC, Amminger GP, Aguilar-Gaxiola S et al. (2007a) Age of onset of mental disorders: a review of recent literature. Curr Opin Psychiatr 20:359–364.
Kessler RC, Angermeyer M, Anthony JC et al. for the WHO World Mental Health Survey Consortium (2007b) Lifetime prevalence and age-of-onset distributions of mental disorders in the World Health Organization's World Mental Health Survey Initiative. World Psychiatry 6:168–176.
Kessler RC, Berglund P, Demler O et al. (2005) Lifetime Prevalence and Age-of-Onset Distributions of DSM-IV Disorders in the National Comorbidity Survey Replication. Arch Gen Psychiat 62:593–602.
Kessler RC, Birnbaum H, Bromet E et al. (2010) Age differences in major depression: results from the National Comorbidity Survey Replication (NCS-R). Psychol Med 40:225–237.
Kessler RC, Rubinow DR, Holmes C et al. (1997) The epidemiology of DSM-III-R bipolar I disorder in a general population survey. Psychol Med 27:1079–1089.
Kessler RC, Ruscio AM, Shear K et al. (2009) Epidemiology of Anxiety Disorders. In: Stein MB, Steckler T (Hrsg.) Behavioral Neurobiology of Anxiety and Its Treatment, Current Topics in Behavioral Neurosciences, 2. Heidelberg: Springer. S. 21–35.
Klein DN, Schatzberg AF, McCullough JP et al. (1999) Age of onset in chronic major depression: relation to demographic and clinical variables, family history, and treatment response. J Affect Disorders 55:149–157.
Knappe S, Beesdo K, Fehm L et al. (2009b) Do parental psychopathology and unfavorable family environment predict the persistence of social phobia? J Anxiety Disord 23:986–994.
Knappe S, Beesdo-Baum K, Fehm L et al. (2011) Social fear and social phobia types among community youth: Differential clinical features and vulnerability factors. J Psychiatr Res 45:111–120.
Knappe S, Lieb R, Beesdo K et al. (2009a) The Role of Parental Psychopathology and Family Environment for Social Phobia in the First Three Decades of Life. Depress Anxiety 26:363–370.
Kraepelin E (1904) Vergleichende Psychiatrie. Zentbl Nervenheilk Psychiat 27:433–437.
Large M, Sharma S, Compton MT et al. (2011) Cannabis Use and Earlier Onset of Psychosis. Arch Gen Psychiat 68:555–561.
Lenze SN, Xiong C, Sheline YI (2008) Childhood adversity predicts earlier onset of major depression but not reduced hippocampal volume. Psychiat Res-Neuroim 162:39–49.
Lewinsohn PM, Gotlib IH, Lewinsohn M et al. (1998) Gender Differences in Anxiety Disorders and Anxiety Symptoms in Adolescents. J Abnorm Psychol 107:109–117.
Lieb R, Isensee B, Höfler M et al. (2001) Elterliche Alkoholbelastung und die Entwicklung von Suchtproblemen bei ihren Kindern – Ergebnisse der prospektiv-longitudinalen EDSP-Studie. Suchttherapie 2:125–136.

Lieb R, Schreier A, Müller N (2003a) Epidemiologie von Angststörungen. Psychotherapie 8: 86–102.
Lieb R, Schreier A, Pfister H et al. (2003b) Maternal Smoking and Smoking in Adolescents: A Prospective Community Study of Adolescents and Their Mothers. Eur Addict Res 9:120–130.
Lieb R, Schuster P, Pfister H et al. (2000b). Epidemiologie des Konsums, Missbrauchs und der Abhängigkeit von legalen und illegalen Drogen bei Jugendlichen und jungen Erwachsenen : Die prospektiv-longitudinale Verlaufsstudie EDSP. Sucht 46:18–31.
Lieb R, Wittchen HU, Höfler M et al. (2000a) Parental Psychopathology, Parenting Styles, and the Risk of Social Phobia in Offspring – A Prospective-Longitudinal Community Study. Arch Gen Psychiat 57:859–866.
McGee R, Feehan M, Williams SM et al. (1990) DSM-III disorders in a large sample of adolesents. J Am Acad Child Adolesc Psychiatry 29: 611–619.
McLean CP, Anderson ER (2009) Brave men and timid women? A review of the gender differences in fear and anxiety. Clin Psychol Rev 29:496–505.
McLean CP, Asnaani A, Litz BT et al. (2011) Gender differences in anxiety disorders: Prevalence, course of illness, comorbidity and burden of illness. J Psychiatr Res 45:1027–1035.
Meyer TD, Bauer M (2011) Bipolare Störungen. In: Wittchen HU, Hoyer J Klinische Psychologie & Psychotherapie. 2. Aufl. Berlin: Springer. S. 857–877.
Myles N, Newall H, Compton MT et al. (2011) The age at onset of psychosis and tobacco use: a systematic meta-analysis. Soc Psych Psych Epid. doi:10.1007/s00127-011-0431-3.
Nocon A, Wittchen HU, Beesdo K et al. (2008) Differential familial liability of panic disorder and agoraphobia. Depress Anxiety 25:422–434.
Perkonigg A, Pfister H, Höfler M et al. (2006) Substance Use and Substance Use Disorders in a Community Sample of Adolescents and Young Adults: Incidence, Age Effects and Patterns of Use. Eur Addict Res 12:187–196.
Pigott TA (1998) Obsessive-compulsive disorder: Symptom overview and epidemiology. Bull Menninger Clin 62:A4–A32.
Rapee RM, Schniering CA, Hudson JL (2009) Anxiety Disorders During Childhood and Adolescence: Origins and Treatment. Annu Rev Clin Psycho 5:311–341.
Rey ER (2011) Psychotische Störungen und Schizophrenie. In: Wittchen HU, Hoyer J (Hrsg.) Klinische Pschologie & Psychotherapie. Berlin: Springer Medizin Verlag. S. 799–856.
Riecher A, Maurer K, Löffler B et al. (1990) Gender Differences in Age at Onset and Course of Schizophrenic Disorders. In: Höfner H, Gattaz WF (Hrsg.) Search for the Causes of Schizophrenia. Bd. 2. Berlin: Springer. S. 14–33.
Riecher-Rössler, A (2011) Psychoprotektive Effekte von Östrogenen. J Neurol Neurochir Psychiatr 12:152–156.
Riecher-Rössler A, Aston J, Ventura J et al. (2008) Das Basel Screening Instrument für Psychosen (BSIP): Entwicklung, Aufbau, Reliabilität und Validität. Fortschr Neurol Psychiatr 76:207–216.
Riecher-Rössler A, Gschwandtner U, Aston J et al. (2007) The Basel early detection of psychosis FEPSY Study-design and preliminary results. Acta Psychiatr Scand 115:114–125.
Roza SJ, Hofstra MB, Ende J van der et al. (2003) Stable Prediction of Mood and Anxiety Disorders Based on Behavioral and Emotional Problems in Childhood: A 14-year Follow-up During Childhood, Adolescence, and Young Adulthood. Am J Psychiat 160:2116–2121.
Schreier A, Wittchen HU, Höfler M et al. (2008) Anxiety disorders in mothers and their children: prospective longitudinal community study. Brit J Psychiat 192:308–309.
WHO (World Health Organization) (2001) The world health report 2001 – Mental Health: New Understanding, New Hope. Geneva: WHO 2001.
Wittchen HU, Behrendt S, Höfler M, Perkonigg A, Lieb R, Bühringer G, Beesdo K (2008) What are the high risk periods for incident substance use and transitions to abuse and dependence? Implications for early intervention and prevention. Int J Meth Psych Res 17:16–29.
Wittchen HU, Jacobi F, Rehm J et al. (2011) The size and burden of mental disorders and other disorders of the brain in Europe 2010. Eur Neuropsychopharm 21:655–679.
Wittchen HU, Uhmann S (2010) The timing of depression: an epidemiological perspective. Medicographia 32:115–125.
Zimmermann P, Bruckl T, Lieb R et al. (2008) The Interplay of Familial Depression Liability and Adverse Events in Predicting the First Onset of Depression During a 10-Year Follow-up. Biol Psychiat 63:406–414.
Zisook S, Lesser I, Stewart JW et al. (2007) Effect of Age at Onset on the Course of Major Depressive Disorder. Am J Psychiat 164:1539–1546.

9 Arbeit und psychische Gesundheit

Wolfram Kawohl und Christoph Lauber

Teil 3

Kapitelübersicht

9.1 Einleitung
9.2 Begriffsklärung Arbeitsmarkt
9.3 Die Bedeutung der Arbeit
9.4 Arbeit und psychische Erkrankung
9.4.1 Burn-Out
9.4.2 Arbeitsunfähigkeit durch psychische Erkrankung
9.4.3 Arbeitslosigkeit und psychische Erkrankung
9.4.4 Rehabilitative Aspekte
9.5 Arbeitsschutz und betriebliche Gesundheitsförderung
9.6 Fazit

Zusammenfassung

Arbeit und psychische Erkrankung stehen in vielfältigen Beziehungen zueinander. Psychisch erkrankte Menschen sind häufiger arbeitslos, Arbeitslosigkeit selbst stellt wiederum eine Risikofaktor für die Entwicklung psychischer Störungen dar, ungünstige Arbeitsplatzbedingungen können sich nachteilig auf die psychische Gesundheit auswirken, wobei Arbeit auf dem freien Arbeitsmarkt gleichzeitig auch positive Effekte auf die psychische Gesundheit hat. Die Arbeitsunfähigkeit aufgrund psychischer Erkrankung hat in den letzten Jahren zugenommen. Dies bedeutet aber nicht, dass psychische Erkrankungen an Häufigkeit zugenommen haben. Vielmehr scheint die Bereitschaft und die Fähigkeit gewachsen zu sein, psychische Störungen zu erkennen und zu benennen. Job Coaching kann erfolgreich zur Integration psychisch kranker Menschen in den ersten Arbeitsmarkt beitragen. In den Bereichen Arbeitsschutz und betriebliche Gesundheitsförderung sind psychische Faktoren noch wenig berücksichtigt.

9.1 Einleitung

Die Zusammenhänge zwischen Arbeit und psychischer Erkrankung sind vielfältig. Das Thema Burn-Out ist in aller Munde, es vergeht kaum ein Tag, an dem nicht eine auflagenstarke Tageszeitung, ein Nachrichtenmagazin oder eine Reportage im Fernsehen mit diesem Thema in die Öffentlichkeit gelangt. Eng damit verbunden ist die Empfindung, dass psychische Erkrankungen durch den allgemein als wachsend empfundenen »Stress« ebenfalls zunehmen. Auch wenn »Burn-Out« in keinem der gültigen Klassifikationssysteme psychischer Erkrankungen als eigene Krankheitsentität geführt ist, treten Kliniken und Behandler mit diesem Thema an den Gesundheitsmarkt heran. Die Kausalität scheint einfach zu klären, schwere Arbeit, Mobbing und steigender Leistungsdruck sorgen demnach für die Entwicklung psychischer Störungen. Der Arbeit hier eine einseitig schuldhafte Rolle zuzuweisen, greift jedoch zu kurz, die Kausalitätszusammenhänge zwischen Arbeit, Arbeitslosigkeit und psychischen Störungen sind zu komplex. Insbesondere die Tatsache, dass Arbeit nicht nur potenziell gesundheitsschädlich, sondern im Gegensatz gesundheitsförderlich ist (Burns et al. 2009, Kilian et al. 2011), scheint in vereinfachenden Betrachtungen zu wenig berücksichtigt zu werden. In diesem Kapitel sollen daher die Auswirkungen von Arbeit und Arbeitslosigkeit auf die psychische Gesundheit und umgekehrt auch Konsequenzen psychischer Erkrankungen auf die Arbeitssituation der davon Betroffenen genauer beleuchtet werden.

9.2 Begriffsklärung Arbeitsmarkt

Gemäß einer Definition von Brinkmann wird der Arbeitsmarkt als der Ort bezeichnet, an dem die Nachfrage nach Arbeit und das Selbstangebot von Arbeitskräften zusammentreffen (Brinkmann 1981). Der Arbeitsmarkt wird in der Regel in zwei bis drei Bereiche eingeteilt. Als erster Arbeitsmarkt wird der auch »freier Arbeitsmarkt« genannte Bereich bezeichnet, in dem eine kompetitive Vergabe von Arbeitsplätzen gemäß einem vorwiegend wirtschaftlich begründeten Bedarf stattfindet. Der zweite Arbeitsmarkt ist der Bereich geschützter, zumeist staatlich oder aus der Sozialgemeinschaft heraus geförderter Arbeit. Hier sind beispielsweise Werkstätten für behinderte Menschen bzw. geschützte Werkstätten und geförderte Sozialarbeitsplätze in ansonsten auf dem ersten Arbeitsmarkt tätigen Firmen zu nennen. Als »dritter Arbeitsmarkt« wird einerseits der Bereich der nicht bezahlten Freiwilligenarbeit bezeichnet, andererseits darunter auch der vieldiskutierte Bereich der gemeinnützigen Arbeit Langzeitarbeitsloser gefasst.

9.3 Die Bedeutung der Arbeit

Neben der Sicherung des Lebensunterhaltes bzw. des Überlebens als menschheitsgeschichtlich frühe Funktion stellt Arbeit vielfach auch eine über diese Kernfunktion sinnstiftende Tätigkeit dar. Arbeit wird dabei als grundsätzlich soziales Phänomen verstanden (Füllsack 2009). Die heutige Unterscheidung von Arbeit und Nicht-Arbeit bzw. Freizeit hingegen scheint keineswegs immer bestanden zu haben, in Teilen ist dies laut Füllsack noch in landwirtschaftlich geprägten Strukturen beobachtbar (Füllsack 2009). Allgemein akzeptiert im psychiatrischen Schrifttum ist, neben den oben genannten Aspekten Sicherung des Lebensunterhaltes und Sinnstiftung, die tagesstrukturierende Funktion der Arbeit. Der arbeitende Mensch orientiert sich an den mit der Arbeit verbundenen Tagesabläufen und richtet seinen Alltag daran aus, dies mit durchaus positiven Folgen, beispielsweise für den Tag-Nacht-Rhythmus. Als vierte Funktion der Arbeit ist die soziale zu sehen. Dies bezieht sich einerseits auf den an den meisten Arbeitsplätzen bestehenden sozialen Austausch und die damit verbundene soziale Vernetzung. Eine Sicherstellung von Arbeitstätigkeit, Sicherung des Lebensunterhaltes, Sinnstiftung, Tagesstruktur und soziale Vernetzung kann, ein entsprechendes Sozialversicherungssystem vorausgesetzt, auch im Bereich des zweiten und dritten Arbeitsmarktes erreicht werden. Die Aufrechterhaltung des Sozialstatus eines arbeitenden Menschen in seiner gesellschaftlichen Schicht oder seinem gesellschaftlichen Milieu im Sinne der Vermeidung eines sozialen Abstiegs ist hingegen eng mit der fortgesetzten Teilhabe am ersten Arbeitsmarkt verknüpft. Diese aus sozialpsychiatrischer Sicht unerfreuliche, aber nicht zu leugnende Tatsache erscheint im heutigen Schrifttum unterrepräsentiert, weshalb auf diesen Aspekt im Folgenden kurz eingegangen werden soll.

Die mitteleuropäische Arbeitswelt ist stark geprägt durch die protestantische Arbeitsethik. Johann Caspar Lavater (1741–1801), ein Zürcher Theologe und Philosoph, schrieb in einem Brief an den hannoverschen Arzt Johann George Zimmermann, »daß die Seeligen im Himmel keine Müßiggänger, kein müßige Beschauer und Geniesser der göttlichen Herrlichkeit seyn, dass sie mannichfaltige Beschäftigungen haben werden«. Dies liege in der Natur des Menschen (Lavater 1773). Gemäß Himanen stellt die Arbeit in der protestantischen Arbeitsethik sogar den gottgewollten Lebenszweck dar (Himanen 2001).

Auch wenn heute in der Regel dieser religiöse Bezug in der Beurteilung der Wertigkeit von Arbeit fehlt, hat sich diese Sichtweise kulturhistorisch tief in den mitteleuropäischen Gesellschaften etablieren können. Sie bestimmt die arbeitsbezogene Selbst- und Fremdwahrnehmung sowohl von Arbeitgebern und Arbeitnehmern als auch von Patienten und ihren Behandelnden. Das Zwiebelmodell des Prestige-Status-Aufbaus nach Bolte, ein soziologisches Schichtmodell (Bolte et al. 1975), trifft eine soziale Einteilung in Oberschicht, die Mittelschichten sowie die unteren Schichten im Wesentlichen mit Bezug auf die Erwerbstätigkeit; die Elemente der meritokratischen Triade, Bildung, Stellung im Erwerbsleben und Einkommen, werden als die drei entscheidenden Determinanten sozialer Schichtung angenommen (Kreckel 1992). Insbesondere mit Blick auf die meritokratische Triade wird klar, dass der Verlust des Arbeitsplatzes durch Wegfall zweier Bereiche, nämlich Einkommen und Stellung im Erwerbsleben, unmittelbare Auswirkungen auf die soziale Einordnung des Betroffenen hat. Neuere Modelle der sozialen Einordnung wie die durch die französischer Soziologie der 1970er Jahre (▶ **Kap. 6, Bd. 1**) inspirierten und im Marketing zur Anwendung kommenden Sinus- oder auch

Sigmamilieus berücksichtigen neben einem gesellschaftlichen »Oben« und »Unten« noch zusätzlich die Orientierung hin zu eher konservativen oder moderneren Werten. Dies darf jedoch nicht darüber hinweg täuschen, dass in der Definition der Zugehörigkeit zu einem solchen Milieu nach wie vor Bildung und Arbeit eine wichtige sozial determinierende Rolle spielen. In den Definitionen der einzelnen Milieus sind dementsprechend die Bildungsabschlüsse, die Erwerbsstellung und das Einkommen aufgeführt. Die enorme Wichtigkeit der Arbeitssituation für diese soziale Einordnung sollte daher auch nicht außer Acht gelassen werden, wenn es um die Planung rehabilitativer Ziele für einen Menschen mit einer psychischen Erkrankung geht. Auch wenn die anderen Bereiche wie Sicherung des Lebensunterhaltes durch eine Rente, Sinnstiftung durch interessante Tätigkeit und Tagesstrukturierung durch die geforderte Anwesenheit durchaus auch außerhalb des ersten Arbeitsmarktes zu erreichen sind, wird die Arbeit, beispielweise in einer sogenannten »Werkstatt für Behinderte Menschen« (▸ **Kap. 11, Bd. 2**), im Bezug auf die soziale Einordnung des Betroffenen hier nicht die Wirksamkeit entfalten können, die ein Arbeitsplatz auf dem ersten Arbeitsmarkt mit sich brächte. Das Erreichen besserer Integration im ersten Arbeitsmarkt hingegen dürfte den für schizophrene Störungen beschriebenen »social drift« (Brink et al. 2004, Silverton and Mednick 1984, Treasaden et al. 2000) entscheidend beeinflussen.

9.4 Arbeit und psychische Erkrankung

Dass Arbeit krank machen kann, gilt gemeinhin als bekannt, die Entwicklung des Arbeitsschutzes mit Beginn der Industrialisierung hin zu umfangreichen Vorschriften und Regularien trägt dem Rechnung. Die Wahrnehmung psychischer Belastungsfaktoren als potenzielle Krankheitsursache scheint jedoch eher eine Entwicklung jüngerer Zeit, die es mittlerweile jedoch zur erheblicher Prominenz und Medienwirksamkeit geschafft hat. Dies gilt vor allem für die umfangreiche Beschäftigung der Massenmedien mit dem Thema Burn-Out. Die tatsächlichen Auswirkungen bestimmter Arbeitsbedingungen auf die psychische Gesundheit der Angestellten sind jedoch nach wie vor unzureichend beforscht.

In dem umfangreichen Bericht »Sick on the Job? Myths and Realities about Mental Health and Work« hat sich die Organisation für wirtschaftliche Zusammenarbeit und Entwicklung (Organisation for Economic Co-operation and Development, OECD) jüngst der Zusammenhänge zwischen psychischer Gesundheit bzw. Krankheit und Arbei angenommen (OECD 2012). Angesichts einer beträchtlichen Benachteiligung von Menschen mit psychischen Erkrankungen auf dem ersten Arbeitsmarkt, niedrigerer Einkommen und eines damit verbundenen höheren Armutsrisikos spricht die OECD hier von einer zunehmenden Herausforderung. Gleichzeitig wird, auf der Basis eines umfangreichen systematischen Reviews (Richter et al. 2008) betont, dass die Prävalenz psychischer Störungen in den letzten fünf Jahrzehnten nicht zugenommen habe. Vielmehr habe sich die Wahrnehmung psychischer Erkrankungen geändert. Dies gelte für die Betroffenen selbst, für ihre Arbeitgeber, Ärzte und die Gesellschaft insgesamt. Trotz fortbestehender Stigmatisierung wüssten heute mehr Menschen um die Behandelbarkeit psychischer Störungen.

9.4.1 Burn-Out

Burn-Out ist ein Begriff, an dem man bei Beschäftigung mit dem Thema Arbeit und Psyche nicht vorbei kommt. Neben der Präsenz des Terminus in den Massenmedien treten psychiatrische und psychosomatische Kliniken unter Verwendung des Begriffes an den Markt und bieten spezialisierte Behandlungen an. Die Identifikation auf Patientenseite erscheint hoch, schein der Begriff doch zu besagen, dass man sich für die Arbeit aufgeopfert hat, dies durchaus in Abgrenzung von dem vielfach mit mangelndem Willen gleichgesetzten und als stigmatisierend empfundenen Depressionsbegriff. Während Burn-Out in allen Berufen diagnostiziert wird, wurde dieses Konzept ursprünglich im psychiatrischen Feld beschrieben: Der im Drogenhilfebereich tätige New Yorker Psychoanalytiker Herbert Freudenberger beschrieb damit eine Trias aus drei Faktoren, die er an sich und seinen ebenfalls als freiwillige Helfer tätigen Kollegen beobachtete: Emotionale Erschöpfung, zynische Einstellung gegenüber den Patienten oder Klienten sowie eine negative Wahrnehmung der eigenen Arbeitsleistung bzw. Leistungsfähigkeit (Freudenberger 1974). Die kalifornische Sozialpsychologin Christina Maslach fand diese drei Themen auch in Interviews mit professionellen Helfern im Gesundheits- und Sozialwesen wieder (Maslach and Jackson 1984). Burn-Out ist keine Diagnose in den gängigen psychiatrischen Klassifikationssystemen der World Health Organization (WHO) und der American Psychiatric Association (APA), ICD-10 F und DSM-IV. Im Kapitel XXI des ICD-10 (Faktoren, die den Gesundheitszustand beeinflussen und zur Inanspruchnahme des Gesundheitswesens führen) ist in der Kategorie Z73 (Probleme mit Bezug auf Schwierigkeiten bei der Lebensbewältigung) die Diagnose Z73.0 »Ausgebranntsein« (Burn-Out, Zustand der totalen Erschöpfung) gelistet (DIMDI 1994). Die hier gelisteten Diagnosen oder »Probleme« werden aber nicht als Krankheit bewertet, sondern beschreiben Faktoren, die zur Inanspruchnahme des Hilfesystems geführt haben. Eine hohe Überschneidung des Syndroms Burn-Out besteht mit depressiven Störungen. In der Burn-Out-Literatur wird Depression, dann vor dem Hintergrund einer prozesshaften Entwicklung, als schwerste Stufe des Burn-Out gewertet (Nil et al. 2010). In Abgrenzung von einer primär ätiologiefreien ICD-10 F-Diagnose stellt Burn-Out ein Konstrukt dar, welches die beobachtete Symptomatik in einen kausalen Zusammenhang mit arbeitsbezogener Belastung stellt. Dieser gleichsam externe Faktor ist jedoch von zentraler Bedeutung, da das Konzept ohne ihn nicht auskommt. Dies kann schlimmstenfalls dazu führen, dass Faktoren, die in der Person des Patienten liegen, in der Therapie vernachlässigt werden und eine möglicherweise schon vorhandene externalisierende Grundhaltung des Betroffenen durch den Therapeuten verstärkt wird.

Auf der anderen Seite kann ein zunächst klinikfern wirkendes Konzept wie Burn-Out eine Brücke in eine fachgerechte Behandlung bedeuten. Dennoch sollten beim Vorhandensein depressiver Symptome diese durch den Therapeuten auch benannt werden. Dem viel diskutierten Burn-Out gegenüber steht ein Phänomen, das sogenannte Bore-Out, also die Erkrankung durch übermäßige Langeweile bei der Arbeit, welches der Vollständigkeit halber und angesichts der begrifflichen Ähnlichkeit hiermit kurz erwähnt sei (Rothlin and Werder 2007). Bore-out dürfte der derzeitigen Datenlage nach jedoch keine Relevanz im psychiatrischen Kontext besitzen.

9.4.2 Arbeitsunfähigkeit durch psychische Erkrankung

Im Umgang mit psychischen Erkrankungen besteht selbst in den Sozialdiensten großer Firmen wenig Erfahrung. Arbeitsunfähig-

Teil 3

keitsfälle wegen psychischer Störungen verzeichnen in den letzten zehn Jahren nicht nur ein überproportionales Wachstum, sondern verursachen gleichzeitig die längsten Ausfallzeiten je Arbeitsunfähigkeitsfall. Rentenzugänge aufgrund psychischer Störungen sind von 1993 bis 2010 um jährlich durchschnittlich 3,2 % gestiegen. Psychische Erkrankungen waren auch in Deutschland im Jahre 2010 die häufigste Ursache für die erstmalige Beziehung einer staatlichen Erwerbsminderungsrente (Deutsche Rentenversicherung Bund 2011).

Die Arbeitsunfähigkeit der Arbeitnehmer in Deutschland führte im Jahr 2009 zu volkswirtschaftlichen Produktionsausfällen in Höhe von ca. 43 Milliarden Euro Auf psychische Krankheiten und Verhaltensstörungen entfallen mindestens 11,4 % dieser volkswirtschaftlichen Produktionsausfälle (Bundesanstalt für Arbeitsschutz und Arbeitsmedizin 2011). Gleichzeitig ist zwischen den Jahren 1999 und 2010 ein Anstieg der durch psychische Erkrankungen bedingten Arbeitsunfähigkeitsfälle von Versicherten der Allgemeinen Ortskrankenkassen um ca. 70 % zu verzeichnen (Badura et al. 2011). Noch beeindruckender wirkt diese Zahl, wenn man ihr folgendes gegenüberstellt: Die Arbeitsunfähigkeitstage sämtlicher anderer Erkrankungsgruppen (Muskel- und Skeletterkrankungen, Herz-Kreislauferkrankungen, Atemwegserkrankungen, Erkrankungen des Verdauungstraktes und Unfälle) nahmen im gleichem Zeitraum ab.

9.4.3 Arbeitslosigkeit und psychische Erkrankung

Die Arbeitslosenquote unter Menschen mit psychischen Störungen ist extrem hoch, sie beträgt für schwer psychisch kranke Personen bis zu 95 % (Mueser et al. 2001). Auch angesichts der hohen Kosten, die eine Invalidisierung verursacht, handelt es sich beim Thema Integration psychisch Kranker in die Arbeitswelt um ein gesellschaftspolitisch hochaktuelles Thema (Baer et al. 2011, Krowatschek et al. 2012). 33 % aller Invaliditätsursachen in der Schweiz sind auf psychische Störungen zurückzuführen, insbesondere in den letzten Jahrzehnten ist ein hoher Anstieg zu verzeichnen (Hoffmann 2004). Ein Ende dieses Anstiegs ist nicht absehbar, analoge Entwicklungen sind in Deutschland zu beobachten. In industrialisierten und auch Dienstleistungs-Gesellschaften war es für Menschen mit psychischen Störungen schon immer schwierig, einen Arbeitsplatz auf dem ersten Arbeitsmarkt zu erlangen bzw. aufrechtzuerhalten, da Menschen mit psychischen Störungen manche auf dem ersten Arbeitsmarkt geforderte Eigenschaften wie Pünktlichkeit, Zuverlässigkeit und Anpassungsbereitschaft etc. nicht mitzubringen schienen (Kawohl und Rössler 2008). Über den Zusammenhang zwischen Arbeitslosigkeit und psychischer Erkrankung existiert ein umfangreiches Schrifttum. Unbestritten ist, dass auch statistisch ein enger Zusammenhang zwischen diesen Faktoren besteht. Eine klassisch zu nennende Studie von Harvey Brenner zeigte eine Erhöhung der Mortalitätsrate um 1,9 % nach Zunahme der Arbeitslosigkeit um 1 % (Brenner 1976) mit im Einzelnen noch ausgeprägteren Werten für Suizid (4,1 %) und psychiatrische Erstaufnahmen (3,4 %). Im Weiteren wurden diese Ergebnisse kontrovers diskutiert, Folgeuntersuchungen kamen zu uneindeutigen Ergebnissen (Weyerer 1994). Unbestritten ist, dass Arbeitslose im Vergleich zu Beschäftigten häufiger an psychischen Störungen leiden. Gleichzeitig ist die Richtung der Kausalität schwer zu klären. Methodisch problematisch ist dabei die mögliche Existenz eines so genannten »selection bias«: Menschen mit einem schlechteren psychischen Gesundheitszustand finden auf dem Arbeitsmarkt weniger Berücksichtigung als diejenigen mit besserer psychischer Gesundheit, psychische Erkrankungen können zum Verlust des Arbeitsplatzes führen. Die Frage hier ist, ob

Arbeitslosigkeit auch psychisch krank macht. Die Diskussion wird als Kausations-Selektions-Debatte bezeichnet (Ebber 2002). Unter metaanalytischer Berücksichtigung mehrerer Langzeitstudien, wenn auch mit insgesamt geringer Fallzahl von 616, gibt es mittlerweile stabile Hinweise darauf, dass der Verlust des Arbeitsplatzes tatsächlich einen negativen Einfluss auf die psychische Gesundheit hat. Die Effektstärke ist mit 0,36 jedoch gering, aber nicht zu ignorieren (Murphy and Athanasou 1999). Statusverlust, finanzielle Probleme, eine geringere Tagesstruktur und der Verlust sozialer Beziehungen werden von Häfner als in diesem Zusammenhang belastende Faktoren angeführt (Häfner 1988).

9.4.4 Rehabilitative Aspekte

Die meisten erwerbslosen Patienten, die im sozialpsychiatrischen Alltag in Erscheinung treten, dürften ihre Arbeit durch ihre häufig schwere chronische psychische Erkrankung verloren haben oder angesichts des in der Regel frühen Erkrankungsbeginns bei Störungen aus dem schizophrenen Formenkreis auch nie einer regulären Erwerbstätigkeit nachgegangen sein. Im traditionellen Stufenleitermodell der psychiatrischen Rehabilitation wird eine durch aufeinander aufbauende Massnahmen der beruflichen Rehabilitation wie Arbeitstherapie im stationären oder teilstationären Setting, gefolgt von einem Arbeitsplatz in der Werkstatt für behinderte Menschen, als sinnvoll erachtet. Das Ziel dabei ist eine vollständige berufliche Wiedereingliederung im Sinne einer Tätigkeit auf dem ersten Arbeitsmarkt. Das entsprechende Konzept lässt sich mit dem Schlagwort »erst trainieren, dann platzieren« (first train, then place) beschreiben. Ein unmittelbarer Einsatz im ersten Arbeitsmarkt wurde und wird dabei als sowohl für den Betroffenen als auch für sein Arbeitsumfeld nicht zumutbar empfunden. Im Gegensatz dazu besteht heute jedoch bezüglich des Findens eines Arbeitsplatzes im ersten Arbeitsmarkt eine klare Evidenz für die Überlegenheit des Job Coachings nach IPS (Individual Placement and Support, (Becker and Drake 2003), einem Supported Employment-Modell, welches im Jahr 1993 erstmals publiziert wurde. Das Prinzip lautet hier in Umkehrung des oben beschriebenen Konzeptes »first place then train«. Der unmittelbare Einsatz psychisch Kranker im ersten Arbeitsmarkt ohne den Zwischenschritt einer Werkstatt für behinderte Menschen wird dabei konsequent angestrebt und hat sich in der Praxis bewähren können. Supported Employment, welches mit dem disability act und dem rehabilitation act in den USA Gesetzesrang genießt, stellt also eine Umkehrung des bisherigen Vorgehens dar (Kawohl und Rössler 2008). Die Methodik wurde zunächst bei Menschen mit geistiger Behinderung angewandt, hat sich aber auch im Bereich psychischer Erkrankungen mittlerweile fest etabliert. Eine ausführlichere Beschreibung der Methodik nebst Studienergebnissen findet sich im ▸ **Kap. 10, Bd. 2.**

9.5 Arbeitsschutz und betriebliche Gesundheitsförderung

Der Arbeitsschutz hat sich in Deutschland im Gefolge der Industrialisierung entwickelt (Bundesanstalt für Arbeitsschutz und Arbeitsmedizin 2003). Aufgaben des Arbeitsschutzes sind der Schutz der Belegschaft vor arbeitsbedingten Gefahren für Sicherheit und

Gesundheit. Die betriebliche Gesundheitsförderung blickt auf eine jüngere, wenn auch mittlerweile in ihrem dritten Jahrzehnt befindliche Geschichte zurück (Kuhn 2010). Der Schwerpunkt der betrieblichen Gesundheitsförderung bezieht sich in erster Linie auf die Frage nach ressourcen- und gesundheitsfördernden Arbeitsfaktoren (Kuhn 2010), trotz zahlreicher diesbezüglicher Handlungshilfen bestehen in der Praxis Umsetzungsschwierigkeiten (Faller 2010). Der Focus beider Bereiche liegt, neben Arbeitsunfällen, nach wie vor auf Erkrankungen, die vor allem durch körperliche Belastungen verursacht werden. In den letzten Jahren etablierte Ansätze von betrieblichen Gesundheitsmanagements gehen in der Regel über diesen klassischen Arbeitsschutzansatz hinaus, vernachlässigen in der Regel jedoch weiterhin psychische Aspekte. Insgesamt wurde der Wandel hin zu einer Dienstleistungsgesellschaft hierbei noch nicht in ausreichendem Maße vollzogen. Dies dürfte sich unter anderem darin niederschlagen, dass gemäß einer Studie über Versicherte der DAK-Gesundheit, einer Ersatzkasse, das Risiko, psychisch zu erkranken, in den Bereichen Gesundheitswesen, öffentliche Verwaltung und in Organisationen und Verbänden besonders hoch ist (Bungart 2010).

Im Zentrum der Ausbildung und der Tätigkeit von Arbeits- und Betriebsmedizinern stehen ebenfalls weiterhin körperliche Erkrankungen. Das psychologische Fachgebiet der Arbeits- und Organisationspsychologie befasst sich ebenfalls primär nicht mit psychischen Erkrankungen, sondern verfolgt, wie der Name bereits andeutet, andere Ziele. Im Umgang mit oftmals »schwierigen Mitarbeitenden«, die Linienvorgesetzten und Personalverantwortlichen bezüglich Leistung und Sozialverhalten negativ auffallen, erhalten Arbeitgeber also nur selten Beratung, insbesondere im Hinblick auf krankheitsbezogene Leistungseinschränkungen und möglicherweise erforderliche Anpassungen der Arbeitsinhalte oder der Arbeitsgestaltung. Jedoch ist genau dieses Wissen wichtig für die weitere erfolgreiche Zusammenarbeit zwischen Arbeitgeber und Arbeitnehmer (Baer et al. 2011). In den klassischen BGM-Bereichen Verhaltensprävention, Verhältnisprävention und Systemprävention (Badura et al. 2011) sollten psychische Erkrankungen besonders berücksichtigt werden. Supported Employment gemäß IPS dient dabei als wirksames Instrument der Sekundär- und Tertiärprävention (▸ **Kap. 32, Bd. 1, und Kap. 3, Bd. 2**) und soll zentral zur Vermeidung von krankheitsbedingten Abwesenheiten und (Wieder-)Erkrankungen beitragen. Ein bloßes Absenzenmanagement, welches z. B. den nach kurzer Zeit der Arbeitsunfähigkeit herzustellenden telefonischen Kontakt mit dem erkrankten Arbeitnehmer beinhaltet, wird als Druck ausübend empfunden und ist hier ausdrücklich nicht gemeint.

9.6 Fazit

Zusammenfassend kann festgehalten werden, dass mannigfaltige Wechselbeziehung zwischen den Aspekten Arbeit, Arbeitslosigkeit, Arbeitsunfähigkeit und psychische Erkrankung bestehen. Die Kausalitäten sind nicht immer einfach zu bestimmen, eine Sensibilisierung sowohl der Fachwelt wie auch der Öffentlichkeit für die Komplexität des Themenfeldes erscheint angezeigt. Das Wissen um die Möglichkeit erfolgreicher beruflicher Wiedereingliederung vieler, wenn auch sicher nicht aller, Menschen mit psychischen Erkrankungen mit modernen Job-Coaching-Methoden wie IPS sollte ebenso aktiv verbreitet werden. Die Auswirkungen erfolgreicher beruflicher Integration auf den von psychischer Erkrankung betroffenen Menschen und sein Umfeld einerseits und die positiven gesamtgesellschaftlichen, nicht zuletzt auch wirtschaftlichen, Konsequenzen andererseits sind kaum hoch genug einzuschätzen. Die Thematik sollte auch nicht allein dem Gesundheits- und Sozialwesen zugeordnet bleiben, sondern ebenso in den ökonomisch orientierten Bereichen des Arbeitsschutzes und der betrieblichen Gesundheitsförderung verankert werden.

Literatur

Badura B, Ducki A, Schröder H et al. (2011) Fehlzeiten-Report 2011. Zahlen, Daten, Analysen aus allen Branchen der Wirtschaft. Berlin: Springer.

Baer N, Frick U, Fasel Tm et al. (2011) »Schwierige« Mitarbeiter: Wahrnehmung und Bewältigung psychisch bedingter Problemsituationen durch Vorgesetzte und Personalverantwortliche (http://www.bsv.admin.ch/praxis/forschung/publikationen/index.html?lang=de).

Becker DR, Drake RE (2003) A working life for people with severe mental illness. Oxford: Oxford University Press.

Bolte KM, Kappe D, Neidhardt F (1975) Soziale Ungleichheit. Opladen: Leske und Budrich.

Brenner MH (1976) Estimating the social costs of national economic policy: Implications for mental and physical health, and criminal aggression. A study prepared for the Joint Economic Committee of Congress. Washington DC: U.S. Government Printing Office. Brink S, Niehaus DJ, Oosthuizen P, Muller J, Koen L (2004) Occupation and schizophrenia in a Xhosa population – a variant of the social drift theory? South African Medical Journal 94:42.

Brinkmann G (1981) Ökonomik der Arbeit. Bd. 1: Grundlagen. Stuttgart: Klett-Cotta.

Bundesanstalt für Arbeitsschutz und Arbeitsmedizin (Hrsg.) (2003) Kampf für eine bessere Arbeitswelt. Die Geschichte des Arbeitsschutzes, Bremerhaven, Wirtschaftsverlag NW Verlag für Neue Wissenschaft.

Bundesanstalt für Arbeitsschutz und Arbeitsmedizin (2011) Volkswirtschaftliche Kosten durch Arbeitsunfähigkeit 2009 (http://www.baua.de/de/Informationen-fuer-die-Praxis/Statistiken/Arbeitsunfaehigkeit/Kosten.html).

Bungart J (2010) Von zunehmender Bedeutung: Unterstützungen bei psychischen Erkrankungen im Betrieb. In: Faller G (Hrsg.) Lehrbuch Betriebliche Gesundheitsförderung. Bern: Hans Huber.

Burns T, Catty J, Becker T et al. (2007) The effectiveness of supported employment for people with severe mental illness: a randomised controlled trial. The Lancet 370:1146–1152.

Burns T, Catty J, White S et al. (2009) The impact of supported employment and working on clinical and social functioning: results of an international study of individual placement and support. Schizophrenia Bulletin 35:949–958.

Deutsches Institut für medizinische Dokumentation und Information (DIMDI) (Hrsg.) (1994) ICD-10. Internationale statistische Klassifikation der Krankheiten und verwandter Gesundheitsprobleme. 10. Revision. Bern: Hans Huber.

Deutsche Rentenversicherung Bund (2011). Rentenversicherung in Zahlen 2011 (http://www.deutsche-rentenversicherung.de/cae/servlet/contentblob/138218/publicationFile/23658/rv_in_zahlen_2011_pdf).

Ebber I (2002) Arbeitslosigkeit und psychische Gesundheit. Eine kritische Lebenssituation und ihre Bewältigung. GRIN Verlag.

Faller G (Hrsg.) (2010) Lehrbuch Betriebliche Gesundheitsförderung. Bern: Hans Huber.

Freudenberger HJ (1974) Staff Burn-Out. Journal of Social Issues 30:159–165.

Füllsack M (2009) Arbeit. Wien: Facultas.

Häfner H (1988) Macht Arbeitslosigkeit krank? Ein Überblick über den Wissensstand zu den Zusammenhangen zwischen Erwerbslosigkeit, körperlichen und seelischen Gesundheitsrisiken. Fortschritte der Neurologie-Psychiatrie 56:326–343.

Himanen P (2001) Die Hacker-Ethik und der Geist des Informations-Zeitalters. München: Riemann.

Hoffmann H (2004) Berufliche Rehabilitation. In: Rössler W (Hrsg.) Psychiatrische Rehabilitation. Berlin: Springer.

Teil 3

Huber M, Kawohl W (in press) Coaching und begleitete Beschäftigung –Maßnahmen und Konzepte am Beispiel des Supported Employment der Psychiatrischen Universitätsklinik Zürich. In: Böhm SA, Baumgärtner MK, Dwertmann DJG (Hrsg.) Gezeigt dass es geht – Beispiele der erfolgreichen Integration von Menschen mit Behinderung in den ersten Arbeitsmarkt. Berlin: Springer.

Kawohl W, Rössler W (2008) Rehabilitation und Supported Employment. Spectrum Psychiatrie 1/08:14–15.

Kilian R, Lauber C, Kalkan R et al. (2011) The relationships between employment, clinical status, and psychiatric hospitalisation in patients with schizophrenia receiving either IPS or a conventional vocational rehabilitation programme. Social Psychiatry and Psychiatric Epidemiology: epub ahead of print.

Kreckel R (1992) Politische Soziologie der sozialen Ungleichheit. Frankfurt/M.: Campus.

Krowatschek G, Kromer S, Stahl F et al. (2012) Ambulante oder stationäre Krisenintervention: Wer nutzt was? Psychiatrische Praxis 39:21–25.

Kuhn K (2010) Der Betrieb als gesundheitsförderndes Setting: Historische Entwicklung der Betrieblichen Gesundheitsförderung. In: Faller G (Hrsg.) Lehrbuch Betriebliche Gesundheitsförderung. Bern: Hans Huber.

Lavater JC (1773) Aussichten in die Ewigkeit: in Briefen an Herrn Joh. George Zimmermann. Bd. 2. Zürich: Orell, Gessner, Fueßlin und Comp.

Maslach C, Jackson SE (1984) Burnout in organizational settings. In: Oskamp S (Hrsg.) Applied Social Psychology Annual. Beverly Hills, CA: Sage. S. 133–153.

Mueser KT, Salyers MP, Mueser PR (2001) A prospective analysis of work in schizophrenia. Schizophrenia Bulletin 27:281–296.

Murphy GC, Athanasou JA (1999) The effect of unemployment on mental health. Journal of Occupational and Organizational Psychology 72:89–99.

Nil R, Jacobshagen N, Schächinger H, Baumann P et al. (2010) Burnout – eine Standortbestimmung. Schweizer Archiv für Neurologie und Psychiatrie 161:72–77.

OECD (2012) Sick on the job? Myths and Realities about Mental Health and Work. OECD Publishing.

Richter D, Berger K, Reker T (2008) Nehmen psychische Störungen zu? Eine systematische Literaturübersicht. Psychiatrische Praxis 35:321–330.

Rothlin P, Werder PR (2007) Diagnose Boreout – Warum Unterforderung krank macht. Heidelberg: Redline Wirtschaft.

Silverton L, Mednick S (1984) Class drift and schizophrenia. Acta Psychiatrica Scandinavica 70:304–309.

Treasaden IH, Lekh SK, Puri BK (2000) Social drift in forensic psychiatric inpatients with schizophrenia. International Journal of Clinical Practice 54:28–29.

Weyerer S (1994) Arbeitslosigkeit und psychische Gesundheit. Nervenheilkunde 13:110–115.

10 Gender-Aspekte

Anita Riecher-Rössler

Kapitelübersicht

10.1 Hintergrund und Fragestellung
10.2 Hauptteil
10.2.1 Geschlecht und psychische Gesundheit
10.2.2 Gender-Aspekte in der Diagnostik
10.2.3 Gender-Aspekte in der Therapie
10.3 Schlussfolgerungen und Ausblick

Zusammenfassung

Der Einfluss des Geschlechts – des biologischen Geschlechts (»sex«) wie auch des psychosozialen Geschlechts (»gender«) – findet erfreulicherweise zunehmend Berücksichtigung in der deutschsprachigen Psychiatrie und auch Sozialpsychiatrie.

Geschlechtsspezifische Bedürfnisse ergeben sich aus ganz verschiedenen Faktoren wie Geschlechtsunterschieden in Erkrankungshäufigkeit und -alter, im Krankheits- und Bewältigungsverhalten oder aufgrund biologischer Geschlechtsunterschiede. Wichtig sind vor allem aber psychosoziale Belastungsfaktoren, die zum Beispiel aus unterschiedlichen sozialen Rollen in Partnerschaft, Familie, Haushalt und Beruf, aus Abhängigkeitsverhältnissen, Missbrauch und Gewalt, aber auch aus sozialisationsbedingten »geschlechtstypischen« Verhaltensweisen resultieren können. Spezifische Bedürfnisse haben vor allem schwer und chronisch kranke Mütter und Väter, aber zum Beispiel auch chronisch kranke Frauen mit schizophrenen Psychosen, Borderline-Persönlichkeitsstörungen, Essstörungen oder Suchterkrankungen.

10.1 Hintergrund und Fragestellung

Ist »Gender« ein sozialpsychiatrisches Thema? Geschlecht als sozialpsychiatrischen Einflussfaktor zu betrachten ist relativ neu – zumindest im deutschsprachigen Raum. Dies ist umso erstaunlicher, als das Geschlecht sicherlich zu den stärksten sozialen Einflussfaktoren für psychische Gesundheit oder Krankheit zählt. Dabei geht es nicht so sehr um das biologische Geschlecht – im Englischen auch »sex« genannt – als vielmehr um die mit dem Geschlecht assoziierten psychosozialen Faktoren und das daraus konstruierte soziale Geschlecht, das sogenannte »Gender«.

10.2 Hauptteil

10.2.1 Geschlecht und psychische Gesundheit

Weibliche Patientinnen und männliche Patienten haben ganz unterschiedliche Risikofaktoren für psychische Erkrankungen mit entsprechend unterschiedlichen Bedürfnissen in der Diagnostik, Therapie, Rehabilitation und Langzeitbetreuung. Im Folgenden sollen nach einer Betrachtung der gender-assoziierten Einflussfaktoren auf psychische Gesundheit bzw. Krankheit geschlechtsspezifische Aspekte in der Diagnostik und in der Therapie erörtert werden. Ein besonderer Fokus wird dabei auf Frauen gelegt, zum einen da es in Bezug auf die Bedürfnisse psychisch kranker Frauen deutlich mehr Publikationen und eine bessere Datenlage gibt als zu Männern, zum anderen da bei Frauen wahrscheinlich auch ein deutlich höherer sozialpsychiatrischer Handlungsbedarf besteht. So hat Bachrach schon 1988 betont, dass Frauen mit psychischen Erkrankungen soziale Benachteiligungen nicht nur aufgrund ihrer Erkrankung, sondern auch aufgrund ihres Geschlechts erleben. Beides interagiere und führe zu schwerwiegenden Defiziten in der Behandlung dieser Frauen (Bachrach 1988).

10.2.1.1 Geschlechtsunterschiede in Erkrankungshäufigkeit und Ersterkrankungsalter

Alle großen epidemiologischen Studien zeigen Geschlechtsunterschiede in der Inzidenz und Prävalenz psychischer Erkrankungen. Tabelle 10.1 zeigt für die großen Krankheitsgruppen jeweils die Verhältniszahlen Frauen : Männer (► **Tab. 10.1**). Frauen leiden deutlich häufiger an Essstörungen, Depressionen, Angststörungen, Somatoformen Störungen, aber auch Borderline-Persönlichkeitsstörungen. Nach einem Trauma entwickeln Frauen eher eine Posttraumatische Belastungsstörung. Frauen verüben auch häufiger *Suizidversuche*.

Bei Männern zeigen sich häufiger vollendete Suizide, ebenso Suchterkrankungen und die meisten anderen Persönlichkeitsstörungen, insbesondere antisozialer Art (Übersicht bei: Riecher-Rössler und Bitzer 2005).

Schizophrene Psychosen treten bei Männern und Frauen zwar gleich häufig auf, beginnen aber bei Männern im Mittel vier bis fünf Jahre früher als bei Frauen (Riecher et al. 1991, Häfner et al. 1998). Etwa 20 % aller Frauen erkranken aber sogar noch nach dem 45. Lebensjahr, dagegen nur 10 % aller Männer. Das heißt, Frauen sind bei Erkrankungsbeginn im allgemeinen deutlich besser sozial integriert, was die Prognose zumindest für den sozialen Verlauf deutlich verbessert.

Tab. 10.1: Lebenszeitprävalenzen – Verhältnis Frauen: Männer

Diagnosen	**ECA** Robins und Regier 1991	**Münchner Follow-up** Wittchen et al. 1992	**Nat. Comorb.** Kessler et al. 1994	**Niederl. »Nemesis«** Bijl et al. 1998	**Münchner Jugend** Wittchen et al. 1998	**Lübecker »Tacos«** Meyer et al. 2000
Affektive Störungen	2.0	2.9	1.6	1.8	1.6	2.4
Major Depression	2.7	3.4	1.7	1.8	1.6	2.5
Dysthymie	1.9	2.2	1.7	2.3	3.0	2.1
Angststörungen	–	2.0	1.6	1.8	2.5	2.2
Panikstörungen	2.1	1.7	2.5	3.0	3.0	2.5
Generalisierte A.	2.1	–	1.8	1.8	1.0	2.2
Phobien	1.7	2.2	1.8	–	4.9	4.2
Agoraphobie	2.5	2.9	2.0	2.6	4.2	2.5
Zwangsstörung	1.5	1.3	–	0.9	1.8	9.0
Essstörungen	–	–	–	6.5	4.5	3.3
Somatoforme Störung	1.7	–	–	–	11.5	1.9
Alkohol	0.2	0.2	0.5	0.2	0.3	0.2
Drogen	0.6	1.4	0.6	0.7	0.5	0.6
Antisoziale Persönlichkeitsstörung	0.2	–	0.2	–	–	–
Schizophrenie	1.4	–	1.3	0.8	–	–
Gesamtrate pro 100 Personen	*30 : 36*	*34 : 30*	*47 : 49*	*40 : 43*	–	*47 : 43*

10.2.1.2 Geschlechtsspezifische Risikofaktoren und Belastungen

Die Unterschiede in der Lebenszeitprävalenz sind offensichtlich auf eine große Zahl von geschlechtsspezifischen Risiko- und Belastungsfaktoren zurückzuführen, die nicht nur den Ausbruch, sondern auch den Verlauf einer psychischen Erkrankung und die Behandlungsmöglichkeiten maßgeblich beeinflussen können. Dabei geht es zum einen um biologische Faktoren, vor allem aber um psychosoziale Faktoren. Eine fachkompetente Psychiatrie und insbesondere eine moderne Sozialpsychiatrie berücksichtigt all diese Einflussfaktoren in einer geschlechtersensiblen Diagnostik, Therapie und Rehabilitation.

Frühe Sozialisation

Von Bedeutung für das spätere Erkrankungsrisiko und auch das Krankheitsverhalten und damit den Verlauf ist wahrscheinlich schon die geschlechtsspezifische frühe Sozialisation und Erziehung. Diese ist offensichtlich nicht nur dazu angetan, die Vulnerabilität von Frauen für bestimmte psychische Erkrankungen wie Depression zu erhöhen, sondern auch ihr späteres Bewältigungsverhalten bei chronischer Erkrankung zu beeinflussen. So konnte etwa gezeigt werden, dass Mädchen eher zu Passivität, Hilflosigkeit und geringem Selbstvertrauen erzogen werden, Knaben eher zu aktiver Bewältigung. Frauen tendieren in der Folge häufig dazu, Konflikte zu verinnerlichen und bei Problemen mit Grübeln, Schuldgefühlen und Depression zu reagieren, während Männer offensichtlich eher die Problemlösung in die Umwelt verlagern und entweder aktive, zum Teil aggressive Bewältigungsstrategien suchen, zu Suchtmitteln greifen oder gar Suizid begehen (Überblick bei: Riecher-Rössler 2007).

Sozialer Status und soziale Rollen

Einen wichtigen Einfluss auf Entstehen und Verlauf psychischer Störungen haben aber auch die unterschiedlichen Rollen von Männern und Frauen, der unterschiedliche soziale Status, die Unterschiede im sozialen Stress sowie in der sozialen Unterstützung (Überblick bei: Riecher-Rössler 2004; Riecher-Rössler 2007).

Frauen genießen gesellschaftlich weniger Anerkennung als Männer, zum Teil auch aufgrund ihres im Mittel niedrigeren beruflichen Status. Häufig werden sie als Zuarbeiterinnen betrachtet. Auch wenn sie dieselbe Arbeit machen wie ihre männlichen Kollegen, verdienen sie im Durchschnitt merklich weniger als diese. Sie leben dadurch häufiger unter der Armutsgrenze, insbesondere als alleinerziehende Mütter.

Frauen sind durch ihre multiplen Rollen – zum Beispiel als Mutter, Partnerin, Ehefrau, Haushälterin, Berufsfrau, Pflegende für Eltern/Schwiegereltern etc. – oft zahlreichen Stressoren sowie einer allgemeinen Überlastung ausgesetzt. Frauen sind meist verantwortlich für die Beziehungspflege in der (Groß-)Familie und im Freundeskreis und erfahren daraus mehr Belastungen. Vor allem aber leiden sie oft unter erheblichen Rollenkonflikten durch die zum Teil miteinander konkurrierenden Rollen. Gerade die gesellschaftliche Entwicklung der letzten 50–100 Jahre hat durch die so genannte Emanzipation der Frauen und die angestrebte Gleichberechtigung für Frauen einen enormen Zugewinn an Entwicklungsmöglichkeiten und Zuwachs an sozialen Rollen gebracht. Sie dürfen und sollen sich nun beruflich verwirklichen und Karrieren anstreben. Gleichzeitig wurden viele Frauen aber noch mit sehr traditionellen Geschlechtsrollenstereotypen erzogen, in denen vor allem die Frau verantwortlich ist für Heim, Herd, Kinder, das Wohlergehen des Mannes etc. Gerade bei jungen Müttern, die sich durch diese oft nicht kritisch reflektierten Stereotype selbst in eine Rolle begeben, die ihren Wünschen und Bedürfnissen eigentlich gar nicht entspricht – etwa ihre Karrierewünsche aufgeben oder gar die ganze Berufstätigkeit – kann dies zu inneren Konflikten und Depressionen führen.

Gerade die Tatsache, dass Frauen zwei- bis dreimal häufiger als Männer an depressiven Erkrankungen leiden, scheint mit durch die unterschiedlichen sozialen Rollen der Geschlechter bedingt zu sein. Dies zeigt sehr eindrücklich eine Studie im Rahmen der WHO Mental Health Survey an 72.933 Befragten in 15 Ländern aller Kontinente. Hier konnte gezeigt werden, dass der Unterschied in der Depressionshäufigkeit zwar in allen Ländern bestand, sich aber in denjenigen Ländern über die Jahrgangskohorten verringerte, in denen sich auch die traditionellen Geschlechterrollen auflösten (Seedat et al. 2009).

Abhängigkeit und Gewalt

Frauen stehen oft ganz real in starken Abhängigkeiten, ohne Möglichkeit der eigenen Beeinflussung und Kontrolle – etwa in der Partnerschaft oder im Berufsleben. Auch sind Mädchen und Frauen, häufiger als Männer, Unterdrückung, Gewalt und körperlichem oder sexuellem Missbrauch ausgesetzt (Garcia-Moreno und Riecher-Rössler 2012).

So ist etwa häusliche Gewalt bzw. Partnergewalt ein auch im deutschsprachigen Raum durchaus häufiges, aber häufig übersehenes Phänomen (Wieners et al. 2012), das psychische Krisen und Erkrankungen auslösen kann (Flury et al. 2010, Nyberg und Riecher-Rössler 2012) sowie mit erhöhter Suizidalität einhergeht (Devries 2012). Eine Untersuchung auf der Basler Kriseninterventionsstation zeigte etwa, dass 70 % unserer Patientinnen mindestens einmal in ihrem erwachsenen Leben Partnergewalt erlebt hatten, 41 % in den letzten zwölf Monaten (Riecher-Rössler 2002, Nyberg et al. 2008). Wir haben deshalb einen kurzen Screeningbogen zur Erfassung von Partnergewalt »Screening Partnergewalt« entwickelt (Nyberg et al. 2008), der unseres Erachtens in jeder psychiatrischen und allgemeinen Notfallambulanz aufgelegt werden sollte, um so Frauen niederschwellig zu erlauben, ihre Erfahrungen mitzuteilen (▸ **Abb. 10.1**).

1. Wurden Sie während den letzten 12 Monaten von jemandem geschlagen, geohrfeigt, getreten oder sonst irgendwie körperlich verletzt?
   ☐ Ja ☐ Nein
   Wenn ja, von wem? (Mehrfachnennungen sind möglich)
   ☐ Partner ☐ Ex-Partner ☐ Freund ☐ Andere
2. Verspüren Sie in Ihrer jetzigen Beziehung/Ehe Angst oder fühlen Sie sich bedroht?
   ☐ Ja ☐ Nein
3. Fürchten Sie im Moment einen ehemaligen Partner?
   ☐ Ja ☐ Nein
4. Hat Ihr jetziger oder ein früherer Partner Sie in den letzten zwölf Monaten je zu Geschlechtsverkehr gezwungen?
   ☐ Ja ☐ Nein
5. Hängt Ihr jetziger Eintritt bei uns mit Gewalt in Ihrer Partnerschaft zusammen?
   ☐ Ja ☐ Nein

Befragung am ____________ durch ____________

Name der Patientin: ____________ Geburtsdatum: ____________

Abb. 10.1: Screening Partnergewalt (A. Riecher-Rössler 2002, modifiziert nach Feldhaus 1997)

Ein wichtiger Bereich ist auch die Ausübung verschiedener Formen von Unterdrückung in Migrationsfamilien. Hier leben insbesondere junge Mädchen und Frauen oft in einem Spannungsfeld zwischen traditioneller Erziehung/Geschlechterrollenstereotypen einerseits und modernen westlichen Rollenidealen andererseits (Calliess 2012). Suizidversuche sind häufige Folge (Calliess et al. 2007a, Yilmaz und Riecher-Rössler 2008, 2012, Brückner et al. 2011), aber auch häusliche Gewalt und im Extremfall so genannte »Ehrenmorde«.

Welche verheerenden Folgen sexueller Missbrauch und sexuelle Gewalt auf Mädchen und Frauen, aber auch auf Buben/Knaben hat, ist hinlänglich bekannt und soll hier nicht weiter ausgeführt werden (MacMillan und Wathen 2012, Martin und Parcesepe 2012).

Ein immer noch stark tabuisiertes Thema stellt Missbrauch in der therapeutischen Beziehung dar (Franke und Riecher-Rössler 2012, Tschan 2012). Auch hier benötigen wir sehr viel mehr Aufmerksamkeit, Kenntnis der Richtlinien, Weiter- und Fortbildung. Wir haben zur Prophylaxe für Kollegen den Selbstbeurteilungsfragebogen »Wahrung von Grenzen in therapeutischen Beziehungen« des College of Physicians and Surgeons of

Ontario übersetzt (Franke und Riecher-Rössler 2011).

Ein weiteres wichtiges Thema, das im deutschsprachigen Raum noch kaum thematisiert wird, ist das des »gender-harassment in the workplace«, also der geschlechtsbedingten Belästigung/Benachteiligung am Arbeitsplatz (Leskinen et al. 2011, Cortina und Leskinen 2012). Dabei geht es nicht nur um sexuelle Belästigung, sondern auch um Benachteiligung aufgrund von Ablehnung sexueller Avancen und um Diskriminierung aufgrund von Geschlechterzugehörigkeit ganz generell. Frauen können hier in große innere Konflikte, Ängste und Depressionen geraten.

Zunehmende Bedeutung im Zusammenhang mit psychischen Erkrankungen gerade bei Frauen bekommt auch die Beschäftigung mit dem Körper und der Schönheit. Moderne Medien suggerieren Ideale, die bei hierfür empfänglichen Mädchen und Frauen zu bizarrem Essverhalten und Essstörungen oder Schönheitseingriffen, häufig mit Komplikationen und psychischen Folgen, führen können. Zu nennen sind hier etwa die immer häufiger werdenden Tätowierungen und Piercings, kosmetische Chirurgie einschließlich Brust- und Genitalchirurgie (Wimmer-Puchinger und Langer 2009, Borkenhagen 2012).

Geschlechtsrollenspezifisches Verhalten von PatientInnen und TherapeutInnen

Verschiedene Studien zeigen, dass Frauen ihre Beschwerden selbst besser wahrnehmen, bereitwilliger darüber berichten und vor allem schneller Hilfe in Anspruch nehmen. Sowohl in ambulanten als auch in stationären Einrichtungen finden sich auch deshalb mehr weibliche Patientinnen (Übersicht bei: Riecher-Rössler und Bitzer 2005).

Aber auch das Versorgungssystem selbst trägt offensichtlich zu einer geschlechtsspezifischen Selektion seines jeweiligen Klientels bei. So werden etwa im ambulanten Bereich Frauen häufiger durch Hausärzte betreut, während Männer eher an Fachärzte für Psychiatrie überwiesen werden. Frauen bekommen doppelt so viel Psychopharmaka verschrieben wie Männer. Insbesondere Beruhigungsmittel werden Frauen häufig unkritisch rezeptiert (Übersicht bei: Riecher-Rössler und Bitzer 2005).

Frauen zeigen eine bessere Compliance, sie nehmen diese Medikamente also auch tatsächlich ein. Dies dürfte eine der Erklärungen dafür sein, warum wir bei Frauen auch eine häufigere Beruhigungsmittelabhängigkeit finden als bei Männern. Umgekehrt haben Männer durch ihre schlechtere Compliance, die sich nicht nur auf medikamentöse, sondern auch auf viele andere Behandlungs- und Betreuungsmaßnahmen bezieht, zum Teil eine schlechtere Prognose (Übersicht bei: Riecher-Rössler und Bitzer 2005).

Biologische Unterschiede

Nicht zuletzt gibt es auch biologische Unterschiede zwischen den Geschlechtern, die zum Beispiel eine differenzierte, auf die einzelnen Geschlechter und ihre Lebenphasen zugeschnittene Medikation notwendig machen – auch und gerade in der Langzeitbetreuung. So ist etwa der Tatsache Rechnung zu tragen, dass Frauen aus verschiedenen Gründen (u. a. aufgrund ihres geringeren Körpergewichtes, aber zum Beispiel auch aufgrund einer anderen Verstoffwechselung) deutlich mehr Nebenwirkungen entwickeln als Männer, wenn sie mit der gleichen Medikamentendosis behandelt werden. Auch ist der Einfluss vieler Psychopharmaka, insbesondere der Neuroleptika, auf die Fertilität zu berücksichtigen, ebenso wie etwa die Wechselwirkungen mit dem Hormonstatus sowie hormonellen Kontrazeptionsmitteln und vielem mehr (Riecher-Rössler und Bitzer 2005). Generell ist Fragen der Fertilität, der Kontrazeption, der Schwangerschaft und Stillzeit, aber auch der Sexualität etc. nicht nur aus psychosozialer, sondern auch aus biologischer Sicht Rechnung zu tragen.

10.2.2 Gender-Aspekte in der Diagnostik

Vor einer guten Therapie steht immer eine gute Diagnostik. Das betrifft auch die Berücksichtigung von Gender-Aspekten. Schon die Anamnese sollte deshalb bei beiden Geschlechtern immer auch Gender-Aspekten Rechnung tragen (vgl. Riecher-Rössler 2004) und unter anderem explorieren:

- Geschlechtsidentität (Rolle als Frau/Mann, Einstellungen und Rollenstereotype, Verhalten)
- Berufstätigkeit und Zufriedenheit mit beruflicher Situation
- Partnerschaft und gegebenenfalls eigene Rolle in dieser (Belastung vs. Entlastung, Ängste, Abhängigkeit, Gewalt etc.)
- Elternschaft/Mutterschaft bzw. Wunsch danach/Infertilität, gegebenenfalls Alter und Versorgung der Kinder
- Aktuelle Schwangerschaft, Kontrazeption
- Sexualität, aktuelles Erleben, Wünsche, sexuelle Probleme, Missbrauch
- Zyklus(störungen), Menopause bei Frauen, Anzeichen von »Andropause« bei Männern
- Haushaltführung (wer, wie, wie stark belastend)
- Belastung durch weitere Familienmitglieder oder Bezugspersonen (z. B. Pflege von Eltern)
- Finanzielle Situation und gegebenenfalls Abhängigkeit
- Wohnsituation und gegebenenfalls Abhängigkeit
- Weitere Rollen, Rollenkonflikte, Rollenveränderungen der letzten Zeit
- Krankheitserleben, Krankheitskonzepte, Bewältigungsverhalten, Beziehung zum/zur Therapeuten/Therapeutin (Abhängigkeit, Ängste)
- Compliance/Alliance
- Inanspruchnahme von Hilfen und Angeboten und gegebenenfalls Hindernisse (faktisch – z. B. mangelnde Kinderbetreuung – oder ideell – z. B. »männliches« Selbstkonzept)

Um genderspezifischen Bedürfnissen gerecht zu werden, benötigen wir spezielle *Betreuungskonzepte*, spezielle *Settings*, ja zum Teil spezielle *Institutionen/Abteilungen*. Im Folgenden können nur einige wenige solcher Konzepte und Angebote exemplarisch dargestellt werden (▸ **Tab. 10.2**).

Auf viele andere wichtige Bereiche, in denen der Gender-Aspekt eine große Rolle für die Betreuungsangebote spielen sollte, etwa in der Arbeit mit Migrantinnen (Calliess et al. 2007a, Calliess et al. 2007b), kann hier aus Platzgründen leider nicht eingegangen werden. Auch bezüglich übergeordneter Konzepte und Ziele soll hier auf die einschlägige Literatur verwiesen werden (Riecher-Rössler 2004).

Tab. 10.2: Betreuungsangebote für chronisch kranke Frauen

Niederschwellige Betreuungsangebote für Frauen	In Bezug auf: • Psychische Krisen • Finanzielle oder berufliche Probleme • Partnerschaftsprobleme • etc.
Frauenspezifische Behandlungsangebote für einzelne Störungsgruppen	z. B. Angebote für Frauen mit: • Suchterkrankungen • Borderline-Persönlichkeitsstörungen • Essstörungen • Chronischem Schmerz

Tab. 10.2: Betreuungsangebote für chronisch kranke Frauen (Fortsetzung)

Angebote für Mütter und Väter kleiner Kinder	• Eltern-Kind-Sprechstunden • Mutter-(Eltern-)Kind-Stationen, • Tageskliniken und -Tagesstätten • Gemeindeintegrierte Rehabilitationsprogramme und Rehabilitationszentren für Eltern • Parentingkurse für psychisch kranke Eltern • Aufsuchende Hilfen speziell für chronisch kranke Eltern • Kinderbetreuung in psychiatrischen Einrichtungen • Betreutes Eltern-Kind-Wohnen
Angebote für Frauen aus anderen Kulturkreisen	• Spezifische Beratungsstellen • Spezifische Gruppenangebote
Angebote für Opfer von Gewalt und Missbrauch	• Spezifische Beratungsstellen • Nottelefon • Frauenstationen bzw. -schutzräume
Interdisziplinäre Angebote durch die Psychiatrie zusammen mit Gynäkologie/Geburtshilfe und/oder mit Kinder- und Jugendpsychiatrie	• Gemeinsame Sprechstunden • Konsiliar- und Liaisonangebote

10.2.3 Gender-Aspekte in der Therapie

10.2.3.1 Gender-Aspekte in der Therapie schizophrener Psychosen

Aufgrund ihres höheren Ersterkrankungsalters haben Frauen bei Erkrankungsbeginn meist schon mehr Stabilität in ihren verschiedenen sozialen Rollen erreicht als Männer. Sie sind nicht nur häufiger verheiratet, sie haben auch häufiger Kinder, haben einen besseren Schulabschluss, haben auch häufiger schon eine selbständige Wohnform als Männer etc. (Übersicht bei: Riecher-Rössler 2005). Das heisst, dass die Erkrankung bei ihnen ganz andere Folgen hat als bei den zu Erkrankungsbeginn meist noch sehr jungen Männern: Frauen haben in vielen sozialen Bereichen mit Verlusten zu kämpfen, während die im Mittel jüngeren Männer sich in diesen Bereichen oft noch gar nicht etabliert haben. In der Therapie und Rehabilitation von Frauen geht es deshalb eher um den Erhalt oder Wiedergewinn bestimmter Rollen, während es bei den jüngeren Männern oft um den – sehr viel schwierigeren – Neuerwerb von Rollen geht.

Allerdings birgt dies auch verschiedene Gefahren für Frauen. So ist etwa zu beobachten, dass Frauen ohne ausreichende Rehabilitation häufig zu schnell in ihre alten Rollen, zum Beispiel als Hausfrau und Mutter, entlassen werden. Oft wird ein Training der Rollen als Mutter und Hausfrau nicht für notwendig erachtet. Auch wird die Qualität der Rollenerfüllung zuhause häufig nicht supervidiert.

In einer Übersichtsarbeit kommt Mary Seeman zu dem Schluss, dass über 50 % aller Schizophreniepatientinnen, die in regelmäßiger Behandlung stehen, inzwischen Mutter werden – ein Prozentsatz, der sich dem der Allgemeinbevölkerung annähert (Seeman 2004). Kinder können für eine kranke Frau aber eine sehr starke Belastung darstellen – und zwar nicht nur die Betreuung der Kinder, sondern auch die Angst, dass ihr die Kinder weggenommen werden könnten, wenn sie mit der Betreuung nicht zurechtkommt. Tatsächlich leben die Kinder – wie einige Studien zeigen – oft nicht bei ihren

Müttern. Diese Ängste sind also sehr realistisch und halten viele Mütter davon ab, professionelle Hilfe in Anspruch zu nehmen (Oyserman et al. 1994). Sie können starke Stressoren darstellen, die den Krankheitsprozess aufrechterhalten. Andererseits kann die Betreuung der Kinder zu einem erheblichen Hindernis für eine stationäre oder tagesklinische Behandlung werden. Partner, die Unterstützung geben könnten, leben meist nicht mit den Müttern oder sind unbekannt (Übersicht bei: Seeman 2004).

Im deutschsprachigen Raum gibt es kaum Einrichtungen – weder ambulante noch stationäre –, die ein therapeutisches oder rehabilitatives Angebot für psychosekranke Eltern mit Kindern machen würden – sei es, dass eine Kinderbetreuung angeboten würde, sei es, dass die Elternrolle in der Rehabilitation trainiert würde.

In den angloamerikanischen Ländern werden zum Teil rehabilitative Massnahmen im Rahmen umfassender Programme angeboten (Übersichten bei: Oyserman et al. 1994; Seeman 2004).

Der *beruflichen Rehabilitation* wird bei Frauen offensichtlich weniger Bedeutung beigemessen als bei Männern, Rehabilitationsmaßnahmen werden zum Teil seltener empfohlen (Salokangas und Stengard 1990). Psychisch behinderte Frauen werden anstelle einer beruflichen Rehabilitation offensichtlich *noch* schneller in die Berentung »abgeschoben« als Männer (Ministerium für Frauen 2000), was wahrscheinlich mit dazu beiträgt, dass kranke Frauen im Mittel finanziell schlechter gestellt sind als Männer (Cook 1994).

Auch reduzieren Eltern Psychosekranker die Erwartungen bezüglich dessen, was die Tochter einmal erreichen soll, nach deren Erkrankung viel deutlicher als ihre Erwartungen in Bezug auf Söhne (Cook 1994).

Dagegen leben mehr chronisch kranke Frauen als Männer in einer unabhängigen *Wohnform*, häufig in einer Wohnung auf dem freien Wohnungsmarkt. Wie Cook (1994) zeigen konnte, ist dies aber nicht durch das Geschlecht per se bedingt, sondern vielmehr durch das bessere soziale Eingebundensein der Frauen. So führte in seiner Studie die Tatsache, dass Frauen häufiger in festen Partnerschaften lebten, bessere therapeutische Beziehungen aufwiesen und mehr soziale Freizeitaktivitäten in der Gemeinde pflegten, zu einer besseren Vermittelbarkeit auf dem freien Wohnungsmarkt. Auch (alleinerziehende) Frauen mit Kindern lebten häufig in Wohnungen des freien Wohnungsmarkts, was damit zu tun haben könnte, dass die meisten Wohneinrichtungen für psychisch Kranke keine Eltern mit Kindern aufnehmen.

Dabei ist zu bedenken, dass selbständiges Wohnen auf dem freien Wohnungsmarkt nicht nur und immer positiv zu werten ist. Aufgrund von Armut müssen viele Frauen eine sie unter Umständen gefährdende Wohnform wählen – sei es mit einem gewalttätigen Partner, sei es in einer unsicheren Umgebung – und werden so leicht zu Opfern von Gewalt und sexuellem Missbrauch (Seeman 2004).

Stationäre oder teilstationäre Einrichtungen kennen meistens keine Geschlechtertrennung. Frauen mit Psychoseerfahrung berichten aber zum Teil, dass sie sich von ihren manchmal sehr aggressiven und sexuell anzüglichen männlichen Mitpatienten bedrängt fühlen. Im stationären Rahmen hat dies zum Teil zur Wiedereinführung spezieller Frauenstationen oder »Frauenschutzbereiche« geführt. Auch wäre zu überlegen, ob nicht bestimmte therapeutische Angebote geschlechtergetrennt gemacht werden sollten.

Was schließlich die *biologische Seite* betrifft, so gilt es bei psychosekranken Frauen vor allem, die hormonellen Einflüsse einschließlich Fertilität, Kontrazeption und Schwangerschaft zu berücksichtigen (Riecher-Rössler 2005). So wird in letzter Zeit immer deutlicher, wieviele schizophreniekranke Frauen unter einer Störung ihres Sexualhormonstoffwechsels leiden. Denn sowohl der mit der Erkrankung einhergehende Stress als auch die meisten Neuroleptika können zu einer Hyperprolaktinämie führen (Riecher-Rössler et al. 2009). Dies wiederum kann eine Unterdrückung der physiologischen Östradiolproduktion bewirken mit zahlreichen Sekundärfolgen wie Zyklusstörungen, Amenorrhoe, Libido- und Orgasmusstörungen, Infertilität und Östrogenmangel. Östrogenmangel wiederum aber bedeutet ein verfrühtes Eintreten in die Menopause mit emotionaler Labilisierung, vermutlich auch Erhöhung des Rückfallrisikos und verschiedenen negativen Langzeitfolgen wie Osteoporose, Steigerung des kardiovaskulären Risikos, kognitiven Störungen etc. (Riecher-Rössler et al. 2006, Riecher-Rössler 2009, Riecher-Rössler und Kulkarni 2011). Es ist deshalb gerade in der Langzeitbehandlung von schizophreniekranken Frauen unabdingbar, auf die genannten Symptome zu achten und gegebenenfalls auch weiter abzuklären (Riecher-Rössler et al. 2009).

Sehr wichtig sind in der Langzeitbetreuung von psychosekranken Frauen auch Fragen der Kontrazeption. So kann es bei Umstellung von herkömmlichen auf bestimmte neuere atypische Neuroleptika ohne die Nebenwirkung der Hyperprolaktinämie zu einer Normalisierung des Hormonstoffwechsels und damit zu einer plötzlichen Wiederherstellung der Fertilität und ungeplanter Schwangerschaft kommen (Riecher-Rössler et al. 2009). Dies kann vor allem deshalb fatal sein, da Neuroleptika vor allem während der ersten drei Monate der Schwangerschaft zu Missbildungen führen können (Riecher-Rössler und Heck 2012). In der Langzeitbetreuung der psychosekranken Frauen ist es deshalb wichtig, immer auch Kontrazeptionsgespräche zu führen, insbesondere bei medikamentöser Umstellung.

10.2.3.2 Betreuungsansätze für psychisch kranke Mütter/Eltern

Dank der modernen Psychiatrie und Sozialpsychiatrie können immer mehr Menschen mit psychischen Erkrankungen den Wunsch nach Elternschaft verwirklichen. Jedoch müssen sie ihre Rolle als Eltern oft ohne spezifische Unterstützung bewältigen, spezialisierte Angebote im ambulanten, teilstationären oder stationären sowie im Rehabilitationsbereich fehlen weitgehend. Dies steht in krassem Gegensatz dazu, dass psychische Erkrankungen von Eltern besonders schwerwiegende Folgen – nicht zuletzt auch für die Kinder – haben können (Riecher-Rössler 2012a). Kinder psychisch kranker Eltern haben häufig aufgrund ihrer genetischen Prädisposition ohnehin ein erhöhtes Risiko, auch eine psychische Erkrankung zu entwickeln. Wenn die Mutter/der Vater nun in den ersten Lebensjahren des Kindes erkrankt und möglicherweise lange unbehandelt bleibt, können zusätzlich Traumatisierungen des Kindes erfolgen. So kann schon die frühe Mutter-Kind-Beziehung bzw. Vater-Kind-Beziehung, die als so wichtig für die aktuelle und auch die spätere Entwicklung eines Kindes gilt, durch eine psychische Erkrankung und das Unvermögen, sich dem Kind adäquat zuzuwenden, nachhaltig gestört werden. Dies gilt für alle psychischen Erkrankungen, insbesondere aber für psychotische Erkrankungen und schwere Depressionen. Im Rahmen einer Depression oder einer anhaltenden Minussymptomatik mit Affektverarmung etwa kann der Aufbau einer warmen Beziehung, das sogenannte »Bonding«, schon mit dem Säugling sehr schwierig sein. Väter und Mütter spüren dies und verarbeiten es oft mit Schuldgefühlen, wodurch sich Depressivität und sozialer Rückzug verstärken und ein fataler Teufelskreis in Gang kommen kann. Die Kinder entwickeln zum Teil emotionale und Verhaltensauffälligkeiten sowie Entwicklungsverzögerungen auch im kognitiven Bereich. Dies konnte insbesondere bei Kindern nachgewiesen werden, deren Mütter in der Postpartalzeit an Depression gelitten hatten (Riecher-Rössler 2012b).

Auch ist zu bedenken, dass bei schweren psychischen Erkrankungen immer ein Suizidrisiko mit der Gefahr eines erweiterten

Suizids beziehungsweise einer Kindstötung besteht. Dieser sogenannte Infantizid stellt zwar ein extrem seltenes Ereignis dar, ist in der Langzeitbetreuung schwer kranker Eltern aber immer als Risiko mit zu beachten, insbesondere wenn ein Wahn besteht.

Bei schwereren Rückfällen psychisch kranker Eltern, insbesondere psychotischer Art, und wenn das Risiko einer Selbst- oder Fremdgefährdung besteht, ist deshalb eine stationäre Aufnahme oft unumgänglich. In diesen Fällen wird die Trennung vom Kind insbesondere von Müttern oft nur schwer verkraftet, erzeugt zusätzliche Schuldgefühle und erschwert die Mutter/Kind-Beziehung noch weiter.

Aus diesem Grund gibt es inzwischen an einigen psychiatrischen Krankenhäusern spezielle *Mutter/Kind-Abteilungen*, in denen das Kind zusammen mit der Mutter aufgenommen werden kann. Von größter Bedeutung ist, dass durch solche Angebote eine lange Trennung der Mutter vom Kind vermieden wird, die Mutter aber so weit von der Kinderbetreuung entlastet wird, wie sie dies benötigt, um dann in entspannten Situationen eine gute Beziehung zu ihrem Kind aufbauen beziehungsweise pflegen zu können. Allerdings besteht bei solchen Spezialeinrichtungen, wenn sie ein sehr großes Einzugsgebiet versorgen, die Gefahr der Ausgrenzung des Vaters. Auf die Vater-Kind-Beziehung ist aber gerade bei einer psychisch kranken Mutter allergrößter Wert zu legen, d. h. der Vater sollte unbedingt in die Betreuung des Kindes eingebunden werden.

Eingebettet sein sollte ein solches stationäres Angebot in ein breitgefächertes *ambulantes und gemeindenahes Angebot*. Neben Spezialsprechstunden für Mütter und ihre Partner sollten verschiedene integrierte psychiatrisch-psychotherapeutische Angebote gemacht werden mit Einzelpsychotherapie, Paar- und Familientherapie sowie sozialarbeiterischen Hilfen. Eine enge interdisziplinäre Zusammenarbeit ist dabei anzustreben. Regelmäßige Hausbesuche durch speziell geschulte Psychiatriepflegekräfte oder Sozialarbeiter sind ein wichtiger Baustein in der Langzeitbetreuung (Überblick bei: Oyserman et al. 1994, Riecher-Rössler 2012c).

Unabdingbar für eine sinnvolle Behandlungskette und die weitere Rehabilitation wäre auch die Einrichtung von spezialisierten Tageskliniken, Rehabilitationszentren und Tagesstätten für Mütter beziehungsweise Eltern mit ihren Kindern.

Diese sind leider erst in den angloamerikanischen Ländern im Aufbau begriffen (Überblick bei: Oyserman et al. 1994, Seeman 2004). Sie erlauben nicht nur eine möglichst rasche Entlassung aus der stationären Behandlung zurück zur Familie mit »Normalisierung des Alltags«, sondern neben der Weiterbehandlung auch ein anhaltendes Training der verschiedensten Fertigkeiten. Dabei sollte es im Falle psychisch kranker Eltern auch um das Training der Eltern-Funktionen gehen – ein bisher stark vernachlässigtes Gebiet der deutschsprachigen Psychiatrie, die sich der Unterstützung psychisch kranker Eltern in ihrer Elternrolle bisher viel zu wenig angenommen hat.

Die als »Parenting« bezeichneten elterlichen Fertigkeiten können, ähnlich wie soziale oder berufliche Fertigkeiten, im Rahmen einer »Parenting«-Rehabilitation trainiert und verbessert werden. Der Einschätzung elterlicher Kompetenz durch ein mehrwöchiges (teil-)stationäres oder ambulantes »Parenting-Assessment« mit Beobachtungen zu Hause, folgt hier ein längerfristiges teilstationäres oder ambulantes Rehabilitationsprogramm mit »Parenting-Klassen«, Unterstützungsgruppen für Eltern und für Kinder, therapeutischen Kindergärten etc. (Oyserman et al. 1994, Mowbray et al. 2001, Seeman 2004). Auch sehr niederschwellige Angebote im Sinne von Krabbelgruppen oder Eltern-Kind-Treffs für psychisch kranke Eltern mit ihren Kindern sind dringend notwendig (Hofecker Fallahpour und Riecher-Rössler 2002).

Hinzu kommt, dass psychisch kranke Eltern herkömmliche Betreuungsangebote wie

Tageskliniken oder Tagesstätten häufig nicht wahrnehmen, da sie sich – mit Recht – von ihren Kindern nicht trennen wollen und diese dort nicht mit betreut werden können. Dies gilt ganz besonders für die vielen alleinerziehenden Mütter. Für diese kann durch solche Eltern-Kind-Angebote eine gravierende Versorgungslücke geschlossen werden.

Von größter Bedeutung sind Betreuungsangebote für Eltern auch im Bereich der *Sucht*. Kinder suchtkranker Eltern leben zum Teil unter schwierigsten Bedingungen bis hin zu schwerer Vernachlässigung. Umgekehrt führen die Belastungen der Elternschaft und Erziehung immer wieder zu Spannungen, Schuldgefühlen und Rückfällen. Ohne unterstützende Hilfen können suchtkranke Eltern ihren Elternaufgaben kaum gerecht werden.

Auch die Abhängigkeit in der Partnerschaft wird durch das Muttersein stärker. So können sich viele psychisch kranke Frauen trotz massiver Probleme in der Partnerschaft wie etwa häusliche Gewalt nicht aus dieser Partnerschaft lösen, da sie fürchten, alleine für die Kinder nicht sorgen zu können oder zu dürfen (Seeman 2004).

10.3 Schlussfolgerungen und Ausblick

Der Einfluss des Geschlechts – des biologischen Geschlechts »sex« wie auch des psychosozialen Geschlechts »gender« – findet erfreulicherweise zunehmend Berücksichtigung in der deutschsprachigen Psychiatrie und auch Sozialpsychiatrie.

Geschlechtsspezifische Bedürfnisse ergeben sich aus ganz verschiedenen Faktoren wie Geschlechtsunterschieden in Erkrankungshäufigkeit und -alter, im Krankheits- und Bewältigungsverhalten oder aufgrund biologischer Geschlechtsunterschiede. Wichtig sind vor allem aber psychosoziale Belastungsfaktoren, die zum Beispiel aus unterschiedlichen sozialen Rollen in Partnerschaft, Familie, Haushalt und Beruf, aus Abhängigkeitsverhältnissen, Missbrauch und Gewalt, aber auch aus sozialisationsbedingten »geschlechtstypischen« Verhaltensweisen resultieren können. Spezifische Bedürfnisse haben vor allem schwer und chronisch kranke Mütter und Väter, aber zum Beispiel auch chronisch kranke Frauen mit schizophrenen Psychosen, Borderline-Persönlichkeitsstörungen, Essstörungen oder Suchterkrankungen.

Leider fristet die Forschung zu geschlechterspezifischen Bedürfnissen in der deutschsprachigen Psychiatrie noch ein Schattendasein. Aufgrund der Kenntnis der zahlreichen Geschlechtsunterschiede bei psychischen Erkrankungen sowie insbesondere der geschlechtsspezifischen Belastungsfaktoren wurde in vorliegender Arbeit versucht, einige allgemeine und spezielle Prinzipien geschlechtersensibler Betreuungsansätze zu erarbeiten. Ob und inwieweit diese Ansätze in unserem Kulturraum aber realisierbar sind, tatsächlich dem Bedürfnis der Patientinnen und Patienten entsprechen, den Bedarf decken und letztlich den Therapieerfolg verbessern, ist bisher kaum nachgewiesen. Hierzu bräuchte es dringend spezieller Forschungsprojekte mit dem Ziel, evidenzbasierte Leitlinien für eine geschlechtersensible Psychiatrie zu entwickeln.

Ziel sollte auch sein, geschlechtsspezifische Aspekte in die Aus-, Weiter- und Fortbildung zu integrieren – bei allen an der Versorgung psychisch Kranker beteiligten Berufsgruppen.

Geschlechtersensible Psychiatrie und Sozialpsychiatrie trägt dem geschlechtsspezifischen Bedarf unserer Patientinnen und Patienten Rechnung. Dies bedeutet nach Riecher-

Rössler (2004) u. a. die Berücksichtigung folgender Faktoren:

- *Geschlechtsrollenstereotype*: Therapieziele müssen kritisch auf traditionelle Rollenzuschreibungen und damit verbundene Stigmatisierungen überprüft werden.
- *Selbstvertrauen/Autonomie und Empowerment*: Gerade bei Frauen, die oftmals mit geringem Selbstvertrauen sozialisiert wurden und in abhängigen Beziehungen gelebt haben oder noch leben, sind Selbstvertrauen, Selbstbestimmung und persönliche Unabhängigkeit zu fördern.
- *Gewaltfreiheit*: Frauen und Kindern soll ein Leben ohne Gewalt ermöglicht werden. Dies betrifft nicht nur körperliche, sondern auch sexuelle Gewalt.
- Die Räumlichkeiten von Institutionen sollten individuelle *Schamgrenzen respektieren* und den Schutz ihrer Patientinnen vor Übergriffen sicherstellen.
- Der Anteil des *weiblichen Personals* sollte in geschlechtergemischten Einrichtungen auf allen Hierarchie- und Fachebenen den prozentualen Anteil der Patientinnen widerspiegeln – insbesondere auch in Leitungspositionen, um so die Wahrnehmung und Umsetzung frauenspezifischer Bedürfnisse besser zu gewährleisten.
- *Geschlechtersensible Leitlinien zur Diagnostik und Therapie* sowie Konzepte für spezielle Patientengruppen sind zu erarbeiten.
- *Schulung bezüglich Gender-Aspekten* sollte regelmäßig für alle an der Versorgung psychisch Kranker Beteiligten erfolgen.
- Insbesondere *Supervisoren und Supervisorinnen* sollten in geschlechtsspezifischem Wissen und Bewusstsein geschult werden und dieses bei den Mitarbeitenden fördern.
- *Geschlechtsspezifische Übertragungen und Gegenübertragungen* in den Betreuungsbeziehungen sollten thematisiert werden.
- Ein besonderes Augenmerk sollte auf die Risiken des (sexuellen) *Missbrauchs und der subtilen Gewaltanwendung innerhalb der therapeutischen und jeglicher Betreuungsbeziehung* gelegt werden. Es sollte eindeutig klargestellt sein, dass jegliche Art von sexueller Beziehung zwischen Betreuungsperson und Patientin bzw. Patient absolut verboten ist.

Gendersensible Psychiatrie und Sozialpsychiatrie meint eine reflektierte, geschlechtersensible Arbeits- und Vorgehensweise. Sie beinhaltet zum einen bestimmte Werthaltungen wie eine Wertschätzung der jeweiligen Geschlechter, die Betonung von Empowerment, Autonomie, Klarheit und Transparenz, zum anderen die Berücksichtigung, aber auch die kritische Auseinandersetzung mit Geschlechterrollen, Stereotypen, Stigmatisierung und Diskriminierung und nicht zuletzt die konsequente Berücksichtigung geschlechtsspezifischer Bedürfnisse.

Literatur

Bachrach LL (1988) Chronically mentally ill women: an overview of service delivery issues. In: Bachrach LL, Nadelson CC (Hrsg.) Treating chronically mentally ill women. Washington, D.C.: American Psychiatric Press. S. 1–17.

Bijl RV, Ravelli A, von Zerssen D (1998) Prevalence of psychiatric disorder in the general population: results of the Netherland Mental Health Survey and Incidence Study (Nemesis). Soc Psychiatry Psychiatr Epidemiol 33:587–595.

Borkenhagen A (2013) Körperdysmorphe Störungen und kosmetische Chirurgie im Kontext psychischer Auffälligkeiten. In: Boothe B,

Riecher-Rössler A (Hrsg.) Frauen in Psychotherapie. Stuttgart: Schattauer (im Druck).

Brückner B, Muheim F, Berger P et al. (2011) Charakteristika von Suizidversuchen türkischer Migranten im Kanton Basel-Stadt. Resultate der WHO/EURO-Multizenterstudie. Nervenheilkunde 7:517–522.

Calliess IT (2013) Migration, genderspezifische Belastungen und Risiken sozialer Marginalisierung. In: Boothe B, Riecher-Rössler A (Hrsg.) Frauen in Psychotherapie. Stuttgart: Schattauer (im Druck).

Calliess IT, Machleidt W, Ziegenbein M et al. (2007a) Suizidalitat im Kulturvergleich. Fortschr Neurol Psychiatr 75(11):653–664.

Calliess IT, Schmid-Ott G, Akguel G et al. (2007b) Einstellung zu Psychotherapie bei jungen türkischen Migranten in Deutschland. Psychiatr Prax 34(7):343–348.

Cook JA (1994): Independent community living among women with severe mental illness: a comparison with outcomes among men. J Ment Health Adm 21(4):361–373.

Cortina L, Leskinen, E (2013) Workplace Harassment Based on Sex: a Risk Factor for Women's Mental Health. In: Garcia-Moreno C, Riecher-Rössler A (Hrsg.) Violence against women and mental health (= Key Issues Ment Health, Bd. 178). Basel: Karger. S. 139–147.

Devries K (2013) Violence and Suicidality: Does Violence Cause Suicidal Behaviour? In: Garcia-Moreno C , Riecher-Rössler A (Hrsg.) Violence against women and mental health. Key Issues Ment Health (= Key Issues Ment Health, Bd. 178). Basel: Karger. S. 148–158.

Feldhaus KM, Koziol-McLain J, Amsbury HL et al. (1997) Accuracy of 3 brief screening questions for detecting partner violence in the emergency department. JAMA 277:1357–1361.

Flury M, Nyberg E, Riecher-Rossler A (2010) Domestic violence against women: definitions, epidemiology, risk factors and consequences. Swiss Med Wkly 140:w13099.

Franke I, Riecher-Rössler A (2011) Missbrauch in therapeutischen Beziehungen: Möglichkeiten zur kritischen Positionierung der Ärzteschaft. Nervenarzt 82(9):1145–1150.

Franke I, Riecher-Rössler A (2013) Missbrauch in der Psychotherapie. In: Boothe B, Riecher-Rössler A (Hrsg.) Frauen in Psychotherapie. Stuttgart: Schattauer (im Druck).

Garcia-Moreno C, Riecher-Rössler A (Hrsg.) (2013) Violence against women and mental health. Basel: Karger.

Häfner H, Hambrecht M, Löffler W et al. (1998) Is schizophrenia a disorder of all ages? A comparison of first episodes and early course across the life-cycle. Psychol Med 28(2):351–365.

Hofecker Fallahpour M, Riecher-Rössler A (2002) Ein Treffpunkt für psychisch kranke Eltern und ihre Kinder. Pro Mente Sana. S. 22–23.

Kessler RC, McGonagle KA, Zhao S et al. (1994) Lifetime and 12-month prevalence of DSM-III-R psychiatric disorders in the United States: results from the National Comorbidity Survey. Arch Gen Psychiatry 51:8–19.

Leskinen EA, Cortina LM, Kabat DB (2011) Gender harassment: broadening our understanding of sex-based harassment at work. Law Hum Behav 35(1):25–39.

MacMillan H, Wathen N (2013) Girls Sexual Abuse. In: Garcia-Moreno C, Riecher-Rössler A (Hrsg.) Violence against women and mental health (Key Issues Ment Health, Bd. 178). Basel: Karger. S. 96–106.

Martin S, Parcesepe A (2013) Sexual Assault and Women's Mental Health. In: Garcia-Moreno C, Riecher-Rössler A (Hrsg.) Violence against women and mental health(Key Issues Ment Health, Bd. 178). Basel: Karger. S. 86–95.

Meyer C, Rumpf HJ, Hapke U et al. (2000) Lebenszeitprävalenz psychischer Störungen in der erwachsenen Allgemeinbevölkerung. Ergebnisse der TACOS-Studie. Nervenarzt 71:535–542.

Ministerium für Frauen, J, Familie und Gesundheit des Landes Nordrhein-Westfalen (2000) Gesundheit von Frauen und Männern in Nordrhein-Westfalen. Bielefeld: Jögd.

Mowbray CT, Oyserman D, Bybee D et al. (2001) Life circumstances of mothers with serious mental illnesses. Psychiatr Rehabil J 25(2):114–123.

Nyberg E, Hartman P, Stieglitz R et al. (2008) Screening Partnergewalt. Ein deutschsprachiges Screeninginstrument fur häusliche Gewalt gegen Frauen. Fortschr Neurol Psychiatr 76(1): 28–36.

Nyberg E, Riecher-Rössler A (2013) Psychische Belastung durch häusliche Gewalt. In: Boothe B, Riecher-Rössler A (Hrsg.) Frauen in Psychotherapie. Stuttgart: Schattauer (im Druck).

Oyserman D, Mowbray CT, Zemencuk JK (1994) Resources and supports for mothers with severe mental illness. Health Soc Work 19(2):132–142.

Riecher A, Maurer K, Löffler W et al. (1991) Gender differences in age at onset and course of schizophrenic disorders – a contribution to the understanding of the disease? In: Häfner H, Gattaz W (Hrsg.) Search of the causes of schizophrenia. Berlin, Heidelberg: Springer 2:14–33.

Riecher-Rössler A (2002) Sreening Partnergewalt. In: Geschlechtersensible Psychiatrie – Luxus oder Notwendigkeit? Nervenheilkund 20(Suppl 3):566.

Riecher-Rössler A (2004) Geschlechtersensible Betreuungsansätze. In: Rössler W, Lauber C (Hrsg.) Lehrbuch Psychiatrische Rehabilitation. Berlin, Wien, New York: Springer. S. 466–477.

Riecher-Rössler A (2005) Die Frau mit einer schizophrenen Psychose. In: Riecher-Rössler A, Bitzer J (Hrsg.) Frauengesundheit. Ein Leitfaden für die ärztliche und psychotherapeutische Praxis. München, Jena: Elsevier, Urban & Fischer.

Riecher-Rössler A, Bitzer J (2005) Frauengesundheit. Ein Leitfaden für die ärztliche und psychotherapeutische Praxis. München, Jena: Elsevier, Urban & Fischer.

Riecher-Rössler A, Kuhl H, Bitzer J (2006): Psychische Störungen in Zeiten hormoneller Umstellungen – eine selektive Übersicht. Neuropsychiatr 20(3):155–165.

Riecher-Rössler A (2007) Geschlechtsspezifische Aspekte in der Psychotherapie: Psychotherapie bei Frauen. In: Strauss B, Caspar F, Hohagen F (Hrsg.) Lehrbuch Psychotherapie. Göttingen, Berlin, Toronto, Seattle: Hogrefe Verlag. S. 771–784.

Riecher-Rössler A (2009) Psychotic disorders and menopause: the untold story. In: Soares C, Warren M (Hrsg.) The menopausal transition. Interface between gynecology and psychiatry. Basel: Karger. S. 115–126.

Riecher-Rössler A, Schmid C, Bleuer S et al. (2009) Antipsychotika und Hyperprolaktinämie: Pathophysiologie, klinische Bedeutung, Abklärung und Therapie. Neuropsychiatr 23(2):71–83.

Riecher-Rössler A, Kulkarni J (2011) Estrogens and gonadal function in schizophrenia and related psychoses. In: Jo Neill J, Kulkarni J (Hrsg.) Biological Basis of Sex Differences in Psychopharmacology (= Current Topics in Behavioral Neurosciences, Bd. 8). Heidelberg: Springer. S. 155–171.

Riecher-Rössler A (Hrsg.) (2012a) Psychische Erkrankungen in Schwangerschaft und Stillzeit. Freiburg, Basel: Karger.

Riecher-Rössler A (2012b) Depression in der Postpartalzeit. In: Riecher-Rössler A (Hrsg.) Psychische Erkrankungen in Schwangerschaft und Stillzeit. Freiburg, Basel: Karger. S. 52–60.

Riecher-Rössler A (2012c) Psychose in Schwangerschaft und Stillzeit. In: Riecher-Rössler A (Hrsg.) Psychische Erkrankungen in Schwangerschaft und Stillzeit. Freiburg, Basel: Karger. S. 34–42.

Riecher-Rössler A, Heck A (2012) Psychopharmakotherapie in Schwangerschaft und Stillzeit. In: Riecher-Rössler A (Hrsg.) Psychische Erkrankungen in Schwangerschaft und Stillzeit. Freiburg, Basel: Karger. S. 69–89.

Robins LN, Regier DA (1991) Psychiatric disorders in America. The Epidemiologic Catchment Area Study. New York: The Free Press.

Salokangas RK, Stengard E (1990) Gender and short-term outcome in schizophrenia. Schizophr Res 3(5–6):333–345.

Seedat S, Scott KM, Angermeyer MC et al. (2009) Cross-national associations between gender and mental disorders in the World Health Organization World Mental Health Surveys. Arch Gen Psychiatry 66(7):785–795.

Seeman M (2004) Schizophrenia and motherhood. In: Göpfert M, Webster J, Seeman M (Hrsg.) Parental psychiatric disorder. Cambridge, UK: Cambridge University Press.

Tschan W (2013) Abuse in Doctor-Patient Relationships. In: Garcia-Moreno C, Riecher-Rössler A (Hrsg.) Violence against women and mental health (= Key Issues Ment Health, Bd. 178). Basel: Karger. S. 129–138.

Wieners K, Hellbernd H, Jenner SC et al (2012) Häusliche Gewalt in Paarbeziehungen. Intervention und Prävention. Notfall Rettungsmed 15:65–80.

Wimmer-Puchinger B, Langer M (2009) Wa(h)re Schönheit – Wa(h)re Körper? In: Ehalt H, Hopf W, Lissmann KP (Hrsg.) Kritik und Utopie. Berlin: Lit-Verlag. S. 433–437.

Wittchen HU, Essau CA, von Zerssen D et al. (1992) Lifetime and six-month prevalence of mental disorders in the Munich Follow-up Study. Eur Arch Psychiatry Clin Neurosci 241:247–258.

Wittchen HU, Nelson CB, Ladner G (1998) Prevalence of mental disorders and psychosocial impairment in adolescents and young adults. Psychol Med 28:109–126.

Yilmaz TA, Riecher-Rössler A (2008) Suizidversuche in der ersten und zweiten Generation der ImmigrantInnnen aus der Türkei. Neuropsychiatr 22(4):261–267.

Yilmaz AT, Riecher-Rössler A (2012) Attempted suicide in immigrants from Turkey: A comparison with Swiss suicide attempters. Psychopathology 45(6):366–373.

Teil 3

11 Sexualität

Wolfgang Weig

Kapitelübersicht

11.1 Einleitung
11.2 Bedeutung der Sexualität für psychisch kranke Menschen
11.3 Beeinträchtigungen der Sexualfunktionen
11.4 Abweichendes Sexualverhalten
11.5 Geschlechtsidentitätsstörungen
11.6 Schlussbemerkungen

Zusammenfassung

Sexualität hat eine bedeutende Rolle im menschlichen Leben, dies gilt insbesondere auch für durch psychische Krankheit und seelische Behinderung belastete Personen. Abgesehen von der Möglichkeit der Selbstbefriedigung besteht ein enger Zusammenhang zwischen gelingender Sexualität und zwischenmenschlichen Beziehungen. Für heterosexuell orientierte Menschen ergibt sich darüber hinaus ein starker Einfluss von Geschlechterdifferenzen und deren konstruktiver Begegnung. Im Zusammenhang mit psychischen Erkrankungen treten häufig sexuelle Funktionsstörungen auf, als Ausdruck der Erkrankung, durch Nebenwirkungen von Medikamenten oder als Ausschluss ungünstiger krankheitsassoziierter Lebensbedingungen. Erfolgversprechende Konzepte der Behandlung liegen vor. Abweichendes Sexualverhalten (»Störungen der Sexualpräferenz«) kommen bei psychisch kranken Menschen zwar nicht häufiger vor als in der Durchschnittsbevölkerung, es bestehen jedoch gegenseitige Beeinflussungen, gelegentlich spielt im Rahmen sozialpsychiatrischer Behandlung auch die Frage der Geschlechtsidentität eine Rolle.

11.1 Einleitung

Arbeit und Liebe sind zentrale Dimensionen menschlicher Existenz. Die Verwirklichung in diesen beiden Bereichen trägt entscheidend zu Zufriedenheit und Glück bei. Für die Sozialpsychiatrie stehen Fragen der Lebensbewältigung, der Verbesserung der Lebensqualität, des Alltäglichen und der Annäherung an die Normalität, gerade auch für schwer und chronisch psychisch kranke Menschen, im Mittelpunkt. Während dabei dem Aspekt von Arbeit und Beschäftigung in der Tradition etwa von Hermann Simon vielfach Rechnung getragen wird (Hoff 2011), bleibt der Bereich der Liebe häufig unbeachtet und tabuisiert. Neben eher allgemeinen Aspekten von Bindung und Beziehung spielt hier die Sexualität eine zentrale Rolle.

Der Sexualitätsbegriff ist dabei mehrdeutig und hat sich historisch gewandelt: Zunächst ist mit Sexualität das bei höheren Lebewesen verwirklichte Prinzip der geschlechtlichen Fortpflanzung in der Biologie gemeint, sodann die Frage der Zweigeschlechtlichkeit. Der Mensch ist durch einen mäßigen Geschlechtsdimorphismus, die soziokulturell überlagerte Geschlechterdifferenz zwischen Männern und Frauen und sich daraus ergebende Fragen des Geschlechterverhältnisses erheblich bestimmt. Der Genderdiskurs und Fragen nach einer geschlechtersensiblen Verständnis- und Umgehensweise haben auch die Psychiatrie längst erreicht (Rohde und Maneros 2007). Aktuell hat sich der Begriff der Sexualität weitgehend eingeengt auf das sexuelle Verhalten und Erleben, dieses kann beschrieben werden als ein komplexes Muster psychophysischer Reaktionen, im Zusammenhang mit dem zuerst von Masters und Johnson beschriebenen und später von Singer-Kaplan erweiterten Schema des sexuellen Reaktionszyklus beim Menschen (Singer-Kaplan 1995) (▸ **Tab. 11.1**).

Entscheidend für das angemessene Verständnis ist die Beachtung der Wechselwirkungen zwischen körperlichen und psychischen Vorgängen. Sexualität ist geradezu das Paradebeispiel für psychosomatische Prozesse. Körperliche Reaktionen von der zunächst unspezifischen Aktivierung vegetativer Funktionen durch Lust und Appetenz über die meist durch gezielte Stimulation zustande gekommene spezifische genitale Erregung bis hin zum Orgasmus korrespondieren mit entsprechenden Gefühlen der Lust, Erregung und der Befriedigung. Kognitive und emotionale Prozesse, Interaktionen mit dem Partner, gelernte Muster und durch Erziehung, Sozialisation, kulturelle und religiöse Einflüsse vorgegebene Schemata bestimmen die individuelle Sexualität. Menschen entwickeln im Laufe ihres Lebens Vorstellungen von dem, was »richtige Sexualität« ist (sexuelles Skript). Ungünstige Sozialisation, mangelnde Aufklärung, einengende Verbote und Tabus, stärker noch negative Erfahrungen bis hin zur sexuellen Traumatisierung, können diese Entwicklung nachhaltig beeinträchtigen. Einen Überblick über allgemeine Fragen menschlicher Sexualität bieten die Lehrbücher der Sexualwissenschaft, Sexualmedizin und Sexualtherapie (Beier et al. 2001, Kockott und Fahrner 2004, Sigusch 2011).

Tab. 11.1: Der sexuelle Reaktionszyklus des Menschen (modifiziert nach Masters und Johnson 1966)

Phase	Physiologische Reaktion (weibl./männl.)	Psychische Reaktion
Lust-Appetenz	Unspezifisch	Lust
Erregung	Lubrikation-Schwellung Erektion	Erregung
Plateau	Verstärkte Reaktion/Kontraktion	Verstärkte Reaktion
Orgasmus	Kontraktion/Kontraktion-Ejakulation	Befriedigung
Rückbildung	Rückbildung	Sättigung
Refraktärphase	Keine neue Erregung	

Teil 3

11.2 Bedeutung der Sexualität für psychisch kranke Menschen

Während lange Zeit in vielen Kulturen Sexualität nahezu ausschließlich auf den Fortpflanzungsaspekt reduziert wurde, zeigt eine differenziertere Betrachtung vielfältige Funktionen menschlicher Sexualität, wobei Wohlbefinden, Vergnügen und Lust eine führende Position einnehmen). Zu den Funktionen menschlicher Sexualität zählen nach Weig (2001):

- Vergnügen, Lust
- Beziehungsförderung, Kommunikation
- Wellness, Gesundheitsförderung
- Lebensverlängerung
- Aggressionsabbau
- Förderung von Kreativität und Transzendenzerleben
- Annäherung und Ausgleich der Geschlechter
- Fortpflanzung

Dieser Aspekt sexueller Betätigung wird auch durch Selbstbefriedigung erfüllt. Nach aktuellen Studien gewinnt Selbstbefriedigung als eigenständige Quelle von Lust und Wohlbefinden zunehmende Bedeutung (Schmidt 2000). Andererseits belegen Umfrageergebnisse und klinische Erfahrung, dass für viele Menschen unabhängig von der »technischen Perfektion« das Erleben der Sexualität mit einem geliebten Partner bevorzugt und höher bewertet wird. Hier tritt die Funktion der Sexualität als wichtiges Element zum Aufbau und zur Stärkung von Beziehungen und als Mittel der Kommunikation und des gegenseitigen Austausches hinzu. Im Falle heterosexueller Beziehungen eröffnet sich darüber hinaus die spannende Frage der Begegnung, des Austausches und der Ergänzung beider Geschlechter, freilich auch die Schwierigkeiten, mit unterschiedlichen Erwartungen, Bedürfnissen und Stilbildungen geschlechtsspezifischer Natur umzugehen (Weig 2000).

Sexualität ist gesund: So lassen sich plakativ Studien zusammenfassen, die einen positiven Effekt sexueller Aktivität auf körperliche Gesundheit, Wohlbefinden und Langlebigkeit belegen (Weig 2000). Grundsätzlich gilt diese Aussage auch für Menschen mit schwerwiegenden psychiatrischen Erkrankungen, denen wir im Rahmen sozialpsychiatrischer Versorgungssysteme begegnen. Frühere Vorstellungen von der »Asexualität« und »sexuellen Bedürfnislosigkeit« psychisch kranker und seelisch behinderter Menschen haben sich ebenso wenig bestätigt, wie der Gegenentwurf einer bizarren und potenziell gefährlichen Sexualität, wie sie vor allem an Schizophrenie erkrankten Menschen nachgesagt wurde (Kowohl und Weig 1998). In der Regel ist davon auszugehen, dass psychisch kranke Menschen die gleichen sexuellen Bedürfnisse haben wie alle anderen auch – in der ganzen kaum überschaubaren Vielfalt und Variationsbreite, wie das auch auf die »Gesunden« zutrifft. Sexualität und Intimität kann durch das Fehlen von Anregungen und Erfolgen auf anderen Lebensgebieten sogar einen besonders hohen Stellenwert bekommen. Allerdings gelingt es Menschen, die aufgrund ihrer Krankheit in ihrer Beziehungsfähigkeit beeinträchtigt oder in der Abgrenzung ihrer Ich-Grenzen gefährdet sind, häufig schwer, Sexualität partnerschaftlich auszuleben. Durch zu große Nähe können auch psychotische Reaktionen und Angstzustände ausgelöst werden (Kowohl und Weig 1998). In diesen Fällen erweist sich eine lustvolle und achtsame Selbstbefriedigung als die leichter zugängliche und weniger gefährdete Quelle der Befriedigung.

Die behutsame Förderung sexueller Bedürfnisse, die angemessene Aufklärung und Stärkung der soziosexuellen Kompetenz durch spezifische Psychoedukation und die

Schaffung menschenwürdiger Bedingungen für das Ausleben sexueller Bedürfnisse im Lebensfeld der betroffenen Menschen gehören zu den wichtigen sozialpsychiatrischen Aufgaben (Weig 2004). Der Ansatz der Salutotherapie, das heißt der Förderung und Entwicklung von Ressourcen und gesunden Anteilen, ergänzt den klassischen Ansatz der Psychiatrie, der auf Symptomreduktion gerichtet ist (Linden und Weig 2009).

11.3 Beeinträchtigungen der Sexualfunktionen

Physiologische Reaktionen und Erleben können bei sexueller Aktivität vielfältig gestört sein. In der Regel werden sexuelle Funktionsstörungen in Anlehnung an den sexuellen Reaktionszyklus klassifiziert, so im ICD 10 (▶ **Tab. 11.2**).

Tab. 11.2: Sexuelle Funktionsstörungen nach ICD 10 (Auszug)

F52.0	Mangel oder Verlust von sexuellem Verlangen
F52.1	Sexuelle Aversion und mangelnde sexuelle Befriedigung
F52.2	Versagen genitaler Reaktionen (Erektions- bzw. Lubrikationsstörung)
F52.3	Orgasmusstörung
F52.5	Vaginismus
F52.6	Dyspareunie

Die Operationalisierung der Störungen beschränkt sich dabei im Wesentlichen auf physiologische Aspekte, Beeinträchtigungen des psychischen Erlebens werden eher vernachlässigt. Insgesamt ist die Abgrenzung »nicht organischer« von »organischen« sexuellen Funktionsstörungen problematisch, da gerade bei der Sexualität körperliche und psychische Faktoren unauflösbar zusammenwirken und sich gegenseitig beeinflussen.

Sexuelle Funktionsstörungen sind in der allgemeinen Bevölkerung nicht selten, die Lebenszeitprävalenz leidensrelevanter und behandlungsbedürftiger Störungen wird in der Größenordnung von 20 % geschätzt (Hertoft 1989). Für Menschen, die an definierten psychiatrischen Erkrankungen leiden, sind die Prävalenzen wesentlich höher, diagnoseabhängig in der Größenordnung von 50–80 % (Kokott und Fahrner 2004). Es besteht eine hohe Komorbidität. Die Zusammenhänge sind störungsspezifisch unterschiedlich, insbesondere wurden Schizophrenie, (endomorphe) Depression, substanzbedingte Störungen, insbesondere bei Opiatabhängigkeit, und verschiedene Typen von Persönlichkeitsstörungen als Risikofaktor für das Auftreten sexueller Funktionseinschränkungen identifiziert (Cohen et al. 2010). Vorliegende Studien bestätigen den Eindruck, dass die Effekte großenteils unmittelbar durch die Krankheit und nicht, wie häufig vermutet, primär durch Nebenwirkungen eingesetzter Medikamente hervorgerufen werden. Neurobiologische Faktoren, die den psychiatrischen Erkrankungen zugrunde liegen oder mit ihnen assoziiert sind, können hierfür ebenso bedeutsam werden wie krankheitsassoziierte Ängste, Beeinträchtigungen des Selbstwertempfindens, dysfunktionale Kognitionen, Störungen von Emotionen und Antrieb sowie Beeinträchtigungen der sozialen Kompetenz. Andererseits konnte auch der störende Einfluss der in der psychiatrischen Behandlung überwiegend eingesetzten Medikamente überzeugend dargestellt werden (Teusch et al. 1995, Westheide et al. 2007, Cohen et al. 2007).

Vor allem serotonerge Antidepressiva vom Typ der SSRI führten in einer Größenordnung von 60–70 % der Anwendungen zu Beeinträchtigungen der sexuellen Appetenz und des Orgasmus. Weniger häufig und weniger eindeutig ist die Störwirkung von Neuroleptika auf die Sexualität (Westheide et al. 2007). Die häufig postulierte Bedeutung der Prolaktinerhöhung in diesem Zusammenhang konnte nicht schlüssig bewiesen werden.

Neben unmittelbaren Krankheitseffekten und Nebenwirkungen der Medikation können auch mit der Krankheit verbundene ungünstige Lebensumstände und Stigmatisierung zur geringeren sexuellen Aktivität und verminderten sexuellen Zufriedenheit psychisch kranker Menschen beitragen.

Die angemessene Erkennung und Behandlung sexueller Funktionsstörungen im Rahmen der psychiatrischen Behandlung ist eine wichtige therapeutische Aufgabe. Für Diagnostik und Therapie körperlicher Einflussfaktoren und für den Umgang mit medikamentenassoziierten Sexualstörungen wurden Empfehlungen entwickelt (Beier et al. 2001). Als Königsweg bei der Behandlung nicht primär organisch bedingter sexueller Funktionsstörungen erweist sich die Paarsexualtherapie nach dem Sensate Focus Modell, das auf Masters und Johnson zurückgeht (Hauch 2006).

11.4 Abweichendes Sexualverhalten

Die Definition abweichenden Sexualverhaltens ist schwierig und problematisch. Synonyme Begriffe wie Perversion, Paraphilie, Deviation, Störungen der Sexualpräferenz erweisen sich als wenig präzise und teilweise diffamierend. In der aktuellen Literatur werden die damit verbundenen Konzepte und die Benennung entsprechender Diagnosen grundsätzlich in Frage gestellt (Haeberle 2011). »Natürliche« oder »normale« Sexualität weist eine große Bandbreite auf, die Abgrenzung vom »Abnormen« und »Krankhaften« fällt interindividuell sehr unterschiedlich aus und ist auf gesellschaftlicher Ebene historischen Veränderungen unterworfen. So wurde inzwischen die »Normalität« der homo- und bisexuellen Orientierung weitgehend anerkannt, entsprechende Diagnosen sind aus den Klassifikationssystemen psychischer Erkrankungen verschwunden. Verhaltensmuster wie orale Stimulation der Genitalien, die aus bestimmten religiösen und gesellschaftlichen Perspektiven weiterhin abgelehnt werden, erweisen sich hinsichtlich ihrer Verbreitung (ca. 80 % der Befragten) und ihrer Qualität hinsichtlich sexueller Befriedigung als »höchst normal«. Für die Abgrenzung abweichenden Sexualverhaltens bleiben somit nur zwei sinnvolle Kriterien: Subjektive Beeinträchtigung und Leiden an der Situation einerseits, Gefährdung der Integrität und Gesundheit des Betroffenen und beteiligter dritter (Partner, Opfer) andererseits. Fragen der Beschreibung abweichenden Sexualverhaltens und geeigneter therapeutischer Strategien finden sich in der Literatur (Fiedler 2004).

Eine besondere Häufung abweichenden Sexualverhaltens bei von psychischer Krankheit Betroffenen ist nicht erwiesen, systematische Zusammenhänge fehlen jedenfalls für den Großteil der psychiatrischen Indexerkrankungen. Dies schließt das Vorkommen relevanter Störungen der Sexualpräferenz, wie Exhibitionismus, Pädophilie oder Sadomasochismus bei psychiatrischen Patienten nicht aus. Zufällige Koexistenz oder konkreter Zusammenhang der Störungsbilder im

Sinne einer Komorbidität müssen im Einzelfall geklärt werden.

Von der Frage des abweichenden Sexualverhaltens muss diejenige nach übergriffigem, soziale Regeln oder gar gesetzliche Vorschriften verletzendem Sexualverhalten getrennt werden. Bei der »Störungen der Sexualpräferenz« (so die Begrifflichkeit in ICD 10) geht es um Auffälligkeiten bei der Wahl des »Sexualobjektes« (klassische Idealnorm: etwa gleichaltrige Personen des jeweils anderen Geschlechtes) und im Verhaltensmuster (im Repertoire der Sexualpraktiken, wobei ein weitgehend überwundener Extremstandpunkt nur heterosexuellen vaginalen Geschlechtsverkehr als »normal« akzeptierte) (▸ **Tab. 11.3**).

Tab. 11.3: Störungen der Sexualpräferenz nach ICD-10 (Auszug)

F65.0	Fetischismus
F65.2	Exhibitionismus
F65.3	Voyeurismus
F65.4	Pädophilie
F65.5	Sadomasochismus

Übergriffiges, sozial inakzeptables und vom Gesetz mit Strafe bedrohtes (delinquentes) Sexualverhalten ist dagegen durch die Beeinträchtigung der sexuellen Autonomie des Gegenüber bestimmt, das dadurch vom Partner zum Opfer wird. Dabei können Auswahl des Opfers und angewandte sexuelle Praktiken durchaus »normal« sein: Zwischen den Dimensionen »Abweichung« und »Delinquenz« ergeben sich nur eher geringe Überschneidungen. Auch delinquentes Sexualverhalten ist bei psychisch kranken Menschen insgesamt nicht häufiger als bei gesunden. Der Rückschluss von besonders sozialschädlichem Verhalten auf eine zugrundeliegende psychische Störung (»das kann doch nicht normal sein«) stellt einen unzulässigen Zirkelschluss dar und belastet die forensische Psychiatrie mit ungeeigneten und weder therapiefähigen, noch therapiebedürftigen »Patienten«. Zusammenhänge bestehen allerdings hinsichtlich Störungen der Impulskontrolle einerseits und mangelnden Empathiefähigkeiten andererseits, die wiederum schädliches Sexualverhalten begünstigen. Mit organischen psychischen Störungen auf dem Boden von Hirnerkrankungen, vor allem bei Frontalhirnsyndromen, im Sinne der »organischen Wesensänderung«, andererseits mit manchen Formen der Persönlichkeitsstörung besteht Zusammenhang. Die Klärung und Behandlung bzw. das geeignete Management in derartigen Fällen gehört in den Bereich der forensischen Psychiatrie.

11.5 Geschlechtsidentitätsstörungen

Sexualmedizin und Sexualtherapie befassen sich auch mit Störungen der Geschlechtsidentität. Der synonym zu dem passenden Begriff der »Transidentität« gebrauchte Terminus »Transsexualismus« oder »Transsexualität« für die voll ausgeprägte Identitätsstörung zielt dabei auf einen anderen Sexualitätsbegriff als denjenigen des sexuellen Verhaltens und Erlebens. »Abweichend« oder »gestört« ist in diesem Fall die Übereinstimmung zwischen den phänomenologischen Merkmalen des Körpers mit der inneren Überzeugung vom eigenen Geschlecht und den damit verbundenen Vorstellungen von der eigenen Rolle. Häufig führt das Vorliegen der Transidentität zu dem dringenden Wunsch nach Angleichung des »falschen« Körpers an die gegebene Identität durch gegengeschlechtliche Hormonbehandlung und geschlechtstransformierende Operationen. Für die Sozialpsychiatrie ist das Thema von einer gewissen Bedeutung: Bei einer Gesamtprävalenz der Transidentität in der Größenordnung von 1 : 40.000 in Deutschland (Weitze und Osburg 1996) – wobei die Frau-zu-Mann-Transidentität im Faktor 2,5 häufiger ist als der umgekehrte Fall – wird zufällig auch in der Klientel der Sozialpsychiatrie immer wieder mit betroffenen Menschen zu rechnen sein. Diagnostik, therapeutische Begleitung, Indikationsstellung und Unterstützung bei geschlechtstransformierenden Maßnahmen und bei der Übernahme der gewünschten Rolle folgen, unter Berücksichtigung störungsspezifischer Besonderheiten, den allgemeinen Richtlinien (Stalla 2006). Zu beachten ist dabei jedoch, dass bei wahnhaften Erkrankungen, insbesondere der Schizophrenie, bei emotionaler Instabilität vom Borderline-Typ sowie bei Persönlichkeitsstörungen mit paranoiden, selbstunsicheren und narzisstischen Anteilen Unsicherheiten hinsichtlich der eigenen Geschlechtsidentität bis hin zu wahnhafter Überzeugung, im falschen Körper zu sein, manchmal flüchtig, jedenfalls aber zeitlich begrenzt vorkommen. Anamnese und psychopathologischer Kontext erlauben in der Regel die Unterscheidung von »echter« Transidentität, jedenfalls ist bei entsprechender Komorbidität erhöhte Aufmerksamkeit geboten.

11.6 Schlussbemerkungen

Der Umgang mit der Sexualität der Patienten durch angemessene Förderung des individuellen Weges zu einer gelungenen Sexualität, die Schaffung geeigneter Rahmenbedingungen sowie die Erkennung und Behandlung von Störungen auf dem Gebiet der Sexualität gehören zu den sozialpsychiatrischen Aufgaben. Eine qualifizierte Fort- und Weiterbildung der sozialpsychiatrisch Tätigen ist empfehlenswert. Die Zusammenarbeit mit spezialisierten sexualmedizinisch und sexualtherapeutisch orientierten Kollegen ist in vielen Fällen notwendig.

Literatur

Beier KM, Bosinski HAG, Hartmann U et al. (2001) Sexualmedizin. München: Urban & Fischer.

Cohen S, Kühn KU, Bender S et al. (2007) Sexual Impairment in Psychiatric Inpatients: Focus on Depression. Pharmacopsychiatry 40:58–63.

Cohen S, Kühn KU, Sträter B et al. (2010) Beeinträchtigung der Sexualfunktion durch Psychopharmaka und psychotrope Substanzen. Nervenarzt 81:1129–1139.

Fiedler P (2004) Sexuelle Orientierung und sexuelle Abweichung. Weinheim: Beltz PVU.

Haeberle EJ (2011) Paraphilie – ein vorwissenschaftlicher Begriff. Sexuologie 18:185–191.

Hauch M (Hrsg.) (2006) Paartherapie bei sexuellen Störungen. Stuttgart: Thieme.

Hertoft P (1989) Klinische Sexologie. Köln: Deutscher Ärzte-Verlag.

Hoff P (2011) Geschichte der Psychiatrie. In: Möller HJ, Laux G, Kapfhammer HP (Hrsg.) Psy-

chiatrie Psychosomatik, Psychotherapie. Heidelberg: Springer.
Kockott G, Fahrner EM (Hrsg.) (2004) Sexualstörungen. Stuttgart: Thieme.
Kowohl S, Weig W (1998) Zur Bedeutung der Sexualität im Erleben schizophrener Menschen – Copingfaktor oder Stressor. Sexuologie 5:11–29.
Linden M, Weig W (Hrsg.) (2009) Salutotherapie. Köln: Deutscher Ärzte-Verlag.
Rohde A, Marneros A (Hrsg.) (2007) Geschlechtsspezifische Psychiatrie und Psychotherapie. Stuttgart: Kohlhammer.
Schmidt G (2000) Kinder der sexuellen Revolution. Gießen: Psychosozial-Verlag.
Sigusch V (2001) Sexuelle Störungen und ihre Behandlung. Stuttgart: Thieme.
Singer-Kaplan H (1995) The sexual disorders. New York: Routledge.
Stalla GK (Hrsg.) (2006) Therapieleitfaden Transsexualität. Bremen: Uni-Med.
Teusch L, Scherbaum N, Böhme H (1995) Different Patterns of sexual dysfunctions associated with psychiatric disorders and psychopharmacological treatment. Pharmacopsychiatry 28: 84–92.
Weig W (2000) Sexuelle Gesundheit und die Entwicklung einer prophylaktischen Sexualmedizin. Sexuologie 7:50–54.
Weig W (2001) Sexuelle Störungen – Erscheinungsformen, Ursachen, Behandlungsangebote. Psychother Dialog 2:246–251.
Weig W (2004) Sexualität. In: Rössler W (Hrsg.) Psychiatrische Rehabilitation. Heidelberg: Springer.
Weitzel C, Osburg S (1996) Transsexualism in Germany: empirical data on epidemiology and application of the German Transsexuals`Act during its frist ten years. Arch Sex Behav 25: 409–425.
Westheide J, Cohen S, Bender S et al. (2007) Sexual dysfunction in psychiatric in patients. The vole of antipsychotic indication. Pharmacopsychiatry 40:40–145.

12 Soziale Exklusion

Nicolas Rüsch

Kapitelübersicht

12.1 Einleitung
12.2 Aspekte sozialer Exklusion und ihr Zusammenhang mit psychischen Erkrankungen
12.2.1 Armut
12.2.2 Arbeitslosigkeit
12.2.3 Status als Migrant
12.2.4 Urbaner Lebensraum
12.2.5 Obdachlosigkeit
12.3 Modelle zum Einfluss sozialer Faktoren auf psychische Gesundheit
12.3.1 Theorie fundamentaler sozialer Verursachung
12.3.2 Wahrgenommene Diskriminierung
12.3.3 Soziale Niederlage und Psychose
12.4 Implikationen für Prävention und Therapie psychischer Erkrankungen

Zusammenfassung

Soziale Exklusion führt dazu, dass Menschen mit psychischen Erkrankungen nur vermindert am gesellschaftlichen Leben teilhaben können. Zusätzlich zum Stigma ihrer Erkrankung sind psychisch Erkrankte häufig von Armut, Arbeitslosigkeit, Status als Migrant, ungünstigem urbanem Lebensraum sowie Obdachlosigkeit als Aspekten sozialer Exklusion betroffen. In diesem Kapitel werden (i) die Assoziationen zwischen diesen Elementen sozialer Exklusion einerseits und psychischen Erkrankungen andererseits beschrieben, (ii) Modelle skizziert, die den Einfluß sozialer Faktoren auf psychische Gesundheit erklären, und (iii) daraus folgende Ansatzpunkte für Prävention und Therapie psychischer Erkrankungen diskutiert.

12.1 Einleitung

Soziale Exklusion bezeichnet das Ausmaß, in dem Menschen an wichtigen ökonomischen, sozialen oder kulturellen Aktivitäten ihrer Gesellschaft nicht teilnehmen können (Hills et al. 2002). Menschen mit psychischen Erkrankungen sind weltweit eine durch soziale Ausgrenzung und Benachteiligung besonders gefährdete Gruppe (World Health Organisation 2010). Ihre Situation verschlimmert sich, wenn zu dem verbreiteten Stigma ihrer Erkrankung (▶ **Kap. 18, Bd. 1**) weitere Diskriminierungen treten, etwa aufgrund von Armut oder Status als Migrant. Soziale Exklusion ist daher für psychiatrische Forschung und Praxis relevant aus mindestens drei Gründen, die im Folgenden der Reihe nach dargestellt werden. Zunächst sind Aspekte sozialer Exklusion stark mit psychischen Erkrankungen assoziiert (Abschnitt 2). Ferner können Modelle dieser Zusammenhänge erklären, wie soziale Ausgrenzung psychische Erkrankungen verursacht (Abschnitt 3). Schließlich eröffnen sich daraus Ansatzpunkte für Prävention und Therapie (Abschnitt 4).

12.2 Aspekte sozialer Exklusion und ihr Zusammenhang mit psychischen Erkrankungen

12.2.1 Armut

Der Zusammenhang zwischen Armut und psychischen Erkrankungen ist lange bekannt. Schon Faris und Dunham (1939) beobachteten stark erhöhte Raten psychischer Krankheiten in den Armenvierteln Chicagos. Neuere Längsschnittstudien haben die Richtung der Kausalität untersucht, ob also Menschen häufiger erst gesund in Armut leben und dann psychisch erkranken oder ob umgekehrt psychiatrische Störungen zu Armut führen. In einer großen epidemiologischen Studie hatten Gesunde, die zu Studienbeginn in Armut lebten, ein höheres Risiko psychiatrischer Erkrankungen (Bruce et al. 1991). Dieser Effekt galt unspezifisch für verschiedenste psychische Störungen, unabhängig von Alter, Geschlecht und ethnischer Zugehörigkeit und auch nach Kontrolle für mögliche frühere Krankheitsepisoden. Während solche Studien für eine soziale Mitverursachung psychischer Erkrankungen sprechen, lautet eine andere Interpretation, dass Armut und psychische Erkrankung assoziiert sind, weil Betroffene und ihre Familien wegen ihrer psychischen Erkrankung an Status verlieren und z. B. in ärmere Gegenden umsiedeln (»social selection« oder »geographic drift«). Solche Drift-Effekte scheinen jedoch eher schwach zu sein (Dembling et al. 2002). Studien, die beide Kausalitätsrichtungen überprüften, sprechen dafür, dass eher Armut zu psychischer Erkrankung führt als umgekehrt (Hudson 2005). Unabhängig von der Richtung der primären Kausalität können Armut und psychische Erkrankungen in einen Teufelskreis münden, der eine der größten globalen Herausforderungen darstellt (World Health Organisation 2010).

12.2.2 Arbeitslosigkeit

Arbeitslose Menschen haben ein rund zwei- bis dreifach erhöhtes Risiko psychischer Erkrankungen (McKee-Ryan et al. 2005). In Verhältnis zu ihrem erhöhten Behandlungsbedarf nehmen Arbeitslose weniger Behandlung in Anspruch als die Allgemeinbevölkerung (Åhs et al. 2012). Das mag daran liegen, dass das subjektiv empfundene Bedürfnis arbeitsloser Menschen nach Behandlung gering ist (Berth et al. 2008) oder dass trotz hohem Behandlungsbedürfnis die Furcht vor Stigmatisierung durch Behandlungsteilenahme sie davon abhält, Hilfe zu suchen (Åhs und Westerling 2006).

Die Richtung der Kausalität zwischen Arbeitslosigkeit und psychischen Erkrankungen ist viel diskutiert worden. Viel spricht auch hier für einen Teufelskreis (Dooley et al. 2000). Denn es gibt Belege für die Wirkung sowohl von Arbeitslosigkeit auf die Entstehung psychischer Erkrankungen (Berth et al. 2003) als auch von psychischer Erkrankung auf Arbeitslosigkeit und Frühberentung (Butterworth et al. 2012, Olesen et al. 2012). Eine neuere Studie konnte zeigen, dass der Zusammenhang zwischen wiederholter Arbeitslosigkeit und verringerter psychischer Gesundheit auch im Rentenalter anhält (Zenger et al. 2011).

12.2.3 Status als Migrant

Beginnend mit der klassischen Studie von Ødegaard (1932) zur erhöhten Häufigkeit psychotischer Erkrankungen unter norwegischen Immigranten in den USA wurde dieses Phänomen weltweit unter Immigranten verschiedenster ethnischer Herkunft beschrieben. Das Erkrankungsrisiko ist dabei erhöht um den Faktor 2 bis 3, unter Immigranten aus Entwicklungsländern und unter Schwarzen auf bis zu 5 (Cantor-Graae und Selten 2005). Eine neue Metaanalyse konnte nachweisen, dass das erhöhte Erkrankungsrisiko für Schizophrenien nicht nur Einwanderer der ersten, sondern auch der zweiten, bereits im Einwanderungsland geborenen Generation betrifft und in letzterer Gruppe teilweise noch höher liegt (Bourque et al. 2011). Deshalb scheint es verursacht zu sein nicht durch die Migration an sich, sondern durch den Status als Migrant im Einwanderungsland.

Eine naheliegende Frage ist, welche Faktoren zu dieser drastischen Erhöhung der Prävalenz führen. Bevor wir weiter unten auf Kausalitätsmodelle zu sprechen kommen, sollen hier einige Befunde erwähnt werden: Da die Erkrankungsraten in den Ursprungsländern der Immigranten nicht erhöht sind und Auswanderungswillige vor ihrer Migration kein erhöhtes Psychoserisiko zeigen (Lundberg et al. 2007), erscheinen genetische Faktoren sowie Drift unwahrscheinlich (Bourque et al. 2011). Mitglieder ethnischer Minderheiten sind in den Einwanderungsländern, anders als in ihren Herkunftsländern, häufig Diskriminierung ausgesetzt, und in prospektiven Studien ließ sich ein Zusammenhang zwischen dem Ausmaß wahrgenommener Diskriminierung aufgrund u. a. ethnischer Zugehörigkeit einerseits und dem Beginn wahnhafter Symptomatik andererseits zeigen (Janssen et al. 2003). Dagegen zeigten Immigranten in Israel kein erhöhtes Erkrankungsrisiko für Schizophrenie (Bentall et al. 2008), vermutlich da sie, anders als in ihren Herkunftsländern, nach der Migration nicht mehr Teil einer religiösen Minderheit und daher nicht mehr sozialer Diskriminierung ausgesetzt waren. Auch sind Mitglieder ethnischer Minderheiten umso weniger gefährdet schizophren zu erkranken, je höher der Anteil ihrer eigenen ethnischen Gruppe an der lokalen Bevölkerung ihres Einwanderungslandes ist (»ethnic density effect«; Veling et al. 2008). Schließlich könnte soziale Diskriminierung als ursächlicher Mechanismus auch erklären, warum unter Schwarzen in England das Risiko in der zweiten Generation noch ansteigt, da die in England Geborenen längerer Diskriminierung ausgesetzt sind.

12.2.4 Urbaner Lebensraum

Ähnlich wie Armut wurde auch ein städtischer Lebensraum früh mit psychischen Erkrankungen assoziiert (Faris und Dunham 1939). Das Leben in der Stadt scheint das Risiko einer schizophrenen Erkrankung etwa um das Doppelte zu erhöhen (March et al. 2008). Für das erhöhte Risiko verantwortlich ist dabei nicht das Leben in der Stadt zu Erkrankungsbeginn, sondern Geburt und Aufwachsen in urbanem Umfeld (Marcelis et al. 1999), was gegen die Drift-Hypothese im Hinblick auf einen möglichen Umzug in die Stadt als Folge einer psychischen Erkrankung spricht. Ferner besteht eine Dosis-Wirkungsbeziehung zwischen der kumulierten Länge des Lebens in der Stadt und dem Risiko schizophren zu erkranken (Pedersen und Mortensen 2001). Während diese Zusammenhänge inzwischen für nicht-affektive Psychosen gut belegt sind (March et al. 2008), gelten sie nicht für affektive Psychosen (Kirkbride et al. 2006). Noch ist weitgehend unklar, wie das Aufwachsen in urbanem Umfeld die Entstehung schizophrener Psychosen begünstigt und warum dieser Effekt sich nicht auch auf affektive Psychosen auswirkt. Mindestens zwei Arten von Effekten auf die Entstehung von Psychosen sind denkbar: individuelle Effekte, indem im städtischen Umfeld bestimmte individuelle Charakteristika häufiger auftreten (u. a. Zugehörigkeit zu ethnischer Minderheit, Cannabisgebrauch, Kind alleinerziehender Eltern); oder kontext-abhängige Effekte wie Populationsdichte, der Bevölkerungsanteil ethnischer Minderheiten oder soziale Fragmentierung. Der Effekt der Stadt als Lebensraum auf die Entstehung von Psychosen bleibt dabei erhalten, auch wenn für individuelle Effekte kontrolliert wird.

In einer Studie zu individuellen versus kontext-abhängigen Risikofaktoren für Psychosen war der wichtigste Risikofaktor für Psychosen soziale Fragmentierung auf Ebene der Schule (d. h. Anteil der Kinder, die den Wohnort wechselten oder bei alleinerziehenden Eltern aufwuchsen; Zammit et al. 2010). Interessanterweise erhöhte jedoch stärkere Fragmentierung auf Schulebene Psychose-Raten nur unter Individuen aus nicht-fragmentierten Familien, senkte aber das Risiko für Menschen aus fragmentierten Familien. Ähnlich wie bei ethnischer Minderheit und Migranten-Status scheint auch hier die Psychose-Entstehung verstärkt zu werden in erster Linie durch Faktoren, die Betroffene aus ihrer Umgebung hervorstechen und dadurch vulnerabler gegenüber Diskriminierung werden lassen.

12.2.5 Obdachlosigkeit

Neuere Metaanalysen haben die Häufigkeit psychischer Erkrankungen unter Obdachlosen in der westlichen Welt eingeschätzt (Fazel et al. 2008, Folsom und Jeste 2002) und fanden Alkohol- und Drogenabhängigkeit als häufigste Erkrankungen mit durchschnittlich je etwa 30 %. Psychosen sind mit rund 12 % ähnlich häufig wie Depressionen. Durch letzteren Befund unterscheiden sich Obdachlose nicht nur von der Allgemeinbevölkerung, sondern auch von anderen Risikogruppen wie Gefangenen oder Flüchtlingen, bei denen Depressionen wesentlich häufiger vorkommen als psychotische Störungen (Fazel et al. 2005, Fazel und Danesh 2002). Methodisch sind Prävalenzschätzungen in dieser Population allerdings nicht einfach. Dies mag neben Unterschieden in soziodemographischen Charakteristika der Stichproben und lokalen psychiatrischen und psychosozialen Hilfsangeboten erklären, warum besonders die Befunde zur Häufigkeit psychotischer Erkrankungen stark schwankten. Unter Menschen, die kurz davor stehen, ihre Wohnung zu verlieren und obdachlos zu werden, hatten fast 80 % psychische Erkrankungen (Salize et al. 2006). Aufgrund der hohen Raten psychischer Erkrankungen und häufigen stationären Behandlungen (Henry et al. 2010) unter Obdachlosen sind die psychiatrischen Behandlungskosten hoch (Poulin et al. 2010).

12.3 Modelle zum Einfluss sozialer Faktoren auf psychische Gesundheit

Nach der Beschreibung der Zusammenhänge zwischen Aspekten sozialer Exklusion und psychischen Erkrankungen sollen nun einige Modelle skizziert werden, warum diese Zusammenhänge bestehen und wie sie aufrecht erhalten werden. Diese Ansätze bilden eine Grundlage für im Abschnitt 4 besprochene Interventionen.

12.3.1 Theorie fundamentaler sozialer Verursachung

Die oben genannten Aspekte wie Armut und Arbeitslosigkeit lassen sich als Indikatoren des sozioökonomischen Status in der Allgemeinbevölkerung verstehen. Ein niedrigerer Status ist dabei durchgängig mit schlechterer psychischer Gesundheit assoziiert sowie in ähnlicher Weise mit körperlichen Erkrankungen und riskantem Gesundheitsverhalten (Pampel et al. 2010). Weltweit ist soziale Ungleichheit innerhalb einer Gesellschaft mit durchschnittlich schlechterer Gesundheit assoziiert, vermutlich weil in Gesellschaften mit hoher sozialer Ungleichheit eigener Status und Statusvergleich stärker als Stressoren wirken (Neckerman und Torche 2007, Marmot und Wilkinson 2006). Die Rolle von relativem Status als Stressor wird erhärtet durch Befunde, dass Lebenserwartung und Einkommen negativ assoziiert sind nicht zwischen, sondern nur innerhalb von Nationen. Nicht materielle Ressourcen per se, sondern relatives Einkommen und damit einhergehender sozialer Status und Statusvergleich innerhalb einer Gesellschaft beeinflussen also seelische und körperliche Gesundheit (Wilkinson und Pickett 2009). Hinzu kommt, dass sozial höhere Schichten rascher von biomedizinischen Fortschritten profitieren.

Insgesamt führen also soziale Faktoren und sozioökonomischer Status zur »sozialen Formung« von Gesundheit und Gesundheitsverhalten (social shaping; Link 2008). Auf diesen Befunden basiert die Theorie fundamentaler sozialer Verursachung seelischer und körperlicher Krankheit (Link und Phelan 1996). Nicht dass alle Krankheiten sozial verursacht wären, doch Faktoren wie Geld, Status, Macht und soziale Netzwerke sind gesellschaftlich sehr ungleich verteilt und stellen hochwirksame Ressourcen dar, um Krankheitsrisiken zu vermindern und Gesundheit zu erhalten. Zusätzlich ermöglichen sie eine bessere Adaptation an neu auftretende Gesundheitsrisiken. Sie gelten also als fundamentale Ursache, indem sie über verschiedene Zeiten, Gesellschaften und Risiken hinweg Gesundheitsgradienten zwischen Angehörigen verschiedener sozialer Schichten aufrechterhalten.

12.3.2 Wahrgenommene Diskriminierung

Menschen, die von sozialer Exklusion betroffen sind und in Armut, Arbeitslosigkeit, Obdachlosigkeit oder als Migranten leben, sehen sich häufiger Diskriminierung ausgesetzt. Das gleiche gilt für Menschen mit psychischen Erkrankungen (Rüsch et al. 2005). Es ist nicht nur bekannt, dass Diskriminierung mit schlechterer Gesundheit assoziiert ist; aus Längsschnittstudien wissen wir, dass das Ausmaß erfahrener Diskriminierung etwa als Angehöriger einer ethnischen Minderheit neu auftretende psychische Erkrankungen und Streß-Reaktionen prädiziert (Brown et al. 2000, Pavalko et al. 2003). Dieser schädliche Einfluss von Diskriminierung läßt sich verstehen, indem Diskriminierung etwa aufgrund psychischer Erkrankung oder Hautfarbe als Stressor gesehen wird. Diskriminierungsbedingter Stress beeinträchtigt die Gesundheit direkt und indirekt, über physiologische oder emotionale Stressreaktionen oder über langfristig ungünstiges Gesundheitsverhalten (v. a. Alkohol- und Substanzmissbrauch). Eine neuere Metaanalyse hat diese direkten und indirekten Auswirkungen von Diskriminierung als Stressor auf die Gesundheit bestätigt (Pascoe und Smart 2009). Hingegen scheinen soziale Unterstützung sowie aktives Coping-Verhalten die negativen Auswirkungen von wahrgenommener Diskriminierung zu verringern. Dieses Modell passt zum Verständnis vom Stigma psychischer Erkrankung als Stressor, der zusätzlich zu sozialer Exklusion negative Auswirkungen auf Betroffene haben kann (Rüsch et al. 2009a,b).

12.3.3 Soziale Niederlage und Psychose

Psychotische Erkrankungen sind assoziiert mit vorausgehenden psychosozialen Belastungsfaktoren inklusive Traumatisierung in der Kindheit (van Os et al. 2010). Hinzu kommen Erkenntnisse über Mechanismen, durch die widrige soziale Erfahrungen auf Individuen einwirken: (i) Gen-Umwelt-Interaktionen, d. h. die stärkere Auswirkung sozialer Belastung auf Personen mit höherer genetischer Vulnerabilität (van Os et al. 2008); (ii) Sensitivierung des mesolimbisch-dopaminergen Systems durch soziale Belastung und dopaminerge Störungen als »gemeinsame Endstrecke« psychotischer Erkrankungen (Collip et al. 2008); sowie (iii) kognitive Schemata und Bewertungsprozesse, die durch soziale Erfahrungen geprägt sind und ihrerseits die Anfälligkeit für psychotische Symptome und ihre Persistenz verstärken (Garety et al. 2007). Zusammenfassend spricht viel dafür, dass es einen sozialen Entstehungsweg (»sociodevelopmental pathway«; Morgan et al. 2010) psychotischer Störungen gibt in Interaktion mit neurobiologischen Faktoren. Übereinstimmend mit diesem Modell prädizieren vorausgehende soziale Belastungsfaktoren Beginn, Schwere und Persistenz psychotischer Symptomatik bei Jugendlichen (Bartels-Velthuis et al. 2012, Wigman et al. 2011). Aspekte sozialer Exklusion scheinen also als »soziale Niederlage« (social defeat; Selten und Cantor-Graae 2007) zu wirken, die zu psychotischen Erkrankungen führen kann.

12.4 Implikationen für Prävention und Therapie psychischer Erkrankungen

Interventionen in diesem Bereich können auf verschiedenen Ebenen ansetzen. Zunächst wären nationale und internationale Initiativen hilfreich, um soziale Ungleichheit abzubauen, die in den letzten Jahrzehnten in der westlichen Welt erheblich zugenommen hat (Neckerman und Torche 2007). Wenn solche Initiativen ihr Ziel erreichen, ist nach der Theorie fundamentaler sozialer Verursachung (Abschnitt 3.1.) eine bevölkerungsweite Abnahme psychischer Erkrankungen zu erwarten; umgekehrt könnte ohne eine nachhaltige Verringerung sozialer Ungleichheit der Nutzen anderer Initiativen gering bleiben (Link und Phelan 1996).

Was klinisch orientierte Initiativen angeht, so scheinen Ansätze erfolgversprechend, die Aspekte sozialer Exklusion gleichzeitig mit der psychischen Erkrankung angehen, z. B. koordinierte Programme für Obdachlose, die auch dauerhafte Unterkunft organisieren (Fazel et al. 2008, Fitzpatrick-Lewis et al.

2011). Interventionen wie Supported Employment (► **Kap. 8, Bd. 2**) sind Beispiele wirksamer Programme, die durch den Wiedereintritt in die Erwerbstätigkeit gleichzeitig sozialen Einschluss erhöhen. Umgekehrt scheinen ausschließlich klinisch fokussierte Ansätze, etwa zwangsweise ambulante Behandlungen, keine Verbesserung in Obdachlosigkeit zu erreichen (Kisely et al. 2011). Ferner sollte die klinische Behandlung selbst soziale Exklusion nicht verstärken. Menschen mit psychischen Erkrankungen sollten also, wann immer möglich, über ihre Behandlung selbst bestimmen. Auch die Mitarbeit Betroffener in psychiatrisch-psychotherapeutischen Einrichtungen ist ein vielversprechender, doch im deutschsprachigen Raum noch kaum begangener Weg, soziale Inklusion im Behandlungssystem zu erhöhen. Schließlich bietet der Recovery-Ansatz (Slade 2009) die Möglichkeit, soziale Exklusion zu verringern, indem er die Möglichkeit fördert, mit einer psychischen Erkrankung ein selbstbestimmtes und hoffnungsvolles Leben zu führen.

Literatur

Åhs AM, Burell G, Westerling R (2012) Care or not care – that is the question: Predictors of healthcare utilisation in relation to employment status. International Journal of Behavioral Medicine 19:29–38.

Åhs AM, Westerling R (2006) Health care utilization among persons who are unemployed or outside the labour force. Health Policy 78:178–193.

Bartels-Velthuis AA, van de Willige G, Jenner JA et al. (2012) Auditory hallucinations in childhood: Associations with adversity and delusional ideation. Psychological Medicine 42:583–593.

Bentall RP, Rouse G, Kinderman P et al. (2008) Paranoid delusions in schizophrenia spectrum disorders and depression: the transdiagnostic role of expectations of negative events and negative self-esteem. Journal of Nervous & Mental Disease 196:375–383.

Berth H, Förster P, Balck F et al. (2008) Arbeitslosigkeitserfahrungen, Arbeitsplatzunsicherheit und der Bedarf an psychosozialer Versorgung. Gesundheitswesen 70:289–294.

Berth H, Förster P, Brähler E (2003) Gesundheitsfolgen von Arbeitslosigkeit und Arbeitsplatzunsicherheit bei jungen Erwachsenen. Gesundheitswesen 65:555–560.

Bourque F, van der Ven E, Malla A (2011) A meta-analysis of the risk for psychotic disorders among first- and second-generation immigrants. Psychological Medicine 41:897–910.

Brown T, Williams DR, Jackson JS et al. (2000) »Being Black and feeling blue«: The mental health consequences of racial discrimination. Race & Society 2:117–131.

Bruce ML, Takeuchi DT, Leaf PJ (1991) Poverty and psychiatric status: Longitudinal evidence from the New Haven Epidemiologic Catchment Area study. Archives of General Psychiatry 48:470–474.

Butterworth P, Leach LS, Pirkis J et al. (2012) Poor mental health influences risk and duration of unemployment: A prospective study. Social Psychiatry & Psychiatric Epidemiology 47:1013–1021.

Cantor-Graae E, Selten JP (2005) Schizophrenia and migration: A meta-analysis and review. American Journal of Psychiatry 162:12–24.

Collip D, Myin-Germeys I, van Os J (2008) Does the concept of »sensitization« provide a plausible mechanism for the putative link between the environment and schizophrenia? Schizophrenia Bulletin 34:220–225.

Dembling BP, Rovnyak V, Mackey S et al. (2002) Effect of geographic migration on SMI prevalence estimates. Mental Health Services Research 4:7–12.

Dooley D, Prause J, Ham-Rowbottom KA (2000) Underemployment and depression: longitudinal relationships. Journal of Health & Social Behavior 41:421–436.

Faris REL, Dunham WW (1939) Mental disorders in urban areas. Chicago: University of Chicago Press.

Fazel M, Wheeler J, Danesh J (2005) Prevalence of serious mental disorder in 7000 refugees resettled in western countries: A systematic review. Lancet 365:1309–1314.

Fazel S, Danesh J (2002) Serious mental disorder in 23000 prisoners: A systematic review of 62 surveys. Lancet 359:545–550.

Fazel S, Khosla V, Doll H et al. (2008) The prevalence of mental disorders among the homeless in western countries: Systematic review and meta-regression analysis. PLoS Medicine 5:e225.

Fitzpatrick-Lewis D, Ganann R, Krishnaratne S et al. (2011) Effectiveness of interventions to improve the health and housing status of homeless people: a rapid systematic review. BMC Public Health 11:638.

Folsom D, Jeste DV (2002) Schizophrenia in homeless persons: A systematic review of the literature. Acta Psychiatrica Scandinavica 105:404–413.

Garety PA, Bebbington P, Fowler D et al. (2007) Implications for neurobiological research of cognitive models of psychosis: A theoretical paper. Psychological Medicine 37:1377–1391.

Henry JM, Boyer L, Belzeaux R et al. (2010) Mental disorders among homeless people admitted to a French psychiatric emergency service. Psychiatric Services 61:264–271.

Hills J, LeGrand J, Piachaud D (2002) Understanding social exclusion. Oxford: Oxford University Press.

Hudson CG (2005) Socioeconomic status and mental illness: Tests of the social causation and selection hypotheses. American Journal of Orthopsychiatry 75:3–18

Janssen I, Hanssen M, Bak M et al. (2003) Discrimination and delusional ideation. British Journal of Psychiatry 182:71–76.

Kirkbride JB, Fearon P, Morgan C et al. (2006) Heterogeneity in incidence rates of schizophrenia and other psychotic syndromes: Findings from the 3-center AeSOP study. Archives of General Psychiatry 63:250–258.

Kisely SR, Campbell LA, Preston NJ (2011) Compulsory community and involuntary outpatient treatment for people with severe mental disorders. Cochrane Database of Systematic ReviewsCD004408.

Link BG (2008) Epidemiological sociology and the social shaping of population health. Journal of Health and Social Behavior 49:367–384.

Link BG, Phelan JC (1996) Understanding sociodemographic differences in health – The role of fundamental social causes. American Journal of Public Health 86:471–473.

Lundberg P, Cantor-Graae E, Kahima M et al. (2007) Delusional ideation and manic symptoms in potential future emigrants in Uganda. Psychological Medicine 37:505–512.

Marcelis M, Takei N, van Os J (1999) Urbanization and risk for schizophrenia: Does the effect operate before or around the time of illness onset? Psychological Medicine 29:1197–1203.

March D, Hatch SL, Morgan C et al. (2008) Psychosis and place. Epidemiologic Reviews 30: 84–100.

Marmot M, Wilkinson R (2006) Social determinants of health. 2. Aufl. Oxford University Press: Oxford.

McKee-Ryan FM, Song Z, Wanberg CR et al. (2005) Psychological and physical well-being during unemployment: A meta-analytic study. Journal of Applied Psychology 90:53–76.

Morgan C, Charalambides M, Hutchinson G et al. (2010) Migration, ethnicity, and psychosis: Toward a sociodevelopmental model. Schizophrenia Bulletin 36:655–664.

Neckerman KM, Torche F (2007) Inequality: Causes and consequences. Annual Review of Sociology 33:335–357.

Ødegaard Ø (1932) Emigration and insanity. Acta Psychiatrica Neurologica Scandinavica Suppl 4:1–206.

Olesen SC, Butterworth P, Rodgers B (2012) Is poor mental health a risk factor for retirement? Findings from a longitudinal population survey. Social Psychiatry & Psychiatric Epidemiology 47:735–744.

Pampel FC, Krueger PM, Denney JT (2010) Socioeconomic disparities in health behaviors. Annual Review of Sociology 36:349–370.

Pascoe EA, Smart RL (2009) Perceived discrimination and health: A meta-analytic review. Psychological Bulletin 135:531–554.

Pavalko EK, Mossakowski KN, Hamilton VJ (2003) Does perceived discrimination affect health? Longitudinal relationships between work discrimination and women's physical and emotional health. Journal of Health & Social Behavior 44:18–33.

Pedersen CB, Mortensen PB (2001) Evidence of a dose-response relationship between urbanicity during upbringing and schizophrenia risk. Archives of General Psychiatry 58:1039–1046.

Poulin SR, Maguire M, Metraux S et al. (2010) Service use and costs for persons experiencing chronic homelessness in Philadelphia: A population-based study. Psychiatric Services 61: 1093–1098.

Rüsch N, Angermeyer MC, Corrigan PW (2005) Das Stigma psychischer Erkrankung: Konzepte, Formen und Folgen. Psychiatrische Praxis 32:221–232.

Rüsch N, Corrigan PW, Powell K et al. (2009a) A stress-coping model of mental illness stigma: II. Emotional stress responses, coping behavior and outcome. Schizophrenia Research 110:65–71.

Rüsch N, Corrigan PW, Wassel A et al. (2009b) A stress-coping model of mental illness stigma: I. Predictors of cognitive stress appraisal. Schizophrenia Research 110:59–64.
Salize HJ, Ilmann-Lange C, Kentner-Figura B et al. (2006) Drohende Wohnungslosigkeit und psychische Gefährdung: Prävalenz und Einflußfaktoren bei Risikopopulationen. Nervenarzt 77:1345–1354.
Selten JP, Cantor-Graae E (2007) Hypothesis: Social defeat is a risk factor for schizophrenia? British Journal of Psychiatry Supplement 51:9–12.
Slade M (2009) Personal recovery and mental illness: A guide for mental health professionals. Cambridge: Cambridge University Press.
van Os J, Kenis G, Rutten BP (2010) The environment and schizophrenia. Nature 468:203–212.
van Os J, Rutten BP, Poulton R (2008) Gene-environment interactions in schizophrenia: Review of epidemiological findings and future directions. Schizophrenia Bulletin 34:1066–1082.
Veling W, Susser E, van Os J et al. (2008) Ethnic density of neighborhoods and incidence of psychotic disorders among immigrants. American Journal of Psychiatry 165:66–73.
Wigman JT, van Winkel R, Raaijmakers QA et al. (2011) Evidence for a persistent, environment-dependent and deteriorating subtype of subclinical psychotic experiences: A 6-year longitudinal general population study. Psychological Medicine 41:2317–2329.
Wilkinson RG, Pickett KE (2009) Income inequality and social dysfunction. Annual Reviews of Sociology 35:493–511.
World Health Organisation (2010) Mental health and development: Targeting people with mental health conditions as a vulnerable group. Genf: WHO Press.
Zammit S, Lewis G, Rasbash J et al. (2010) Individuals, schools, and neighborhood: A multilevel longitudinal study of variation in incidence of psychotic disorders. Archives of General Psychiatry 67:914–922.
Zenger M, Brähler E, Berth H et al. (2011) Unemployment during working life and mental health of retirees: results of a representative survey. Aging & Mental Health 15:178–185.

Teil 4: Diagnostik und Therapie

13 Grundlagen sozialpsychiatrischen Handelns und Behandelns

Klaus Obert

Kapitelübersicht

13.1 Einführung
13.2 Alltags- und lebensweltorientierte sozialpsychiatrische Leitlinien
13.3 Gemeindenahe sozialpsychiatrische Methodik
13.3.1 Anfragesituation
13.3.2 Entstehung eines Kontaktes und Entwicklung von Vertrauensbeziehungen
13.3.3 Strukturierung des Raumes
13.3.4 Strukturierung der Zeit
13.3.5 Strukturierung von Kontakten und Beziehungen
13.3.6 Umgang mit der psychischen Erkrankung
13.3.7 Sozialanwaltliche Tätigkeiten, alltagspraktische Hilfen, Umgang mit Geld
13.3.8 Fortsetzung, Pausierung oder Beendigung von Kontakten
13.4 Therapeutisches Verständnis und psychotherapeutische Grundhaltung in der Sozialpsychiatrie
13.5 Fazit

Zusammenfassung

Alltags- und lebensweltorientierte Theorien sind das Fundament der niederschwelligen, ambulanten sozialpsychiatrischen Arbeit (Schütz 1979, Heller 1981, Kosik 1986, Habermas 1995, Thiersch 1996). Sozialpsychiatrisches Handeln unter der Voraussetzung regionaler, gemeindenaher Versorgungsverpflichtung kann letztlich nur dann erfolgreich arbeiten, wenn es sich konstitutiv auf den Alltag der Betroffenen bezieht, sich darin verortet und sich orientiert am Subjekt in seiner Lebenswelt. Der Beitrag will aufzeigen, dass sich die Betreuung und Begleitung (chronisch) psychisch kranker Menschen im Gemeinwesen zur Sicherung des Verbleibs und zur Förderung der Lebensqualität auf die Kategorien lebensweltorientierter Ansätze einlassen muss.

13.1 Einführung

»Wann beginnt denn die eigentliche Therapie?« Wer kennt sie nicht, die Frage von Laien, Praktikanten oder Berufsanfängern, die nicht selten an Mitarbeiter in der sozialpsychiatrischen Basisversorgung gerichtet wird. In dieser Frage drücken sich Widersprüchlichkeiten, die Lage in unzulässigerweise vereinfachende Vorstellungen, Phantasien und Aporien aus, mit denen die Sozialpsychiatrie von Anfang an konfrontiert ist und die sie zu bewältigen hat. Die Frage weist auf Grundlagen sozialpsychiatrischen Handelns und Behandelns hin, um die es in diesem Beitrag geht. Als Erstes sind einige Hinweise erforderlich zum Menschenbild, zum Verständnis von Gesundheit und Krankheit, um über die gemeindenahe, sozialpsychiatrische Methodik zur Frage zu gelangen, wie es sich mit dem Verständnis des Therapiebegriffs gemeindenahen, sozialpsychiatrischen Handelns verhält. Mit der alltags- und lebensweltorientierten Herangehensweise kann auch die Verknüpfung von medizinischem und psychosozialem Paradigma gelingen. Ebenso lässt sich konzeptionell wie praktisch Anschluss finden an aktuelle Entwicklungen, die sich mit den Begriffen wie Trialog (Bock und Buck 2005), Recovery (Amering und Schmolke 2007), Personenorientierung (Kauder 1997), Salutogenese (Antonovsky 1997), Empowerment (Knuf et al. 2007) verbinden. Abschließend erfolgt eine thesenartige Zusammenfassung, die dazu dient, das gesamte Spektrum sozialpsychiatrischen Handelns in seiner Komplexität abzustecken.

13.2 Alltags- und lebensweltorientierte sozialpsychiatrische Leitlinien

Die Entstehung der sozialpsychiatrischen Bewegung und ihrer Leitlinien gründet auf vier Voraussetzungen:

Als Erstes ist auf die Entstehung der traditionellen Psychiatrie (»Psychiatrische Ordnung«, Castel 1979) hinzuweisen, ohne die es keine sozialpsychiatrische Bewegung hätte geben können (Näheres dazu siehe Obert 2001, S. 91 ff.).

Die zweite Voraussetzung ist die Paradigmakrise der traditionellen Psychiatrie. Die traditionelle Psychiatrie entstand im 19. Jahrhundert, setzte sich durch und geriet aus verschiedenen Gründen nach 1945 in den industrialisierten Ländern in eine grundlegende Krise (Foucault 1977, Castel 1979, Scull 1980, Basaglia 1985).

Als Drittes ist die von verschiedenen gesellschaftlichen Gruppierungen erhobene Forderung zu nennen, den Umgang mit dem Anderssein nicht mehr allein den psychiatrischen Experten zu überlassen. Die psychiatrische Frage sollte nach dem Euthanasieprogramm der Nationalsozialisten und den skandalösen unmenschlichen Bedingungen in den Anstalten, wie sie auch noch lange nach 1945 vorherrschten, in gleichem Maße als Aufgabe der Öffentlichkeit und des Gemeinwesens verstanden und mit den psychiatrisch Tätigen und den Betroffenen gemeinsam angegangen werden (Dörner 1973 und 1975, Rotelli 1994, Finzen 1998).

Der vierte Grund liegt in der Weigerung vieler in der Psychiatrie Tätiger in Verbindung mit Angehörigen, Bürgern, engagierten Politikern und Medienvertretern, Menschen im Namen von Erkrankung und Behinderung weiterhin in menschenunwürdigen Bedingungen fernab vom Gemeinwesen unterzubringen (Bundesministerium für FJG 1975). Der Ausgangspunkt für die Entstehung der sozialpsychiatrischen Bewegung lag deshalb weder in einer Theorie noch in einer vorrangig methodischen Fragestellung, sondern war eine ethische, gesellschaftskritische und kulturelle Aufgabe (Dörner und Plog 1973, Wolters 1993, Finzen und Hoffmann-Richter 1995).

Die Leitlinien sozialpsychiatrischer Arbeit, ihr Verständnis von Gesundheit und Krankheit mit dem damit verbundenen Menschenbild beinhalten konstitutiv die Orientierung am und die Arbeit im und mit dem Gemeinwesen:

Alltagsorientierte Sozialpsychiatrie/Sozialpädagogik stellt den Menschen im sozialen Feld, in seiner Lebenswelt in den Mittelpunkt des Handelns. Der Respekt vor dem Anderen und dem Anderssein, die Akzeptanz und Förderung des Eigensinnes der Adressaten sind grundlegend für das Handeln und das Verstehen des

> »Menschen im Kontext von Lebenswelt: Sie erscheinen immer im zunächst gegebenen Zusammenspiel sozialer, struktureller und individueller Faktoren, also nicht als gleichsam isoliert, für sich bestehende Individuen, sondern innerhalb eines sozialen Netzes, in dem sie sich als sich selbst erfahren können« (Thiersch 1996, S. 122 f.).

Der Mensch wird als soziales Wesen gesehen, das die Aufgabe hat, aktiv in der Interaktion mit seinem Umfeld die Kompetenzen zu erwerben, die es ihm ermöglichen, das Aufgegebene zu bewältigen und das Neue zu integrieren. Erst wenn dieser Ausgleich und die Befindlichkeit von Individuum und Umgebung (gelingender und misslingender Alltag) auseinanderdriften und damit Fähigkeiten, Ressourcen und Möglichkeiten nicht (mehr) in adäquatem Maße vorhanden sind, können Spannungen, Irritationen, Missverständnisse und in fließendem Übergang krankheitsrelevante Verhärtungen entstehen.

Der diesem Konzept aus der Alltagstheorie[1] zugrundeliegende multifaktorielle Ansatz geht vom Zusammenwirken somatisch-genetischer Konstitution, psychischen (sozialisationsbedingten) Entwicklungsmöglichkeiten sowie defizitären und unzumutbaren materiellen und sozialen Lebensbedingungen aus, was letztlich zur Manifestation einer psychischen Erkrankung führt (führen kann). Auffallend aber sicher nicht zufällig ist die (fast völlige) Deckungsgleichheit von sozialpsychiatrischen Leitlinien (Menschenbild, Verständnis von Gesundheit und Krankheit, Methodik und Herangehensweise, politische Implikationen) und dem alltags- und lebensweltorientiertem Ansatz (vgl. Obert 2001, v. a. S. 133–138). Auf die Darstellung der für die Realisierung regionaler Versorgungsverpflichtung erforderlichen Bausteine und Einrichtungen und deren verbindliche Zusammenarbeit im Gemeindepsychiatrischen Verbund kann hier aus Platzgründen nicht eingegangen werden (Bundesministerium für … 1988, Aktion Psychisch Kranke 2006, Obert 2010 und 2011).

1 Die Alltags- und Lebenswelt orientierte Theorie ist im geisteswissenschaftlichen Paradigma verankert, welches Ende des 18. und zu Beginn des 19. Jahrhunderts entstand, u. a. als Reaktion auf das sich nach und nach durchsetzende naturwissenschaftliche Paradigma im Zeitalter der Aufklärung. Das geisteswissenschaftliche Paradigma definiert sich letztlich darüber, den Menschen in seinem Alltag, in Interaktion mit seiner Umgebung zu verstehen, sein Verhalten, sein Handeln, seinen Lebensplan und seine Identität im Kontext zu begreifen und sein Verhältnis zur Gesellschaft als davon untrennbar zu betrachten und zu bestimmen. So nimmt z. B. die Fundierung des Sozialen in der Struktur des Handelns und die Einführung der Kategorie des Verstehens in der Tradition der Hermeneutik Schleiermachers und Diltheys bei Schütz eine große Bedeutung ein (Fischer-Rosenthal in: Flick 1995, S. 80–82, Habermas 1968 und 1995, Bd. 1, S. 225–366, Lamnek 1995, Bd. 1, S. 87, Schütz 1979 und 1993, Kosik 1986, Heller 1981).

Wesentliches Ziel einer so verstandenen und begründeten Arbeit besteht darin, zu einem gelingenderen Alltag für den Einzelnen und seiner Umgebung beizutragen, indem die gestellten Aufgaben in der Spannung von positiver Routine und der Integration von Neuem bewältigt werden müssen.

Dabei geht sozialpsychiatrisches Handeln vom Schwächsten aus (regionale Versorgungsverpflichtung) und findet in der Lebenswelt der Adressaten statt (flexible ambulant aufsuchende Tätigkeit), orientiert sich an den Ressourcen der Betroffenen und ihrer Umgebung, so gering diese auch immer sein mögen, ohne Defizite außer acht zu lassen. Sozialpsychiatrisches Handeln ist ganzheitlich, offen, mischt sich ein, übernimmt Verantwortung, mutet aber auch zu – sowohl dem Einzelnen wie der Umgebung. Es fördert Selbsthilfe und fordert diese heraus, wenn möglich im partnerschaftlichen und dialogischen Aushandeln, strukturiert, ordnet und plant mit Phantasie und Kreativität. Es übernimmt aber auch Verantwortung, wenn Selbst- und Fremdgefährdung vorliegen und »stiehlt sich nicht davon« unter der an dieser Stelle unzulässigen Berufung auf die Freiheit des Einzelnen (zur Verwahrlosung und Verelendung). Sozialpsychiatrisches Handeln trägt zur Emanzipation, zur Erweiterung der Persönlichkeit und des damit verbundenen Handlungsrahmens bei (Empowerment) und versucht sozial zu integrieren (Teilhabe und Sozialraumorientierung). Letztlich ist sozialpsychiatrisches Handeln eine ethisch-moralische gesellschaftskritische Bewegung und Herausforderung (Wiederherstellung von Komplexität) gegen eine Welt von Ausgrenzung, Objektivierung und so genannte Einfachlösungen. Sozialpsychiatrie entinstitutionalisiert, damit die Betroffenen ihre eigenen Möglichkeiten und Fähigkeiten entwickeln und erweitern können (Salutogenese).

Zwangsläufig fordert ein solcher Ansatz dazu auf, so wenig Sonderwelten wie möglich zu schaffen, vielmehr in jedem Einzelfall zu entpsychiatrisieren und kommt deshalb gar nicht umhin, den naturwissenschaftlich geprägten, defizitorientierten, einseitigen Krankheitsbegriff traditioneller Prägung in Frage zu stellen mit Hilfe des Vulnerabilitätsmodells von Zubin (Zubin und Spring 1977). Vereinfacht und zusammengefasst geht dieses Modell davon aus, dass bei psychisch kranken Menschen eine besondere Verletzlichkeit (Vulnerabilität) gegeben ist. Dabei kann das Zusammentreffen und Zusammenwirken ungünstiger bio-psycho-sozialer Faktoren in Verbindung mit dieser Verletzlichkeit eine Erkrankung oder einen Erkrankungsrückfall auslösen.

Alltags- und lebensweltorientiertes sozialpsychiatrisches Handeln nimmt Einfluss auf das Alltagsleben ihrer Adressaten auf verschiedenen Ebenen durch eine wohl durchdachte Gemeinwesenarbeit mit dem Ziel der Veränderung des Gemeinwesens und nicht einer einseitigen Anpassung der Betroffenen an die oft unzumutbaren harten, alltäglichen Lebensbedingungen. Dies geschieht über Einzelfallarbeit, Netzwerkarbeit und Kooperation, Organisationsentwicklung und Steuerung sowie kommunalpolitische Einmischung.

13.3 Gemeindenahe sozialpsychiatrische Methodik

Sozialpsychiatrische Praxis wie auch eine kritische Sozialpädagogik (Thiersch 1986, S. 34) basieren auf einem sich wechselseitig bedingenden Verhältnis von Theorie und Praxis: Eine gut begründete Theorie ist praxisbezogen und dort verankert; eine gute

Praxis ist kritisch (selbst-)reflexiv unter kontinuierlicher Miteinbeziehung theoretischer Ansätze. Die sozialpsychiatrische Methodik und deren Verständnis folgt einer einfachen Logik: Von der Feststellung des Hilfebedarfs bei und mit dem Betroffenen und gegebenenfalls des Umfeldes (Nachbarn, Angehörige, Gemeinwesen, Kooperationspartner) zur Planung der Hilfen und ihre Umsetzung mit dem entsprechenden Handeln und dessen (selbst-)kritischer Reflexion. Die Realisierung der Abfolge gestaltet sich in der praktischen Arbeit ungleich schwieriger und komplexer, da sozialpsychiatrisches Handeln unter verschiedenen Voraussetzungen umgesetzt wird: Aufgrund der regionalen Versorgungsverpflichtung kann niemand wegen Art oder Schwere der Erkrankung oder Behinderung abgewiesen werden. Es handelt sich des Weiteren in der Mehrzahl der zu betreuenden psychisch Kranken um Menschen mit komplexen Problemlagen, die miteinander untrennbar verflochten sind. Gleichzeitig tun sich viele dieser Menschen schwer mit dem Hilfesuchverhalten und der Inanspruchnahme von Hilfen ebenfalls aufgrund verschiedener miteinander untrennbar verflochtener Faktoren: psychische Erkrankung, Erfahrungen mit dem gesellschaftlichen Alltag und der direkten Umgebung, Erfahrungen mit psychiatrischen und nicht psychiatrischen Einrichtungen, Diensten und Behörden.

Bei allen Hilfeformen und in allen Feldern sozialpsychiatrischen Handelns, die nur in der theoretischen Beschreibung voneinander zu trennen sind, findet das methodische Handeln auf einem Kontinuum statt. Dieses reicht von der Beratung, Motivierung und Begleitung bis hin zur Unterstützung und auch der zeitweisen Übernahme von Verantwortung durch die Professionellen.

Eine weitere übergreifende und grundlegende Kategorie der Alltagstheorie ist die Frage nach dem individuellen Lebenssinn, d. h. die Frage nach dem individuellen Lebensentwurf und der Lebensplanung, die einen breiten und wichtigen Raum im professionellen Handeln mit den psychisch kranken Menschen in allen Arbeitsfeldern einnimmt. Menschliches Handeln steht unmittelbar in engem Zusammenhang mit der Bedeutung und dem Sinn, die ein Individuum mit der jeweiligen Situation im Kontext seines Lebensentwurfes verbindet. Die Thematisierung dieser zentralen, alle Bereiche der Arbeit betreffende Kategorie in der Begegnung und Beziehung mit psychisch kranken Menschen stellt eine umfassende Klammer dar, die eng damit verknüpft ist, ob Vertrauen aufgebaut werden kann oder nicht. Die Frage nach dem Sinn und die Bedeutung einer Handlung im umfassenden Kontext des Lebenssinnes berührt in der sozialpsychiatrischen Praxis wesentlich das Verstehen, Zuhören, sich einlassen, letztlich die ernsthafte, echte, empathische und offene Auseinandersetzung mit dem Gegenüber.

So wird z. B. bei Frau Maier[2] (mehr dazu weiter unten) immer wieder vorsichtig, aber immer kontinuierlich thematisiert und in Gespräche eingeflochten, welche Bedeutung und welchen Sinn sie mit ihren Verfolgungsideen verbindet, welche Funktion die Vermüllung der Wohnung in ihrem Leben und ihrem Lebensentwurf haben könnte – und dies vor dem Hintergrund, welche wichtige Bedeutung der Erhalt ihrer Wohnung, in der schon ihre Eltern wohnten, und ihres Lebensraumes für sie hat. Geduldiges zuhören aber auch vehemente Diskussionen und Auseinandersetzungen konnten von ihr akzeptiert werden, weil für sie die Ernsthaftigkeit unserer Bemühungen spürbar war, ihre Hypothesen, Deutungen und Erklärungen ernst zu nehmen.

Teil 4

2 Die im weiteren Text auftauchenden Namen von Klienten sind selbstverständlich geändert.

13.3.1 Anfragesituation

Zuallererst geht es um die Abklärung der Anfragesituation und die erste Festlegung des weiteren Vorgehens: Wer kommt mit welcher Anfrage, mit welchem Interesse und aus welchen Gründen auf die Sozialpsychiatrischen Hilfen zu? Welche Handlungserfordernisse ergeben sich daraus unmittelbar für die Sozialpsychiatrischen Hilfen? Was muss sofort getan werden? Was kann aufgeschoben werden?

Das Anfragespektrum reicht von den Selbstmeldern bis hin zu den Menschen, die den Kontakt mit der Psychiatrie vehement ablehnen. So wenden sich z. B. nur 16 % der von den Sozialpsychiatrischen Diensten Stuttgarts betreuten psychisch kranken Menschen von sich aus an die Dienste. 84 % der Anfragen erfolgen über »Dritte«, von den Nachbarn, den Angehörigen über Ärzte, den Kliniken, sozialen Diensten bis hin zur Polizei und dem Amt für öffentliche Ordnung. Dieses breite und sehr unterschiedliche Spektrum erfordert ein ebenso breites Repertoire an Handlungsweisen zur Abklärung der Anfragen gleich einer Checkliste, was alles zu bedenken und zu berücksichtigen ist.

Bei der Ablehnung eines Kontaktes muss mit der anfragenden Stelle und dem Umfeld geklärt werden, ob akuter Handlungsbedarf besteht, gegebenenfalls sogar Zwangsmaßnahmen erforderlich sind oder ob die Situation so belassen werden kann und wer sich an die Sozialpsychiatrischen Hilfen wendet, wenn die Situation wieder risikoreicher wird und Handlungsbedarf entsteht (Obert 2001, S. 400 ff.).

13.3.2 Entstehung eines Kontaktes und Entwicklung von Vertrauensbeziehungen

Die anschließende Phase der Kontaktanbahnung und der Entwicklung von Beziehungen und Vertrauen entsteht durch »aktives Zuhören«, Verstehen, Ordnen, Strukturieren, Planen – Prioritäten setzen in Verbindung mit Absprachen und Vereinbarungen (Wer macht was?). So entwickelt sich schrittweise eine Beziehung mit dem Ziel, ein Mindestmaß an Vertrauen aufzubauen. Dabei reicht das Spektrum der Unterstützung und Förderung des selbständigen Handelns bis zur (zumindest zeitweisen) Übernahme der Verantwortung durch die Professionellen. Über Kontinuität (»dran-bleiben«) des Kontaktes/Beziehung wird mit einer Haltung von Respekt, Achtung und Zuversicht, Offenheit, Klarheit und Echtheit für die weitere Zusammenarbeit das erforderliche Vertrauen aufgebaut. Vertrauen – so gering dieses im Einzelfall auch sein mag – ist ein konstitutives Element sozialpsychiatrischen Handelns.

Fallbeispiel: Frau Maier

Frau Maier[3] ist 55 Jahre alt, geschieden, lebt von Sozialhilfe allein in einer kleinen Mietwohnung in einem sozialen Brennpunkt und wird seit 20 Jahren vom Sozialpsychiatrischen Dienst betreut. Sie erkrankte im Alter von ca. 30 Jahren an einer schizophrenen Psychose

3 Um einem Missverständnis vorzubeugen: Im Fallbeispiel ist vorrangig vom Sozialpsychiatrischen Dienst (SpDi) als betreuende und begleitende Einrichtung die Rede. Allerdings wurde Frau Maier von den Kollegen des Betreuten Wohnens übernommen, als sich nach einigen Jahren abzeichnete, dass kontinuierlich eine intensive Betreuung erforderlich ist. Dadurch änderte sich weder die Betreuungskontinuität, da die Kollegen ihren Sitz ebenfalls im Gemeindepsychiatrischen Zentrum haben und Frau Maier die Kollegen daher kannte, noch änderten sich die verschiedenen Dimensionen der Betreuung. Auf die unterschiedliche Finanzierung der sozialpsychiatrischen Bausteine wird hier nicht eingegangen, da dies zum einen zu weit führen würde und zum anderen regionenspezifische Besonderheiten aufweist und deshalb schwer vergleichbar ist.

und befand sich insgesamt 15 Mal, davon fünf Mal zwangsweise, in stationärer Behandlung. Kaum war sie aus der Klinik entlassen, brach sie umgehend die medikamentöse Behandlung ab und nahm höchstens noch einen ambulanten Termin bei einem niedergelassenen Nervenarzt wahr. Ihre einzige Begründung dafür bestand darin, dass sie die extremen Nebenwirkungen der Neuroleptika nicht ertragen wollte und konnte.

In der Klinik und in den ersten Monaten nach der Entlassung bestand zwischen Frau Maier und dem SpDi ein kontinuierlicher Kontakt, vor allem mit Unterstützung im sozialanwaltlichen Bereich. Diese Tätigkeiten umfassten Interventionen beim Sozialamt, bei der Krankenkasse, beim Umgang mit Geld und bei Hilfen im Haushalt. Die während der akuten Krankheitsphase völlig verwahrloste Wohnung musste anschließend mit ihr zusammen wieder einigermaßen bewohnbar gemacht werden. In engem Zusammenhang damit standen Gespräche darüber, weswegen sie erkrankt war und immer wieder in eine psychotische Erkrankung abdriftete, warum sich ihr Mann von ihr scheiden ließ, warum Probleme mit den Nachbarn entstanden etc. Immer wieder tauchte die Frage auf, für die es keine plausible Erklärung gab: Das Abgleiten in die psychotische Erkrankung und die damit einhergehende Infragestellung ihrer Wohnung und ihrer Lebensmöglichkeiten außerhalb von Einrichtungen. Ihre einzige Erklärung dazu bestand in den für sie nicht oder nur schwer zu ertragenden Nebenwirkungen der Neuroleptika. Ansonsten schwieg sie oder leitete zu anderen Themen über. Eine weitere Vermutung unsererseits blieb ihr fremd: Die Steigerung ihres Lebensgefühles und ihres Antriebes zu Beginn der Psychose gegenüber depressiven Verstimmungen, Antriebsproblemen und Nebenwirkungen der Medikamente. Mehr konnte nicht eruiert werden, trotz der inzwischen entstandenen kontinuierlichen Kontakte und einer stabilen Vertrauensbeziehung.

Frau Maier nahm regelmäßig an den Freizeiten, den niederschwelligen Aktivitäten des Tageszentrums (Versorgungsangebote wie regelmäßiges Mittagessen, Freizeitangebote, Kurse etc.) sowie am Arbeitsprojekt (eine Zuverdienstmöglichkeit im Rahmen der Arbeit des Tageszentrums) des Gemeindepsychiatrischen Zentrums[4] teil und stimmte wohlwollend der freiwilligen Geldverwaltung zu. Zweimal pro Woche holte sie das Geld ab. Dadurch war sie kaum noch mittellos.

Bei Frau Meier bestand das Risiko des Wohnungsverlustes aufgrund der Vermüllung, die wiederum mit akuten Erkrankungsphasen in enger Wechselwirkung stand. Während dieser Phasen nahm sie kaum noch Essen zu sich, magerte ab und befand sich immer wieder in einer körperlich desolaten Verfassung. Die Beziehung zu den Nachbarn war zum Zerreißen angespannt, da sie diese in ihre paranoide Welt einbaute und dementsprechend beschimpfte und bedrohte. Ihre Langzeitarbeitslosigkeit (ohne Berufsausbildung) korrespondierte mit materieller Armut in Verbindung mit der Schwierigkeit, das wenig zur Verfügung stehende Geld so einzuteilen, dass es bis zum Monatsende reichte. Kontakte und Beziehungen zu anderen Menschen bestanden nur noch sporadisch. Ihr Verhalten und die Kommunikation mit ihrer Umwelt waren geprägt von einer paranoid, misstrauischen Haltung. Diese wiederum verstärkte ihre Isolierung und Ausgrenzung.

4 In Baden-Württemberg ist das Gemeindepsychiatrische Zentrum eine offizielle sozialpsychiatrische Einrichtung. Ein GPZ umfasst den Sozialpsychiatrischen Dienst, ein Tageszentrum mit Zuverdienstmöglichkeit, Kooperationsvereinbarung mit einer Institutsambulanz und Soziotherapie. In Stuttgart kommen noch das Betreute Wohnen, der Gerontopsychiatrische Dienst und der Psychiatrische Pflegedienst hinzu.

Wie das Fallbeispiel zeigt, bestimmt mehrheitlich eine komplexe Problemlage die Lebenslage der Menschen. Dies bedeutet, dass de facto alle Lebensbereiche beeinträchtigt, zumindest jedoch betroffen sind.

Prioritäten setzen und die davon bestimmte Abfolge der Hilfen bestimmt sich logischerweise und in erster Linie durch die Lebenslage und die Lebensführung der Betroffenen und fördern die Beziehung und das darin entstehende Vertrauen. Allerdings können Situationen eskalieren, die dazu führen, dass bei Selbst- oder Fremdgefährdung auch Entscheidungen gegen den Willen der Betroffenen umgesetzt werden müssen, ohne jedoch das Ziel aufzugeben, Kompromisse und einen Konsens auszuhandeln (verhandeln statt behandeln).

Logischerweise tauchen während der Anfangsphase einer Betreuung aufgrund der komplexen Problemlage und der Arbeit im Lebensfeld schon sämtliche Kategorien der Alltagstheorien auf. Demzufolge setzt die Orientierung und die Ausrichtung der Arbeit an den folgenden Kategorien schon unmittelbar zu Beginn der Arbeit mit psychisch kranken Menschen an.

13.3.3 Strukturierung des Raumes

Das Arbeitsfeld »Strukturierung des Raumes« fächert sich gleichsam einer Prioritätenliste in folgende Dimensionen auf:

1. *Der Erhalt des Wohnraumes*: Lärm- oder andere Störungen oft über einen längeren Zeitraum hinweg führen nicht selten zur Kündigung oder gar zu einer Räumungsklage. Dadurch gerät der Lebensraum für psychisch kranke Menschen immer wieder in Gefahr, den es jedoch in erster Linie zur Vermeidung von Obdachlosigkeit zu schützen gilt. Für die konkrete Arbeit im oben beschriebenen Fall berdeutete dies: »Das Team des SpDi traf schließlich nach einer längeren Phase der Abwägung verschiedenster Argumente die Entscheidung, das Recht Frau Meiers auf krankheitsbedingte Verwahrlosung nicht mehr zu akzeptieren und mit der ebenfalls bestehenden Pflicht zur Fürsorge ihr die Verantwortung dafür zumindest zeitweise aus der Hand zu nehmen. Es handelte sich um eine schwierige Entscheidung, da in der ambulanten Arbeit die Wohnung und die jeweilige Lebensform mit die vorrangigsten Güter der Betroffenen darstellen, die es zu schützen gilt. Die Verwahrlosung der Wohnung in Verbindung mit der Manifestation der psychotischen Erkrankung, der damit einhergehende Verlust des Überblicks und auch der Kompetenz bei Frau Maier hinsichtlich der sozialen und individuellen Lage standen in der kritischen Phase über ein Jahr hinweg mindestens einmal monatlich auf der Tagesordnung der Fallbesprechung des SpDi. In den kontroversen Debatten bezüglich des Rechtes auf Verwahrlosung und auf fürsorgliche Hilfe konnte lange Zeit immer wieder der Konsens gefunden werden, indem ihr das Recht auf ihre Wohnung und diese Lebensform zugestanden wurde. Erst die zunehmende Gesundheitsgefährdung, die immer sichtbarer und offenkundiger werdende krankheitsbedingte Überforderung von Frau Maier, ein von ihr ab und zu in Nebensätzen oder auf direktes Nachfragen hin geäußerter Leidensdruck sowie die inzwischen vorliegende Wohnungskündigung ließen die Entscheidung zu, das Recht auf Verwahrlosung in Frage zu stellen und einen anderen Weg einzuschlagen.
   Dieses Beispiel steht stellvertretend für viele ähnlich gelagerte Situationen. Falls jedoch die Wohnung partout nicht mehr geschützt werden kann, muss mit dem Betroffenen – wenn möglich gemeinsam – Ersatzwohnraum, zumindest jedoch eine Notunterkunft besorgt werden. In extremen Ausnahmesituationen kann aber

Obdachlosigkeit zumindest zeitweise nicht vermieden werden. Auch dann liegt jedoch die Zuständigkeit weiter bei den Sozialpsychiatrischen Hilfen in enger Kooperation mit der Wohnungslosenhilfe. Wenn der Wohnraum gesichert ist, geht es als Nächstes um die

2. *Einrichtung und Gestaltung des Wohnraums*: Mit dem Betroffenen muss geklärt werden, ob Beratung ausreicht oder direkte Unterstützung (Wohnungspflege und -einrichtung) erforderlich ist, wer diese Arbeit übernimmt, was der Betroffene selbständig übernimmt, was nicht und ob er sich überhaupt auf Unterstützung einlassen will oder kann und diese auch benötigt. Bei der Einrichtung, Gestaltung und dem Grad der Ordnung und Sauberkeit des Wohnraums rückt vor allem ein zentrales Prinzip der sozialpsychiatrischen Arbeit in den Blickpunkt, welches für alle Arbeitsfelder Gültigkeit beansprucht: Es geht um die Sichtweisen, Haltungen und Bedürfnisse des Betroffenen und nicht um diejenigen des Helfers. Wie eine Wohnung gestaltet wird und aussieht, ist – sofern keine Gefährdung vorliegt – Angelegenheit des Betroffenen. Dass dabei u. a. auch heftige Auseinandersetzungen vorkommen und gegebenenfalls einseitige Entscheidungen zu treffen sind, ist unvermeidbar. Über den Erhalt und die Gestaltung des Wohnraumes hinaus geht es in dieser Kategorie um die
3. *»(Wieder-)Eroberung des Lebensraumes«*: Nachbarn, die unmittelbare Umgebung, der Stadtteil, aber auch darüber hinaus – und das damit verbundene Verlassen der Wohnung. Wie intensiv die sozialpsychiatrische Arbeit zwischen Beratung, Motivation und Unterstützung durch Begleitung hier gefordert ist, belegen die vielen Fallsituationen, in denen antriebsbedingt, oft in Verbindung mit diffusen Ängsten oder paranoiden Befürchtungen, die Wohnung über einen längeren Zeitraum hinweg nicht verlassen wird. Auch hier bewegt sich sozialpsychiatrische Arbeit zwischen Akzeptanz, aktivem Zuwarten und sanftem bis stärkerem Ausüben von Druck und »immer wieder darauf zurück kommen«, ob die Wohnung verlassen werden kann und welche Motive und Gründe beim betroffenen Menschen dafür oder dagegen sprechen.

13.3.4 Strukturierung der Zeit

Menschliches Leben ist konstitutiv eingebettet und wird gestaltet in Raum und Zeit. Zeit wiederum bedeutet die Gestaltung und Strukturierung des Tages und selbstverständlich der konstruktive Umgang mit längeren Zeiträumen. Tätigsein, Beschäftigtsein und Arbeit ist für die »Menschwerdung und das Menschsein an sich« von zentraler Bedeutung. Deshalb gilt diese grundlegende Kategorie für psychisch kranke Menschen in gleicher Weise: Gebraucht Werden, etwas Sinnvolles tun, den Lebensunterhalt verdienen, innere und äußere Anerkennung erlangen.

Die Arbeit in diesem Feld beginnt mit dem Erhalt des Arbeitsplatzes bis hin zur Strukturierung und Gestaltung des Tages, wenn Langzeitarbeitslosigkeit die Lebenslage prägt und mit bestimmt. So sind z. B. von den über 1900 kontinuierlich betreuten psychisch kranken Menschen in den Sozialpsychiatrischen Diensten Stuttgarts 93 % ohne versicherungspflichtige Beschäftigung. Dementsprechend breit fächert sich das Handlungsspektrum sozialpsychiatrischer Hilfen auf: Von der Kooperation mit Betrieben (hier allerdings vorrangig in der Zusammenarbeit mit dem Integrationsfachdienst) über die Beratung und Begleitung in Werkstätten bis hin und – dies mehrheitlich – die Motivierung, an den Zuverdienstprojekten teilzunehmen in enger Verbindung mit der Strukturierung und Gestaltung des Tages in den Tageszentren. Wenn dies (noch nicht oder nicht mehr möglich ist) erfolgt die Begleitung und Unterstützung zuhause, d. h. im unmittelbaren Lebensfeld der Betroffenen: Wie wird der Tag verbracht, wie können sinnstiftende Tätigkeiten und Beschäftigungen im Wohnraum initiiert werden, um irgendwann die Betroffenen behutsam an die Aktivitäten des Tageszentrum oder auch im Gemeinwesen heranzuführen. Wenn dies in der Mehrzahl der »Fälle« auch gelingt, gibt es immer wieder Situationen, in denen über längere Zeit hinweg krankheitsbedingt die Wohnung nicht verlassen wird und die Arbeit darin besteht, mit den Betroffenen auszuhandeln, wie die Zeit zuhause so gestaltet werden kann, dass ein Mindestmaß an Sinnstiftung und Lebensqualität für den Betroffenen wahrnehmbar und erfahrbar wird.

13.3.5 Strukturierung von Kontakten und Beziehungen

Wie die Gestaltung der Zeit und des (Lebens-)Raumes gehören Kontakte und Beziehungen zu den Grundlagen des Menschseins (Habermas 1995). Gerade bei psychisch kranken Menschen gestaltet sich dieser Lebensbereich mehrheitlich besonders schwierig. Unterschiedliche Faktoren und Ereignisse, häufig in engem biografischem Zusammenhang mit traumatischen Erfahrungen in der frühen Kindheit führen zu einer beeinträchtigten, vielfach gestörten Art und Weise, wie Kontakte und Beziehungen mit der Umwelt gestaltet werden. An deren Ende stehen in nicht wenigen Situationen der vollständige Abbruch und der Rückzug in die eigene Welt von Phantasien, Ängsten und Wahngebäuden. Einsamkeit und Isolierung werden zum dauerhaften Begleiter. Sie sind gleichzeitig Ursache und Folge von mangelnden oder fehlenden Kompetenzen, mit anderen Menschen in Kontakt zu treten, Beziehungen aufzubauen und Vertrauen in die Mitmenschen und damit »in die Welt« zu entwickeln. Die Bearbeitung und die Thematisierung dieser Kategorie stellen deshalb in gleicher Weise wie die vorher erörterten ein grundlegendes Feld gemeindenahen, sozialpsychiatrischen Handelns dar.

Auch hier reicht das Spektrum des Handelns von einer weniger aufwändigen Beratung und Motivierung am vielfältigen Spektrum des gesellschaftlichen Lebens teilzunehmen: Alltägliche Kontakte mit den Nachbarn, Bekannten, Freunden, kulturelle Veranstaltungen, Vereine etc., über die Motivierung, Beratung, Begleitung, Unterstützung kontinuierlich an den Aktivitäten der Tageszentren für psychisch kranke Menschen ohne Ängste teilnehmen zu können bis hin zum »aktiven Zuwarten«, wenn Betroffene gerade noch den Kontakt und die Beziehung zum sozialpsychiatrischen Hilfesystem bei sich zuhause zulassen können.

Fallbeispiele:
So kann *Herr Müller (62 Jahre)* seit Jahren nur noch den Kontakt mit dem Mitarbeiter des Sozialpsychiatrischen Dienstes und der Reinigungsfrau akzeptieren, die einmal monatlich kommt. Und dafür brauchte es schon eine über Wochen sich hinziehende Überzeugungsarbeit. Allerdings verlässt er täglich seine Wohnung, um die nötigen Einkäufe zu erledigen. Ansonsten verwahrt er sich standhaft gegen sämtliche Versuche und Begründungen unsererseits, dass es vielleicht auch für ihn und seine Lebensqualität von Vorteil sein könnte, mit anderen Menschen in Kontakt zu treten. Vor dem Hintergrund seiner Biografie (Beziehungen zu seinen Eltern, Einzelgänger schon während seiner Kindheit und Jugend, eine gescheiterte Ehe, ohne je wieder Kontakt mit seinem einzigen Kind aufnehmen zu können) ist seine Haltung zu verstehen und nachvollziehbar. Sie wird akzeptiert, ohne allerdings die Idee aufzugeben, dass Herr Müller sich irgendwann wieder auf Beziehungen einlassen kann.

Noch isolierter lebt *Herr Schneider (67 Jahre)*, der seit Jahren die Wohnung nicht mehr verlässt und dies mit einem aus seiner Sicht logisch und gut funktionierenden Wahngebäude begründet: Körpermissempfindungen erlebt er als eine risikoreiche Schwäche, die ihm das Verlassen der Wohnung nicht erlaubt. Außer zum Mitarbeiter des SpDis lässt Herr Schneider noch den Kontakt zu einem Bekannten zu, der ihm Lebensmittel besorgt und die Wohnung putzt. Den Kontakt mit der Welt außerhalb seiner Wohnung hält er über Radio und Fernsehen. Die Arbeit des SpDis-Mitarbeiters besteht darin, die aktuelle Situation zu besprechen, auf Gelegenheiten, die Wohnung zu verlassen, zu warten und diese auch zu fördern (allerdings bislang ohne Erfolg), »nach dem Rechten zu sehen«, d. h. Ernährung, Körperpflege, den Zustand der Wohnung und die jeweilige psychische Verfassung zu thematisieren und auch zu kontrollieren, verbunden mit der Frage, ob das Leben zuhause für Herr Schneider fachlich und ethisch weiter zu verantworten ist.

Ähnlich prekär aus professioneller Sicht gestaltet sich die Lebenslage von Herrn Schröder: Hochintelligent, PC-Fachmann mit autodidaktisch beigebrachten Kompetenzen, der Umgebung gegenüber mit einem vehementen Misstrauen »ausgestattet« und diese häufig paranoid verarbeitend in Verbindung mit regelmäßigem, exzessivem Alkoholmissbrauch, vollständig isoliert, zuckerkrank, Bluthochdruck und permanenten Suizidgedanken. Die umfassend desolate Lebenslage in Verbindung mit der schmerzhaften Aufgabe des Wunsches, ein »normales Leben« zu führen, bedeutet ein Leben auf des »Messers Schneide«. Nicht nur er ist manchmal verwundert und erstaunt, dass er überhaupt noch lebt.

Die Aufgabe und Arbeit der beiden Mitarbeiter der Sozialpsychiatrischen Hilfen besteht darin, die enge auf Vertrauen beruhende Beziehung aufrecht zu erhalten, und mit Unterstützung in (fast) allen Lebensbereichen dazu beizutragen, dass er sich nicht das Leben nehmen muss und vielleicht doch noch eines Tages mehr Lebenszufriedenheit für sich erleben kann.

Eine leidvolle und für die Betroffenen und für die Professionellen permanente Herausforderung bildet die Lebenslage der psychisch kranken Menschen, die sich in der Spannung von Sonderwelten und Gemeinwesen befinden: Auf der einen Seite sehnen sie sich nach Kontakten und Teilhabe an der »Normalität«, fürchten sich aber gleichzeitig, bedingt durch die Erfahrungen mit der Erkrankung und Beziehungsschwierigkeiten, davor. Ein Klient formulierte diese ambivalente Situation wie folgt:

> »Ich fühle mich in einem Zwiespalt. Die Sozialpsychiatrie sorgt dafür, dass ich draußen leben kann, kaum noch stationäre Behandlungen benötige und objektiv gleichwertiges Mitglied dieser Gesellschaft bin. Sozialpsychiatrie bedeutet aber auch, dass ich mich nur noch unter meinesgleichen bewege und aufhalte und von einigen Ausnahmen abgesehen eigentlich keinen kontinuierlichen Kontakt zum ›normalen‹ gesellschaftlichen Leben habe. Einerseits bin ich dadurch nicht Teil dieses Alltags wie jeder andere ›normale‹ Bürger. Andererseits fühle ich mich wohl und sicher unter meinesgleichen, da ich hier verstanden werde und mich weder legitimieren noch erklären muss.«

In diesen Situationen kommt es darauf an, zuzuhören, die Ambivalenz nachvollziehen und verstehen zu können, aber auch zu thematisieren, welche Vor- und Nachteile die beiden Pole der Ambivalenz beinhalten und welche für die Betroffenen akzeptablen Lösungswege vorstellbar sind.

13.3.6 Umgang mit der psychischen Erkrankung

Spezifisch für alltags- und lebensweltorientiertes, sozialpsychiatrisches Handeln im Unterschied zu anderen Feldern der Sozialarbeit/-pädagogik ist der Umgang mit der psychischen Erkrankung, welche die Lebenslage und individuelle Lebensführung der Betroffenen wesentlich mitbestimmt und somit das professionelle Handeln mit prägt.

Die psychische Erkrankung kann nicht als etwas vom Alltag der Betroffenen und ihrer Umgebung Getrenntes und Losgelöstes betrachtet werden. Vielmehr wirkt die Komplexität der Lebenswelt auf die psychische Erkrankung ein. Umgekehrt nimmt die Erkrankung Einfluss auf die Gestaltung und die Bewältigung, bzw. erschwerte oder gar scheiternde Bewältigung des Alltags in seinen vielschichtigen Ebenen und Dimensionen.

Von wesentlicher Bedeutung ist das Ziel, Wege zu finden, damit psychisch kranke Menschen realitätsorientierter und angemessener mit der psychischen Erkrankung im Alltag zurecht zu kommen. Die Sozialpsychiatrischen Hilfen arbeiten mit psychisch kranken Menschen, die sich deutlich schwertun mit ihrer psychischen Erkrankung in Verbindung mit der Bewältigung von Alltagsaufgaben. Die Einschränkung der Wahrnehmung und Auseinandersetzungsfähigkeit geht in nicht wenigen Fällen so weit, dass das Vorliegen einer psychischen Erkrankung abgelehnt und geleugnet wird. Die Formen des Umgangs der Betroffenen mit der Erkrankung gehen fließend ineinander über, wobei das Ziel immer ein emanzipierterer, autonomerer Umgang mit der Erkrankung ist. Es gilt aber gleichzeitig, einer ideologischen Falle zu entgehen. Diese besteht in der Annahme, dass es eine idealtypische Gesundheit für alle geben könnte. Ein solches Axiom würde zu Ausgrenzungen und zur Selektion von Betroffenen führen, für welche die Sozialpsychiatrischen Hilfen jedoch weiterhin zuständig sind. Erforderlich ist vielmehr eine alltagsbezogene, reflexive, pragmatische Orientierung, welche die Verringerung des Leidensdrucks und die damit zusammenhängenden sozialen Folgen für die Betroffenen und für das jeweilige soziale Umfeld zum Ausgangspunkt und zum Ziel haben. Es geht um die Suche nach Umgangsweisen, die in den gegebenen Möglichkeiten das Aushalten und Zusammenleben gestatten – und die Lebensqualität fördern.

Im professionellen Umgang mit der psychischen Erkrankung gibt es folgende Konstellationen:

In der Anfangsphase des Kontaktes kann die psychische Erkrankung in manchen Fällen nur schwer thematisiert werden. Dies kann so weit reichen, dass die psychische Erkrankung nicht zum Gegenstand der Gespräche gemacht werden darf, um den Kontakt mit den Betroffenen nicht gleich wieder zu gefährden. In anderen Fallsituationen kann die Erkrankung jedoch zum Einstiegsthema und Gegenstand der Bearbeitung werden. Allerdings ist dann Vorsicht angezeigt. Eine zu intensive und zu tief gehende Auseinandersetzung am Anfang des Kontaktes kann für die Betroffenen zu bedrohlich empfundener Nähe führen, da noch keine kontinuierliche und verlässliche (Vertrauens-)Beziehung besteht. Hier ist ein hohes Maß an professionell reflektiertem Fingerspitzengefühl erforderlich.

Wenn aufgrund einer mangelnden realitätsorientierten Wahrnehmung der psychischen Erkrankung der Kontakt durch die Betroffenen abgelehnt wird, muss versucht werden, über andere, für die Betroffenen nachvollziehbare und akzeptierte Themen, auf die sie sich einlassen können, den Kontakt herzustellen. Wenn die Ablehnung des Kontaktes trotzdem nicht zu verhindern ist, muss abgeklärt werden, ob Selbst- oder Fremdgefährdung besteht und die Folgen der psychischen Erkrankung zu weiterer sozialer Verrandständigung führen können. Wenn die Ablehnung des Kontaktes akzeptiert werden kann, ist die Absprache eines Vorgehens mit dem professionellen und dem unmittelbaren sozialen Umfeld erforderlich, wer sich bei einer Zuspitzung der Situation mit dem ambulanten psychiatrischen Basisdienst (in der Regel ist dies der Sozialpsychiatrische Dienst) in Verbindung setzt. Wenn die Ablehnung nicht verantwortet werden kann, ist eine zwangsweise Unterbringung mit einem Arzt oder dem Amt für öffentliche Ordnung und der Polizei in Erwägung zu ziehen und gegebenenfalls einzuleiten. Trotz der für alle Beteiligten unangenehmen Konstellation kann die zwangsweise Unterbringung auch zur Wiederherstellung des Kontaktes und einer Beziehung zwischen den sozialpsychiatrischen Hilfen und den Betroffenen beitragen, wenn die Situation, die zur Einweisung geführt hat, nach Abklingen der akuten Krankheitsphase offen und sorgfältig mit den Betroffenen besprochen und bearbeitet wird.

Bei geringer und fehlender Akzeptanz der psychischen Erkrankung durch die Betroffenen ist das Ziel des Handelns die Vermeidung von (dauerhaft) akuten Phasen der psychischen Erkrankung und deren Einfluss auf die psychosozialen Folgen für den Alltag. Wenn dies nicht möglich ist, geht es darum, Arrangements zu treffen, die dazu beitragen, zumindest den Kontakt aufrechtzuerhalten. Im Einzelfall geschieht dies in Verbindung mit Auflagen und Aufträgen von außen. Diese Situationen erfordern vermehrt Kontrolle und Absprachen, z. B. auch die der Medikamenteneinnahme. Wenn Vereinbarungen getroffen werden können, geht es mit den Betroffenen (und dem Umfeld) um eine vorsichtige und sorgfältige Erarbeitung der Früherkennung von Symptomen sowie um die Absprache des Vorgehens bei ersten Anzeichen einer akuten Symptomatik. Abhängig vom Grad der Selbst- oder Fremdgefährdung wird von den ambulanten, sozialpsychiatrischen Einrichtungen mehr oder weniger Verantwortung übernommen und damit die Verantwortung der Betroffenen eingeschränkt. Dadurch wird versucht, den Umgang mit einer gering ausgeprägten oder gar fehlenden Akzeptanz der Erkrankung zu ermöglichen.

Kleinschrittiges und kontinuierliches Handeln in Verbindung mit Biografiearbeit mit den Betroffenen soll die Akzeptanz der psychischen Erkrankung im Alltagsleben und einen pragmatischen Umgang damit fördern. Jedoch dürfen die Ansprüche nicht zu hoch angesetzt werden. Geduld, Fingerspitzengefühl und Umsicht gehören dabei zu einer grundlegenden Voraussetzung von Professionalität, um die Beziehung und den Grad der Auseinandersetzung mit der Erkrankung durch Überforderung nicht wieder in Frage zu stellen.

Wenn ein Kontakt entsteht und eine kontinuierliche Betreuung besteht, innerhalb der die Auseinandersetzung um die psychische Erkrankung möglich ist, können innere und äußere Konflikte und deren Zusammenhang thematisiert, begleitet und in einem weiter gefassten und verstandenen psychotherapeutischen Sinn bearbeitet werden (▸ **Kap. 4, Bd. 2**). Dies fördert eine selbständige, konstruktive und pragmatische Gestaltung der Lebenslage und der Lebensführung, auch und gerade in Bezug auf die psychische Erkrankung und ihren Folgen. Biographische Elemente und aktuelle Lebenslage werden sorgfältig thematisiert, in Verbindung zueinander gebracht und führen so zu mehr Verständnis bei den Betroffenen und den Professionellen. Es wird »geforscht«, welches die ersten Anzeichen des erneuten Aufflackerns der psychischen Erkrankung sind, wann und in welchen Situationen sie auftreten. Krankheitsfördernde Situationen können so gemeinsam ausgekundschaftet, angegangen und in Folge gemieden werden. Es werden Absprachen und Vereinbarungen getroffen, was zu tun ist und wer was tut, wenn die ersten Krankheitssymptome auftreten. Es muss bearbeitet und verhandelt werden, welche Bedeutung die Einnahme von Medikamenten hat, wie sie von den Betroffenen eingeschätzt und bewertet werden, in enger Verbindung mit der Beobachtung von Wirkungen, Nebenwirkungen und möglichen Spätfolgen.

Es geht schließlich darum, die Auseinandersetzung der Betroffenen untereinander anzuregen und zu fördern; sie z. B. zu ermuntern, an Psychoseseminaren teilzunehmen, in Gremien aktiv zu werden, vermehrt am gesellschaftlichen Leben teilzunehmen, ihnen Informationen über das Verständnis von psychischen Erkrankungen und der psychiatrischen Versorgung zu vermitteln (verhandeln statt behandeln).

13.3.7 Sozialanwaltliche Tätigkeiten, alltagspraktische Hilfen, Umgang mit Geld

Auf den ersten Blick handelt es sich dabei um die klassischen Felder der Sozialarbeit und Sozialpädagogik. Dies trifft in der öffentlichen, gesellschaftlichen Wahrnehmung zu und ist grundsätzlich auch richtig. Richtig ist aber auch, dass die vorher erörterten Felder die mindestens gleichrangige, wenn nicht sogar grundlegendere Bedeutung einer kritischen und umfassend angelegten und arbeitenden Sozialarbeit/-pädagogik innehaben (Thiersch 1986). Sozialanwaltliche Tätigkeiten und alltagspraktische Hilfen sind konkrete Bestandteile in allen Kategorien sozialpsychiatrischen Handelns. Es sind Querschnittstätigkeiten, die in allen Bereichen vorkommen und das Alltagshandeln mitbestimmen:

Schon in der Anfangsphase nehmen sozialanwaltliche und alltagspraktische Hilfen eine wesentliche Bedeutung ein und erfüllen zwei Aufgaben: Existenzsicherung und Katalysator für die Entstehung einer Vertrauensbeziehung.

Banale Unterstützungen im Alltagsleben, konkrete Handreichungen, d. h. alltagspraktische Hilfen wirken auf den ersten Blick unscheinbar und unbedeutend. Dass dem nicht so ist, belegt die tägliche Arbeit der sozialpsychiatrischen Hilfen. Alltagspraktische Unterstützung und konkrete Hilfe in allen Bereichen des täglichen Lebens gehören zum unverzichtbaren Bestandteil lebensweltorientierten, sozialpsychiatrischen Handelns. So reichen die Tätigkeiten im gesundheitlichen Bereich von der Begleitung und Fahrdiensten zum Arzt bis zur Unterstützung und Hilfe bei der Gewährleistung der Körperpflege. Oder in der Teilnahme an Außenaktivitäten geht es vorrangig um Fahr- und Begleitdienste zu Angehörigen, zu Veranstaltungen der Kirchengemeinden, von Vereinen etc.

Analoges gilt für sozialanwaltliche Hilfen: Die vielschichtige und -fältige Begleitung, Unterstützung und Hilfen im Umgang mit Behörden, Ämtern, Krankenkassen etc. Damit werden die objektive Grundlagen und die sachlich-rationalen Rahmenbedingungen für den Verbleib im Gemeinwesen und die Teilnahme am gesellschaftlichen Leben sichergestellt. Der Umgang mit Geld stellt einen wesentlichen Teil in dieser Querschnittskategorie dar. Geld bedeutet im gesellschaftlichen Alltag materielle Unabhängigkeit, Freiheit und Teilnahme am gesellschaftlichen Leben. Oder wie dies einmal treffend eine Klientin formulierte: »Geld ist ein ewiger Kampf ums Dasein, eine unglückliche Liebe und immer zu wenig vorhanden«. Das Spektrum des Handelns im Umgang mit Geld ist heikel und vorsichtig zu gestalten. Für erwachsene Menschen führen Einschränkungen und Eingrenzung, Infragestellung und Entzug von Verantwortung beim Umgang mit Geld oft zu tief gehenden und -sitzenden Kränkungen und rufen Widerstand hervor. Trotzdem besteht dazu aufgrund der realen Gegebenheiten der Betroffenen für die sozialpsychiatrischen Hilfen keine Alternative. Die Skala des Handelns lässt sich in folgende drei Kategorien einteilen:

- Eigenverantwortlicher Umgang mit Geld. Beratung und Unterstützung genügen.
- Freiwillige Geldverwaltung durch die sozialpsychiatrischen Hilfen ist ein Konsensmodell zwischen Betroffenen und Professionellen.
- Vermögensbetreuung und Geldverwaltung. Ständige Probleme mit Geld, ob mit oder ohne Vermögensbetreuung.

Wie in allen anderen Feldern der Arbeit gelten auch hier die bekannten Kommunikationsregeln des menschlichen Zusammenlebens wie Höflichkeit, Respekt vor der Würde des Gegenüber, Toleranz, Offenheit, Verständnis und Verstehen, aber auch das Aufzeigen von Folgen, kontrollierende und eingrenzende Unterstützung.

Sozialpsychiatrisches Handeln findet sich auch hier wieder im Spagat, Ressourcen zu organisieren, diese zu delegieren und zu vernetzen, selbst konkrete Hilfestellung zu leisten und dabei aktiv im Alltag der Betroffenen tätig zu werden und sich dafür nicht »zu schade zu sein«. Dieser Spagat muss jeweils konkret bestimmt und bewältigt werden. Er darf weder nach der einen (Autonomie) noch der anderen (Fürsorge) Seite hin vernachlässigt oder aufgegeben werden.

13.3.8 Fortsetzung, Pausierung oder Beendigung von Kontakten

Betreuungen und die damit verbundenen Beziehungen folgen ihrem eigenen Rhythmus. Sie tragen u. a. zur Strukturierung von Raum, Zeit und sozialem Gefüge bei. Sie bedeuten Kontinuität, Verlässlichkeit und Vertrautheit. Dennoch muss die Frage erörtert und beantwortet werden, warum und unter welchen Bedingungen eine Betreuung fortgesetzt, beendet oder zumindest eine Betreuungspause eingelegt wird. Diese Thematik gewinnt bei einem Personenkreis, der als chronisch krank definiert wird, eine besondere Bedeutung, da die Begriffe »chronisch« oder »Chronizität« eine lang andauernde Erkrankung assoziieren, mit der eine lang andauernde, wenn auch in ihrem Ausmaß wechselnde Hilfe einhergeht. Und schließlich korrespondierte der Begriff »chronisch krank« bis zum Beginn der Psychiatriereform mit dem Paradigma einer oft lebenslangen Unterbringung in gemeindefernen Anstalten. Umso mehr erfordert der Umgang mit der Fragestellung nach Beendigung von Kontakten eine differenzierte Betrachtung, wenn dieser Personenkreis wieder im Gemeinwesen lebt, verbunden mit der Frage, ob eine ebenso lange ambulante psychiatrische Begleitung und Betreuung benötigt wird, wie diesen Menschen vorher von der Anstalt aufgezwungen wurde. Folgende Handlungsoptionen sind in Betracht zu ziehen:

- Fortsetzung des Kontaktes und der Betreuung
- Betreuungspause
- Beendigung

Beispielhaft wird aus diesem gesamten Spektrum die brisanteste Option herausgegriffen: Der Betroffene beendet einseitig die Betreuung, obwohl aus Sicht der Mitarbeiter und/oder dem direkten Umfeld die Fortsetzung weiterhin geboten scheint. Was ist zu tun, wenn es nicht mehr gelingt die Betreuung fortzusetzen, wenn es nicht mehr wie in nicht wenigen Situationen möglich ist, mit viel Fingerspitzengefühl bis hin zu nachdrücklichem Insistieren die Betreuung gerade noch mühselig aufrechtzuerhalten oder den Kontakt zumindest »auf Sparflamme« telefonisch oder durch den Kontakt an der »langen Leine« mit Akzeptanz auf brüchigem Niveau fortzusetzen – eine Option, zu der ebenfalls nicht selten gegriffen wird?

Falls der Betroffene keinen Kontakt mehr möchte entgegen unserer Überlegungen, bleibt zunächst keine andere Wahl, als zunächst einmal eine Betreuungspause vorzuschlagen, um die »Zelte nicht gleich ganz abzubrechen«, oder der Betroffene stellt die Pause z. B. durch wahnbedingte Fluchten selbst her. Allerdings gilt es dann aus professioneller Sicht einige Regeln zu bedenken und einzuhalten, welche gleichermaßen auch für die einseitige Beendigung Gültigkeit beanspruchen, wenn sich der Betroffene nicht auf eine zeitlich befristete Pause einlassen kann:

Das Treffen und Einhalten von Absprachen mit dem Betroffenen und dem Umfeld wenn der der Betroffene z. B. erlaubt, dass

Teil 4

sich der Mitarbeiter zumindest telefonisch in einem gegebenen Zeitabstand meldet oder dass sich jemand aus dem Umfeld an uns wendet, wenn die Situation zu eskalieren droht. Es muss geklärt sein, an wen sich die Mitarbeiter wenden können/sollen, wenn Absprachen nicht eingehalten werden. Diese Vereinbarungen müssen in Phasen relativ stabiler Betreuungsbeziehungen getroffen werden. Und es ist geklärt, was die professionell Tätigen zu tun haben, wenn in Krisen diese Absprachen nicht eingehalten werden.

Jenseits der »klassischen Handlungsmaxime« wie »aufmerksam sein«, »nicht-aus den-Augen-verlieren«, »aktives Zuwarten«, zurückhaltend nachfragen und/oder vorsichtig auf einen zumindest losen und sogar unregelmäßigen Kontakt insistieren, kann unter folgenden Voraussetzungen direktives Handeln nicht ausgeschlossen werden. Wenn alle Absprachen nicht funktionieren oder das Team keine Anhaltspunkte mehr auskundschaftet, eine minimale Legitimation dafür herzustellen, die Situation noch lassen zu können, wenn keinerlei Kontakte mehr zum Umfeld bestehen, müssen die notwendigen Handlungsschritte eingeleitet und umgesetzt werden, die unter Umständen auch zu zwangsweisen Unterbringungen führen können. Dies bedeutet, dass in selbst- oder fremdgefährdenden Situationen und/oder bei nicht zu akzeptierenden Ablehnungen des Kontaktes ein Weg gefunden werden muss, ohne sich als Sozialpsychiatrisch Tätiger herausziehen und ohne sich der Verantwortung zu entledigen. Für den Fall, dass keine anderen Mittel und Wege mehr zur Verfügung stehen, können im Einzelfall Zwangsmaßnahmen nicht vermieden werden.

13.4 Therapeutisches Verständnis und psychotherapeutische Grundhaltung in der Sozialpsychiatrie

Gemeindenahes, sozialpsychiatrisches Handeln weist sich aus durch ein hohes Maß an Komplexität aufgrund der in der Regel komplexen Lebens- und Problemlagen ihrer Adressaten. Die »Verstrickungen« der Betroffenen in ihren Alltag stellen eine komplexe Gemengelage und eine Vielfalt von Problemen und Konflikten, aber auch von Ressourcen und Perspektiven auf verschiedensten Ebenen des Lebens dar. Ambulante, sozialpsychiatrische Basisversorgung kann, darf und will aufgrund ihres gesellschaftlichen Auftrags und ihrer Intention nicht selektieren und ausgrenzen. Versorgungsverpflichtung bedeutet, sich die Menschen nicht »heraussuchen zu können« und niemand gegen seinen Willen außerhalb der Region unterzubringen und als »therapieresistent« aufzugeben. Die in der Spannung von Hilfe und Kontrolle angelegte Verantwortung für eine definierte Region kann nicht abgelegt werden, sondern ist vielmehr bewusst und aktiv wahrzunehmen und auszufüllen. Diese Ausgangsvoraussetzung hat in ihrer Umsetzung einer fast schon altmodisch und abgegriffen klingenden Handlungsmaxime Folge zu leisten, deren Kunst aber genau in der Verwirklichung liegt: Den psychisch kranken Menschen dort abzuholen, wo dieser sich befindet und nicht da, wo wir ihn gerne hätten.

Dementsprechend agiert alltags- und lebensweltbezogenes sozialpsychiatrisches Handeln umfassend, flexibel, reflexiv, komplex, indem es ordnet, plant, strukturiert, Kontakt anbahnt, Vertrauen aufbaut, koordiniert etc. Die Verhaltensweisen und Haltungen bewegen sich auf Kontinuen, an deren gegenüberliegendem Ende sich die Positionen jeweils gegenüberstehen (können). Dies reicht von weitgehender Selbständigkeit und eigenverantwortlichem Handeln der Betroffenen bis zu weitgehender Einschränkung und Begrenzung der Autonomie durch die sozialpsychiatrisch Tätigen, indem dieser in seinem Handeln die Verantwortung für die jeweilige Situation übernimmt (▸ **Tab. 13.1**). Es handelt sich dabei weder um Psychotherapie im engeren, »klassischen Sinn«, noch um soziale Fürsorge oder reine soziale Dienstleistung. Vielmehr beruht das Handeln auf einer psychotherapeutischen Grundhaltung, welche die verschiedenen Facetten und Dimensionen, abhängig vom Einzelfall in unterschiedlicher Intensität kombiniert und zur Anwendung bringt.

Die Psychotherapie in der Sozialpsychiatrie wird schwerpunktmäßig in den ▸ **Kap. 25 und 26, Bd. 2** abgehandelt.

Tab. 13.1: Übergreifende Haltungen und Handlungsweisen

Das Individuum steht im Zentrum des Handelns: Dies bedeutet Wahrung von Respekt und Achtung seiner Würde gegenüber den Betroffenen und dem Umfeld, auch in schwierigsten Situationen (Personenorientierung).	*Aber auch:*	Kontinuierliche und enge Miteinbeziehung des Umfeldes und professioneller Dienste und Einrichtungen: Dies bedeutet, Ressourcen zu erschließen, aufrechtzuerhalten und zu vernetzen sowie Zusammenarbeit und Koordination (Vernetzung).
Verantwortung so weit wie möglich bei den Betroffenen belassen: Dies bedeutet, immer wieder Kompromisse auszuhandeln und im Einzelfall wieder »von vorne« zu beginnen (verhandeln statt behandeln).	*Aber auch:*	Klare und eindeutige Übernahme von Verantwortung, falls Selbst- oder Fremdgefährdung vorliegen oder nicht mehr ausgeschlossen werden können (Grenzen partnerschaftlichen Aushandelns und Pflicht zu fürsorglichem Handeln).
Die Realität der Betroffenen und wie sie diese wahrnehmen mit ihnen reflektieren und als Realität der Betroffenen anerkennen, die nicht als Ausdruck der Krankheit oder als pathologisch ausgeredet oder abgewertet wird (Subjektorientierung).	*Aber auch:*	Klarheit und Eindeutigkeit herstellen: Die unterschiedliche Wahrnehmung und Interpretation der Realität werden den Betroffenen eindeutig und transparent dargestellt. Das Ernstnehmen des Gegenübers beinhaltet das offene und sachliche Einbringen der eigenen Haltung und Meinung wie auch das Zeigen von Gefühlen (kritische Solidarität).
Beobachten, zuhören, »geduldiges Mitgehen«, verstehen lernen und empathisches Vorgehen: Dies bedeutet, den ganzen Menschen im Blick zu haben (Ganzheitlichkeit, Feststellung des Hilfebedarfs und Planung der Hilfen).	*Aber auch:*	Zeitliche, räumliche und situative Grenzen setzen und durchsetzen (Wahren von Gegenseitigkeit).
(Wieder-)Herstellung und Sicherstellung der materiellen Existenzgrundlage und damit der »gesellschaftlichen Vertragsfähigkeit« (Sozialanwaltliche Tätigkeiten und alltagspraktische Hilfen).	*Aber auch:*	Keine undifferenzierte, einseitige und vorschnelle Vergabe von materiellen und sozialen Ressourcen (Realitäts- und alltagsorientierter Umgang mit den materiellen Voraussetzungen und Rahmenbedingungen).
Intensive Aufmerksamkeit, Sorgfalt und Ernsthaftigkeit dem Gegenüber als Subjekt und seiner Umgebung entgegen bringen; Gestaltung einer offenen, positiven und die Beziehung fördernden Atmosphäre (kontinuierliches Ausloten von Nähe und Distanz).	*aber auch:*	Alltagsorientierung und -strukturierung grenzen eine unkontrollierte und schwer steuerbare Assoziation ein (strukturierte Offenheit). Im Notfall ist schnelles, d. h. ein aktives Eingreifen – unter Umständen auch gegen den Willen der Betroffenen – erforderlich (Pflichtversorgung).

Tab. 13.1: Übergreifende Haltungen und Handlungsweisen (Fortsetzung)

Inhalte der Symptome nachvollziehen und verstehen lernen, d. h. Zusammenhänge herstellen in Verbindung mit Aufarbeitung von biographischen Begebenheiten. (Verstehen und Entstehen von Vertrauen), ermuntern, fördern und animieren (Flexibilität, Offenheit unter der Voraussetzung von Ressourcenorientierung).	*aber auch:*	Nichtveränderung akzeptieren, Stagnation aushalten und Geduld für die jeweilige Situation entwickeln (»aktives Zuwarten«). Dies bedeutet auch die Akzeptanz und Bearbeitung von Defiziten und Beeinträchtigungen, um Überforderungen zu vermeiden. Der Umgang mit den pathologischen, defizitären Anteilen darf trotz Vorrangigkeit der Ressourcenorientierung nicht vernachlässigt werden (»Politik der kleinen Schritte«)

13.5 Fazit

Sozialpsychiatrie ist am individuellen Bedarf der Menschen (in ihrer Lebenswelt) orientiert gegen die Logik der Institution und fördert so weit wie möglich das selbstbestimmte Leben im eigenen Lebensraum. Sozialpsychiatrie übernimmt regionale Versorgungsverpflichtung gegen Abschieben und Aufgabe des Klienten. Sozialpsychiatrie arbeitet mit hoher fachlicher Kompetenz und Transparenz multiprofessionell im Team, flexibel, ambulant-aufsuchend und verwirklicht therapeutische Kontinuität. Sozialpsychiatrie organisiert sich verbindlich im Gemeindepsychiatrischen Verbund unter Einbeziehung aller Akteure.

Sozialpsychiatrie weist sich aus durch eine komplexe, gemeindenahe, alltags- und lebensweltorientierte Methodik mit einer übergreifenden psychotherapeutischen Grundhaltung.

Sozialpsychiatrie arbeitet offen und bewusst im Spannungsfeld von Hilfe und Kontrolle, von Zumutung und Entzug von Verantwortung, von Selbstbestimmung und Fremdbestimmung, von Flexibilität und Kontinuität, von Spezialisierung und Verallgemeinerung, von Lebenswelt und Sonderwelten, von Psychiatrisierung und Entpsychiatrisierung, von Emanzipierung, Demokratisierung und Gewalt, Zwang und Schutz.

Mit Sicherheit könnten noch weitere gegensätzliche Begriffspaare genannt werden. Wesentlich ist aber, dass sich verantwortliches, niederschwelliges, gemeindepsychiatrisches Handeln und Behandeln nicht aus dieser Dialektik herauslösen kann. Vielmehr muss die Dialektik als Herausforderung in der täglichen Arbeit transparent, aktiv und reflexiv nicht im Sinne einer einseitigen Anpassung an die Normalität angenommen werden, sondern verbunden mit der konkreten Utopie ihrer Veränderung, in der die Feststellung, »dass es normal ist, verschieden zu sein« nicht eine leere Worthülse bleibt, sondern im Alltag der Menschen verwirklicht wird.

Literatur

Aderhold V (2008) Zur Notwendigkeit und Möglichkeit minimaler Anwendung von Neuroleptika (Vortrag 4/2008) – volkmar.aderhold@uni-greifswald.de.

Aktion Psychisch Kranke e.V. (Hrsg. 2006) Personenzentrierte Hilfen im Gemeindepsychiatrischen Verbund. Bonn: Psychiatrie Verlag.

Amering M, Schmolke M (2007) Recovery – Das Ende der Unheilbarkeit. Bonn: Psychiatrie Verlag.

Antonovsky A (1997) Salutogenese: Zur Entmystifizierung der Gesundheit. Tübingen: dgvt Verlag.

Basaglia-Ongaro F, Basaglia F (1985) Gesundheit – Krankheit. Das Elend der Medizin. Frankfurt/M.: Fischer.

Bock T, Buck D (2005) Es ist normal, verschieden zu sein (= Psychosoziale Arbeitshilfen, Heft 10). 5. Aufl. Bonn: Psychiatrie Verlag.

Bundesministerium für Jugend, Familie und Gesundheit (1975) Bericht über die Lage der Psychiatrie in der Bundesrepublik Deutschland – Zur psychiatrischen und psychotherapeutisch/psychosomatischen Versorgung der Bevölkerung. Bonn.

Bundesminister für Jugend, Familie, Frauen und Gesundheit (1988) Empfehlungen der Expertenkommission der Bundesregierung zur Reform der Versorgung im psychiatrischen und psychotherapeutisch/psychosomatischen Bereich. Bonn.

Castel R (1979) Die Psychiatrische Ordnung. Frankfurt/M.: Suhrkamp.

Dörner K (1975) Bürger und Irre. Frankfurt/M.: Fischer.

Dörner K, Plog U (1973) Sozialpsychiatrie. Neuwied: Sammlung Luchterhand.

Dörner K, Plog U (1978) Irren ist menschlich. Wunstorf: Psychiatrie Verlag.

Finzen A (1998) Das Pinelsche Pendel – Die Dimensionen des Sozialen im Zeitalter der biologische Psychiatrie. Bonn: Psychiatrie Verlag.

Finzen A, Hoffmann-Richter U Hrsg. (1995) Was ist Sozialpsychiatrie? Bonn: Psychiatrie Verlag.

Fischer-Rosenthal W (1995): Zum Konzept der subjektiven Aneignung von Gesellschaft. In: Flick U. et al. (Hrsg.) Handbuch qualitative Sozialforschung. 2. Aufl. Weinheim: Beltz. S. 78–90.

Foucault M (1977) Wahnsinn und Gesellschaft. 2. Aufl. Frankfurt/M.: Suhrkamp.

Grawe K (2005) Empirisch validierte Wirkfaktoren statt Therapiemethoden. Report Psychologie 7/8:311.

Greve N (2011) Psychotherapeutische Grundhaltung. In: Rosemann M, Konrad M: Handbuch Betreutes Wohnen – Von der Heimversorgung zur ambulanten Unterstützung. Bonn: Psychiatrie Verlag. S. 25–261.

Grunwald K, Thiersch H (Hrsg.) (2004) Praxis Lebensweltorientierter Arbeit. Weinheim und München: Juventa.

Habermas J (1968) Erkenntnis und Interesse. Frankfurt/M.: Suhrkamp.

Habermas J (1995) Theorie des kommunikativen Handelns. Frankfurt/M.: Suhrkamp.

Habermas J (2009) Von den Weltbildern zur Lebenswelt. In: Philosophische Texte Band 5. Frankfurt/M.: Suhrkamp. S. 203–270.

Heller A (1981) Das Alltagsleben – Versuch einer Erklärung der individuellen Reproduktion. (Herausgegeben von Joas H). 2. Aufl. Frankfurt/M.: Suhrkamp.

Kauder V (1997) Personenzentrierte Hilfen in der psychiatrischen Versorgung (= Psychosoziale Arbeitshilfen, Heft 11). Bonn: Psychiatrie Verlag.

Knuf A, Seibert U, Osterfeld M (2007) Selbstbefähigung fördern. Empowerment in der psychiatrischen Arbeit. Bonn: Psychiatrie Verlag.

Kosik K (1986) Die Dialektik des Konkreten – Eine Studie zur Problematik des Menschen und der Welt. Frankfurt/M.: Suhrkamp.

Lamnek S (1995) Qualitative Sozialforschung. 3. Aufl. Weinheim: Beltz.

Obert K (2001) Alltags- und Lebenswelt orientierte Ansätze sozialpsychiatrischen Handelns. Bonn: Psychiatrie Verlag.

Obert K (2010) Wie geht es eigentlich den Sozialpsychiatrischen Diensten in Baden-Württemberg? In: Elgeti H, Albers M (Hrsg.) Hart am Wind – Welchen Kurs nimmt die Sozialpsychiatrie? Bonn: Psychiatrie Verlag. S. 52–58.

Obert K (2011) Die Lage der Sozialpsychiatrischen Dienste in Baden-Württemberg. Vortrag bei der Tagung: Sozialpsychiatrische Dienste in Baden-Württemberg und Bayern am 15. und 16.09.2011 in Irsee.

Obert K, Pagadl-Bakan K (2011) Gemeinwesenarbeit in der Sozialpsychiatrie. In: Fink F, Hinz T (Hrsg.) Inklusion in Behindertenhilfe und Psychiatrie. Freiburg: Lambertus. S. 127–150.

Pfefferer-Wolf H (1999) Der sozialpsychiatrische Habitus – Umrisse einer Theorie der Sozialen Psychiatrie. Frankfurt/M.: Campus.

Rotelli F (1994) Per la normalita. Triest: edizione e.

Scull A (1980) Die Anstalten öffnen – Decarceration der Irren und Häftlinge. Fankfurt/M.: Campus.

Teil 4

Schütz A (1993)Der sinnhafte Aufbau der sozialen Welt: Eine Einleitung in die verstehende Soziologie. 6. Aufl. Frankfurt/M.: Suhrkamp.
Schütz A, Luckmann T (1979) Strukturen der Lebenswelt. Frankfurt/M.: Suhrkamp.
Thiersch H (1986) Die Erfahrung der Wirklichkeit: Perspektiven einer alltagsorientierten Sozialpädagogik. Weinheim, München: Juventa.
Thiersch H (1995) Lebensweltorientierte Soziale Arbeit: Aufgaben der Praxis im sozialen Wandel. Weinheim: Juventa.
Thiersch H (1996) Die Frage nach der Lebenswelt und problematische Bewältigungsmuster. Zum Verständnis von Sozialer Arbeit und Therapie. Nervenheilkunde – Zeitschrift für interdisziplinäre Forschung 3:122–126.
Wolter-Henseler D (1993) Von der Nutzlosigkeit polemischer Begriffsschlamperei. Sozialpsychiatrische Informationen 3:18–26.
Zubin J, Spring B (1977) Vulnerability – a new view of schizophrenia. Journal of Abnormal Psychology 86:103–126.

14 Diagnostik von Fähigkeitsstörungen

Michael Linden, Stefanie Baron und Beate Muschalla

Kapitelübersicht

14.1 Internationale Klassifikation der Funktionsfähigkeit, Behinderung und Gesundheit
14.2 Umweltadjustierung von Fähigkeiten
14.3 Messinstrumente zur Erfassung von Fähigkeits- und Partizipationsbeeinträchtigungen bei psychischen Erkrankungen
14.3.1 Activities of Daily Living-Skalen
14.3.2 Instrumental Activities of Daily Living-Skalen
14.3.3 Global Assessment Scale und Global Assessment of Functioning Scale
14.3.4 Skala zur Erfassung des Sozialen und Beruflichen Funktionsniveaus und Personal and Social Performance Scale
14.3.5 Groningen Social Disability Schedule
14.3.6 Index zur Messung von Einschränkungen der Teilhabe
14.3.7 ICF-AT-50-Psych
14.3.8 Mini-ICF-Rating für Aktivitäts- und Partizipationsbeeinträchtigungen bei Psychischen Erkrankungen (Mini-ICF-APP)
14.3.9 Instrumente zur Diagnostik einzelner Fähigkeitsdimensionen
14.4 Schlussfolgerungen für die Klinische Diagnostik und Therapie von psychisch Kranken

Zusammenfassung

Erkrankungen äußern sich nicht nur in Krankheitssymptomen im engeren Sinne, sondern regelhaft auch in daraus resultierenden Beeinträchtigungen im alltäglichen Leben (z. B. in der Familie, am Arbeitsplatz und in anderen sozialen Bereichen). Die genaue Art einer Aktivitäts- und Leistungsbeeinträchtigung entscheidet im Zusammenhang mit Rollenanforderungen einer Person über das Ausmaß der Krankheitsfolgen, über die Krankheitswertigkeit des aktuellen Gesundheitszustands und die Krankheitsschwere. Für die Beschreibung und Messung von Aktivitäts- und Fähigkeitsbeeinträchtigungen gibt es unter Bezug auf die Internationale Klassifikation der Funktionsfähigkeit, Behinderung und Gesundheit (ICF, WHO 2005) eine Reihe von Messinstrumenten, von einfachen Skalen zur Erfassung basaler Aktivitäten des täglichen Lebens bis hin zu komplexen Instrumenten, die Teilhabestörungen über unterschiedlichste Lebensbereiche erfassen.

14.1 Internationale Klassifikation der Funktionsfähigkeit, Behinderung und Gesundheit

Die Beschreibung von Gesundheitsstörungen orientiert sich in der Regel an der ICD (WHO 1991). Sie kategorisiert Gesundheitsstörungen gemäß Ätiologie, Pathogenese, Verlauf und Manifestationen und gibt, zumindest im F-Kapitel auch diagnostische Algorithmen und schlussendlich Diagnosen vor. Krankheitsfolgen werden in der ICD jedoch nur in Ausnahmefällen berücksichtigt, wie z. B. bei der Demenzdiagnose (Linden 2007).

In Ergänzung zur ICD wurde von der WHO 1980 die *International Classification of Impairments, Disabilities and Handicaps* (ICIDH, WHO 1980) herausgegeben. Sie unterscheidet zwischen

1. Schädigungen (Impairments) von Organen oder Funktionen,
2. Fähigkeitsstörungen (Disabilities) und
3. sozialen Beeinträchtigungen (Handicaps).

Der ICIDH lag ein kausales Modell mit der Annahme einer eindimensionalen Entwicklung der Schädigungen zu Fähigkeitsstörungen und dann zu (sozialen) Beeinträchtigungen zugrunde. Dies wurde jedoch insbesondere von Behinderten selbst als zu eindimensional gesehen. Das Alternativkonzept lautet, dass Menschen nicht behindert sind, sondern behindert werden. Wenn jemand zu schwach ist eine bestimmte Tür zu öffnen, dann liegt es an der Tür (Kontext) und nicht an der Person. Dies führte zu einer Neuauflage, die unter neuem Namen als *International Classification of Functioning, Disability and Health* (ICF, WHO 2001) (deutsch: *Internationale Klassifikation der Funktionsfähigkeit, Behinderung und Gesundheit*; ICF, WHO 2005) publiziert wurde. Ihr liegt ein bio-psycho-soziales Modell zugrunde, das nun auch die Rolle der Kontextfaktoren (Umwelt- und personenbezogene Faktoren) bei der Definition von Behinderung mit berücksichtigt (▸ **Abb. 14.1**).

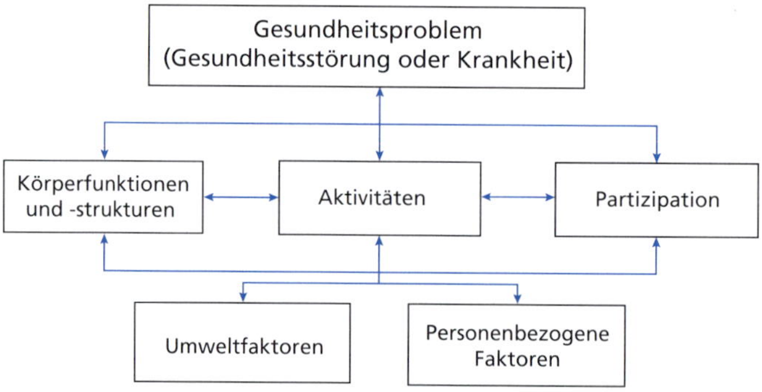

Abb. 14.1: Das bio-psycho-soziale Modell der ICF

Die ICF ist ein Klassifikationssystem der funktionalen Gesundheit und der Krankheitsfolgen, jedoch kein Messinstrument. Sie ist in zwei Teile untergliedert: »Funktionsfähigkeit/Behinderung« und »Kontextfaktoren«. Kontextfaktoren umfassen die Umwelt- und personenbezogenen Faktoren. Die personenbezogenen Faktoren wie Alter, Geschlecht, Persönlichkeit etc. sind in der ICF aufgrund ihrer Komplexität nur erwähnt, jedoch nicht kategorisiert.

Die Kategorien für Umweltfaktoren führen im Wesentlichen Globalbereiche auf wie »Produkte und Technologien«, »Natürliche und vom Menschen veränderte Umwelt«, »Unterstützung und Beziehungen«, »Einstellungen und Dienste«, »Systeme und Handlungsgrundsätze«. Zur Illustration mag das Item »e1250, Allgemeine Produkte und Technologien für die Kommunikation« dienen, das definiert wird als »Von Menschen für ihre Aktivitäten des Sendens und Empfangens von Informationen benutzte Ausrüstungsgegenstände, Produkte und Technologien wie optische und akustische Geräte, Tonaufnahme- und Empfangsgeräte, Fernseh- und Videogeräte, Telefongeräte und Zubehör, Tonübertragungssysteme, Verständigungshilfen bei Nahkommunikation, weder angepasst noch speziell entworfen«. Es gibt noch die Unterkategorie »e1251, Hilfsprodukte und unterstützende Technologien für die Kommunikation« mit der Konkretisierung: »Angepasste oder speziell entworfene Ausrüstungsgegenstände, Produkte und Technologien, die Menschen helfen, Informationen zu senden und zu empfangen, wie optische und optisch-elektronische Geräte, Spezialschreib-, -zeichen-oder -handschreibgeräte, Signalsysteme sowie spezielle Computersoftware und -hardware, Cochlear-Implantate, Hörgeräte, FM-Hörtrainer, Stimmprothesen, Kommunikationstafeln, Brillen und Kontaktlinsen«.

Im Gegensatz dazu ist der Teil »Funktionsfähigkeit/Behinderung« sehr viel ausdifferenzierter. Er gliedert sich in die Komponenten »Körperfunktionen und –strukturen« und »Aktivitäten und Partizipation«. Unter den Körperfunktionen listet die ICF die physiologischen und psychologischen Funktionen von Körpersystemen auf. Für den Bereich psychischer Störungen sind vor allem die unter der Überschrift »Mentale Funktionen« zusammengefassten Funktionen von Bedeutung. Die einzelnen Unterkapitel tragen die Überschriften: Funktionen des Bewusstseins, der Orientierung, der Intelligenz, des Temperaments und der Persönlichkeit, der psychischen Energie und des Antriebs, des Schlafes, der Aufmerksamkeit, des Gedächtnisses, der Psychomotorik, der Emotionen, der Wahrnehmung, des Denkens, der höheren kognitiven Funktionen, der kognitiv-sprachlichen Funktionen, der Rechenfunktionen und der Selbst- und Zeitwahrnehmung. Ein Beispiel ist die Kategorie »b 160, Funktionen des Denkens« mit u. a. einem Unterkapitel »b1602: Inhalt des Denkens: Mentale Funktionen, die Ideen und Inhalte im Denkprozess und das was konzeptualisiert wird betreffen (inhaltliches Denken), Inkl.: Störungen wie Wahn, überwertige Ideen und Somatisierung«. Wie zu erkennen, handelt sich bei »Funktionen« um das Gleiche wie Krankheitssymptome. Es werden in der ICF also nicht nur Funktionen als solche, wie inhaltliches Denken, benannt, sondern zur Illustration auch eindeutige Krankheitszeichen wie Wahn, Gedankeneingebung oder Zwang aufgeführt. Jeder übliche psychopathologischen Befund, beispielsweise in Anlehnung an das AMDP-System (AMDP 2006), stellt also eine Funktionsbeschreibung nach ICF dar (Baron und Linden 2008). ICD und ICF ergänzen sich insofern. Die ICF kann geradezu als eine Art internationalen Glossars psychopathologischer Begriffe bezeichnet werden.

Im Abschnitt »Aktivitäten und Partizipation« wird »Aktivität« definiert als »die Durchführung einer Aufgabe oder Handlung durch einen Menschen« und »Partizipation« als »Einbezogensein in eine Lebenssituation«. Da Aktivitäten und Partizipation fließend ineinander übergehen, stellt die ICF nur eine einzige Liste zur Verfügung, so dass der Anwender nach eigenen operationalen Regeln zwischen Aktivität und Partizipation differenzieren kann. Dennoch kann und muss klinisch zwischen Aktivität und Partizipation sehr wohl unterschieden werden.

Bezüglich der Aktivitäten wird in der ICF unterschieden zwischen »Leistung (performance)«, d. h. was eine Person in ihrer gegenwärtigen, tatsächlichen Umwelt tut, und »Leistungsfähigkeit (capacity)«, d. h. was eine Person tun könnte, wenn sie wollte oder die Situation es zuließe. Capacity, Kapaziät oder Fähigkeit umschreibt damit das bestmögliche Niveau der Funktionsfähigkeit, das eine Person erbringen kann. Für die Klinik muss darüber hinaus auch noch die Reservekapaität (Baltes und Kühl 1992) erwähnt werden. Damit ist das Fähigkeitsniveau gemeint, das eine Person erreichen könnte nach Training oder Therapie. Die Differenz zwischen aktueller Fähigkeit und Reservefähigkeit bezeichnet die Prognose einer Therapie.

Der Zusammenhang zwischen Funktionen und Fähigkeiten ist komplex. Prinzipiell können alle Funktionsstörungen alle Fähigkeiten bzw. Aktivitäten beeinträchtigen und umgekehrt, es gibt also keine Eins-zu-Eins-Beziehung. Dieses Prinzip ist in ▸ **Abb. 14.2** am Beispiel der »Durchhaltefähigkeit« dargestellt. Diese kann durch nahezu jegliche Form der Funktionsstörung bzw. Psychopathologie beeinträchtigt werden.

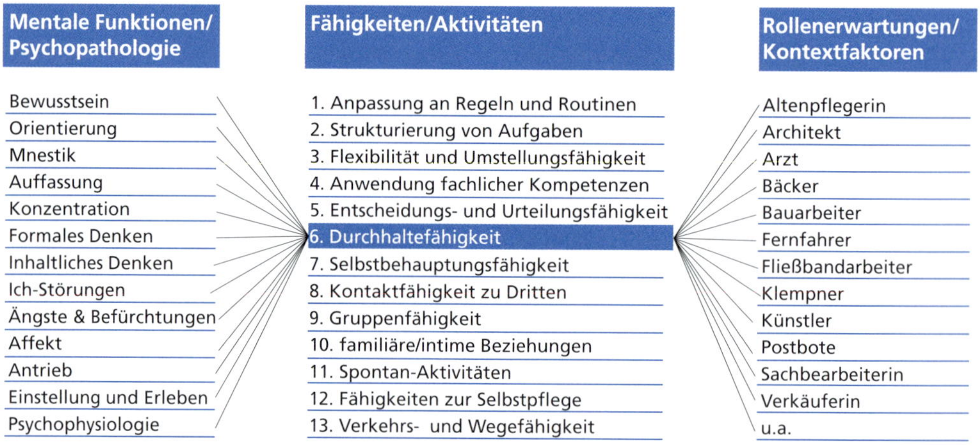

Abb. 14.2: Zusammenhang zwischen Funktionsstörungen, Fähigkeits- und Partizipationsbeeinträchtigungen

Von Bedeutung ist im nächsten Schritt nun aber die Beziehung von Fähigkeiten zur Partizipation. Wie ebenfalls aus ▸ **Abb. 14.2** zu ersehen, kann eine Fähigkeitsbeeinträchtigung zu Behinderungen in den unterschiedlichsten Berufsrollen führen. Auch hier existiert keine Eins-zu-Eins-Beziehung. Allerdings stellt sich dabei die Frage, wann eine Fähigkeitseinschränkung vorliegt oder welches Funktionsniveau denn überhaupt für einen bestimmten Beruf erforderlich ist? Wie verhält sich die soziale Kompetenz eines Maurers zu der eines Vertreters und wann wäre von einer Fähigkeitsbeeinträchtigung zu sprechen. Ein Fernfahrer benötigt eine hohe Durchhaltefähigkeit und bereits eine auch nur geringe Einschränkung kann schwerwiegende Auswirkungen haben, während das gleiche Niveau an Durchhaltefähigkeit bei einem Postverteiler in einer Behörde völlig belanglos wäre.

Hier wird ein grundsätzliches Problem der Leistungsbeurteilung erkennbar. Selbstverständlich haben ein junges Mädchen und ein Möbelpacker ein sehr unterschiedliches Leistungsniveau wenn es um die Fähigkeit »Heben (ICF 4300)« geht. Dennoch kann das Mädchen nicht als leistungsgemindert bezeichnet werden, weil es weniger heben kann als der Möbelpacker. Und ein leistungsgeminderter

Möbelpacker wird u. U. immer noch mehr heben können als das gesunde Mädchen. Aus dieser Überlegung wird ersichtlich, dass es kein objektives Leistungsniveau gibt, sondern jegliche Leistung nach der Terminologie der ICF »umwelt-adjustiert« werden muss.

14.2 Umweltadjustierung von Fähigkeiten

Die Notwendigkeit zur Umweltadjustierung ist ein Charakteristikum jeder Fähigkeitsbestimmung. Es gibt diesbezüglich einen grundsätzlichen Unterschied zwischen Funktionsstörungen bzw. Krankheitssymptomen auf der einen Seite und Fähigkeitseinschränkungen auf der anderen. Funktionsstörungen können objektiv beurteilt werden. Es gibt ein universelles Verständnis vom Niveau einer ausgeglichen Grundstimmung und Menschen, die davon nach oben oder unten abweichen, werden als beeinträchtigt angesehen. Gleiches gilt für einen »erhöhten Blutdruck, ICF b4200« oder Schmerzerleben (B280) oder die Orientierung zum Ort (b1141). Alter, Geschlecht, Beruf u. a. spielen in der Beurteilung keine wesentliche Rolle.

Ganz anders stellt sich das Problem bei Fähigkeiten dar, wie am Beispiel der »Fähigkeit zu heben« bereits dargestellt wurde. Dasselbe objektive Fähigkeitsniveau kann abhängig vom Kontext sehr unterschiedliche Konsequenzen haben und muss damit auch unterschiedlich bewertet werden. Dies ist in der Leistungsdiagnostik ein seit Langem bekanntes Prinzip. Das wohl bekannteste Beispiel für eine »adjustierte« Fähigkeitsdiagnostik ist der Intelligenztest. Ein Intelligenztest ist ein psychologisches Instrument zur Messung der kognitiven Leistungsfähigkeit (in der ICF sind Intelligenzleistungen i. S. der Teilleistungskonzepts einerseits als Funktionsstörungen aufgeführt, z. B. »ICF b117, Funktionen der Intelligenz« oder IVF b1400 Daueraufmerksamkeit, andererseits aber auch als Fähigkeiten, z. B. d160 Aufmerksamkeit fokussieren; d163 Denken; d175 Probleme lösen; d177 Entscheidungen treffen, d820 Schulbildung).

Intelligenztests verlangen eine Reihe von Leistungen, wie z. B. sich Ziffern zu merken oder Figuren wiederzuerkennen. Findet sich bei einem Probanden, dass er sich fünf Items aus einem Warenkorb merken kann, und bei einem anderem, dass er acht behält, dann ist damit noch nicht gesagt, wer von beiden einen besseren Intelligenzquotienten (IQ) hat. Sinnvoll interpretiert werden können solche Intelligenzleistungen erst, wenn sie in einen bestimmten Kontext gestellt bzw. an der Umwelt adjustiert werden. Das Prinzip der Messung besteht im Vergleich der Leistung zu einer Referenzgruppe, d. h. die objektiven Ergebnisse werden adjustiert an das Alter oder den Bildungsstand. Dieses methodische Prinzip wurde von Stern 1912 mit der Beschreibung des Intelligenzquotienten (Intelligenzalter/Lebensalter * 100) eingeführt und seit Wechsler (1939) werden die Testergebnisse für einen Intelligenztest für jede Altersstufe und im Weiteren auch Bildungsklasse gesondert normiert. Der Intelligenztest ist also ein klassisches Beispiel dafür, wie eine Fähigkeit (hier Intelligenz) am Kontext adjustiert wird, also daran, wie alt der Betreffende ist und über welche Schulbildung er verfügt. Verändert sich der Kontext, dann ändert sich auch die Bedeutung der Intelligenzleistung.

Das gleiche Prinzip gilt auch bei der Messung jeglicher anderer Leistungsfähigkeit, sei es bezüglich des Hebens oder der Fähigkeit zur sozialen Kommunikation. Das Problem ist aber, dass es außerhalb der Intelligenztests kaum Instrumente gibt, für die unterschiedliche Normen für verschiedene Populationen und Referenzgruppen vorliegen. Tests für Selbstsicherheit oder soziale Kompetenz geben nur Globalwerte. Es gibt aber keine gesonderten Normtabellen für Arbeiter oder Akademiker. Dies bedeutet, dass in der Fähigkeitsmessung dem Untersucher eine große Bedeutung als »Normgeber« zukommt. Eine Beurteilung von Fähigkeiten und Fähigkeitseinschränkungen setzt also eine gute Kenntnis der Referenzgruppe voraus.

Neben der Beurteilung des Grades der Fähigkeitseinschränkungen ist ein weiteres grundsätzliches Problem die Abgrenzung von Funktions- und Partizipationsstörungen (▸ **Abb. 14.2**). Es mag noch relativ einfach sein, zwischen der Fraktur eines Arms (Funktions- bzw. Strukturstörung), der damit einhergehenden Unfähigkeit zum Heben eines Arms (Fähigkeitseinschränkung) und die für die Arbeit als Tapezierer (Kontext) resultierende Behinderung (Partizipationsstörung) zu unterscheiden. Bei anderen Dimensionen kann dies jedoch große konzeptionelle und methodische Probleme aufwerfen. Dies gilt insbesondere bei psychischen Störungen, beispielsweise wenn zu beschreiben ist, worin die aus einer depressiven Störung (z. B. Konzentrationsstörung = Funktionsstörung) resultierenden Fähigkeits- und Partizipationsbeeinträchtigungen (z. B. Durchhaltefähigkeit = Fähigkeitseinschränkung) bestehen.

Im folgenden Abschnitt werden ausgewählte Messinstrumente zur Erfassung von Fähigkeitsbeeinträchtigungen im Kontext psychischer Erkrankungen dargestellt und dabei beschrieben wie jeweils die Probleme der Konfundierung von Funktionsstörungen und Fähigkeitseinschränkungen, der Kontextadjustierung und Schwerebeurteilung behandelt werden.

14.3 Messinstrumente zur Erfassung von Fähigkeits- und Partizipationsbeeinträchtigungen bei psychischen Erkrankungen

Es gibt sehr viele Instrumente zur Erfassung von Funktionsstörungen bei psychischen Erkrankungen, d h. zur Quantifizierung der Psychopathologie. Beispiele sind Selbst- oder Fremdratingskalen zur Depressivität (z. B. ADS, Hautzinger und Bailer 1993; BDI-II, Hautzinger et al. 2006), Angst (PAS, Bandelow 1997; STAI, Laux et al. 1981) oder demenziellen Symptomatik (SIDAM, Zaudig et al. 1996; MMST, Folstein et al. 1975; dt. Fassung: Kessler et al. 1990). Zur Erfassung von Fähigkeitsbeeinträchtigungen gibt es hingegen nur wenige und zudem eher unspezifische Verfahren.

14.3.1 Activities of Daily Living-Skalen

Bekannte und häufig verwandte Verfahren zur Messung von Fähigkeiten sind der *Barthel Index* (BI) von Mahoney und Barthel (1965) und andere *Activities of Daily Living Skalen* (ADL; Katz et al. 1963). Die ADL-Skalen erfassen die Fähigkeit zur Ausübung basaler alltäglicher Aktivitäten, wie sie für die persönliche Pflege wesentlich sind. Erfasst werden Fähigkeitsstatus und damit das Ausmaß an benötigter Hilfe bei basalen selbstbezogenen Aktivitäten wie Waschen, Anziehen, Toilettenbenutzung, Wechsel vom Bett in den Rollstuhl und umgekehrt, Stuhl- und Harnkontrolle und Nahrungsaufnahme (z. B. Essen: unabhängig mit Geschirr und Besteck (10 Punkte); benötigt Hilfe z. B. beim Schneiden (5 Punkte); total hilfsbedürftig (0 Punkte). Es können maximal 100 Punkte erreicht werden. Im Barthel-Index fehlen Items zur Kognition und zu basalen kommunikativen und sozialen Kompetenzen, die ebenfalls für die Hilfsbedürftigkeit oder selbständige Lebensführung von Bedeutung sind. Von daher wurde von Prosiegel et al. (1996) der *Erweiterte Barthel Index* (EBI) publiziert mit ergänzenden Items wie soziale Interaktion, Verstehen, Problemlösen, Orientierung.

Die ADL-Skalen erfassen ausschließlich Fähigkeitsbeeinträchtigungen, die unabhängig von der vorliegenden Störung sind, sei es eine Demenz oder eine Multiple Sklerose. Die Anwendung einer ADL-Skala erfordert daher auch kein spezielles medizinisches Wissen. Eine Umweltadjustierung findet nicht statt, da kulturfreie und universelle Fähigkeiten erfasst werden, die jedem Menschen in gleicher Form zur Verfügung stehen sollten.

14.3.2 Instrumental Activities of Daily Living-Skalen

Eine Erweiterung der ADL-Skalen um Items zu »Instrumental Activities of Daily Living« (IADL) fand durch Spector et al. (1987) statt. Erfasst werden acht zentrale, instrumentelle Aktivitäten des täglichen Lebens: Benutzung des Telefons, Einkaufen, Kochen, Haushalt, Wäsche, Verkehrsmittel, Medikamente und Geldgeschäfte (Lawton und Brody 1968). Für die selbständige Ausführung wird jeweils ein Punkt vergeben (z. B. selbständig einkaufen; führt selbständig kleine Hausarbeiten aus oder wäscht kleine Sachen). Wenn die Aktivitäten nicht mehr oder nur mit intensiver Unterstützung Dritter ausgeübt werden können, gibt es 0 Punkte (z. B. benutzt das Telefon gar nicht mehr, benötigt beim Einkaufen Begleitung oder kann nicht mehr mit Geld umgehen).

Auch die IADL-Skalen erfassen grundlegende Komponenten des sozialen Funktionierens und damit Fähigkeitsbeeinträchtigungen unabhängig von Funktionsstörungen. Allerdings konfundieren sie zu einem Teil Fähigkeits- und Partizipationsbeeinträchtigungen. Während »Nicht-telefonieren-Können« ausschließlich als Fähigkeit verstanden werden kann, ist »Nicht-einkaufen-Können« zugleich auch eine Beeinträchtigung der Partizipation.

Bezüglich der Umweltadjustierung geben die Meßvorschriften vor, dass die Beurteilung unabhängig von der Umwelt ausgeführt werden sollte. Dies ist allerdings nur innerhalb eines bestimmten Kulturkreises möglich, da z. B. die Abwicklung von Geldgeschäften voraussetzt, dass jemand in derartigen Aktivitäten geschult ist. Dies kann für Deutschland weitgehend für jedermann vorausgesetzt werden.

14.3.3 Global Assessment Scale und Global Assessment of Functioning Scale

Mit dem Ziel, die Gesamtheit psychischer Beeinträchtigungen eines Menschen abzubilden, veröffentlichten Endicott et al. (1976) die *Global Assessment Scale* (GAS). Die Skala fand 1980 als separate Achse-V Eingang in das DSM-III. Die Einschätzung des allgemeinen psychischen Funktionsniveaus erfolgt auf einem 100-Punkte-Kontinuum, das in zehn Einschränkungsklassen aufgeteilt ist. Durch die Vergabe eines Zahlenwertes ist die allgemeine psychische Angepasstheit des Patienten einzuschätzen.

Eine modifizierte Version der GAS wurde im DSM-III-R bzw. DSM-IV publiziert als *Global Assessment of Functioning Scale* (GAF, Sass et al. 1998). Auf der GAF-Skala soll nur die psychische, soziale und berufliche Leistungsfähigkeit des Patienten auf einer

Skala von 0–100 eingeschätzt werden. Funktionsbeeinträchtigungen aufgrund von körperlichen oder umgebungsbedingten Einschränkungen sollen nicht einbezogen werden. Ein Skalenwert von 50 wird als Grenzwert angesehen, der auf die Notwendigkeit weiterer professioneller Unterstützung hinweist (Möller 1994), wobei einige Autoren auch bei höheren Funktionswerten eine Behandlung für notwendig erachten (Köpcke 1994). Die Skala wird zur Fremdbeurteilung im Erwachsenenbereich sowohl in der klinischen (v. a. psychiatrischen) Praxis wie in der empirischen Forschung zur Diagnostik, Therapieplanung, Verlaufskontrolle, Prognosestellung und zur Validierung neuer Messinstrumente eingesetzt.

In der GAF werden Funktionsstörungen, Fähigkeits-, Kontext- und Partizipationsbeeinträchtigungen vermischt. So werden in den Ankerdefinitionen eindeutige Funktionsstörungen wie Affektverflachung, weitschweifige Sprache oder gelegentliche Panikattacken als Ratingkriterium genannt, aber auch eindeutig Kontextbedingungen wie wenige Freunde oder Bezugspersonen und schließlich auch eindeutige Partizipationsbeeinträchtigungen wie Konflikte mit Arbeitskollegen. Letztlich können Fähigkeiten und Fähigkeitseinschränkungen nur implizit erschlossen werden.

14.3.4 Skala zur Erfassung des Sozialen und Beruflichen Funktionsniveaus und Personal and Social Performance Scale

Wegen der in der GAF unzureichenden Trennung zwischen Funktionsstörungen bzw. Psychopathologie einerseits und Fähigkeits- und Partizipationsbeeinträchtigungen andererseits wurde die *Skala zur Erfassung des Sozialen und Beruflichen Funktionsniveaus* (SOFAS; Saß et al. 1996) und als überarbeitete Version der SOFAS die *Personal and Social Performance Scale* (PSP; Morosini et al. 2000; bzw. PSL, *Persönliche und Soziale Leistungs(fähigkeits)-Skala*, Schaub und Juckel 2011) entwickelt, die nur noch das soziale und berufliche Funktionsniveau einer Person erfassen sollen. Die PSP wurde zudem speziell entwickelt, um eine Veränderung im Krankheitsverlauf durch eine spezifische Intervention zu untersuchen. Im Unterschied zur SOFAS erfasst die PSL das persönliche und soziale Funktionsniveau getrennt in vier Bereichen:

(a) sozial nützliche Aktivitäten, Arbeit und Studium eingeschlossen,
(b) private und soziale Beziehungen,
(c) Selbstpflege und
(d) störendes und aggressives Verhalten.

Für jeden Bereich wird das Vorhandensein von Schwierigkeiten beurteilt (abwesend, leicht, offensichtlich, ausgeprägt, schwerwiegend oder äußerst schwerwiegend). Die Skalenwerte der einzelnen Kategorien bilden dann einen Gesamtscore auf einer 100-Punkte-Skala, die in zehn Kategorien unterteilt ist (z. B. 60–51: »Ausgeprägte Schwierigkeiten in einem der Bereiche a–c, oder offensichtliche Schwierigkeiten in d« oder 80–71: »Leichte Schwierigkeiten in einem oder mehreren Bereichen a–c«). Mit dem Gesamtscore lassen sich nur allgemeine Aussagen hinsichtlich Status oder Veränderungen von Behinderungen machen. In der klinischen Anwendung kann allerdings der Vergleich zwischen den einzelnen Funktionsbereichen durchaus von Interesse sein.

Die Ratings auf diesen Skalen erfolgen unabhängig von Funktionsstörungen. Obwohl diese Skalen im Titel die Begriffe »Performance« bzw. »Leistungsfähigkeit« tragen messen sie weder Performance noch Capacity i. S. der ICF sondern Rollenperformanz (role performance), d. h. Partizipationsbeeinträchtigungen. Sie ermöglichen also keine Messung von Fähigkeitsniveaus. Eine Umweltadjustierung ist nicht explizit geregelt.

In den Ratinganweisungen wird ein Urteil von Bezugspersonen verlangt über das Ausmaß der Behinderung in den einzelnen Lebensbereichen. Implizit erfolgt damit eine Kontextadjustierung an den Erwartungen des sozialen Umfelds.

14.3.5 Groningen Social Disability Schedule

Mit der detaillierten Erfassung sozialer Beeinträchtigungen hat sich die WHO seit 1977 in einer Mehrländerstudie befasst. Als Ergebnis wurde 1987 das *Disability Assessment Schedule* (DAS) verabschiedet. Durch Weiterentwicklungen entstand das *Groningen Social Disability Schedule* (GSDS, WHO 1987; GSDS-II, Wiersma et al. 1988, 1990), ein halbstandardisiertes Interview zur Messung sozialer Fähigkeitsstörungen mit Bezug auf die ICIDH. Das GSDS basiert auf der Theorie sozialer Rollen und auf der Existenz einer Hierarchie sozialer Beeinträchtigungen. Acht soziale Rollen werden zugrunde gelegt, die jeweils in zwei oder mehrere Dimensionen unterteilt werden können (Rolle der Selbstpflege, Teilnahme an Haushaltsaktivitäten, Beziehung zur Herkunftsfamilie, Partnerschaft, Elternrolle, Rolle als Bürger, soziale Rolle und Rolle der Beschäftigung). Das Interview setzt ein intensives Training der Rater voraus und ist zeitaufwändig, weshalb es für die klinische Praxis ungeeignet ist. De Jong et al. (1985) konnten zeigen, dass sich soziale Behinderungen zuerst im gesellschaftlichen Rahmen bemerkbar machen und erst bei Verstärkung in das Privatleben eingreifen.

Das GSDS misst Partizipationsstörungen. Eine Differenzierung und Beurteilung von Fähigkeitsbeeinträchtigungen ist nicht möglich. Das GSDS hat sehr explizit das Prinzip der Umweltadjustierung eingeführt, wie es dann im Weiteren wesentlich unter dem Einfluss dieser Arbeitsgruppe auch in die ICF übernommen wurde. Soziale Beeinträchtigung wird definiert als ein Abweichen der Verhaltensmuster eines Individuums von den sozialen Erwartungen seiner normgebenden Bezugsgruppe. Da sich soziale Beeinträchtigungen überall dort auswirken, wo Kranke Mitglied eines Sozialsystems sind, müssen Bezugssysteme sehr unterschiedlicher Art berücksichtigt werden, zum Beispiel Partnerbeziehungen, Familien, Arbeitsgruppen, Bildungseinrichtungen oder die Gesellschaft allgemein. Der Rater ist im GSDS also gehalten, sich nach klinischem Urteil ein Bild über das für den Patienten geltende soziale Referenzsystem zu machen und dann die Abweichungen von den Erwartungen zu beurteilen.

14.3.6 Index zur Messung von Einschränkungen der Teilhabe

Ein Beispiel für ein Selbstratinginstrument zur Messung von ausschließlich Partizipationsbeeinträchtigungen ist der *Index zur Messung von Einschränkungen der Teilhabe* (Deck et al. 2007). Der IMET ist ein explizit ICF-basierter kurzer Selbsteinschätzungsbogen zur Erfassung von Beeinträchtigungen in verschiedenen Lebensbereichen. Nach der vorangestellten Eingangsaussage »Durch meinen derzeitigen Gesundheitszustand bin ich beeinträchtigt in …« werden Alltagsbereiche vorgegeben, zu denen jeweils eine Einschätzung über den Beeinträchtigungsgrad abgegeben werden soll. Die Patienten sollten zu jeder Frage den Grad der Beeinträchtigung angeben auf einer Skala von 0 (keine Beeinträchtigung) bis 10 (vollständige Beeinträchtigung, keine Aktivität mehr möglich). Es werden die folgenden Bereiche erfasst:

1. Übliche Aktivitäten des täglichen Lebens (z. B. Waschen, Ankleiden, Essen, sich im Haus bewegen.)
2. Familiäre und häusliche Verpflichtungen (Tätigkeiten, die das Zuhause oder die

Familie betreffen; umfasst Hausarbeit und andere Arbeiten rund um das Haus bzw. die Wohnung, auch Gartenarbeit)
3. Erledigungen außerhalb des Hauses (z. B. Einkäufe, Amtsgänge, Bankgeschäfte auch unter Benutzung üblicher Verkehrsmittel)
4. Tägliche Aufgaben und Verpflichtungen (alltägliche Aufgaben und Verpflichtungen wie z. B. Arbeit, Schule, Hausarbeit)
5. Erholung und Freizeit (Hobbys, Freizeitaktivitäten und Sport, Urlaub)
6. Soziale Aktivitäten (Zusammensein mit Freunden und Bekannten, wie z. B. Essen gehen, besondere Anlässe, Theater- oder Kinobesuche etc.)
7. Enge persönliche Beziehungen (Eingehen und Aufrechterhalten enger Freundschaften, Partnerschaften, Ehe)
8. Sexualleben (dieser Bereich bezieht sich auf die Häufigkeit und die Qualität des Sexuallebens)
9. Bewältigung von außergewöhnlichen Belastungen (z. B. Bewältigung von familiären Auseinandersetzungen und anderen Konflikten sowie außergewöhnlichen Belastungen im Beruf und am Arbeitsplatz)

In einer modifizierten Version wurde der Bereich »Bewältigung von Arbeit und beruflichen Verpflichtungen (z. B. psychische und körperliche Leistungsfähigkeit am Arbeitsplatz, Erfüllung beruflicher Anforderungen und Tätigkeiten)« ergänzt (Muschalla et al 2009).

Das Rating der Partizipation zielt auf die Erfassung des Partizipationsniveaus unabhängig von vom Funktions- oder Fähigkeitsniveau. Es ergibt sich ein Behinderungsprofil wie auch ein Behinderungsgesamtscore. Die Umweltadjustierung erfolgt über das Eigenerleben des Patienten. Dadurch ergibt sich aber eine nicht kontrollierbare Konfundierung mit Funktionsstörungen. Ein depressives Insuffizienzerleben wird unabhängig vom tatsächlichen Fähigkeitsniveau oder den Kontextanforderungen immer dazu führen, dass die Betroffenen sich als leistungsunfähig einstufen und meinen, ihren Pflichten nicht nachzukommen. Das bedeutet, dass Selbstbeurteilungen nur bedingt geeignet sind, um darauf sozialmedizinische Beurteilungen zu gründen.

14.3.7 ICF-AT-50-Psych

Ein weiterer auf die ICF Bezug nehmender Selbstbeurteilungs-Fragebogen ist der *ICF-AT-50-Psych* (»Aktivitäten und Teilhabe«, Nosper et al. 2008). Der ICF-AT-50-Psych besteht aus 50 Items, die 6 Subskalen zugeordnet werden können (1) Verbale Kompetenz, (2) Anforderungen erfüllen, (3) Soziale Beziehungen und Aktivitäten, (4) Nähe in Beziehungen, (5) Soziale Rücksichtnahme, (6) Fitness und Wohlbefinden. Auf einer 5-stufigen Ratingskala (0= kein Problem – 4=volles Problem) soll der Proband beurteilen, ob es »ein Problem für ihn wäre, zurzeit eine bestimmte Tätigkeit auszuüben, wenn er die Gelegenheit dazu hätte« (z. B. Ich kann mich … sportlich betätigen, … mit Worten ausdrücken, … gesund ernähren, … Beziehungen zu Bekannten pflegen etc.). Für jede Subskala werden Kennwerte berechnet, die zu einem Index beeinträchtigter Aktivitäten zusammengefasst werden. Items, die mit 3 oder 4 (erhebliches bzw. volles Problem) geratet werden, gelten als relevant beeinträchtigte Aktivitäten, deren Summe den »Gesamtwert relevant beeinträchtigter Aktivitäten« ergibt.

Der ICF-AT-50-psych erfasst ausschließlich Fähigkeiten. Allerdings gelten hier die bereits getroffenen allgemeinen Einschränkungen für Selbstbeurteilungen. Wenn Betroffene beispielsweise gefragt werden, ob sie in der Lage sind, »mit fremden Menschen umzugehen«, dann werden Angstpatienten selbstverständlich das Ausmaß ihrer Angst vor anderen Menschen zur Beurteilungsgrundlage nehmen oder wenn Arbeitslose gefragt werden ob sie »ihren Lebensunterhalt sicherstellen können« werden sie ein Urteil über den aktuellen Erwerbskontext abgeben. Des Weiteren gilt, dass als Norm das subjektive Erleben zählt. Wenn jemand gefragt wird, ob er »eine bezahlte Beschäftigung bewältigen kann«, dann wird jemand der meint eine Rente zu benötigen, dies entsprechend beantworten. Der ICF-AT-50-psych kann als Instrument zur Erfassung der subjektiven Sicht von Patienten dienen und damit eine Bereicherung für sozialmedizinische Urteile sein. Als Begründung für sozialmedizinische Begutachtungen reicht der ICF-AT-50-psych nicht aus.

14.3.8 Mini-ICF-Rating für Aktivitäts- und Partizipationsbeeinträchtigungen bei Psychischen Erkrankungen (Mini-ICFAPP)

Mit dem expliziten Ziel einer Standardisierung und Objektivierung der Erfassung von Fähigkeitsbeeinträchtigungen im Kontext psychischer Erkrankungen und als Grundlage für sozialmedizinische Gutachten unter Bezug auf die ICF wurde das *Mini-ICF-Rating für Aktivitäts- und Partizipationsstörungen bei Psychischen Erkrankungen* (Mini-ICF-APP, Linden et al. 2010) entwickelt. Beurteilt werden ausgewählte Fähigkeitsgruppen, die bei psychischen Störungen beeinträchtigt sein können. Dies sind im Einzelnen:

1. Die Fähigkeit zur Anpassung an Regeln und Routinen,
2. Die Fähigkeit zur Planung und Strukturierung von Aufgaben
3. Flexibilität und Umstellungsfähigkeit
4. Die Fähigkeit zur Anwendung fachlicher Kompetenzen
5. Entscheidungs- und Urteilsfähigkeit
6. Durchhaltefähigkeit
7. Selbstbehauptungsfähigkeit
8. Kontaktfähigkeit zu Dritten
9. Gruppenfähigkeit
10. Fähigkeit zu familiären/intimen Beziehungen,
11. Fähigkeit zu Spontan-Aktivitäten
12. Fähigkeit zur Selbstpflege
13. Verkehrsfähigkeit.

Diese Fähigkeitsdimensionen bündeln jeweils viele Detailkategorien aus der ICF in klinisch sinnvolle und handhabbare Einheiten. So umfasst die Dimension »Kontaktfähigkeit zu Dritten« die ICF-Kategorien: eine Unterhaltung beginnen, eine Unterhaltung aufrechterhalten, eine Diskussion führen, Kommunizieren als Empfänger u. v. a. Aktivitäten, die üblicherweise keinen Bezug zu psychischen Erkrankungen haben (z. B. Sitzen oder heben können), werden nicht aufgeführt, obwohl diese in Sonderfällen, wie beispielsweise einer Katatonie oder Schmerzstörung, durchaus auch einmal betroffen sein können. Beurteilt werden die 13 Fähigkeitsbereiche in Anlehnung an die Vorgaben der ICF auf einer 5-stufigen Ratingskala von (0) »keine Beeinträchtigung« bis (4) »vollständige Beeinträchtigung«

Das Mini-ICF-APP erfasst explizit keine Funktionsstörungen (Psychopathologie) oder Kontextfaktoren (Personen- und Umweltfaktoren). Es erfasst Fähigkeitsbeeinträchtigungen und beurteilt diese kontextadjustiert an ihrer Partizipationsrelevanz in Bezug auf eine Standardumwelt (»standard environment« nach ICF). Insofern bildet es keine aktuellen Partizipationsbeeinträchtigungen ab, sondern ausschließlich das Fähigkeitsniveau. Es gibt einen Bezug zu Funktionsstörungen insofern, als nur Fähigkeitsbeeinträchtigungen berücksichtigt werden, die auf Grund einer Funktionsstörung zustande kommen, ohne dass aber die Art oder das Ausmaß der Funktionsstörung relevant wäre oder im Urteil berücksichtigt würde. Nach der Unterscheidung der ICF wird nicht beurteilt ob diese Aktivitäten ausgeführt werden (performance), sondern ob sie ausgeführt werden könnten (capacity, Fähigkeit), wenn

Teil 4

der Proband wollte oder die Situation dies erlaubt oder erfordert.

Auf dem Hintergrund dieser Überlegungen baut das Rating auf einem mehrstufigen Urteilsprozess auf:

1. *Welcher Lebensbereich ist als Standard- bzw. Referenzbereich heranzuziehen?* Dazu gibt es mehrere Möglichkeiten. Wenn es um Arbeitsfähigkeit geht, dann wäre dies der konkrete Arbeitsplatz. Wenn es um Erwerbsfähigkeit geht, dann wäre dies der allgemeine Arbeitsmarkt. Als Modell hierfür könnte ein Hotelbetrieb gelten, mit unterschiedlichsten Aufgabentypen, vom Gartenarbeiter über Reinigungskräfte oder Servicepersonal bis hin zu Buchhaltern, dem Küchenchef oder Hotelmanager. Geht es nur um die Beurteilung der Teilhabe am sozialen Leben, dann könnte ein Restaurantbesuch als Kontextreferenz dienen.
2. *Welche Aktivitäten werden benötigt?* Nach Auswahl des Kontextes ist speziell beim Bezug auf den konkreten Arbeitsplatz zu prüfen, welche Aktivitätsanforderungen konkret gestellt werden. So ist die Berufsbezeichnung »Krankenschwester« nicht hinreichend, da die Eine in ihrer Tätigkeit beispielsweise viel sozial kommunizieren muss und die Andere nicht.
3. *Gibt es Fähigkeitseinschränkungen?* Es ist dann zu beschreiben, ob die erforderlichen Fähigkeiten in dem Ausmaß vorliegen, wie sie von einem Standardmitarbeiter mit derselben Aufgabenbeschreibung erwartet werden können oder müssen. Dazu wird geprüft, ob vom Probanden die zu erbringenden Aktivitäten potenziell ausführbar sind oder ob es auf Grund von Aktivitätsbehinderungen zu Leistungsminderungen, d. h. Beeinträchtigungen der Partizipation käme. Es geht also nicht darum, ob faktisch Leistungs- oder Partizipationsprobleme aufgetreten sind, sondern darum, ob die vorliegenden Fähigkeiten hinreichend sind, um eine Standardsituation zu meistern. Liegen keine Aktivitäts- und Leistungsbeeinträchtigungen vor, d. h. können alle Aktivitätsanforderungen erfüllt werden, dann ist die Fähigkeit »hinreichend« mit dem Rating-Wert »0«. Kommt es zu Leistungsminderungen, deren Ausmaß aber so ist, dass daraus keine Konsequenzen erwachsen, dann ist das Fähigkeitsniveau als »noch hinreichend« anzusehen und es erfolgt das Rating »1«. Ist die Leistungsminderung auf Grund der Unfähigkeit des Probanden so groß, dass es zu Negativreaktionen kommt, dann ist die Fähigkeit als »unzureichend« einzustufen mit dem Ratingwert »2«. Benötigt der Proband Unterstützung durch Dritte, dann ist die Fähigkeit »schwer beeinträchtigt« mit dem Ratingwert »3«. Muss der Proband von geforderten Aktivitäten entpflichtet werden, dann ist seine Fähigkeit »aufgehoben« mit dem Ratingwert »4«.
4. *Funktionsbezug:* Wenn eine Fähigkeitsminderung vorliegt (Mini-ICF-APP Wert > 0), dann ist noch zu prüfen, ob diese durch eine Funktionsstörung bedingt ist. Ein Mitarbeiter, der nicht in der Lage ist eine bestimmte Aufgabe auszuführen, weil er nicht hinreichend qualifiziert ist, würde keine Fähigkeitsbeeinträchtigung nach ICF attestiert bekommen.

Das Mini-ICF-APP ermöglicht die Angabe eines Globalwerts über alle Fähigkeitsdimensionen hinweg. Ebenso interessant sind jedoch auch die Ergebnisse für einzelne Dimensionen. Für die sozialmedizinische Beurteilung wie auch für die Therapie kann ein Einzelwert interessanter sein als der Globalwert. Ein Proband der unfähig ist, sich von einem Ort zum anderen zu bewegen, z. B. wegen einer Agoraphobie, würde auf der Dimension Verkehrsfähigkeit den höchsten Wert »4« haben, könnte aber in allen anderen Dimensionen mit »0« beurteilt werden. Trotz eines niedrigen Gesamtscores wäre dennoch eine Arbeits- oder Erwerbsunfähigkeit zu attestieren. Beurteilt werden können

Patienten mit psychischen Störungen aller Art. Es lassen sich der aktuelle Status eines Patienten wie auch Veränderungen unter Therapie abbilden. Das Rating ist unter Routinebedungen ökonomisch anwendbar (Linden und Baron 2005, Linden et al. 2010).

14.3.9 Instrumente zur Diagnostik einzelner Fähigkeitsdimensionen

Die bisher beschriebenen Instrumente und Messverfahren bilden jeweils eine Globalleistungsfähigkeit oder ein Spektrum an einschlägigen Fähigkeitsdimensionen ab. Daneben gibt es aber auch diverse fähigkeitsspezifische Fragebögen und Beurteilungsverfahren. Genannt wurden bereits die Intelligenztests. Andere Beispiele sind Skalen zur Erfassung der Selbstbehauptungsfähigkeit oder sozialen Kompetenz (z. B. Rathus Assertiveness Schedule, RAS, Nevid und Rathus 1978; Inventar sozialer Kompetenzen, ISK, Kanning 2009) oder von Coping-Fähigkeiten (Dyadisches Coping Inventar, DCI, Bodenmann 2007), oder von Fähigkeiten zur Stressbewältigung (SVF, Erdmann und Janke 2008, FERUS, Jack 2007).

Solche Fragebögen erbringen für die jeweiligen Dimensionen jeweils einen Globalwert oder auch Werte für mehrere Subdimensionen. In der Regel werden Normwerte mitgeliefert, die sagen, ab wann eine Auffälligkeit vorliegt. Es ist Aufgabe des Anwenders zu prüfen, ob diese Normierung, d. h. Umweltadjustierung, auf den konkreten Fall anwendbar ist. Meist gibt es keine gesonderten Normen für alte und junge Menschen, Männer und Frauen oder Arbeiter und Akademiker, obwohl unmittelbar einsichtig ist, das Werte auf einer Skala zur sozialen Kompetenz je nach Gruppe sehr unterschiedlich zu interpretieren sind.

14.4 Schlussfolgerungen für die Klinische Diagnostik und Therapie von psychisch Kranken

In der Diagnostik, Behandlung und Begutachtung von Krankheiten müssen stets auch deren Auswirkungen auf Aktivitäten und Partizipation Berücksichtigung finden. Dazu ist es unerlässlich, Fähigkeitsbeeinträchtigungen zu erfassen, um verstehen zu können, wie eine Erkrankung zu Lebensbeeinträchtigungen führt, woraus wiederum unmittelbar therapeutische Konsequenzen abgeleitet werden können (Linden 2009).

In ▸ **Abb. 14.3** wird die Bedeutung der Fähigkeitsdiagnostik für die klinische Praxis schematisch dargestellt. Patienten klagen über Beschwerden und Ärzte erheben Symptome und Verläufe und stellen eine Diagnose in Anlehnung an geltende diagnostische Algorithmen. Die Diagnose begründet zunächst einmal nur eine Behandlungserlaubnis. So wäre die Behandlung eines Schwächezustandes ohne Diagnose Doping. Die Diagnose ermöglicht aber keine Behandlungssteuerung. Hierzu bedarf es einer Präzisierung des konkreten Krankheitszustandes. Ein Mensch mit der Diagnose einer bipolaren Depression kann aktuell manisch sein, depressiv, hyper- oder dysthym oder völlig beschwerdefrei. Die Therapiewahl hängt dementsprechend von den aktuell vorliegenden Funktionsstörungen (= aktueller Befund) ab. Wenn es bei chronischen Erkrankungen nicht zu einer Remission kommt, ist eine funktionsorientierte Therapie nicht mehr hinreichend. Trotz Therapie-Nonresponse bezüglich der Funktionsstörungen öffnet die Ebene der Fähigkeitsbeeinträchtigungen dann noch weitere Behandlungsoptionen. Ein Training der sozialen Kompetenz oder kognitiven Fähigkeiten bei schizophrenen Patienten (Vauth et al 2000) ermöglicht durchaus zusätzliche relevante positive Entwicklungen des Patienten, trotz fortbestehender schizophrener Kernsymptomatik. Selbst wenn die Fähigkeitsbeeinträchtigungen unveränderbar sind, ermöglicht eine Präzisierung der Fähigkeitseinschränkungen kompensatorische Maßnahmen und Kontextanpassungen. Es kann beispielsweise für den Kranken ein leidensgerechter Arbeitsplatz oder leidensgerechte Lebensumwelt hergestellt werden, in der die vorliegenden Fähigkeitsbeeinträchtigungen nicht zum tragen kommen. Je genauer die Art der Fähigkeitseinschränkung bekannt ist, desto gezielter und erfolgreicher kann vorgegangen werden.

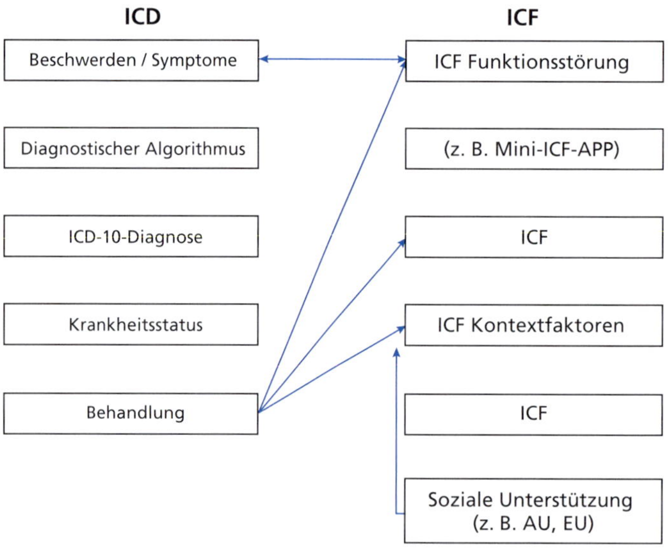

Abb. 14.3: Diagnostische und therapeutische Komplementarität von ICD und ICF

Bei sozialmedizinischen Gutachten ermöglicht eine Differenzierung von Funktion, Fähigkeit und Kontext auch eine Befundobjektivierung und damit höhere Reliabilität entsprechender Urteile. Die genaue Art der krankheitsbedingten Fähigkeitsbeeinträchtigung entscheidet im Zusammenhang mit dem Kontext, z. B. Rollenanforderungen einer Person bei der Arbeit (z. B. überwiegend Routinetätigkeiten oder täglich wechselnde Aufgabenbereiche) über das Ausmaß der Krankheitsfolgen, d. h. der Partizipationsbeeinträchtigung (z. B. Nichterfüllung von Leistungsanforderungen an einem speziellen Arbeitsplatz mit wechselnden Tätigkeiten), und damit u. a. auch wesentlich über die Krankheitswertigkeit und die sozialmedizinische Bedeutung des aktuellen Gesundheitszustandes. Durch die Beschreibung der gegebenen oder geminderten Fähigkeiten und geforderten Aktivitäten kann entschieden werden, welche Tätigkeiten der Betroffene gegebenenfalls trotz fortbestehender Gesundheitsstörungen verrichten kann. Das Vorgehen ist analog zur schrittweisen Urteilsbildung, wie sie bereits beim Mini-ICF-APP beschrieben wurde.

Literatur

AMDP: Arbeitsgemeinschaft für Methodik und Dokumentation in der Psychiatry (2006). Das AMDP-System. Manual zur Dokumentation Psychiatrischer Befunde. Göttingen: Hogrefe.

Bandelow B (1997) PAS – Panik- und Agoraphobie-Skala. Göttingen: Hogrefe.

Baltes MM, Kühl P (1992) Testing for Limits of Cognitive Reserve Capacity: A Promising Strategy for Early Diagnosis of Dementia? J Gerontol. 47:165–P167.

Baron S, Linden M (2008) The role of the »International Classification of Functioning, Disability and Health, ICF« in the description and classification of mental health. European Archives of Psychiatry and Clinical Neuroscience 258 (Suppl 5):81–85.

Bodenmann G (2007) Dyadisches Coping Inventar. Bern: Huber.

Bundesausschuss der Ärzte und Krankenkassen: Richtlinie des Bundesausschusses der Ärzte und Krankenkassen über die Beurteilung der Arbeitsunfähigkeit und die Maßnahmen zur stufenweisen Wiedereingliederung (Arbeitsunfähigkeits-Richtlinien) nach § 92 Abs. 1 Satz 2 Nr. 7 SGB V. Bundesanzeiger Nr. 61 vom 27.3.2004.

Deck R, Mittag O, Hüppe A (2007) Index zur Messung von Einschränkungen der Teilhabe (IMET) – Erste Ergebnisse eines ICF-orientierten Assessmentinstruments. Praxis Klinische Verhaltensmedizin und Rehabilitation 76:113–120.

DeJong A, Giel R, Sloof C et al. (1985) Social disability and outcome in schizophrenic patients. British Journal of Psychiatry 147:621–636.

Endicott J, Spitzer RL, Fleiss JL et al. (1976) The Sickness Rating Scale: A Procedure for Measuring Overall Severity of Psychiatric Disturbance. Archives of General Psychiatry 33:766–771.

Erdmann G, Janke W (2008) Stressverarbeitungsfragebogen. Stress, Stressverarbeitung und ihre Erfassung durch ein mehrdimensionales Testsystem. Göttingen: Hogrefe.

Folstein MF, Folstein SE, McHugh PR (1975) »Mini-Mental State«: a practical method for grading the cognitive state of patients for the clinician. Journal of Psychiatric Research 12:189–198.

Hautzinger M, Bailer M (1993) ADS – Allgemeine Depressions-Skala. Göttingen: Hogrefe.

Hautzinger M, Kühner C, Keller F (2006) BDI-II – Beck-Depressions-Inventar. Frankfurt/M.: Pearson Assessment & Information GmbH.

Jack M (2007) Fragebogen zur Erfassung von Ressourcen und Selbstmanagementfähigkeiten – FERUS. Göttingen: Hogrefe.

Kanning UP (2009) Inventar sozialer Kompetenzen. Göttingen: Hogrefe.

Katz S, Moskowitz RW, Jackson BA (1963) Studies of illness in the aged. The Index of ADL: a standardized measure of biological and psychosocial function. Journal of American Medical Association 185:914–919.

Kessler J, Markowitsch HJ, Denzler PE (1990) MMST:Mini-Mental-Status Test. Weinheim: Beltz Test GmbH.

Köpcke W (1994) Design, methological and statistical issues in prediction research of neuroleptic response. In: Gaebel W, Ambrosini P (Hrsg.) Prediction of neuroleptic treatment outcome in schizophrenia. Wien: Springer. S. 155–164.

Laux L, Glanzmann P, Schaffner P et al. (1981) STAI – Das State-Trait-Angstinventar. Göttingen: Hogrefe.

Lawton MP, Brod, EM (1969) Assessment of older people: Self-maintaining and instrumental activities of daily living. The Gerontologist 9(3):179–186.

Linden M (2007) Der Beitrag von Sozialmedizin und ICF zu einer integrativen psychiatrischen Diagnostik. Psychiatrie 4:201–208.

Linden M (2009) Rehabilitationspsychotherapie. Definition, Aufgaben und Organisationsformen nach ICF und SGB IX. Praxis Klinische Verhaltensmedizin und Rehabilitation 84:137–142.

Linden M, Baron S (2005) Das »Mini-ICF-Rating für Psychische Störungen (Mini-ICF-P)«. Ein Kurzinstrument zur Beurteilung von Fähigkeitsstörungen bei psychischen Erkrankungen. Rehabilitation 44(3):144–151.

Linden M, Baron S, Muschalla B (2010) Relationship between Work-Related Attitudes, Performance and Capacities according to the ICF in Patients with Mental Disorders. Psychopathology 42:262–267.

Mahoney FJ, Barthel DW (1965) Functional evaluation: The Barthel Index. Maryland State Medical Journal 14:61–65.

Möller HJ (1994) General aspects of predictor research in schizophrenia and depression. In: Gaebel W, Awad AG (Hrsg.) Prediction of neuroleptic treatment outcome in schizophrenia. Wien: Springer. S. 27–36.

Morisini PL, Magliano L, Brambilla L et al. (2000) Development, reliability and acceptability of a new version of the DSM-IV Social and Occu-

Teil 4

pational Functioning Assessment Scale (SOFAS) to assess routine social functioning. Acta Psychiatrivca Scandinavica 1001:323–329.
Muschalla B, Vilain M, Lawall C et al. (2009) Berufliche und soziale Partizipationsstörungen bei Patienten in der vertragsärztlichen Versorgung. Die Rehabilitation 48:84–90.
Nevid JS, Rathus SA (1978) Multivariate and normative data pertaining to the RAS with the college population. Behavior Therapy 9:675.
Nosper M (2008) ICF AT 50-Psych. Entwicklung eines ICF-konformen Fragebogens für die Selbstbeurteilung von Aktivitäten und Teilhabe bei psychischen Störungen. DRV-Schriften 77:125–128.
Prosiegel M, Böttger S, Schenk T et al. (1996) Der Erweiterte Barthel-Index (EBI) – eine neue Skala zur Erfassung von Fähigkeitsstörungen bei neurologischen Patienten. Neurologische Rehabilitation 1:7–13.
Sass H, Wittchen HU, Zaudig M (1996) Skala zur Erfassung des sozialen und beruflichen Funktionsniveaus (SOFAS): Diagnostisches und Statistisches Manual psychischer Störungen. DSM-IV. Übersetzt nach der vierten Auflage des Diagnostic and Statistical Manual of Mental Disorders. American Psychiatric Association. Göttingen: Hogrefe.
Sass H, Wittchen HU, Zaudig M et al. (1998) Diagnostische Kriterien des DSM-IV. Göttingen: Hogrefe Verlag für Psychologie.
Schaub D, Juckel G (2011) PSP-Skala – Deutsche Version der Personal and Social Performance Scale: Validiertes Messinstrument zur Erfassung des psychosozialen Funktionsniveaus in der Schizophrenietherapie. Der Nervenarzt 82: 1178–1184.
Spector WD, Katz S, Murphy JB et al. (1987) The hierarchical relationship between activities of daily living and instrumental activitics of daily living. Journal of Chronic Disease 40:481–489.
Stern W (1912) Die psychologischen Methoden der Intelligenzprüfung. In: Schumann F (Hrsg.) Bericht über den 5. Kongress für Experimentelle Psychologie in Berlin. Leipzig: Barth. S. 1–109.
Wechsler D (1939) The measurement of adult intelligence. Baltimore, MD: Williams & Wilkins.
Vauth R, Dietl M, Stieglitz RD et al. (2000) Kognitive Remedition. Eine neue Chance in der Rehabilitation schizophrener Störungen. Nervenarzt 71(1):19–29.
World Health Organization (1980) International Classification of Impairments, Disabilities and Handicaps (ICIDH). Geneva: World Health Organization (Deutsch: Weltgesundheitsorganisation (1995). ICIDH. Übers. von R.-G. Matthesius. Berlin, Wiesbaden: Ullstein Mosby).
World Health Organization (1987) The Groningen Social Disabilities Schedule. University of Groningen, Department of social Psychiatry, World Health Organization.
World Health Organization (1991) Internationale Klassifikation psychischer Störungen: ICD–10, Kapitel V (F). Bern: Huber.
World Health Organization (2001) International Classification of Functioning, Disability and Health. Geneva: World Health Organization.
World Health Organization (2005) Internationale Klassifikation der Funktionsfähigkeit, Behinderung und Gesundheit (ICF). Genf: World Health Organization.
Wiersma D, DeJong A, Ormel J (1988) The Groningen Social Disability Schedule: Development, relationship with I.C.I.D. H., and psychometric properties. International Journal of Rehabilitation and Research 11(3):213–224.
Wiersma D, DeJong A, Kraaijkamp HJM et al. (1990) The Groningen Social Disabilities Schedule. Manual and Questionnaires, 2nd Version. University of Groningen, Department of social Psychiatry, World Health Organization.
Zaudig M, Hiller W, Geiselmann B et al. (1996) SIDAM – Strukturiertes Interview für die Diagnose einer Demenz vom Alzheimer Typ, der Multiinfarkt- (oder vaskulären) Demenz und Demenzen anderer Ätiologie nach DSM-III-R, DSM-IV und ICD-10. Göttingen: Hogrefe.

15 Rehabilitation

Katarina Stengler und Thomas Becker

Kapitelübersicht

15.1 Definition und Zielstellung
15.2 Formen der Rehabilitation und rechtliche Grundlagen
15.3 Konzept: inhaltliche und Verlaufsaspekte
15.3.1 Empowerment und Recovery
15.4 Evidenz
15.5 Internationale Perspektiven

Zusammenfassung

Die im folgenden Kapitel definierte Rehabilitation bei psychischen Störungen basiert auf dem durch die WHO erweiterten und dynamisierten bio-psycho-sozialen Gesundheits- und Krankheitskonzept, welches zugleich den Ansätzen von Empowerment und Recovery als Grundhaltung in der psychiatrischen Versorgung verpflichtet ist. Es werden, orientiert an den sozialrechtlichen Gegebenheiten in Deutschland, Formen, Inhalte und Organisationsstrukturen der Rehabilitation, Möglichkeiten und Grenzen aufgezeigt. Vor dem Hintergrund der Rehabilitation als prozessorientierte Komplexleistung werden konzeptuelle Schwerpunkte und Verlaufsaspekte referiert. Es folgt ein Überblick zur Evidenz insbesondere arbeits- und berufsrehabilitativer Maßnahmen, die stringent die Überlegenheit von Programmen nach dem Supported-Employment-Prinzip aufzeigen. Am Ende des Kapitels besteht mit Blick auf internationale Perspektiven der Rehabilitation Konsens darüber, dass zukünftig Versorgungssysteme anzustreben sind, die Prävention, kurative Behandlung, Rehabilitation und Nachsorge nahtlos miteinander verzahnen.

15.1 Definition und Zielstellung

Die in den 1980er Jahren beschriebene Definition von Rehabilitation als »die Summe aller notwendigen und geeigneten Maßnahmen, um einen behinderten Menschen über die Akutbehandlung hinaus durch umfassende Maßnahmen auf medizinischem, schulischem, beruflichem und allgemein-sozialem Gebiet in die Lage zu versetzen, eine Lebensform und -stellung, die ihm entspricht und seiner würdig ist, im Alltag, in der Gemeinschaft und im Beruf zu finden bzw. wieder zu erlangen« (BAR 2004), zielt stark auf den Begriff der Behinderung ab, der jedoch aufgrund der statischen Beschreibung und diskriminierenden Aspekte vermieden werden sollte. Vielmehr gilt es die Weiterentwicklung des Rehabilitationsbegriffs durch die Weltgesundheitsorganisation (WHO) um die Aspekte der »funktionalen Gesundheit« repräsentiert durch das Konzept der International Classification of Functioning, Disability and Health (ICF) der WHO (2001) zu verwenden. Die ICF erweitert den früher vorwiegend biologisch-medizinischen Ansatz zu einem biopsychosozialen Krankheits- und Gesundheitskonzept und dynamisiert damit das Verständnis von Funktionseinschränkungen und Behinderung. Dieses Krankheits- und Gesundheitskonzept i. S. der ICF dient darüber hinaus der Erkennung der Wechselwirkung zwischen Beeinträchtigung und Ressourcen einer betroffenen Person in der Interaktion mit Kontextfaktoren. Dabei setzt der Begriff »funktionale Gesundheit« immer ein Gesundheitsproblem voraus, aus dem Funktionsstörungen (Körperfunktionen), Fähigkeitsstörungen (Aktivitäten) und Partizipationsstörungen (Teilhabe) resultieren. In einem solchen Modell finden zudem Gedanken des Empowerment- und Recovery-Ansatzes Berücksichtigung, der Autonomie, Selbsthilfepotenziale und Gesundheitsressourcen der betroffenen Menschen anerkennt und stärkt (Amering und Schmolke 2007).

In der psychiatrischen Rehabilitation geht es neben der Verbesserung von psychischen Beeinträchtigungen um die Förderung von Kompetenzentwicklung und Gesundheitsverhalten, um die Überwindung der Defizitorientierung durch den Behinderungsbegriff und um ein multidimensionales, integratives Konzept, welches Menschen mit psychischen Störungen eine Partizipation an allen Bereichen des öffentlichen Lebens ermöglicht. Dazu sind eine positive Grundhaltung und die Reduzierung von Skepsis und Vorbehalten gegenüber psychisch kranken Menschen als gesamtgesellschaftliche Aufgabe notwendig.

15.2 Formen der Rehabilitation und rechtliche Grundlagen

Rehabilitationsmaßnahmen sind vor allem dann wirksam, wenn sie im Sinne von Komplexleistungen zur Teilhabe in allen Lebensbereichen durchgeführt werden, weshalb Rehabilitationsanteile weder zeitlich noch konzeptionell voneinander getrennt werden sollten. Letzteres ist allerdings insbesondere in Deutschland nach wie vor praktizierter Alltag.

Nach § 10 SGB I (Sozialgesetzbuch I) besteht in Deutschland unabhängig von der Ursache der Behinderung ein Rechtsanspruch auf Rehabilitation. Die entsprechenden sozialrechtlichen Grundlagen für die Rehabilitation und Teilhabe behinderter Menschen wurden in dem 2001 verabschiedeten SGB IX zusammengefasst. Dabei steht der Anspruch im Vordergrund, behinderten Menschen Selbstbestimmung und gleichberechtigte Teilhabe am Leben in der Gesellschaft zu ermöglichen, Benachteiligungen zu vermeiden oder ihnen entgegenzuwirken (§ 1 SGB I). Behinderung wird definiert als eine voraussichtlich länger als sechs Monate dauernde Abweichung von dem für das Lebensalter typischen Zustand mit der Folge, dass die Teilhabe am Leben der Gesellschaft beeinträchtigt ist, u. a. auf dem Gebiet der seelischen Gesundheit. Zu den »Leistungen zur Teilhabe«, die die zuständigen Sozialleistungsträger im Falle einer Behinderung zu erbringen haben, gehören die Leistungen der medizinischen Rehabilitation und Leistungen zur Teilhabe am Arbeitsleben (berufliche Rehabilitation). Die Kostenzuständigkeit richtet sich nach den Spezialvorschriften, wie sie in den übrigen Teilen des Sozialgesetzbuches niedergelegt sind.

Der Rehabilitationsbegriff wird hier auf das deutsche Leistungsrecht, in Abgrenzung zur Situation vieler anderen Ländern, mit seinen trägerspezifischen Aufgabenzuschreibungen bezogen, die allerdings nur einen Ausschnitt eines konzeptionell übergreifenden Rehabilitationsansatzes darstellen. Bei der Verwendung des Begriffs Rehabilitation sollte grundsätzlich nach fachlichen, sozialrechtlichen bzw. leistungsrechtlichen Aspekten differenziert werden. Rehabilitative Maßnahmen im engeren Sinne können sich unabhängig von der Kostenträgerschaft auf einen über viele Jahre angelegten Interventions- bzw. Interaktionsprozess bei Menschen mit potenziell chronischen, schweren psychischen Störungen beziehen. Dabei können zu unterschiedlichen Zeitpunkten, von unterschiedlichen Personen, Berufsgruppen und Institutionen sehr unterschiedliche (rehabilitative) Maßnahmen zur Anwendung kommen.

Nach den rechtlichen Grundlagen in Deutschland kommen Rehabilitationsleistungen dann in Betracht, wenn

- aufgrund einer Funktionsstörung in Folge einer psychischen Erkrankung (ICD-10 F) Aktivitäten eingeschränkt und dadurch die Teilhabe in relevanten Lebensbereichen aufgehoben, wesentlich eingeschränkt oder gefährdet sind (Rehabilitationsbedürftigkeit),
- die betreffende Person in der Lage ist, aktiv an einer Rehabilitationsmaßnahme teilzunehmen; dazu gehört insbesondere die Überwindung von Akutsymptomen und unmittelbaren Gefährdungen wie z. B. Suizidalität (Rehabilitationsfähigkeit),
- das Rehabilitationsziel voraussichtlich mit den vorhandenen Möglichkeiten innerhalb der zur Verfügung stehenden Zeit erreicht werden kann (positive Rehabilitationsprognose) und
- ausreichende Motivation zur Teilnahme an der Rehabilitationsmaßnahme vorliegt.

Die Bereiche medizinische Rehabilitation, berufliche Rehabilitation (Teilhabe am Arbeitsleben) und soziale Rehabilitation werden in Deutschland v. a. unter Bezugnahme auf die unterschiedlichen Rehabilitations- bzw. Kostenträger unterschieden (▸ **Kap. 35, Bd. 2**). Dabei werden unter Rehabilitation im engeren Sinne nur zeitlich befristete und zielgerichtete Maßnahmen, die schwerpunktmäßig der Erhaltung oder Wiederherstellung der Teilhabe in relevanten Lebensbereichen dienen, abgegrenzt. Obgleich aus Prävention, kurativer Behandlung und Rehabilitation grundsätzlich ein Versorgungskontinuum entsteht, ist dies jedoch leistungsrechtlich und konzeptionell aus klar beschriebenen (und getrennten) Segmenten zusammengesetzt. *Medizinische Rehabilitation* wird durch die Leistungsträger im Wesentlichen mit dem Ziel der Besserung bzw. des Erhalts der Erwerbsfähigkeit verfolgt und finanziert. Dafür steht ein eigenständiges Rehabilitationssystem aus Rehabilitationskliniken zur Verfügung, die allerdings mit einem psychosomatisch-psychotherapeutischen Grundverständnis vor allem Menschen mit depressiven, Angst- und Persönlichkeitsstörungen behandeln. Dieses System wurde wiederholt kritisiert, da es einerseits meist Personen mit schweren affektiven, insbesondere bipolaren und mit schizophrenen Erkrankungen ausschließt und andererseits eine längerfristige Berücksichtigung des sozialen und beruflichen Umfeldes fehlt (Schneider et al. 2011). Im Ausland muss diese deutsche Behandlungstradition einer selektiven und partiell stigmatisierenden Versorgung in der stationären Rehabilitation wohl mit Verwunderung und Unverständnis betrachtet werden.

Grundsätzlich sollten rehabilitative Überlegungen (Teilhabeplanung) bei potenziell zur Chronifizierung neigenden Erkrankungen bereits in der Akutbehandlung, in jedem Fall während des kurativen Therapieprozesses, einsetzen. So können rehabilitative Elemente in der stationären, teilstationären und ambulanten psychiatrischen Behandlung Bedeutung erlangen.

Die Indikation für eine spezielle zeitlich befristete Rehabilitationsmaßnahme nach leistungsrechtlichen Grundlagen ist immer dann zu prüfen, wenn nach beendeter Akutbehandlung Patienten aufgrund fortbestehender Funktions- und Fähigkeitseinschränkungen nicht in ihr gewohntes Lebensumfeld zurückkehren können. Die Behandlung kann in Deutschland auch in speziellen Rehabilitationseinrichtungen für (schwer chronisch) psychische Kranke (RPK) erfolgen, in denen ein Rehabilitationsangebot mit nahtloser Verzahnung medizinischer und beruflicher Rehabilitationsmaßnahmen bei begleitender psychosozialer Betreuung durch Vereinbarung der beteiligten Kosten- und Leistungsträger (Rentenversicherung, Krankenversicherung, Bundesagentur für Arbeit) geschaffen wurde (BAR 2005). RPK-Einrichtungen bieten medizinische und berufliche Rehabilitation (Hilfen zur Teilhabe am Arbeitsleben) vorzugsweise ambulant (teilstationär) häufig in Ballungsgebieten, bei Bedarf auch stationär vor allem in ländlichen Regionen an, eine flächendeckende Versorgung steht jedoch aus (Weig et al. 2011). *Berufliche Rehabilitation oder Teilhabe am Arbeitsleben* nach §§ 33 ff. im SGB IX sind im Wesentlichen Leistungen zur Erhaltung oder Erlangung eines Arbeitsplatzes, Berufsvorbereitung, berufliche Anpassung, Fort- und Ausbildung, Umschulung, Arbeits- und Berufsförderung auch im Eingangsverfahren und im Arbeitstrainingsbereich einer anerkannten Werkstatt für behinderte Menschen. Bleuler beschreibt 1911:

> »... am meisten wird die Arbeitstherapie allen Anforderungen gerecht. Sie übt die normalen Funktionen der Psyche, gibt unaufhörlich Gelegenheit zu aktivem und passivem Kontakt mit der Wirklichkeit, übt die Anpassungsfähigkeit und zwingt den Patienten den Gedanken ans normale Leben draußen auf« (Bleuler 1911).

Keine Arbeit oder Beschäftigung zu haben oder solche zu verlieren, verschlechtert das psychische Befinden. Es muss das wesentliche Ziel arbeitsrehabilitativer Bemühungen sein, die Erwerbsfähigkeit psychisch Kranker entsprechend ihrer Leistungsfähigkeit zu erhalten, zu verbessern oder wiederherzustellen. Arbeitsrehabilitative Maßnahmen sollen möglichst frühzeitig einsetzen, um eine soziale Exklusion zu verhindern (Jäckel et al. 2010). In Deutschland ist das Angebot beruflicher Rehabilitation vielfältig: so stehen u. a. Berufsbildungswerke, Berufsförderungswerke, Einrichtungen der ambulanten Arbeitstherapie, begleitende Hilfen (einschließlich Integrationsfachdienste), Integrationsfirmen, Zuverdienstprojekte, berufliche Trainingszentren für psychisch Kranke und seelisch Behinderte zur Verfügung. Obgleich es auch positive, belegbare Effekte der beruflichen Rehabilitation und Integration unter den realen Gegebenheiten des deutschen Sozialsystems gibt (Brieger et al. 2006), sind international als vielversprechend geltende Konzepte des Supported Employment (SE) »*first place, then train*« (Becker und Drake 1994) in Deutschland bislang kaum realisiert. Dieser in den USA entwickelte Ansatz unterstützter Beschäftigung wurde in seiner Wirksamkeit in einer Vielzahl angloamerikanischer (Drake und Bond 2008), aber auch europäischer (Burns et al. 2009, Hoffmann et al. 2012) Untersuchungen bezüglich der Wiedereingliederungsquote belegt (► **Kap. 8, Bd. 2**). In Deutschland kommen berufsrehabilitative Maßnahmen überwiegend nach dem Prinzip des »first train, then place« i. S. des so genannten »Pre-vocational Training« (Ekklund et al., 2004) (vorbereitendes Training für den späteren Arbeitsmarkt) zum Einsatz bzw. werden Elemente des SE in die traditionellen Rehabilitationsprogramme implementiert. Da der in Supported-Employment-Programmen verfolgte Ansatz einer kompetitiven Arbeitsstelle auf dem allgemeinen Arbeitsmarkt aber nicht für alle Menschen mit psychischen Beeinträchtigungen ein realistisches Ziel darstellt, wird es auch in Zukunft (weiterhin) beschützte Arbeitsplätze in Form der bisher bestehenden Angebote des besonderen Arbeitsmarktes geben müssen. So gesehen soll Supported Employment keinen Ersatz, sondern eine Erweiterung in der beruflichen Rehabilitationslandschaft für psychisch Kranke darstellen. Leistungen der *sozialen Rehabilitation* werden in Deutschland nur dann durch Träger der gesetzlichen Sozialversicherung finanzierbar, wenn sie Bestandteil einer medizinischen oder beruflichen Rehabilitation sind. Hier setzen Maßnahmen für eine längerfristige Begleitung und Förderung der Integration im gemeindepsychiatrischen Verbundsystem mit dem Ziel der Nachhaltigkeit an. Es besteht weitgehend Konsens, dass Wohnen, Arbeiten und Freizeitgestaltung wesentliche Bestandteile der gesellschaftlichen, sozialen Teilhabe darstellen. Menschen, die aufgrund ihrer schweren psychischen Erkrankung voraussehbar eine soziale Exklusion erfahren können, sind frühzeitig zu identifizieren. Sie benötigen verschiedene und meist kontinuierliche Unterstützungsangebote, die darauf abzielen, persönliche Hygiene, Gesunderhaltung, Selbstversorgung etc. zu erhalten bzw. herzustellen (Jäckel et al. 2010). Dabei ist Wohnen ein wesentliches Fundament für die Gesundheit und das Wohlbefinden, definiert es doch individuelles Leben, Sozialisation und ermöglicht Teilhabe als Bürger in einer sozialen Gemeinschaft (▸ **Kap. 13, Bd. 2**). Vor diesem Hintergrund kommt Maßnahmen der Wohnunterstützung eine große Bedeutung zu: personen- und milieutherapeutische Ansätze bilden dabei häufig die Grundlage und schützen Betroffene vor Wohnungs- und Obdachlosigkeit und damit vor sozialer Desintegration (Längle et al 2006). Der personenzentrierte Ansatz beinhaltet gestufte und variable Hilfsangebote vor Ort, d. h. direkt bei dem Betroffenen in der Wohnung, ohne bei verändertem Hilfebedarf einen Ortswechsel vornehmen zu müssen. So definiert sollten auch in Krisen ambulante Hilfen der stationären Versorgung vorgezogen werden, was mit Maßnahmen wie dem Case Management (CM) und dem Assertive Community Treatment (ACT) erreicht werden kann (▸ **Kap. 4, Bd. 2**). Gemeindepsychiatrische Versorgung besteht aus flexiblen Hilfen, die je nach Bedürfnislage für Menschen mit psychischen Störungen in ambulanten und dezentralen Wohnformen zur Verfügung stehen (Thornicroft et al. 2005). In Deutschland werden zwei Formen des betreuten Wohnens unterschieden: ambulant und stationär betreutes Wohnen. Die Intensität der Betreuung unterscheidet die beiden Formen (Richter 2010), wobei das ambulant betreute Wohnen aufgrund der höheren Freiheitsgrade und des hohen Selbstverantwortungsanteils der Betroffenen als die bessere Alternative gilt.

15.3 Konzept: inhaltliche und Verlaufsaspekte

Im Vergleich zum klassisch-medizinischen Modell ist in der psychiatrischen Rehabilitation nicht von einer regelhaften Abfolge von Akutbehandlung und Rehabilitation auszugehen, vielmehr müssen Rückschritte während der Rehabilitation im Sinne von Erkrankungskrisen als Teil des Gesamtbehandlungsprozesses berücksichtigt werden. Erfolgreiche Wiedereingliederung ist demnach von dem Zusammenwirken akuter und rehabilitativer Behandlungseinheiten abhängig, was wiederum in Deutschland aufgrund der leistungsrechtlich getrennten Segmente verkompliziert wird. Ein weiterer wichtiger Unterschied zur somatischen Medizin besteht in der unterschiedlichen Zielsetzung: Nicht maximale Symptomreduktion sondern bestmögliche Anpassung an die gegebenen Bedingungen, die Erfüllung sozialer Rollenerwartungen und die Erreichung einer optimalen subjektiven Lebensqualität bestimmen rehabilitativ-therapeutische Bemühungen bei Patienten mit psychischen Störungen. Wichtig bei der Darstellung von rehabilitativen Inhalten ist, dass es sich bei der Rehabilitation für Menschen mit psychischen Störungen um einen dynamischen Prozess, oder wie die »Praxisleitlinien Rehabilitation für Menschen mit psychischen Störungen« (Jäckel et al. 2010) betonen, eine *prozessorientierte Komplexleistung* handelt. Während der Rehabilitation sollte eine Verzahnung mit bereits bestehenden medizinisch-sozialen Versorgungssegmenten angestrebt werden. Hierbei sollten z. B. die Behandlung beim niedergelassenen Psychiater, gesetzliche Betreuungspersonen oder Kontakte zu anderen Vertretern des psychosozialen Verbunds berücksichtigt werden. Ebenso gilt es, unmittelbare Bezugspersonen der Rehabilitanden, insbesondere Angehörige einzubeziehen, wodurch auch ein prognostisch positiver Effekt für das Ergebnis der Rehabilitation erreicht werden kann (Hoffmann et al. 2004).

Inhaltlich lassen sich in der Rehabilitation psychisch Kranker praktische Ansätze der Milieutherapie und verhaltenstherapeutische Techniken in einem bewältigungsorientierten Behandlungskonzept vereinen. Vor dem Hintergrund des biopsychosozialen Krankheits- und Gesundheitsverständnisses und des bekannten Vulnerabilitäts-Stress-Bewältigungsmodells (Zubin und Spring 1977, Liberman et al. 1986) psychischer Störungen lässt sich ein multidimensionaler Behandlungsansatz ableiten, der aus pharmakotherapeutischen (▸ **Kap. 22, Bd. 2**), psychotherapeutischen (▸ **Kap. 23, Bd. 2**) und soziotherapeutischen (▸ **Kap. 31, Bd. 2**) Komponenten besteht. Dabei erfolgt im optimalen Falle ein integriertes Vorgehen, in dem ärztlich-medizinische, sozio- und psychotherapeutische sowie arbeitsrehabilitative Interventionen entsprechend der individuellen Rehabilitationsplanung kombiniert werden.

Wenn zunächst in der Rehabilitationsdiagnostik (▸ **Kap. 14, Bd. 1**) entsprechend dem Konzept der ICF handlungs- und leistungsbezogene Probleme der Patienten in verschiedenen Lebensbereichen erfasst wurden, können Fähigkeiten und Fertigkeiten sowie Handlungskompetenzen abgeleitet werden, die wiederum die Grundlage für die Einschätzung des aktuellen bzw. zukünftigen Leistungsvermögens für Arbeit, Beschäftigung und für die Entwicklung einer Gesamtperspektive des Betroffenen sind. Im Rehabilitationsprozess erfolgt auf der Zeitachse zunehmend eine Verlagerung von therapeutischen Interventionen im engeren Sinne hin zur Förderung und Stärkung von Eigenaktivität und sozialen Kompetenzen im individuellen Lebensumfeld des Betroffenen, wodurch Hilfe zur Selbsthilfe mehr und mehr zur Leitlinie rehabilitativer Bemühungen wird (Jäckel et al. 2010). Dabei spielen milieutherapeutische Maßnahmen im Sinne der »Gestaltung von Umgebungsbedingungen, sozialen Regeln und Umgangsformen sowie Organisation aller therapeutischer Angebote« (Becker et al. 2005) ebenso eine große Rolle, wie die frühzeitige berufliche Integration (Hoffmann et al. 2012) und der supportive, ressourcenaktivierende Interaktionsstil mit Bezugspersonen und Angehörigen (Rössler 2004). Am Abschluss einer zeitlich befristeten Rehabilitationsmaßnahme gilt der Sicherung der Nachhaltigkeit des Rehabilitationserfolgs durch Organisation der Nachbetreuung und langfristige Begleitung im therapeutischen, vor allem aber im sozialen Netzwerk größte Aufmerksamkeit. Angehörige repräsentieren in aller Regel für Patienten nicht nur eine wichtige persönliche Kontinuität, sondern sind auch eine bedeutsame Ressource für soziale Unterstützung und individuelle Hilfen. Die Wirksamkeit insbesondere psychoedukativer Programme unter Einbeziehung von Angehörigen in Bezug auf eine positive Krankheitsbewältigung im Langzeitverlauf konnte in vielen Studien belegt werden (▸ **Kap. 26, Bd. 2**).

15.3.1 Empowerment und Recovery

Dem Standardwerk im deutschsprachigen Raum »Psychiatrische Rehabilitation« (Rössler 2004) ist als Motto vorangestellt: »Psychiatrische Rehabilitation – vom Behinderungsmodell zum Empowerment«. Damit wird der grundlegende Paradigmenwechsel definiert, der durch Ressourcenorientierung auf die betroffene Person den Blick weglenkt von den Defiziten und Behinderungen hin zu Fähigkeiten, Fertigkeiten und (verbliebenen) Kompetenzen. Der Betroffene bleibt in einem solchen Konzept aktiv Handelnder mit einem hohen Grad an Selbstbestimmung und wird zum Partner auf Augenhöhe. Das »Empowerment-Konzept« stammt ursprünglich aus der Antipsychiatriebewegung in den USA und fand über diese Betroffenenbewegung, die sich gegen Unmündigkeit, Gefühle von Ausgeliefertsein, Macht- und Willenlosigkeit in der Psychiatrie wehrte, Einzug in die Welt der Professionellen. Der dahinterliegende Wunsch war Unabhängigkeit, Selbstvertrauen und ein höheres Maß an Selbstständigkeit in der Psychiatrie (▸ **Kap. 28, Bd. 2**). In der Rehabilitation findet sich Empowerment als Grundhaltung wieder: Menschen, die einen rehabilitativen Prozess aufgrund von Beeinträchtigungen in Folge ihrer psychischen Erkrankung durchlaufen, sollen unterstützt werden, ihre eigenen Interessen wiederzufinden, zu kommunizieren und letztlich zu verwirklichen. Die so genannte Recovery-Bewegung steht mit dieser Grundhaltung in engem Zusammenhang: Obgleich sich auch hier bis heute keine glückliche deutsche Übersetzung finden ließ, finden der Begriff »Recovery« und das dahinterstehende Konzept große Akzeptanz insbesondere bei Betroffenen und Angehörigen, da damit die Hoffnung auf Gesundung und Erholung auch bei Menschen mit psychischen Erkrankungen verbunden wird (Amering und Schmolke 2007; ▸ **Kap. 27, Bd. 2**). Nach Anthony (1993) ist »Recovery« ein zutiefst persönlicher und einmaliger Prozess der Veränderungen der eigenen Haltungen, Werte, Gefühle, Ziele, Fähigkeiten und Rollen. Es ist der Weg zu einem befriedigenden, hoffnungsvollen und in soziale Bezüge eingebetteten Leben innerhalb der krankheitsbedingten Grenzen. »Recovery« beinhaltet auch die Entwicklung von einem Lebenssinn im Prozess der Überwindung der katastrophalen Folgen der psychischen Erkrankung (Anthony 1993). Damit eröffnet »Recovery« potenziell eine neue Dimension für die oft an starren und institutionellen Grenzen orientierten Rehabilitationsangebote.

15.4 Evidenz

Die Wirksamkeit rehabilitativer Maßnahmen und Strategien nach den geltenden Evidenzkriterien zu beurteilen, ist prinzipiell möglich, aber methodisch komplex. Dennoch konnte in zahlreichen Studien der Erfolg rehabilitativer Maßnahmen, deren methodische Elemente sowie deren Nachhaltigkeit empirisch überprüft werden.

Evidenzbasierte Studien zu berufsrehabilitativen Maßnahmen stammen in der Mehrzahl aus dem englischsprachigen Raum. Insgesamt kann auf systematische Reviews und Metaanalysen (z. B. Crowther 2001, Campell 2009, Metaanalyse der NICE-Leitlinie Schizophrenie 2009) sowie auf Einzelstudien (z. B. RCT's: Cook et al. Leff 2005, Burns et al. 2009) zurückgegriffen werden. In der Zusammenschau der Evidenz arbeits- bzw. berufsrehabilitativer Maßnahmen zeigen Studien zu Supported Employment stringent die Überlegenheit dieses Konzepts bezüglich arbeitsbezogener Zielgrößen. Im Vergleich zu den bekannten Maßnahmen und Konzepten zur beruflichen Rehabilitation wurde bislang SE am intensivsten untersucht und zeigte konsistent positive Ergebnisse hinsichtlich der angestrebten kompetitiven Beschäftigung (z. B. Crowther et al. 2001, Twamley et al. 2003, Bond et al. 2008, Hoffmann et al. 2012, DGPPN, in Vorbereitung). Insbesondere die in Deutschland weitgehend praktizierten beruflichen Rehabilitationsmaßnahmen nach dem »first train, then place«-Modell bzw. Mischformen mit integrierten SE-Elementen (ohne zwingenden Fokus auf kompetitive Beschäftigung) konnten ihre Wirksamkeit aber ebenfalls belegen (Watzke et al. 2009, Holzner et al. 1998) und sind nach Bond et al. (2008) nach wie vor für einen beträchtlichen Teil der Menschen mit schweren psychischen Erkrankungen eine wichtige und weiterhin notwendige Alternative.

Im Bereich der Wohnrehabilitation sind die vorliegenden Studienergebnisse zumeist inkonsistent, obgleich im Allgemeinen gesagt werden kann, dass betreute, unterstütze Wohnformen Menschen mit schweren psychischen Erkrankungen in Bezug auf erneute stationäre Krankenhausaufenthalte schützen können. Zudem konnten Kyle und Dunn (2008) in ihrer Untersuchung eine Verringerung der Krankenhausaufenthaltsdauer durch zeitlich nicht-limitierte Wohnformen zeigen (Kyle und Dunn 2008). Kallert und Mitarbeiter beschrieben außerdem, dass mit zunehmendem Grad an Institutionalisierung bei Menschen mit schweren psychischen Störungen eine deutliche Verschlechterung der Lebensqualität (Kallert et al. 2007) einhergeht. Obgleich hier, wie eingangs erwähnt, weder konsistente noch signifikante Ergebnisse vorliegen (Leisse und Kallert 2003, Kaiser et al. 2001), sind sich die meisten Autoren einig darüber, dass Institutionalisierung eher mit negativen Effekten verbunden ist und deshalb vermieden werden sollte (DGPPN, in Vorbereitung).

Weitere sehr wirksame Elemente psychiatrischer Rehabilitation sind neben dem Assertive Community Treatment (ACT) und dem Case Management (Burns et al. 2010) vor allem psychoedukative Verfahren, insbesondere unter Einbezug der Angehörigen (Bäuml et al. 2006). In den Praxiskapiteln (▸ **Bd. 2**) wird auf diese Verfahren und deren Evidenz detailliert eingegangen.

15.5 Internationale Perspektiven

Der bereits an anderer Stelle beschriebene »deutsche Sonderweg in der psychiatrischen Rehabilitation« (Stengler et al. 2010) stellt eine im internationalen Vergleich einzigartige Situation mit Segmentierung medizinischer und beruflicher Rehabilitation einerseits und strikter Angrenzung von kurativer Behandlung und Rehabilitation andererseits dar. In vielen vergleichbaren Ländern existieren Versorgungssysteme, die Prävention, kurative Behandlung, Rehabilitation und Nachsorge mit dem Ziel der langfristigen Integration chronisch psychisch kranker Menschen in regionalen Systemen nahtlos miteinander verzahnen (Weig et al. 2011). Rehabilitation kann nicht von Behandlung getrennt werden, vielmehr handelt es sich um ein Kontinuum mit variierendem Stellenwert therapeutischer und rehabilitativer Interventionen. Die im historischen Rückblick außerordentlich bedeutsame Desintitutionalisierung chronisch psychisch Kranker mit dem Ziel der Integration in die soziale Gemeinschaft ist weltweit unterschiedlich, aber insgesamt zu großen Teilen vollzogen. Die damit einhergegangene bzw. notwendige Schaffung umfassender und effektiver rehabilitativer Angebote insbesondere in den Bereichen Wohnen und Arbeiten stellt in den meisten Ländern nach wie vor eine Herausforderung dar. In den USA, Großbritannien und anderen Ländern wurden hierfür gemeindepsychiatrische Versorgungsangebote eingerichtet, die sich am unmittelbaren Lebensumfeld der Betroffenen orientieren, aber trotz guter Evidenz in einigen Ländern und Regionen Europas nicht ausreichend etabliert sind (Born und Becker 2004). Im Bereich des rehabilitativen Wohnens wurden auf europäischer Ebene innovative Projekte entwickelt und gut evaluiert (Fakhoury et al. 2005, Priebe et al. 2009), jedoch sind generalisierbare Ergebnisse bislang nicht verfügbar. Genauere Definitionen der Begrifflichkeiten (»rehabilitatives Wohnen«, »Wohnrehabilitation«, »supported housing«, »housing services« etc.), klarere Settingbeschreibungen und differenziertere methodische Zugänge sind u. a. in diesem Forschungsfeld nötig. Im Bereich der beruflichen Rehabilitation bzw. Teilhabe am Arbeitsleben ist dagegen der internationale Trend hin zu Modellen der direkten Vermittlung auf den ersten Arbeitsmarkt (»first place, then train«) angekommen (Drake und Bond 2008, Anthony 2008, Burns et al. 2009) und zumindest im Rahmen von Modellprojekten auch in Deutschland umgesetzt (Becker et al. 2008).

Letztlich ist für eine breitere und erfolgreiche Übersetzung internationaler Modelle rehabilitativen Handelns in die deutsche Versorgungslandschaft vor allem eine bessere Koordination der Leistungserbringer (z. B. in gemeindenahen Versorgungsverbünden) erforderlich. In diesem Prozess stellen sich Fragen der Gestaltung des Versorgungssystems, für die die internationale Literatur Konzepte wie das Matrix-Modell (Tansella und Thornicroft 1998), das Balanced Care Model (Thornicroft und Tansella 2004) und einige Praxiserfahrungen (Thornicroft et al. 2011, Wilms et al. 2012) bietet. Solche Konzepte betonen die Public Health Perspektive in der Gestaltung von Versorgungssystemen.

Teil 4

Literatur

Aktion Psychisch Kranke (APK) (Hrsg.) (2005) Der personenzentrierte Ansatz in der psychiatrischen Versorgung. Individuelle Hilfeplanung (IBRP) und personenzentriert-integratives Hilfesystem – Manual, Hilfeplanung, Behandlungs- und Rehabilitationspläne. Bonn: Psychiatrie-Verlag.

Amering M, Schmolke M (2007) Recovery. Das Ende der Unheilbarkeit. Bonn: Psychiatrie Verlag.

Anthony A (1993) Recovery from mental illness: the guiding Vision of Mental Health Service System in the 1990s. Psychiatr Rehabil J 16:11–23.

Anthony WA (2008) Supported employment in the context of psychiatric rehabilitation. Psychiatr Rehabil J 31:271–272.

Bäuml J, Froböse T, Kraemer S et al. (2006) Psychoeducation: a basic psychotherapeutic intervention for patients with schizophrenia and their families. Schizophr Bull 32:1–9.

Bundesarbeitsgemeinschaft Rehabilitation (BAR) (2004) Gemeinsame Empfehlung über die nahtlose, zügige und einheitliche Erbringung von Leistungen zur Teilhabe vom 22. März 2004. Frankfurt/M.: BAR.
Bundesarbeitsgemeinschaft Rehabilitation (BAR) (2005) RPK-Empfehlungsvereinbarung vom 29.September 2005 über die Zusammenarbeit der Krankenversicherungsträger und der Rentenversicherungsträger sowie der Bundesagentur für Arbeit bei der Gewährung von Leistungen zur Teilhabe in Rehabilitationseinrichtungen für psychische kranke und behinderte Menschen. Frankfurt/M.: BAR.
Becker DR, Drake RE (1994) Individual Placement and Support: a community mental health center approach to vocational rehabilitation. Community Ment Health J 30:193–206.
Becker T, Bäuml J, Pitschel-Walz Get al. (Hrsg.) (2007) Rehabilitation bei schizophrenen Erkrankungen. Köln: Deutscher Ärzte-Verlag.
Becker T, Hoffmann H, Puschner P et al. (2008) Versorgungsmodelle in Psychiatrie und Psychotherapie. Stuttgart: Kohlhammer.
Becker T, Reker T, Weig W (Hrsg.) (2005) Behandlungsleitlinie Psychosoziale Therapien. Darmstadt: Steinkopff.
Bleuler E (1911) Dementia praecox oder Gruppe der Schizophrenien. Leipzig, Wien: F. Deuticke.
Bond GR, Drake RE, Becker DR (2008) An update on randomized controlled trials of evidence-based supported employment. Psychiatr Rehabil J 31:280–290.
Born A, Becker T (2004) Psychiatrische Rehabilitation im internationalen Vergleich und Forschungsentwicklung. In: Rössler W (Hrsg.) Psychiatrische Rehabilitation. Berlin: Springer.
Brieger P, Watzke S, Galvao A et al. (2006) Wie wirkt berufliche Rehabilitation und Integration psychisch kranker Menschen? Ergebnisse einer kontrollierten Studie. Bonn: Psychiatrie-Verlag.
Burns T, Catty J, Becker T et al.; EQOLISE Group (2007) The effectiveness of supported employment for people with severe mental illness: a randomised controlled trial. Lancet 370:1146–52.
Burns T, Catty J, White S et al.; EQOLISE Group (2009) The impact of supported employment and working on clinical and social functioning: results of an international study of individual placement and support. Schizophr Bull 35:949–958.
Burns T (2010) The rise and fall of assertive community treatment? Int Rev Psychiatry 22:130–7.
Campbell K, Bond GR, Drake RE (2011) Who benefits from supported employment: a meta-analytic study. Schizophr Bull 37:370–380.
Cook JA, Leff HS, Blyler CR et al. (2005) Results of a multisite randomized trial of supported employment interventions for individuals with severe mental illness. Arch Gen Psychiatry 62: 505–512.
Crowther R, Marshall M, Bond G et al. (2001) Vocational rehabilitation for people with severe mental illness. Cochrane Database Syst Rev (2):CD003080.
Davidson L, Lawless MS, Leary F (2005). Concepts of recovery: competing or complementary? Curr Opin Psychiatry 18:664–667.
Deutsche Gesellschaft für Psychiatrie, Psychotherapie und Nervenheilkunde (DGPPN) (Hrsg.) S3-Leitlinie Psychosoziale Therapien bei Menschen mit schweren psychischen Erkrankungen. Berlin: Springer (in Vorbereitung).
Drake RE, Bond GR (2008) The future of supported employment for people with severe mental illness. Psychiatr Rehabil J 31:367–376.
Fakhoury WK, Priebe S, Quraishi M (2005) Goals of new long-stay patients in supported housing: a UK study. Int J Soc Psychiatry 51:45–54.
Hoffmann H (2004) Berufliche Rehabilitation. In: Rössler W (Hrsg.) Psychiatrische Rehabilitation. Berlin: Springer.
Hoffmann H, Jäckel D, Glauser S et al. (2012) A randomised controlled trial of the efficacy of supported employment. Acta Psychiatr Scand 125:157–167.
Holzner B, Kemmler G, Meise U (1998) The impact of work-related rehabilitation on the quality of life of patients with schizophrenia. Soc Psychiatry Psychiatr Epidemiol 33:624–631.
Jäckel D, Hoffmann H, Weig W (2010) Praxisleitlinien Rehabilitation für Menschen mit psychischen Störungen. Bonn: Psychiatrie-Verlag.
Kaiser W, Hoffmann K, Isermann M et al.(2001) Langzeitpatienten im Betreuten Wohnen nach der Enthospitalisierung – Teil V der Berliner Enthospitalisierungsstudie. Psychiatr Prax 28: 235–243.
Kallert TW, Leisse M, Winiecki P (2007) Comparing the effectiveness of different types of supported housing for patients with chronic schizophrenia. J Public Health 15:29–42.
Kyle T, Dunn JR (2008) Effects of housing circumstances on health, quality of life and healthcare use for people with severe mental illness: a review. Health Soc Care Community 16:1–15.
Längle G, Egerter B, Petrasch M et al. (2006) Versorgung obdachloser und wohnungsloser psychisch kranker Männer in der Kommune – eine kontrollierte Interventionsstudie. Psych Prax 33(5):218–225.
Leisse M, Kallert TW (2003) Individueller Hilfebedarf und Platzierung in gemeindepsychiatri-

schen Versorgungsangeboten. Nervenarzt 74: 755–761.
Liberman RP, Mueser KT, Wallace CJ (1986) Social skills training for schizophrenic ndividuals at risk for relapse. Am J Psychiatry 143:523–526.
NICE. Schizophrenia. Core interventions in the treatment and management of schizophrenia in adults in primary and secondary care. NICE Clinical Guideline 82. London. www.nice.org.uk: 2009.
Priebe S, Saidi M, Want A et al. (2009) Housing services for people with mental disorders in England: patient characteristics, care provision and costs. Soc Psychiatry Psychiatr Epidemiol 44:805–814.
Richter D (2010) Evaluation des stationären und ambulant betreuten Wohnens psychisch behinderter Menschen in den Wohnverbünden des Landschaftsverbands Westfalen-Lippe. Psych Prax 37:127–133.
Rössler W (Hrsg) (2004) Psychiatrische Rehabilitation. Berlin: Springer.
Scheider F, Falkai P. Maier W (Hrsg) (2011) Psychiatrie 2020 – Perspektiven, Chancen und Herausforderungen. Berlin: Springer.
Stengler K, Brieger P, Weig W (2010) Psychiatrische Rehabilitation: »deutscher Sonderweg« – wo geht es hin? Psychiatr Prax 37:206–207.
Tansella M, Thornicroft G (1998) A conceptual framework für mental health services: the matrix model. Psychol Med 28:503–508.
Thornicroft G, Bebbington P, Leff J (2005) Outcomes for long-term patients one year after discharge from a psychiatric hospital. Psychiatr Serv 56:1416–1422.
Thornicroft G, Tansella M (2004) Components of a modern mental health service: a pragmatic balance of community and hospital care: overview of systematic evidence. Br J Psychiatry 185:283–290.
Thornicroft G, Szmukler G, Mueser KT et al. (Hrsg.) (2011) Oxford Textbook of Community Mental Health. Oxford, New York: Oxford University Press.
Twamley EW, Jeste DV, Lehman AF (2003) Vocational rehabilitation in schizophrenia and other psychotic disorders: a literature review and meta-analysis of randomized controlled trials. J Nerv Ment Dis 191:515–523.
Watzke S, Galvao A, Brieger P (2009) Vocational rehabilitation for subjects with severe mental illnesses in Germany. A controlled study. Soc Psychiatry Psychiatr Epidemiol 44:523–531.
Weig W, Brieger P, Stengler K (2011) Psychiatrische Rehabilitation. In: Möller HJ, Laux G, Kapfhammer HP (Hrsg.) Psychiatrie und Psychotherapie. Berlin: Springer.
WHO (2001) International Classification of Functioning; Disability and Health. Genf: WHO.
Wilms B, Becker T, Lambert M et al. (2012) Modell für eine zukunftsfähige psychiatrische Versorgung. Die Psychiatrie 1:4.
Zubin J, Spring B (1977) Vulnerability – A new view of schizophrenia. J Abnorm Psychol 86:3–126.

16 Transkulturelle Psychiatrie – eine moderne sozialpsychiatrische Disziplin

Marcel G. Sieberer und Wielant Machleidt

Kapitelübersicht

16.1 Historischer Hintergrund
16.2 Epidemiologische Ergebnisse
16.3 Versorgungsaspekte – Migranten im deutschen Gesundheitssystem
16.4 Migration, Akkulturation und psychische Gesundheit
16.5 Interkulturelle Aspekte therapeutischen Handelns
16.5.1 Interkulturelle Verständigung
16.5.2 Psychotherapie und therapeutische Haltung
16.6 Asylsuchende und Flüchtlinge
16.7 Fazit und Ausblick

Zusammenfassung

Im folgenden Kapitel werden die vordringlichen Fragen, die wissenschaftlichen Diskurse und die gegenwärtigen Handlungsfelder der Transkulturellen Psychiatrie (TP) dargestellt. Vorab skizzieren wir im ersten Abschnitt des Kapitels die gut 100-jährige Entwicklungsgeschichte der TP in Deutschland. Die darauf folgenden Abschnitte, in denen epidemiologische Daten, Versorgungsaspekte, der Einfluss von Migration auf die psychische Gesundheit und die Bedingungen einer interkulturellen Therapie behandelt werden, sollen vor dem Hintergrund des bisher Erreichten die Gegenwarts- und Zukunftsaufgaben der TP verdeutlichen und dabei gleichzeitig die Chance eröffnen, die Horizonte dieser sozialpsychiatrischen Disziplin neu zu überdenken.

16.1 Historischer Hintergrund

Die deutschen Wurzeln der transkulturellen Psychiatrie reichen bis zu Emil Kraepelin (1856–1926) zurück, der Anfang des 20. Jahrhunderts über erste kulturvergleichende Beobachtungen von psychischen Störungen in Südostasien berichtete (Bendick 1989). Zur kulturellen Validierung eines neuen psychopathologischen Paradigmas begründete Kraepelin (1904) die »Vergleichende Psychiatrie« als Methode und praktizierte diese in der psychiatrischen Anstalt Buitenzorg (heute Bogor) auf Java. Wesentliche Erkenntnisse, die Kraepelin aus Java mitnahm, waren einerseits die kulturell unterschiedliche Häufigkeit und psychopathologische Ausgestaltung psychischer Krankheitsbilder und andererseits die Einsicht, dass es in den Tropen keine Krankheitsformen gibt, die in Europa gänzlich unbekannt sind. Zudem erkannte er die besondere Gestaltung der Krankheitserscheinungen durch die Persönlichkeit und speziell auch durch die jeweilige Kultur und Sozialisation, was eine Relativierung biologischer Faktoren implizierte. Kraepelins Forschungen waren – wenn auch noch nicht in einem kulturrelativierenden Bewusstsein konzipiert – richtungsweisend für die kulturvergleichenden Studien der WHO des späten 20. Jahrhunderts.

Eric D. Wittkower (1972) definierte die TP als einen Zweig der Psychiatrie,

> »der sich mit den kulturellen Aspekten der Ätiologie, der Häufigkeit und Art geistiger Erkrankungen, sowie mit der Behandlung und Nachbehandlung der Kranken innerhalb einer gegebenen Einheit befasst. Der Begriff ›Transkulturelle Psychiatrie‹, die eine Erweiterung der kulturellen Psychiatrie ist, bedeutet, dass der wissenschaftliche Beobachter über den Bereich einer kulturellen Einheit hinausblickend andere Kulturbereiche einbezieht.«

Das erste weltweite Lehrbuch für »Transkulturelle Psychiatrie« war deutschsprachig und wurde 1971 von Wolfgang Pfeiffer publiziert, mit einer Neuauflage 1994 nach gründlicher Überarbeitung (Pfeiffer 1994). Über drei Jahrzehnte diente dieses Buch Fachkreisen im deutschsprachigen Raum als Einführung in die TP. Dabei sind die Fragestellungen der transkulturellen Psychiatrie bis heute im Wesentlichen unverändert dieselben (Pfeiffer 1994):

- Gibt es die Krankheiten, die die Psychiatrie herausgearbeitet hat, überall in der Welt?
- Kommen psychische Störungen in gleicher Häufigkeit in verschiedenen Kulturen vor?
- Welche psychischen Erscheinungen werden in den verschiedenen Kulturen als pathologisch, welche hingegen als *normal* eingestuft?
- Werden psychische Störungen in verschiedenen Kulturen unterschiedlich behandelt?
- Haben psychische Störungen unterschiedliche Verläufe in verschiedenen Kulturen?

Die *Migrationspsychiatrie* hat Fragestellungen ergänzt, die ihrem Versorgungsauftrag für Menschen aus anderen Kulturen Rechnung tragen:

- Welche psychischen Erkrankungen entwickeln Migranten in Aufnahmekulturen und mit welcher Häufigkeit?
- Welche Behandlungsformen des Aufnahmelandes erweisen sich bei Migranten mit psychischen Störungen unterschiedlicher Herkunftsländer als wirksam?

Teil 4

16.2 Epidemiologische Ergebnisse

Studien mit epidemiologischem Ansatz zeichnen ein differenziertes Bild und sprechen nicht für ein generell erhöhtes Risiko für psychische Erkrankungen bei Migranten.

Depressive Störungen zählen zweifellos zu den weltweit häufigsten psychischen Erkrankungen. Eine systematische Auswertung bisheriger Studien ergab, dass die Prävalenz von Depressivität bei Migranten je nach untersuchter Studienpopulation (z. B. Arbeitsmigranten vs. Flüchtlinge) und in Abhängigkeit von der formalen Studienqualität eine ganz erhebliche Spannbreite von 3 % bis zu 81 % aufweist (Lindert et al. 2008). Eine aktuellere bevölkerungsbasierte Querschnittstudie ergab, dass speziell auch in der Altersgruppe ab 50 Jahren Migranten der 1. Generation eine signifikant höhere Prävalenz (28 % vs. 19 %) depressiver Symptome aufweisen als Nicht-Migranten (Aichberger et al. 2011). Andere bevölkerungsrepräsentative Untersuchungen sprechen hingegen dafür, dass Migranten möglicherweise nicht generell häufiger von depressiven Störungen betroffen sind als deutsche Nicht-Migranten (Glaesmer et al. 2009). Eine Metaanalyse deckte auf, dass u. a. der aufenthaltsrechtliche Status mit den Prävalenzraten für Depressionen zusammenhängt, da Flüchtlinge und Asylbewerber nahezu doppelt so häufig unter Depressionen leiden wie so genannte *Arbeitsmigranten* (Lindert et al. 2009). In der Untersuchung eines großen multiethnischen Kollektivs von Arbeitnehmern wiesen Migranten der ersten und der zweiten Generation dennoch nahezu doppelt so häufig klinisch relevante Depressionssymptome auf wie Nicht-Migranten, wobei ein Migrationshintergrund einen unabhängigen Risikofaktor für Depressivität darstellte, und zwar vor allem bei den Migrantinnen (Sieberer et al. 2012).

Über eine erhöhte Prävalenz für *Schizophrenie* bei Migranten wurde aus unterschiedlichen Ländern wiederholt berichtet (Coid et al. 2008, Dealberto 2010, Veling et al. 2006). Einzelne Metaanalysen haben inzwischen herausgestellt, dass Migranten ein zwei- bis dreifach erhöhtes Risiko haben, an Schizophrenie zu erkranken (Cantor-Graae und Selten 2005). Auch in Deutschland ergaben Untersuchungen, dass Patienten mit Migrationshintergrund signifikant häufiger wegen schizophrener Störungen stationär aufgenommen wurden als Nicht-Migranten (Schouler-Ocak et al. 2008).

Zur Häufigkeit spezifischer *Persönlichkeitsstörungen* bei Migranten in Deutschland liegen bisher keine aussagekräftigen epidemiologischen Studien vor. Die vorläufigen Ergebnisse einer Untersuchung zur Prävalenz der Borderline-Störung bei Patienten in (teil-)stationärer psychiatrischer Behandlung sprechen zumindest dafür, dass diese Persönlichkeitsstörung bei Patienten mit Migrationshintergrund seltener vorliegt bzw. seltener diagnostiziert wird (3,5 % vs. 6,5 %) als bei einheimischen Patienten (Nielsen et al. 2011). Da es sich um eine retrospektive Analyse von Behandlungsdaten handelt, lassen diese Ergebnisse allerdings keine zuverlässigen Aussagen über tatsächliche Prävalenzraten zu.

Letztlich sind die Studien zur Häufigkeit einzelner psychischer Störungen bei Migranten noch inkonsistent, teils widersprüchlich und kaum miteinander vergleichbar. Die Ergebnisse aktueller Erhebungen zur psychischen Gesundheit bei Migranten bleiben daher vor einer eingehenderen Beantwortung dieser Frage abzuwarten.

16.3 Versorgungsaspekte – Migranten im deutschen Gesundheitssystem

Laut Angaben des Statistischen Bundesamtes hatte im Jahr 2009 knapp ein Fünftel (19,6 %) der Wohnbevölkerung in Deutschland einen »Migrationshintergrund« im weiteren Sinne, d. h. diese Menschen sind entweder selbst zugewandert oder Nachkommen zugewanderter Personen (Statistisches Bundesamt 2010). Die zahlenmäßig wichtigsten Herkunftsländer von Migranten stellen nach Angabe des *Statistischen Bundes-*

amtes (2010) die Türkei mit drei Millionen Menschen, die Nachfolgestaaten der ehemaligen Sowjetunion (2,9 Mio.) und des ehemaligen Jugoslawien (1,5 Mio.) sowie Polen (knapp 1,5 Mio.) dar. Die große Heterogenität der einzelnen Migrantengruppen mit ganz unterschiedlichen Krankheitsrisiken und Ressourcen, führt zu vielfältigen praktischen Problemen für eine angemessene Gesundheitsversorgung (vgl. Razum et al. 2004). Bisher vorliegende Studien zur psychischen Gesundheit von *Spätaussiedlern* sprechen zum Beispiel dafür, dass diese eine Risikogruppe vor allem für Depressionen, Anpassungsstörungen, somatoforme Störungen und Suchterkrankungen darstellen (Übersicht in Kornischka et al. 2008). So schätzten *Spätaussiedler* aus der ehemaligen Sowjetunion kurz nach ihrer Einreise ihren gegenwärtigen Gesundheitszustand schlechter ein als eine deutsche Vergleichsstichprobe und berichteten über eine höhere Belastung z. B. durch Kopfschmerzen oder Erschöpfungssymptome (Wittig et al. 2004). Gleichzeitig erschien in dieser Untersuchung die Schwelle für eine Arztinanspruchnahme erhöht, da die *Spätaussiedler* bei leichteren Beschwerden in erster Linie Instanzen des »Laiengesundheitssystems« (d. h. Freunde, Bekannte, Familie) konsultierten.

Als sensible Indikatoren für eine schlechtere Gesundheitsversorgung von Migranten können exemplarisch die niedrigeren Durchimpfungsraten bei Kindern von Migranten oder die signifikant höhere Müttersterblichkeit herangezogen werden (vgl. Razum et al. 2004). Ein Survey bei der Schuleingangsuntersuchung ergab, dass übliche Gesundheitsleistungen, wie Hausarztbesuche oder präventive Vorsorge- und Früherkennungsuntersuchungen, von Migranten signifikant seltener beansprucht werden (Zeeb et al. 2004). Allgemein werden die Hauptursachen für höhere Zugangsbarrieren in Kommunikationsproblemen, kulturell unterschiedlichen Vorstellungen von Krankheiten oder vom *Kranksein* und in bestimmten Migrationserfahrungen gesehen (Geiger 2000). Auch die Unterschiede der Gesundheitssysteme des jeweiligen Herkunftslandes und Deutschlands erschweren es für einen Teil der Migranten, die hierzulande bestehenden Angebote zu überblicken und angemessen nutzen zu können, was insbesondere auf Angebote der Prävention und medizinischen Vorsorge zutrifft (Spallek und Razum 2007). Eine repräsentative Umfrage in über 150 Psychiatrischen Kliniken spricht hingegen dafür, dass sich Migranten ihrem Bevölkerungsanteil entsprechend häufig in stationärer psychiatrischer Behandlung wiederfinden und in der ambulanten Behandlung sogar stärker repräsentiert sind als die einheimische Bevölkerung (Schouler-Ocak et al. 2010, Schouler-Ocak et al. 2008).

Insgesamt zeigen die bisherigen Forschungen zu psychischer Gesundheit und zur Inanspruchnahme des psychosozialen Versorgungssystems durch Migranten in Deutschland uneinheitliche Resultate (vgl. Lindert et al. 2008). Einige Autoren plädieren für eine stärkere Berücksichtigung von Aspekten des *Diversity Management* in der Versorgungspraxis (Geiger 2006, zitiert nach Spallek und Razum 2007), wodurch die einzelnen Ebenen und alle Beschäftigten im Gesundheitssystem stärker für die unterschiedlichen Anforderungen, Lebenslagen und Bedürfnisse von Migranten sensibilisiert werden sollen (Spallek und Razum 2007).

16.4 Migration, Akkulturation und psychische Gesundheit

Die bereits seit langem diskutierten Schwierigkeiten aus der klinischen Versorgungspraxis bei der Behandlung von Migranten durch sprachliche, kulturelle aber auch finanzielle und institutionelle Hürden konnten in einer Reihe von Studien bestätigt werden, woraufhin Therapeuten und Wissenschaftler zunehmend eine »interkulturelle Öffnung« der bestehenden psychosozialen Versorgungsangebote in Deutschland forderten (Walter et al. 2007). In diesem Sinne entstanden 2002 unter Federführung des Referats *Transkulturelle Psychiatrie* der DGPPN die zwölf »Sonnenberger Leitlinien« (▸ **Tab. 16.1**) als klinisch-wissenschaftlich orientierte Praxisleitlinien für die psychosoziale Versorgung von Migranten (Machleidt 2002). Die zwölf *Sonnenberger Leitlinien* benennen die Voraussetzungen für eine psychiatrisch-psychotherapeutische Versorgung von Migranten und enthalten Handlungsanweisungen für deren Anwendung. In den vergangenen zehn Jahren gaben die *Sonnenberger Leitlinien* so ein Rahmenwerk und eine Orientierung für die Behandlung psychisch erkrankter Migranten in den deutschsprachigen Ländern vor (Machleidt et al. 2011).

Tab. 16.1: Die zwölf »Sonnenberger Leitlinien« zur psychiatrisch-psychotherapeutischen Versorgung von Migranten

1.	Erleichterung des Zugangs zur psychiatrisch-psychotherapeutischen und allgemeinmedizinischen Regelversorgung durch Niederschwelligkeit, Kultursensibilität und Kulturkompetenz
2.	Bildung multikultureller Behandlerteams aus allen in der Psychiatrie, Psychosomatik und Psychotherapie tätigen Berufsgruppen unter bevorzugter Einstellung von Mitarbeitern mit Migrationshintergrund und zusätzlicher Sprachkompetenz
3.	Organisation und Einsatz psychologisch geschulter Fachdolmetscher als zertifizierte Übersetzer und Kulturmediatoren »face-to-face« oder als Telefondolmetscher
4.	Kooperation der Dienste der Regelversorgung im gemeindepsychiatrischen Verbund und der Allgemeinmediziner mit den Migrations-, Sozial- und sonstigen Fachdiensten sowie mit Schlüsselpersonen der unterschiedlichen Migrantengruppen, -organisationen und -verbände. Spezielle Behandlungserfordernisse können Spezialeinrichtungen notwendig machen
5.	Beteiligung der Betroffenen und ihrer Angehörigen an der Planung und Ausgestaltung der versorgenden Institutionen
6.	Verbesserung der Informationen über das regionale gemeindepsychiatrische klinische und ambulante Versorgungsangebot und über die niedergelassenen Psychiater und Psychotherapeuten sowie Allgemeinärzte durch muttersprachliche Medien und Multiplikatoren
7.	Aus-, Fort- und Weiterbildung für in der Psychiatrie, Psychosomatik, Psychotherapie und Allgemeinmedizin tätige Mitarbeiter unterschiedlicher Berufsgruppen in transkultureller Psychiatrie und Psychotherapie unter Einschluss von Sprachfortbildungen
8.	Entwicklung und Umsetzung familienbasierter primär und sekundär präventiver Strategien für die seelische Gesundheit von Kindern und Jugendlichen aus Migrantenfamilien
9.	Unterstützung der Bildung von Selbsthilfegruppen mit oder ohne professionelle Begleitung
10.	Sicherung der Qualitätsstandards für die Begutachtung von Migranten im Straf-, Zivil- (Asyl-) und Sozialrecht

Tab. 16.1: Die zwölf »Sonnenberger Leitlinien« zur psychiatrisch-psychotherapeutischen Versorgung von Migranten (Fortsetzung)

11.	Aufnahme der transkulturellen Psychiatrie, Psychosomatik und Psychotherapie in die Curricula des Unterrichts für Studierende an Hochschulen
12.	Initiierung von Forschungsprojekten zur seelischen Gesundheit von Migranten und deren Behandlung

Die Mehrheit der bisherigen Studien über die Zusammenhänge von Migration und psychischer Gesundheit weist eine vorwiegend auf Krankheit gerichtete Perspektive auf, während salutogenetische Ansätze beziehungsweise bestehende Ressourcen verhältnismäßig selten thematisiert werden (Borde und David 2007, Wiedl und Marschalck 2001). Diese eher defizitorientierte Sichtweise ist möglicherweise dadurch mitbegründet, dass sich die bisherigen Studien vorwiegend auf klinische Populationen beziehen (Machleidt et al. 2007).

Im zeitlichen Verlauf scheinen psychische Störungen bei Migranten vor allem in den ersten Jahren nach der Ankunft im Aufnahmeland gehäuft aufzutreten (Übersicht in Kirkcaldy et al. 2006). Bisherige Untersuchungen zeigen zudem, dass bei Migranten in Deutschland Akkulturation und psychische Belastung zusammenhängen (Merbach et al. 2008). Ein niedrigeres Akkulturationsniveau korreliert dabei mit stärkerer psychischer Belastung bzw. mit bestimmten psychischen Störungen, vor allem Depressivität. Allerdings ist Sprachakkulturation offenbar kein zuverlässiger oder ausreichender Indikator. Ein einheitliches Bild ergibt sich hingegen für die Zusammenhänge von Diskriminierung und psychischer Gesundheit: Diskriminierung ist demnach ein relevanter Risikofaktor für die Entwicklung psychischer Störungen (Igel et al. 2010).

16.5 Interkulturelle Aspekte therapeutischen Handelns

Fox (2005) betont die kontinuierliche Reflektion des eigenen kulturellen Hintergrundes als ein wesentliches Element in der Behandlung von Migranten, um mit dem Patienten in einen Dialog über die kulturellen Aspekte von Krankheitsverständnis, Arzt-Patienten-Beziehung und Therapie treten zu können. Unter Berücksichtigung solcher Voraussetzungen können Angehörige ethnischer Minoritäten mit den hierzulande verfügbaren Methoden prinzipiell mit ähnlichem Erfolg behandelt werden wie Einheimische (Behrens und Calliess 2008b). Eine niederländische Untersuchung zur Wirksamkeit von (interpersoneller) Psychotherapie und/oder einer antidepressiven Standardmedikation (Nefazodon) ergab, dass Angehörige ethnischer Minoritäten im Vergleich zur Mehrheitsbevölkerung gleiche Verbesserungsraten der depressiven Symptomatik aufwiesen (Blom et al. 2010). Allerdings lag die Behandlungsabbruchrate der Migranten mit knapp 46 % annähernd doppelt so hoch wie die der einheimischen niederländischen Patienten.

In einer US-amerikanischen Studie zu kulturellen Unterschieden von Krankheitsverständnissen zeigte sich, dass Asiaten depressive Symptome vorwiegend mit sozialen und moralischen Begriffen bezeichneten, während weiße Amerikaner vorzugsweise biologische Dispositionen, Stress oder einschneidende Lebensereignisse als erklärende Ursachen ansahen (Karasz 2005). Das Krankheitsverständnis spiegelt also zentrale kulturelle Werte der jeweiligen Gesellschaft wider, die auch in der Therapie berücksichtigt werden müssen.

Im Hinblick auf die Präferenz unterschiedlicher therapeutischer Interventionen sind kulturell geprägte individuelle Einstellungen beispielsweise zur Wirksamkeit von Antidepressiva und zu psychologischer Beratung, Gebeten oder alternativen Behandlungsmethoden mitverantwortlich (Machleidt 2007). In der Summe wird davon ausgegangen, dass im interkulturellen Setting eine soziokulturell »maßgeschneiderte« Behandlung und Prävention wirksamer ist als standardisierte Therapieschemata (van Vorhees et al. 2007).

16.5.1 Interkulturelle Verständigung

Eine ausreichende sprachliche Verständigung bildet die Basis für die psychiatrisch-psychotherapeutische Diagnostik und Behandlung. Sprachlich schlecht integrierte Patienten werden häufiger auf unfreiwilliger Basis in psychiatrische Kliniken aufgenommen, haben kürzere Klinikverweildauern und werden seltener mit einem regulären Behandlungsabschluss entlassen (Künzler et al. 2004). Um aus einer Sprachbarriere resultierende Disparitäten in der Therapie zu vermeiden, sollten daher nach Möglichkeit professionell geschulte Dolmetscher hinzugezogen werden. Aber auch bei Migranten, die über gute Zweitsprachenkenntnisse verfügen, können Probleme entstehen, wenn es um die Schilderung emotionaler Erlebnisinhalte und Befindlichkeiten geht: Vorbewusst gespeichertes Wissen wird vorrangig in der Muttersprache aktiviert, und Emotionen werden dabei unmittelbarer erlebt (Kohte-Meyer 2000).

Zu einem tieferen Verständnis für die Probleme des Patienten im Zusammenhang mit der Migration und dem Akkulturationsprozess verhilft in erster Linie ein offenes, interkulturelles Gespräch, das dem Patienten ein Gefühl des Respekts seines Arztes für den kulturellen Hintergrund vermittelt. Einen inhaltlichen Leitfaden für ein solches Gespräch liefert beispielsweise die *Cultural Formulation* (▸ **Tab. 16.2**), die das amerikanische Diagnosemanual DSM-IV um eine kultursensible Perspektive der psychiatrischen Diagnostik erweitern soll (APA 2000, Lewis-Fernandez und Diaz 2002).

Tab. 16.2: Kernaspekte des *Cultural Formulation Model* (vgl. APA 2000, Lewis-Fernandez und Diaz 2002, Borra 2008)

1. Kulturelle Identität des Individuums
2. Kulturelle Erklärungsansätze des Patienten für seine Erkrankung
3. Kulturelle Faktoren bezüglich des psychosozialen Umfeldes und Funktionsniveaus
4. Kulturelle Elemente in der Arzt-Patienten-Beziehung
5. Kulturelle Gesamteinschätzung hinsichtlich Diagnose und Therapie

16.5.2 Psychotherapie und therapeutische Haltung

In der psychiatrisch-psychotherapeutischen Arbeit mit Migranten kommen kulturspezifische Unterschiede zwischen westlichen Psychotherapiemethoden und traditionalen Heilvorstellungen zum Tragen. Die Förderung von Individuation und von Einsicht ist ein zentrales Merkmal westlicher Psychotherapien (Pfeiffer 1991). Merkmale traditionaler Heilriten wie soziale Integration, Einbeziehung des Körpers und rituelle Handlungen werden in westlichen Therapien hingegen wenig berücksichtigt. Unterschiedliche kulturelle Hintergründe können in der Behandlung insbesondere dann zum Problem werden, wenn sie ethnozentristisch fehlgedeutet oder aber aufgrund stereotyper Vorstellungen und Bewertungen schematisch vereinfacht werden (Behrens und Calliess 2008a). Für das kulturspezifisch orientierte Herangehen kann es deshalb notwendig sein, gerade die Werte der anderen Kultur, die in der Familie oder in dem Individuum verinnerlicht sind, zu berücksichtigen und gezielt als Ressourcen zu nutzen. Da in vielen traditionellen Kulturen die Familie die Instanz ist, die Einstellungen ausbildet und Entscheidungen fällt, ist es hilfreich, wichtige Angehörige möglichst in den Therapieprozess einzubeziehen. Auch die Entscheidungsfindung hinsichtlich einer Therapie ist in vielen Kulturen eine Familienangelegenheit, weshalb eine davon abweichende Entscheidung des Einzelnen dazu führen kann, dass der Patient die Unterstützung der Familie verliert. Westliche Therapeuten vermuten häufig, dass die kohäsive Struktur traditioneller Familien keinen hinreichenden Raum für die Individuation lasse und die Persönlichkeitsentwicklung dadurch behindert werde (vgl. Fisek 2001). Hierbei sollte jedoch nicht übersehen werden, dass sich aus den kohäsiven sozialen und familiären Strukturen die Klarheit der sozialen Rolle ableitet, die die Basis für ein »eigenständiges Personsein« bietet und sich somit als protektiver oder stabilisierender Faktor auswirken kann.

16.6 Asylsuchende und Flüchtlinge

Nach den hohen Raten für prämigratorische Traumatisierungen und korrespondierende traumaassoziierte psychische Störungen (Übersicht in Robjant et al. 2009) tragen vor allem Depressionen, somatoforme Schmerzstörungen (Maier et al. 2010) oder Angststörungen zu der erhöhten psychischen Morbidität von Asylsuchenden und Flüchtlingen bei. Eine Metaanalyse von Lindert et al. (2009) deckte auf, dass für Flüchtlinge und Asylbewerber nahezu doppelt so hohe Prävalenzraten für Depressionen zu finden sind wie für so genannte *Arbeitsmigranten*. Untersuchungen zur Häufigkeit von Posttraumatischen Belastungsstörungen (PTBS) unter Asylsuchenden und Flüchtlingen in Deutschland schätzen die Prävalanz mit ca. 40 % bis über 50 % ein (Gäbel et al. 2006, von Lersner et al. 2008). In psychiatrischen Begutachtungen von Asylsuchenden scheinen Posttraumatische Belastungsstörungen sogar weitaus häufiger diagnostizierbar. Eine retrospektive Analyse psychiatrischer Gutachten im Asylverfahren hat gezeigt, dass mit Abstand am häufigsten eine PTBS (74,1 %) und mit knapp 60 % am zweithäufigsten depressive Störungen bei den Untersuchten diagnostiziert werden (Sieberer et al. 2011). Angesichts der mehrheitlich höheren gesundheitlichen Risiken, die für diese Migrantengruppen durch prämigratorische Traumatisierung, erhöhte psychische Morbidität, widrige Migrationsumstände und nachteilige Lebenssituationen in den Zielstaaten angenommen werden (vgl. Robjant et al. 2009), erscheinen bis heute die Rahmenbedingungen und die Möglichkeiten für eine angemessene psychiatrisch-psychotherapeutische Versorgung von Flüchtlingen und Asylsuchenden noch stark verbesserungswürdig.

16.7 Fazit und Ausblick

Mehrheitlich gehen internationale Autoren heute davon aus, dass sich migrationsbedingte Stressoren negativ auf die körperliche und psychische Gesundheit auswirken. Eine einseitige und von Vorurteilen geprägte Sicht auf Migration als per se krankmachender Faktor und auf Migranten als eine grundsätzlich stärker durch gesundheitliche Risiken belastete Personengruppe lässt sich aber nicht begründen (Wiedl und Marschalk 2001). Nicht wenige Ergebnisse deuten in diesem Sinne darauf hin, dass eine gute Akkulturation im Aufnahmeland für Zuwanderer einen protektiven Faktor für die psychische Gesundheit darstellen kann. Die indirekt aus der Migration resultierenden Risiken für die psychische Gesundheit wie Diskriminierung, Ausgrenzung, behinderte Selbstverwirklichung etc., aber auch die Chancen einer »Migrationsgeschichte als Erfolgsgeschichte«, wurden bisher noch zu wenig identifiziert und verstanden. Dabei könnte gerade die Analyse solcher Bedingungen, eine verzerrte und auf Defizite fokussierende Forschungs- und Versorgungsperspektive korrigieren. Dabei sollte es auch um die zukunftsträchtigen Fragen der psychischen Gesundheitsprävention für Migranten gehen, die untrennbar mit den Bedingungen der Akkulturation und Integration im Aufnahmeland verknüpft sind. Denn wir müssen über unser Fach hinausblickend die größeren Zusammenhänge sehen: Die Förderung der Integration von Migranten durch wirksame politische Schritte auf allen gesellschaftlichen Ebenen, der Bildungs-, Ausbildungs- und Wirtschaftspolitik, der Öffentlichkeitsarbeit und der sozialen Sicherungssysteme trägt zur Verringerung von Armutsrisiken und Diskriminierung und dadurch letztlich zu einer geringeren Vulnerabilität für psychische Störungen bei.

Literatur

Aichberger MC, Neuner B, Hapke U et al. (2012) Der Zusammenhang zwischen Migrationsstatus und depressiven Symptomen in der älteren Bevölkerung in Deutschland. Psychiatr Prax 39(3):116–121.

American Psychiatric Association (APA) (2000) Diagnostic and Statistical Manual of Mental Disorders: Text revision. 4. Aufl. Washington, DC: American Psychiatric Association.

Behrens K, Calliess IT (2008a) Migration und Kultur als Determinanten diagnostischer und therapeutischer Prozesse bei seelisch erkrankten Migranten. Eine systematische Differenzierung anhand einer qualitativen Inhaltsanalyse von Behandlungsverläufen. Psychother Psych Med 58:162–168.

Behrens K, Calliess IT (2008b) Gleichbehandlung ohne gleiche Behandlung: Zur Notwendigkeit der Modifikation bestehender Versorgungsstrukturen für die Behandlung von Migranten. Fortschr Neurol Psychiatr 76:725–733.

Bendick Ch (1989) Emil Kraepelins Forschungsreise nach Java im Jahre 1904. Ein Beitrag zur Geschichte der Ethnopsychiatrie. (Bd. 49). Köln: Arbeiten der Forschungsstelle des Instituts für Geschichte der Medizin der Universität Köln.

Blom MB, Hoek HW, Spinhoven P et al. (2010) Treatment of depression in patients from ethnic minority groups in the Netherlands. Transcult Psychiatry 47(3):473–490.

Borde T, David M (Hrsg.) (2007) Migration und psychische Gesundheit. Belastungen und Potentiale. Frankfurt/M.: Mabuse Verlag.

Cantor-Graae E, Selten JP (2005) Schizophrenia and migration: a meta-analysis and review. Am J Psychiatry 162(1):12–24.

Coid JW, Kirkbride JB, Barker D et al. (2008) Raised incidence rates of all psychoses among migrant groups: findings from the East London first episode psychosis study. Arch Gen Psychiatry 65(11):1250–1258.

Dealberto MJ (2010) Ethnic origin and increased risk for schizophrenia in immigrants to countries of recent and longstanding immigration. Acta Psychiatr Scand 121(5):325–339 (Epub 2010 Jan 25).

Fisek GO (2001) Cultural Context. Migration and health risks – A multilevel analysis. In: Marschalck P, Wiedl KH (Hrsg.) Migration und Krankheit (= IMIS-Schriften, Bd. 10). Osnabrück: Universitätsverlag Rasch. S. 113–22.

Fox RC (2005) Cultural competence and the culture of medicine. New Engl J Med 353:1316–9.

Gäbel U, Ruf M, Schauer M et al. (2006) Prävalenz der Posttraumatischen Belastungsstörung (PTSD) und Möglichkeiten der Ermittlung in der Asylverfahrenspraxis. Z Klin Psychol Psychother 35:12–20.

Geiger I (2000) Interkulturelle Gesundheitsförderung. Ein Leitfaden für den öffentlichen Gesundheitsdienst zum Aufbau des Handlungsfeldes Migration (= Praxishefte, Bd. 3). Bielefeld: Landesinstitut für den Öffentlichen Gesundheitsdienst NRW (lögd).

Glaesmer H, Wittig U, Brähler E et al. (2009) Sind Migranten häufiger von psychischen Störungen betroffen? Eine Untersuchung an einer repräsentativen Stichprobe der deutschen Allgemeinbevölkerung. Psychiatr Prax 36:16–22.

Igel U, Brähler E, Grande G (2010) Der Einfluss von Diskriminierungserfahrungen auf die Gesundheit von Migrantinnen. Psychiatr Prax 37(4):183–190.

Karasz A (2005) Cultural differences in conceptual models of depression. Soc Sci Med 60: 1625–1635.

Kirkcaldy B, Wittig U, Furnham A et al. (2006) Migration und Gesundheit – Psychosoziale Determinanten. Bundesgesundheitsblatt Gesundheitsforschung Gesundheitsschutz 49(9): 873–883.

Kornischka J, Assion HJ, Ziegenbein M, et al. (2008) Psychosoziale Belastungsfaktoren und psychische Erkrankungen bei Spätaussiedlern. Psychiatr Prax 35(2):60–66.

Kohte-Meyer I (2000) »Ich bin fremd, so wie ich bin«. Migrationserleben, Ich-Identität und Neurose. In: Streeck U (Hrsg.) Das Fremde in der Psychoanalyse. Erkundungen über das »Andere« in Seele, Körper und Kultur. 2. Aufl. Gießen: Psychosozial-Verlag. S. 119–32.

Kraepelin E (1904) Vergleichende Psychiatrie. Zbl. Nervenheilk Psychiat N.F. (15)27:468–469.

Künzler N, Garcia-Brand E, Schmauß M et al. (2004) Deutschkenntnisse psychiatrischer Patienten anderer Kulturen: Einfluss auf Freiwilligkeit und Dauer der stationären Behandlung. Psychiatr Prax 31: 21–23.

Lewis-Fernandez R, Diaz N (2002) The cultural formulation: A method for assessing cultural factors affecting the clinical encounter. Psychiatr Q 73(4):271–295.

Lindert J, Priebe S, Penka S et al. (2008) Versorgung psychisch kranker Patienten mit Migrationshintergrund. Psychother Psychosom Med Psychol 58(3–4):123–129.

Lindert J, Ehrenstein OS, Priebe S et al. (2009) Depression and anxiety in labor migrants and refugees – A systematic review and meta-analysis. Soc Sci Med 69:246–257.

Machleidt W (2002) Die 12 Sonnenberger Leitlinien zur psychistrisch-psychotherapeutischen Versorgung von Migranten in Deutschland. Der Nervenarzt 73:1208–1209.

Machleidt W (2007) Unconventional and alternative methods parallel to a professional psychiatric treatment. Acta Psychiatr Scand 116:161–164.

Machleidt W, Behrens K, Ziegenbein M et al. (2007) Integration von Migranten in die psychiatrisch-psychotherapeutische Versorgung in Deutschland. Psychiatr Prax 34(7):325–331.

Machleidt W, Koch E, Calliess IT et al. (2011) Sonnenberger Leitlinien – Eine Programmatik für die psychiatrisch-psychotherapeutische Versorgung von Migranten. In: Machleidt W, Heinz A (Hrsg.) Praxis der interkulturellen Psychiatrie und Psychotherapie. Migration und psychische Gesundheit. München: Urban & Fischer Elsevier. S. 135–143.

Maier T, Schmidt M, Mueller J (2010) Mental health and healthcare utilization in adult asylum seekers. Swiss Med Wkly 140:w13110 (Published 19 November 2010, doi:10.4414/smw.2010.13110).

Merbach M, Wittig U, Brähler E (2008) Angst und Depression polnischer und vietnamesischer MigrantInnen in Leipzig unter besonderer Berücksichtigung ihres Eingliederungsprozesses. Psychother Psych Med 58:146–154.

Nielsen F, Ziegenbein M, Sieberer M (2011) Prevalence of borderline personality disorder in immigrants in a psychiatric inpatient setting. European Psychiatry 26(Suppl 1):469 (Doi : 10.1016/S0924–9338(11)72176–9).

Pfeiffer MW (1991) Wodurch wird ein Gespräch therapeutisch? Zur kulturellen Bedingtheit psychotherapeutischer Methoden. Psychother Psychosom Med Psychol 41:93–100.

Pfeiffer W (1994) Transkulturelle Psychiatrie. Ergebnisse und Probleme. 2. Aufl. Stuttgart, New York: Thieme.

Teil 4

Razum O, Geiger I, Zeeb H et al. (2004) Gesundheitsversorgung von Migranten. Dtsch Arztebl 101(41):A2882–2887.

Robjant K, Hassan R, Katona C (2009) Mental health implications of detaining asylum seekers: systematic review. Br J Psychiatry 194:306–312.

Schouler-Ocak M, Bretz HJ, Penka S et al. (2008) Patients of immigrant origin in inpatient psychiatric facilities. A representative national survey by the Psychiatry and Migration Working Group of the German Federal Conference of Psychiatric Hospital Directors. Eur Psychiatry 23(Suppl 1):21–27.

Schouler-Ocak M, Bretz HJ, Hauth I, et al. (2010) Patienten mit Migrationshintergrund in Psychiatrischen Institutsambulanzen – ein Vergleich zwischen Patienten mit türkischer und osteuropäischer Herkunft sowie Patienten ohne Migrationshintergrund. Psychiatr Prax 37(8): 384–390.

Sieberer M, Maksimovic S, Ersöz B et al. (2012) Depressive symptoms in first-and second-generation migrants: A cross-sectional study of a multi-ethnic working population. Int J Soc Psychiatry 58(6):605–613.

Sieberer M, Ziegenbein M, Eckhardt G et al. (2011) Psychiatrische Begutachtung im Asylverfahren. Psychiat Prax 38(1):38–44.

Spallek J, Razum O (2007) Gesundheit von Migranten: Defizite im Bereich der Prävention. Med Klin 102:451–456.

Statistisches Bundesamt (Hrsg.) (2010) Bevölkerung und Erwerbstätigkeit: Bevölkerung mit Migrationshintergrund – Ergebnisse des Mikrozensus 2009. Wiesbaden: Statistisches Bundesamt.

Van Vorhees BW, Walters AE, Prochaska M et al. (2007) Reducing health disparities in depressive disorders outcomes between non-hispanic whites and ethnic minorities: a call for pragmatic strategies over the life span. Med Care Res Rev 64:157–194.

Veling W, Selten JP, Veen N et al. (2006) Incidence of schizophrenia among ethnic minorities in the Netherlands: a 4-year first-contact study. Schizophr Res 86:189–193.

Von Lersner U, Rieder H, Elbert T (2008) Psychische Gesundheit und Rückkehrvorstellungen am Beispiel von Flüchtlingen aus dem ehemaligen Jugoslawien. Z Klin Psychol Psychother 37(2):112–121.

Walter U, Salman R, Krauth C et al. (2007) Migranten gezielt erreichen: Zugangswege zur Optimierung der Inanspruchnahme präventiver Maßnahmen. Psychiatr Prax 34(7):349–353.

Wiedl KH, Marschalck P (2001) Migration, Krankheit und Gesundheit: Probleme der Forschung, Probleme der Versorgung – Eine Einführung. In: Wiedl KH, Marschalck P (Hrsg.) Migration und Krankheit (= Schriften des Instituts für Migrationsforschung und Interkulturelle Studien (IMIS), Bd. 10). Osnabrück: Universitätsverlag Rasch. S. 9–36.

Wittig U, Merbach M, Siefen RG et al. (2004) Beschwerden und Inanspruchnahme des Gesundheitswesens von Spätaussiedlern bei Einreise nach Deutschland. Gesundheitswesen 66(2):85–92.

Wittkower ED (1972) Probleme, Aufgaben und Ergebnisse der transkulturellen Psychiatrie. In: Ehrhardt HE (Hrsg.) Perspektiven der heutigen Psychiatrie. Frankfurt/M.: Fischer. S. 305–312.

Zeeb H, Baune BT, Vollmer W et al. (2004) Gesundheitliche Lage und Gesundheitsversorgung von erwachsenen Migranten – ein Survey bei der Schuleingangsuntersuchung. Gesundheitswesen 66:76–84.

Teil 5: Forschungsthemen

17 Epidemiologie

Roselind Lieb und Jutta Mata

Kapitelübersicht

17.1 Definition und Aufgabenbereiche
17.1.1 Was ist Epidemiologie?
17.1.2 Aufgabenbereiche
17.1.3 Epidemiologie als Risikofaktorenforschung
17.2 Epidemiologische Häufigkeitsmaße
17.2.1 Prävalenz und Inzidenz
17.2.2 Mortalität und Letalität
17.3 Epidemiologische Studiendesigns
17.3.1 Studiendesigns
17.3.2 Falldefinition und Fallidentifikation
17.4 Maße zum Vergleich von Krankheitsrisiken
17.4.1 Relatives Risiko
17.4.2 Odds Ratio
17.4.3 Attributables Risiko
17.4.4 Populationsattributables Risiko
17.5 Epidemiologie psychischer Störungen: ausgewählte Befunde
17.6 Ausblick

Zusammenfassung

Wie verbreitet sind psychische Störungen in der Bevölkerung? Welche Störungsbilder kommen am häufigsten vor und wann treten sie erstmalig auf? Gibt es über die Lebensspanne Phasen, in denen das Risiko für die Entwicklung einer psychischen Störung erhöht ist? Wie gut werden Betroffene mit Behandlungsangeboten versorgt und sind diese Angebote effektiv und effizient? Welche Kosten werden durch psychische Störungen verursacht? Welche Faktoren erhöhen das Risiko für die Entwicklung einer psychischen Störung? Was sind Ursachen von psychischen Störungen? Welche Faktoren schützen vor der Entwicklung einer psychischen Störung? Zu diesen Fragen sollen Experten auf dem Gebiet der psychischen Störungen die empirische Befundlage kennen. Die Epidemiologie – hier spezifisch von psychischen Störungen – ist die wissenschaftliche Disziplin, welche zum Ziel hat, auf der Basis von spezifischen wissenschaftlichen Methoden Antworten auf diese Fragen zu liefern. In diesem Kapitel wird ein Überblick über Aufgabengebiete, zentrale Kenngrößen, Forschungsmethoden und Forschungsfragen der Epidemiologie psychischer Störungen gegeben. Das Kapitel soll keinen umfassenden Überblick über bislang vorgelegte Befunde vorlegen. Solche Befunde finden sich vielmehr in anderen Buchkapiteln (z. B. ▸ **Kap. 8, Bd. 1**).

17.1 Definition und Aufgabenbereiche

17.1.1 Was ist Epidemiologie?

Das Wort *Epidemiologie* leitet sich aus den griechischen Wörtern *epi* (über), *demos* (Bevölkerung) und *logos* (sinngemäss »Lehre«) ab. Epidemiologie bezeichnet also die Lehre über die Bevölkerung, genauer: die Lehre über die Dinge, die über die Bevölkerung kommen, wie zum Beispiel Krankheiten. Epidemiologie ist die wissenschaftliche Disziplin, die sich zum einen mit der Verbreitung von gesundheitsbezogenen Zuständen und Ereignissen in der Bevölkerung oder in Untergruppen der Bevölkerung beschäftigt (*deskriptive Epidemiologie*). Ein Beispiel für eine typische Fragestellung wäre, welcher Anteil der Personen in der Schweiz über einen bestimmten Zeitraum von Depression betroffen ist. Ein weiterer wichtiger Teil der Epidemiologie, die so genannte *analytische Epidemiologie*, untersucht Ursachen, Risiken und Folgen gesundheitsbezogener Zustände und Ereignisse. Typische Fragestellungen in der analytischen Epidemiologie sind Fragen nach dem Zusammenspiel zwischen einem Risikofaktor und der untersuchten Zielgröße, zum Beispiel zwischen geringer elterlicher Wärme in der Kindheit und dem Auftreten einer Depression. Die Epidemiologie untersucht also Faktoren, die in der Entwicklung von Gesundheit und Krankheit eine Rolle spielen. Damit liefert sie einen wichtigen Beitrag zur Ätiologieforschung; gleichzeitig stellen Erkenntnisse aus der Epidemiologie die Basis für Gesundheitsversorgung und -förderung dar.

17.1.2 Aufgabenbereiche

In einem Satz: Epidemiologen sind Daten sammelnde Gesundheitsdetektive, die die räumlichen und zeitlichen Faktoren im Zusammenhang mit dem Auftreten von Gesundheitsereignissen und -zuständen in einer Population untersuchen. Zugrundeliegendes Handlungsmodell der Epidemiologie ist die sogenannte epidemiologische Trias. Diese beschreibt das Zusammenspiel zwischen Personen-, Auslöse- und Umweltfaktoren, um ein Gesundheitsereignis oder -zustand zu erklären. In der epidemiologischen Erforschung psychischer Krankheiten werden darüber hinaus auslösende Faktoren (z. B. geringe elterliche Wärme) zumeist von protektiven Faktoren (z. B. soziale Unterstützung) und Vulnerabilitätsfaktoren (z. B. Vorgeschichte psychischer Erkrankungen in der Familie) unterschieden. Fünf Aufgabengebiete der Epidemiologie psychischer Störungen werden hier besonders hervorgehoben (nach Lieb 2011):

1. Untersuchung zur Gesundheitsversorgung (Bedarf, Inanspruchnahme und Evaluation von Gesundheitsleistungen)
2. Untersuchung des Verlaufs von psychischen Störungen in einer Population, vor allem bezogen auf Erstmanifestation, Dauer, Rückfall, Komorbidität, Komplikationen und Beeinträchtigung. Epidemiologen untersuchen sowohl Populationen, die wegen ihrer Erkrankung eine Behandlung aufsuchen als auch solche, die keine Behandlung suchen. Dies ist bedeutsam, weil sich Personen in Behandlung zum Beispiel hinsichtlich ihrer Erkrankungsdauer von Personen, die nicht in Behandlung sind, unterscheiden (Cohen und Cohen 1984).
3. Untersuchung potenzieller Risiko- und Kausalfaktoren, die Entstehung und Verlauf psychischer Störungen beeinflussen.

Basierend auf epidemiologischen Daten zur Prävalenz und Inzidenz psychischer Störungen werden auch

4. Klassifikationsverfahren (weiter-)entwickelt und verbessert sowie
5. Interventions- und Präventionsmaßnahmen vorgeschlagen und entwickelt.

17.1.3 Epidemiologie als Risikofaktorenforschung

Eben wurde angeführt, dass ein wesentliches Aufgabengebiet der Epidemiologie die Identifikation von Faktoren umfasst, welche möglicherweise kausal zur Entwicklung von psychischen Störungen beitragen. Hierauf aufbauend sollen komplexe Störungsmodelle zur Erklärung der Entstehung von psychischen Störungen entwickelt und in ihrer Komplexität überprüft werden. Zunächst ist es somit Ziel, herauszufinden, ob sich bestimmte Faktoren feststellen lassen, die das Risiko für die Entwicklung einer Störung erhöhen. Eine Person, die einem solchen Faktor oder einer entsprechenden Exposition ausgesetzt ist, sollte ein höheres Krankheitsrisiko aufzeigen als eine Person, die diesem Faktor nicht ausgesetzt ist. Diese Faktoren oder Expositionen werden auch Risikofaktoren genannt – welche nach Kraemer et al. (1997) vor Auftreten oder Entwicklung der untersuchten Störung vorgelegen haben müssen. Ob ein solcher Risikofaktor jedoch dann auch eine kausale Beziehung zur Störung aufweist (somit ursächlich an der Entwicklung beteilig ist), ist damit jedoch noch längst nicht nachgewiesen. Die Frage der Kausalität, also nach ursächlichen Beziehungen zwischen Risikofaktoren und den untersuchten Störungsbildern, ist ein komplexes und schwieriges Thema: ab wann kann gesagt werden, ob ein nachgewiesener Risikofaktor (Exposition) ursächlich zur Entstehung einer Störung beiträgt? Hierzu wurden unterschiedliche Kriterien vorgeschlagen, die kurz vorgestellt werden sollen.

So soll nach der Terminologie von Kraemer et al. (1997) erst von einem »kausalen« Risikofaktor gesprochen werden, wenn bei einer erfolgten Manipulation des Faktors die Wahrscheinlichkeit für die nachfolgende Zielgröße nachweislich verändert wird.

Zusätzlich zu der von Kraemer et al. (1997) vorgelegten Forderung nach experimenteller Manipulation wurden in der Literatur weitere Kriterien vorgestellt, anhand derer beurteilt werden kann, ob eine nachgewiesene Assoziation zwischen einem Risikofaktor und der späteren Entwicklung einer Störung möglicherweise eine kausale Beziehung darstellt. Zurückgehend auf die klassische Arbeit von Bradford Hill (1965, vgl. auch Gordis 2009) kann anhand der folgenden Kriterien abgeschätzt werden, ob möglicherweise eine kausale Beziehung zwischen einem Risikofaktor und der Entwicklung einer Störung vorliegt. (A) Zusammenhang zwischen Exposition und Erkrankung muss nachgewiesen werden; (B) die Exposition muss zeitlich vor dem Auftreten der Erkrankung erfolgt sein; (C) der Befund sollte mit bereits vorgelegten Ergebnissen konsistent sein; (D) Stärke des Zusammenhangs: je stärker der Zusammenhang zwischen Exposition und Erkrankung, desto eher liegt eine kausale Beziehung vor; (E) Dosis-Wirkungs-Beziehung: mit dem Anstieg der Expositionsdosis steigt auch das Erkrankungsrisiko; (F) Reversibilität: das Erkrankungsrisiko sinkt bei Beendigung der Exposition ab; (G) der Befund basiert auf einem starken Studiendesign; (H) es liegt eine pathogenetische Plausibilität vor; (I) Spezifität des Zusammenhangs: eine spezifische Exposition ist nur mit einer spezifischen Erkrankung assoziiert und schließlich (J) Spezifität der Erkrankung: die Erkrankung wird nur durch die Exposition verursacht. Die genannten Kriterien, welche primär im Rahmen der Infektionsepidemiologie formuliert wurden, können natürlich nicht unkritisch auf psychische Störungen übertragen und bei der Beurteilung der Evidenz angewandt werden. So wissen wir etwa heute, dass weder eine Spezifität des Zusammenhangs noch eine Spezifität der Erkrankung bei psychischen Störungen angenommen werden kann. Kriterien für die Beurteilung der Evidenz bei psychischen Störungen wurden bislang jedoch noch nicht vorgelegt und bei den genannten Kriterien ist wichtig zu betonen, dass es um eine Sichtung und Bewertung der Belege für oder gegen eine Kausalbeziehung geht, nicht um eine Beweisführung.

Wie hoffentlich deutlich geworden ist, ist der Kausalitätsbegriff eher gradueller Natur, da zunehmende Evidenz für eine Kausalitätsbeziehung durch das Zusammentragen von Indizien gewonnen wird. Der Begriff »kausaler Risikofaktor« in der epidemiologischen Forschung setzt nicht unbedingt den Nachweis von Mechanismen voraus, welche die beobachtete Assoziation erklären können. Die Identifikation von Risikofaktoren im epidemiologischen Sinn stellt allerdings einen zentralen Ausgangspunkt für die weitere Erforschung von Mechanismen und Prozessen, die möglicherweise ursächlich an der Entwicklung einer Störung beteiligt sind, dar.

17.2 Epidemiologische Häufigkeitsmaße

17.2.1 Prävalenz und Inzidenz

Um die Häufigkeit des Auftretens von psychischen Störungen in der Bevölkerung bzw. Bevölkerungsgruppen zu beschreiben, werden in der Epidemiologie zwei grundlegende Konzept unterschieden (vgl. die Ausführungen von Lieb 2011): die *Prävalenz* und die *Inzidenz*. Beide Konzepte beinhalten Angaben zu Auftretenshäufigkeiten, sie sind jedoch unterschiedlich zu interpretieren.

Die *Prävalenz* beschreibt den Anteil an Personen in einer definierten Risikopopulation, der zu einem bestimmten Zeitpunkt bzw. innerhalb einer definierten Zeitspanne die Störung aufzeigt. Der Begriff »Risikopopulation« weist dabei darauf hin, dass jede der einbezogenen Personen potenziell für die Störung anfällig ist und sie entwickeln kann.

Um das untersuchte Zeitintervall zu spezifizieren, wird in einer weiteren Ausdifferenzierung des Konzeptes von Punkt-Prävalenz (Anteil von Personen der Risikopopulation mit der Störung zu einem bestimmten Zeitpunkt) oder Perioden-Prävalenz (Anteil von Personen der Risikopopulation mit der Störung während eines bestimmten Zeitintervalls, z. B. während des Verlaufs von zwölf Monaten: 12-Monats-Prävalenz) gesprochen. Der Begriff »Lebenszeit-Prävalenz« schließlich beschreibt den Anteil der Risikopopulation, der bis zum Zeitpunkt der Erhebung zumindest einmal im Verlauf des Lebens die Kriterien für die untersuchte Störung erfüllte. Bei der Perioden-Prävalenz ist es dabei unerheblich, ob der Störungsbeginn bereits vor dem einbezogenen Zeitintervall aufgetreten ist (und die Störung im Zeitintervall noch vorliegt) oder sich die Störung erstmalig während dieser Zeitperiode zeigt – es werden alle Personen einbezogen, die irgendwann während dieser Periode die Störungskriterien erfüllen.

Im Gegensatz zur Prävalenz bezieht sich die *Inzidenz* als Häufigkeitsmaß ausschließlich auf den Anteil von Personen in einer Risikopopulation, der die untersuchte Störung innerhalb eines bestimmten Zeitraums (z. B. im Verlauf der zwölf Monate vor der Untersuchung) neu entwickelt bzw. während dieses Zeitraums erstmalig manifestiert. Die Risikopopulation umfasst hier alle Personen, die prinzipiell die Störung entwickeln können, diese aber bis zu Beginn des Untersuchungszeitraumes nicht bzw. noch nicht aufweisen (also bislang gesund waren). Da die Inzidenz eine Maßzahl für die Häufigkeit des Auftretens der Störung bei vormals gesunden Personen darstellt, ist sie zugleich ein Maß für das Neuerkrankungsrisiko.

17.2.2 Mortalität und Letalität

Zwei weitere zentrale Maße, die nicht die Häufigkeit von Krankheitsfällen, sondern die Häufigkeit von Todesfällen beschreiben, stellen die *Mortalität* und die *Letalität* dar. Die *Mortalität*, auch als Sterblichkeit oder Sterberate bezeichnet, beschreibt die Anzahl an Todesfällen in einem bestimmen Zeitraum bezogen auf Personen, die während dieses Zeitraums unter Sterberisiko stehen. Dies kann die Gesamtbevölkerung oder auch Subpopulationen (Altergruppen, Geschlecht) davon umfassen. Die Mortalität als demografische Kenngröße bezeichnet den Gesundheitszustand einer Population. Die *Letalität*, auch Fatalität genannt, stellt im Gegensatz hierzu ein Maß für den Schweregrad einer Erkrankung dar. Dieses Maß gibt an, wie hoch bei einer Erkrankung die Wahrscheinlichkeit eines tödlichen Verlaufs ist und wird bestimmt durch die Anzahl der durch eine bestimmte Erkrankung verursachten Todesfälle in einem bestimmten Zeitraum bezogen auf die Anzahl von während dieses Zeitraums diagnostizierten Fällen.

17.3 Epidemiologische Studiendesigns

17.3.1 Studiendesigns

Für die Realisierung epidemiologischer Studien können unterschiedliche Studiendesigns angewandt werden (vgl. hierzu Lieb 2011). Das Studiendesign legt zum großen Teil die Validität der Aussagen, die auf der Grundlage der ermittelten Befunde getroffen werden können, fest.

Ausführliche Erläuterungen zu zentralen Forschungsdesigns finden sich in Susser, Schwartz, Morabia und Bromet (2011), Gordis (2009) und Höfler (2004).

Klinische Studien vs. Allgemeinbevölkerungsstudien: Klinische Studien werden in der Regel mit Patienten durchgeführt, die sich während des Erhebungszeitraums in einer Behandlungseinrichtung befinden (stationär, ambulant). Bei diesen Stichproben besteht durch den klinischen Auswahlprozess die Gefahr einer Stichprobenselektion (z. B. wenn sich verstärkt Personen mit einer bestimmt ausgeprägten Symptomatik in Behandlung befinden) – dies kann dazu führen, dass sich die Befunde nur auf Personen mit den Merkmalen verallgemeinern lassen, wie sie in der klinischen Stichprobe untersucht wurden, nicht jedoch auf alle Personen mit dem Krankheitsbild.

Soll auf alle Personen mit dem Krankheitsbild in der Allgemeinbevölkerung generalisiert werden können, so muss das betreffende Störungsbild, unabhängig davon, ob sich die Betroffenen an einer Behandlungseinrichtung wenden oder nicht, in genau dieser Population untersucht werden. In solche Allgemeinbevölkerungsstudien werden in der Regel Personen einbezogen, die zufällig aus den Melderegistern gezogen werden. Auf der Basis einer hinreichend guten Ausschöpfung sowie der Abwesenheit sonstiger Selektionseffekte kann dann eine Generalisierung der Befunde auf die Allgemeinbevölkerung erfolgen. Trotzdem können Fragestellungen, die selten in der Allgemeinbevölkerung vorkommende Störungen betreffen, wie etwa der Langzeitverlauf von schizophrenen Störungen, praktisch nur an klinischen Stichproben untersucht werden, da man eine sehr große Anzahl von Personen untersuchen müsste, um genügend Personen mit dem untersuchten Störungsbild beobachten zu können.

Werden Fragestellungen untersucht, die sich auf spezifische Zielpopulationen (= Population, für welche die Befunde gelten sollen, z. B. Allgemeinarztpatienten) beziehen, so muss eine Studienpopulation untersucht werden, die möglichst repräsentativ für diese Zielpopulation ist.

Experimentelle vs. Beobachtungsstudien: In experimentellen Studien kann der zu untersuchende Expositions- bzw. Risikofaktor (der experimentelle Stimulus) gezielt manipuliert werden und zudem eine Randomisierung der Personen auf die unterschiedlichen Bedingungen durchgeführt werden. Somit sind potenziell konfundierende Variablen, die die interne Validität bedrohen könnten, statistisch unabhängig von der Gruppenzuteilung und haben keinen Einfluss auf die Ergebnisse von Gruppenvergleichen. Die Ergebnisse sind jedoch nicht unbedingt über die Untersuchungssituation und Untersuchungspopulation hinaus generalisierbar. Bei quasi-experimentellen Studien kann zwar der experimentelle Stimulus manipuliert werden, die Gruppenzuteilung erfolgt jedoch nicht zufällig. In der Epidemiologie zählen vor allem Interventionsstudien zu den (quasi) experimentellen Untersuchungen.

Beobachtungsstudien sind im Vergleich zu experimentellen Studien dadurch charakterisiert, dass ein gezielter Eingriff in die Exposition nicht vorgenommen wird bzw. werden kann, sondern lediglich die Beziehung zwischen der Exposition und der Zielgröße (z. B. psychische Störung) beobachtet wird. Der Vorteil dieses Designs liegt in der Möglichkeit der Untersuchung großer Stichproben unter lebensnahen Bedingungen. Zudem können hier »natürliche« Expositionsfaktoren untersucht werden, die in experimentellen Studien nicht realisiert werden können. Beobachtungsstudien (wie auch quasi-experimentelle Studien) erlauben jedoch keine randomisierte Zuteilung der Probanden zu den unterschiedlichen Expositionsbedingungen, womit sich hier grundsätzlich bei jedem ermittelten Zusammenhang die Frage nach dem Einfluss und der Kontrolle von potenziell konfundierenden Variablen stellt.

Quer- und Längsschnittstudien: Bei *Querschnittstudien* handelt es sich um einmalige Untersuchungen, in denen die ausgewählten Personen hinsichtlich des interessierenden Phänomens (z. B. Verteilung bestimmter Störungsbilder, aktuell oder auf die Lebenszeit bezogen) untersucht werden. Bei ätiologischen Fragestellungen wird zusätzlich Information bezüglich des interessierenden Risikofaktors retrospektiv im Rahmen dieser einmaligen Untersuchung erhoben. Dieses Studiendesign hat den Vorteil, dass die Untersuchungsdurchführung auf einen Zeitpunkt begrenzt ist. Aufgrund der retrospektiven Erfassung des Risikofaktors kann die Vorzeitigkeit jedoch nur unter methodischen Einschränkungen gewährleistet werden. *Längsschnittuntersuchungen* (Kohortenstudien) zeichnen sich dadurch aus, dass sie mindestens zwei Messzeitpunkte haben, wodurch die zeitliche Beziehung zwischen Risikofaktor und der untersuchten Zielgröße gewährleistet werden kann. Ein weit häufiger angewendetes Design ist die so genannte *Fall-Kontroll-Studie*. Hier wird gezielt eine Gruppe von Fällen (Krankheit liegt vor) mit einer Gruppe von Kontrollpersonen (Krankheit liegt nicht vor) ausgewählt. Idealerweise unterscheiden sich die Gruppen ausschließlich hinsichtlich ihres Krankheitsstatus und sind hinsichtlich aller sonstigen Variablen (z. B. Geschlechterverteilung, Alter etc.) vergleichbar. Die beiden Gruppen können dann bezüglich der vermuteten zeitlich vorausgehenden Exposition bzw. Merkmale verglichen werden.

Lassen sich hier unterschiedliche Expositionsraten zwischen der Fall- und der Kontrollgruppe finden, so kann dies als Hinweis auf eine ätiologische Beziehung zwischen der Exposition und dem Krankheitsstatus interpretiert werden. Methodisch kritisch ist bei Fall-Kontroll-Studien die retrospektive und dadurch fehleranfällige Erfassung der Exposition zu werten. Auch die Gewährleistung der Vergleichbarkeit der Gruppen hinsichtlich potenzieller Störvariablen ist in der Praxis äußerst schwierig.

17.3.2 Falldefinition und Fallidentifikation

Zwei wesentliche Voraussetzungen für die reliable und valide Untersuchung psychischer Störungen in epidemiologischen Untersuchungen stellen die *Falldefinition* sowie die *Fallidentifikation* dar. Die Falldefinition meint die Vorgabe von diagnostisch fassbaren Störungsmerkmalen, die eine Person aufweisen muss, um als »Fall« zu gelten. Die Fallidentifikation hingegen meint die Methode, mittels derer man entscheiden kann, ob eine Person die »Fall«-Merkmale aufweist oder nicht. Die Falldefinition von psychischen Störungen wurde in der zweiten Hälfte des zwanzigsten Jahrhunderts durch die Entwicklung der operationalisierten Klassifikationssysteme DSM und der zehnten Version der ICD maßgeblich verbessert. Mit dieser Entwicklung einher ging in der Epidemiologie psychischer Störungen zudem die Entwicklung von Instrumenten zur reliablen und validen Falldefinition (z. B. Composite International Diagnostic Interview (CIDI) nicht nur im klinischen Kontext, sondern ebenfalls in der Allgemeinbevölkerung. Sowohl eine vergleichbare Falldefinition als auch eine vergleichbare Fallidentifikation sind unerlässlich, um epidemiologische Befunde über mehrere Studien hinweg verlässlich vergleichen zu können. Die erfreuliche Entwicklung sowohl bezüglich Falldefinition als auch bezüglich Fallidentifikation hat schließlich in den letzten Jahrzehnten dazu beigetragen, dass weltweit großangelegte Studien mit vergleichbarer Methodik durchgeführt wurden, welche einen Vergleich der Befunde über verschiedene Länder hinweg ermöglichen und auch eine Zusammenführung der Daten erlauben. In diesem Rahmen sei auf die World Mental Health Survey (WMHS) Initiative hingewiesen (http://www.hcp.med.harvard.edu/wmh/), welche globale Aussagen zur Häufigkeit und Korrelaten von psychischen Störungen auf der Basis von in der Methodik vergleichbaren epidemiologischen Studien, welche über 28 Länder hinweg mit insgesamt mehr als 150.000 einbezogenen Personen in der Allgemeinbevölkerung durchgeführt wurden, ermöglichen soll (vgl. Kessler und Üstün 2008). Bislang ging eine Vielzahl von länderspezifischen und länderübergreifenden Publikationen aus dieser Initiative hervor, welche auf der angegebenen Website aufgelistet sind.

Teil 5

17.4 Maße zum Vergleich von Krankheitsrisiken

17.4.1 Relatives Risiko

Das Relative Risiko gibt an, wie hoch das Risiko für einen bestimmten Ausgang in einer dem Risikofaktor exponierten Gruppe im Vergleich mit einer nicht-exponierten Gruppe ist. In einem fiktiven Beispiel (das keinerlei empirische Entsprechung hat) nehmen wir an, dass von 100 Personen, die täglich Lakritze essen (exponierte Gruppe), in ihrem Leben 17 an einer Depression erkranken, also ein Erkrankungsrisiko von 0,17 haben. Nehmen wir weiter an, dass von 100 Personen, die nie Lakritze essen (nicht-exponierte Gruppe), 12 in ihrem Leben an Depression erkranken, d. h. ein Erkrankungsrisiko von 0,12 haben. Um das Relative Risiko zu berechnen, wird das Risiko der exponierten durch das der nicht-exponierten Gruppe geteilt, also 0,17/0,12 = 1,42. Diese Kennzahl bedeutet, dass das Risiko der exponierten Gruppe, an einer Depression zu erkranken, 1,42 Mal höher (oder 42 % höher) ist, als das der nicht-exponierten Gruppe. Ist das Relative Risiko gleich eins, so haben beide Gruppen ein gleich hohes Risiko; ist das Relative Risiko kleiner eins, so ist die Exposition ein schützender Faktor.

Das relative Risiko gibt die Stärke der Assoziation zwischen einem Expositionsfaktor (in unserem Beispiel täglicher Lakritzverzehr) und einem Ausgang (Depression) wider. Es reflektiert allerdings nicht, wie hoch die Prävalenz in einer Population ist – das relative Risiko ist 2 (also doppelt so hoch), egal ob 2 von 1.000.000 exponierten Personen erkrankt sind und 1 von 1.000.000 nicht exponierten, oder ob es sich um 20.000 von 1.000.000 exponierten im Vergleich mit 10.000 nicht-exponierten handelt. Das Relative Risiko kann nur berechnet werden, wenn in der zugrundeliegenden Studie die Inzidenzrate erfasst ist; so können bei Fall-Kontroll-Studien keine Relativen Risiken berechnet werden.

17.4.2 Odds Ratio

Das Odds Ratio stellt das Verhältnis von der Wahrscheinlichkeit des Auftretens eines Ereignisses zur Gegenwahrscheinlichkeit (des Nicht-Auftretens) eines Ereignisses in einer exponierten versus einer nicht-exponierten Gruppe dar. Das Odds Ratio basiert auf den Odds: Odds sind der Quotient aus Wahrscheinlichkeit und Gegenwahrscheinlichkeit eines Ereignisses: Nehmen wir an, die Wahrscheinlichkeit an Depression zu erkranken, wenn man täglich Lakritze isst, ist 0,17, d. h. 17 von 100 Personen erkranken. Dann ist die Gegenwahrscheinlichkeit 0,83 – also 83 von 100 Personen, die täglich Lakritze essen, erkranken nicht. Daher ist die Chance (oder »Odds«), dass eine Person, die täglich Lakritze konsumiert, an Depression erkrankt 17 : 83, oder gekürzt 1 : 4,9. Personen, die nie Lakritze essen, haben eine Wahrscheinlichkeit von 0,12 an Depression zu erkranken; die Gegenwahrscheinlichkeit, also bei permanenter Lakritzabstinenz nicht zu erkranken, ist 0,88. Die Chance, an Depression zu erkranken, wenn man nie Lakritze konsumiert ist also 12 : 88 oder gekürzt 1 : 7,3. Das Odds Ratio schließlich berechnet das Verhältnis der beiden Chancen: die Chance (Odds), an Depression zu erkranken, wenn täglich Lakritze gegessen wird, verglichen mit der Chance (Odds) zu erkranken, wenn nie Lakritze gegessen wird, also (0,17/0,83)/(0,12/0,88) = 1,5. Personen, die täglich Lakritze konsumieren, haben also eine 1,5-mal höhere Chance, an Depression zu erkranken.

Das Odds Ratio wird häufig in der analytischen Epidemiologie verwendet. Zum einen kann es – im Gegensatz zum Relativen Risiko – in Fall-Kontrollstudien berechnet werden, also wenn das Studiendesign keine direkte Erfassung der Inzidenzrate erlaubt. Ein weiterer Vorteil ist die Symmetrie des Odds Ratio: Wenn man die Stärke der Assoziation eines Expositionsfaktors mit einer Erkrankung berechnet, erhält man numerisch das gleiche Odds Ratio, als wenn man von der Erkrankung ausgeht und berechnet, wie hoch die Chance für Erkrankte ist, einem Expositionsfaktor ausgesetzt gewesen zu sein.

17.4.3 Attributables Risiko

Neben dem Relativen Risiko und dem Odds Ratio stellen das Attributable Risiko (AR) und das Populationsattributable Risiko

(PAR) weitere zentrale Risikobegriffe der Epidemiologie dar. Diese Maße beziehen sich auf den Anteil des Risikos, der in einer bestimmten Population der Exposition zugeschrieben (attribuiert) werden kann. Das Attributable Risiko gibt in der Gruppe der exponierten Personen den Anteil des Risikos an, der auf die Exposition zurückgeführt werden kann. In unserem Beispiel erkranken 17 % der täglich Lakritze essenden (= exponierten) Personen an Depression und 12 % derjenigen Personen, die nie Lakritze essen (= nicht-exponierte Personen). Der Anteil des Risikos, an Depression zu erkranken, der in unserem Beispiel auf den täglichen Verzehr von Lakritze zurückgeführt werden kann, ist daher 29 % (1 – (0,12/0,17)).

17.4.4 Populationsattributables Risiko

Das Populationsattributable Risiko (PAR) gibt an, um wie viel Prozent das Risiko einer Erkrankung in einer Bevölkerung vermindert würde, wenn die Exposition komplett verhindert würde (z. B. durch Verbots- oder Präventionsmaßnahmen). So kann die Bedeutung einzelner Expositionsfaktoren für die Erkrankung in einer Population geschätzt werden. In unserem Beispiel von Lakritze und Depression wäre die Frage, wie sich das Risiko, an Depression zu erkranken, verringern würde, wenn niemand mehr Lakritze verzehrte. Das (PAR) wird basierend auf dem Relativen Risiko und dem Anteil der exponierten Population berechnet: PAR = (Anteil exponierter Bevölkerung * (Relatives Risiko – 1)/(Anteil exponierter Bevölkerung * (Relatives Risiko – 1) + 1). In unserem Beispiel von Lakritzverzehr und Depression nehmen wir an, dass 20 % der Bevölkerung täglich Lakritze essen: PAR = (0,2 * (1,42 – 1)/(0,2 * (1,42 – 1) + 1) = 0,08. Dies bedeutet, dass 8 % aller Depressionserkrankungen in dieser Population auf den Verzehr von Lakritze zurückgehen. Je mehr Personen exponiert sind (also z. B. täglich Lakritze essen), desto bedeutsamer sind auch schon Expositionsfaktoren, die mit einem nur geringfügig erhöhten Risiko einhergehen. In einer kürzlich publizierten Arbeit, die aus der WMHS-Initiative hervorging, konnte so gezeigt werden, dass 29,8 % aller psychischen Störungen auf widrige Kindheitsbedingungen (z. B. psychische Störungen der Eltern, Mißbrauch während der Kindheit, elterliche Kriminalität, ökonomische Bedingungen, Vernachlässigung) zurückgeführt werden können, d. h., bei einer Verbesserung dieser Bedingungen verhindert werden könnten (Kessler et al. 2010).

17.5 Epidemiologie psychischer Störungen: ausgewählte Befunde

Bislang wurde im Rahmen dieses Kapitels auf die methodischen Grundlagen, die zum richtigen Verständnis der Disziplin »Epidemiologie psychischer Störungen« sowie der Beurteilung der wissenschaftlichen Qualität epidemiologischer Befunde von zentraler Bedeutung sind, eingegangen. In diesem Abschnitt sollen nun ergänzend einige inhaltliche Befunde vorgestellt werden. Da es bei weitem den Rahmen des Kapitels sprengen würde, auch nur einen annähernd befriedigenden und kritisch diskutierten Überblick über bislang vorgelegte Einzelbefunde aus dem breiten Aufgabenspektrum der Epidemiologie vorzulegen, soll deshalb auf einige ausgewählte Befunde fokussiert werden.

Differenzierte aktuelle Angaben zur *Häufigkeit* psychischer Störungen in der Allgemeinbevölkerung lassen sich am besten auf der Basis eines Reports machen, der im Rahmen der Initiative »Size and Burden and Costs of Disorders of the Brain in Europe 2010« des European Brain Council (EBC; http://www.europeanbraincouncil.org/) durchgeführt wurde. Ein Ziel des Reports war u. a., eine aktuelle Bestandsaufnahme zur Häufigkeit von psychischen Störungen in der Allgemeinbevölkerung in Europa vorzulegen (im Jahr 2005 wurde von Wittchen et al. bereits ein Report hierzu vorgelegt, für diesen sollte ein Update erarbeitet werden). Die Arbeit bezieht sich auf alle 27 EU Staaten sowie die Schweiz, Norwegen und Island. Zur Erstellung des Reports wurde die gesamte aktuelle europäische epidemiologische Datenlage von Expertengruppen gesichtet und nach strengen methodischen Kriterien (u. a. Design, Falldefinition nach DSM oder ICD-1910; Fallidentifikation mittels standardisierter Interviews, in der Regel CIDI, Allgemeinbevölkerungsstudien) kritisch gesichtet und ausgewertet (Details siehe Wittchen et al. 2011). Neben psychischen wurden auch neurologische Störungen in die Bestandsaufnahme einbezogen, insgesamt wurden mehr als einhundert unterschiedliche Störungsbilder aus diesen beiden Störungsgruppen berücksichtigt. Auf der Basis dieser Arbeit kann festgehalten werden, dass ein Anteil von 38,2 % der Europäer aktuell (operationalisiert über das Auftreten der Störung in den zwölf Monaten vor der jeweiligen Studie; somit 12-Monats-Prävalenz) an einer der einbezogenen psychischen Störung leidet. Dies entspricht einer Anzahl von 164,8 Millionen Menschen in Europa. Am häufigsten werden Angststörungen (14,0 %) berichtet, gefolgt von Schlafstörungen (7,0 %), unipolarer Depression (6,9 %) und somatoformen Störungen (6,3 %). Ein Vergleich dieser aktuellen Prävalenzangaben mit den Angaben von 2005 ergab weder eine Zu- noch eine Abnahme der Häufigkeit psychischer Störungen während dieses Zeitraums.

Im Rahmen der Reports wurde ebenfalls analysiert, welche *allgemeingesellschaftliche Belastung* durch psychische Störungen vorliegt. »Allgemeingesellschaftliche Belastung« wurde hier mittels der so genannten »Disability Adjusted Life Years« (DALYs) operationalisiert. In die Bestimmung der DALYs gehen die Sterblichkeit als auch die Beeinträchtigung des normalen beschwerdefreien Lebens durch eine Erkrankung ein. Die Analyse im Rahmen der EBC-Initiative hat ergeben, dass psychische und neurologische Störungen für 26,6 % aller DALYs, somit der Gesamtbelastung, die durch Krankheiten in der EU auftritt, verantwortlich sind. Drei Viertel dieser Belastung ist dabei speziell auf psychische Störungen zurückzuführen. Zu den am stärksten belastenden Störungsbildern gehören die unipolare Depression (ca. 7,2 % aller DALYs), Demenzen (3,7 % aller DALYs), Alkoholabhängigkeit (3,4 % aller DALYs) und Schlaganfall (2.6 % aller DALYs).

Ein weiteres Ziel der EBC-Initiative war es, die direkten und indirekten *Kosten* zu analysieren, die mit psychischen und neurologischen Störungen verbunden sind. Hierzu wurden für die einzelnen Störungsbilder auf der Grundlage von hierzu durchgeführten Studien die direkten und indirekten Kosten geschätzt, die mit psychischen und neurologischen Störungen in Europa (geschätzt für das Jahr 2010) verbunden sind.

Danach betragen die Gesamtkosten für beide Störungsgruppen zusammen nahezu 800 Millionen Euro pro Jahr. Die höchsten Kosten werden hierbei von affektiven Störungen (113 Mio Euro), Demenz (105 Mio Euro), Psychotischen Störungen (94 Mio Euro), Angststörungen (74 Mio Euro) und Substanzabhängigkeit (66 Mio Euro) verursacht. Eine separate Betrachtung von direkten und indirekten Kosten zeigt speziell bei affektiven und psychotischen Störungen, dass mehr als die Hälfte der Kosten indirekter Natur sind (Gustavsson et al. 2011). Auch die bislang vorliegenden Analysen des oben angeführten WMHS zeigen, dass psychische Störungen mit einer merklichen Beeinträchtigung der alltäglichen Funktionsfähigkeit einhergehen. (Alonso et al. 2011).

Für einige wenige einbezogene Störungen, die sich bereits während der Kindheit und im Jugendalter manifestieren, ermittelte die EBC-Initiative ebenfalls bemerkenswert hohe 12-Monatsprävalenzen (ADHD: 5,0 %; Störung des Sozialverhaltens: 3,0 %). Epidemiologische Studien, die ein breiteres Spektrum an für diese Altersspanne relevanten psychischen Störungen untersucht haben, kommen zu dem Ergebnis, dass sich Störungen wie Angststörungen, affektive Störungen oder Substanzstörungen (also nicht unbedingt die »klassischen« Kindheitsstörungen) häufig bereits während der ersten beiden Lebensdekaden erstmalig manifestieren und auch bereits während dieser Altersspanne mit markanten Beeinträchtigungen verbunden sind (Wittchen et al. 1998; Merikangas et al. 2010).

17.6 Ausblick

Dieses Kapitel hatte primär zum Ziel, in die zentralen Aufgabengebiete der Epidemiologie psychischer Störungen einzuführen. Zu diesem Zweck wurden die Definition, die zentralen Häufigkeits- und Risikomaße sowie die methodischen Grundlagen dieser Forschungsfeldes vorgestellt sowie einige ausgewählte aktuelle Basisbefunde schließlich präsentiert. Aus Platzgründen wurde auf spezifische Teilgebiete, wie z. B. die genetische Epidemiologie, nicht näher eingegangen und auch keine umfassende Darstellung und Diskussion aller Fragestellungen, die innerhalb dieser Disziplin bearbeitet werden, angestrebt. Das Kapitel gibt aber eine Übersicht, auf welch umfangreiche und komplexe Fragestellungen hier Antworten gesucht werden – und auf der Basis welcher Methodik.

Literatur

Alonso J, Petukhova M, Vilagut G et al. (2011) Days out of role due to common physical and mental conditions: results from the WHO World Mental Health surveys. Mol Psychiatr 16:1234–1246.

Cohen P, Cohen J (1984) The clinicians illusion. Arch Gen Psychiat 41:1178–1182.

Gordis L (2009) Epidemiology. 4th Ed. Philadelphia: Elsevier/Saunders.

Gustavsson A, Svensson M, Jacobi F et al., on behalf of the CDBE2010 study group (2011) Cost of disorders of the brain in Europe 2010. Eur Neuropsychopharm 21:718–779.

Hill SB (2005) The Environment and Disease: Association or Causation? J R Soc Med 58: 295–300.

Höfler M (2004) Statistik in der Epidemiologie psychischer Störungen. Berlin: Springer.

Kessler RC, McLaughlin KA, Green JG et al. (2010) Childhood adversities and adult psychopathology in the WHO World Mental Health Surveys. Brit J Psychiat 197:378–385.

Kessler RC, Üstün TB (2008) The WHO World Mental Health Surveys: Global Perspectives on the Epidemiology of Mental Disorders. Cambridge: Cambridge University Press.

Kraemer HC, Kazdin AE, Offord DR et al. (1997) Coming to Terms with the Terms of Risk. Arch Gen Psychiat 54:337–343.

Lieb R (2011) Epidemiologie. In: Perrez M, Baumann U (Hrsg.) Lehrbuch Klinische Psychologie – Psychotherapie. 4. Aufl. Bern: Huber. S. 149–169.

Merikangas KR, He JP, Burstein M et al. (2010) Lifetime Prevalence of Mental Disorders in U.S. Adolescents: Results from the National Comorbidity Survey Replication-Adolescent Supplement (NCS-A). J Am Acad Child Psy 49:980–989.

Susser E, Schwartz S, Morabia A, Bromet EJ (2006) Psychiatric Epidemiology: Searching for the Causes of Mental Disorders. New York: Oxford University Press.

Wittchen HU, Jacobi F (2005) Size and burden of mental disorders in Europe – a critical review and appraisal of 27 studies. Eur Neuropsychopharm 15:357–376.

Wittchen HU, Jacobi F, Rehm J et al. (2011) The size and burden of mental disorders and other disorders of the brain in Europe 2010. Eur Neuropsychopharm 21:655–679.

Wittchen HU, Nelson CB, Lachner G (1998) Prevalence of mental disorders and psychosocial impairments in adolescents and young adults. Psychol Med 28:109–126.

18 Konzepte und Stand der Stigma-Forschung

Nicolas Rüsch

Kapitelübersicht

18.1 Einleitung
18.2 Hauptformen von Stigma
18.2.1 Öffentliche Stigmatisierung
18.2.2 Selbststigmatisierung
18.2.3 Strukturelle Diskriminierung
18.3 Stigma-Konzepte
18.3.1 Soziologische Ansätze
18.3.2 Sozialpsychologische Modelle
18.3.3 Implizite vs. explizite Stigmatisierung
18.3.4 Anwendung von Modellen auf das Stigma psychischer Erkrankung
18.4 Konsequenzen von Stigma
18.4.1 Öffentliche Stigmatisierung: Einstellungen und Veränderungen
18.4.2 Selbststigma: Scham, »why-try-Effekt«, Hoffnungslosigkeit
18.4.3 Individuelle Bewältigungsversuche
18.4.4 Strukturelle Diskriminierung
18.4.5 Behandlungsteilnahme und Stigma
18.5 Zusammenfassung und Ausblick

Teil 5

Zusammenfassung

Drei Grundformen von Stigma können unterschieden werden. Erstens können Mitglieder der Allgemeinheit Menschen mit psychischen Erkrankungen benachteiligen (öffentliche Stigmatisierung); zweitens stimmen psychisch Erkrankte häufig verbreiteten Vorurteilen zu und wenden sie gegen sich, was zu niedrigem Selbstwertgefühl und Demoralisierung führt (Selbststigma); schließlich können gesellschaftliche Abläufe, etwa im juristischen oder ökonomischen System, Betroffene systematisch benachteiligen (strukturelle Diskriminierung). Hier werden soziologische und sozialpsychologische Modelle inklusive Stress-Coping-Ansätze sowie implizite versus explizite Aspekte von Stigma-Prozessen vorgestellt. Als Konsequenzen von Stigma gehen wir unter anderem ein auf Einstellungsveränderungen in der Bevölkerung, Scham und sozialen Rückzug von Betroffenen, individuelle Bewältigungsversuche sowie Auswirkungen von Stigma auf Behandlungsteilnahme.

18.1 Einleitung

Menschen mit psychischen Erkrankungen stehen häufig vor einer doppelten Schwierigkeit. Zum einen müssen sie die Symptome ihrer Erkrankung bewaltigen, zweitens leiden sie unter dem Stigma ihrer Erkrankung (Corrigan 2005, Gaebel et al. 2004, Rüsch et al. 2005). Sie können von Mitgliedern der Öffentlichkeit benachteiligt werden, etwa wenn ein Arbeitgeber eine Bewerberin, die ihre psychische Krankheit gut genug bewältigt, um regelmäßig arbeiten zu können, wegen ihrer Erkrankung übergeht – ein Beispiel öffentlicher Stigmatisierung. Zum anderen können Menschen mit psychischen Erkrankungen verbreitete Vorurteile gegen sich selbst wenden und dadurch an Selbstwertgefühl verlieren, was als Selbststigmatisierung bezeichnet wird. Auch gesellschaftliche Abläufe, etwa im juristischen oder ökonomischen System, können Betroffene benachteiligen (strukturelle Diskriminierung). Im Folgenden sollen zunächst die genannten drei Formen des Stigmas psychischer Erkrankung beschrieben werden; anschließend werden einige relevante Stigma-Konzepte sowie Auswirkungen von Stigma skizziert. Antistigma-Interventionen werden in ▸ **Kap. 41, Bd. 2**, erläutert.

18.2 Hauptformen von Stigma

18.2.1 Öffentliche Stigmatisierung

Stigma ist ein Oberbegriff eines komplexen Prozesses, der in Abschnitt 18.3 näher erläutert wird. Zur Einführung seien drei Hauptbestandteile von Stigma genannt: Stereotypen, Vorurteile und Diskriminierung (▸ **Tab. 18.1**). Stereotypen sind in einer Gesellschaft verbreitete Gemeinplätze, zum Beispiel Menschen mit Schizophrenie seien gefährlich. Zum Vorurteil kommt es, wenn jemand diesem Stereotyp zustimmt und emotional reagiert (»Ja, das stimmt, Schizophrene sind gefährlich und machen mir angst!«). Diskriminierung ist das aus dem Vorurteil folgende Verhalten (»Ich vermiete meine Wohnung nicht an Schizophrene«).

Was den Inhalt der Stereotypen angeht, so kursieren in Öffentlichkeit und Medien drei typische Fehleinschätzungen über Menschen mit psychischen Erkrankungen (Wahl 1995): Sie seien gefährliche Irre, zu denen man auf Distanz gehen sollte; sie seien rebellische Freigeister, für die man Entscheidungen autoritär treffen muss; sie hätten rührend-kindliche Wahrnehmungen der Welt, so dass sie wie Kinder wohltätig umsorgt werden sollten. Im Vergleich zu Menschen mit körperlichen Erkrankungen hat die Allgemeinbevölkerung gegenüber Menschen mit psychischen Erkrankungen negativere Einstellungen. Sie werden häufig als für ihre Erkrankung verantwortlich angesehen, wobei dies unterschiedlich stark ausgeprägt ist, geringer bei Schizophrenien als bei Substanzabhängigkeit und Essstörungen.

Tab. 18.1: Zwei-Faktoren-Theorie von Stigma: Stigma-Fokus (öffentlich/selbst) und sozial-kognitive Komponente (Stereotypen, Vorurteile, Diskriminierung) (Corrigan 2005)

Öffentliche Stigmatisierung	Selbststigmatisierung
Stereotypen: Negative Meinungen über eine Gruppe, z. B. Charakterschwäche, Inkompetenz, Gefährlichkeit	*Selbst-Stereotypen*: Negative Meinung über sich selbst, z. B. Charakterschwäche, Inkompetenz, Gefährlichkeit
Vorurteile: Zustimmung zu dem Stereotyp und/oder negative emotionale Reaktion, z. B. Ärger, Furcht	*Selbst-Vorurteile*: Zustimmung zu dem Stereotyp und/oder negative emotionale Reaktion, z. B. niedriges Selbstwertgefühl, niedrige Selbstwirksamkeit
Diskriminierung: Verhaltensreaktion auf das Vorurteil, z. B. Benachteiligung bei Vermietung oder Arbeitsplatzvergabe, Vorenthalten von Hilfe	*Selbst-Diskriminierung*: Verhaltensreaktion auf das Vorurteil, z. B. Aufgabe der Suche nach Arbeit oder Wohnung

18.2.2 Selbststigmatisierung

Betroffene kennen in der Regel schon lange vor Beginn ihrer eigenen Erkrankung negative Stereotypen über Menschen mit psychischen Erkrankungen. Zu Selbststigmatisierung kommt es, wenn sie den Stereotypen zustimmen und sie nach Beginn der eigenen Erkrankung gegen sich wenden. Auch Selbststigma basiert auf Stereotypen, Vorurteilen und Diskriminierung (► **Tab. 18.1**). Aus der Anwendung eines Stereotyps auf sich selbst (»Das stimmt, ich bin schwach und unfähig, für mich selbst zu sorgen, weil ich psychisch krank bin«) folgen häufig negative emotionale Reaktionen (Scham), erniedrigtes Selbstwertgefühl und Demoralisierung (Corrigan und Watson 2002, Rüsch et al. 2006a, Livingston und Boyd 2010).

18.2.3 Strukturelle Diskriminierung

Hiermit sind Regelungen öffentlicher und privater Einrichtungen gemeint, die die Rechte von Minderheiten absichtlich oder unabsichtlich einschränken (Corrigan et al. 2004). Dies kann geschehen, auch ohne dass sich einzelne Personen Angehörigen der Minderheit gegenüber diskriminierend verhalten. Beispiele möglicher struktureller Diskriminierung von Menschen mit psychischen Erkrankungen sind Ungleichstellung mit somatisch Erkrankten, etwa in der Sozialgesetzgebung oder der Ressourcenverteilung innerhalb des Gesundheitssystems.

18.3 Stigma-Konzepte

Erving Goffmans Buch über Stigma und die Bewältigung beschädigter Identität (Goffman 1963/1975) und Gordon Allports Band über die Natur des Vorurteils (Allport 1954/1971, Dovidio et al. 2005) stehen am Anfang der modernen Stigma-Forschung. Viele Arbeiten beziehen sich auf Goffmans Definition von Stigma als Attribut, das ihren Träger von anderen unterscheide und zu einer minderwertigen Person herabstufe. Zahlreiche Modelle von Stigma und Diskriminierung heben verschiedenste Aspekte hervor, etwa Konflikte zwischen Gruppen oder evolutionäre Perspektiven (Kurzban und Leary 2001). Aus Platzgründen werden wir uns hier auf Ansätze beschränken, die für die Erforschung des Stigmas psychischer Erkrankung besonders fruchtbar erscheinen.

18.3.1 Soziologische Ansätze

In Abgrenzung zu sozialpsychologisch orientierten Modellen (Abschnitt 18.3.2) betonen soziologische Modelle von Stigma und Diskriminierung gesellschaftliche, das Individuum überschreitende Faktoren und können wie folgt zusammengefasst werden (Link und Phelan 2001). Eine notwendige Voraussetzung von Stigmatisierung ist, dass in Gesellschaften unterschiedliche Merkmale als sozial relevant angesehen und etikettiert werden, etwa Hautfarbe, sexuelle Orientierung oder eine psychische Erkrankung. Solche Etikettierungen werden oft als selbstverständlich angesehen, sind aber kulturell bestimmte Konstrukte, die zum einen starke Vereinfachungen darstellen, denn es gibt kein klare Trennlinie etwa zwischen »krank« und »gesund« (Rüsch et al. 2012). Weiterhin sind sie Veränderungen über die Zeit unterworfen, man denke nur an das Aufkommen neuer oder das Verschwinden alter psychiatrischer Diagnosen.

Im nächsten Schritt werden die als relevant angesehenen Differenzen mit, meist negativen, Stereotypen assoziiert, was dazu führt, dass »sie«, die etikettierten Anderen, von »uns« unterschieden werden. Diese Abgrenzung gelingt der stigmatisierenden Mehrheit umso besser, je eher sie Menschen auf ihr Etikett reduziert (z. B. »ein Schizophrener« statt »Person mit Schizophrenie«). Schließlich kommt es zu Statusverlust, also der Abwertung in sozialen Hierarchien mit negativen Folgen für soziale Interaktionen (Driskell und Mullen 1990), und zu Diskriminierung. Letztere kann die Form individueller Diskriminierung annehmen, etwa wenn ein Arbeitgeber eine Person mit psychischer Erkrankung nicht einstellt; auch strukturelle Diskriminierung kann stattfinden, beispielsweise wenn Stigma dazu führt, dass für die Erforschung von Schizophrenie und die Behandlung schizophren erkrankter Menschen relativ weniger Geld zur Verfügung steht (Link 1983). Zweierlei ist zu beachten: Gesellschaftlich verbreitete Stereotypen werden für Einzelne erst dann relevant, wenn sie selbst etikettiert werden, etwa als psychisch krank nach Beginn psychiatrischer Behandlung (modified labeling theory; Link et al. 1989). Stigma und Diskriminierung existieren nur, wenn sie aufgrund eines gesellschaftlichen Machtgefälles zuungunsten der stigmatisierten Gruppe durchgesetzt werden.

Aus soziologischer Sicht wurden drei Funktionen von Stigma und Diskriminierung unterschieden (Phelan et al. 2008): die Minderheit kann zum Vorteil der Mehrheit unterdrückt werden (»to keep people down«, vgl. Goffmans »tribal stigma«); Stigma kann zur Durchsetzung sozialer Normen dienen (»to keep people in«, vgl. Goffmans »blemishes of individual character«), etwa bei Homosexualität oder Suchterkrankungen; oder Stigma kann zur Vermeidung ansteckender Krankheiten dienen (»to keep people out«, vgl. Goffmans »abominations of the body«). Letztere Funktion könnte aus evolutionärer Perspektive (Kurzban und Leary 2001) erklären, warum sich das Stigma psychischer Erkrankung so hartnäckig hält.

18.3.2 Sozialpsychologische Modelle

Die Fülle sozialpsychologischer Modelle lässt sich für einen kurzen Überblick am besten entlang verschiedener Dimensionen darstellen (Übersicht und weiterführende Literatur bei Banaji und Heiphetz 2010, Dovidio und Gaertner 2010). Zunächst werden, wie in Abschnitt 18.2 skizziert, in Form von Stereotypen, Vorurteilen und Diskriminierung die Hauptkomponenten von Stigma unterschieden. Diese kognitiv-affektiv-behaviorale Trias dominierte die sozialpsychologische Forschung der vergangenen Jahrzehnte. Weiterhin werden direkte, explizite Stigmatisierung von eher subtileren, indirekten, spontan oder nonverbal ablaufenden »impliziten« Ausdrucksformen unterschieden (Abschnitt 18.3.3). Ferner kann sich Stigma durch Abwertung der Anderen (outgroup derogation) und durch Bevorzugung der eigenen Gruppe (ingroup favoritism) äußern. Sozialpsychologische Forscher betonen schließlich die grundlegende Bedeutung sozialer Kategorisierung, d. h. der Unterscheidung zwischen der eigenen Gruppe und anderen (etwa Minderheiten), für soziale Interaktionen. Kategorisierung ist unvermeidlich und spart kognitive Ressourcen, begünstigt andererseits Konflikte zwischen Gruppen. Daher ist ein Ansatz zur Reduktion von Stigma, das Individuum gegenüber seiner Gruppenzugehörigkeit zu betonen (»decategorisation«, »personalisation«; ▶ **Kap. 41, Bd. 2**). Im folgenden werden zwei sozialpsychologische Modelle näher betrachtet (Rüsch 2010).

18.3.2.1 Stress-Coping- und Identity Threat-Modelle

Die Aktivierung negativer Stereotypen kann dazu führen, dass Menschen mit psychischen Erkrankungen stereotyp-konformes Verhalten zeigen, z. B. schlechtere kognitive Leistungen, wenn ihre psychische Erkrankung und der diagnostische Charakter der Tests betont werden (Quinn et al. 2004). Dieses Phänomen wurde als Bedrohung durch das Stereotyp über die eigene Gruppe bezeichnet (»stereotype threat« oder »identity threat«; Steele 1997). Diese Ansätze und Stress-Coping-Aspekte (Lazarus und Folkman 1984) können in ein Modell integriert werden (Major und O'Brien 2005), wobei im Zentrum die subjektive Bewertung von Stigma als Stressor steht, wenn die Bedrohung durch Stigma die persönlichen Ressourcen, Stigma zu bewältigen, übersteigt. Verschiedene Faktoren erhöhen die Anfälligkeit für Stigma-Stress, u. a. verbreitete stigmatisierende Einstellungen, situative Aspekte sowie die Sensitivität gegenüber sozialer Zurückweisung (Mendoza-Denton et al. 2002). Stigma-Stress löst Reaktionen aus: unwillkürliche, emotionale (z. B. Angst) oder vegetative Reaktionen; und willkürliche Coping-Reaktionen zur Problemlösung oder Emotionsregulation. Beispiele kognitiver Coping-Strategien (Crocker und Major 1989) zur Selbstwertstabilisierung unter Stigma-Stress sind, sich von Bereichen, in denen Stigma zu Benachteiligungen führt, zu distanzieren, oder sich bevorzugt mit der eigenen Gruppe zu vergleichen statt mit der Allgemeinheit. Empirische Befunde stützen dieses Modell für Menschen mit schweren psychiatrischen Erkrankungen (Rüsch et al. 2009c). Erhöhter Stigma-Stress ist assoziiert mit Angst und Scham, diese wiederum mit niedrigem Selbstwertgefühl und Hoffnungslosigkeit. Auch der Coping-Stil, Arbeit und Ausbildung abzuwerten, ist mit größerer Hoffnungslosigkeit verbunden (Rüsch et al. 2009a).

18.3.2.2 Wahrnehmung der eigenen Gruppe

Drei Faktoren bestimmen die Wirkung der eigenen Gruppe auf das Gruppenmitglied: der wahrgenommene Wert der eigenen Gruppe (group value), die Stärke der Identifikation mit ihr (group identification) sowie ihre Wahrnehmung als kohärente Einheit (entitativity). Dieses Modell der eigenen Gruppe als soziale Ressource (Correll und Park 2005) beeinflusst auch Menschen mit psychischen Erkrankungen (Rüsch et al. 2009d). Positive Reaktionen auf Stigma (z. B. Andere über Stigma zu informieren oder erhaltene soziale Funktionsfähigkeit) stehen im Zusammenhang mit einer positiven Bewertung der eigenen Gruppe oder mit der Zurückweisung von Stigma als unfair. Umgekehrt sind negative Reaktionen (sozialer Rückzug, Geheimhaltung der Erkrankung, Hoffnungslosigkeit) assoziiert mit einer negativen Einschätzung der eigenen Gruppe oder der Hinnahme von Stigma als legitim.

18.3.3 Implizite vs. explizite Stigmatisierung

Die Forschung zu menschlichen Einstellungen und Verhaltensweisen betont zunehmend die Rolle automatisierter (»impliziter«) Prozesse, die rasch, spontan und teilweise unbewusst ablaufen, nur geringe kognitive Ressourcen verbrauchen und deren Beginn und Ablauf schwer kontrollierbar ist (Gawronski und Bodenhausen 2006). Implizite können unterschieden werden von expliziten Einstellungen, die von einer Person ausdrücklich befürwortet werden. Ich kann automatisch eine Kategorie (z. B. Menschen mit Schizophrenie) mit einem negativen Merkmal (z. B. Gefährlichkeit) assoziieren, unabhängig davon, ob ich dieser Assoziation zustimme. Implizite und explizite Einstellungen müssen also keineswegs übereinstimmen. Eine Person kann daher implizit negativ reagieren, etwa auf eine Person mit Schizophrenie, jedoch explizit, in Äußerungen oder Verhalten, neutral oder positiv.

Explizite Einstellungen werden durch Antworten in Selbstbeurteilungsinstrumenten oder Interviews beurteilt. Implizite Reaktionen können durch indirekte Maße erfasst werden, etwa den Implicit Association Test (Greenwald et al. 1998) sowie affektive oder semantische Priming-Verfahren (Wittenbrink und Schwarz 2007). Diese Verfahren beruhen auf dem Prinzip, dass Probanden schneller reagieren, wenn die Paarung von Konzepten während des Tests (etwa »Psychische Erkrankung«-»Schlecht«) ihren impliziten Einstellungen entspricht. Warum sind implizite Aspekte von Stigma relevant? Indirekte Maße erfassen Einstellungen, die offen zu äußern eine Person zögern könnte, weil sie nicht stigmatisierend erscheinen möchte oder weil ihr die automatisch aktivierten Einstellungen nicht bewusst sind. Weiterhin beeinflussen explizite versus implizite Einstellungen unabhängig voneinander besonders spontanes und nonverbales Verhalten (Greenwald et al. 2009).

Verschiedene Studien haben Hinweise auf die Bedeutung impliziter Aspekte von öffentlicher und Selbststigmatisierung ergeben. Zunächst konnten Teachman und ihre Kollegen (2006) zeigen, dass Menschen mit psychischen Erkrankungen implizit nicht positivere Einstellungen gegenüber anderen psychisch Erkrankten zeigen als Mitglieder der Öffentlichkeit. Eine Reihe jüngerer Studien ging der Frage nach, wie sich Weltanschauungen und Krankheitsmodelle auf (Selbst-)Stigma auswirken. Stigmatisierende Einstellungen gegen andere Minderheiten sind häufig assoziiert mit meritokratischen Weltanschauungen wie der Protestantischen Ethik (Weber 1920). Unter Menschen mit psychischen Erkrankungen konnte der erwartete Zusammenhang zwischen solchen Weltanschauungen und Selbststigma bestätigt werden (Rüsch et al. 2010c). Der Glaube an eine gerechte Welt für sich selbst, meist entlastend für stigmatisierte Personen, war zwar mit weniger explizitem Selbststigma, doch mit stärkeren impliziten Schuldvorwürfen gegen Erkrankte verbunden, mithin ein zweischneidiges Schwert. Auch biologische Krankheitsmodelle sind umstritten in ihrer Auswirkung auf Stigma. Der anfängliche

Optimismus, sie könnten Stigma verringern helfen, stößt zunehmend auf Skepsis (Phelan et al. 2006). Unter Mitgliedern der Öffentlichkeit sind biogenetische Krankheitsmodelle zwar mit geringeren Schuldvorwürfen, doch auch mit dem Wunsch nach höherer sozialer Distanz von psychisch Erkrankten verbunden. Bei Menschen mit psychischen Erkrankungen zeigten sich negative Folgen genetischer, und keine positiven Folgen neurobiologischer, Krankheitsmodelle: größere soziale Distanz von anderen Erkrankten und implizite Selbstvorwürfe, möglicherweise als irrationale Selbstvorwürfe über die eigenen »defekten« Gene (Rüsch et al. 2010b).

Die Auswirkungen von explizitem, in Fragebögen berichtetem Selbststigma sind gut untersucht (Livingston und Boyd 2010). Doch parallel zu explizitem scheint auch implizites Selbststigma die Lebensqualität zu senken, unabhängig von depressiver Symptomatik und Diagnose (Rüsch et al. 2010a). Implizite Scham-Reaktionen erhöhen die Vulnerabilität gegenüber Stigmatisierung in Längsschnittstudien (Rüsch et al. 2010d), in Übereinstimmung mit neueren Konzepten unbewusster Emotionen (Fiori 2009).

18.3.4 Anwendung von Modellen auf das Stigma psychischer Erkrankung

In der Forschung zum Stigma psychischer Erkrankung sind Gemeinsamkeiten und Unterschiede zu anderen stigmatisierten Gruppen deutlich geworden. Im Vergleich zu anderen stigmatisierten Merkmalen, etwa der Hautfarbe ethnischer Minderheiten, sind psychische Erkrankungen in der Regel nicht sichtbar. Dies stellt Betroffene häufig vor die Wahl, ob sie ihre Erkrankung offenlegen (vgl. das »coming out« bei Homosexuellen; Corrigan et al. 2010). Außerdem gibt es einige Faktoren, die bei der Reaktion auf das Stigma psychischer Erkrankung berücksichtigt werden müssen. Zum einen muss Selbststigma und sozialer Rückzug aus Furcht vor Stigma unterschieden werden von depressiver Symptomatik; zum zweiten kann das Bewusstsein dafür, eine psychische Erkrankung zu haben, und damit einer stigmatisierten Gruppe anzugehören, besonders bei psychotischen oder manischen Episoden stark schwanken; schließlich können sozial-kognitive Defizite bei schizophrenen Erkrankungen die Wahrnehmung stigmatisierender Verhaltens Anderer einschränken.

18.4 Konsequenzen von Stigma

18.4.1 Öffentliche Stigmatisierung: Einstellungen und Veränderungen

Die Einstellungen der Bevölkerung gegenüber Menschen mit psychischen Erkrankungen sind in zahlreichen repräsentativen Bevölkerungsbefragungen untersucht worden (Angermeyer und Dietrich 2006). Zunächst sollen hier einige wichtige Befunde im Überblick dargestellt werden. Anschließend soll die Frage erörtert werden, ob sich öffentliche Einstellungen in den letzten Jahrzehnten verändert haben. Die am häufigsten zu findenden negativen Stereotype sind Gefährlichkeit sowie Unberechenbarkeit, insbesondere für Alkoholismus und Schizophrenie, hingegen dominieren Mitleid und Hilfsbereitschaft für depressive Erkrankungen. Während soziodemographische Variablen nur gering und inkonsistent mit Einstellungen assoziiert sind, ist früherer Kontakt zu Menschen mit psychischen Erkrankungen meist mit positiveren Einstellungen verbunden. In der Allgemeinbevölkerung lässt sich ferner ein Zusammenhang zeigen zwischen der Etikettierung einer Person als »schizophren« und den wesentlichen daraus folgenden Stigma-Elementen: Stereotypen (Gefährlichkeit), Vorurteilen (Angst) und Verhalten (soziale Distanz; Angermeyer und Matschinger 2003).

Psychiater und andere im psychiatrisch-psychotherapeutischen Bereich Tätige zeigen dabei keine weniger stigmatisierenden Einstellungen als die Allgemeinbevölkerung (Lauber et al. 2004, Loch et al. 2011, Nordt et al. 2006). Dies entspricht der häufigen Erfahrung psychisch erkrankter Menschen, von Behandlern stigmatisiert zu werden. Mitunter behaupten Psychiater, sie selbst würden stigmatisiert. Das beruht allerdings auf einem Missverständnis. Es mögen negative Stereotypen gegen Psychiater im Umlauf sein wie gegen die meisten anderen Berufsgruppen auch (»Psychiater sind seltsam«, »Banker sind geldgierig« usw.), doch dadurch werden Psychiater nicht zu einer diskriminierten Minderheit. Denn wie in Abschnitt 18.3.1 dargestellt, käme es dazu erst, wenn ihre Diskriminierung aus einer Machtposition durchgesetzt würde. Da eine solche sozial schwache Stellung von Psychiatern nicht nur nicht erkennbar ist, sondern sie sich gegenüber ihren Patienten häufig in einer Machtposition befinden, täten sie gut daran, sich nicht mit ihrer eigenen vermeintlichen Stigmatisierung zu beschäftigen, sondern mit der leider nur allzu realen ihrer Patienten.

Im Hinblick auf Veränderungen öffentlicher Einstellungen fand eine neuere systematische Übersicht von 15 Längsschnittstudien (Schomerus et al. 2012) zwei Hauptergebnisse: eine Zunahme des v. a. biologisch orientierten Wissens über psychische Erkrankungen sowie eine Stagnation oder Verschlechterung der Einstellungen. In den letzten Jahrzehnten hat sich ein breiteres Konzept psychischer Erkrankungen entwickelt, das auch nicht-psychotische Erkrankungen einschließt. Das Erkennen von Symptomen als Anzeichen für bestimmte psychische Erkrankungen verbesserte sich. Was Annahmen über die Gründe psychischer Erkrankungen angeht, so gewannen biologische Krankheitsmodelle an Zustimmung, während Stress als Ursache weiterhin gleich häufig genannt wurde. Die Bereitschaft, professionelle Hilfe für eine psychische Erkrankung aufzusuchen, nahm zu, insbesondere für psychopharmakologische Behandlungen, doch Psychotherapie blieb die bevorzugte Methode. Was Einstellungen zu Menschen mit psychischen Erkrankungen angeht, so scheint ihre Einschätzung als gefährlich eher zugenommen zu haben (Phelan et al. 2000). Der Wunsch nach sozialer Distanz blieb gleich oder nahm sogar noch zu. Allgemeine Einstellungen zeigten keine einheitlichen Trends und teilweise deutliche Verschlechterungen. Insgesamt zeigt sich also ein zwiespältiges Bild: größere Bereitschaft medizinisch-professionelle Hilfe zu suchen, vermutlich bedingt durch die größere Popularität biologischer Krankheitsmodelle, doch stagnierende oder verschlechterte Einstellungen gegenüber Betroffenen. Dies könnte darauf hindeuten, dass biogenetische Krankheitsmodelle ein zweischneidiges Schwert sind und Stigmatisierung verstärken können, insbesondere in Hinblick auf Gefährlichkeit, Furcht und soziale Distanz (Phelan et al. 2006, Rüsch et al. 2010b, Abschnitt 18.3.3; ▸ **Kap. 41, Bd. 2**).

18.4.2 Selbststigma: Scham, »Why try-Effekt«, Hoffnungslosigkeit

Selbstbestimmung (»Empowerment«) und Selbststigmatisierung sind entgegengesetzte Pole eines Kontinuums möglicher Reaktionen auf Stigma. Menschen, die unter Selbststigmatisierung leiden, sind durch pessimistische Einschätzungen ihrer Erkrankung beeinflusst und geben daher häufig wichtige Lebensziele auf (»Why try-Effekt«; Corrigan et al. 2009). Andere bleiben indifferent gegenüber Stigmatisierung oder lehnen Stigma als unfair ab (▸ **Kap. 39, Bd. 2**). Personen, die ihre eigene Stigmatisierung für fair halten (hohe wahrgenommene Legitimität), leiden eher unter Selbststigmatisierung (Rüsch et al. 2006b). Eine neuere Metaanalyse fand konsistente Zusammenhänge zwischen hoher Selbststigmatisierung und niedrigem Selbstwertgefühl und Lebensqualität, reduzierter Therapieteilnahme sowie mehr Hoffnungslosigkeit und mehr Symptombelastung (Livingston und Boyd 2010).

18.4.3 Individuelle Bewältigungsversuche

Menschen mit psychischen Erkrankungen erfahren und erwarten häufig Stigmatisierung und soziale Distanzierung im privaten und beruflichen Umfeld sowie Zurückweisungen bei dem Versuch, neue soziale Rollen wie Freundschaften oder Arbeitsverhältnisse einzugehen. Auch abwertende Darstellungen psychisch Erkrankter in den Medien sowie Stigmatisierung durch Behandler spielen eine Rolle (Lauber et al. 2004, Nordt et al. 2006). Betroffene vermeiden daher häufig soziale Kontakte, um Stigmatisierung aus dem Weg zu gehen. Dies verstärkt jedoch häufig soziale Isolation und kann in einen Teufelskreis münden (Link et al. 1991).

Einige Betroffene entscheiden sich, andere Menschen über ihre eigene Erkrankung zu informieren, um deren Einstellung zu verbessern und damit auch ihre eigene Stigmatisierung zu verringern (Corrigan et al. 2010). Ob sich eine Person entscheidet, nur einigen ausgewählten Menschen von ihrer Erkrankung zu berichten (»selective disclosure«) oder ihre Erkrankung ganz allgemein bekannt zu machen, hängt davon ab, wie die betroffene Person Risiken und Vorteile beider Optionen abwägt. Mögliche Vorteile der Offenlegung sind gesteigerter Selbstwert, verringerte Belastung durch die Geheimhaltung der Erkrankung und weniger Selbststigmatisierung, ein vertrauensvolleres Verhältnis zu den Menschen, die nun Bescheid wissen, sowie Hilfsangebote durch andere (Corrigan et al. 2013). Das Vorgehen birgt jedoch auch das Risiko, auf Ablehnung und Unverständnis zu stoßen.

18.4.4 Strukturelle Diskriminierung

Strukturelle Diskriminierung kann absichtlich oder unabsichtlich stattfinden. Beispielsweise kann eine Mitarbeiterin einer Versicherung, die den Antrag auf Kranken-, Lebens- oder Berufsunfähigkeitsversicherung einer Person mit einer psychischen Erkrankung ablehnt, schlicht den Regeln der Versicherungsgesellschaft folgen, ohne jede persönliche Absicht, die Antragstellerin zu diskriminieren. Ein anderes Beispiel struktureller Diskriminierung ist die Finanzierung des psychiatrischen Versorgungssystems. Gegenwärtig verursachen weltweit psychische Erkrankungen etwa 12 % der krankheitsbedingten Behinderung (Disability Adjusted Life Years), doch nur rund 2 % der gesamten Kosten im Gesundheitssystem werden für psychiatrisch-psychotherapeutische Behandlungen ausgegeben (Saxena et al. 2007). Dies deutet auf eine erhebliche Unterfinanzierung hin, die öffentlichen Einstellungen zu Ressourcenverteilung entspricht (Schomerus et al. 2006). Auch negative Darstellungen in den Medien können als Aspekt struktureller Diskriminierung klassifiziert werden. Dort finden sich häufig stigmatisierende Berichterstattungen über Menschen mit psychischen Erkrankungen, und die meisten Beiträge konzentrieren sich auf Gewalt. Positive Berichte über Heilung und Rehabilitation (»recovery«) von Menschen mit psychischen Erkrankungen sind hingegen selten (▶ **Kap. 25, Bd. 1**).

18.4.5 Behandlungsteilnahme und Stigma

Nur rund die Hälfte der Menschen mit psychischen Erkrankungen in Westeuropa nimmt Behandlung ihrer Erkrankung in Anspruch, und das häufig nach jahrelanger Verzögerung (Alonso et al. 2007). Die persönlichen, klinischen und gesellschaftlichen Folgen unbehandelter und häufig chronifizierter Erkrankungen sind daher enorm. Stigma kann in dreierlei Form die Behandlungsteilnahme direkt verhindern. Zum einen können Betroffene Behandlung vermeiden, um nicht als krank etikettiert zu werden (label avoidance), zum anderen kann Selbststigmatisierung als Behandlungshindernis wirken, wenn Betroffene ihre Erkrankung und deren Behandlung als beschämend empfinden. Schließlich kann strukturelle Diskriminierung die Verfügbarkeit guter Behandlung verringern (Abschnitt 18.4.4).

Stigma kann die Inanspruchnahme von Behandlung erschweren (Schomerus und Angermeyer, 2008), was von einigen empirischen Befunden gestützt wird. So zeigte sich unter ambulanten Patienten mit Depression ein Zusammenhang zwischen höherer wahrgenommener Stigmatisierung und häufigerem Behandlungsabbruch der antidepressiven Pharmakotherapie (Sirey et al. 2001). Selbststigma schien unabhängig von klinischer Symptomatik als Risikofaktor die Wahrscheinlichkeit stationär-psychiatrischer Behandlungen zu erhöhen (Rüsch et al. 2009b), und geringeres Wissen über psychische Erkrankungen und negativere Einstellungen waren mit geringerer Bereitschaft assoziiert, Behandlung in Anspruch zu nehmen (Rüsch et al. 2011).

18.5 Zusammenfassung und Ausblick

Unser Verständnis der Stigma und Diskriminierung zugrunde liegenden Prozesse im allgemeinen sowie des Stigmas psychischer Erkrankung und seiner drei Hauptformen – öffentliche, strukturelle und Selbststigmatisierung – hat in den vergangenen Jahrzehnten zugenommen. Die Beteiligung von Menschen mit psychischen Erkrankungen an der Stigma-Forschung nimmt erfreulicherweise zu (Rose und Thornicroft 2010). Es gibt jedoch noch viel zu tun: Neben der Erforschung öffentlicher Einstellungen ist reales Verhalten, das letztlich die Auswirkungen auf Betroffene bestimmt, zu wenig untersucht worden; zu viele Studien sind deskriptiv, und theoriegeleitete Studien zu aktuellen Stigma-Modellen sind selten; emotionale und implizite Aspekte (selbst-)stigmatisierenden Verhaltens sind noch schlecht verstanden; schließlich werden strukturelle Aspekte von Diskriminierung häufig vernachlässigt. Ein auf solchen Wegen zu erreichendes besseres Verständnis wird aber nur fruchtbar sein, wenn es in Initiativen mündet, die Stigma und seine Folgen wirksam abbauen. Dies wird Gegenstand des ▶ **Kap. 39, Bd. 2**, sein.

Literatur

Allport GW (1954) The nature of prejudice. Oxford: Addison-Wesley.

Allport GW (1971) Die Natur des Vorurteils. Köln: Kiepenheuer & Witsch.

Alonso J, Codony M, Kovess V et al. (2007) Population level of unmet need for mental healthcare in Europe. British Journal of Psychiatry 190:299–306.

Angermeyer MC, Dietrich S (2006) Public beliefs about and attitudes towards people with mental illness: A review of population studies. Acta Psychiatrica Scandinavica 113:163–179.

Angermeyer MC, Matschinger H (2003) The stigma of mental illness: Effects of labelling on public attitudes towards people with mental disorder. Acta Psychiatrica Scandinavica 108: 304–309.

Banaji MR, Heiphetz L (2010) Attitudes. In: Fiske ST, Gilbert DT, Lindzey G (Hrsg.) Handbook of Social Psychology. New Jersey: Jon Wiley & Sons. S. 353–393.

Correll J, Park B (2005) A model of the ingroup as a social resource. Personality and Social Psychology Review 9:341–359.

Corrigan PW (2005) On the stigma of mental illness: Practical strategies for research and social change. Washington DC.: American Psychological Association.

Corrigan PW, Kosyluk K, Rüsch N (2013) Reducing self-stigma by coming out proud. American Journal of Public Health.

Corrigan PW, Larson JE, Rüsch N (2009) Self-stigma and the »why try« effect: Impact on life goals and evidence-based practices. World Psychiatry 8:75–81.

Corrigan PW, Markowitz FE, Watson AC (2004) Structural levels of mental illness stigma and discrimination. Schizophrenia Bulletin 30:481–491.

Corrigan PW, Morris S, Larson JE et al. (2010) Self-stigma and coming out about one's mental illness. Journal of Community Psychology 38: 1–17.

Corrigan PW, Watson AC (2002) The paradox of self-stigma and mental illness. Clinical Psychology: Science & Practice 9:35–53.

Crocker J, Major B (1989) Social stigma and self-esteem: The self-protective properties of stigma. Psychological Review 96:608–630.

Dovidio JF, Gaertner SL (2010) Intergroup bias. In: Fiske ST, Gilbert DT, Lindzey G. (Hrsg.) Handbook of Social Psychology. 5. Aufl. New Jersey: Jon Wiley & Sons, Hoboken. S. 1084–1121.

Dovidio JF, Glick P, Rudman LA (2005) On the nature of prejudice: Fifty years after Allport. New Jersey: Wiley Blackwell, Hoboken.

Driskell JE, Mullen B (1990) Status, expectations, and behavior: A meta-analytic review and test of the theory. Personality and Social Psychology Bulletin 16:541–553.

Fiori M (2009) A new look at emotional intelligence: A dual-process framework. Personality and Social Psychology Review 13:21–44.

Gaebel W, Möller H-J, Rössler W (2004) Stigma – Diskriminierung – Bewältigung. Der Umgang mit sozialer Ausgrenzung psychisch Kranker. Stuttgart: Kohlhammer.

Gawronski B, Bodenhausen GV (2006) Associative and propositional processes in evaluation: An integrative review of implicit and explicit attitude change. Psychological Bulletin 132:692–731.

Goffman E (1963) Stigma: Notes on the management of spoiled identity. Englewood Cliffs: Prentice Hall.

Goffman E (1975) Stigma: Über Techniken der Bewältigung beschädigter Identität. Frankfurt/M.: Suhrkamp.

Greenwald AG, McGhee DE, Schwartz JL (1998) Measuring individual differences in implicit cognition: The Implicit Association Test. Journal of Personality and Social Psychology 74:1464–1480.

Greenwald AG, Poehlman TA, Uhlmann E et al. (2009) Understanding and using the Implicit Association Test: III. Meta-analysis of predictive validity. Journal of Personality and Social Psychology 97:17–41.

Kurzban R, Leary MR (2001) Evolutionary origins of stigmatization: the functions of social exclusion. Psychological Bulletin 127:187–208.

Lauber C, Anthony M, Ajdacic-Gross V, Rössler W (2004) What about psychiatrists' attitude to mentally ill people? European Psychiatry 19:423–427.

Lazarus RS, Folkman S (1984) Stress, appraisal, and coping. New York: Springer.

Link BG (1983) Reward system of psychotherapy: Implications for inequities in service delivery. Journal of Health & Social Behavior 24:61–69.

Link BG, Cullen FT, Struening EL et al. (1989) A modified labeling theory approach in the area of mental disorders: An empirical assessment. American Sociological Review 54:100–123.

Link BG, Mirotznik J, Cullen FT (1991) The effectiveness of stigma coping orientations: Can negative consequences of mental illness labeling be avoided? Journal of Health & Social Behavior 32:302–320.

Link BG, Phelan JC (2001) Conceptualizing stigma. Annual Review of Sociology 27:363–385.

Livingston JD, Boyd JE (2010) Correlates and consequences of internalized stigma for people living with mental illness: a systematic review and meta-analysis. Social Science & Medicine 71:2150–2161.

Loch AA, Hengartner MP, Guarniero FB et al. (2011) Psychiatrists' stigma towards individuals with schizophrenia. Revista de Psiquiatria Clínica 38:173–177.

Major B, O'Brien LT (2005) The social psychology of stigma. Annual Review of Psychology 56: 393–421.

Mendoza-Denton R, Downey G, Purdie VJ et al. (2002) Sensitivity to status-based rejection: implications for African American students' college experience. Journal of Personality & Social Psychology 83:896–918.

Nordt C, Rössler W, Lauber C (2006) Attitudes of mental health professionals toward people with schizophrenia and major depression. Schizophrenia Bulletin 32:709–714.

Phelan JC, Link BG, Dovidio JF (2008) Stigma and prejudice: One animal or two? Social Science & Medicine 67:358–367.

Phelan JC, Link BG, Stueve A et al. (2000) Public conceptions of mental illness in 1950 and 1996: What is mental illness and is it to be feared? Journal of Health & Social Behavior 41:188–207.

Phelan JC, Yang LH, Cruz-Rojas R (2006) Effects of attributing serious mental illnesses to genetic causes on orientations to treatment. Psychiatric Services 57:382–387.

Quinn DM, Kahng SK, Crocker J (2004) Discreditable: stigma effects of revealing a mental illness history on test performance. Personality & Social Psychology Bulletin 30:803–815.

Rose D, Thornicroft G (2010) Service user perspectives on the impact of a mental illness diagnosis. Epidemiologia e Psichiatria Sociale 19:140–147.

Rüsch N (2010) Reaktionen auf das Stigma psychischer Erkrankung: Sozialpsychologische Modelle und empirische Befunde. Zeitschrift für Psychiatrie, Psychologie und Psychotherapie 58:287–297.

Rüsch N, Angermeyer MC, Corrigan PW (2005) Das Stigma psychischer Erkrankung: Konzepte, Formen und Folgen. Psychiatrische Praxis 32:221–232.

Rüsch N, Corrigan PW, Powell K et al. (2009a) A stress-coping model of mental illness stigma: II. Emotional stress responses, coping behavior and outcome. Schizophrenia Research 110:65–71.

Rüsch N, Corrigan PW, Todd AR et al. (2010a) Implicit self-stigma in people with mental illness. Journal of Nervous and Mental Disease 198:150–153.

Rüsch N, Corrigan PW, Wassel A et al. (2009b) Self-stigma, group identification, perceived legitimacy of discrimination and mental health service use. British Journal of Psychiatry 195:551–552.

Rüsch N, Corrigan PW, Wassel A et al. (2009c) A stress-coping model of mental illness stigma: I. Predictors of cognitive stress appraisal. Schizophrenia Research 110:59–64.

Rüsch N, Corrigan PW, Wassel A et al. (2009d) Ingroup perception and responses to stigma among persons with mental illness. Acta Psychiatrica Scandinavica 120:320–328.

Rüsch N, Evans-Lacko S, Henderson C et al. (2011) Knowledge and attitudes as predictors of intentions to seek help and disclose a mental illness. Psychiatric Services 62:675–678.

Rüsch N, Evans-Lacko S, Thornicroft G (2012) What is a mental illness? Public views and their effects on attitudes and disclosure. Australian & New Zealand Journal of Psychiatry 46:641–650.

Rüsch N, Hölzer A, Hermann C et al. (2006a) Self-stigma in women with borderline personality disorder and women with social phobia. Journal of Nervous and Mental Disease 194:766–773.

Rüsch N, Lieb K, Bohus M et al. (2006b) Self-stigma, empowerment, and perceived legitimacy of discrimination among women with mental illness. Psychiatric Services 57:399–402.

Rüsch N, Todd AR, Bodenhausen GV et al. (2010b) Biogenetic models of psychopathology, implicit guilt, and mental illness stigma. Psychiatry Research 179:328–332.

Rüsch N, Todd AR, Bodenhausen GV et al. (2010c) Do people with mental illness deserve what they get? Links between meritocratic worldviews and implicit versus explicit stigma. European Archives of Psychiatry and Clinical Neurosciences 260:617–625.

Rüsch N, Todd AR, Bodenhausen GV et al. (2010d) Automatically activated shame reactions and perceived legitimacy of discrimination: A longitudinal study among people with mental illness. Journal of Behavior Therapy and Experimental Psychiatry 41:60–63.

Saxena S, Thornicroft G, Knapp M et al. (2007) Resources for mental health: scarcity, inequity, and inefficiency. Lancet 370:878–889.

Schomerus G, Angermeyer MC (2008) Stigma and its impact on help-seeking for mental disorders:

What do we know? Epidemiologia e Psichiatria Sociale 17:31–37.
Schomerus G, Matschinger H, Angermeyer MC (2006) Preferences of the public regarding cutbacks in expenditure for patient care: are there indications of discrimination against those with mental disorders? Social Psychiatry & Psychiatric Epidemiology 41:369–377.
Schomerus G, Schwahn C, Holzinger A et al. (2012) Evolution of public attitudes about mental illness: A systematic review and meta-analysis. Acta Psychiatrica Scandinavica 125:440–452.
Sirey JA, Bruce ML, Alexopoulos GS et al. (2001) Perceived stigma as a predictor of treatment discontinuation in young and older outpatients with depression. American Journal of Psychiatry 158:479–481.
Steele CM (1997) A threat in the air: How stereotypes shape intellectual identity and performance. American Psychologist 52:613–629.
Teachman BA, Wilson JG, Komarovskaya I (2006) Implicit and explicit stigma of mental illness in diagnosed and healthy samples. Journal of Social and Clinical Psychology 25:75–95.
Wahl OF (1995) Media madness: Public images of mental illness. New Brunswick, NJ, US: Rutgers University Press.
Weber M (1920) Die protestantische Ethik und der Geist des Kapitalismus. In: Gesammelte Aufsätze zur Religionssoziologie. Tübingen: J.C.B. Mohr. S. 1–206.
Wittenbrink B, Schwarz N (2007) Implicit measures of attitudes. New York: Guilford Press.

Teil 5

19 Methodische Grundlagen psychiatrischer Versorgungsforschung: aktueller Stand der Forschung und Entwicklung des Gebietes

Steffi G. Riedel-Heller und Hans-Helmut König

Kapitelübersicht

19.1 Psychische Störungen als wichtiger Gegenstand von Versorgungsforschung
19.2 Wie wird psychiatrische Versorgungsforschung definiert?
19.3 Methodische Grundlagen psychiatrischer Versorgungsforschung
19.3.1 Quantitative Methoden
19.3.2 Qualitative Methoden
19.4 Stand psychiatrischer Versorgungsforschung: national und international
19.4.1 Entwicklung
19.4.2 Aktuelle Themen
19.4.3 Generelle Herausforderungen für die psychiatrische Versorgungsforschung

Zusammenfassung

Psychische Störungen sind häufig und folgenschwer und deshalb ein wichtiger Gegenstand für die Versorgungsforschung. Der folgende Beitrag umreißt, was wir unter psychiatrischer Versorgungsforschung verstehen und welche Forschungsmethoden zum Einsatz kommen. Der Stand psychiatrischer Versorgungsforschung in Deutschland und anstehende Themen und Herausforderungen für die psychiatrische Versorgungsforschung werden reflektiert.

19.1 Psychische Störungen als wichtiger Gegenstand von Versorgungsforschung

Psychische Störungen sind häufig und folgenschwer. Die Krankheitslast durch psychische Störungen ist enorm. In den westlichen Industrienationen ist sie vergleichbar mit der Krankheitslast, die durch kardiovaskuläre Erkrankungen oder Krebserkrankungen entsteht (Lopez et al. 2006). Prognosen der »Global Burden of Disease Study« gehen davon aus, dass der Anteil neuropsychiatrischer Erkrankungen an der gesamten Krankheitslast in den entwickelten Industrienationen auf 25 % steigen wird (Murray und Lopez 1997). Die Versorgung psychisch Kranker hat sich in den letzten Jahrzehnten dramatisch verändert. Mussten psychisch Kranke bis in die 1960er Jahre wohnortfern unter teilweise menschenunwürdigen Bedingungen ihr Dasein in großen Anstalten fristen, wird heute die Mehrzahl psychisch Kranker gemeindenah betreut. Diese mit der Psychiatrieenquete 1975 (Deutscher Bundestag 1975) und analog in den neuen Bundesländern mit den Rodewischer Thesen 1963 (Rodewischer Thesen 1965) eingeleiteten Entwicklungen stimulierten die Versorgungsforschung in der Psychiatrie im deutschsprachigen Raum vergleichsweise früh.

19.2 Wie wird psychiatrische Versorgungsforschung definiert?

Das Spektrum der Versorgungsforschung umfasst Studien zur Epidemiologie und Krankheitslast, zu sozialen und gesundheitsrelevanten Rahmenbedingungen, zu Bedarf, Nachfrage und Inanspruchnahme, zu den ökonomischen Ressourcen der Versorgung, zu Struktur und Organisation der Versorgung, zum Prozess der Versorgung sowie zu kurzfristigen Ergebnissen und langfristig zuschreibbaren Resultaten der Versorgung (Schwartz et al. 2003). ▶ **Abb. 19.1** zeigt, wie man sich dies systemtheoretisch modellhaft vorstellen kann. Das Spektrum reicht somit von den »Inputs« über die Prozesse oder »Throughputs« zu den »Outputs« und tatsächlichen »Outcomes« der Versorgung (Pfaff 2003). Zu den so genannten »Inputs« zählen Personal, Energie, Material, Geld und natürlich Patienten mit Bedarf, Nachfrage bzw. Inanspruchnahme. Zum »Throughput« zählen Versorgungsstrukturen (dauerhaft), Versorgungsprozesse (Abläufe) und Versorgungstechnologien. Als »Output« werden Behandlungsleistungen, Pflegeleistungen, Diagnoseleistungen und Beratungsleistungen angesehen. Der wirkliche »Outcome« oder die langfristig zuschreibbaren Resultate sind die Gesundheit und die Lebensqualität der Patienten.

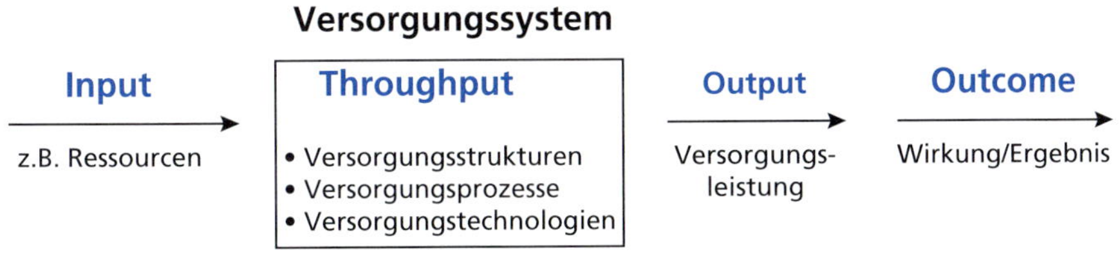

Abb. 19.1: Systemtheoretisches Modell des Versorgungssystems (Pfaff et al. 2003, S. 15)

Die Versorgungsforschung wird auch als fehlendes Glied in der Transferkette von der Grundlagenforschung über die klinische Forschung zur Kranken- und Gesundheitsversorgung gesehen und als letzte Meile des Gesundheitssystems (Pfaff et al. 2003) bezeichnet. In dieser Transferkette geht es darum, was letztlich beim Patienten ankommt und dessen Gesundheit und Lebensqualität verbessert.

Damit wird ein sehr breites Spektrum von Forschungsaktivitäten beschrieben, das sich im Fall psychiatrischer Versorgungsforschung naturgemäß auf psychische Störungen fokussiert. Angesichts der wachsenden finanziellen Probleme der Gesundheitsversorgung gewinnt besonders die Versorgungsökonomie, die als gemeinsames Teilgebiet der Gesundheitsökonomie und der Versorgungsforschung auf die Ermittlung der Kosten und des Nutzens der Versorgungsstrukturen, -prozesse und -technologien sowie die Untersuchung von Finanzierungsfragen zielt, eine immer stärkere Bedeutung (Luppa et al. 2008).

Versorgungsforschung kann auf verschiedenen Ebenen angesiedelt sein: der Makro-Ebene der Versorgungssysteme als Rahmenbedingungen, der Meso-Ebene mit ihren einzelnen Versorgungsinstitutionen bzw. ihren institutionellen Arrangements für bestimmte Erkrankungen und der Mikro-Ebene, die sich auf die Analyse einzelner Versorgungs-Interaktionen in unterschiedlichen Behandlungskontexten bezieht.

Der Versorgungsforschung lassen sich somit folgende Aufgaben zuschreiben: Beschreibung der Versorgungssituation (Beschreibungsfunktion), Analyse der Versorgungssituation (Erklärungsfunktion), Entwicklung von Versorgungskonzepten (Gestaltungsfunktion), wissenschaftliche Begleitung der Implementierung neuer Versorgungskonzepte (Begleitforschungsfunktion) und Evaluation neuer und alter Versorgungskonzepte im medizinischen Alltag (Evaluationsfunktion) (Memorandum zur Versorgungsforschung 2003, Pfaff et al. 2003).

Das Gesundheitswesen ist ein bedeutsamer Wirtschaftsfaktor. Interessenlagen können in der Versorgungsforschung eine große Rolle spielen. Deshalb ist es wichtig zu fragen: Wer stellt die Forschungsfrage – und warum? Sind es die Bürger? Sind es die Patienten, die Forscher, die Leistungsanbieter, die Kostenträger, die Politik oder die Wirtschaft? Dies macht die verschiedensten Facetten deutlich und zeigt auch auf, dass eine interessenunabhängige und langfristige Forschungsförderung an den Universitäten dringend notwendig ist.

19.3 Methodische Grundlagen psychiatrischer Versorgungsforschung

Versorgungsforschung bedient sich einer großen Bandbreite von Methoden. Versorgungsforschung ist multidisziplinär und nutzt neben den medizinischen Wissensbeständen Methoden und Theorien von verschiedenen Disziplinen wie der Epidemiologie, der Medizin, der Ökonomie, Soziologie, Psychologie und Biostatistik. Die konkret ausgewählten Methoden richten sich immer nach der zu beantwortenden Forschungsfrage. Wesentliche Forschungsdesigns sollen im Folgenden vorgestellt werden.

19.3.1 Quantitative Methoden

Ausgehend von verschiedenen erkenntnistheoretischen Wurzeln lassen sich zwei methodisch unterschiedliche Forschungsrichtungen unterscheiden – die quantitative Forschung und die qualitative Forschung. In der quantitativen Forschung wird gemessen, gezählt, getestet und statistisch analysiert. Die Quantifizierung der Beobachtungsrealität steht im Vordergrund, Merkmalszusammenhänge werden herausgearbeitet. Grundsätzlich lassen sich experimentelle Studien von Beobachtungsstudien unterscheiden. Zu den experimentellen Studien zählen die »echten Experimente«, auch randomisierte kontrollierte Studien (Randomized controlled Trails, RCTs) genannt und andere Methoden, die mehr oder weniger davon abweichen und Quasi-Experimente oder auch Prä-Experimente genannt werden. Die Terminologie wird hier nicht einheitlich verwendet (Bowling 2009a, Priebe und Slade 2002a).

19.3.1.1 Experimentelle Studien

Die randomisierte kontrollierte Studie (Randomized Controlled Trial, RCT)

Das Experiment gilt als klassische Form der Erkenntnisgewinnung von Ursache-Wirkungs-Zusammenhängen. Randomisierte kontrollierte Studien spielen im Rahmen der medizinischen Forschung allgemein und in der Versorgungsforschung eine zentrale Rolle. Im Kern wird dabei das Ergebnis einer Behandlung, die einer Patientengruppe zuteil wird, mit dem Ergebnis einer anderen Patientengruppe verglichen, die entweder keine oder eine andere Behandlung erhalten hat. Wichtig ist dabei, dass die Zuweisung der Patienten zur Behandlungs- oder Vergleichsgruppe randomisiert, also zufällig erfolgt. Genau darin liegt der experimentelle Charakter dieser Methode. Ziel der Zufallszuteilung ist, die experimentellen Gruppen hinsichtlich aller individuellen Unterschiede sowie aller studien-irrelevanten Umwelteinflüsse vergleichbar zu machen. Die Gruppen sollen sich nur hinsichtlich der zu untersuchenden Intervention unterscheiden. Dies ist das wichtigste Kontrollprinzip in experimentellen Studien und die einzige Methode, die alle bekannten und insbesondere unbekannten Störfaktoren kontrolliert.

Weiß der Studienteilnehmer nicht, ob er in der Behandlungs- oder Kontrollgruppe ist, so spricht man von einem »Blindversuch«. Bei einem »Doppelblindversuch« wissen Studienteilnehmer und Versuchsleiter nicht, wer in der Behandlungsgruppe und wer in der Kontrollgruppe ist. Versorgungsforschungsstudien sind naturgemäß oft unverblindet.

Damit eine reelle Chance besteht, klinisch relevante Unterschiede aufzudecken, ist eine zu berechnende Mindestzahl von Probanden notwendig (Powerkalkulation). Bei der Auswertung ist zu beachten, dass die Analyse der Probanden in der Gruppe erfolgt, zu der sie ursprünglich zugeteilt wurden (Intention-to-treat-Analyse, ITT). Wenn größere Einheiten wie z. B. Praxen oder ganze Gebiete randomisiert werden, spricht man von Clusterrandomisierung.

Die Art der experimentell untersuchten Intervention kann relativ umschrieben sein (z. B. eine manunalisierte Psychoedukation) oder sehr komplex (z. B. häusliche Akutbehandlung/Home treatment). Randomisierte kontrollierte Studien haben auch Limitationen. Die unter experimentellen Bedingungen erhaltenen Ergebnisse sind manchmal nicht ohne Weiteres auf die Versorgungsrealität zu übertragen, d. h. die Validität der Ergebnisse außerhalb der Studienbedingungen (so genannte externe Validität) kann eingeschränkt sein. Daneben gibt es grundsätzlich Konstellationen, die nicht im Rahmen von RCTs untersucht werden können. Dazu gehören Situationen, in denen Experimente inadäquat oder unmöglich oder einfach unangemessen sind. Die Qualität von RCTs wird im Allgemeinen über Checklisten beurteilt (Marriott und Palmer 1996).

Beispiel 1 – Randomisierte kontrollierte Studie (RCT):
Hoffmann H, Jäckel D, Glauser S, Kupper Z (2012) A randomised controlled trial of the efficacy of supported employment. Acta Psychiatr Scand 125(2):157–67. Holger Hoffmann und Kollegen gingen der Frage nach, ob die unterstützte Beschäftigung auch in westeuropäischen Ländern mit einem entwickelten Sozialsystem und entsprechend ausgereiften Rehabilitationsprogrammen und einer hohen Eintrittsschwelle in den allgemeinen Arbeitsmarkt im Vergleich zu traditionellen arbeitsrehabilitativen Programmen wirksam ist. Die Autoren randomisierten 100 arbeitslose Menschen mit schweren psychischen Störungen in eine Gruppe mit unterstützter Beschäftigung (n = 46) und eine Gruppe, die eine tradi-

tionelle arbeitsrehabilitative Maßnahme erhielt (n = 54). Nach zwei Jahren waren in der Gruppe, die eine unterstützte Beschäftigung erhielt, 24,5 % auf dem ersten Arbeitsmarkt tätig, während es in der Vergleichsgruppe mit 10,2 % weniger als die Hälfte waren.

Beispiel 2 – Clusterrandomisierte kontrollierte Studie (cRCT):
König HH, Born A, Heider D, Matschinger H, Heinrich S, Riedel-Heller SG, Surall D, Angermeyer MC, Roick C (2009) Cost-effectiveness of a primary care modell for anxiety disorders. B J Psychiatr 195:308–317. Die vorgestellte Studie untersucht die Effektivität und Kosteneffektivität eines Versorgungsmodells für Menschen mit Angststörungen im primärärztlichen Bereich. Im Rahmen eines clusterrandomisierten Designs wurden 46 primärärztliche Praxen mit 389 positiv auf Angststörung gescreenten Patienten der Interventionsgruppe (23 Praxen, 201 Studienteilnehmer) oder der Kontrollbedingung (TAU, treatment as usual, 23 Praxen, 188 Studienteilnehmer) zugewiesen. Die Ärzte in der Interventionsgruppe erhielten eine Schulung über Diagnostik und Therapie von Angststörungen kombiniert mit dem Angebot eines Liaisondienstes für sechs Monate. Interventions- und Kontrollgruppe unterschieden sich nicht hinsichtlich Angst, Depressivität und Lebensqualität. Die Kosten in der Interventionsgruppe waren höher (4.911 vs. 3.453 €, p = 0,09) als in der Kontrollgruppe. Die Chance einer inkrementellen Kosteneffektivitäts-Relation (IKER) von < 50.000 € pro qualitäts-adjustierten Lebensjahr (QALY) war unter 10 %. Das untersuchte Versorgungsmodell war weder effektiv noch kosteneffektiv.

Quasi-experimentelle Studien

Der Begriff Quasi-Experiment wird genutzt, um eine Konstellation zu beschreiben, bei der die Entscheidung, ob ein Individuum eine Intervention erhält oder nicht, nicht experimentell vom Untersucher beeinflusst wird, also eine randomisierte Zuweisung zur Intervention und Kontrollgruppe nicht möglich ist. Damit können selektive Stichprobenverzerrungen (sogenannte »Selection bias«) auftreten. In anderen Worten wird im Quasi-Experiment die Logik von RCTs aufgenommen, jedoch ohne randomisierte Zuweisung. Der Forscher versucht, mögliche Verzerrungen zu vermeiden, indem er Interventions- und Kontrollgruppe hinsichtlich der wesentlichen Charakteristika so ähnlich wie möglich macht. Deshalb spricht man von einer kontrollierten Studie. Praktisch erfolgt dies durch »Matching« und wird als Bildung von Paaren oder Parallelisieren bezeichnet. Die Charakteristika, die für das Matching genutzt werden, sind genau jene, von denen man sich einen Einfluss auf das Studienergebnis erwartet. Das Matching zielt somit darauf, das Ausmaß an Verzerrung zu vermeiden oder zumindest zu reduzieren. Gleichwohl ist dies im Vergleich zur Randomisierung eine nachrangige Wahl, weil im Matching nur für die gematchten Variablen kontrolliert wird, nicht für den Beitrag aller anderen möglichen Einflussgrößen. Für das Matching gibt es viele verschiedene Zugänge. Beim sogenannten »Paired Matching« werden für die Studienteilnehmer in die Experimentalgruppe entsprechende Individuen für die Vergleichsgruppe (»Zwillinge«) mit sehr ähnlichen Charakteristika, z. B. hinsichtlich Alter, Geschlecht und Beruf gesucht. Der weniger rigorose Zugang ist das sogenannte Gruppen-Matching. Dabei wird nur versucht, die Gruppen vergleichbar zu halten. Darüber hinaus existieren andere mögliche Methoden (z. B. Propensity score matching).

Beispiel 3 – Kontrollierte Studie ohne Randomisierung:
Dickens AP, Richards SH, Hawton A, Taylor RS, Greaves CJ, Green C, Edwards R, Campbell JL (2011) An evaluation of the effectiveness of a community mentoring service for socially isolated older people: a controlled trial. BMC Public Health 11:218. Die Studie zielte darauf, die Wirksamkeit eines gemeindebasierten Beratungsservices zu testen, der psychische Gesundheit, soziales Engagement und körperliche Gesundheit für sozial isolierte alte Menschen verbessert. Im Rahmen einer prospektiven kontrollierten Studie wurde eine Interventionsgruppe mit einer gematchten Kontrollgruppe verglichen. 195 Studienteilnehmer in jeder Gruppe wurden parallelisiert. Hauptzielgröße war die Domäne psychische Gesundheit des Short Form Health Surveys Version (SF-12). Es konnte keine Evidenz dafür gefunden werden, dass die Beratung nutzbringend war.

19.3.1.2 Beobachtungsstudien

Querschnittstudien

Beobachtungsstudien beschreiben das Vorkommen bestimmter Merkmale und deuten deren Verteilungsmuster. Die Querschnittstudie bezieht sich auf einen Zeitpunkt oder eine kurze Zeitspanne – es wird quasi ein »Schnappschuss« der Realität abgebildet. Dabei wird eine einmalige Erhebung bestimmter Merkmale bei den Untersuchungspersonen vorgenommen. Diese Studienform ist zum Kausalitätsnachweis nur bedingt geeignet. Die Beschreibung eines Ist-Zustandes sowie eine Hypothesengenerierung stehen hier im Vordergrund. Problematisch ist die Stichprobenauswahl, denn oft wird nur eine begrenzte Auswahl von Studienpersonen untersucht. Inwieweit eine Verallgemeinerung zulässig ist, hängt von der Repräsentativität der untersuchten Stichprobe ab. Weitere Probleme dieser Studien sind mit Stichprobenausfällen aufgrund von Untersuchungsverweigerung verbunden, die oft zu systematischen Ausfällen führen und das Ergebnis verzerren.

Beispiel 4 – Querschnittstudie:
Riedel-Heller SG, Busse A, Aurich C, Matschinger H, Angermeyer MC (2001). Prevalence of dementia according to DSM-III-R and ICD-10: results of the Leipzig Longitudinal Study of the Aged (LEILA75+) Part 1. British Journal of Psychiatry 179:250–254. Ziel der Untersuchung war die Ermittlung der Häufigkeit (Prävalenz) von Demenzerkrankungen in der Altenbevölkerung. Eine repräsentative Bevölkerungsstichprobe (n = 1.692, 75+) wurde mit einem strukturierten Interview zur Diagnostik einer Demenz nach DSM-III-R und ICD-10 untersucht. Demenzerkrankungen bei den über 75-Jährigen waren häufig mit 17,4 % (95 % CI: 15,9–19,5) nach DSM-III-R und 12,4 % (95 % CI: 10,6–14,2) nach ICD10. Im Zuge der demografischen Entwicklung sind die Ergebnisse zur Häufigkeit von Demenzerkrankungen in der Altenbevölkerung von hoher versorgungsplanerischer Relevanz. Unterschiede in den gängigen Diagnosesystemen und ihre Ursachen werden diskutiert.

Längsschnittstudien

Bei *Längsschnittstudien* sind wiederholte Erhebungen zu mehreren Zeitpunkten vorgesehen, ein Beispiel ist die prospektive Kohortenstudie. In einer prospektiven Kohortenstudie wird eine Personengruppe in die Zukunft hinein, mitunter für Jahre, hinsichtlich des Eintretens interessierender Ereignisse oder Veränderungen von Merkmalen beobachtet. Eine Kohorte ist eine Bevölkerungsgruppe, die oft durch ein gemeinsames, prägendes Startereignis definiert wird (z. B. Geburtskohorte). Kohortenstudien sind zeit-

und kostenintensiv. Werden die Werte der gleichen Variable zu mehreren Zeitpunkten auf der Grundlage einer identischen Stichprobe erhoben, so nennt man dies Paneluntersuchung. Mittels Paneluntersuchungen können Veränderungen auf der individuellen Ebene nachvollzogen werden. Stichprobenausfälle durch Verweigerung, Tod oder Umzug können zu systematischen Verzerrungen führen.

Beispiel 5 – Kohortenstudie:
Luck T, Luppa M, Weber S, Matschinger H, Glaesmer H, König HH, Angermeyer MC, Riedel-Heller SG (2008). Time until institutionalization in incident dementia cases – results of the Leipzig Longitudinal Study of the Aged (LEILA 75+). Neuroepidemiology 31(2):100–108. Hauptgrund für Heimeintritte sind gegenwärtig demenzielle Erkrankungen. Die folgende Arbeit analysiert die Zeit bis zur Institutionalisierung bei neu an Demenz erkrankten Personen (inzidente Fälle). Datengrundlage bildet die Leipziger Langzeitstudie in der Altenbevölkerung (LEILA 75+), bei der eine repräsentative Stichprobe von über 75-jährigen Leipziger Bürgern (Baseline n = 1.378) über sechs Erhebungswellen im Abstand von 1,5 Jahren untersucht wurden. Es konnten 109 Personen mit inzidenter Demenz identifiziert werden, die zum Zeitpunkt der Diagnosestellung in Privathaushalten wohnten. Die durchschnittliche Zeit bis zur Institutionalisierung betrug 2,9 Jahre (95 % CI: 2,4–3,4). Personen, die verwitwet und geschieden waren, wurden nach signifikant kürzerer Zeit institutionalisiert und stellen eine Risikogruppe dar, auf die sich mögliche Interventionen zur Verzögerung von Heimeintritten richten können.

19.3.1.3 Meta-Analysen

Die Fülle der Studienergebnisse aus einzelnen Studien macht eine Zusammenschau notwendig. Systematische Übersichtsarbeiten geben eine Übersicht über die verfügbare Evidenz zu einer bestimmten Fragestellung. Dabei kommen bestimmte Methoden der systematischen Recherche zum Einsatz. Werden die im Rahmen von systematischen Recherchen identifizierten Arbeiten quantitativ zusammengefasst, spricht man von einer Meta-Analyse. Wenn man davon ausgeht, dass RCTs die beste Evidenz zur Wirksamkeit von Interventionen produzieren, so stehen Meta-Analysen, die auf der Basis von gut ausgewählten RCTs durchgeführt werden, an der Spitze der sogenannten Evidenz-Hierarchie (Geddes und Harrison 1997) und bilden die Basis für eine evidenz-basierte Medizin.

Beispiel 6 – Metaanalyse:
Xia J, Merinder LB, Belgamwar MR (2002). Psychoeducation for schizophrenia. Cochrane Database Syst Rev(2):CD002831. Ziel der Metaanalyse war es, die Wirksamkeit von psychoedukativen Interventionen auf der Grundlage aller relevanten randomisierten kontrollierten Studien (RCTs) zu beschreiben. Insgesamt wurden 5.142 Studienteilnehmer (meist stationäre Patienten) von insgesamt 44 RCTs eingeschlossen. Es konnte u. a. gezeigt werden, dass Psychoedukation sowohl die Rückfallrate reduziert (n = 1.214, RR 0,70 95 %CI 0,61–0,81) als auch die stationäre Wiederaufnahmerate (n = 206, RR 0,71 96 %CI 0,56–0,89).

19.3.2 Qualitative Methoden

Die Qualitative Forschung widmet sich dem Verstehen von Sinnzusammenhängen. Historisch gesehen, war sie für die Psychiatrie wegweisend. Goffmans qualitative Studie »Asyle« (1961) trug zur Initiierung großer Veränderungen in der psychiatrischen Versorgung bei (Goffman 1961).

Seit den 1980er Jahren erlangten qualitative Forschungsansätze wieder zunehmende Verbreitung, so dass Mayring eine »qualitative Wende« ausmachte (Mayring 1989). Qualitative Forschung hat den Anspruch, Lebenswelten »von innen heraus« aus der Sicht der handelnden Menschen zu beschreiben. Damit will sie zu einem besseren Verständnis sozialer Wirklichkeit(en) beitragen und auf Abläufe, Deutungsmuster und Strukturmerkmale aufmerksam machen (Flick 1995, Flick 2007). Dieser Vorsatz ist gleichsam zentrales Merkmal qualitativer Forschung: Sie dient in erster Linie der gegenstandsbegründeten Theoriebildung bzw. Hypothesengewinnung. Die im Folgenden dargestellten Zugänge sollen den Bereich grundsätzlich umreißen, für detailliertere Informationen wird auf Standardwerke verwiesen (Bowling 2009b, Williams 2002).

Verschiedene Formen des offenen Interviews bieten sich als Zugang zu subjektiven Sichtweisen an. *Leitfadeninterviews* können auf einem mehr oder weniger offen und flexibel gehandhabten Leitfaden basieren. Das narrative *oder erzählende Interview* wird u. a. im Rahmen biographischer Forschung verwendet und zielt auf die Erzählungen von Lebensgeschichten oder Ausschnitten ab. Eine Sonderstellung nehmen Techniken der Gruppenbefragung, sogenannte *Fokusgruppen*, ein. Andere Methoden eignen sich besser für die Beschreibung des Alltags und Routinen des Handelns. Die *teilnehmende Beobachtung* ist eine Feldstrategie, die gleichzeitig Dokumentenanalyse, Interviews mit Interviewpartnern und Informanten, direkte Teilnahme und Beobachtung sowie Introspektion kombiniert. Wesentlich ist dabei das Eintauchen des Forschers in das zu untersuchende Feld, seine Beobachtung aus der Perspektive des Teilnehmers, aber auch sein Einfluss auf das Beobachtete.

Das erhobene Datenmaterial, welches überwiegend verschriftlicht vorliegt, wird unter Verwendung von Techniken der qualitativen Inhaltsanalyse ausgewertet. Gültige Interpretationen müssen dabei konsensfähig sein. Der Vorteil qualitativer Forschung ist, dass mehrere Perspektiven einbezogen und auch widersprüchliche Sachverhalte bei größtmöglicher Lebens- und Alltagsnähe abgebildet werden können. Im Rahmen der sogenannten Triangulation qualitativer und quantitativer Forschung wird eine gleichwertige Berechtigung der Methoden im Rahmen von Forschungsprojekten angestrebt (Flick 2007).

> **Beispiel 7 – Qualitative Studie:**
> *Sibitz I, Scheutz A, Lakeman R, Schrank B, Schaffer M, Amering M (2011). Impact of coercive measures on life stories: qualitative study. Br J Psychiatry 199(3):239–244.* Die vorgelegte Studie geht der Frage nach, wie Patienten die Erfahrung einer unfreiwilligen Krankenhausaufnahme und Zwangsmaßnahmen im Rahmen der Behandlung in ihre Lebensgeschichte integrieren. Dabei soll eine Typologie der Perspektiven auf die Zwangsmaßnahme und Stile der Integration etabliert werden. Es wurden 15 Personen befragt. Die leitfadengestützten Interviews wurden aufgenommen, transkribiert und inhaltsanalytisch ausgewertet. Folgende Sichtweisen wurden identifiziert: »Notwendige Notbremse«, »Verzichtbare Notbremse«, »Verbesserungswürdige Behandlungsleistung«. Als mögliche Integration in die Lebensgeschichte waren drei Stile zu finden (»vorbei und vergessen«, »verändert die Zukunft«, »bedingt politisches Engagement«).

19.4 Stand psychiatrischer Versorgungsforschung: national und international

19.4.1 Entwicklung

Die Entwicklung psychiatrischer Versorgungsforschung geht in die Mitte des 19. Jahrhunderts zurück. Damals wurden erste Tabellen über Einweisungen, Entlassungen und Sterbefälle in psychiatrischen Krankenhäusern erstellt. Von diesen ersten Ansätzen, die eigentlich mehr ein Monitoring waren, hat sich insbesondere international eine dramatische Entwicklung vollzogen, die in methodisch anspruchsvolle Studien mündete. Die im Springer-Verlag erschienene S3-Leitlinie der Deutschen Gesellschaft für Psychiatrie, Psychotherapie und Nervenheilkunde (DGPPN) zu psychosozialen Therapien bei schweren psychischen Störungen gibt dazu einen guten Überblick.

Obwohl die Psychiatrie-Reform mit ihren Modellvorhaben versorgungswissenschaftliche Arbeiten stimulierte, liegt die Entwicklung in Deutschland im internationalen Vergleich zurück. Als eigenes Forschungsfeld hat sich die Versorgungsforschung in Deutschland erst in den letzten Jahren etabliert. 2002 fand der erste deutsche Kongress für Versorgungsforschung statt, 2006 wurde das Deutsche Netzwerk für Versorgungsforschung (DNVF) gegründet.

19.4.2 Aktuelle Themen

Was steht thematisch auf der Agenda für die Versorgungsforschung ganz oben? Das, was für die Versorgung und Versorgungsforschung als Priorität angesehen wird, ist abhängig von den Experten und Akteuren, die konsultiert werden (Rössler 2001). Bei einem sogenannten Think Tank wurden von 30 Wissenschaftlern und Akteuren aus der Versorgung psychisch kranker Menschen prioritäre Themen der Versorgungsforschung herausgearbeitet (Bramesfeld und Riedel-Heller 2008):

1. *Versorgungswege*: Dabei geht es darum, wer wann und wo medizinische Hilfe in Anspruch nimmt (Eintrittspunkte, Motivation, Versorgungspfade).
2. *Präventionsforschung*: Dazu sind Kohortenstudien unter Berücksichtigung kontextueller Bedingungen über längere Zeiträume notwendig; die Kosteneffektivität präventiver Gesundheitsleistungen ist wichtiger Gegenstand.
3. *Ressourcenallokation*: Wohin sollen die Ressourcen fließen? In die stationäre Behandlung, in das ambulante Versorgungssystem? Wie wird die Versorgung leichter vs. schwerer psychischer Störungen ausbalanciert?
4. *Barrieren für eine optimierte Versorgung*: Dies umfasst die Analyse aufseiten der Leistungserbringer und aufseiten der Nutzer.
5. *Komorbidität*: Über den Einfluss von psychischer Komorbidität auf den Verlauf und die Behandlungsergebnisse von somatischen Erkrankungen weiß man wenig. Ergebnisse zur Komorbidität von Depression und Herz-Kreislauf-Erkrankungen sind alarmierend (Grace et al. 2005).
6. *Stepped-Care:* Die Auslotung des Nutzens von gestuften Behandlungskonzepten mit einer systematischen Integration von Selbstmanagementelementen in die Regelversorgung erscheint unerlässlich.
7. *Monitoring des Einflusses veränderter Rahmenbedingungen*: Hintergrund ist der klassische Ansatz des Health Impact Assessments (European Centre for Health Policy 1999). Dabei geht es um den Einfluss struktureller Veränderungen auf die Bevölkerungsgesundheit oder (als Proxy)

auf die Versorgungssituation (Roick und König 2005).

8. *Benchmarking von Regionen*: Identifizieren von Indikatoren für Qualität von Versorgungsangeboten, -systemen, -strukturen, -regionen. Was sind Parameter für eine gute/adäquate Versorgung in einer Region?

19.4.3 Generelle Herausforderungen für die psychiatrische Versorgungsforschung

Die psychiatrische Versorgungsforschung ist mit einer Reihe von Herausforderungen verbunden (vgl. auch Thornicroft und Tansella 2002; Priebe und Slade 2002b):

Klare Forschungsfragen, rigorose Designs: Eine klare Formulierung der Forschungsfrage und die Nutzung angemessener Forschungsdesigns ist eigentlich eine Selbstverständlichkeit.

Tradierte Versorgungspraxis auf den Prüfstand: Bevorzugt werden neue Versorgungsmodelle untersucht. Bereits etablierte klinische Praxis gründet sich oft auf erstaunlicherweise wenig Evidenz.

Interne und externe Validität ausbalancieren: Interne Validität wird im Rahmen von RCTs gut abgebildet. Andererseits wird die Generalisierbarkeit oft besser in größeren Studien unter Routinebedingungen adressiert. Zuweilen mag es hilfreich sein, diese beiden Designs als Sequenz aufzufassen, zuerst die Wirksamkeit (efficacy) zu untersuchen und dann eine Studie zur Effektivität unter Routinebedingungen (effectiveness) vorzulegen.

Die Komponenten von komplexen Interventionen gut beschreiben: Was wird genau angeboten? Durch wen? Mit welcher Qualifikation, in welcher Intensität und Dauer? Ein nächster Schritt besteht darin, die aktiven Komponenten zu untersuchen und die Effekte einzelner Anteile abzubilden.

Kontrollbedingungen besser beschreiben: Treatment as usual (TAU) ist heute nicht mehr das, was es vor 30 Jahren war. Wenn die Kontrollbedingung, gegen die verglichen wird, besser, komplexer oder zumindest anders wird, kann es schwerer werden, Effekte von Interventionen zu zeigen (Burns 2009).

Patientengruppen besser beschreiben: Traditionell bildeten oft diagnostische Gruppen die Analyseeinheit. Neuere Konzepte, wie z. B. die Gruppierung von Menschen mit schweren psychischen Störungen (SMI, Severe Mental Illness) müssen besser definiert werden. Zudem bleibt es eine Herausforderung, Patienten in die Studien zu inkludieren, die klinisch oder epidemiologisch repräsentativ sind.

Standardisierte Messinstrumente verwenden: Der Einsatz standardisierter Messinstrumente versteht sich. Die Übersetzung internationaler Instrumente in die deutsche Sprache erfolgt nach einem standardisierten Verfahren. Die Validität der übersetzten Instrumente muss nachgewiesen werden.

Gesundheitsökonomische Perspektive mitdenken: Angesichts der wachsenden finanziellen Probleme der Gesundheitsversorgung gewinnt besonders die Versorgungsökonomie an Bedeutung. Bezogen auf den Bereich der psychiatrischen Versorgungsforschung wird ein Defizit an gesundheitsökonomischer Evidenz kritisiert (Salize 2005, Luppa et al. 2008).

Neue Outcome-Maße definieren: Welches Ergebnis sollen gute psychosoziale Interventionen bringen? Was sind die sogenannten »Outcome-Parameter«, an denen sie sich messen lassen? Die mögliche Palette ist groß: krankheitsassoziierte Merkmale (z. B. Symptomschwere), behandlungsassoziierte Merkmale (z. B. stationäre Behandlungszeiten), Merkmale sozialer Inklusion (z. B. soziale Funktionen, Beschäftigungssituation), Zufriedenheit und Lebensqualität (z. B. Behandlungszufriedenheit) sowie Kosteneffektivität. Eine Konvergenz der Outcome-Parameter und eine Harmonisierung der dahinter stehenden Messinstrumente wäre wünschenswert, um insgesamt die Vergleichbarkeit der Studien zu erhöhen. Gleichwohl muss es hier eine Dynamik geben. Waren in Zeiten der Deinstitutionalisierung noch verkürzte stationäre Behandlungszeiten zentraler und wichtiger Outcome-Parameter, so treten heute andere Paramenter, wie z. B. die soziale Inklusion in den Vordergrund (Sikorski et al. 2010).

Patientenperspektive einbeziehen: Um die Patientenrelevanz von Studien zu erhöhen, ist es wünschenswert, Betroffene in die Planung und die Durchführung von Studien stärker einzubeziehen (Krumm und Becker 2006). Die Berücksichtigung der Sichtweise von psychiatrieerfahrenen Menschen könnte dazu führen, dass weniger symptomorientierte Ergebnisparameter und mehr Outcome-Kriterien im Bereich der subjektiven Lebensqualität und der sozialen Inklusion zum Einsatz kommen.

Literatur

Bowling A (2009a) Research Methods in Health. Investigating Health and Health Services. Berkshire: Open University Press.

Bowling A (2009b) Qualitative and combined research methods, and their analysis. In: Bowling A (Hrsg.) Research Methods in Health. Investigating Health and Health Services. Berkshire: Open University Press. S. 379–461.

Bramesfeld A, Riedel-Heller SG (2008) Prioritäre Themen in der Versorgungsforschung zur psychischen Gesundheit. Psychiatr Prax 35:315–317.

Burns T (2009) End of the road for treatment-as-usual studies? Br J Psychiatry 195:5–6.

Deutscher Bundestag (1975) Bericht über die Lage der Psychiatrie in der BRD – Zur psychiatrischen und psychotherapeutisch/psychosomatischen Versorgung der Bevölkerung. Bonn: Bundestagsdrucksache 7/42000 und 7/4202.

European Centre for Health Policy, WHO Regional Office for Europe (1999) Health impact assessment. Main concepts and suggested approach. Gothemburg consensus paper. (www.euro.who.int) Brussels: European Centre for Health Policy.

Flick U (1995) Handbuch qualitative Sozialforschung. Grundlagen, Konzepte, Methoden und Anwendungen. 2. Aufl. Weinheim: Beltz Psychologieverlag.

Flick U (2007) Qualitative Sozialforschung: Eine Einführung. Hamburg: Rowohlt.

Geddes L, Harrison P (1997) Closing the gap between research and practice. Br J Psychiatry 171:220–225.

Goffman E (1961) Asylum: Essays on the Social Situation of Mental Patients and Other Inmates. New York: Doubleday.

Grace SL, Abbey SE, Kapral MK et al. (2005) Effect of depression on five-year mortality after an acute coronary syndrome. Am J Cardiol 96:1179–1185.

Krumm S, Becker T (2006) User involvement in mental health services research. Psychiatr Prax 33:59–66.

Lopez AD, Mathers CD, Ezzati M et al. (2006) Global and regional burden of disease and risk factors, 2001: systematic analysis of population health data. Lancet 367(9524):1747–1757.

Luppa M, Heinrich S, Luck T (2008) Psychiatrische und psychotherapeutische Versorgungsforschung in Deutschland – Eine Analyse der Publikationen in zwei deutschsprachigen Zeitschriften. Z Psychiatrie Psychol Psychother 56:203–210.

Marriott S, Palmer C (1996) Clnical practice guidelines: on what evidence is our clinical practice based? Psychiatr Bull 20:363–366.

Mayring P (1989) Die qualitativeWende. Grundlagen, Techniken und Integrationsmöglichkeiten qualitativer Forschung in der Psychologie. In: Schönpflug W (Hrsg.) Bericht über den 36. Kongreß der Deutschen Gesellschaft für Psychologie in Berlin. Göttingen: Hogrefe. S. 306–313.

Memorandum zur Versorgungsforschung in Deutschland der ständigen Kommission »Deutscher Kongress für Versorgungsforschung« vom 28.09.2003. http://www.netzwerk-versorgungsforschung.de/uploads/1.%20Memorandum%202003.pdf; Zugriff am 15.02.2012.

Murray CJ, Lopez AD (1997) Alternative projections of mortality and disability by cause 1990–2020: Global Burden of Disease Study. Lancet 349(9064):1498–1504.

Pfaff H (2003) Versorgungsforschung – Begriffsbestimmung, Gegenstand, Aufgaben. In: Pfaff H, Schrappe M, Lauterbach KW et al. (Hrsg.) Gesundheitsversorgung und Disease Management. Bern: Hans Huber. S. 13–23.

Pfaff H, Schrappe M, Lauterbach KW et al. (2003) Gesundheitsversorgung und Disease Management. Bern: Hans Huber.

Priebe S, Slade M (2002a) Evidence in Mental Health Care. Hove: Brunner-Routledge.

Priebe S, Slade M (2002b) Evidence in the twenty-first century: the way forward. In: Priebe S, Slade M (Hrsg.) Evidence in Mental Health Care. Hove: Brunner-Routledge. S. 229–234.

Rodewischer Thesen (1965) Internationales Symposium über psychiatrische Rehabilitation vom 23.–25.05.1963 in Rodewisch im Vogtland. Zeitschrift für gesellschaftliche Hygiene 11:61–65.

Rössler W (2001) Cui Bono oder wer braucht die Gesundheitsökonomie. Psychiat Prax 28(S1): 29–S31.

Roick C, König H (2005) Quo vadis? Gesundheitspolitische Entscheidungen und deren Konsequenzen für die Psychiatrie. Psychiatr Prax 32:109–112.

Salize HJ (2005) Gesundheitsökonomische Untersuchungen in der Versorgung psychisch Kranker. Die Psychiatrie 2:165–172.

Schwartz FW, Badura B, Busse R et al. (2003) Das Public Health Buch: Gesundheit und Gesundheitswesen. München: Urban & Fischer.

Sikorski C, Glaesmer H, Bramesfeld A (2010) Quantität versus Qualität – Zum Stand der Methodendebatte in der Versorgungsforschung. Psychiatr Prax 37:322–328.

Thornicroft G, Tansella M (2002) Mental Health Services Research. In: Priebe S, Slade M (Hrsg.) Evidence in Mental Health Care. Hove: Brunner-Routledge. S. 81–100.

Williams B (2002) The role of qualitative research methods in evidence-based mental health care. In: Priebe S, Slade M (Hrsg.) Evidence in Mental Health Care. Hove: Brunner-Routledge. S. 109–125.

20 Lebensqualität

Michael Franz und Thorsten Meyer

Kapitelübersicht

20.1 Relevanz
20.2 Entwicklung und Bedeutung des Lebensqualitätskonzeptes
20.3 Sozialpsychiatrie in Abgrenzung von Defizit- und Krankheitsorientierung: von der subjektiven Perspektive zur subjektiven Lebensqualität
20.4 Definition des Lebensqualitätskonzeptes
20.5 Methodische und inhaltliche Besonderheiten
20.5.1 Kritik an der Lebensqualitätsforschung
20.5.2 Lebensqualitätsmessung und Depressivität
20.5.3 Einfluss soziodemografischer, psychopathologischer und Persönlichkeitsmerkmale
20.5.4 Adaptationsmechanismen und subjektive Lebensqualität
20.6 Die Erfassung von Lebensqualität
20.6.1 Generische Instrumente
20.6.2 Störungsspezifische Instrumente
20.7 Fazit und Ausblick

Zusammenfassung

Unter dem Begriff Lebensqualität versammeln sich in der Psychiatrie sehr heterogene Konzepte. Dazu gehört die Berücksichtigung der subjektiven Perspektive der Patienten in der Bewertung von Interventionen, des Funktionsniveaus von Patienten, sowie von Merkmalen der objektiven Lebenssituation einer Person. In Abhängigkeit vom zugrunde liegenden Konzept kann Lebensqualität als Ziel medizinischer Therapie verstanden werden sowie als Outcome-Indikator in klinischen und Versorgungsstudien. Zu den Besonderheiten der subjektiven Lebensqualität gehören substanzielle Zusammenhänge mit Depressivität und Persönlichkeitsmerkmalen und ein ausgeprägtes Potenzial zur Anpassung auch an sehr widrige Lebensumstände. Die Erfassung der Lebensqualität erfolgt in der Regel mit Lebensqualitätsinstrumenten, die entweder generisch, d. h. krankheitsübergreifend, konzipiert sind, oder mittels krankheitsspezifischer Instrumente, die auf die besonderen Problemlagen der betroffenen Personen eingehen.

20.1 Relevanz

Lebensqualität hat nicht nur als Ziel medizinischer Therapie, sondern auch als Outcome-Indikator breite Anwendung erfahren – von der Bewertung psychiatrischer Behandlung sowie psychosozialer Interventionen bis hin zum gesundheitsökonomischen Index. Ergebnisse aus Lebensqualitätsstudien können versorgungspolitische Entscheidungen beeinflussen, z. B. die Zulassung von Psychopharmaka in den USA (Bobes und Gonzáles 1997), die Preise bzw. Nutzenbewertung von Arzneimitteln in Deutschland (Festbeträge, § 35b, Abs. 1, Satz 3, SGB V) oder Priorisierungsentscheidungen in Schweden (Meyer und Raspe 2009). Angesichts dieser Verbreitung ist es sinnvoll, über die Bedeutung, »Nutzen und Risiken« von Lebensqualität als Outcome-Indikator aufgeklärt zu sein.

20.2 Entwicklung und Bedeutung des Lebensqualitätskonzeptes

Der Erfolg der modernen Medizin in der Verbesserung der Lebens*quantität* führte in den 70er Jahren des letzten Jahrhunderts zu einer kritischen Reaktion gegenüber mechanisch-technisch wirkenden Behandlungsmethoden, die biochemische und physikalische Prozesse fokussierten und das subjektive Befinden der Menschen aus dem Blick verloren. Das Krankheitsprofil der Bevölkerung veränderte sich hin zu chronischen Erkrankungen mit vorwiegend langfristigem und nicht-kurativem Behandlungsbedarf. Das zunehmende Aufkommen von Therapieverfahren mit vergleichbarer Effektivität, wie z. B. der Chemotherapie in der Onkologie oder der Neuroleptika in der Psychiatrie, machten zusätzliche subjektive (neben rein somatischen) Bewertungsindikatoren sinnvoll. Die WHO hatte bereits 1947 den Gesundheitsbegriff von rein körperlichen auf psychische und soziale Aspekte erweitert, wobei sie auch *Wohlbefinden* zur Definition von Gesundheit heranzog (World Health Organisation 1948). Die genannten Faktoren führten zu einer stärkeren Bereitschaft, subjektive Indikatoren zur Beurteilung des Therapieerfolges zu berücksichtigen (Bullinger 1991). Damit wurde erstmals nicht mehr nur der Arzt, sondern der Patient selbst die bewertende Instanz – quasi als Experte seines individuellen »Outcomes«.

Auch in der psychologischen Forschung fand ein paralleler Prozess der Auseinandersetzung mit der subjektiven Perspektive von Menschen statt. Eine breite psychologische Forschungstradition existiert zu Determinanten von subjektivem Wohlbefinden, Glück, Lebensqualität, Freude, positiver Stimmung und Zufriedenheit (Kahneman et al. 2003).

20.3 Sozialpsychiatrie in Abgrenzung von Defizit- und Krankheitsorientierung: von der subjektiven Perspektive zur subjektiven Lebensqualität

In der Psychiatrie hatte die subjektive Perspektive des Individuums im Gegensatz zur somatischen Medizin traditionell einen hohen Stellenwert. Subjektorientierte Ansätze wie Phänomenologie (Jaspers 1946) und Daseinsanalyse (Janzarik 2003) prägten nicht nur das »Handwerkszeug« des Psychiaters, die Psychopathologie. Auch die Vertreter der Psychiatriereform grenzten sich schon früh von einer als naturwissenschaftlich-objektivierend empfundenen Schul- oder Anstaltspsychiatrie ab, indem sie das »Subjektsein« der Patienten in den Vordergrund rückten (Keupp 2003). Dieser Zugang hat den Reformgruppierungen seit den 1970er Jahren Identität und eine kämpferische Perspektive ermöglicht. Letztere verband sich mit der Hoffnung, die chronifizierenden Krankheitsverläufe in der damaligen Anstaltspsychiatrie durch eine Auflösung der Anstalten und eine gemeindenahe – soziale – Psychiatrie zu verbessern. Daher wurde das Lebensqualitätskonzept in der sozialpsychiatrischen Theorie und Praxis mit hohen Erwartungen aufgenommen. »›Lebensqualität‹ fasst zusammen, was man mit einem vagen Vorverständnis schon immer meinte« (Pöppel 1991). Mit den wenige Jahre früher im Rahmen der Sozialindikatorenforschung entwickelten Fragebögen glaubte man, ein Instrumentarium zur Erfassung der subjektiven Lebensqualität gefunden zu haben, das lediglich noch einiger Modifizierungen für den Bereich der psychiatrischen Versorgung bedurfte (Kilian und Pukrop 2006). Die Sozialindikatorenforschung – unter dem Eindruck der Grenzen des industriellen Wachstums in den 1970er Jahren entstanden – nutzte Indikatoren, die »objektive« Lebensbedingungen der Bevölkerung abbilden sollten (quantitative Daten wie Bruttosozialprodukt, durchschnittliches Einkommen, Geburts- und Sterberaten, Arbeitslosen- oder Selbstmordraten). Die subjektive Beurteilung dieser Fakten durch die Bevölkerung wurde in Form von psychologischen Indikatoren erfasst (wie Zufriedenheit, Wohlbefinden und subjektive Bewertungen von Lebensbedingungen; Andrews und Withey 1976). Die daraus hervorgehende Unterscheidung zwischen Indikatoren »subjektiver« und Indikatoren »objektiver« Lebensqualität ist nicht unumstritten geblieben, hat sich aber im Bereich der Sozialindikatorforschung eingebürgert und auch Lebensqualitätskonzepte in der Psychiatrie geprägt – im Gegensatz zur somatischen Medizin.

Die emanzipatorische Erwartung der Sozialpsychiatrie an die Verwendung von Lebensqualität als Indikator wurde paradigmatisch von Baker und Intagliata (1982) formuliert:

1. Da bei chronisch kranken, psychiatrischen Langzeitpatienten enorme Verbesserungen der Symptomatik unrealistisch seien, solle den Patienten zumindest ein möglichst zufriedenes Leben ermöglicht werden.
2. Mit Lebensqualität als »multidimensionales Konstrukt« sei es möglich, komplexe Interventionsprogramme zu evaluieren.
3. Die Interessen der Betroffenen träten mehr in den Mittelpunkt der Beurteilung verschiedener Interventionen, es komme zur höheren »Kundenorientierung«.
4. Das Konzept ermögliche, die gesamten Lebensbedingungen einer Person zu erheben, statt auf einzelne Punkte, wie beispielsweise Psychopathologie, zu fokussieren.
5. Der Begriff der Lebensqualität werde in politischen Diskussionen aufgegriffen.

Eine starke Zunahme der Arbeiten zur subjektiven Perspektive der Patienten und Angehörigen lässt sich wie in anderen Bereichen der Medizin seit den 1990ern verzeichnen (Holzinger und Angermeyer 2002).

20.4 Definition des Lebensqualitätskonzeptes

Im Folgenden wird – abweichend von einem Großteil der Literatur – von einem Konzept und nicht von einem »Konstrukt Lebensqualität« gesprochen. Ein Konstrukt sollte theoretisch und definitorisch so eindeutig expliziert und abgegrenzt sein, dass Interpretationen, Schlussfolgerungen und Vorhersagen, die aus seiner operationalisierten Anwendung gezogen werden, nicht der Willkür ausgeliefert sind.

Das Lebensqualitätskonzept umfasst dagegen sehr unterschiedliche Aspekte, die sich aus den verschiedenen oben dargestellten Traditionen der Lebensqualitätsforschung herleiten lassen (Meyer und Raspe 2010). Eine Bewertung von Erkrankungen und ihren Behandlungen, die nicht primär die Überlebenszeit der Betroffenen fokussiert, schließt erstens Aspekte der Funktionsfähigkeit einer Person mit ein. Funktionsfähigkeit umfasst sowohl die Körperfunktionen, Alltagsaktivitäten als auch gesellschaftliche Rollenerfüllungen im Sinne von Teilhabe an der Gesellschaft (WHO und DIMDI 2005). Zweitens ist für das Lebensqualitätskonzept die systematische Integration der subjektiven Sichtweise der Betroffenen in die Behandlung und ihre Bewertung zentral. Dabei werden verschiedene Aspekte von Subjektivität differenziert: So kann der Patient als Informationsquelle dienen (im Sinne eines »Patient-reported Outcomes«), oder es können innere Zustände erfasst werden, die direkt nur dem Betroffenen selber zugänglich sind, z. B. Gefühle (Wohlbefinden), Stimmungen, aber auch Schmerzen, Depressivität und Ängstlichkeit. Die Bewertung verschiedener Lebensbereiche durch die Person vor dem Hintergrund ihrer persönlichen Wertvorstellungen, Erfahrungen und Erwartungen, z. B. in Form von Zufriedenheitsurteilen, ist eine weitere Ebene von Subjektivität. Drittens umfasst das Lebensqualitätskonzept die oben genannte objektive Lebenssituation einer Person. Bei chronisch kranken Menschen kommen der umfassenden Versorgung und den Gefahren sozialer und materieller Deprivation eine besondere Bedeutung zu. Schließlich soll Lebensqualität ein umfassendes Bild des erkrankten Menschen ermöglichen, um ihn in seiner Ganzheit und Individualität wahrnehmen zu können.

Es ist nicht verwunderlich, dass vor diesem heterogenen theoretischen Hintergrund eine Vielzahl von publizierten bzw. in publizierten Studien verwendeten Skalen vorliegt mit unterschiedlichsten Bedeutungen, Operationalisierungen und Anwendungen, woraus sich eine große inhaltliche Breite und unscharfe Grenzen ergeben. All diese Ansätze verbindet der gemeinsame Nenner, dass Lebensqualität die Perspektive des Patienten abbilden soll, d. h. sie sollte selbstbeurteilt sein (Bullinger 2000).

20.5 Methodische und inhaltliche Besonderheiten

20.5.1 Kritik an der Lebensqualitätsforschung

Ende der 1990er Jahre setzte sich die Erkenntnis durch, dass Ergebnisse psychiatrischer Lebensqualitätsstudien sowohl mit den ursprünglichen Erwartungen der Sozialpsychiater als auch mit den zugrunde liegenden (oft sehr einfachen) theoretischen Annahmen nicht zu vereinbaren waren (Kilian und Pukrop 2006, Meyer 2004, Franz 2006). Ein in anderen Ländern repliziertes, typisches Beispiel sind psychiatrische Langzeitpatienten, deren Leben durch Vereinsamung und schlechte Wohnbedingungen mit unzureichenden Sanitäranlagen bestimmt war. Gleichwohl stuften solche Patienten ihre subjektive Zufriedenheit mit ihren Lebensbedingungen und dem Leben allgemein als unerwartet hoch ein (Franz et al. 2002, Barry und Zissi 1997). Ihre Zufriedenheit war auch nach statistischer Kontrolle des Einflusses des Alters signifikant mit ihrer Hospitalisierungsdauer, und negativ mit dem Grad der Depressivität korreliert (Franz et al. 2002). Sehr lange hospitalisierte Patienten waren zufriedener als eine Vergleichstichprobe aus der Allgemeinbevölkerung, die unter vergleichsweise guten objektiven Bedingungen lebte. Im Anschluss an eine massive Verbesserung der objektiven Lebensumstände wurden in einigen Studien bei solchen Patienten eine Verbesserung der subjektiven Lebensqualität gefunden (Hoffmann et al. 2000), in anderen Studien konnten jedoch keine positiven Effekte, sondern sogar eine Verschlechterung der Lebensqualität feststellt werden (Okin et al. 1983, Taylor et al. 1998). Solche Befunde regten weitergehende theoretische Modelle an, die davon ausgingen, dass Lebensqualität keine einfache subjektive Abbildung objektiver Lebensumstände darstellt, sondern dass das individuelle Lebensqualitätsurteil verschiedenen *Einflussfaktoren* unterliegt. Die Wesentlichsten werden in den folgenden Abschnitten aufgeführt.

20.5.2 Lebensqualitätsmessung und Depressivität

Zusammenhänge zwischen Depressivität und subjektiver Lebensqualität sind – auch bei Normalprobanden und somatisch Kranken – konsistent vorhanden (Kuehner 2002). Werden affektive oder Befindensbereiche als subjektive Lebensqualität operationalisiert oder depressionsspezifische Inventare (McKenna und Hunt 1992) verwendet, erscheint der Zusammenhang (trivialerweise) höher als bei kognitiv-bilanzierenden oder gar nach Funktionseinschränkungen fragenden Inventaren (Norman et al. 2000). Werden »depressionsspezifische« Inventare benutzt, ist es schon aufgrund der Ähnlichkeiten der Items nicht verwunderlich, dass hohe Korrelationen von über r = –0,8 gefunden werden (McKenna und Hunt 1992). Bei schizophrenen Patienten beträgt der Zusammenhang zwischen subjektiver Lebensqualität und fremdbeurteilter Depressivität über zahlreiche Studien hinweg etwa r = –0,40 (Meyer 2004).

Depressivität ist somit ein wichtiger Einflussfaktor, aber weder redundant mit subjektiver Lebensqualität, wie von einigen Kritikern angenommen wird (Kilian und Pukrop 2006), noch wird Lebensqualität durch sie »verzerrt« (Voruganti et al. 1998), da die Depressivität eine subjektive Realität für die Betroffenen darstellt und es wenig sinnvoll ist, ihre Lebensqualität ohne diesen bestimmenden Faktor aufzuzeigen.

20.5.3 Einfluss soziodemografischer, psychopathologischer und Persönlichkeitsmerkmale

Soziodemografische Hintergrundsvariablen erklären in der Allgemeinbevölkerung nur einen kleinen Varianzanteil subjektiver Lebensqualität (Diener et al. 1999) – geschätzt wird zwischen 8 % und 15 % (Argyle 1999). Konsistent ist der Einfluss des Alters (Meyer 2004). Auf Übersichten zu Korrelaten subjektiver Lebensqualität sei verwiesen (Argyle 1999). Zwischen Indizes subjektiver Lebensqualität und der Psychopathologie (die i. d. R. fremdbeurteilt wird) finden sich generell heterogene, schwache Zusammenhänge, mit Ausnahme der oben genannten Depression und Angst (Karow et al. 2005, van Os et al. 1999, Crosby et al. 1986, Lambert et al. 2009). Aus Studien an der Allgemeinbevölkerung sind substanzielle Zusammenhänge subjektiver Lebensqualität insbesondere mit den Persönlichkeitsmerkmalen Neurotizismus (negativer Zusammenhang) und Extraversion sowie Gewissenhaftigkeit (jeweils positiver Zusammenhang) bekannt (DeNeve und Cooper 1998). Dies könnte eine Erklärung für eine hohe zeitliche Stabilität von Lebensqualitätsurteilen sein (Diener 1994).

20.5.4 Adaptationsmechanismen und subjektive Lebensqualität

Die am Beispiel der Enthospitalisierungsforschung oben dargestellte Beobachtung, dass Menschen unter deprivierenden Verhältnissen normale bis hohe Zufriedenheiten zeigen, ist nicht neu. Psychologie und Soziologie widmeten sich seit den 1950er Jahren explizit dem Problem des geringen Zusammenhanges zwischen objektiven Lebensumständen und subjektiver Zufriedenheit (Relative Deprivation, Crosby et al. 1986, Meyer und Franz 2005). Letztlich verweisen alle diesbezüglichen Forschungsansätze auf die menschliche Fähigkeit, eigene Ansprüche und Erwartungen an wahrgenommene Gegebenheiten anzupassen. So ist das menschliche Wohlbefinden (als eine affektive Komponente von Lebensqualität) nicht völlig von der Umgebung abhängig, stattdessen verfügen Menschen über Mechanismen, eine Wohlbefindenshomöostase aufrechtzuerhalten. Daher sollten Umweltfaktoren, Persönlichkeitsfaktoren und Referenzkognitionen in einem komplexen Interaktionsmodell gesehen werden, dessen Regelgrößen u. a. Wohlbefinden und subjektive Lebensqualität sind (Kilian und Pukrop 2006). So konnte gezeigt werden, dass ohne Wünsche und Gefühle von Berechtigung zu einer Sache keine Unzufriedenheit bei deren Fehlen entsteht (Crosby et al. 1986). Die Höhe von Zufriedenheit variiert mit Repriorisierungen von Lebensqualität (Meyer und Franz 2005). Wird das Aspirationsniveau abgesenkt, indem z. B. ungünstige objektive Lebensbedingungen »wunschlos« akzeptiert oder durch andere Wünsche ersetzt werden, kann trotz deprivierter Lebensbedingungen ein hoher Grad von Zufriedenheit gefunden werden (Kilian et al. 2001, Wood et al. 1985). Zur Zufriedenheitshomöostase trägt auch die Veränderung sozialer Vergleiche bei. Aufwärts gerichtete Vergleiche gehen eher mit Unzufriedenheit, abwärts gerichtete mit Zufriedenheit einher. Bei schizophrenen Patienten dienen Änderungen der Richtung und Objekte sozialer Vergleiche dazu, Zufriedenheit auch unter schwierigen Lebensbedingungen aufrechterhalten zu können (Franz et al. 2000). Wenn nach drastischen Verschlechterungen eigener Lebensumstände, z. B. durch maligne Krankheiten oder Behinderungen, die subjektiv bewertete Lebensqualität einige Zeit nach Eintritt des Ereignisse wieder ansteigt, sind somit Veränderungen der Bewertungsmaßstäbe wahrscheinlich, sei es durch Änderungen zugrunde liegende Bedeutungen

(Reskalierungen), Änderungen der Bedeutungen einzelner Lebensbereichen (Repriorisierungen) oder gar grundsätzlichen Veränderungen der Lebensqualitätsvorstellungen (Rekonzeptualisierungen). Da Menschen mit schweren chronischen psychischen Erkrankungen häufig existenziell bedroht sind, sind solche Mechanismen nicht nur als Resignation, sondern auch als wichtiger Selbstschutz aufzufassen. Patienten, die unter lange bestehenden extrem schlechten Versorgungsbedingungen keine hohe Lebensqualität aufweisen, zeigen oft deutliche Anpassungs- und Verhaltensprobleme (Meyer et al. 2002). Umgekehrt sollte eine subjektive Lebensqualität auf dem Niveau der Allgemeinbevölkerung wegen der möglichen Anpassungsprozesse nicht als hinreichender Indikator für eine gute Versorgungsqualität oder Gesundheit angesehen werden (Franz 2006).

Subjektive Lebensqualität zeigt im Anschluss an negative oder positive äußere Veränderungen häufig einen vorübergehenden »Kontrasteffekt«. Im Langzeitverlauf tendiert das Lebensqualitätsniveau jedoch wieder in die Richtung des ursprünglichen Ausgangsniveaus (Cheng 1988, Barry und Crosby 1996, Franz et al. 2001, Kilian et al. 2004). Es gibt offenbar ein Zeitfenster, in dem Menschen Zufriedenheit und Wohlbefinden adaptieren. Zusammenhänge mit äußeren Veränderungen sollten daher durch Längsschnittstudien erfasst werden.

20.6 Die Erfassung von Lebensqualität

Lebensqualität wird mittels *Selbstbeurteilungsverfahren* erfasst. Fremdbeurteilte Lebensqualitätserfassung wird nur in Bereichen angewendet, in denen die Betroffenen nicht die Möglichkeit haben, sich selbst zu äußern (z. B. schwer demente Patienten). Angesichts der Vielzahl unterschiedlicher verwendeter Instrumente können im Folgenden nur *einzelne* Prototypen paradigmatisch Erwähnung finden. Auf Übersichten wird explizit verwiesen, z. B. von Schumacher et al. (2003), Bengel et al. (2008).

20.6.1 Generische Instrumente

Generische Lebensqualitätsinstrumente erfassen subjektive Lebensqualität krankheitsübergreifend und ermöglichen Vergleiche zwischen verschiedenen Krankheiten. Sie sind oft für Altersklassen normiert und leicht anwendbar. Beispiele für generische Instrumente, die bei verschiedenen psychischen Störungen und zur Evaluation von Neuroleptika eingesetzt wurden, sind die Short Form 36 (SF-36, Ware et al. 1994) und das Sickness Impact Profile (SIP, Bergner et al. 1981). Problematisch für psychisch Kranke ist ein deutlicher Schwerpunkt der Instrumente auf Einschränkungen von Körperfunktionen. Bei Krankheiten wie Schizophrenie zeigt sich das Problem, eine Veränderung in Subskalen der körperlich begründeten Funktionsfähigkeit, z. B. nach Gabe eines Neuroleptikums, zu interpretieren.

Von großer Relevanz bezüglich gesundheitsbezogener generischer Instrumente ist die Entwicklung des WHOQOL-100 (Kurzversion WHOQOL-Bref; für alte Menschen: WHOQOL-OLD, Power et al. 2005) der Weltgesundheitsorganisation (vgl. Angermeyer et al. 2000, WHOQOL Group 1998). Das Besondere ist seine inhaltliche Fundierung auf Fokusgruppen mit Patienten, Experten und Gesunden in verschiedenen Zentren mit unterschiedlichen kulturellen Hintergründen sowie die hohe Übereinstimmung der faktoriellen Struktur des WHOQOL zwischen den einzelnen Zentren, was als Hinweis für eine kultur-unabhängige Validität eines Konstruktes Lebensqualität gewertet wurde. Er findet bei Erwachsenen ohne gesundheitliche Beeinträchtigungen und bei Patienten mit physischen oder psychischen Erkrankungen Anwendung (Kilian et al. 2001).

In der *Gesundheitsökonomie* wird Nutzen auf der Basis generischer Lebensqualitätsfragebogen geschätzt (▶ **Kap. 28, Bd. 1**).

20.6.2 Störungsspezifische Instrumente

Der Vorteil krankheitsspezifischer Instrumente liegt in der höheren Inhaltsvalidität für das betreffende Störungsbild. Der Nachteil liegt in einer mangelnden Vergleichbarkeit mit generischen Instrumenten bzw. mit Patienten anderer Störungsbilder.

Einige Instrumente beinhalten zwar Aspekte von Lebensqualität, beschränken sich aber auf einen speziellen Anwendungsbereich, wie z. B. die Schizophrenia Quality of Life Scale (SQLS), speziell für den Einsatz in klinischen Studien (Wilkinson et al. 2000), oder die »Subjective well-being under neuroleptics« (SWN) (Naber et al. 1994), die auf subjektive Befindlichkeitsstörungen durch Neuroleptika fokussiert (Naber et al. 2001).

Andere Instrumente versuchen, möglichst alle relevanten Lebensbereiche einer Person zu berücksichtigen und erheben deren Zufriedenheit mit diesen verschiedenen Lebensbereichen. Hierzu gehören das *Quality of Life Interview (QLI)* von Lehman (1988), eine direkte Adaptation der Skalen der oben genannten Wohlfahrtsstudien, und verschiedene darauf aufbauende Instrumente: das *Lancashire Quality of Life Profile (LQoLP*, Oliver 1991), das *Berliner Lebensqualitätsprofil*, das *Manchester Short Assessment of Quality of Life (MANSA*, Priebe et al. 1999, Priebe 1999). Da sich ihre inhaltlichen Bereiche auch in generischen Skalen wiederfinden und sie für psychiatrische Populationen keinen explizit störungsspezifischen Charakter bezüglich einer einzelnen psychiatrischen Störung aufweisen, könnten sie als störungsübergreifende psychiatriebezogene Skalen bezeichnet werden.

Störungsspezifische Instrumentenentwicklungen im engeren Sinne nehmen die Vorstellungen der Betroffenen selber über ihre Lebensqualität zur Grundlage. Dazu gehört das in Frankreich entwickelte schizophreniebezogene Instrument *S-QoL* (Auquier et al. 2003) oder die in Deutschland entwickelte *QLiS (Quality of Life in Schizophrenia*, Franz et al. 2002; Franz et al. 2012). Für die QLiS wurde der inhaltliche Bedeutungsraum von Lebensqualität anhand 268 standardisierter offener Interviews mit schizophrenen Patienten aus Akutstationen, Gemeindepsychiatrie und Langzeitbereichen erhoben, inhaltsanalytisch ausgewertet und der Skalenentwicklung zugrunde gelegt. Dabei konnte gezeigt werden, dass es schizophreniespezifische Lebensbereiche gibt, die in den üblichen Lebensqualitätsinstrumenten nicht berücksichtigt werden. Störungsspezifische Skalen existieren u. a. auch für Depression (z. B. *QLDS*, McKenna und Hunt 1992) und Zwangsstörungen (*QoLOC*, Hauschildt et al. 2010).

Die Quality of Life Scale (QLS, Heinisch et al. (1984) nahm lange eine zentrale Rolle in der Bewertung von Neuroleptika ein (Kilian und Pukrop 2006). Sie ist ein Fremdbeurteilungsinstrument, das nicht den subjektiven Charakter der Lebensqualität repräsentiert. Sie erfasst eher soziales Funktionsniveau und Minussymptomatik bei Schizophrenie (Browne et al. 1996), was in Pharmastudien mit atypischen versus konventionellen Neuroleptika interessenkonforme Ergebnisse erwarten ließ.

20.7 Fazit und Ausblick

Den psychisch Kranken ist die beschriebene Entwicklung zunächst zugute gekommen. Die subjektive Sichtweise des Patienten hat einen Stellenwert bekommen, den sie nie zuvor hatte. Die stärkere Berücksichtigung der subjektiven Perspektive unter dem Dach der Lebensqualitätsforschung trug zu einer außergewöhnlichen wissenschaftlichen Auseinandersetzung mit der Patientenperspektive bei. Sie hat in diesem Sinne die Änderung der Patientenrolle unterstützt, indem Patienten von passiven Behandlungsobjekten zu aktiven Partnern wurden, parallel zu einem sich ändernden Rollenverständnis, das sich in Ansätzen wie »shared-decision making« ausdrückt. Patienten treffen heute individuelle Behandlungsvereinbarungen mit Krankenhäusern, haben sich organisiert und besitzen zusammen mit organisierten Angehörigen vielfältigen politischen Einfluss, der sich auch auf die Inhalte von Versorgung erstreckt (z. B. über Beteiligung an der Entwicklung von Leitlinien).

Daneben hat Lebensqualität als Outcome-Indikator ihren festen Platz in Versorgungsforschung, Ergebnisqualität und Gesundheitsökonomie. Bei ihrer Anwendung sollte zur Kenntnis genommen werden, dass es bislang noch nicht gelungen ist, objektive Wirklichkeit in Form von Lebensumständen und psychologische Wirklichkeit in Form von subjektiven Lebensqualitätsurteilen in empirisch fundierte und überprüfbare Beziehungen zueinander zu stellen, d. h., es fehlt nach wie vor an einem theoretischen Rahmen, in dem die verschiedenen Konstrukte, die unter dem Begriff der Lebensqualität zusammengefasst werden, differenziert und klar definiert werden können. Als Konsequenz wären stärkere diesbezügliche Forschungsbemühungen nötig. Das Gegenteil ist der Fall. Lebensqualitätserfassung erfolgt routinemäßig und ist, zumindest in der Psychiatrie, kaum noch Gegenstand von Forschungsbemühungen. Daher sollten zumindest die aufgezeigten methodischen Probleme stärker berücksichtigt werden. So hat Lebensqualität trotz aller Kritik die Erfolgskriterien pharmakologischer und psychosozialer Therapien substanziell erweitert und ist nicht ohne Weiteres zu ersetzen, sollte jedoch einer wissenschaftlich strengeren Bewertung unterliegen. Sonst wird sie zu einem beliebten, humanitären und politisch korrekten, aber weitgehend unkritisch verwendeten Konzept, das im Fall von Priorisierungsentscheidungen bei unreflektierten Ergebnissen sogar zum Nachteil von psychisch Erkrankten beitragen könnte.

Literatur

Andrews F, Withey SB (1976) Social Indicators of Well-being. Americans' Perceptions of Life Quality. New York: Plenum Press.

Angermeyer MC, Kilian R, Matschinger H (2000) WHOQOL-100 und WHOQOL-BREF. Handbuch für die deutschsprachigen Versionen der WHO-Instrumente zur internationalen Erfassung von Lebensqualität. Göttingen: Hogrefe.

Argyle M (1999) Causes and correlates of happiness. In: Kahnemann D, Diener E, Schwarz N (Hrsg.) Well-being: the foundations of hedonic psychology. New York: Sage. S. 353–373.

Auquier P, Simeoni MC, Sapin C et al. (2003) Development and validation of a patient-based health-related quality of life questionnaire in schizophrenia: the S-QoL. Schizophr Res 63: 137–149.

Baker F, Intagliata J (1982) Quality of life in the evaluation of community support systems. Eval Program Plann 5:69–79.

Barry MM, Crosby C (1996) Quality of life as an evaluative measure in assessing the impact of community care on people with long-term psychiatric disorders. Br J Psychiatry 168:210–216.
Barry MM, Zissi A (1997) Quality of life as an outcome measure in evaluating mental health services: a review of the empirical evidence. Soc Psychiatry Psychiatr Epidemiol 32:38–47.
Bengel J, Wirtz M, Zwingmann C (2008) Diagnostische Verfahren in der Rehabilitation. Göttingen: Hogrefe.
Bergner M, Bobbit RA, Carter WB (1981) The Sickness Impact Profile: Development and final revision of health status measure. Med Care 19:787–805.
Bobes J, Gonzáles MP (1997) Quality of life in schizophrenia. In: Katschnig H, Freeman H, Sartorius N (Hrsg.) Quality of Life in Mental Disorders. Chichester: Wiley. S. 165–178.
Browne S, Roe M, Lane A et al. (1996) Quality of Life in Schizophrenia: relationship to sociodemographic factors, symptomatology and tardive dyskinesia. Acta Psychiatr Scand 94:118–124.
Bullinger M (1991) Lebensqualität unter antihypertensiver Therapie: Konzeptuelle, methodische und praktische Aufgaben. In: Bullinger M, Ludwig M, von Steinbüchel N (Hrsg.) Lebensqualität bei kardiovaskulären Erkrankungen. Grundlagen, Messverfahren und Ergebnisse. Göttingen: Hogrefe. S. 4–13.
Bullinger M (2000) Lebensqualität – Aktueller Stand und neuere Entwicklungen der internationalen Lebensqualitätsforschung in der Medizin. In: Ravens-Sieberer U, Cieza A (Hrsg.) Lebensqualität und Gesundheitsökonomie in der Medizin. Konzepte – Methoden – Anwendungen. Landsberg: Ecomed. S. 13–24.
Cheng ST (1988) Subjective quality of life in the planning and evaluation of programs. Eval Program Plann 11:123–134.
Crosby F, Muehrer P, Loewenstein G (1986) Relative deprivation and explanation: Models and concepts. In: Olson JM, Herman CP, Zanna MP (Hrag.) Relative Deprivation and Social Comparison: The Ontario Symposium. Bd. 4. Hillsdale NJ: Lawrence Erlbaum Associates.
DeNeve KM, Cooper H (1998) The happy personality: a meta-analysis of 137 personality traits and subjective well-being. Psychol Bull 124:197–229.
Diener E (1994) Assessing subjective well-being: progress and opportunities. Soc Indic Res 31: 103–157.
Diener E, Suh EM, Lucas RE et al. (1999) Subjective well-being: three decades of progress. Psychol Bull 125:276–302.
Franz M (2006) Möglichkeiten und Grenzen Subjektiver Lebensqualität schizophrener Patienten als Outcomekriterium psychiatrischer Therapie. Psychiatr Prax 33:317–322.
Franz M, Fritz M, Gallhofer B et al. (2012) QLiS – Development of a schizophrenia-specific quality-of-life scale. Health Qual Life Outcomes 10:61.
Franz M, Meyer T, Gallhofer B (2002) QLiS – ein neues, spezifisches Instrument zur Erfassung der Lebensqualität bei Schizophrenie. Nervenarzt 73(1):40.
Franz M, Meyer T, Reber T et al. (2000) The importance of social comparison for high levels of subjective quality of life in chronic schizophrenic patients. Qual Life Res 9:481–489.
Franz M, Meyer T, Spitznagel A et al. (2001) Responsiveness of subjective quality of life in schizophrenic patients: a quasi-experimental pilot study. Eur Psychiatry 16:99–103.
Hauschildt M, Jelinek L, Hottenrott B et al. (2010) Generic and illness-specific quality of life in obsessive-compulsive disorder. Behav Cogn Psychother 38:417–436.
Heinisch DW, Hanlon TE, Carpenter WT (1984) The Quality of Life Scale: an instrument for rating the schizophrenic deficit syndrome. Schizophr Bull 10:388–398.
Hoffmann K, Isermann M, Kaiser W et al. (2000) Lebensqualität im Verlauf der Enthospitalisierung. Teil IV der Berliner Enthospitalisierungsstudie. Psychiatr Prax 27:183–188.
Holzinger A, Angermeyer MC (2002) Sozialpsychiatrische Forschung im deutschen Sprachraum. Psychiatr Prax 29:397–410.
Janzarik W (2003) Der Psychose-Begriff und die Qualität des Psychotischen. Nervenarzt 74:3–11.
Jaspers K (1946) Allgemeine Psychopathologie. 4. Aufl. Heidelberg: Springer.
Kahneman D, Diener E, Schwarz N (Hrsg.) (2003) Well-being: The foundations of hedonic psychology. New York: Russell Sage Foundation.
Karow A, Moritz S, Lambert M et al. (2005) PANSS syndromes and quality of life in schizophrenia. Psychopathology 38:320–326.
Keupp H (2003) Das Subjekt der Postmoderne – zwischen Multiphrenie und Selbstsorge. Psychiatr Prax 30(1):3–13.
Kilian R, Pukrop R (2006) Pro und Contra: Ist subjektive Lebensqualität ein sinnvoller Outcomeindikator? Psychiatr Prax 33:312–316.
Kilian R, Dietrich S, Toumi M et al. (2004) The effects of first generation and second generation antipsychotics on the quality of life of people with schizophrenia in routine outpatient treatment. Acta Psychiatr Scand 110:108–118.
Kilian R, Lindenbach I, Löbig U et al. (2001) Self-perceived social integration and the use of day centers of persons with severe and persistent

Teil 5

schizophrenia living in the community: A qualitative analysis. Soc Psychiat Soc Epidemiol 36:545–552.
Kuehner C. (2002) Subjective quality of life: validity issues with depressed patients. Acta Psychiatr Scand 106:62–70.
Lambert M, Naber D, Karow A et al. (2009) Subjective wellbeing under quetiapine treatment: effect of diagnosis, mood state, and anxiety. Schizophr Res 110:72–79.
Lehman AF (1988) A quality of life interview for the chronically mentally ill. Eval Program Plann 1:51–62.
McKenna SP, Hunt SM (1992) A new measure of quality of life in depression: testing the reliability and construct validity of the QLDS. Health Pol 22:321–330.
Meyer T (2004) Vorstellungen von schizophrenen Menschen über Lebensqualität. Hamburg: Kovac.
Meyer T, Franz M (2005) Vorstellungen von schizophren Erkrankten über Lebensqualität und ihre Zusammenhänge mit der Chronizität der Erkrankung. Gesundheitswesen 66:592.
Meyer T, Franz M, Gallhofer B (2002) Subgruppen und Prognose besonders schwer zu enthospitalisierender schizophrener Langzeitpatienten: Eine Differenzierung des »harten Kerns«. Teil 2 der Hessischen Enthospitalisierungsstudie. Psychiatr Prax 29:301–305.
Meyer T, Raspe H (2009) Wie können medizinische Leistungen priorisiert werden? Ein Modell aus Schweden. Gesundheitswesen 71:617–622.
Meyer T, Raspe H (2010) Die Messung der Lebensqualität bei rheumatischen Erkrankungen. Eine kritische Bestandsaufnahme. Z Rheumatol 69:203–209.
Naber D, Moritz S, Lambert M et al. (2001) Improvement of schizophrenic patients' subjective well-being under atypical antipsychotic drugs. Schiz Res 50:79–88.
Naber D, Walther A, Kircher T et al. (1994) Subjective Effects of Neuroleptics Predict Compliance. In: Gaebel W, Awad AG (Hrag.) Prediction of Neuroleptic Treatment Outcome in Schizophrenia. Wien: Springer. S. 85–98.
Norman RM, Malla AK, McLean T et al. (2000) The relationship of symptoms and level of functioning in schizophrenia to general wellbeing and the Quality of Life Scale. Acta Psychiatr Scand 102:303–309.
Okin RL, Dolnick JA, Pearsall DT (1983) Patients' perspecitves on community alternatives to hospitalization: a follow-up study. Am J Psychiatry 140:1460–1464.
Oliver JPJ (1991) The social care directive: development of a quality of life profile for use in community services for the mentally ill. Soc Work Soc Sci Rev 3:5–45.
Pöppel E (1991) Lebensqualität: Zur Herausforderung eines Begriffes. In: Bullinger M, Ludwig M, von Steinbüchel N (Hrsg.) Lebensqualität bei kardiovaskulären Erkrankungen. Göttingen: Hogrefe. S. 1–3.
Power M, Quinn K, Schmidt S, WHOQOL-OLD Group (2005) Development of the WHOQOL-Old module. Quality of Life Research 14:2197–2214.
Priebe S (1999) Welche Ziele hat psychiatrische Rehabilitation und welche erreicht sie? Psychiatr Prax 26(1):36–S40.
Priebe S, Huxley P, Knight S et al. (1999) The Mancester short Assessment of Quality of Life (MANSA). In: Priebe S, Oliver J, Kaiser W (Hrsg.) Quality of Life and Mental Health Care. Petersfield: Wrightson Biomedical Publ. S. 155–157.
Schumacher J, Klaiberg A, Brähler E (2003) Diagnostik von Lebensqualität und Wohlbefinden – eine Einführung. In: Schumacher J, Klaiberg A, Brähler E (Hrsg.) Diagnostische Verfahren zu Lebensqualität und Wohlbefinden. Göttingen: Hogrefe. S. 1–16.
Taylor RE, Leese M, Clarkson P et al. (1998) Quality of life outcomes for intensive versus standard community mental health services. PRiSM Psychosis Study 9. Br J Psychiatry 173:416–422.
van Os J, Gilvarry C, Bale R et al. (1999) To what extent does symptomatic improvement result in better outcome in psychotic illness? UK700 Group. Psychol Med 29:1183–1195.
Voruganti L, Heslegrave R, Awad AG et al. (1998) Quality of life measurement in schizophrenia: reconciling the quest for subjectivity with the question of reliability. Psychol Med 28:165–172.
Ware JE, Gandek B, IQOLA Project Group (1994) The SF-36 Health Survey: development and use in mental health research and the IQOLA project. Int J Ment Health 23:49–73.
WHO und DIMDI (2005) ICF – Internationale Klassifikation der Funktionsfähigkeit, Behinderung und Gesundheit. Neu-Isenburg: MMI.
WHOQOL group (1998) The World Health Organization Quality of Life Assessment (WHOQOL): development and general psychometric properties. Soc Sci Med 46:1569–1585.
Wilkinson G, Hesdon OB, Wild D et al. (2000) Self-report quality of life measure for people with schizophrenia: the SQLS. Br J Psychiatry 177:42–46.
Wood JV, Taylor SE, Lichtman RR (1985) Social comparison in adjustment to breast cancer. J Pers Soc Psychol 49:1169–1183.
World Health Organization (1948) Constitution of the World Health Organization. Geneva: WHO.

21 Neurobiologie des Sozialen

Martin Brüne und Georg Juckel

Kapitelübersicht

21.1 Einleitung
21.2 Neuroökonomische Modelle zur Kooperationsbereitschaft und Reziprozität
21.3 Neuronale Korrelate von Kooperation und Sanktionierung
21.4 Neurochemische und genetische Aspekte des Sozialen
21.5 Diskussion und Ausblick

Zusammenfassung

Die Entwicklung des »sozialen Gehirns« des Menschen ist mit der Entstehung kognitiver und emotionaler Fähigkeiten verbunden, die uns empathisches Einfühlen, Perspektivübernahme und das Aufstellen sozialer Regeln und Normen ermöglicht. Menschen aller Gesellschaften haben starke Präferenzen für Gleichberechtigung und Kooperation, bei gleichzeitiger Aversion gegen Unfairness oder das Sich-bereichern-auf-Kosten-Anderer. Neuroökonomische Studien belegen, dass bei der Verarbeitung derartiger komplexer zwischenmenschlicher Vorgänge ein neuronales Netzwerk aktiviert wird, das Teile des limbischen Systems und des präfrontalen Kortex umfasst. Neurobiologisch sind sowohl genetische Faktoren, deren Interaktion mit Umweltfaktoren, als auch neurochemische Prozesse an der Regulierung von Empathie und Vertrauen beteiligt. Das Verständnis dieser Zusammenhänge kann dazu beitragen, Störungen der zwischenmenschlichen Kommunikation, wie sie bei psychischen Erkrankungen anzutreffen sind, besser zu verstehen und dieses therapeutisch nutzbar zu machen.

21.1 Einleitung

Noch vor wenigen Jahren wäre es undenkbar gewesen, ein Kapitel in einem *Handbuch der sozialen Psychiatrie* neurobiologischen Vorgängen zu widmen. Dass dies nun möglich ist, verdanken wir einerseits der Öffnung sozialpsychiatrischer Fragestellungen für biologische Prozesse, zum anderen aber auch dem enormen Aufschwung, den die Hirnforschung im Hinblick auf die neuronale Verankerung intra- und interpsychischer Vorgänge genommen hat. In der Tat ist der Mensch, biologisch gesehen, eine bemerkenswerte Spezies. Die Bedeutung des Sozialen, des sozialen Miteinanders ist unabdingbar mit unserer Biologie verwoben. Ein Leben außerhalb sozialer Bezüge ist praktisch nicht vorstellbar.

Die vergleichende Hirnforschung hat, aus diesem Blickwinkel nicht überraschend, Belege dafür vorgelegt, dass unser Gehirn auf die Verarbeitung von Reizen aus der sozialen Umwelt geradezu spezialisiert ist – ausgedrückt in der These vom »sozialen Gehirn« (Brothers 1990, Dunbar 1998). Die Größenzunahme des Neokortex (ausgenommen des visuellen Kortex) im Laufe der Primatenevolution steht in Zusammenhang mit der Komplexität sozialer Strukturen, gemessen an der Gruppengröße und Besonderheiten der Interaktion, etwa Koalitionen zu schmieden oder sich kompetitiv zu verhalten (Dunbar und Schultz 2007). Im Unterschied zu anderen Primaten kommt beim Menschen der Kooperation, gegenseitigem Vertrauen und altruistischem Verhalten auch zwischen nicht miteinander verwandten Individuen eine herausragende Bedeutung zu (Tomasello 1999). Zum Funktionieren eines auf Gegenseitigkeit gegründeten Miteinanders gehört aber auch die Fähigkeit, diejenigen zu identifizieren, die sich die Kooperationsbereitschaft anderer zunutze machen wollen. Kooperatives Verhalten, aber auch bewusstes Täuschen anderer, sind stammesgeschichtlich entstandene Fähigkeiten, die dem Zusammenhalt einer Gruppe, aber auch der Optimierung der eigenen Stellung innerhalb einer Gruppe dienten. Absichten, Wünsche, Bedürfnisse, Gefühlszustände anderer Menschen einschätzen zu können sowie über eigene psychische Prozesse reflektieren zu können, ist daher von fundamentaler Bedeutung für alles Soziale und Grundlage für eine funktionierende Gemeinschaft (Trivers 1971). Eine der hier angesprochenen Fähigkeiten wird in der Literatur mit Begriffen wie »Theory of Mind«, »Mentalisierung«, oder »Metakognition« belegt und weist enge Bezüge zum Konzept der »Einfühlung« oder Empathie auf. Allgemeiner wird oft von der »sozialen Kognition« gesprochen, die verschiedene Prozesse wie das Erkennen von Emotionen, soziales Wissen und Wahrnehmung, Attributionsstile sowie Mentalisierung und Empathie subsumiert (Übersicht bei Brüne et al. 2012). Zu den sozial kognitiven Eigenschaften des Menschen gehören aber auch komplexere Emotionen wie Sympathie, Vertrauen, Freundschaft und ihre Gegenstücke als Teile unseres biologischen, stammesgeschichtlich entstandenen Erbes (Trivers 1971). Einfühlung, Perspektivübernahme und emotionale Bindung sind die Voraussetzung dafür, dass menschliche Gemeinschaften allgemein gültige soziale Regeln und moralische Normen aufstellen können, die, wenn sie verletzt werden, auch sanktioniert werden. Grundlage der Entwicklung zwischenmenschlicher Bindung ist die frühe Mutter- bzw. Eltern-Kind-Bindung (Blaffer Hrdy 2009), die gewissermaßen prägenden Einfluss darauf hat, wie Individuen Beziehungen im späteren Leben gestalten (Bowlby 1969, Belsky 1997). Über diese biologischen Voraussetzungen hinaus stellt die Implementierung sozialer Regeln und moralischer Werte auch eine enorme kulturelle Leistung dar. Auffallend ist in diesem Zusammenhang, dass viele grundlegende Werte und moralische Prinzipien über kulturelle Grenzen hinweg gültig sind und sich sowohl bei Völkern finden, die bis vor kurzer Zeit als Jäger und Sammler lebten (Apicella et al. 2012), als auch von Beginn an in den frühesten Schriften, wie etwa dem Kodex von Hammurabi, der bereits um 1772 vor unserer Zeitrechnung verfasst wurde.

Die empirische Forschung zu diesen komplexen Aspekten des menschlichen Sozialverhaltens ist stark durch Studien der Neuroökonomie befruchtet worden (Camerer 2003, Fehr und Fischbacher 2004). Diese ermöglichen nun, Antworten auf Fragen zu geben, die sowohl sozio-ökonomisch als auch evolutionstheoretisch Rätsel aufgaben. Es war zum Beispiel lange umstritten, wie man sich erklären sollte, dass Menschen sich in vielen Situationen – zumindest streng ökonomisch betrachtet – irrational verhalten und statt dessen in Situation Kooperationsbereitschaft zeigen, ohne zu wissen, ob ihr Gegenüber ebenfalls zu einer Zusammenarbeit bereit ist oder vielmehr die Kooperationsbereitschaft ausnutzt. Diese, im so genannten Gefangenendilemma (Axelrod 1984) dargestellte Ambivalenz zwischen Kooperationsbereitschaft und egoistischer Tendenzen sowie andere, scheinbar unlogisch erscheinende soziale Verhaltensweisen des Menschen sollen in diesem Kapitel näher beleuchtet werden. Zunächst werden exemplarisch einige neuroökonomische Paradigmen dargestellt, um die Fragestellung zu präzisieren. Im darauf folgenden Teil werden Befunde aus der funktionellen Bildgebung referiert, die einen Überblick über die neuronalen Korrelate von Kooperation und Sanktionierung geben. Anschließend werden die wichtigsten Befunde der Genetik und neurochemischer Prozesse im Zusammenhang mit sozialer Interaktion dargestellt. Abschließend werden die dargestellten Befunde mit Blick auf ihre Relevanz für psychiatrische Fragestellungen diskutiert.

21.2 Neuroökonomische Modelle zur Kooperationsbereitschaft und Reziprozität

In den vergangenen zwanzig Jahren haben sich Ökonomen mit der Frage beschäftigt, warum Menschen in vielen Situationen scheinbar »unlogisch« handeln, indem sie auf einen ökonomischen Vorteil verzichten und es etwa vorziehen, mit anderen Individuen zu kooperieren, ohne vorab sicher sein zu können, dass diese Bereitschaft zur Zusammenarbeit erwidert wird (Camerer 2003). Mithilfe von spieltheoretischen Modellen ist es möglich geworden, das Verhalten in Situationen, in denen altruistisches Verhalten in Abhängigkeit von der Vertrauenswürdigkeit der Mitspieler bzw. deren Fairness oder Unfairness eingefordert wird, abzubilden. Aus der Vielzahl neuroökonomischer Paradigmen sollen hier zwei Szenarien exemplarisch herausgegriffen werden, um zu illustrieren, nach welchen Regeln Kooperation und Sanktionierung erfolgt. Das »Ultimatum Spiel« (US) untersucht die Bereitschaft zu Fairness und Zurückweisung von als unfair wahrgenommenem Verhalten. In diesem Spiel sind zwei Spieler (Spieler A und B) aufgefordert, einen definierten Geldbetrag (z. B. 10 Euro) untereinander aufzuteilen. Spieler A (der »Anbieter«) erhält den Auftrag, diesen Betrag zwischen sich und Spieler B (dem »Empfänger«) aufzuteilen. Spieler B hat die Möglichkeit, den Teilungsvorschlag anzunehmen oder abzulehnen. Lehnt Spieler B ab, erhalten beide Spieler nichts, ansonsten wird – wie von A vorgeschlagen – geteilt. Ein Angebot zurückzuweisen, ist also für beide Spieler mit Verlusten verbunden (Güth et al. 1982, Falk und Fischbacher 2000). In den meisten Untersuchungen bieten Individuen in der Position von Spieler A etwa 50 % der zu verteilenden Summe an (Camerer 2003, Sanfey et al. 2003, Koenigs und Tranel 2007). Angebote, die unter dieses Verhältnis fallen, haben eine hohe Wahrscheinlichkeit, von Spieler B abgelehnt zu werden; bei Angeboten um 20 % der Gesamtsumme liegt die Ablehnungsrate, je nach Untersuchung zwischen 50–80 % (Camerer 2003, Sanfey et al. 2003).

Dieses Verhalten (von Spieler B) ist mathematisch betrachtet unlogisch oder »irrational«, weil jeder Betrag, den Spieler B annehmen würde, einen Gewinn bedeutete, das Ablehnen unfairer Angebote also paradox zu sein scheint. Evolutionär entstandene Mechanismen basieren aber nicht auf rationalen Entscheidungen. Altruismus und Sanktionierung nicht-kooperativen Verhaltens sind stammesgeschichtlich erworbene soziale Verhaltensweisen, die in erster Linie der Gruppenkohärenz dienen und auch bedeuten, dass eine gewisse Tendenz zu Egalität vorherrschend ist (sog. »equity norm«; Fehr und Schmidt 1999).

Wenn Spieler B nicht die Möglichkeit hat, ein Angebot abzulehnen (ein Szenario, das als »Diktator Spiel«, DS, bezeichnet wird) ist das Verhalten des Anbieters ein direkteres Maß für Altruismus. Er hat ja keine Sanktionen zu fürchten (Falk und Fischbacher 2000). In der Tat reduzieren sich die durchschnittlich angebotenen Anteile im Wissen um die Unmöglichkeit des Ablehnens eines Angebots im DS auf etwa 15 % des Gesamtbetrages (Charness und Gneezy 2003). Anders ausgedrückt, ohne Sanktionierung verhalten sich viele Menschen egoistischer, als wenn sie Sanktionen fürchten müssen.

Zur Erfassung besonders uneigennützigen Verhaltens wurde das DS um eine Dritte Partei (Spieler C) erweitert, der die Möglichkeit hat, Fairness herzustellen, indem er – auf eigene Kosten – Spieler A für unfaire Angebote bestraft (Seymour et al. 2007). Personen in der Rolle der bestrafenden Instanz (C) tendieren häufig dazu, Unfairness von Spieler A zu sanktionieren, wobei das Ausmaß der Bestrafung mit dem Grad der Unfairness des Angebots von A zunimmt. Angebote von weniger als 50 Prozent der Gesamtsumme werden von mehr als 60 Prozent der Spieler in der Rolle des Bestrafenden sanktioniert (de Quervain et al. 2004, Fehr und Fischbacher 2004).

Derartige Untersuchungen mittels spieltheoretischer Konzeptionen unterstreichen daher, dass Fairness und Kooperation eminent wichtige Komponenten zwischenmenschlicher Beziehungen darstellen und Menschen unter gewissen Umständen sogar bereit sind, eigene Ressourcen zu investieren, um Gerechtigkeit herzustellen (Seymour et al. 2007). Voraussetzung dafür ist jedoch u. a. die Integrität basaler sozial-kognitiver Fähigkeiten wie Mentalisierung und Empathie.

21.3 Neuronale Korrelate von Kooperation und Sanktionierung

Funktionell bildgebende Studien haben gezeigt, dass die an der Verarbeitung oben genannter komplexer sozialer Interaktionen beteiligten Hirnstrukturen in ein neuronales Netzwerk eingebunden sind, das in weiten Teilen mit dem Netzwerk überlappt, das bei einfacheren Mentalisierungsaufgaben oder empathiebezogenen Stimuli aktiviert wird (Elliott et al. 2006). Wichtige Schaltstellen sind dabei Areale im präfrontalen Kortex (PFC), temporoparietale Strukturen sowie limbische Strukturen wie Inselregion und anteriorer zingulärer Kortex (ACC). Der mediale präfrontale Kortex (mPFC) etwa wird bei Aufgaben aktiviert, die Selbstreflexion, oder Schlussfolgerungen über Gedanken, Gefühle und Intentionen des Interaktionspartners erfordern (Amodio und Frith 2006, Völlm et al. 2007). Gleichfalls wird die temporoparietale Übergangsregions aktiviert, wenn Aufgaben zu lösen sind, die stärker mentalisierungsbezogen sind. Im Zeitverlauf scheinen dabei zunächst die temporoparietalen Regionen aktiviert zu werden, die in der Selbst-Fremd-Differenzierung bedeutsam sind (McCleery et al. 2011, Heinisch et al. 2011), während vor allem rechtspräfrontale Regionen später aktiviert werden, die miteinander konkurrierende Informationen verarbeiten und die Wahl der Verhaltensantwort steuern (McCleery et al. 2011).

Bei spieltheoretischen Aufgaben, die Kooperation zweier Spieler erfordern, zeigt die funktionelle Kernspintomografie (fMRT) eine Aktivierung der gleichen Hirnregionen (Elliott et al. 2006). Wie bei Mentalisierungsaufgaben kommen dem mPFC und dem ACC offenbar besondere Bedeutung bei der Entscheidungsfindung und Auflösung inkongruenter Informationen zu (Paus 2001, Kringelbach 2005). Im Unterschied zu Mentalisierungsaufgaben zeigen neuroökonomische Studien außerdem eine erhöhte Aktivität der anterioren Inselregion und des ACC, die mit dem Grad der Unfairness des Angebots korreliert (Sanfey et al. 2003). Diese limbischen Areale sind interessanterweise auch aktiviert bei der empathischen Einfühlung in den Schmerz anderer Personen (Singer et al. 2004). Ebenso ist die Intensität der Aktivierung des dorsolateralen präfrontalen Kortex (dlPFC), der für Arbeitsgedächtnis, zielorientiertes Handeln und exekutive Handlungskontrolle bedeutsam ist (Bechara et al. 1998, Miller und Cohen 2001), mit der Unfairness von Angeboten im US assoziiert (Sanfey et al. 2003). Dies könnte darauf hinweisen, dass der dlPFC eine integrative Rolle bezüglich Fairnessnormen und Nutzenmaximierung spielt (van't Wout et al. 2006). Interessanterweise finden sich, anders als bei Mentalisierungsaufgaben, auch Aktivierungen im ventralen Striatum, sowohl dann, wenn eine Person sich großzügig oder mildtätig verhält, als auch dann, wenn die Versuchsperson im DS die Rolle der bestrafenden Instanz übernimmt. Dabei ist die Stärke der Aktivierung des Nucleus caudatus mit der Höhe der Bestrafung assoziiert (Knutson et al. 2001). Dies zeigt, dass altruistisches Bestrafen unfairen Verhaltens, bzw. das Wiederherstellen sozialer Normen durch Sanktionierung unkooperativen Verhaltens, das Belohnungssystem aktiviert, eine mögliche Erklärung dafür, warum Menschen sogar bereit sind, eigene Ressourcen für die Einhaltung sozialer Regeln und Normen zu investieren (McCullough et al. im Druck). Die hier dargestellten neuronalen Netzwerke kommunizieren miteinander über verschiedene Neurotransmittersysteme, deren funktionelle Bedeutung für die Neurobiologie des Sozialen im nächsten Abschnitt skizziert wird.

21.4 Neurochemische und genetische Aspekte des Sozialen

Untersuchungen zu den neurochemischen Korrelaten sozialer Interaktion haben sich in den letzten Jahren vor allem mit den Neuropeptiden Vasopressin und Oxytozin beschäftigt (Meyer-Lindenberg et al. 2010). Diese beiden Hormone sind phylogenetisch alt und bei Säugetieren (Plazenta-Tieren) identisch. Sie werden im Nucleus paravetricularis und im Nucleus supraopticus des Hypothalamus synthetisiert und im Hypophysenhinterlappen gespeichert und von dort in den extrazellulären Raum sezerniert. Außerdem bestehen neuronale Verbindungen vom Hypothalamus zur Amygdala, zum Hippocampus, zum Striatum und zu Kerngebieten im Hirnstamm (Meyer-Lindenberg et al. 2010). Vasopressin und Oxytozin sind ursprünglich vor allem im Hinblick auf ihre Rolle während des Geburtsvorgangs, der Laktation und des Sexualverhaltens untersucht worden. Erst seit kürzerer Zeit werden ihre Effekte auf kognitive und emotionale Prozesse erforscht. Oxytozin hat unstrittig eine wichtige Rolle in der Mutter-Kind-Bindung (auch väterliches Oxytozin ist moduliert durch den Kontakt mit Säuglingen und Kindern; Feldman et al. 2010). Oxytozin wird vielfach als *das* Bindungshormon angesehen. In Studien zur Wirkung von Oxytozin auf Kognition und komplexe soziale Verhaltensweisen hat man sich zunutze gemacht, dass dieses Hormon intranasal appliziert werden kann. In supra-physiologischen Dosen verbessert Oxytozin die soziale Wahrnehmung (etwa von Verwandtschaftsverhältnissen), die Wahrnehmung biologischer Bewegung (im Gegensatz zu zufälliger Bewegung), verbessert das soziale Gedächtnis, reduziert die Konditionierung von Angst auslösenden Reizen, verbessert die Mentalisierungsfähigkeit und erhöht das Vertrauen in experimentellen neuroökonomischen Szenarien (Übersicht bei Meyer-Lindenberg et al. 2010). Vasopressin ist dagegen weniger gut beforscht, scheint aber zum Teil in ähnlicher Weise zu wirken, zum Teil stärker geschlechtsspezifisch auf die Emotionserkennung und -verarbeitung Einfluss zu nehmen (Donaldson und Young 2008).

Variationen des Oxytozinrezeptor kodierenden Gens und des Vasopressinrezeptorgens zeigen differenzielle Effekte auf sozialkognitive Prozesse (Israel et al. 2008, Israel et al 2009). Oxytozinrezeptorpolymorphismen sind assoziiert mit Unterschieden in der Emotionsregulation, beim Vertrauen in andere und im elterlichen Bindungsverhalten. Polymorphismen des Vasopressinrezeptorgens beeinflussen dagegen die Summe, die ein Spieler bereit ist, in einem DS zu investieren (Israel et al. 2008). Darüber hinaus interagiert das Oxytozinrezeptorgen mit dem Serotonintransportergen und moduliert elterliches Fürsorgeverhalten (Bakermans-Kranenburg und van Ijzendoorn 2008).

Das serotonerge System ist ebenfalls regulierend an der Entscheidungsfindung in neuroökonomischen Szenarien beteiligt. Einer Untersuchung zufolge, in der experimentell das zentral verfügbare Serotonin durch eine Tryptophan-Depletion in der Nahrung hervorgerufen wurde, stieg nicht nur die Impulsivität an, sondern auch die Rate der Zurückweisungen von Angeboten im US (Crockett et al. 2010).

Der Einfluss von Dopamin auf das Belohnungssystem (Knutson et al. 2001) legt ebenfalls nahe, dass dieser Neurotransmitter regulierend an der Entscheidungsfindung in komplexen sozialen Interaktionen beteiligt ist; Dopaminrezeptorpolymorphismen modifizieren die Eltern-Kind-Bindung und das Partnerschaftsverhalten (Ebstein et al. 2010). Darüber hinaus konnte kürzlich gezeigt werden, dass ein Polymorphismus des Dopamin-D4-Rezeptorgens das Verhalten des Empfängers in einem US beeinflusst (Zhong et al. 2010).

Zusammenfassend lässt sich festhalten, dass eine Vielzahl neurochemischer und genetischer Faktoren an der Modulierung der Neurobiologie des Sozialen beteiligt ist. In welcher Weise sich Gen-Umwelt Interaktionen bemerkbar machen, ist aber noch zu wenig untersucht (Brüne 2012).

21.5 Diskussion und Ausblick

Die vorliegende Übersicht hatte zum Ziel, die neurobiologischen Facetten komplexen menschlichen Sozialverhaltens zu skizzieren. Menschliches Sozialverhalten ist demnach in vielfältiger Weise moduliert durch neurochemische Prozesse als Korrelate zwischenmenschlicher Bindung; es unterliegt genetischen Einflüssen, deren Interaktion mit frühen Umwelterfahrungen noch kaum untersucht ist. Funktionell bildgebende Studien zeigen, dass das Soziale eine abbildbare »Handschrift« trägt, sichtbar an der Aktivierung neuronaler Netzwerke, die an der Verarbeitung komplexer sozial-kognitiver und emotionaler Reize beteiligt sind. Dabei zeigt sich, dass sowohl phylogenetisch ältere Hirnregionen wie das ventrale Striatum und Teile des limbischen Systems (MacLean 1990) sowie stammesgeschichtlich jüngere Areale vor allem des präfrontalen, aber auch des Temporal- und Parietalkortex an diesen Vorgängen Anteil haben, sämtlich Hirnregionen, die das »soziale Gehirn« des Menschen ausmachen. Dass die Neurobiologie des Sozialen eng mit evolutionär alten Mechanismen verknüpft ist, zeigt sich auch daran, dass sich manche neurochemischen Vorgänge des Sozialverhaltens (etwa des Brutpflegeverhaltens), das für die plazentalen Säugetiere typisch ist, praktisch nicht verändert haben.

Aus Sicht des Psychiaters ist in diesem Zusammenhang wichtig, dass praktisch alle psychischen Störungen, unabhängig von ihrer Ätiopathogenese, mit Störungen der hier umrissenen Aspekte zwischenmenschlichen Verhaltens vergesellschaftet sind. Eine große Anzahl psychischer Erkrankungen ist etwa mit Beeinträchtigungen der Mentalisierungsfähigkeit assoziiert (Übersicht bei Brüne und Brüne-Cohrs 2006). Dies findet auch Entsprechungen in Studien mittels funktioneller Bildgebung, bei denen sich beispielsweise bei Patienten mit Schizophrenien Minderaktivierungen in den relevanten Hirnregionen zeigen. Erste empirische Untersuchungen mit neuroökonomischen Paradigmen zeigen überdies, dass sich Patienten mit unterschiedlichen psychischen Störungen, etwa Autismus, Schizophrenien oder schweren Persönlichkeitsstörungen, anders entscheiden, als psychisch Gesunde dies tun. Im US nehmen beispielsweise Patienten mit Schizophrenien häufiger unfaire Angebote an und machen selbst oft sogar »hyperfaire« Angebote in der Rolle des Anbieters (Wischniewski und Brüne 2011a; Übersicht bei Brüne und Wischniewski 2011b). Patienten mit Borderline-Persönlichkeitsstörungen zeigen weniger Vertrauen in andere und einmal verlorenes Vertrauen lässt sich bei ihnen kaum wieder zurückerlangen (King-Casas et al. 2008). Dagegen bestrafen sie unfaires Verhalten in einem DS ähnlich wie Gesunde, allerdings scheinen die zugrunde liegenden Motive grundlegend anders zu sein. Vielmehr scheinen sich Patienten mit Borderline-Störung überstark mit dem unfair behandelten Empfänger in einem DS zu identifizieren (Wischniewski und Brüne im Druck). Zusammengenommen zeigen diese Ergebnisse, dass sich viele der aus dem klinischen Alltag bekannten Verhaltensweisen experimentell abbilden lassen und sich aus derartigen Studien auch therapeutische Implikationen ableiten lassen. Ein weiterer Aspekt neuerer Studien hebt zudem die Rolle der Neuropeptide bei psychischen Erkrankungen hervor (Meyer-Lindenberg et al. 2010). Oxytozin ist sowohl im Serum als auch im Liquor bei vielen psychischen Erkrankungen verändert; ein einheitliches Bild lässt sich daraus aber noch nicht zeichnen. Erste Studien zu den therapeutischen Effekten von Oxytozin auf psychopathologische Parameter sind zum Teil ermutigend, was etwa den Rückgang von Wahn und Halluzinationen bei Schizophreniepatienten anbetrifft (Feifel et al. 2009); auf der anderen Seite gibt es Hinweise darauf, dass Oxytozin auch negative Effekte, etwa auf Vertrauen und Kooperationsbereitschaft bei Patienten mit Borderline-Persönlichkeitsstörung hat (Bartz et al. 2011).

Die Rolle der klinisch relevanten genetischen Polymorphismen ist bislang erst zum Teil aufgeklärt; es gibt Anhaltspunkte dafür, dass bestimmte Polymorphismen des Oxytozin- und Vasopressinrezeptorgens bei Patienten mit Autismus häufiger Vorkommen (Ebstein et al. 2010) und zum Teil die Vulnerabilität für affektive Erkrankungen und Schizophrenien modulieren. Gleiches gilt für genetische Variationen am Serotonintransporter und Genen, die an der Regulierung des Dopaminstoffwechsels beteiligt sind, vor allem dann, wenn sie mit ungünstigen frühkindlichen Erfahrungen assoziiert sind (Caspi et al. 2002). Dass die gleichen Polymorphismen protektive Effekte haben, wenn sie mit günstigen frühen Erfahrungen wie emotionaler Wärme und sicherer Bindung vergesellschaftet sind (Belsky und Beaver 2011), ist für psychiatrisches und psychotherapeutisches Handeln von höchster Relevanz, hat aber den klinischen Alltag noch kaum durchdrungen (Brüne et al. 2012, Brüne 2012).

Das Verständnis der Neurobiologie des Sozialen stellt einen wichtigen Bestandteil des Verstehens und des Umgang mit psychisch kranken Menschen dar – trotz des notwendigen experimentellen Reduktionismus. Es ist zu hoffen, dass sich sozialpsychiatrische Ansätze und neurobiologische Forschung künftig weiter gegenseitig befruchten.

Literatur

Amodio DM, Frith CD (2006) Meeting of minds: the medial frontal cortex and social cognition. Nat Rev Neurosci 7(4):268–277.

Apicella CL, Marlowe FW, Fowler JH et al. (2012) Social networks and cooperation in hunter-gatherers. Nature 481:497–501.

Axelrod R (1984) The Evolution of Cooperation. New York: Basic Books.

Bakermans-Kranenburg MJ, van Ijzendoorn MH (2008) Oxytocin receptor (OXTR) and serotonin transporter (5-HTT) genes associated with observed parenting. Soc Cogn Affect Neurosci 3:128–134.

Bartz J, Simeon D, Hamilton H et al. (2011) Oxytocin can hinder trust and cooperation in borderline personality disorder. Soc Cogn Affect Neurosci 6:556–563.

Bechara A, Damasio H, Tranel D et al. (1998) Dissociation Of working memory from decision making within the human prefrontal cortex. J Neurosc 18(1):428–437.

Belsky J, Beaver KM (2011) Cumulative-genetic plasticity, parenting and adolescent self-regulation. J Child Psychol Psychiat 52:619–626.

Belsky J (1997) Variation in susceptibility to rearing influences: An evolutionary argument. Psychol Inquiry 8:182–186.

Blaffer Hrdy S (2009) Mothers and Others: The Evolutionary Origins of Mutual Understanding. Cambridge: Harvard University Press.

Bowlby J (1969) Attachment and loss. Bd. 1. Attachment. New York: Basic Books.

Brothers L (1990) The social brain: A project for integrating primate behavior and neurophysiology in a new domain. Concepts Neurosci 1:27–51.

Brüne M (2012) Does the oxytocin receptor (OXTR) polymorphism (rs2254298) confer »vulnerability« for psychopathology or »differential susceptibility«? Insights from evolution. BMC Medicine 10:e38.

Brüne M, Belsky J, Fabrega H Jr et al. (2012) The crisis of psychiatry – insights and prospects from evolutionary theory. World Psychiat 11:55–57.

Brüne M, Brüne-Cohrs U (2006) Theory of Mind-evolution, ontogeny, brain mechanisms and psychopathology. Neurosci Biobehav Rev 30:437–455.

Brüne M, Dimaggio G, Lysaker PH (2011) Metacognition and social functioning in schizophrenia: Evidence, mechanisms of influence and treatment implications. Curr Psychiatry Rev 7: 239–247.

Brüne M, Wischniewski J (2011a) Complex social cognition and the appreciation of social norms in psychiatric disorders: Insights from evolutionary game theory. In: Ebstein R, Shamay-Tsoory S, Chew SH (Hrsg.) From DNA to social cognition. Wiley-Blackwell. S. 215–231.

Brüne M, Wischniewski J (2011b) Zur Wahrnehmung sozialer Normen und Regeln in spieltheoretischer Perspektive bei psychischen Störungen am Beispiel von Autismus und Schizophrenien. Nervenheilkunde 30:377–384.

Camerer CF (2003) Psychology and economics. Strategizing in the brain. Science 300:1673–1675.
Caspi A, McClay J, Moffitt TE et al. (2002) Role of genotype in the cycle of violence in maltreated children. Science 297:851–854.
Charness G, Gneezy U (2003) What's in a name? Anonymity and social distance in Dictator and Ultimatum Games, Technical report, University of California, Santa Barbara – Department of Economics working paper series.
Crockett MJ, Clark L, Lieberman MD et al. (2010) Impulsive choice and altruistic punishment are correlated and increase in tandem with serotonin depletion. Emotion 10(6):855–862.
de Quervain DJ-F, Fischbacher U, Treyer V et al. (2004) The neural basis of altruistic punishment. Science 305(5688):1254–1258.
Donaldson ZR, Young LJ (2008) Oxytocin, vasopressin, and the neurogenetics of sociality. Science 322:900–904.
Dunbar RIM (1998) The social brain hypothesis. Evol Anthropol 178–190.
Dunbar RIM, Shultz S (2007) Evolution in the social brain. Science 317(5843):1344–1347.
Ebstein RP, Israel S, Chew SH et al. (2010) Genetics of human social behavior. Neuron 65:831–844.
Elliott R, Völlm B, Drury A et al. (2006) Co-operaton with another player in a financially rewarded guessing game activates regions implicated in theory of mind. Soc Neurosci 1:385–395.
Fehr E, Fischbacher U (2004) Social norms and human cooperation. Trends Cogn Sci 8(4):185–190.
Feifel D, Macdonald K, Nguyen A et al. (2010) Adjunctive intranasal oxytocin reduces symptoms in schizophrenia patients. Biol Psychiatry 68:678–680.
Feldman R, Gordon I, Schneiderman I et al. (2010) Natural variations in maternal and paternal care are associated with systematic changes in oxytocin following parent-infant contact. Psychoneuroendocrinol 35:1133–1141.
Güth W, Schmittberger R, Schwarze B (1982) An experimental analysis of ultimatum bargaining. J Econ Behav Org 3(4):367–388.
Heinisch C, Dinse HR, Tegenthoff M et al. (2011) An rTMS study into self-face recognition using video-morphing technique. Soc Cogn Affect Neurosci 6:442–449.
Israel S, Lerer E, Shalev I et al. (2008) Molecular genetic studies of the arginine vasopressin 1a receptor (AVPR1a) and the oxytocin receptor (OXTR) in human behaviour: from autism to altruism with some notes in between. Progress in Brain Res 170 edited by Neumann ID, Landgraf R. Amsterdam: Elsevier. S. 435–449.
Israel S, Lerer E, Shalev I et al. (2009) The oxytocin receptor (OXTR) contributes to prosocial fund allocations in the dictator game and the social value orientation task. PloS One 5:e5535.
King-Casas B, Sharp C, Lomax-Bream L et al. (2008) The Rupture and Repair of Cooperation in Borderline Personality Disorder. Science 321(5890):806–810.
Knutson B, Adams CM, Fong GW et al. (2001) Anticipation of increasing monetary reward selectively recruits nucleus accumbens. J Neurosci 21(16):RC159.
Koenigs M, Tranel D (2007) Irrational economic decision-making after ventromedial prefrontal damage: evidence from the Ultimatum Game. J Neurosci 27(4):951–956.
Kringelbach ML (2005) The human orbitofrontal cortex: linking reward to hedonic experience. Nat Rev Neurosci 6(9):691–702.
MacLean PD (1990) The triune brain in evolution. Role in paleocerebral functions. New York: Plenum Press.
McCleery JP, Surtees AD, Graham KA et al. (2011) The neural and cognitive time course of theory of mind. J Neurosci 7;31(36):12849–12854.
McCullough ME, Kurzban R (im Druck)Cognitive systems for revenge and forgiveness. Beh Brain Science.
Meyer-Lindenberg A, Domes G, Kirsch P et al. (2011) Oxytocin and vasopressin in the human brain: social neuropeptides for translational medicine. Nat Rev Neurosci 12:524–538.
Miller EK, Cohen JD (2001) An integrative theory of prefrontal cortex function. Annu Rev Neurosci 24:167–202.
Paus T (2001) Primate anterior cingulate cortex: where motor control, drive and cognition interface. Nat Rev Neurosci 2(6):417–424.
Sanfey AG, Rilling JK, Aronson JA et al. (2003) The neural basis of economic decision-making in the Ultimatum Game. Science 300(5626):1755–1758.
Seymour B, Singer T, Dolan R (2007) The neurobiology of punishment. Nat Rev Neurosci 8(4):300–311.
Singer T, Seymour B, O'Doherty JP et al. (2006) Empathic neural responses are modulated by the perceived fairness of others. Nature 439(7075):466–469.
Tomasello M (1999) The Cultural Origins of Human Cognition. Cambridge, MA: Harvard Univ. Press.
Trivers RL (1971) The evolution of reciprocal altruism. Q Rev Biol 46:35–57.

van 't Wout M, Kahn RS et al. (2006) Affective state and decision-making in the Ultimatum Game. Exp Brain Res 169(4):564–568.

Völlm B, Richardson P, McKie S et al. (2007) Neuronal correlates of reward and loss in Cluster B personality disorders: A functional magnetic resonance imaging study. Psych Res 156(2):151–167.

Wischniewski J, Brüne M (im Druck) How do people with borderline personality disorder respond to norm violations? Impact of personality factors on economic decision-making. J Personal Disord.

Zhong S, Israel S, Shalev I et al. (2010) Dopamine D4 receptor gene associated with fairness preference in ultimatum game. PLoS One 5(11):e13765.

Teil 6: Gesellschaftliche und politische Aspekte

22 Sozialpolitik und soziale Lage in Deutschland, Österreich und der Schweiz

Jörn Moock und Steffi Giersberg

Kapitelübersicht

22.1 Sozialpolitik, eine historisch gewachsene Antwort auf soziale Risiken und soziale Schieflage in arbeitsteiligen Gesellschaften
22.2 Sozialpolitik in Deutschland, Österreich und der Schweiz: Ein Kurzporträt
22.2.1 Deutschland
22.2.2 Österreich
22.2.3 Schweiz
22.3 Herausforderungen der Sozialpolitik des 21. Jahrhunderts

Zusammenfassung

Sozialpolitik dient dem Schutz des Menschen vor Daseinsrisiken. Die Ausgestaltung der Sozialpolitik variiert je nach Land und bemisst sich an dessen prinzipiellem Verständnis von Wohlfahrt. Dieser Beitrag vermittelt ein erstes Verständnis der sozialpolitischen Grundlagen der Sozialstaaten Deutschland, Österreich und Schweiz. Dieser Vergleich zeigt, welchen sozialpolitischen Gestaltungsprinzipien diese Länder zur Sicherung der Bevölkerung vor Risiken und finanziellen Belastungen durch Krankheit, Unfall, Alter, Arbeitslosigkeit und Kindererziehung folgen. Unweigerlich wirft der demografische Wandel in der Auseinandersetzung mit dieser Thematik die Frage der Finanzierbarkeit von Sozialleistungen für die Zukunft auf. Die Sozialstaaten Deutschland, Österreich und Schweiz stellen in der diesbezüglichen Debatte keine Ausnahme dar. Einer der großen ökonomischen und politischen Herausforderungen der Zukunft ist daher, Antworten auf gegenwärtige Entwicklungen zu finden.

22.1 Sozialpolitik – die Antwort auf soziale Risiken und Schieflagen in arbeitsteiligen Gesellschaften

Sozialpolitik ist nach heutigem Verständnis facettenreich und einem stetigen Wandel unterworfen, was eine klare Definition des Gegenstands erschwert. Gut benennen lässt sich dagegen, welche Ziele und Absichten mit Hilfe des Konstrukts Sozialpolitik verfolgt werden. Sozialpolitische Maßnahmen dienen dazu,

1. vor sozialen Risiken und Notlagen zu schützen,
2. den Einzelnen zu befähigen, soziale Krisen zu bewältigen,
3. gegen soziale Risiken des Einzelnen abzusichern und
4. soziale Ungleichheit zu vermeiden bzw. zu mindern (Bäcker et al. 2010).

Im Kontext dieser Ziele soll sie soziale Risiken absichern und auf Notlagen reagieren, die jeden Menschen in jedem Lebensalter treffen können. Zu nennen sind hier insbesondere Arbeitslosigkeit, Armut, Behinderung, Einkommensverlust, Invalidität, Krankheit, soziale Ausgrenzung, unzureichende Qualifikation bzw. niedriger Bildungsstatus.

Aus diesen Leistungen und Aufgaben kann abgeleitet werden, wie Sozialpolitik gestaltet und ausgestattet werden muss, damit Sozialschutz und Verteilungsgerechtigkeit sichergestellt und politische, soziale und ökonomische Stabilität erzeugt werden können. Inspiriert von den Arbeiten von Gøsta Esping-Andersen, einem der renommiertesten Sozialforscher unserer Zeit, zum Konzept der Wohlfahrtsregime werden für eine erste Klassifizierung von Sozialpolitik drei wohlfahrtsstaatliche Modelle angeführt (Esping-Andersen 1990).

Das *konservative/korporative Modell* ist in Kontinentaleuropa entstanden und wurde historisch geprägt durch die protestantische Arbeitsethik (Weber und Kaesler 2010), die katholische Soziallehre (Bernard et al. 2008) und einen staatlichen Paternalismus. Die für diesen Typ charakteristische soziale Sicherung finanziert sich aus Sozialbeiträgen der Arbeitnehmer und Arbeitgeber und ist somit lohn- bzw. beschäftigungsgebunden. Höhe und Qualität der Leistungen aus dem System der sozialen Sicherung unterliegen meist den auf dem Arbeitsmarkt entstandenen Hierarchien. Nichterwerbstätige (z. B. Hausfrau/-mann) sind über den erwerbstätigen Partner abgesichert. Darüber hinaus gilt das Subsidiaritätsprinzip; d. h. der Staat tritt erst dann ein, wenn die eigenverantwortliche Problemlösung gescheitert oder unmöglich ist und die Zuständigkeit einer anderen Institution (z. B. Sozialversicherung in Selbstverwaltung) nicht gegeben ist.

Das *sozialdemokratische Modell*, nach skandinavischem Muster, beruht auf dem Egalitätsprinzip, d. h. auf einem gleichmäßigen Verteilen des wirtschaftlichen Haushaltseinkommens. Ziel dieser Form von Sozialpolitik sind der gleichberechtigte Zugang zu Sozialleistungen, die Überwindungen von Unterprivilegierung und sozialer Ungleichheit und sozial gerechte Lebens- und Arbeitsbedingungen. Umfassende soziale Sicherung ist allgemeines Bürgerrecht und weitestgehend arbeitsmarkt- und statusunabhängig. Durch Übernahme einer sozialpolitischen Gesamtverantwortung durch den Staat wird ein hohes staatlich organisiertes Sozialleistungsniveau erreicht. Die Funktion der Familie als Sicherungssystem (z. B. finanzielle Abhängigkeit der/des Hausfrau/-mannes vom erwerbstätigen Partner) ist bei diesem Typ des Wohlfahrtsstaats obsolet.

Das *liberale Modell*, welches besonders in den angelsächsischen Ländern vorzufinden ist, setzt auf die Kräfte der marktwirtschaftlichen Ordnung (Marktkonformität) und postuliert einen Staat mit begrenzten Interventionsmöglichkeiten. Selbstbestimmung, Eigenverantwortung und traditionelle Sicherungssysteme spielen hier eine wesentliche Rolle und sind für den Einzelnen im täglichen Leben weitaus wichtiger als die staatlich organisierte soziale Sicherung.

Allerdings sollte berücksichtigt werden, dass es sich bei den drei genannten Modellen um Idealtypen handelt. In der Realität wird man eher Mischformen vorfinden, obgleich Deutschland und Österreich als typische Vertreter des konservativen Modells gelten und das soziale Sicherungssystem der Schweiz dem liberalen Modell zugerechnet wird (Kohl 1993, Bäcker et al. 2010).

22.2 Sozialpolitik in Deutschland, Österreich und der Schweiz: Ein Kurzporträt

Im Sinne der eingangs genannten Ziele sollte sich die Sozialpolitik eines jeden Landes an den Bedürfnissen, Risiken und Notlagen der Gesellschaftsmitglieder orientieren. Die Erfüllung dieser Anforderung setzt voraus, dass die sozialpolitischen Akteure die soziale Lebenslage der Bürger kennen bzw. beurteilen können. Im Folgenden gibt das Kurzporträt der Länder Deutschland, Österreich und Schweiz Einblicke in die wichtigsten sozialpolitischen Felder dieser drei Staaten.

22.2.1 Deutschland

In Deutschland ist das Sozialstaatsprinzip im Grundgesetz (GG) festgeschrieben: »Die Bundesrepublik Deutschland ist ein demokratischer und sozialer Bundesstaat« (Artikel 20 Absatz 1 GG) und »Die verfassungsmäßige Ordnung in den Ländern muss den Grundsätzen des republikanischen, demokratischen und sozialen Rechtsstaates im Sinne dieses Grundgesetzes entsprechen« (Artikel 28 Absatz 1 Satz 1 GG). Damit wird zum Ausdruck gebracht, dass der Staat in seinem Handeln soziale Sicherheit und soziale Gerechtigkeit anstrebt. Welche Sozialleistungen konkret erbracht werden, ist Gegenstand des Sozialgesetzbuches (SGB), das sich in zwölf Bücher gliedert und die wichtigsten Teile des bestehenden Sozialleistungsrechts zusammenfasst.

Die sozialen Rechte der Bürger »(...) zur Verwirklichung sozialer Gerechtigkeit und sozialer Sicherheit (...)« (§ 1 Absatz 1 SGB I) werden im allgemeinen Teil des Sozialgesetzbuches I (SGB I) aufgeführt. Diese sind das Recht auf Bildung und Arbeitsförderung, Sozialversicherung, soziale Entschädigung bei Gesundheitsschäden, Minderung des Familienaufwandes, Zuschuss für eine angemessene Wohnung, Jugend- und Sozialhilfe sowie das Recht auf Teilhabe behinderter Menschen am sozialen und am Arbeitsleben. Zur Erreichung werden drei grundlegende Prinzipien, das Versicherungs-, das Versorgungs- und das Fürsorgeprinzip, herangezogen (Lampert und Althammer 2007). Diese dienen dazu, Risiken wie Krankheit, Unfall, Alter, Arbeitslosigkeit, Erwerbsunfähigkeit und Pflegebedürftigkeit für den Einzelnen mit Hilfe der Solidargemeinschaft abzufedern. Zur Eindämmung der genannten Risiken wurden im Jahr 2007 in Deutschland rund 709 Mrd. € für soziale Leistungen ausgegeben. Dies entspricht einer Sozialleistungsquote (Anteil der Ausgaben für soziale Leistungen am Bruttoinlandsprodukt, BIP) von 29,3 % (BMAS 2009). Damit liegt Deutschland im Ländervergleich der Organisation für wirtschaftliche Zusammenarbeit und Entwicklung (OECD) über dem Durchschnitt von 20,8 Prozent (OECD 2011) und im europäischen Vergleich hinter den skandinavischen Ländern, Frankreich und Österreich. In ▸ **Abb. 22.1** sind die Sozialleistungsquoten 2007 einiger ausgewählter Länder dargestellt (OECD 2011). Von 1982 bis zum Jahr 2007 war in den Ländern mit einer traditionell konservativen Sozialpolitik, zu denen auch Deutschland und Österreich gezählt werden, ein Anstieg der Sozialleistungsquoten zu verzeichnen. Außerdem war insbesondere in den britischen Ländern, die eine Sozialpolitik nach dem Beveridge-Modell betreiben, ein Anstieg ihrer Sozialausgaben zu beobachten. Einzig in den Niederlanden sank die Sozialleistungsquote im Vergleich zu 1982.

In Deutschland können die Ausgaben für soziale Leistungen unterschiedlichen Systemen zugeordnet werden (▸ **Tab. 22.1**). Die zwei wesentlichen Kernbereiche bilden dabei das Sozialversicherungssystem und das Versorgungs-, Förder- und Fürsorgesystem.

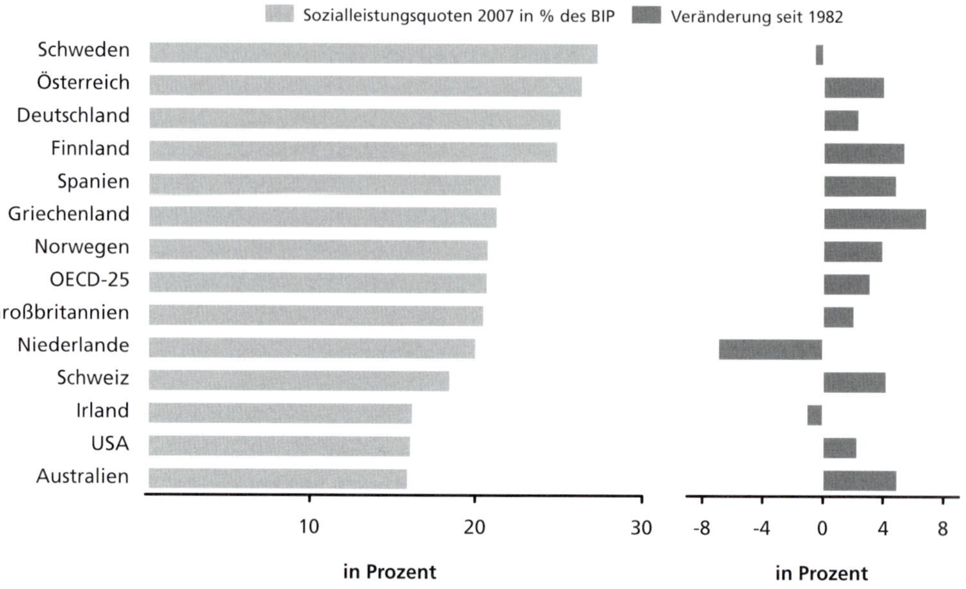

Abb. 22.1: Sozialquote ausgewählter Länder im Jahr 2007

Die Sozialversicherung in Deutschland umfasst die Arbeitslosenversicherung, gesetzliche Krankenversicherung, Pflegeversicherung, Rentenversicherung und gesetzliche Unfallversicherung. Die Finanzierung erfolgt über Beiträge, die in der Regel paritätisch von den Arbeitnehmern und Arbeitgebern getragen werden. Ausgenommen hiervon ist die gesetzliche Unfallversicherung, die sich ausschließlich durch Beiträge der Arbeitgeber finanziert. Darüber hinaus wurde die paritätische Beitragszahlung im Jahr 2005 für die gesetzliche Krankenversicherung aufgehoben. Im einheitlichen Krankenversicherungsbeitragssatz (15,5 % im Jahr 2011) ist seitdem ein Sonderzuschlag von 0,9 % enthalten, den allein der Arbeitnehmer zu tragen hat. Mit einem Ausgabenvolumen von rund 429 Mrd. € (2007) entfallen zwei Drittel der Gesamtausgaben für soziale Leistungen auf die Sozialversicherungen.

Neben den Sozialversicherungen ist das Förder- und Fürsorgesystem der zweite wesentliche Bereich wohlfahrtsstaatlicher Fürsorge in Deutschland (▶ **Tab. 22.1**). Wesentliche Ausgabepositionen sind hier das Kindergeld, die Kinder- und Jugendhilfe sowie insbesondere die Grundsicherung für Arbeitssuchende und die Sozialhilfe (auch Hilfe zum Lebensunterhalt genannt). Die Sozialhilfe, die bei Mittellosigkeit unterstützen soll und lange in der Tradition der klassischen Armenfürsorge stand, wurde im Jahr 2003 grundlegend verändert. Im Zuge dieser Reformen wurden die Arbeitslosenhilfe und die Sozialhilfe zusammengelegt. Seit Inkrafttreten der Reformen im Jahr 2005 erhalten erwerbsfähige Hilfebedürftige und die mit ihnen in einer Bedarfsgemeinschaft lebenden Angehörigen, sofern sie das 25. Lebensjahr noch nicht vollendet haben, Leistungen zur Grundsicherung des Lebensunterhaltes (Arbeitslosengeld II) nach dem zweiten Sozialgesetzbuch (SGB II). Die Sozialhilfe nach dem Zwölften Sozialgesetzbuch (SGB XII) sichert das Existenzminimum für nicht erwerbsfähige Hilfebedürftige, d. h. für Personen, die als voll erwerbsgemindert gelten, weil sie regelmäßig weniger als drei Stunden täglich eine Erwerbstätigkeit ausüben können, sich nicht im erwerbsfähigen Alter befinden und/oder keine erwerbsfähigen Angehörigen haben, die für ihre finanzielle Absicherung sorgen können (Sozialbericht 2009). Die Hilfe in besonderen Lebenslagen dient dazu, Problemlagen wie Behinderung oder Pflegebedürftigkeit entgegenzuwirken bzw. zu mindern. Dabei folgen die Hilfen zum Lebensunterhalt (Arbeitslosengeld II und Sozialhilfe) und die Hilfen in besonderen Lebenslagen strikt dem Subsidiaritätsprinzip; d. h. der Staat tritt erst dann ein, wenn andere Leistungen ausgeschöpft sind oder nicht in Betracht kommen. Ähnlich der Segmentierung der Hilfen zum Lebensunterhalt sind je nach Anspruchsberechtigung verschiedene Träger zuständig. Leistungen zur Sozialhilfe fallen in den Verantwortungsbereich der Landkreise und kreisfreien Städte, Leistungen zum Arbeitslosengeld II unterliegen der Zuständigkeit der Kommunen und Agenturen für Arbeit. Im Vergleich zum deutschen Sozialversicherungssystem folgt die Sozialhilfe weitgehend dem Fürsorgeprinzip.

Tab. 22.1: Sozialleistungssystem Deutschland (in Anlehnung an Frevel und Dietz 2008)

	Prinzipien	**Rechtsgrundlage/n**	**Träger**	**Finanzierung**	**Ausgaben 2007 (Mrd. €)**
Sozialversicherungssysteme					
Rentenversicherung	Versicherungs-, Solidar- und Äquivalenzprinzip	SGB I, SGB IV, SGB VI	16 Renten-versicherungsträger	Paritätisch Arbeitgeber/-nehmer	241,6
Krankenversicherung	Solidarprinzip	SGB I, SGB IV, SGB V	Gesetzliche Krankenkassen	Arbeitgeber/-nehmer	151,9
Unfallversicherung	Solidarprinzip, Versorgungsprinzip	SGB I, SGB IV, SGB VII	Berufsgenossenschaften, Unfallversicherungsträger der öffentlichen Hand	Arbeitgeber	11,0
Arbeitslosenversicherung	Solidarprinzip, Unterstützungsprinzip	SGB I, SGB III, SGB IV	Bundesagentur für Arbeit	Paritätisch Arbeitgeber/-nehmer	31,3
Pflegeversicherung	Solidarprinzip, Unterstützungsprinzip	SGB I, SGB IV, SGB XI	Pflegekassen (angesiedelt bei den Krankenkassen)	Paritätisch Arbeitgeber/-nehmer	18,3
Förder-/Fürsorgesystem					
Kindergeld und Familienleistungsausgleich	Fürsorgeprinzip	Bundeskindergeldgesetz, Einkommensteuergesetz	Bundesagentur für Arbeit, Familienkassen	Steuermittel	36,8
Elterngeld	Fürsorgeprinzip	Bundeselterngeld- und Elternzeitgesetz	Meist örtliche Jugend-, Versorgungs- oder Kreisämter	Steuermittel	5,0
Grundsicherung für Erwerbsfähige	Fürsorgeprinzip	SGB II	Bundesagentur für Arbeit, kommunale Träger	Steuermittel	45,0

Tab. 22.1: Sozialleistungssystem Deutschland (in Anlehnung an Frevel und Dietz 2008) (Fortsetzung)

	Prinzipien	**Rechtsgrundlage/n**	**Träger**	**Finanzierung**	**Ausgaben 2007 (Mrd. €)**
Ausbildungsförderung	Fürsorge-/Unterstützungsprinzip	Bundesausbildungsförderungsgesetz	Entsprechend dem Landesrecht Ämter für Ausbildungsförderung bei den Kommunen, Hochschulen oder Studentenwerke	Steuermittel	1,7
Sozialhilfe	Fürsorgeprinzip	SGB XII	Landkreise, kreisfreie Städte	Steuermittel	22,9
Kinder-/ Jugendhilfe	Fürsorge-/ Versorgungsprinzip	SGB VIII	Jugendämter bei den Kreisen und kreisfreien Städten	Steuermittel	20,5
Wohngeld	Fürsorgeprinzip	Wohngeldgesetz	Nach Landesrecht bestimmte Behörden	Steuermittel	1,0
Systeme des öffentlichen Dienstes					
Pensionen, Familienzuschläge, Beihilfen	Versorgungsprinzip	Beamtenversorgungsgesetz	Oberste Dienstbehörde bei Bund, Ländern, Kommunen, Gemeindeverbänden oder öffentlich-rechtlichen Körperschaften	Steuermittel	53,7
Entschädigungssysteme					
Soziale Entschädigung, Lastenausgleich, Wiedergutmachung	Versorgungsprinzip	Bundesversorgungsgesetz, Kriegsfolgenbereinigungsgesetz, Bundesvertriebenengesetz, Opferentschädigungsgesetz, Häftlingshilfegesetz, Soldatenversorgungsgesetz, Einigungsvertragsgesetz	Versorgungs- und Landesversorgungsämter	Steuermittel	3,7
Steuerliche Leistungen		Einkommenssteuergesetz, Vermögensbildungsgesetz	Finanzämter	Steuermittel	35,6

Die Sozialversicherungen und die genannten Hilfen zur Deckung des Lebensunterhaltes sind die zentralen Elemente der Sozialleistungen in Deutschland. Darüber hinaus gibt es weitere Fürsorgeleistungen, die der Staat gegenüber besonderen Personengruppen entrichtet. Dies sind u. a. Jugendhilfe, Erziehungsgeld, Wohngeld, Leistungen für Asylbewerber, Versorgungsleistungen für Beamte (z. B. Pensionen, Beihilfen) und Leistungen für Kriegs- und Gewaltopfer (► **Tab. 22.1**).

22.2.2 Österreich

Soziale Sicherheit als Ergebnis der Absicherung gegen soziale Risiken, wie Krankheit, Unfall, Invalidität, Arbeitslosigkeit, Alter und Verarmung wird in Österreich, wie ebenso in Deutschland, im Kern durch das Sozialversicherungsprinzip gewährleistet. Universelle staatliche Unterstützungssysteme, Versorgungs- und Fürsorgeleistungen wirken lediglich ergänzend und stellen nachgelagerte Unterstützungssysteme dar. Angesichts der Ausgaben ist die österreichische Sozialpolitik vergleichsweise großzügig dimensioniert. Die Sozialausgaben betrugen im Jahr 2008 28,3 % des BIP (bmask 2010).

Die Sozialversicherung in Österreich umfasst die Kranken-, Unfall- und Pensionsversicherung. Der Zugang zu Leistungen der Sozialversicherung tritt in der Regel über die eigene Erwerbstätigkeit bzw. über die Erwerbstätigkeit der Angehörigen (Mitversicherung in der Krankenversicherung und Hinterbliebenenleistungen in der Pensions- und Unfallversicherung) ein (Tálos und Wörister 1994). Die Finanzierung der sozialstaatlichen Leistungen erfolgt vor allem durch einkommensabhängige Beiträge, die Arbeitnehmer und Arbeitgeber anteilig entrichten. Eine Ausnahme hiervon bilden die Beiträge für die Unfallversicherung, die ausschließlich die Arbeitgeber für ihre Mitarbeiter entrichten. Die Inklusion sozialstaatlicher Leistungssysteme ist in Österreich nach Berufsgruppen strukturiert. Daraus resultiert eine Reihe von berufsspezifischen Gesetzen, wobei das Allgemeine Sozialversicherungsgesetz (AVSG) Arbeiter, Angestellte, freie Dienstnehmer und Auszubildende betreffend diese Risiken schützt. Beamte, Selbständige und Bauern sind anderen Sozialversicherungsanstalten zugeordnet. Zu Versicherungsleistungen zählen daneben Sozialleistungen, die im Falle einer Arbeitslosigkeit oder im Zuge arbeitsrechtlicher Regelungen gewährt werden, wie z. B. bei Mutterschaft und Krankheit (Tálos und Wörister 1994).

Das österreichische Pensionssystem zählt vor dem Hintergrund der Ausgaben zum größten Bereich der sozialen Sicherheit (Heitzmann und Österle 2008). Das umlagefinanzierte und leistungsorientierte Pensionssystem beruht auf drei Säulen. Erste Säule bildet die Pflichtversicherung, die für Arbeiter, Angestellte, Landwirte und Selbständige die Alterspension, Invalidenpension und Hinterbliebenenpension umfasst. Beamte verfügen über eigene Ruhestandssysteme, die durch ihre Beiträge und die ihrer jeweiligen Arbeitgeber finanziert werden. Zweite und dritte Säule des österreichischen Pensionssystems bilden jeweils die betriebliche und private Altersvorsorge. Seit Harmonisierung des Pensionssystems 2004 sind Arbeitgeber verpflichtet, pro Arbeitnehmer einen Beitrag des Bruttomonatslohnes in die Mitarbeiterkassen einzuzahlen. Für die private Vorsorge besteht die Möglichkeit, eine freiwillige Zusatzversicherung bei privaten Versicherungsträgern abzuschließen (bmask 2010).

Das Gesundheitssystem ist, gemessen seiner Ausgabenrelation, die zweitgrößte Säule der Sozialversicherung. Die Krankenversicherung finanziert sich vorrangig aus den Sozialversicherungsbeiträgen der Arbeitnehmer und Arbeitgeber sowie anteilig aus Steuergeldern. Daneben werden 30 % der gesamten Gesundheitskosten aus der privaten Finanzierung gedeckt. Hierunter fallen private Versicherungsbeiträge und die direkt von Patienten finanzierten Leistungen, wie auch Selbstbehalte bei der Inanspruchnahme von Leistungen, die grundsätzlich durch das Sozialversicherungssystem gedeckt sind (Heitzmann und Österle 2008). Hinsichtlich der Arbeitslosenversicherung ist das Arbeitsmarktservice (AMS) zentraler Akteur von Versicherungsleistungen und arbeitsmarktpolitischen Maßnahmen. Hierbei handelt es sich um eine vom Bundesministerium für Arbeit, Soziales und Konsumentenschutz ausgelagerte Institution, die auf Bundes- und Länderebene agiert. Ihre wichtigsten Geldleistungen im Rahmen der Arbeitslosigkeit sind das Arbeitslosengeld und die Notstandshilfe. Höhe und Dauer des Arbeitslosengeldes sind abhängig von dem vorangegangenen Erwerbseinkommen, Familienstand, Alter bei Eintritt in die Erwerbslosigkeit sowie den vorliegenden Versicherungszeiten (bmask 2010). Nach Bezug der Arbeitslosenhilfe können langzeitarbeitslose Menschen Anspruch auf eine Notstandshilfe erhalten. Hierbei handelt es sich um eine einkommensabhängige Leistung, die niedriger als das Arbeitslosengeld ist und zugleich die Einkommenssituation des Haushalts mit berücksichtigt (Heitzmann und Österle 2008). Mit einer derzeitigen Arbeitslosenquote von 4,1 % zählt Österreich zu dem Land mit der niedrigsten Arbeitslosigkeit in der EU (bmask 2011).

Universelle staatliche Unterstützungsprogramme stellen das zweite Netz des österreichischen Wohlfahrtsmodells dar und schließen unter anderem Politikbereiche wie die Familienpolitik ein. Der soziale Schutz von Kindern und Familien ist in Österreich im Vergleich zu anderen europäischen Ländern gut ausgebaut und ist der größte nicht im Rahmen der Sozialversicherung organisierte Bereich der österreichischen Sozialpolitik (Heitzmann und Österle 2008). Die Ausgaben für familienrelevante Leistungen belaufen sich jährlich auf ca. 6 Mrd. €. Die Familienleistungen in Österreich bestehen aus Geld- und Sachleistungen und Steuerabsetzbeträgen, die unmittelbar durch Kinder, Geburt und Erziehungstätigkeit begründet werden (bmask 2010). Familienrelevante Sach- und Dienstleistungen inkludieren den freien Zugang zur Bildung, die Subvention von Kinderbetreuungsplätzen sowie Angebote der öffentlichen Infrastruktur und die Mitversicherung bei Krankenversicherungsleistungen (Heitzmann und Österle 2008).

Weiter sieht der österreichische Sozialstaat Versorgungsleistungen für Kriegs- und Verbrechensopfer, Opfer des Faschismus und Opfer, die aufgrund von Impfungen gesundheitliche Schädigungen erlitten haben, vor. Diese Leistungen sind steuerfinanziert und sind an keine Beiträge der potenziell Anspruchsberechtigten gebunden (Tálos und Wörister 1994). Die soziale Mindestsicherung ist das dritte und letzte soziale Auffangnetz des österreichischen Wohlfahrtsstaates, welches greift, wenn Menschen weder durch das Sozialversicherungssystem noch durch universelle Leistungen ihren Lebensbedarf decken können. Leistungen zur sozialen Mindestsicherung sind in Österreich im Wesentlichen im Rahmen der Pensionsversicherung, die Ausgleichzulage bei geringen Pensionen und im Rahmen der Arbeitslosenversicherung, die Notstandshilfe. Als zusätzliches Sicherungssystem für individuelle Notlagen und Bedürftigkeit existiert in Österreich die Bedarfsorientierte Mindestsicherung (BMS). Weitere Hilfen sind einkommensgeprüfte Sozialleistungen, wie die Schüler- und Studienbeihilfen sowie Gebührenbefreiungen, die bedarfsabhängig beansprucht werden können (bmask 2010).

Mit seinen Gestaltungsprinzipien und Strukturen, insbesondere durch sein Sozialversicherungssystem, unterstreicht der österreichische Wohlfahrtsstaat seine Einordnung als konservatives, korporatives Modell. Die Sozialversicherung, mit seiner dominanten Anbindung an die Erwerbstätigkeit und Aufrechterhaltung traditioneller Familienformen und dem geringen Gewicht an universellen und einkommensunabhängigen Leistungen sind für diesen Wohlfahrtstyp von entscheidender Bedeutung (Heitzmann und Österle 2008).

22.2.3 Schweiz

Die regimetypologische Einordnung der Schweiz ist weitaus schwerer, als dies für Deutschland und Österreich der Fall ist. Esping-Andersen ordnet die Schweiz dem liberalen Wohlfahrtsregime zu (Esping-Andersen 1990). Diese Kategorisierung greift jedoch zu kurz. Sie basiert auf Daten aus den 1970er- und 1980er Jahren. Insbesondere in den darauffolgenden Jahren haben in der Schweiz jedoch wesentliche Veränderungsprozesse in der sozialpolitischen Gestaltung Einzug gehalten. Als ein Indikator hierfür kann die Sozialleistungsquote herangezogen werden, die sich von 1970 (8,5 %) bis 2007 (20,0 %) mehr als verdoppelt hat (BSV 2011). Das sozialpolitische System der Schweiz ist ein Mischtypus. Es beinhaltet Komponenten im Sinne des Beveridge-Modells, aber auch Elemente eines etatistischen Sozialversicherungssystems (Obinger 1998). Im Kern stützt es sich auf Volksversicherungen, Arbeitnehmerversicherungen und liberale Subventions- und Rahmengesetze und umfasst liberale, konservative und sozialdemokratische Elemente (Obinger 1998). Gemeinsam mit seinen Nachbarländern Österreich und Deutschland ist ihm die zentrale Stellung der Sozialversicherungssysteme. Unterschiede zeigen sich in der Bedeutung und Ausgestaltung der kantonal organisierten Sozialhilfe. Während dieses sozialpolitische Instrumentarium in anderen europäischen Ländern sehr ausgeprägt ist, spielt es in der Schweiz erst in jüngster Zeit eine zunehmend bedeutsame Rolle (Obinger 2000).

Das Schweizer Sozialversicherungssystem fußt auf der Alters- und Hinterlassenenversicherung (AHV), der Invalidenversicherung (IV), Krankenversicherung (KV), Arbeitslosenversicherung (AV), Beruflichen Vorsorge (BV), Unfallversicherung (UV) und Familienzulage (FZ). Innerhalb des Systems spielt die AHV eine herausragende Rolle, gilt sie doch als Symbol und Bastion schweizerischer Sozialpolitik (Carigiet und Opielka 2006). Die AHV entstand nach dem Zweiten Weltkrieg und gilt seitdem als Orientierungspunkt bei allen wohlfahrtsstaatlichen Projekten in der Schweiz. Die Alters- und Hinterlassenenvorsorge umfasst drei Säulen. Die erste Säule bildet die staatliche Vorsorge zur Grundsicherung. Sie setzt sich zusammen aus der AHV/IV und ist obligatorisch; d. h. wer in der Schweiz wohnt oder arbeitet, ist pflichtversichert. Die AHV/IV ist umlagefinanziert aus Beiträgen der Versicherten und Arbeitgeber (etwa 80 %) und durch Beiträge des Bundes und der Kantone (etwa 20 %). Sie ist solidarisch organisiert und sichert im Alter, bei Invalidität oder bei Erwerbsunfähigkeit die finanzielle Existenz. Die zweite Säule stellt die berufliche Vorsorge (Pensionskasse) dar. Die BV dient der Sicherung des gewohnten Lebensstandards. Die dritte Säule beinhaltet die private Vorsorge. Sie soll Versorgungslücken schließen, die durch die ersten beiden Säulen nicht abgedeckt werden. Die private Vorsorge liegt gänzlich in der Eigenverantwortung der Bürger und richtet sich bis zu einem gewissen Grad nach der finanziellen Leistungsfähigkeit während der Erwerbslebensspanne. Die grundsätzliche Idee hinter diesem Drei-Säulen-Prinzip ist, dass die ersten zwei Säulen zusammen annähernd 60 % des letzten Einkommens abdecken. Weitere individuelle Bedürfnisse liegen im privaten Sektor und somit im System der dritten Säule.

Die schweizerische Krankenversicherung unterscheidet sich grundlegend von der deutschen und österreichischen Krankenversicherung. Die Finanzierung der KV ist von der Erwerbstätigkeit unabhängig und mit Inkrafttreten des neuen Krankenversicherungsgesetzes (KVG) am 1. Januar 1996 wurde sie für die in der Schweiz lebende Bevölkerung verpflichtend. Die KV finanziert sich nach dem Prinzip der Kopfprämie, wobei im Sinne der Marktwirtschaft die Beiträge zwischen den Krankenkassen variieren. Eine soziale Differenzierung in der Kopfprämie gibt es hingegen nicht. Jeder muss einkommensunabhängig den gleichen Beitrag entrichten. Weiter muss jede Person Mitglied in einer Krankenkasse werden und einen personenbezogenen Beitrag leisten; d. h., die in Deutschland übliche Familien-versicherung gibt es in der Schweiz nicht, weder bei erwerbslosen Lebenspartnern noch bei Kindern und Jugendlichen.

Die Familienpolitik als weiterer Bereich der schweizerischen Sozialpolitik ist föderalistisch und subsidiär strukturiert (Mäder 2006). Dies bedeutet, dass die Entscheidungsverantwortung für die Ausgestaltung fördernder und ergänzender Familienleistungen in der Verantwortung der Kantone liegt. Im Gegensatz zu Deutschland und Österreich ist die Familienpolitik und Familienförderung in der Schweiz äußerst schwach entwickelt. Als relevante familienpolitische und familienfördernde Maßnahmen sind hier Leistungen wie Familienzulagen, Steuerabzüge, Mutterschaftsversicherung, Bedarfsleistungen und Beratungsdienste für Eltern zu nennen (Piller 2006).

22.3 Herausforderungen der Sozialpolitik des 21. Jahrhunderts

Sozialpolitik in ihrem Kern dient dem Schutz und der Absicherung vor sozialen Risiken und Notlagen sowie der Vermeidung und Minderung von sozialer Ungleichheit. Gleichzeitig zeigt sich in der genauen Betrachtung der Sozialstaaten, dass diesen Zielen und insbesondere deren Umsetzung neue Herausforderungen gegenüber stehen. Diese resultieren vorrangig aus den Folgen des demografischen und gesellschaftlichen Wandels und haben Auswirkungen auf die Finanzierungs-fähigkeit der Sozialstaaten.

Die »doppelte Alterung« in allen entwickelten Staaten wird aufgrund einer anhaltend niedrigen Geburtenrate und einer weiter ansteigenden Lebenserwartung die Sozialversicherungssysteme in den nächsten Jahrzehnten stark strapazieren. Gleichzeitig sinkt die Zahl der Menschen, die sich im mittleren Lebensalter befinden und aufgrund ihrer Erwerbstätigkeit die Finanzierungsmittel für die sozialen Systeme der nächsten Jahrzehnte bereitstellen. Das Ausmaß dieser prekären Lage wirft Schatten auf die Finanzierbarkeit der Sozialleistungen.

Hiervon sind insbesondere die Alterssicherungssysteme der nächsten Jahre betroffen. Demgegenüber führen chronische Erkrankungen, Multimorbidität, Behinderungen und eine erhöhte Krankheitshäufigkeit von älteren Menschen zu (Mehr-)Belastungen in der gesundheitlichen Versorgung, im Pflegebereich und weiteren Bereichen der sozialen Infrastruktur (Bäcker et al. 2010).

Den demografischen Strukturverschiebungen mit zugleich steigenden Versorgungsleistungen im Krankheits- und Pflegefall als Folge stehen soziale Veränderungen gegenüber.

Zudem wirkt die fortschreibende Globalisierung auf den nationalen Gestaltungs- und Entscheidungsspielraum sozialpolitischer Maßnahmen ein. So führen die globalen Entwicklungsströme dazu, sozialpolitische Sicherungssysteme abzubauen, Lohnnebenkosten zu senken, arbeitsrechtliche Regulierungen zu reduzieren oder Steuervergünstigungen für Unternehmen einzuführen, um im internationalen Standortwettbewerb bestehen zu können. Diese Globalisierungsprozesse – mit ihrem maßgeblichen Einfluss auf die Arbeitswelt – bedingen eine zunehmende Unsicherheit der Arbeitnehmer und steigende Ungleichheit innerhalb einer Gesellschaft.

Diese Entwicklung bedeutet, dass der Sozialstaat dauerhaft nicht mehr mit konventionellen Mitteln zu finanzieren ist. Ein Abbau des Wohlfahrtsstaates ist das Ergebnis und für die Bevölkerung bereits spürbar. Als Folge lassen sich Risiken in Bezug auf eine zunehmende Ausgrenzung und Verarmung ableiten und feststellen (Geber 2009). Die

Wohlfahrtsstaaten sind unter den aktuellen Herausforderungen und den veränderten sozioökonomischen und kulturellen Rahmenbedingungen gefordert, erfolgreiche Lösungsansätze anzubieten. Andernfalls wird die Sozialpolitik ihren Aufgaben nicht gerecht und kann für zukünftige Generationen die soziale Sicherheit gemäß ihren Zielen nicht wahren.

Eine Neuausrichtung ist die in Deutschland, Österreich und der Schweiz angewandte Aktivierungspolitik. Mit dem Grundsatz »Fördern und Fordern« setzt die investive Sozialpolitik neue Maßstäbe, um den steigenden sozialen Kosten der Zukunft entgegenzusteuern (Geber 2011). Dieses Programm zielt insbesondere auf langzeitarbeitslose und hilfebedürftige Menschen, die mittels besserer Dienstleistungen und Maßnahmenangebote der Arbeitsämter künftig zu mehr Eigenverantwortung und Anerkennung in der Gesellschaft verholfen werden soll (ebd.). Vorstöße in einzelnen Teilbereichen dienen zwar dazu, Finanzierungsbelastungen zu vermindern und Verbesserungen, wie z. B. bei der (Wieder-)Eingliederung in die Erwerbstätigkeit zu erzielen. Sie ändern jedoch nichts an der grundlegenden Situation, dass die demografischen und gesellschaftlichen Veränderungen bislang zu wenig beachtet wurden. Zukunftsblickend sind eine differenzierte Diskussion relevanter Themen und die Bereitstellung von Maßnahmen zur Vereinbarkeit von Beruf und Familie, zum Ausbau von Ausbildung und Weiterbildung und zur Förderung der Beschäftigung von älteren Arbeitnehmern erforderlich (Bäcker et al. 2010).

Literatur

Bäcker G, Naegele G, Bispinck R et al. (2010) Sozialpolitik und soziale Lage in Deutschland. Bd. 1: Grundlagen, Arbeit, Einkommen und Finanzierung. 5. Aufl. Wiesbaden: VS Verlag.

Bernard J, Schallenberg P, Sternberg T (2008) Katholische Soziallehre konkret: Politische Handlungsfelder und christliche Werte. 1. Aufl. Münster: Dialogverlag.

Bundesministerium für Arbeit und Soziales (2009) Sozialbericht 2009. (http://www.bmas.de/SharedDocs/Downloads/DE/PDF-Publikationen/a101-09-sozialbericht-2009.pdf?__blob=publicationFile; Zugriff am 08.01.2012).

Bundesministerium für Arbeit, Soziales und Konsumentenschutz (bmask) (2010) Sozialschutz in Österreich 2010. (http://www.bmask.gv.at/cms/site/attachments/1/6/3/CH2088/CMS1313745345149/sozialschutz_in_oesterreich%5B1%5D.pdf; Zugriff am 09.01.2012).

Carigiet E, Opielka U (2006) Einleitung: Deutsche Arbeitnehmer – Schweizer Bürger. In: Carigiet E, Mäder U, Opielka M, Schulz-Nieswandt F (Hrsg.) Wohlstand durch Gerechtigkeit: Deutschland und die Schweiz im sozialpolitischen Vergleich. Zürich: Rotpunktverlag.

Esping-Andersen G (1990) The three Worlds of welfare Capitalism. Cambridge: Blackwell Publishing Ltd.

Frevel B, Dietz B (2008) Sozialpolitik kompakt. 2. Aufl. Wiesbaden: VS Verlag.

Geber F (2009) Wohlfahrtsstaat Österreich-Grundsicherung für alle? Wien: OEGBVerlag.

Geber F (2011) Sozialstaat zwischen Bestandserhaltung und Innovation-Ausgestaltung von Aktivierungspolitiken im Vergleich Deutschland-Österreich-Schweden. Hamburg: Disserta Verlag.

Heitzmann K, Österle A (2008) Lange Traditionen und neue Herausforderungen: Das österreichische Wohlfahrtssystem. In: Schubert K, Hegelich S, Bazant U (Hrsg.) Europäische Wohlfahrtssysteme. Ein Handbuch. Wiesbaden: VS Verlag.

Kohl J (1993) Der Wohlfahrtsstaat in vergleichender Perspektive. Anmerkungen zu Esping-Andersens »The Three Worlds of Welfare Capitalism«. Zeitschrift für Sozialreform 39:67–82.

Lampert H, Althammer J (2007) Lehrbuch der Sozialpolitik. 8. Aufl. Heidelberg: Springer.

Mäder U (2006) Familienpolitik in der Schweiz (I): Mangelnde Kohärenz und zurückhaltender

Staat. In: Carigiet E, Mäder U, Opielka M et al. (Hrsg.) Wohlstand durch Gerechtigkeit: Deutschland und die Schweiz im sozialpolitischen Vergleich. Zürich: Rotpunktverlag.
Obinger H (1998) Politische Institutionen und Sozialpolitik in der Schweiz. Frankfurt/M.: Lang.
Obinger H (2000) Wohlfahrtsstaat Schweiz: Vom Nachzügler zum Vorbild? In: Obinger H, Wagschal U (Hrsg.) Der gezügelte Wohlfahrtsstaat. Sozialpolitik in reichen Industrienationen. Frankfurt/M.: Campus.
OECD (2011) Society at a Glance 2011 – OECD Social Indicators. (www.oecd.org/els/social/indicators/SAG, Zugriff am 08.01.2012).
Piller O (2006) Die soziale Schweiz – Die schweizerischen Sozialwerke im Überblick. Bern: Haupt.
Tálos E, Wörister K (1994) Soziale Sicherheit im Sozialstaat Österreich-Entwicklung-Herausforderungen-Strukturen. Baden-Baden: Nomos Verlagsgesellschaft.
Weber M, Kaesler D (2010) Die protestantische Ethik und der Geist des Kapitalismus. 3. Aufl. München: C. H. Beck.

23 Das Gesundheitswesen in Österreich, in der Schweiz und in Deutschland

Gerd Glaeske

Kapitelübersicht

23.1 Einführung
23.2 Österreich
23.2.1 Pflichtversicherung
23.2.2 Ärzte, Krankenhäuser, Arzneimittel
23.2.3 Ausgaben für Gesundheit
23.3 Schweiz
23.3.1 Kopfpauschalen und unzureichender RSA
23.3.2 Ausgabendynamik durch Kontrahierungszwang mit Ärzten
23.3.3 Notwendige Reformen
23.4 Deutschland
23.4.1 Der demografische Wandel als internationales Problem
23.4.2 Die GKV als Basis
23.4.3 Wettbewerb
23.4.4 Die private Krankenversicherung neben der GKV
23.4.5 Die ambulante ärztliche Versorgung
23.4.6 Die stationäre Versorgung
23.5 Fazit für alle Gesundheitssysteme

Zusammenfassung

Gesundheitssysteme haben sich in unterschiedlichen Ländern auch unterschiedlich entwickelt, dies ist vor allem an der Organisation des jeweiligen Systems, an dessen Finanzierung, am Zugang der Versicherten zum System und an den Leistungen für die Versicherten zu erkennen. Dies gilt auch für die Nachbarländer Österreich, Schweiz und Deutschland. Während z. B. in Österreich eine Versicherungspflicht für alle Erwerbstätigen, also auch für Selbstständige besteht, existiert in Deutschland eine Pflichtversicherung für alle Arbeitnehmerinnen und Arbeitnehmer. Neben den gesetzlichen Krankenkassen können ab einer bestimmten Einkommenshöhe auch private Krankenversicherungen zuständig sein. In Deutschland herrscht unter den 145 Krankenkassen (Stand: 2. Quartal 2012) Wettbewerb, in Österreich gibt es zwischen den zwanzig Krankenkassen keinen Wettbewerb. Ganz anders in der Schweiz: Hier sind alle Krankenkassen privatwirtschaftlich organisiert, es gibt keine staatliche Krankenkasse. Vor- und Nachteile verschiedener Gesundheitssysteme können in einem Ländervergleich erläutert werden.

23.1 Einführung

Eine Darstellung von Gesundheitswesen unterschiedlicher Länder sollte bestimmte Indikatoren in den Mittelpunkt stellen, um letztlich auch eine Bewertung der Systeme vornehmen zu können. Dies wird im Folgenden allerdings kaum möglich sein, weil diese Indikatoren nicht in einer eignen empirischen Untersuchung erhoben wurden, sondern die deskriptive Darstellung von vor allem quantitativen, zum Teil aber auch qualitativen Determinanten der jeweiligen Systeme im Mittelpunkt stehen. Damit lassen sich nur bedingt Aussagen über die künftigen Herausforderungen treffen, die in allen Gesundheitssystemen industrialisierter Länder weltweit bestehen, da mit dem dargestellten demografischen Wandel eine Veränderung des Morbiditätsspektrums einhergeht und aus diesem Grunde zielgerichtete Veränderungen in den jeweiligen Systemen erforderlich werden. Statt (allein) in der Akut- oder Notfallversorgung der Bevölkerung – in beiden Bereichen hat die Medizin eine beachtliche Qualität und immer wieder neue Erfolge erzielt –, besteht die wichtigste Aufgabe in Zukunft in einer adäquaten Versorgung von chronisch und mehrfach erkrankten Patienten hohen Alters und in einem Konzept einer generationenspezifischen Gesundheitsversorgung, die den sich wandelnden Bedürfnissen im Lebensverlauf von Patienten entspricht. Die künftigen Herausforderungen werden vor allem in der Zunahme von psychischen Erkrankungen wie Depression und Abhängigkeitserkrankungen, in der Zunahme von somatischen Erkrankungen wie Angina pectoris und Krebs und in der Zunahme von neurodegenerativen Erkrankungen wie Demenz und Parkinson liegen. Die Koordination der Versorgung solcher chronisch zu behandelnden Krankheiten muss dabei zum leitenden Prinzip werden. Hausärztliche, ambulante und stationäre fachärztliche sowie pflegerische Behandlungsleistungen müssen im Rahmen einer interdisziplinären Kooperation mit Angeboten zur Prävention (vor allem Maßnahmen der sekundären und tertiären Prävention), zur Rehabilitation, zur Arzneimittelversorgung sowie mit Leistungen von sozialen Einrichtungen und Patientenorganisationen sinnvoll verzahnt werden. Dazu eignen sich in vielen Bereichen Konzepte unter besonderer Berücksichtigung des Managed-Care-Ansatzes wegen ihrer Eignung für die Sicherstellung einer generationenspezifischen und populationsbezogenen Versorgung. In diesem Zusammenhang sollten auch Konzepte der integrierten Versorgung oder von Disease-Management-Programmen Berücksichtigung finden, die derzeit in europäischen Gesundheitssystemen mit Ausnahme von Deutschland noch eher selten flächendeckend angeboten werden, in denen die Kooperation von Hausärzten, Fachärzten und Krankenhausärzten mit Angehörigen anderer Gesundheitsberufe aus dem Bereich der Pflege, der psychologischen Psychotherapie oder auch der Physiotherapie als obligatorische Option verankert ist.

Während in allen Systemen traditionell die fachspezialistischen Interventionen eine hohe Bedeutung für die Versorgung chronischer Erkrankungen wie im Bereich der kardiovaskulären, der stoffwechselbezogenen, der psychischen, der neurologischen oder auch der onkologischen einnehmen, ist die Notwendigkeit einer lebenslangen Begleitung chronisch kranker Patienten im Bereich der Primärversorgung zu wenig beachtet worden.

Die Weltgesundheitsorganisation (WHO) veröffentlichte am 14. Oktober 2008 den »World Health Report 2008« mit dem Titel »*Primary health care: now more than ever*«. Darin werden im Zusammenhang mit der Primärversorgung Anforderungen an ein patientenorientiertes Gesundheitssystem formuliert, die als Prüfsteine in allen Ländern gelten sollten:

»In all countries, it offered a way to improve fairness in access to health care and efficiency in the way resources were used. Primary health care embraced a holistic view of health that went well beyond a narrow medical model. It recognized that many root causes of ill health and disease lie beyond the control of the health sector and thus must be tackled through a broad whole-of-society approach. Doing so would meet several objectives: better health, less disease, greater equity, and vast improvements in the performance of health systems. Today, health systems, even in the most developed countries, are falling short of these objectives.«

Der WHO-Bericht geht auch auf den direkten Zusammenhang einer alternden Bevölkerung und einer Zunahme chronischer Erkrankungen ein:

»In short, health systems are unfair, disjointed, inefficient and less effective than they could be. Moreover, without substantial reorienting, today's struggling health systems are likely to be overwhelmed by the growing challenges of aging populations, pandemics of chronic diseases, new emerging diseases such as SARS, and the impacts of climate change.« Daher schließlich die Forderung: »Now, more than ever, there are opportunities to start changing health systems towards primary health care in all countries« (WHO 2008).

Primary Health Care müsste daher ein Prüfstein sein, der in einer Darstellung der Gesundheitssysteme unterschiedlicher Länder eine wichtige Rolle spielt – solche Daten müssten aber speziell erhoben werden, um die patientenorientierte Qualität eines Gesundheitswesens prüfen zu können, das sich an folgenden Leistungskriterien orientiert:

- Zugänglichkeit (accessibility)
- Gleichheit (equity)
- Angemessenheit (appropriateness)
- Qualität (quality)
- Effizienz (efficiency)
- Kontinuität (long-term continuity)
- Bevölkerungsbezug (community/public health oriented)

Diese Kriterien werden sich in der folgenden Darstellung der Gegebenheiten in Deutschland, Österreich und der Schweiz nur bedingt wiederfinden. Dennoch werden strukturelle Merkmale Aussagen darüber zulassen, inwieweit bereits heute in der Struktur der Systeme Ansätze für diese Leistungskriterien zu finden sind bzw. wie veränderungsfähig und -bedürftig die jeweiligen Systeme sind. Auf einen kurzen Nenner gebracht, sollte die Frage beantwortet werden können, wie das jeweilige Gesundheitssystem mit den armen, alten und schwachen Menschen umgeht, weil daran ermessen werden kann, wie patientenorientiert und sozial dieses System gestaltet ist.

23.2 Österreich

Das Gesundheitssystem in Österreich gilt als gut und hochentwickelt. Der Zugang zum System und zu den Gesundheitsleistungen ist einfach für alle Versicherten, unabhängig vom sozialen Status, vom Alter, vom Geschlecht, von Wohnort und Herkunft.

»Das österreichische Gesundheitssystem ist ein beitragsfinanziertes Sozialversicherungssystem mit einer gesetzlichen Pflichtversicherung, die grundsätzlich an eine Erwerbstätigkeit gebunden ist« (Essl und Zehetner 2011).

Das Gesundheitssystem beruht auf einem bereits 1888/1889 eingeführten Sozialversicherungssystem, das – übrigens anders als in Deutschland mit seinen privaten Krankenversicherungen – nahezu 99 % der Bevölkerung absichert. Wie in Deutschland haben die Versicherten in Österreich Anspruch auf Sach- und Geldleistungen.

Teil 6

Mit einem Bruttoinlandsprodukt von 36.330 Euro pro Kopf im Jahre 2009 gehört Österreich zu den reichsten Ländern der Welt (Platz 10). An Platz 1 steht Luxemburg mit 82.600 Euro, an Platz 2 Norwegen mit 62.500 Euro, an Platz 4 die Schweiz mit 53.370 Euro und an Platz 16 Deutschland mit 32.300 Euro. Im Jahre 2009 umfasste die Wohnbevölkerung in Österreich rund 8,36 Millionen Menschen. Ein neugeborenes Mädchen konnte im Jahre 2009 mit einer Lebenserwartung von 82,9 Jahren, ein neugeborener Junge mit 77,4 Jahren rechnen. Die Säuglingssterblichkeit lag im Jahr 2009 bei 3,8 pro 1.000 Lebendgeburten. Bei der fernen Lebenserwartung konnten 60-jährige Männer im Jahr 2008 mit weiteren 21,3 Jahren und Frauen mit 25,1 Jahren rechnen.

Die medizinischen Versorgungseinrichtungen sind in Österreich in großer Zahl verfügbar: Im Jahre 2008 gab es 267 Krankenanstalten mit rund 64.300 Betten. Die Ärztedichte ist hoch – auf 1.000 Einwohner kamen im Jahre 2008 etwa fünf Ärztinnen und Ärzte, insgesamt waren es 41.830, darunter 12.200 Allgemeinärztinnen und -ärzte sowie 18.200 als Fachärztinnen und -ärzte. Daneben befanden sich rund 6.700 Ärztinnen und Ärzte in der Ausbildung. In der ambulanten Versorgung waren im Jahre 2008 rund 18.900 Ärztinnen und Ärzte tätig. Die ambulante Versorgung wird durch die Gesetzgebung des Bundes geregelt, die Versorgung im Krankenhausbereich durch die jeweiligen Bundesländer.

23.2.1 Pflichtversicherung

Das österreichische Sozialversicherungssystem folgt dem Prinzip der Pflichtversicherung auf der Basis von Solidarität und Selbstverwaltung. Die überwiegende Finanzierung erfolgt über Versicherungsbeiträge aus der Erwerbstätigkeit. Beiträge werden in der Regel zu annähernd gleichen Teilen vom Arbeitgeber und Arbeitnehmer bezahlt, 2010 betrug der Beitragssatz für die meisten Versicherten 7,65 %, die Höhe der Beiträge sind also einkommensabhängig, nach oben aber durch eine Beitragsbemessungsgrenze geregelt (im Jahre 2008 betrug diese Grenze für Arbeiter und Angestellte 3.930 Euro, für Selbstständige 4.585 Euro). Bestimmte Personengruppen müssen die Aufnahme in einer Versichertengemeinschaft selbst beantragen (z. B. Selbstständige oder freiwillig Versicherte). Beim Hauptverband der österreichischen Sozialversicherungsträger werden über einen Ausgleichsfonds Kassendefizite ausgeglichen, weil die Beitragseinnahmen und die Ausgaben für Behandlungsleistungen zunehmend auseinanderklaffen. Derzeit sind neun Gebietskrankenkassen (typischerweise in den Bundesländern tätig, z. B. die Oberösterreichische Gebietskrankenkasse (OÖGKK) mit Sitz in Linz) und sechs Betriebskrankenkassen tätig. Die Krankenkassen stehen, anders als in Deutschland und in der Schweiz, nicht im Wettbewerb miteinander. Der Krankenversicherungsträger kann, von wenigen Ausnahmen abgesehen, von den Versicherten nicht frei gewählt werden. Die Zuordnung erfolgt nach Berufsgruppen, zusätzlich auch nach dem Beschäftigungs- oder Wohnort.

23.2.2 Ärzte, Krankenhäuser, Arzneimittel

Eine Bundesgesundheitsagentur unter der Geschäftsführung des Bundesministeriums für Gesundheit hat die Aufgabe, die Entwicklungen im österreichischen Gesundheitswesen zu verfolgen, steuernd einzugreifen, Qualitätsvorgaben für die Versorgungsleistungen zu erarbeiten und Planungen für eine zukünftige Ausgestaltung vorzubereiten. Die Mitbestimmung von Patientinnen und Patienten ist durch Interessenvertretungen auf allen Ebenen gewährleistet. 99 % der österreichischen Bevölkerung sind durch die soziale Krankenversicherung abgesichert und haben Anspruch auf alle notwendigen Leistungen. Die Versicherten können im Krankheitsfall sowohl ihren Hausarzt wie sonstige ärztliche Hilfe frei wählen. Auch bei den meisten fachärztlichen Leistungen oder vor dem Aufsuchen vor den Krankenhausambulanzen muss nicht vorher ein Hausarzt konsultiert und eine Überweisung ausgestellt oder die Krankenkasse um Genehmigung gebeten werden. Es gibt also, wie in der deutschen oder schweizerischen Regelversorgung, keine Gatekeeper-Funktion der Allgemeinärztinnen und -ärzte. Rund 50 % aller niedergelassenen Ärztinnen und Ärzte haben Verträge mit einer oder mehreren Krankenkassen. Wenn eine Versorgung bei Vertragsärzten nicht möglich ist, können auch Leistungen bei einem Arzt der Wahl in Anspruch genommen werden. Die zuständige Kasse kann dem Versicherten dann die Kosten für die Konsultation nach den vertragsärztlichen Sätzen erstatten (Schölkopf 2010). Bemerkenswert sind auch die Unterschiede in der Arztdichte nach den jeweiligen Regionen: Im Burgenland kommen auf 1.000 Einwohner 3,6 aktive Ärztinnen und Ärzte, in Wien sind es mit 7,3 mehr als doppelt so viele. Seit 2010 wurde die Einführung von Gruppenpraxen gleicher oder unterschiedlicher Fachrichtungen gefördert. Patientinnen und Patienten müssen bei manchen Leistungen zuzahlen, entweder mit einem festen Betrag (z. B. Rezeptgebühr 5 Euro) oder mit einem prozentualen Anteil (z. B. 20 % Selbstbehalt bei einigen Krankenversicherungsträgern). Bei sozialen Härtefällen bestehen allerdings Ausnahmeregelungen. So ist knapp ein Viertel aller Patientinnen und Patienten von der Rezeptgebühr befreit.

Interessant ist, dass Österreich mit 28 Aufenthalten im Krankenhaus pro 100 Einwohnern im europäischen Vergleich an der Spitze liegt (in Deutschland 23 Fälle pro 100 Einwohner, in den Niederlanden nur 10,6 Fälle pro 100 Einwohner. Dagegen liegen aber die durchschnittlichen Arztbesuche pro Einwohner in Österreich mit 6,7 Besuchen relativ niedrig (Essl und Zehetner 2011). (Kassenpatienten gehen in Deutschland im Schnitt 17,7 Mal pro Jahr zum Arzt). Die durchschnittliche Aufenthaltsdauer liegt in Österreich allerdings nur bei 5,7 Tagen gegenüber dem Schnitt in der EU mit 6,1 Tagen. Von den 267 Krankenhäusern hat etwa die Hälfte ein so genanntes Öffentlichkeitsrecht mit Versorgungsangeboten. Diese Krankenhäuser werden auch Fondsspitäler genannt und rechnen nach einem DRG-ähnlichen (*D*iagnosis *R*elated *G*roups) Fallpauschalensystem, der leistungsorientierten Krankenanstaltenfinanzierung (LKF), ab.

In der Arzneimittelversorgung orientiert sich das österreichische Gesundheitssystem in seiner Gesetzgebung an den Rahmenvorgaben der EU. Zugelassen waren am 31 Dezember 2009 – inklusive der homöopathischen Mittel – 13.168 Arzneimittel (zum Vergleich: in Deutschland waren im Jahre 2011 »stolze« 61.503 Mittel zugelassen). Apotheken können nur nach einer Bedarfsprüfung eröffnet werden, insgesamt gibt es 1.252 öffentliche Apotheken, 46 Anstaltsapotheken und 950 ärztliche Hausapotheken, letztere insbesondere zur Sicherstellung der Arzneimittelversorgung in ländlichen Regionen. Diese mit eingerechnet werden rund 6.200 Einwohner von einer Apotheke versorgt, in Deutschland sind es »nur« 3.800 Einwohner pro Apotheke. Statt der rund 21.500 Apotheken, die es derzeit in Deutschland gibt, würden nach österreichischen Verhältnissen 12.900 ausreichen.

23.2.3 Ausgaben für Gesundheit

Die gesamten Gesundheitsausgaben betrugen im Jahre 2007 27,9 Mrd. Euro und damit 10,3 % des Bruttoinlandsprodukts (BIP) (zum Vergleich in der Schweiz (nach den USA mit 16,0 %) 11,4 % und Deutschland 10,4 %). 76 % dieser Ausgaben wurden aus öffentlichen Mitteln der Sozialversicherungsträger aufgebracht, 24 % dieser Ausgaben waren private Gesundheitsausgaben (entspricht 2,4 % des BIP). Auch in dieser Relation liegen deutliche Unterschiede zwischen einzelnen Ländern: Der private Anteil beträgt z. B. in den USA 8,7 % vom BIP, in der Schweiz 4,4 % und in Deutschland 2,4 %. Ein Anteil von etwa einem Viertel der Ausgaben wird durch Steuergelder von Bund, Ländern und Gemeinden gedeckt.

Die höchsten Ausgaben entfallen in Österreich auf die stationäre Versorgung (33,5 %), an zweiter Stelle folgt die ambulante Versorgung (18,2 %), an dritter Stelle die Arzneimittel und medizinischen Ge- und Verbrauchsgüter (17,1 %).

Seit dem Jahr 1998 ist ein Gesundheitsförderungsgesetz in Kraft, mit dem Menschen in ihren Lebens- und Arbeitswelten erreicht werden sollen, also in Betrieben, Gemeinden oder Städten, in Krankenhäusern und Schulen. Die Prävention hat demgegenüber noch einen relativ geringen Stellenwert, sie soll aber in Zukunft ausgebaut werden. Daneben sollen Qualitätssicherungsstrategien für wissenschaftlich hochwertige Behandlungsstrategien sorgen (z. B. durch das Erstellen von Health Technology Assessments oder durch das Implementieren von Leitlinien).

Die Patientenorientierung des österreichischen Gesundheitssystems scheint bei den Nutzerinnen und Nutzern anzukommen: 95 % der Österreicherinnen und Österreicher halten die Qualität ihres System für sehr gut oder ziemlich gut – das ist nach Belgien der zweithöchste Wert unter den EU-Staaten.

Insgesamt ist das Gesundheitssystem in Österreich von einer zentralen Gesetzgebung und einer dezentralen Verwaltung und Organisation der Gesundheitsversorgung gekennzeichnet. Für die Sicherstellung der ambulanten Versorgung sind die Träger der sozialen Krankenversicherung und die österreichische Ärztekammer verantwortlich. Für den Krankenhausbereich liegt der Versorgungsauftrag bei den Bundesländern, der Bund übernimmt allerdings die Erstellung der grundsätzlich notwendigen gesetzlichen Rahmenbedingungen (Essl und Zehetner 2011). Alles in allem gilt das österreichische Gesundheitssystem als sozial und patientenorientiert ausgerichtet.

23.3 Schweiz

In der Schweiz wurde vergleichsweise spät, nämlich erst 1994, mit der obligatorischen Krankenpflegeversicherung (OKP) eine Pflichtversicherung für den Krankheitsfall eingeführt, die für die gesamte Bevölkerung gilt (ca. 7,4 Mio.). Die Einwohner eines der 26 Kantone haben die freie Wahl, einer der privatrechtlich organisierten Versicherungen in dem jeweiligen Kanton als Versicherter beizutreten. Insgesamt gibt es 94 Versicherungen in der gesamten Schweiz, für die Kontrahierungszwang besteht, die also den antragstellenden Versicherten ohne Berücksichtigung des individuellen Gesundheitszustands aufnehmen müssen (Schölkopf 2010).

23.3.1 Kopfpauschalen und unzureichender RSA

Das Gesundheitswesen in der Schweiz gehört weltweit zu den teuersten und bietet insgesamt eine hohe Qualität. Es gibt keine Wartezeiten, Zugangsprobleme oder Mehrklassenversorgung, allerdings werden Versicherte und Patienten mit hohen Eigenleistungen und Einheitsprämien für die Finanzierung des Systems belastet. Die Lebenserwartung beträgt 81,3 Jahre (Deutschland 79,0), die Säuglingssterblichkeit beträgt 3,8 Promille (2010), in Deutschland 3,9. Die Finanzierung des schweizerischen Gesundheitssystems basiert, anders als in Deutschland und Österreich, nicht auf einkommensabhängigen Beiträgen, wobei es in beiden Ländern eine Beitragsbemessungsgrenze gibt, sondern im Umlageverfahren über Kopfpauschalen, die unterschiedlich hoch bei Kindern, jungen Erwachsenen und Erwachsenen festgelegt werden. Die Höhe der Kopfpauschalen variiert aber erheblich zwischen den Kantonen und den Versicherungen. Es gibt zwar ein Ausgleichssystem für die jeweiligen Risiken der Versicherten, dies ist aber auf die Versicherungen und die Versicherten eines einzigen Kantons beschränkt und schließt nur die Indikatoren Alter und Geschlecht ein. Ein solcher unzureichender Risikostrukturausgleich war auch lange Zeit in Deutschland Basis für einen finanziellen Ausgleich der gesetzlichen Krankenkassen untereinander, er war allerdings nicht auf die Versicherten der einzelnen Bundesländer, sondern auf das gesamte Bundesgebiet bezogen. Schon nach kurzer Zeit wurde jedoch klar, dass ein Risikostrukturausgleich ohne Morbiditätsbezug die Risiken der Versicherten in den jeweiligen Kassen ungenügend abbildet und nur 8 % der Ausgabenvarianz begründen kann. Daher wurde in Deutschland im Jahr 2009 der Risikostrukturausgleich (RSA) nach Alter und Geschlecht um die Morbiditätskomponente (Morbi) zum so genannten Morbi-RSA, der die Ausgabenbelastung der Kassen, die durch unterschiedlich zusammengesetzte Versichertenpopulationen mit unterschiedlichen Krankheitsrisiken und demzufolge unterschiedliche Behandlungskosten zustande kommt, besser ausgleichen kann. Im Gegensatz zu den Versicherten in Deutschland und Österreich müssen die Versicherten in der Schweiz die Kopfpauschalen ohne einen Anteil des Arbeitsgebers entrichten. Bei ökonomisch schwachen Versicherten zahlen die Kassen allerdings Zuschüsse, es kommt zu einer so genannten Prämienverbilligung. Seit Jahren steigen die Selbstbeteiligungen in der Schweiz drastisch an, um die Ausgabensteigerungen in der OKP »abzufedern«. Bis zu einem Betrag von 300 Franken müssen alle anfallenden Behandlungskosten zunächst selber bezahlt werden, erst wenn dieser Betrag überschritten wird, trägt die OKP die weiteren Kosten. Aber auch hier gibt es wieder Einschränkungen: Bei den über 300 Franken liegenden Kosten fallen 10 % Selbstbeteiligung an, bis zu einem Maximum von 700 Franken Selbstbeteiligung pro Jahr. Die zusätzlich zu den Kopfpauschalen privat zu zahlende anfallende Belastung für Versicherte, bei denen viele und teure Behandlungen anfallen, kann sich also rasch auf 1.000 Franken pro Jahr addieren. Wenn die Versicherten bereit sind, eine höhere Selbstbeteiligung zu zahlen, verringern sich die Kopfpauschalen, also die individuell an die jeweilige Versicherung zu zahlenden Prämien. Von dieser Regelung machen etwa 50 % der Versicherten Gebrauch (Schölkopf 2010).

23.3.2 Ausgabendynamik durch Kontrahierungszwang mit Ärzten

Trotz der schon erheblichen Selbstbeteiligungsbelastungen der Versicherten stiegen die Ausgaben zu Lasten der OKP in den vergangenen Jahren dramatisch an, die durchschnittlich zu tragenden Prämien sind zwischen 1996 und 2008 von monatlich 173 Franken auf 315 Franken gewachsen. Damit bleibt das schweizerische Gesundheitssystem mit 11,4 % vom Bruttoinlandsprodukt (53.370 € pro Kopf/4. Rang weltweit) eines der teuersten der Welt (BFS 2011). Wegen dieser Steigerungen bei den Prämien sind in der Zwischenzeit etwa 30 % aller Versicherten bzw. 40 % aller Haushalte auf die steuerfinanzierte Prämienverbilligung angewiesen (Schölkopf 2011, S. 67). All diese Maßnahmen haben aber offensichtlich noch nicht ausgereicht, nachdem sich viele Kantone bei der Mitfinanzierung der Prämienverbilligung verweigert haben. Daher wurde vom Schweizer Zentralstaat eine Prämienhalbierung für solche Familien eingeführt, die aufgrund ihres geringen Einkommens die Kopfpauschalen in der eigentlichen Höhe nicht mehr zahlen konnten. Zwischen 1998 und 2007 sind die gesamten Gesundheitskosten in der Schweiz um 39 % angestiegen, verantwortlich dafür waren vor allem die Ausgaben für den stationären und den ambulanten Bereich sowie für die Arzneimittelversorgung.

Insgesamt wurden im Jahre 2009 knapp 61 Mrd. Franken im Gesundheitswesen ausgegeben. Bei den Leistungsausgaben entfallen rund 90 % auf die großen drei Blöcke:

- *Stationäre Behandlung*: 27,764 Mrd. Franken (45,5 %)
- *Ambulante Behandlung*: 19,185 Mrd. Franken (31,5 %)
- *Verkauf Gesundheitsgüter*: 7,423 Mrd. Franken (12,2 %)

Die Finanzierung des Gesundheitswesens nach Direktzahlenden teilt sich folgendermaßen auf:

- *Sozialversicherungen*: 24,891 Mrd. Franken (40,8 %)
- *Private Haushalte*: 18,307 Mrd. Franken (30,0 %)
- *Staat*: 11,813 Mrd. Franken (19,4 %)

In ▸ **Abb. 23.1** werden die Kosten für ausgewählte Gesundheitsausgaben verschiedener Länder verglichen. Der Vergleich ist auf Länder beschränkt, die eine mit der Schweiz vergleichbar gute Gesundheitsversorgung haben.

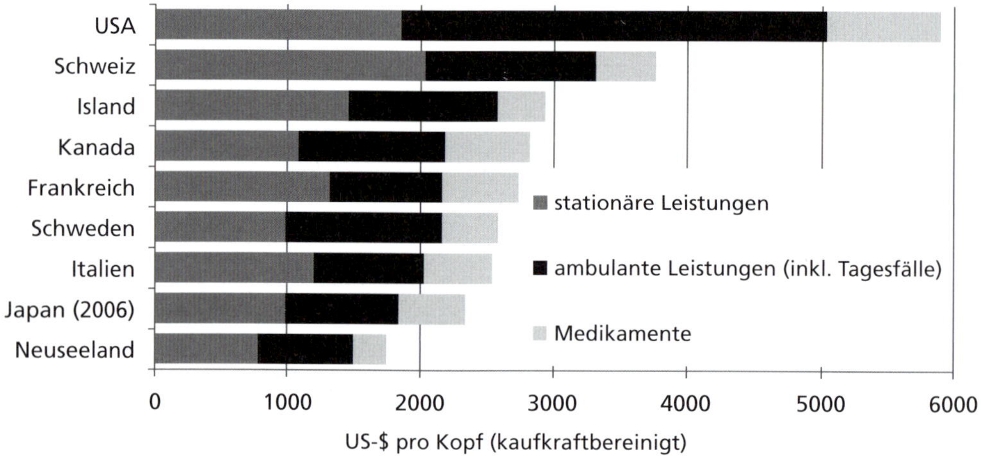

Abb. 23.1: Ausgewählte Kosten des Gesundheitswesens, 2007 (vimentis 2011)

»Wie die Grafik [23.1, Anm. d. Verf.] zeigt, hat die Schweiz die höchsten Ausgaben für stationäre und die zweithöchsten für ambulante Leistungen – ohne Frage eine Folge der geringen Steuerung gegenüber Krankenhäusern einerseits und niedergelassenen Ärztinnen und Ärzten, die im Rahmen der ›Kontrahierungsgarantie‹ auf der Basis einer Einzelleistungsvergütung abrechen können: Dieses System lädt geradezu ein, Patientenzahlen und Leistungen zu maximieren! Bei den Ausgaben für Medikamente ist die Schweiz im Mittelfeld der Vergleichsgruppe. Wenn man also berücksichtigt, dass in der Schweiz das Preisniveau generell höher ist (= Kaufkraftbereinigung), gibt die Schweiz im internationalen Vergleich nicht übermäßig viel für Medikamente aus. Das heißt nicht, dass die Medikamente in der Schweiz gleich teuer oder sogar günstiger sind als im Ausland. Die tieferen Ausgaben für Medikamente können auch daher kommen, dass die Schweizer im Durchschnitt weniger Medikamente brauchen« (Politik aktuell, www.vimentis.ch, 30.11.2009).

Die große Kostenbelastung im stationären Bereich könnte an den relativ langen Liegezeiten liegen: Ein durchschnittlicher Krankenhausaufenthalt dauert in der Schweiz 8,8 Tage, in Österreich wie gesagt 5,7, in Schweden sogar nur 4,7 Tage im Vergleich zur EU mit 6,1 Tagen im Schnitt. Im den Krankenhäusern gibt es auch im internationalen Vergleich relativ viel Pflegepersonal pro Bett. Die ambulante Versorgung ist von einer Dominanz der Fachärzte gekennzeichnet, international ist die Anzahl von Psychiatern extrem auffällig, die Anzahl der hausärztlich tätigen Ärzte ist relativ gering. Versicherte konsultieren daher häufig direkt die teureren Fachärzte ohne vorher zum Allgemeinarzt gegangen zu sein (Politik aktuell, www.vimentis.ch, 30.11.2009). Ohnehin ist die Dichte der niedergelassenen Ärztinnen und Ärzte in der Schweiz relativ hoch, sicherlich auch wegen der grundsätzlich bestehenden Niederlassungsfreiheit. Allerdings gibt es erhebliche Varianzen in der Arztdichte, manche Gemeinden und ländliche Gebiete müssen Ärztinnen und Ärzten Anreize wie geringe Mieten für Praxisräume anbieten, um sie auch in weniger attraktive Gegenden zu locken. Trotz dieser auftretenden Probleme gibt es keine Versorgungsengpässe. Es wird jedoch ein Zusammenhang zwischen der Arztdichte und der Höhe der Gesundheitsausgaben gesehen – je mehr Ärzte in einer Region tätig sind, desto höher sind auch die Ausgaben. Daneben bieten auch Kliniken vermehrt eine ambulante Facharztversorgung an, da es in der Schweiz keinerlei Einschränkungen für den Leistungsumfang in Krankenhausambulanzen gibt (Bathelt 2006).

Der in der Schweiz bestehende Kontrahierungszwang der Kassen mit den Ärzten – jeder Arzt hat das Recht, mit jeder Krankenkasse einen Vertrag zu schließen, unabhängig vom Einzugsgebiet, in dem der Arzt tätig ist, – steht seit längerer Zeit in der Diskussion. Das Einzelleistungsvergütungssystem – in der Schweiz stellen Ärzte den Versicherten jede Leistung einzeln in Rechnung (fee for service), die Kassen wiederum müssen die Kosten für alle Leistungen, die im Leistungskatalog genannt sind und die von zugelassenen Ärzten erbracht wurden, erstatten – führt, verbunden mit dem bestehenden Kontrahierungszwang, zu einem vergleichsweise hohen Durchschnittseinkommen schweizerischer Ärzte. Reformvorschläge haben daher vor allem die Abschaffung des Kontrahierungszwangs der Ärzte mit den Kassen im Mittelpunkt. Wenn dies erreicht werden könnte, wäre der Weg für Verhandlungen der Kantone mit den ärztlichen Vereinigungen darüber frei, welcher wirkliche Bedarf an niedergelassenen Ärzten in den jeweiligen Regionen besteht. Daneben sollten Qualitätskriterien die Auswahl der jeweils ausgewählten Vertragsärztinnen und -ärzte bestimmen.

23.3.3 Notwendige Reformen

Weitere Reformvorschläge zielen darauf ab, neben dem bestehenden Basismodell in der Versorgung so genannte Kooperationsmodelle zu fördern, die einem Managed-Care-System vergleichbar sind: Krankenkassen schließen in diesem Zusammenhang mit bestimmten Ärzten Verträge, die Honorierung geht weg von der Einzelleistungsvergütung hin zu Kopfpauschalen. Derzeit sind rund 17 % der Schweizer Bevölkerung in solche Kooperationsmodelle eingeschrieben, die zwar die freie Arztwahl der Versicherten einschränkt, ihnen aber im Gegenzug einen Prämiennachlass anbietet. Damit wird der Weg frei für Selektivverträge, mit denen eine effizientere Versorgung als bisher und mehr Versorgungsqualität erreicht werden soll. Allerdings ist mit derartigen Selektivmodellen eine mögliche Risikoselektion der Versicherten verbunden: Die »guten und kalkulierbaren Risiken« werden im Kooperationsmodell behandelt (da bleibt den Ärztinnen und Ärzten erwartungsgemäß ein hoher Anteil der gezahlten Kopfpauschale als Gewinn), während die schlechten Risiken im Basismodell gehalten werden, um im Rahmen der Einzelleistungsabrechnung weiter wie bisher kalkulieren zu können. In der Schweiz geht es also vor allem um eine bessere Steuerung der ambulanten Versorgung, es geht aber auch um eine Veränderung der Finanzierung in den Krankenhäusern. In der Schweiz ist es nämlich finanziell keinesfalls unerheblich, ob ein Patient stationär oder ambulant behandelt wird. Wenn Patienten einige Tage im Krankenhaus behandelt werden, tragen die Krankenkassen 49 % und die Kantone 51 % der Kosten, nur auf den Notfallstationen zahlen die Kassen 100 % der anfallenden Kosten. Hinzu kommt das Problem, dass im stationären Bereich – wie in Deutschland mit Ausnahme der Psychiatrie – nach Fallpauschalen (DRG-ähnlich), im ambulanten Bereich aber nach dem Ärztetarif Tarmed abgerechnet wird. Krankenkassen könnten daher ein Interesse daran haben, dass Patientinnen und Patienten stationär behandelt werden, weil dadurch die Kosten kalkulierbar und darüber hinaus zwischen Kassen und Kantonen aufgeteilt werden.

Die Kostendynamik im schweizerischen Gesundheitswesen muss aber auch deshalb überraschen, weil der Leistungskatalog der OKP deutlich »schmaler« ausfällt als in Deutschland oder Österreich. So sind z. B. Kosten für jegliche zahnmedizinische Versorgung, für künstliche Befruchtung oder auch die Zahlung von Krankengeld (z. B. in Deutschland nach der sechsten Woche einer Erkrankung) nicht abgedeckt, sondern müssen zusätzlich versichert werden.

Insgesamt scheinen in der Schweiz unklar geregelte Kompetenzen zwischen dem Bund, den halbautonomen Kantonen und den Kassen sowie fragwürdige Anreize tendenziell zu einer Überversorgung im ambulanten Bereich zu führen. Hinzu kommen mögliche Probleme in der ambulanten und stationären Pflege, die mit der Einführung der Fallpauschalen in den Krankenhäusern noch angestiegen sind. Versorgungsengpässe werden auch in den Bereichen Rehabilitation und Psychiatrie gesehen (SAMW 2007). Insgesamt verstärkt sich der Eindruck, dass die Schweiz zwar ein gutes, aber auch ein teures Gesundheitssystem hat und dass unter dem Kostendruck Versicherte und Patienten bereits mit einer Reihe von vor allem finanziell wirkenden Steuerungsmechanismen belastet wurden. Notwendig erscheinende und von der Politik einzuführende steuernde Strategien gegenüber den Anbietern und »Versorgern« wurden dagegen bisher noch ungenügend implementiert, sie wären aber unverzichtbar, um die noch immer bestehenden »falschen« Anreize, die auch weiterhin zu Ausgabensteigerungen führen werden, zu reduzieren.

23.4 Deutschland

Wie das schweizerische und das österreichische Gesundheitssystem ist auch das deutsche Gesundheitssystem eines der international teuersten. Die Ausgaben lagen seit dem Jahr 2000 immer über 10 % vom Bruttoinlandsprodukt, sie waren z. B. höher als in den Niederlanden (2007 9,7 %) oder in Schweden (9,1 %). Obwohl das deutsche Gesundheitswesen im internationalen Vergleich insgesamt keineswegs schlecht abschneidet, leidet die Versorgung an vielfältigen Koordinationsdefiziten, vor allem zwischen den einzelnen Behandlungssektoren und den in diesen Bereichen tätigen Ärztinnen und Ärzten sowie Angehörigen anderer Gesundheitsberufe.

23.4.1 Der demografische Wandel als internationales Problem

Die mit dem absehbaren demografischen Wandel einhergehenden Verschiebungen des Morbiditätsspektrums machen im Übrigen nicht nur in Deutschland, sondern in allen Gesundheitssystemen zielgerichtete Veränderungen bisheriger Strukturen notwendig. Neben der Akutversorgung der Bevölkerung besteht die wohl wichtigste Aufgabe künftig in einer adäquaten Versorgung von chronisch und mehrfach erkrankten Patienten in einer älter werdenden Bevölkerung. Eine Leitlinien-gestützte Versorgung bedarf einer entsprechenden Anpassung an die Multimorbidität der Patienten. Dies wirft die Frage nach einer generationenspezifischen Versorgung auf, die den Kriterien der Effizienz und Effektivität bzw. Qualität sowie Nachhaltigkeit genügt. Der Gesundheitsversorgung stellt sich damit die in integrativer Hinsicht anspruchsvolle Aufgabe, hausärztliche und fachärztliche, ambulante und stationäre sowie pflegerische Behandlungsleistungen im Rahmen einer interdisziplinären Kooperation mit Präventionsmaßnahmen, der Rehabilitation, der Arzneimitteltherapie sowie mit Leistungen von sozialen Einrichtungen und Patientenorganisationen ziel- und funktionsgerecht zu verzahnen. Diese Aufgabe stellt sich vor allem in industrialisierten Gesundheitssystemen, also auch in den hier vorgestellten von Österreich, der Schweiz und Deutschland. Ein Blick in die Aufstellungen der Lebenserwartungsprognosen und der Altersquotienten unterstreicht diese zukünftige Herausforderung (▸ **Tab. 23.1 und 23.2**).

Tab. 23.1: Internationaler Vergleich der demografischen Entwicklung: Annahmen zur Lebenserwartung bei Geburt (SVR 2009, S. 94)

Land	Geschlecht	2005	2015	2025	2040	2050
Deutschland	männlich	76,5	77,9	79,1	80,8	81,4
	weiblich	82,1	83,4	84,6	86,3	86,8
Frankreich	männlich	77,1	78,4	79,6	81,3	81,8
	weiblich	84,1	85,3	86,4	87,9	88,5
Großbritannien	männlich	77,2	78,5	79,6	81,3	81,9
	weiblich	81,6	82,9	84,1	85,8	86,4
Italien	männlich	77,5	78,8	79,9	81,6	82,1
	weiblich	83,5	84,6	85,8	87,4	87,9
Österreich	männlich	76,9	78,2	79,4	81,1	81,7
	weiblich	82,6	83,8	85,0	86,7	87,2
Spanien	männlich	77,7	78,9	80,1	81,7	82,3
	weiblich	84,2	85,4	86,5	88,0	88,6
Schweiz	männlich	79,0	80,2	81,3	82,8	83,3
	weiblich	84,2	85,3	86,4	88,1	88,6
Niederlande	männlich	77,5	78,8	79,9	81,6	82,1
	weiblich	81,9	83,0	84,0	85,5	85,9

Im Basisjahr 2007 besitzt Deutschland, wie ▸ Tab. 23.2 zeigt, den höchsten Altenquotienten »65« knapp vor Italien. In der Schweiz und in Österreich liegen die Werte deutlich niedriger. Die Schätzungen gehen davon aus, dass sich diese Situation bis zum Jahre 2050 verändert haben wird. Dann wird Deutschland mit einem Quotienten von 61,38 hinter Spanien und Italien rangieren. Österreich und die Schweiz liegen in etwa gleichauf – mit 52,92 respektive 50,10. Von den hier dargestellten Ländern muss sich also vor allem das deutsche Gesundheitssystem auf einen auffälligen demografischen Wandel einrichten.

Tab. 23.2: Der Altenquotient »65« im europäischen Vergleich (SVR 2009, S. 97); 65-Jährige und Ältere je 100 Personen im Alter von 20 bis unter 65 Jahren

Land	2007	2015	2025	2040	2050
Deutschland	33,11	35,47	43,74	59,41	61,38
Frankreich	28,02	33,21	40,54	48,89	49,66
Großbritannien	26,92	30,04	33,90	40,72	42,17
Italien	32,96	36,71	41,86	59,53	64,33
Österreich	27,91	30,13	36,47	50,56	52,92
Spanien	26,06	28,13	33,77	51,89	64,48
Schweiz	26,42	30,42	36,88	47,98	50,10
Niederlande	24,03	30,58	39,18	51,41	50,16
Norwegen	24,58	28,96	35,19	44,96	45,93
Schweden	29,81	34,90	39,44	45,40	46,38

Alle in diesem Beitrag verglichenen Länder haben daher, wenn auch in unterschiedlicher Dimension, ähnliche Probleme in ihren Gesundheitssystemen zu bewältigen: Es gilt, altersassoziierte und altersbedingte Versorgungsnotwendigkeiten zu berücksichtigen, die Strukturen und deren Finanzierung dem künftigen Versorgungsbedarf anzupassen (z. B. im Bereich der Pflege oder durch Multimorbiditäts-angepasste Leitlinien), die Effizienz durch wirksame und richtige Anreize, auch vor allem durch die Erhöhung des Wettbewerbs um Qualität, zu verbessern und patientenorientierte Kooperationsformen von Versorgungseinrichtungen und Professionen zu fördern.

23.4.2 Die GKV als Basis

Im Mittelpunkt des deutschen Gesundheitssystems steht die Gesetzliche Krankenversicherung (GKV). Sie hat ihre Wurzeln in den Hilfsvereinen auf Gegenseitigkeit, die seit dem Mittelalter auf der Basis von Zusammenschlüssen des Handwerks, Gesellenbruderschaften und Einrichtungen des Bergbaus entstanden. Mit der Industrialisierung gegen Ende des 18. Jahrhunderts gab es, ausgehend von Preußen, mehr und mehr gesetzliche Regelungen für Maßnahmen der Armenpflegeprogramme und der Krankenfürsorge. Im Mittelpunkt stand dabei die Zahlung des Krankengeldes an den Arbeitnehmer als wirtschaftliche Absicherung im Krankheitsfall. Als Gründungsjahr für die heutige GKV gilt das Jahr 1883, in dem das Gesetz über die

Krankenversicherung der Arbeiter im gesamten Deutschen Reich eingeführt wurde. Dieses Gesetz ist untrennbar mit dem Namen des damaligen Kanzlers Otto von Bismarck verbunden. Erstmalig war mit diesem Gesetz ein Rechtsanspruch des Versicherten auf Geld- und Sachleistungen verbunden: Dazu gehörten Kranken-, Sterbe und Wöchnerinnengeld sowie freie ärztliche Behandlung und die Versorgung mit Arzneimitteln. Über Satzungsleistungen konnte der Krankenversicherungsschutz auch auf die Familienangehörigen ausgedehnt werden. Die Beiträge wurden zu einem Drittel von den Arbeitgebern und zu zwei Dritteln von den Arbeitnehmern auf der Basis der Bruttoarbeitsentgelts gezahlt (Nagel 2007).

Vielfältige Änderungen im Krankenversicherungsrecht führten zur heutigen GKV, in der nach dem Prinzip der Versicherungspflicht alle Arbeitnehmerinnen und Arbeitnehmer bis zu einer bestimmten jährlich aktuell festzusetzenden Versichertenpflichtgrenze versichert sein müssen. Liegt der Verdienst über dieser Grenze, können Versicherte als freiwillige Mitglieder in der gesetzlichen Krankenkassen verbleiben oder in eine private Krankenkasse wechseln. Nicht erwerbstätige Ehepartner und Kinder sind in der GKV beitragsfrei mitversichert. Pflichtversichert sind auch Rentner, Arbeitslose und weitere Sozialleistungsbezieher. Die Aufgaben der Gesetzlichen Krankenversicherung sind im 5. Sozialgesetzbuch (SGB V) verankert. Danach sollen Krankenkassen die Gesundheit ihrer Versicherten erhalten, wiederherstellen oder den Gesundheitszustand bessern (§ 1). Dies soll mit Leistungen geschehen, die dem allgemein anerkannten Kenntnisstand in der Medizin entsprechen und den therapeutischen Fortschritt berücksichtigen, deren Anwendung notwendig und wirtschaftlich sind, das Maß des ausreichenden nicht überschreiten und deren Qualität und Humanität nachgewiesen ist (§§ 2, 12 und 70). Zu den Leistungen, die im Sinne der Sachleistung gewährt werden, gehören alle Leistungen aus dem ambulanten (Arzneimittel, Heil- und Hilfsmittel, ärztliche Versorgung), stationären und rehabilitativen Bereich.

23.4.3 Wettbewerb

Seit dem 1. Januar 1997 können die gesetzlich Krankenversicherten ihre Kasse frei wählen, alle Kassen stehen nunmehr im Wettbewerb zueinander. Während es im Jahre 2002 noch 357 Krankenkassen gab, nämlich 17 allgemeine Ortskrankenkassen, 288 Betriebskrankenkassen, 25 Innungskrankenkassen, 13 landwirtschaftliche Krankenkassen, 1 Seekrankenkasse, 1 Bundesknappschaft, 5 Ersatzkassen für Arbeiter und 7 Ersatzkassen für Angestellte, gab es zum 1. Januar 2010 durch Fusionen nur noch 169 Kassen (vor allem durch ein Zusammengehen vieler Betriebskrankenkassen und durch Fusionen von Orts- und Ersatzkassen), für das Jahr 2012 wird eine Zahl unter 150 geschätzt. Diese Fusionen hängen vor allem mit der Strategie zusammen, durch mehr Marktmacht Verträge mit Ärzten, Krankenhäusern oder pharmazeutischen Herstellern abschließen zu können, die sowohl die Qualität der Versorgung wie die Effizienz verbessern können. Im Jahre 2010 waren 70,2 Millionen Menschen in Deutschland gesetzlich krankenversichert, etwa 33 Millionen Männer und 37,2 Millionen Frauen. Insgesamt standen rund 180 Mrd. Euro für die Versorgung und die Organisation des Systems im ab dem 1. Januar 2009 eingeführten Gesundheitsfonds (auf der Basis eines bundeseinheitlich im Bundestag festgelegten Beitragssatzes) zur Verfügung (ca. 165 Mrd. Euro wurden für die medizinische Versorgung ausgegeben). Der Gesundheitsfonds löste den bis dahin von der Selbstverwaltung der Kassen autonom festgelegten Beitragssatz ab und schwächte damit auch das Wettbewerbsmodell der Kassen untereinander. Ein bundesweiter morbiditätsorientierter Risikostrukturausgleich führt zu finanziellen Zuweisungen an die Kassen nach den Kriterien Alter, Geschlecht und den Kosten für 80 ausgewählte schwerwiegende und kostenintensive Erkrankungen.

Die Basis der gesetzlichen Krankenversicherung ist die solidarische Finanzierung (Junge für ältere Menschen, Gesunde für Kranke, solche mit keinen Kindern für solche mit Kindern, solche mit höherem Einkommen für solche mit niedrigerem Einkommen). Die Beiträge werden einkommensabhängig erhoben, der Leistungsanspruch ist dagegen einkommensunabhängig, es gibt keinen Unterschied im Beitragssatz nach Alter und Geschlecht. Allerdings wurde die paritätische Aufgliederung der Beitragssatzbelastung zwischen Arbeitnehmern und Arbeitgebern schon vor einigen Jahren verlassen: Derzeit beträgt der Beitragssatz für alle Versicherten 15,5 % vom abhängig erarbeiteten Verdienst, davon entfallen auf den Arbeitgeber 7,3 % und für den Arbeitnehmer 8,2 %. Die GKV bietet ihre Leistungen im Rahmen eines Sachleistungssystems an. Es herrscht Kontrahierungszwang, zum Versichertenkreis gehörende Personen dürfen nicht wegen Alter, Geschlecht oder vorbestehenden Krankheiten abgelehnt werden, wenn sie versichert werden möchten.

Zuzahlungen haben im Vergleich zur Schweiz eine relativ geringe Bedeutung. Seit dem Jahr 2004 wird eine Praxisgebühr von 10 Euro pro Quartal bei einem ambulanten Arztbesuch erhoben (diese Praxisgebühr wird ab dem 1. Januar 2013 aufgehoben), 10 Euro werden auch bei einem Krankenhausaufenthalt für die ersten vier Wochen erhoben. Bei Arzneimitteln sowie bei Heil- und Hilfsmitteln wird eine Zuzahlung von 10 % fällig, die aber 5 Euro nicht unterschreiten und 10 Euro nicht überschreiten darf. Die jährlichen Zuzahlungen dürfen zudem 2 % des Bruttohaushaltseinkommens nicht überschreiten, wenn dies der Fall wäre, werden die Versicherten von weiteren Zuzahlungen befreit. Bei chronisch Kranken beträgt die jährliche Zuzahlungsgrenze 1 % des Bruttohaushaltseinkommens.

23.4.4 Die private Krankenversicherung neben der GKV

Im Gegensatz zu allen anderen Ländern in Europa ist es bisher in Deutschland nicht gelungen, die gesamte Bevölkerung in der GKV zu versichern. Neben der Gesetzlichen Krankenversicherung existiert nämlich auch eine private Krankenversicherung. Seit dem ausgehenden 19. Jahrhundert hatten Unternehmen den nicht gesetzlich Krankenversicherten eine Absicherung des Risikos Krankheit angeboten, 1903 wurde der Begriff »Private Krankenversicherung« (PKV) erstmals offiziell eingeführt (Nagel 2007). Derzeit wird geschätzt, dass etwa 8 Millionen Vollversicherte Mitglieder in der PKV sind und dass daneben etwa 7,9 Millionen eine private Zusatzversicherung für bestimmte Leistungen (z. B. Einbettzimmer, Chefarztbehandlung, erhöhtes Krankengeld usw.) abgeschlossen haben. Als Vollversicherte kommen alle Personen in Frage, die nicht in der GKV pflichtversichert sind, z. B. Selbständige, Freiberufler, Beamte (mit Beihilfeberechtigung, die einen Teil privat absichern) und Arbeitnehmer mit einem jährlichen Einkommen oberhalb der Krankenversicherungspflichtgrenze (2012 oberhalb 50.850 Euro, im Jahre 2013 über 52.200 Euro). Die Festlegung der Prämien kommt risikoäquivalent zustande (in der Kalkulation werden Alter, Geschlecht oder auch Vorerkrankungen berücksichtigt), der Versicherungsschutz für Personen kann auch abgelehnt werden. Es gilt das Erstattungssystem, in dem die Leistungserbringer Rechnungen ausstellen, die der Versicherte bei seiner Kasse einreicht, um eine entsprechende Erstattung der Rechnungsbeträge zu bekommen.

23.4.5 Die ambulante ärztliche Versorgung

Nach den Daten der Gesundheitsberichterstattung des Bundes (2008) existierten im Jahre 2008 89.133 Arztpraxen ohne Zahnarztpraxen, darunter 37.084 Arztpraxen für Allgemeinmedizin und Praxen von praktischen Ärztinnen und Ärzten und 52.049 Facharztpraxen (ohne Arztpraxen für Allgemeinmedizin). Daneben werden 46.922 Zahnarztpraxen, 13.400 Praxen von psychologischen Psychotherapeutinnen und -therapeuten gezählt. In der ambulanten Versorgung sind 137.600 Ärztinnen und Ärzte tätig, davon 6.900 Privatärzte, 118.900 Vertragsärzte (58.300 Hausärzte und 60.500 Fachärzte), 1.400 Partner-Ärzte und 10.400 angestellte Ärztinnen und Ärzte. Im Zeitraum 1993 bis 2007 stieg die Anzahl der Fachärzte um 44 % von 42.181 auf 60.554 an. Im gleichen Zeitraum verringerte sich die Anzahl der Hausärzte um 6,5 % von 62.375 auf 58.304, während die Einwohnerzahl um weniger als 5 % anstieg, so dass sich insgesamt die Arztdichte pro 1.000 Einwohner deutlich erhöhte. Unter den Fachärzten entfiel im Jahre 2007 die größte Gruppe auf die Frauenärzte (9.676), gefolgt von den Internisten (7.347), den Augenärzten (5.183), den Orthopäden (5.062) und den Nervenärzten, Neurologen und Psychiatern (4.792). Die jeweiligen Arztpraxen sind typischerweise Einzelpraxen, seltener auch Gemeinschaftspraxen oder Praxisgemeinschaften mit Ärztinnen und Ärzten einer Fachrichtung, Kooperationen sind eher selten. Diesen Einzelpraxen wird für die Zukunft nur bedingt eine positive Prognose ausgestellt: In strukturstarken Gegenden (z. B. in Großstädten) wächst der Konkurrenzdruck der Praxen untereinander, die ökonomische Basis leidet. Andererseits ist eine »Umverteilung« in ländliche Gegenden mit tendenziell struktureller Unterversorgung dringend erforderlich. Es müssen daher Wege gefunden werden, wie eine »vernünftige« regionale Verteilung der Arztpraxen gefördert werden kann (SVR 2009, S. 696)

Neben der regionalen Verteilung von hausärztlich- und fachärztlich tätigen Praxen ist vor allem die Behandlung von bedürftigen Patientengruppen von besonderer Bedeutung. In diesem Zusammenhang werden mehr und mehr Probleme mit einer angemessenen Versorgung von Bewohnern und Pflege- und Altenheimen genannt, von denen etwa 75 % aufgrund einer eingeschränkten Mobilität und Demenz (53 %) keinen Arzt außerhalb des Heims aufsuchen können. Die fachärztliche Versorgung unterbleibt bei vielen Bewohnerinnen und Bewohner. In einer Studie zur Versorgung in Pflegeheimen (Hallauer et al. 2005) wurde deutlich, dass 38 % der Heime von keinem Gynäkologen aufgesucht werden, obwohl 80 % der Heimbewohner Frauen sind. Ein Drittel aller Heime bleibt ohne Besuch eines Augenarztes oder eines Hals-Nasen-Ohren-Facharztes. Nur ein Drittel der Patientinnen und Patienten werden von Neurologen und Psychiatern besucht. Das dezentral organisierte Facharztsystem bietet daher im Sinne der »aufsuchenden« Medizin keine besonders günstigen Voraussetzungen für Menschen mit Einschränkungen, die »Kommstruktur« wird insbesondere vielen älteren Menschen nicht gerecht, die fachärztliche Versorgungsstruktur in Heimen ist dringend verbesserungsbedürftig. Dies sollten die Fachärzte auch deshalb berücksichtigen, weil eine kürzlich durchgeführte Studie zeigte, dass das Vertrauen von Patienten in Gesundheitsfragen zum Facharzt mit 89 % fast ebenso hoch ist wie zum Hausarzt mit 93 % (Ernst und Young 2009).

Dennoch: Insgesamt bilden die Arztpraxen niedergelassener Vertragsärzte die wichtigste Basis der vertragsärztlichen Versorgung im deutschen GKV-System. Es wird seit einiger Zeit darauf hingewiesen, dass der Anspruch der Patientinnen und Patienten auf eine hausärztliche und fachärztliche Versorgung in strukturschwachen Gegenden nur noch in Kooperation mit einem Krankenhaus beispielsweise mit der gemeinsamen Nutzung von Großgeräten, Operationssälen und einem Konsiliar- und Belegarztsystem möglich sein wird (BÄK 2008).

Neben den Arztpraxen bieten die seit dem 1. Januar 2004 erlaubten Medizinischen Versorgungszentren (MVZ) als fachübergreifende, ärztlich geleitete Einrichtungen medizinische Behandlungen an, in denen im Arztregister eingetragene Ärzte als Angestellte oder als Vertragsärzte tätig sind. Fachübergreifend sind solche Einrichtungen dann, wenn mindestens zwei Ärzte unterschiedlicher Facharzt- oder Schwerpunktbezeichnungen in den MVZ tätig sind. Die Entwicklung der MVZ ist seit 2004 durchaus beeindruckend: Ende des 3. Quartals 2009 existieren 1.378 Einrichtungen mit insgesamt 6.647 Ärztinnen und Ärzten. Davon waren 1.331 als Vertragsärzte tätig, 5.316 als angestellte Ärzte, darunter überproportional viele Frauen. Im Schnitt waren in diesen MVZ 4,8 Ärztinnen und Ärzte tätig, 50,7 % waren in der Trägerschaft von Vertragsärzten, 38,2 % in der Trägerschaft eines Krankenhauses. In ländlichen Regionen gab es 569 MVZ (41 %), in halbstädtischen Regionen 39 (3 %) und in städtischen Regionen 770 (56 %). Die MVZ in Trägerschaft von Krankenhäusern konzentrieren sich stärker in Brandenburg, Mecklenburg-Vorpommern, Baden-Württemberg und Thüringen. Hausärzte und Internisten sind die häufigsten vertretenen Fachgruppen in den MVZ (KBV 2009).

MVZ bilden offensichtlich eine attraktive Alternative für Ärztinnen und Ärzte, die eine Alternative zu der »Isolation« in Einzelpraxen und dem dort verbreiteten »Einzelkämpfertum« suchen. Sie haben zudem für Patientinnen und Patienten den Vorteil der Versorgung »unter einem Dach«.

In Deutschland besteht nach wie vor freie Arztwahl. Allerdings werden mehr und mehr selektive Verträge von Kassen mit bestimmten Ärztegruppen abgeschlossen (z. B. im Rahmen der integrierten Versorgung), obligatorisch müssen die Kassen auch Hausarztverträge anbieten. Versicherte, die sich in solche Verträge einschreiben, geben damit zwar die freie Arztwahl auf, sie haben aber dadurch auch bestimmte Vorteile, z. B. eine verbesserte Koordination der Behandlungsabläufe. Seit Anfang des Jahres 2000 wurden auch Disease-Management-Programme für Versicherte mit chronischen Krankheiten wie Asthma, COPD oder Diabetes eingeführt. Wenn Patienten sich in solche Programme einschreiben, werden ihnen z. B. Schulungsprogramme angeboten, Ärzte bekommen für jeden eingeschriebenen Patienten ein zusätzliches Honorar. Etwa 6,8 Mio. Versicherte haben sich in die DMP eingeschrieben (van Lente und Willenborg 2011). Mit all diesen Maßnahmen soll versucht werden, das Outcome in der Behandlung zu verbessern und möglichst gleichzeitig Kosteneinsparungen zu erzielen, z. B. durch eine Verringerung von stationären Aufenthalten.

23.4.6 Die stationäre Versorgung

Während die ambulante Versorgung von den Kassen zusammen mit den 17 Kassenärztlichen Vereinigungen (KV) auf Bundes- und Länderebene organisiert wird, wobei der Sicherstellungsauftrag bei den KV liegt, fällt die Sicherstellung der stationären Versorgung in die Zuständigkeit der 16 Länder. Derzeit gibt es ein nebeneinander von Krankenhäusern in kommunaler (30,5 %), freigemeinnütziger (36,5 %) (z. B. Kirchen) oder privater Trägerschaft (32,9 %). In den 2.064 Krankenhäusern (2010; durchschnittliche Verweildauer 7,9 Tage (EU 6,1 Tage)) wird – außer im Bereich der Psychiatrie – nach einem DRG-System abgerechnet. In allen Krankenhäusern zusammen sind 134.079 Ärztinnen und Ärzte und 677.650 Angehörige anderer Gesundheitsberufe (vor allem Pflegerinnen und Pfleger) tätig (Anzahl umgerechnet in Vollkräfte) (alle Daten DKG 2011)

Bei den Ausgaben dominieren die Kosten des stationären Bereichs vor den Ausgaben für Arzneimittel, erst danach folgen die Ausgaben für die ambulante Versorgung. Die Ausgaben für Arzneimittel sind in den letzten Jahren immer stärker angestiegen als die Ausgaben für den stationären und ambulanten Bereich. Durch eine verstärkte Verordnung von Generika oder durch Rabatt-, Cost- oder Risk-sharing-Verträge der Kassen mit den Herstellern sowie durch eine am 1. Januar 2011 eingeführte Kosten-Nutzen-Bewertung soll dieser Ausgabenanstieg gebremst werden. Im Jahr 2010 wurden insgesamt rund 165 Mrd. Euro für Leistungen im Rahmen der GKV ausgegeben (▶ **Abb. 23.2**), dies sind ca. 60 % der Gesamtausgaben von rund 280 Mrd. Euro (2009: 278,3 Mrd. Euro) für Gesundheit in Deutschland (inklusive der Ausgaben im Rahmen der Privatversicherungen, der Selbstmedikation und der Zuzahlungen).

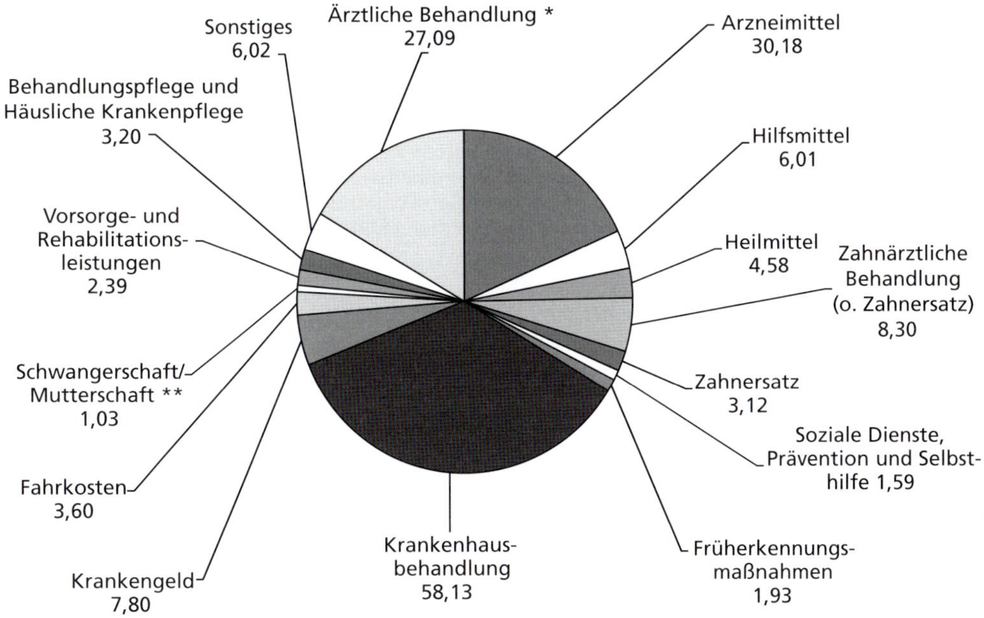

Abb. 23.2: Ausgaben für einzelne Leistungsbereiche der GKV 2010 in Mrd. Euro (Kemper et al. 2011)

23.5 Fazit für alle Gesundheitssysteme

Insgesamt müssen alle Gesundheitssysteme stärker als bisher die Kooperation, die Koordination und die Integration in ihren Strukturen verbessern. In diesem Zusammenhang hat der Sachverständigenrat zur Begutachtung der Entwicklung im Gesundheitswesen in Deutschland eine stärker populationsbezogene, sektorübergreifende und regionalisierte Struktur für ein zukünftiges System vorgeschlagen, das zu einer

Verringerung der Schnittstellenprobleme zwischen den einzelnen Sektoren, vor allem zwischen dem ambulanten und stationären Bereich (und der damit einhergehenden doppelten Facharztschiene) führen soll (► **Abb. 23.3**).

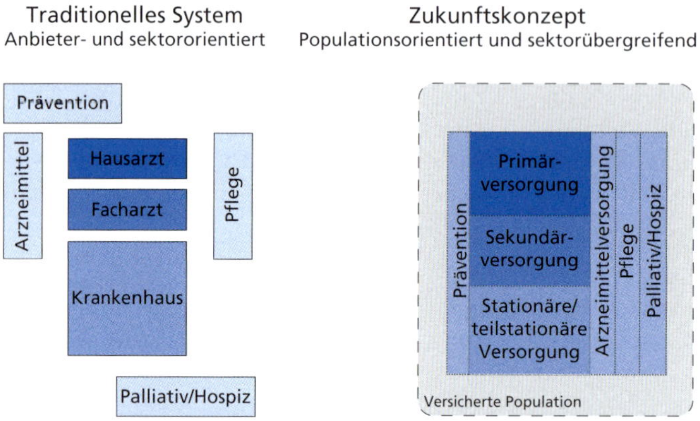

Abb. 23.3: Von der sektoralen zur populationsorientierten Versorgung (Quelle: Sachverständigenrat zur Begutachtung der Entwicklung im Gesundheitswesen (2010) Koordination und Integration – Gesundheitsversorgung in einer Gesellschaft des längeren Lebens, Sondergutachten 2009. Bd. II. Baden-Baden: Nomos, Ziffer 1179)

Ein solches Konzept, das in allen dezentral organisierten Gesundheitssystemen wie z. B. in Österreich, in der Schweiz oder in Deutschland die Behandlungsabläufe strukturieren und integrieren kann, das aufbaut auf einem Professionenmix zwischen Ärzten und anderen Gesundheitsberufen und das den Patientinnen und Patienten eine besser koordinierte Versorgung anbietet, wäre auch für die zukünftigen Herausforderungen eine gute Basis für eine Weiterentwicklung. Wenn eine solche Struktur aufbaut auf einer Finanzierung, in die im ersten Schritt die gesamte Bevölkerung einbezogen ist (»Bürgerversicherung«) – wer will, mag sich dann in einem zweiten Schritt bezüglich einzelner Leistungen zusatzversichern – und wenn im Rahmen einer solchen Struktur für die »Versorgungsinstitutionen« ein Wettbewerb um Qualität und die Organisation der Behandlungsabläufe im Rahmen von finanziellen Anreizen möglich gemacht wird, um Unter-, Über- und Fehlversorgung zu vermeiden, könnte sich ein Gesundheitssystem von hoher Effektivität und Effizienz entwickeln.

Literatur

BÄK (Bundesärztekammer) (2008) Gesundheitspolitische Leitsätze der Ärzteschaft – Ulmer Papier – Beschluss des 111. Deutschen Ärztetages 2008 (http://www.bundesaerztekammer.de/downloads/Ulmer_Papier_DAeT_2008-1.pdf; Stand 20.06.2009).

BFS – Schweizerische Eidgenossenschaft (2011) Kosten, Finanzierung – Daten, Indikatoren, Überblick. www.bfs.admin.ch (Gesundheit – Kosten, Finanzierung) (zuletzt besucht am 20.1.2012).

Bundesministerium für Gesundheit (Hrsg.) (2010) Das Österreichische Gesundheitssystem – Zah-

len, Daten, Fakten. Wien: Bundesministerium für Gesundheit.
DKG – Deutsche Krankenhausgesellschaft (2011) Krankenhausstatistik. Berlin: DKG.
Ernst & Young. Gesundheitsbarometer 2009 (www.ey.com/Global/assets.nsf/Germany/Studie_Gesundheitsbarometer_2009/$file/Studie_Gesundheitsbarometer_2009.pdf).
Essl J, Zehetner M (2011) Das Gesundheitssystem Österreichs. Health Care Check-Up. KPMG. 1:14–15.
Kemper C, Sauer K, Glaeske G (2011) BARMER GEK Heil- und Hilfsmittelreport 2011. St. Augustin: Asgard.
Hallauer J, Bienstein C, Lehr U, Rönsch H (2005) SÄVIP-Studie zur ärztlichen Versorgung in Pflegeheimen. Hannover: Vincentz Network Marketing Service.
KBV (2009) MVZ im 3. Quartal 2009. Berlin.
Nagel E (Hrsg) (2007) Das Gesundheitswesen in Deutschland. Struktur, Leistungen, Weiterentwicklungen. Köln: Deutscher Ärzte-Verlag.
SAMW – Schweizerische Akademie der Medizinischen Wissenschaften (2007) Rationierung im Schweizer Gesundheitswesen: Einschätzung und Empfehlungen. Bericht der Arbeitsgruppe »Rationierung« im Auftrag der Steuerungsgruppe »Zukunft Medizin Schweiz«. Basel (http://www.samw.ch/dms/de/Publikationen/Positionspapiere/d_Rationierung.pdf; letzter Zugriff am am 09.11.2012).
Schölkopf M (2010) Das Gesundheitswesen im internationalen Vergleich. Berlin: MWV.
SVR – Sachverständigenrat zur Begutachtung der Entwicklung im Gesundheitswesen (2009) Koordination und Integration – Gesundheitsversorgung in einer Gesellschaft längern Lebens. Bonn: Langfassung.
van Lente J, Willenborg P (2012) Das Alphabet der Versorgung. Gesundheit und Gesellschaft 1:38–41.
Vimentis (2009) Politik Aktuell vom 30.11.2009: Kosten des Gesundheitswesens – ein internationaler Vergleich. (http://www.vimentis.ch/content/docs/Text_Gesundheitssystem_final.pdf; letzter Zugriff am 09.11.2012).
Vimentis (2011) Politik Aktuell vom 21.09.2011: Steigende Kosten des Gesundheitswesens. (www.vimentis.ch/content/docs/Text_Gesundheitssystem_der_Schweiz.pdf; letzter Zugriff am 20.01.2012).
WHO (World Health Organization) (2008) The World Health Report 2008: primary health care: now more than ever. Geneva: World Health Organization (http://www.who.int/whr/2008/en/index.html; Stand 19.10.2008).

Teil 6

24 Migrationshintergrund: Anforderungen an und Möglichkeiten der Sozialpsychiatrie/ europäische Perspektiven

Hans-Jörg Assion und Eckhardt Koch

Kapitelübersicht

24.1 Einleitung
24.2 Grundlagen interkulturellen Vorgehens
24.2.1 Arzt-Patient-Beziehung im interkulturellen Kontext
24.2.2 Interkulturelle Kompetenz
24.2.3 Subjektive Krankheitskonzepte
24.3 Psychische Störungen und Migration
24.3.1 Schizophrenie und Migration
24.3.2 Depression und Anpassungsstörung
24.3.3 Suizidalität
24.3.4 Abhängigkeitserkrankungen
24.3.5 Posttraumatische Belastungsstörungen und Asylverfahren
24.4 Behandlung
24.5 Interkulturelle Öffnung von Institutionen
24.6 Fazit und Perspektiven
24.7 Kernaussagen

Zusammenfassung

In den meisten Ländern Europas gibt es einen bedeutsamen Anteil von Menschen, die einen Migrationshintergrund haben. Diese Menschen sind häufiger mit sozialen Problemen konfrontiert bei oft unzureichenden Coping-Strategien. Bekanntermaßen können Belastungen und Stressoren psychische Störungen begünstigen. Menschen mit Migrationserfahrung profitieren dann von interkultureller Kompetenz. Von besonderer Bedeutung ist die Arzt-Patient-Beziehung, ebenso verhelfen Kenntnisse über kulturelle Hintergründe, Zusammenhänge und Krankheitskonzepte zu einer optimierten Behandlung. Die interkulturelle Öffnung der Institutionen ist in den westlichen Migrationsgesellschaften überfällig. Der Beitrag geht zudem auf verschiedene Störungsbilder im interkulturellen Kontext ein, wie Schizophrenie, Depression, Anpassungsstörung, Abhängigkeitserkrankungen und posttraumatische Belastungsstörungen.

24.1 Einleitung

Der Anteil von Menschen mit Migrationshintergrund beträgt nahezu 20 % der deutschen Bevölkerung (Statistisches Bundesamt 2006). Aktuelle Untersuchungen (Koch et al. 2008) zeigen, dass diese mittlerweile ihrem Bevölkerungsanteil entsprechend auch in den psychiatrischen Krankenhäusern behandelt werden.

Die Gruppe der Migranten ist sehr heterogen und reicht von erst kürzlich eingereisten Flüchtlingen ohne deutsche Sprachkompetenz bis zu in Deutschland geborenen Kindern aus binationalen Ehen, in denen Deutsch die Familiensprache darstellt. Diese Menschen sind in unterschiedlichem Maß beeinflusst von Migrations- und Anpassungsprozessen und ihre kulturelle Identität ist von wenigstens zwei verschiedenen Kulturen geprägt. Dazu kommen häufig soziale Probleme, geringe Bildung und unzureichende Coping-Strategien. Ob und wie stark diese Faktoren im Rahmen des Akkulturations-Stress-Modells (einem zweidimensionalen Modell nach John W. Berry der Reaktionsweisen auf die Mehrheitsgesellschaft) als krankheitsauslösend zu bewerten sind, ist letztlich unklar. Migration macht nicht krank, aber vielfältige Belastungen können die Entstehung psychischer Störungen begünstigen. Gerade Patienten mit nur geringen Kenntnissen der deutschen Sprache erfordern eine differenzierte und auch standardisierte (z. B. Dolmetschereinsatz bei sprachlichen Verständigungsproblemen) Vorgehensweise sowie auf ihre Bedürfnisse angepasste therapeutische Ansätze.

Definition »Migrationshintergrund«: Laut Statistischem Bundesamt (2006) zählen zu den *Menschen mit Migrationshintergrund* alle nach 1949 auf das heutige Gebiet der Bundesrepublik Deutschland zugezogenen, sowie alle in Deutschland geborenen Ausländer/-innen und die in Deutschland geborenen Bürger mit zumindest einem zugezogenen oder als Ausländer in Deutschland geborenen Elternteil.

24.2 Grundlagen interkulturellen Vorgehens

24.2.1 Arzt-Patient-Beziehung im interkulturellen Kontext

Persönliche und soziale Aspekte tragen die Arzt-Patient-Begegnung. In einer sich ständig verändernden Gesellschaft wird diese von den Bräuchen und Anschauungen der Lebenswelten bestimmt, der Arzt und Patient angehören.

In der Begegnung mit dem Fremden besteht zu Beginn Distanz und der Fremde wird zunächst nicht als Element der Gruppe identifiziert, Vorstellungen und Haltungen sind auf beiden Seiten unklar. Die Erwartungen von Therapeuten und Patienten mit Migrationshintergrund sind nicht von vornherein deckungsgleich. Die Grundlagen der Beziehung müssen erst geschaffen werden, die gegenseitigen Erwartungen bedürfen einer Klärung und Annäherung (Pfeiffer 1995).

Tseng und Streltzer (2004) fordern, neben der Kultur des Arztes auch die Kultur des Patienten und die Kultur der Medizin(ischen Institutionen) zu berücksichtigen.

Kommunikationsdefizite begünstigen gerade bei Patienten mit Migrationshintergrund spezielle Interaktionsmuster, die

Brucks et al. (1987) als »Einverständnis im Missverständnis« bezeichneten. Komplexe Erwartungen auf beiden Seiten werden nicht ausgesprochen, die Interaktion bleibt auf der Symptomebene verhaftet, medikamentöse Strategien werden thematisiert, aber wichtige soziale Hintergründe ausgeklammert.

Maoz (2006) warnt aber vor einer Überbetonung kultureller Faktoren. Es sei wichtig, die »kulturellen Schleier« eines Problems schichtweise anzuheben, dadurch gelange man oftmals zu Problemen, bei denen es sich um Variationen allgemeiner menschlicher Verhaltensweisen handele.

Interesse an der Person und dem Lebensweg der Patienten als Rückbesinnung auf die hippokratischen Wurzeln der Arzt-Patient-Beziehung ist angeraten, um die Herausforderungen bei der therapeutischen Arbeit zu bewältigen. Eine selbstkritische Haltung bezüglich der eigenen kulturellen Prägung erleichtert eine tragfähige Beziehungsgestaltung. Neugierde und Geduld fördern das Aushandeln gemeinsamer therapeutischer Ziele. Dabei ist kritisch zu prüfen, inwieweit im Einzelfall Autonomie als Therapieziel sinnvoll ist. Dieses westliche Konstrukt ist bei Patienten, die sich in ihrer Identität vorrangig als Teil einer Gruppe erleben, oft nicht förderlich. Auch findet sich bei den Patienten häufiger eine passive Erwartungshaltung, die der früher üblichen paternalistischen Arzt-Patient-Beziehung entspricht. Eine gleichberechtigte Beziehung im Sinne des Shared-Decision-Making kann vielmals nicht vorausgesetzt werden, sondern ist als Therapieziel zu sehen (Koch 2011).

24.2.2 Interkulturelle Kompetenz

Kultur umfasst überlieferte Erfahrungen, Vorstellungen und Werte sowie gesellschaftliche Ordnung und Verhaltensregeln (Pfeiffer 1994), die einem ständigen Veränderungsprozess unterworfen sind und sich im gesellschaftlichen Diskurs entwickeln und verändern (Tseng und Streltzer 2004).

Interkulturelle Kompetenz ist das Resultat eines Entwicklungs- und Lernprozesses, der eine empathische, auf gegenseitiger Wertschätzung getragene Kommunikation und Kooperation auch unter erschwerenden Bedingungen wie Dolmetscherbeteiligung und (anfänglicher) kultureller Fremdheit ermöglicht, und kann als Komponente der sozialen Kompetenz gesehen werden.

Dabei ist das Wissen um den eigenen kulturellen Standort Voraussetzung für die therapeutische Begegnung mit Menschen aus anderen Kulturen. Interkulturelle Kompetenz basiert auf Respekt, Anerkennung und (behutsamem) Aushandeln eines gemeinsamen Verständnisses und therapeutischen Vorgehens von Therapeut und Patient.

Konkretes Wissen um kulturelle Besonderheiten ist hilfreich. Es gilt aber, Vorurteile zu vermeiden und sich Menschen aus anderen Kulturen nicht schablonenhaft zu nähern, sondern anhand der Biographie des Gegenüber und der Selbstreflexion eigener Werte einen individuellen Zugang zu finden.

24.2.3 Subjektive Krankheitskonzepte

Die transkulturell-psychiatrische Forschung (Kirmayer 2001, Alarcon 2009) beschreibt so genannte »Idioms of distress«, d. h. in bestimmten Kulturräumen typische Erscheinungsbilder verschiedener Krankheiten. Betrachtet man z. B. depressive Erkrankungen im türkischen Kulturraum, so fällt auf, dass körperliche Klagen ganz im Vordergrund stehen und häufig mit einer reizbaren Komponente bis hin zu aggressiven Zuständen verbunden sind (Kraus 2006, Koch 2006). Solche körperbetonten Krankheitspräsentationen können nun als somatische oder somatoforme Störung verkannt werden, was Fehldiagnosen und Fehlbehandlungen zur Folge haben kann. Das Wissen um diese Hintergründe ist somit unabdingbar, um effektive Behandlungsmaßnahmen einleiten zu können.

Franz et al. (2007) untersuchten türkische stationär-psychiatrisch und psychosomatisch behandelte Patienten im Vergleich zu Deutschen. Türkische Patienten glaubten weniger an ihren eigenen Einfluss auf die Erkrankung und mögliche positive Wirkungen der Behandlung. Somit bestand ein pessimistisches Muster von Krankheitsvorstellungen, das sich in stärkeren Befürchtungen negativer Krankheitskonsequenzen (z. B. finanzielle und soziale Folgen) sowie in einem stärkeren Glauben an einen chronischen Krankheitsverlauf niederschlug. Auch waren bei den Türken mehrheitlich externale Krankheitsannahmen aus dem religiösen und sozioökonomischen Bereich vorhanden, während Deutsche ihre Krankheit stärker auf familiäre Konflikte und legale Drogen zurückführten.

24.3 Psychische Störungen und Migration

Nach den derzeit vorliegenden Daten muss davon ausgegangen werden, dass die Häufigkeit psychischer Störungen bei Migranten in Deutschland zumindest nicht niedriger liegt als bei der einheimischen Bevölkerung. Unter besonderen Bedingungen wie Asylverfahren, Vertreibung, Leben in Isolation, sozialen Brennpunkten, Bildungsferne, Armut, Ethnic Density (Veling et al. 2008) und für bestimmte Störungen wie akute Belastungsstörungen, posttraumatische Belastungsstörungen, Diskriminierungserfahrungen (Igel et al. 2010) oder Somatisierungsstörungen besteht offensichtlich ein höheres Erkrankungsrisiko (Assion 2005).

24.3.1 Schizophrenie und Migration

Mögliche Zusammenhänge von Migration und psychischer Krankheit werden seit vielen Jahrzehnten beforscht. Ödegaard (1932) führte die erste systematische Untersuchung über die Häufigkeit von Schizophrenie bei Migranten durch und fand gegenüber der einheimischen Bevölkerung eine zweifach höhere Rate an schizophrenen Störungen unter der aus Norwegen in die USA eingewanderten Bevölkerung. Auswertungen von Einweisungen in psychiatrische Krankenhäuser in England und Wales Anfang 1970 wiesen bei Migranten eine höhere Erkrankungsrate schizophrener Störungen nach (Cochrane 1971). Wie in späteren Untersuchungen aus Großbritannien gezeigt werden konnte, sind die Einweisungsraten in psychiatrische Krankenhäuser wegen einer Schizophrenie unter Migranten, die einen afro-karibischen Hintergrund haben, besonders hoch (Littlewood und Lipsedge 1988), was sowohl für die erste als auch zweite Generation gilt. Migranten der zweiten Generation weisen sogar ein höheres Risiko auf, was als Hinweis der Bedeutung von sozialen Faktoren für die Manifestation von schizophrenen Erkrankungen gesehen werden kann. Das erhöhte Risiko für Migranten, an einer Schizophrenie zu erkranken, wurde in einigen Arbeiten mit den Inzidenzraten in den Herkunftsländer verglichen und bestätigte das höhere Schizophrenie-Risiko für die afro-karibische Bevölkerung nach der Umsiedlung (Mahy et al. 1999).

Cantor-Graae und Selten (2005) berücksichtigten in einer Meta-Analyse 18 Studien aus England, Dänemark, Schweden, den Niederlanden und Australien. Das relative

Risiko für eine Schizophrenie war für Migranten der ersten Generation geringer als für die Migranten der zweiten Generation und für Migranten aus höher entwickelten Herkunftsländern geringer als für Migranten aus weniger entwickelten Herkunftsländern, außerdem für Menschen mit weißer Hautfarbe geringer als für Menschen mit schwarzer Hautfarbe.

24.3.2 Depression und Anpassungsstörung

Weitgehender Konsens besteht darüber, dass Depression als eine kulturübergreifende Erkrankung zu verstehen ist, die in ihrer Symptompräsentation und Prävalenz kulturspezifischen Besonderheiten und Unterschieden unterliegt. Das zeigt überzeugend die von der WHO in fünf Ländern durchgeführte Studie (Kanada, Indien, Iran, Japan, Schweiz), an der 573 Patienten teilnahmen, und aus der deutlich wird, wie die Symptomausprägung in Abhängigkeit von dem kulturellen Kontext variiert. Während z. B. 68 % der schweizerischen Bevölkerung über Schuldgefühle berichteten, waren es lediglich 32 % im Iran. Hingegen wiesen 57 % der befragten Iranis in der Depression Zeichen einer Somatisierung auf, während der Anteil in Kanada lediglich 27 % betrug (WHO 1983). In der psychiatrischen und psychotherapeutischen Arbeit mit Migranten mit eigenen Migrationserfahrungen stellt sich häufig die Frage der Differenzialdiagnose – depressive Episode bei entsprechenden psychosozialen Belastungsfaktoren vs. Anpassungsstörung mit depressiver Reaktion in Folge einer Krise im Rahmen des Migrationsprozesses.

Migration gilt als signifikant mit der Diagnose der Anpassungsstörung assoziierter Faktor. Eine Reihe von Belastungsfaktoren, wie etwa aufenthaltsrechtliche Konsequenzen, ungünstige Wohnverhältnisse, Diskriminierung und Isolation können Migranten besonders vulnerabel für Überlastungserleben und somit Anpassungsstörungen machen. Besonders die Phase der der kritischen Integration, die noch Jahre nach dem Migrationsakt durchlaufen werden kann, erfordert hohe Anpassungsleistungen von Seiten der Migranten.

Zuerst erscheint wichtig, genau zu betrachten aus welchen Gründen, mit welchen Zielen und Ressourcen eine Person zum Migrant wurde, denn diese Faktoren können einen wesentlichen Einfluss darauf ausüben, ob der Migrationsprozess an sich als traumatisierend bzw. übermäßig belastend erlebt wird und damit zum Nährboden einer Anpassungsstörung werden kann.

24.3.3 Suizidalität

Die bisher publizierten Ergebnisse zur Suizidalität von Migranten sind widersprüchlich. Aus den Niederlanden wurde berichtet, dass die Suizidrate unter Kindern von Migranten bis zu fünfmal höher ist, als bei den einheimischen Kindern (de Jong 1994). Insbesondere besteht ein erhöhtes Suizidrisiko in der zweiten Generation der Menschen mit Migrationshintergrund. Im Gegensatz dazu werden geringere Suizidraten von Migranten türkischer oder marokkanischer Abstammung berichtet, verglichen mit der einheimischen Bevölkerung.

Auch in Deutschland sind die Suizidraten bei Menschen mit Migrationshintergrund im Vergleich zur einheimischen Bevölkerung niedriger (RKI 2008). Das gilt aber nicht für bestimmte Risikogruppen, wie z. B. die Gruppe pubertierender Mädchen oder junger Frauen mit türkischem Migrationshintergrund, die eine im Vergleich zu den gleichaltrigen einheimischen Frauen zweifach höhere Suizidrate aufweisen (Razum und Zeeb 2004).

Bezüglich des weiteren Forschungsbedarfes ist eine Differenzierung mit Blick auf die jeweilige ethnische Zugehörigkeit und die kulturellen Einflussfaktoren erforderlich.

24.3.4 Abhängigkeitserkrankungen

Das Thema Sucht und Migration erhält kaum Aufmerksamkeit in wissenschaftlichen Untersuchungen, bis heute liegen in Deutschland keine bundesweiten Zahlen zu suchtkranken Menschen mit Migrationshintergrund vor. Es gibt aber Hinweise, dass bei Subgruppen (Migranten aus der GuS) bezüglich Alkoholabhängigkeit und illegalen Drogen eine höhere Belastung besteht (Koch et al. 2008, Schouler-Ocak und Haasen 2008). Uneinheitlich sind die Aussagen zu möglichen Gründen. So existieren widersprüchliche Angaben zum Einfluss von Akkulturation auf Abhängigkeit. Besser akkulturierte Frauen sollen zu vermehrtem Alkoholkonsum neigen, bei Männern scheint eine gute Anpassungsleistung eher protektiven Charakter zu haben. Intakten familiären Strukturen wird ebenfalls eine Schutzfunktion zugeschrieben, schlechte soziale Verhältnisse wie Arbeitslosigkeit (v. a. bei Jugendlichen) scheinen abhängiges Verhalten hingegen zu fördern (Haasen et.al. 2001). Die Bedeutung von genetischen Faktoren wird an dieser Stelle nicht weiter ausgeführt.

24.3.5 Posttraumatische Belastungsstörungen und Asylverfahren

Flüchtlinge und Asylsuchende sind eine besonders vulnerable Gruppe unter den Migranten und entwickeln überdurchschnittlich häufig psychische Störungen (Koch et al. 2008). Eine Metaanalyse (Lindert et al. 2009) beschreibt eine doppelt hohe Rate psychischer Störungen bei Asylsuchenden im Vergleich zu Arbeitsmigranten. Das hängt zum Einen mit traumatischen Belastungen im Heimatland zusammen, wird aber durch fehlende Vorbereitung auf die Migration und zunächst allenfalls geringe Kenntnisse von Kultur und Sprache des Einwanderungslandes verstärkt. Jahrelang sind Asylsuchende aufgrund der Gesetzeslage vom Arbeitsmarkt ausgeschlossen, Integration ins Einwanderungsland ist bei laufenden, nicht abgeschlossenen Asylverfahren kaum möglich. Psychische Störungen treten vermehrt auf, je länger Asylverfahren dauern. Laban (2009) fand bei einer Langzeituntersuchung an irakischen Flüchtlingen, dass Asylsuchende, die zwei Jahre oder länger in den Niederlanden bleiben, erheblich mehr Gesundheitsprobleme haben als gerade eingereiste Flüchtlinge. Er folgert daraus, »dass ein langes Asylverfahren ein größeres Risiko für gesundheitliche Probleme bergen kann, als einschneidende Erlebnisse (inkl. Folter), die Menschen in ihren Ursprungsländern erlitten haben.«

Besondere Bedeutung kommt Posttraumatischen Belastungsstörungen zu, die z. T. erst im Behandlungsverlauf diagnostiziert werden können, da zunächst Gedanken und Gefühle, die mit dem Trauma in Verbindung stehen, verdrängt bzw. vermieden werden. Auf die Probleme von Diagnostik und Begutachtung hat Haenel (2009) hingewiesen.

Bei einer Analyse von Belastungsfaktoren Asylsuchender, die in der Vitos Klinik für Psychiatrie und Psychotherapie Marburg behandelt wurden, fiel auf, dass Verständigungserschwernisse, Schamgefühle und erlebte Diskriminierung (Koch 2009) signifikant häufiger vorkamen als bei Arbeitsmigranten.

Auch wenn psychiatrische Behandlung unter denkbar ungünstigen Voraussetzungen stattfindet, ist eine vertrauensvolle Beziehung als Gegengewicht zu der unklaren und oft von Abschiebung bedrohten Lebenssituation besonders wichtig.

24.4 Behandlung

Die wachsende Zahl der Migranten erfordert eine rasche und zielgruppenorientierte Intervention von Seiten der psychiatrisch-psychotherapeutischen Helfer. Einer Studie zufolge, die bei stationär psychiatrischen Patienten mit Migrationshintergrund durchgeführt wurde, ergaben sich keine signifikanten Unterschiede in der Häufigkeit des Auftretens von depressiven Erkrankungen im Vergleich zu den einheimischen deutschen Patienten. Der Anteil der depressiven Patienten mit Migrationshintergrund betrug 22,2 % und der deutschen Vergleichsgruppe 26,0 % (Schouler-Ocak et al. 2008). Ergebnisse zur Inanspruchnahme von Gesundheitsdiensten aufgrund von somatischen und psychischen Problemen in Montreal weisen auf eine bevorzugte Nutzung von allgemeinmedizinischen Einrichtungen bei psychischen Problemen in den nicht-westlichen Migrantenpopulationen hin (Kirmayer und Weinfeld 2007). Die kulturell geprägte Wahrnehmung von Krankheit beeinflusst das Befolgen von präventiven Maßnahmen und die Inanspruchnahme von Versorgungseinrichtungen erheblich. Für die Diagnostik im kulturellen Kontext ist es hilfreich, den kulturellen Hintergrund und die Identität der Patienten zu hinterfragen, Erklärungsmodelle für Krankheiten zu erstellen und in Erfahrung zu bringen, wie das psychosoziale Umfeld der Patienten ihre Krankheit und Arbeitsfähigkeit beeinflusst.

Ein offener interkultureller Dialog darüber, wie die Teilnehmer ein Problem verstehen, fördert somit den Respekt vor den kulturellen Einstellungen und Traditionen der Patienten und kann der erste Schritt hin zum Aufbau einer nachhaltigen therapeutischen Allianz sein.

Das psychiatrische Gespräch sollte nicht nur kulturelle Faktoren einbeziehen, sondern auch migrationsbezogene Einflüsse berücksichtigen. Wenn ein Patient über seine Migrationsbiografie befragt wird, können entscheidende Einblicke in den Zustand und mögliche Provokationsfaktoren der Krankheit erlangt werden. Die Erfahrung einer Migration mit all ihren Konsequenzen kann als eine Variable mit langfristigen Auswirkungen auf die psychologische Funktionsfähigkeit betrachtet werden.

Ein narrativer Ansatz in der Behandlung erleichtert somit das Verständnis zunächst fremd anmutender Krankheitsdarstellung und kulturgeprägter Konflikte.

Bei einer Marburger Untersuchung türkischer Patienten wurden Daten zu psychosozialen Belastungen, die mit der Migration in Verbindung standen, erhoben (Koch und Müller 2007). Hierbei zeigte sich, dass vor allem Statusverlust und Familienunstimmigkeiten im zeitlichen Zusammenhang mit der Entwicklung der psychischen, meist affektiven Störungen vorlagen. Der Vergleich von ambulant und stationär behandelten Patienten verdeutlicht, dass diese Belastungsfaktoren bei den schwerer erkrankten stationär zu behandelnden Patienten stärker ausgeprägt waren. Somit muss von der Bedeutung dieser Faktoren für Ausprägung und Verlauf ausgegangen werden. Therapeutische Strategien sollten die hier beschriebenen belastenden Themen angemessen in den therapeutischen Prozess einzuführen.

Den Patienten zum Erzählen zu ermuntern, seine Lebensgeschichte, seine Erfahrungen zu erfragen, schafft Raum, die oft schweren psychosozialen Belastungen mitzuteilen. So entsteht emotionale Bewegung, die wiederum Neubewertungen ermöglicht und Lösungswege eröffnen kann. Ein wichtiger therapeutischer Zugang besteht in der Würdigung von Lebensleistung, die gerade bei Migranten oft bemerkenswert kreativ und kraftvoll ist, von diesen aber überwiegend als Defizit und Versagen wahrgenommen wird. Ist die sprachliche Verständigung nicht gewährleistet und sind muttersprachliche Therapeuten nicht verfügbar, ist Arbeit mit Dolmetschern erforderlich. Es gibt mittlerweile Leitfäden für professionellen Einsatz von Sprach- und Kulturmittlern, die nicht nur einmalig – z. B. bei der stationären Aufnahme – zugezogen werden sollten, sondern sich auch eignen, psychiatrische und psychotherapeutische Behandlungen kontinuierlich zu begleiten. Einfache Regeln helfen hier, Missverständnisse zu vermeiden und die Möglichkeiten, die in einer dolmetschergestützten Behandlung liegen, nutzen zu können (Morina et al. 2010).

24.5 Interkulturelle Öffnung von Institutionen

Gerade die Menschen mit Migrationshintergrund, die mit dem Medizinsystem in Deutschland wenig vertraut sind, bedürfen besonderer Beachtung und angemessener Hilfe. Dafür ist interkulturelle Kompetenz aller an der Behandlung beteiligten Berufsgruppen gefordert. Dies erfordert kein Spezialistentum für alle Kulturräume dieser Welt, vielmehr ist die Fähigkeit gefordert, eine empathische Beziehung zu Patienten auch unter erschwerenden Bedingungen wie Dolmetscherbeteiligung und (anfänglicher) kultureller Fremdheit gestalten zu können. Das Gefühl der Fremdheit in der therapeutischen Beziehung kann eine negative Gegenübertragung auslösen. Selbstkritische Reflexion der eigenen Haltung ist Voraussetzung, diese zu überwinden.

Um für Patienten mit geringen Kenntnissen der deutschen Sprache eine angemessene Behandlung gewährleisten zu können, müssen gut organisierte und preiswerte Dolmetscherdienste verfügbar sein. Dabei kann es sich z. B. um Gemeindedolmetscherdienste handeln, es sind aber in größeren Kliniken auch Dolmetscherdienste von bilingualen Mitarbeitern denkbar. Der Einsatz von Sprach- und Kulturmittlern sollte routinemäßig dann erfolgen, wenn sprachliche Verständigung nicht ausreichend gewährleistet ist.

Um eine Sensibilisierung für kulturelle Fragen zu unterstützen, sollten Mitarbeiter Fortbildung in interkultureller Kompetenz erhalten können. Die interkulturelle Öffnung von medizinischen Institutionen und insbesondere psychiatrischen Kliniken kann durch die Etablierung von Migrations- bzw. Integrationsbeauftragten vorangebracht werden. Wie die Beauftragte der Bundesregierung für Migration, Flüchtlinge und Integration fordert, können so für die jeweilige Situation der Kliniken geeignete Lösungen und Konzepte erarbeitet und die Umsetzung dieser Konzepte begleitet und überprüft werden (http://www.bundesregierung.de/Content/DE/Artikel/IB/Artikel/Themen/Gesellschaft/Gesundheit/2009-09-01-empfehlungen-arbeitskreis-gesundheit.html).

Teil 6

24.6 Fazit und Perspektiven

Obwohl Menschen nichtdeutscher Herkunft seit Jahrzehnten zum Alltag der psychiatrischen Versorgung gehören, bestehen weiterhin Schwierigkeiten beim adäquaten Zugang zum deutschen Gesundheitssystem (Assion 2005). Ursachen hierfür sind Kommunikationsbarrieren, Unterschiede im Krankheitsverständnis, geringes Bildungsniveau und neben einer häufig schwierigen sozialen Situation auch migrationsbezogene Stressoren. Nach neueren Untersuchungen steigt zwar die Inanspruchnahme stationär-psychiatrischer Behandlung von Patienten mit Migrationshintergrund in den letzten Jahren an, allerdings stellen sich Patienten oft erst nach langjähriger ambulanter Behandlung und unzureichender medikamentöser Therapie psychiatrisch vor, wodurch die Chronifizierung zugrunde liegender psychischer Störungen begünstigt wird. Die Berücksichtigung kulturtypischer Krankheitskonzepte und migrationsspezifischer Stressoren eröffnet neue Therapieoptionen und erweitert die interkulturelle Kompetenz der Behandler.

Angemessene psychiatrische Versorgung für Menschen mit Migrationshintergrund kann nur über verbesserte kulturelle Sensibilität aller Mitarbeiter in den multiprofessionellen und multiethnischen Teams erreicht werden (Assion 2008). Voraussetzung hierfür ist die generelle Öffnung des medizinischen Systems und das Interesse aller Mitarbeiter an Patienten aus anderen Kulturen. Es geht darum, in der Begegnung mit den Patienten nicht nur das Fremde im anderen zu sehen, sondern auch die eigene Haltung und Einstellung zu reflektieren (Tseng und Streltzer 2004) und die Kultur der Institutionen so zu verändern, dass sich alle Patienten willkommen und geachtet fühlen (Alarcon 2009).

24.7 Kernaussagen

Menschen mit Migrationshintergrund machen mit aktuell 20 % einen hohen Anteil der deutschen Bevölkerung aus. Grundlagen interkultureller Kompetenz in der Behandlung sind:

- Interesse und Wertschätzung als Basis
- Kenntnisse der eigenen kulturellen Identität
- Arbeit mit qualifizierten Kulturmittlern (Dolmetschern)
- Beachten und Erkennen der Idioms of distress
- Krankheitsverständnis des Patienten beachten
- Ausarbeiten kulturell passender Erklärungen und Behandlungsangebote
- Biographie beachten

Die interkulturelle Öffnung der Institutionen zu kulturkompetenten Versorgungseinrichtungen ist ein Ziel, um die Bedingungen für die Behandlung von Menschen mit Migrationshintergrund zu verbessern. Dies kann erreicht werden durch die Implementierung von Integrationsbeauftragten mit angemessener Weisungskompetenz. Neben Curricula zur interkulturellen Kompetenz in Fort- und Weiterbildung (z. B. Bestandteil der Facharztprüfungen) sind nachstehende Aspekte zu beachten:

- Mehr Forschungsarbeiten zur Versorgungssituation
- Berücksichtigung von kulturellen Faktoren bei der Erstellung von Leitlinien
- Förderung der Thematik bei Kongressen

Literatur

Alarcon RD (2009) Culture, cultural factors and psychiatric diagnosis: Review and projections. World Psychiatry 8:131–139.

Assion HJ (2005) Migration und psychische Krankheit. In: Assion HJ (Hrsg.) Migration und seelische Gesundheit. Berlin: Springer. S. 133–144.

Assion HJ (2008) Schizophrenie und Migration: Risikofaktoren und Stressoren. In: Juckel G, Brüne M, Assion HJ (Hrsg.) Schizophrenie-Therapie in der Praxis – Faktoren für den Therapieerfolg. Bremen: Uni-Med. S. 110–114.

Brucks U, von Salisch E, Wahl WB (1987) Soziale Lage und ärztliche Sprechstunde. Hamburg: EBV Rissen.

Cantor-Graee E, Selten JP (2005) Schizophrenia and Migration: A Meta-Analysis and Review. Am J Psychiat 162:12–24.

Cochrane R (1971) Mental illness in immigrants to England and Wales: an analysis of mental hospital admissions. Soc Psychiatry 12:25–35.

Franz M, Lujic C, Koch E et al. (2007) Subjektive Krankheitskonzepte türkischer Migranten mit psychischen Störungen: Besonderheiten im Vergleich zu deutschen Patienten. Psychiatr Prax 34:332–338.

Haasen C, Toprak MA, Yagdiran O et al. (2001) Psychosoziale Aspekte der Sucht bei Migranten. Suchttherapie 2:161–166.

Haenel F (2009) Begutachtung psychisch reaktiver Traumafolgen in aufenthaltsrechtlichen Verfahren. In: Koch E und Müller MJ (Hrsg.) Asyl und Psychiatrie. Freiburg: Lambertus. S. 49–63.

Igel U, Brähler E, Grande G (2010) Der Einfluss von Diskriminierungserfahrungen auf die Gesundheit von Migranten. Psychiat Prax 37:183–190.

De Jong J (1994) Ambulatory mental health care for migrants in the Netherlands. Curare 17: 5–34.

Kirmayer LJ (2001) Cultural variations in the clinical presentation of depression and anxiety: implications for diagnosis and treatment. J Clin Psych 62(13):22–28.

Kirmayer LJ, Weinfeld M, Burgos G et al. (2007) Use of health care services for psychological distress by immigrants in an urban multicultural milieu. Canadian J Psychiatry 52:295–304.

Koch E (2009) Patienten im Asylverfahren in der Vitos Klinik für Psychiatrie und Psychotherapie in Marburg. In: Koch E, Müller MJ (Hrsg.) Asyl und Psychiatrie. Freiburg: Lambertus. S. 97–117.

Koch E (2011) Arzt-Patient-Beziehung und Transkulturelle Psychiatrie. Sozialpsychiatrische Informationen 41(1):26–29.

Koch E, Hartkamp N, Siefen RG et al. (2008) Patienten mit Migrationshintergrund in stationär-psychiatrischen Einrichtungen – Pilotstudie der Arbeitsgruppe »Psychiatrie und Migration« der Bundesdirektorenkonferenz. Nervenarzt 79:328–339.

Koch E, Müller MJ (2007) Migranten leiden lieber somatisch. MMW-Fortschr Med 42(149):31–33.

Kraus M, Koch E (2006) Hintergründe und Zusammenhänge – Kultur. In: Stoppe G, Bramesfeld A, Schwartz FW (Hrsg.) Volkskrankheit Depression? Heidelberg: Springer. S.139–162.

Laban K (2009) Die Auswirkung eines langen Asylverfahrens auf die Gesundheit von Asylbewerbern. In: Koch E, Müller MJ (Hrsg.) Asyl und Psychiatrie. Freiburg: Lambertus. S. 79–95.

Lindert J, Ehrenstein S, Priebe S et al. (2009) Depression and anxiety in labor migrants and refugees – a systematic review and meta-analysis. Soc Sci Med 69:246–57.

Littlewood R, Lipsedge M (1988) Psychiatric illness among British Afro-Caribbeans. Br Med J 296:950–951.

Mahy GE, Mallett R, Leff J et al. (1999) Frist-contact-incidence of schizophrenia on Barbados. Br J Psychiatry 175:28–33.

Maoz B, Rabin S, Katz H, Matalon A (2006) Der zwischenmenschliche Ansatz in der Medizin: Die Arzt-Patienten-Beziehung. Berlin: Logos.

Morina N, Maier T, Schmid Mast M (2010) Lost in Translation? Psychotherapie unter Einsatz von Dolmetschern. Psychother Psych Med 60:04–110.

Ödegaard Ö (1932) Emigration and insanity. Acta Psychiat Neurol Scand Suppl 4:1–206.

Pfeiffer WM (1994) Transkulturelle Psychiatrie. Ergebnisse und Probleme. Stuttgart: Thieme.

Pfeiffer WM (1995) Kulturpsychiatrische Aspekte der Migration. In: Koch E, Özek. M, Pfeiffer WM (Hrsg.) Psychologie und Pathologie der Migration. Freiburg: Lambertus. S. 17–30.

Razum O, Zeeb H (2004) Suizidsterblichkeit unter Türkinnen und Türken in Deutschland. Nervenarzt 75:1092–1098.

Schouler-Ocak M, Bretz HJ, Penka S et al. (2008) Patients of immigrant origin in inpatient psychiatric facilities. A representative national survey by the Psychiatry and Migration Working Group of the German Federal Conference of Psychiatric Hospital Directors. Eur Psychiatry 23(1):21–27.

Schouler-Ocak M, Haasen C (2008) Sucht und Migration. Sucht 54(5):268–270.

Statistisches Bundesamt (2006) Leben in Deutschland – Ergebnisse des Mikrozensus 2005.

Tseng WS, Streltzer J (2004) Cultural Competence in Clinical Psychiatry. Washington: American psychiatric Publishing.

Veling W, Susser E, van Os J et al. (2008) Ethnic Density of Neighborhoods and Incidence of Psychotic Disorders Among Immigrants. Am J Psychiatry 165(1):66–73.

World Health Organization (WHO) (1983) Depressive Disorders in Different Cultures. Geneva.

http://www.bundesregierung.de/Content/DE/Artikel/IB/Artikel/Themen/Gesellschaft/Gesundheit/2009-09-01-empfchlungen-arbeitskreis-gesundheit.html

25 Seelische Gesundheit und Krankheit in den Massenmedien

Ulrike Hoffmann-Richter und Seraphina Zurbriggen

Kapitelübersicht

25.1 Massenmedien und ihre Formate
25.2 Forschungsansätze
25.2.1 Historischer Abriss
25.2.2 Theoretische Ansätze
25.2.3 Überblicksdarstellungen vs. umgrenzte Themen
25.2.4 Inhaltsanalyse
25.2.5 Rezeptionsforschung
25.2.6 Wirkungsforschung
25.2.7 Produktionsforschung
25.3 Ausblick

Zusammenfassung

Massenmedien sind Vermittler von Informationen, Orientierungshilfe im unüberschaubaren Angebot von Wissen und prägendes Medium von Meinungen und Vorstellungen. Sie beeinflussen den Umgang der Allgemeinbevölkerung mit psychischen Störungen, und psychisch Kranken (▸ **Kap. 12 und 18, Bd. 1**). Wie Medien auf ihre Rezipienten wirken, ist kaum direkt untersuchbar. Gewisse Aussagen über die Wirkung vermittelter Inhalte in den einzelnen Formaten sind möglich, wenn Forschungsergebnisse aus so unterschiedlichen Bereichen wie Mediennutzung, Stigmaforschung, Inhaltsanalyse, Rezeptions- und Produktionsforschung analysiert und durch experimentelle Studien ergänzt werden. Bisherige Untersuchungen konzentrieren sich auf Inhaltsanalysen, wobei unterschiedliche Methoden zu Einsatz kommen, unterschiedliche Zeiträume erfasst und nicht alle Formate gleich gründlich untersucht wurden. Die meisten Studien befassen sich mit ausgewählten Printmedien, speziell zu den Themen Schizophrenie, Depressive Störungen, psychisch Kranke im Allgemeinen und psychisch kranke Straftäter im Besonderen. Vermehrt ins Blickfeld rücken Fernseh- und Internetformate. Rezeptionsforschung und Produktionsforschung sind noch wenig ausdifferenziert, ebenso wie die Wirkungsforschung im engeren Sinne.

25.1 Massenmedien und ihre Formate

Sollen Massenmedien die öffentliche Meinung beeinflussen, müssen sie zu allererst genutzt werden. Langzeitstudien zur Nutzung von Massenmedien zeigen vier wichtige Gegebenheiten:

- Die tägliche Zeit für die Mediennutzung hat in Deutschland von 3,5 Stunden im Jahr 1970 bis 2010 auf 9,5 Stunden zugenommen. In der Schweiz liegt sie etwas tiefer, aber in einer ähnlichen Größenordnung.
- Alle Massenmedien decken mehrere Bedürfnisse ab, haben aber ihre Schwerpunkte. So wird das Fernsehen neben der klassischen Unterhaltung zunehmend zum Informationsmedium neben Zeitungen und Radio. Der Unterhaltung dienen vor allem Fernsehen, Radio und die Nutzung von Bild- und Tonträgern. Das Internet dient einer breiten Nutzungspalette. Informationsmedium für tagesaktuelle Nachrichten ist es nur zu einem kleinen Teil (10–25 % der Nutzung). Ein großer Teil der Internetnutzung entfällt auf Alltagsaktivitäten wie die persönlichen Kontaktpflege, Bankerledigungen, Einkäufe, das Spielen und die gezielten Informationssuche (»Googeln«).
- Neuere Massenmedien, allen voran das Internet, ersetzen die traditionellen nicht. Sie kommen hinzu. Dies erklärt auch die lange Nutzungsdauer pro Tag, die auch zulasten von Freizeitaktivitäten wie Vereinsmitgliedschaften oder handwerklichen Tätigkeiten und persönlichen Erledigungen geht. Der Nutzen der Medien diversifiziert sich. Tendenzen dieser Diversifizierung sind erkennbar. Sie unterscheiden sich bei den Alterskohorten, vor allem aber bei unterschiedliche Bevölkerungsgruppen (so genannten Sinusgruppen). Veränderungen auf lange Sicht sind damit noch nicht absehbar: Wie man mit dem Aufkommen des Fernsehens in den 1960er Jahren mutmaßte, ob das Fernsehen Radio und Printmedien verdrängen würde, wurde die Frage in den letzten zehn Jahren im Hinblick auf das Internet gestellt. Dies hat sich jedoch nicht bestätigt. Auch für die Zukunft werden keine dramatischen Veränderungen bei der Nutzung von Radio und Fernsehen erwartet – weder von den Untersuchenden noch von den Nutzern –, auch nicht den so genannten Trendsettern.
- Die Glaubwürdigkeit ist nicht nur medium-, sondern auch format- und themenabhängig.

Die größte und weltweit am längsten laufende Repräsentationsstudie ist die von Berg und Kiefer begonnene und von Reitze und Ridder im Auftrag von ARD und ZDF fortgeführte Studie mit Erhebungen im Abstand von je ca. fünf Jahren. Die erste Erhebung wurde 1964 durchgeführt, die letzte 2010. Durchgängig wurde die Nutzung von Fernsehen, Radio und Tageszeitungen sowie die Einstellungen gegenüber diesen Medien erhoben. Seit der Erhebung im Jahr 2000 wurde zusätzlich die Nutzung des Internets aufgenommen und differenziert analysiert neben den unterschiedlichen Varianten von Kabelfernsehen, Digitalradio, verschiedensten Bild- und Tonträgern, Zeitungen, Zeitschriften und Büchern. Aufschlüsse geben in dieser Studie vor allem die differenzierte Betrachtung verschiedener Bevölkerungsgruppen. Hier zeichnen sich unterschiedliche Tendenzen ab, wobei offen bleibt, ob langfristig Radio und Fernsehen – oder auch bestimmte Sendungen und Formate – von der ganzen Bevölkerung genutzt werden oder ob auch hier eine zusätzliche Ausdifferenzierung stattfinden wird (Reitze und Ridder 2011). Für die Darstellung psychiatrischer Themen und der Kommunikation mit Journalisten ist dies vor allem von Bedeutung, weil die Massenmedien nicht pauschal erfasst und gewürdigt werden können, geschweige denn ein Kontakt mit Vertretern zustande kommen kann. Konkret zu beantworten ist deshalb jeweils: Um welches Medium, welches Format handelt es sich? Welche Ausgangsbedingungen gelten für Form und Inhalt? Wer wird erreicht? Welche Informations-, Kontakt-, Austauschmöglichkeiten gibt es?

25.2 Forschungsansätze

Weil die Stigmatisierung psychisch Kranker ihr ganzes Leben beeinflusst, haben sich Psychiater parallel zur Entwicklung des Fachgebiets darum bemüht, dass psychische Krankheiten in der Bevölkerung besser verstanden werden – ähnlich wie Knochenbrüche oder Infektionen – und Distanzierung und Ausgrenzung von psychisch Kranken abnimmt.

25.2.1 Historischer Abriss

Bemühungen um Reintegrationsmöglichkeiten psychisch Kranker gingen seit Mitte des 19. Jahrhunderts einher mit dem Engagement für die Entstigmatisierung (z. B. Irrenhilfsverein Luzern ab 1874; Lomer 1909). Forschungsansätze über Zusammenhänge zwischen Wissen und Meinungen über psychische Erkrankungen und den Umgang mit psychisch Kranken begleiteten die großen Reformbewegungen in der Psychiatrie (Taylor 1957, Nunally 1961, Jaeckel und Wieser 1970, Schneider und Wieser 1971 und 1972, Reisbek 1976b). Inhaltlich fanden Schneider und Wieser besonders häufig Berichte über Straftaten im Zusammenhang mit psychisch Kranken, über Suizide, Kuriositäten und Raritäten. Ab den 1970er Jahren stehen Arbeiten, die einen Einstellungswandel konstatieren, solchen gegenüber, die keine wesentlichen Veränderungen ausmachen können (Dilling 1977, Day und Page 1986, Matas et al. 1986, Barnes und Earnshaw 1993). Eine Literaturrecherche zur Vorbereitung dieses Handbuchbeitrags erbrachte bis auf die fast dreifache Menge in der 5-Jahres-Periode 2000–2005 ca. 20 wissenschaftliche Beiträge über je fünf Jahre neben vereinzelten Büchern. Zwischen 2006 und 2011 erschienen lediglich vier Reviews (Kline 2006, Nairn 2007, Klin und Lemish 2008, Dalky 2011) und drei inhaltsanalytische Studien (Foster 2006, Nairn et al. 2006, Knifton und Quinn 2008).

25.2.2 Theoretische Ansätze

Theoretische Ansätze sind nötig, um Distanzierung, Ausgrenzung, Stigmatisierung erfassen und untersuchen zu können. Herangezogen werden Stereotype und Vorurteile (z. B. Schneider und Wieser 1972, Barnes und Earnshaw 1993, Harper 2009), Hintergrundannahmen, Labeling (bzw. Etikettierungsansatz nach Scheff 1973 – u. a. Reisbek 1976, Sieff, 2003, Martinez et al. 2011), Framing (Thibodeau und Boroditsky 2011) und Soziale Repräsentationen (Hoffmann-Richter 2000). Solche Annahmen oder auch sozialen Repräsentationen darf man sich nicht als einheitliches, klares und fixes Bild vorstellen. Vielmehr geht es um vorherrschende Bezüge, die je nach Kontext unterschiedlich betont werden. Den Theorien gemeinsam ist das Bewusstsein dafür, dass Menschen mit bestimmten Vorstellungen oder auch Annahmen Personen und Dingen begegnen, an denen sie sich vor allem dann orientieren, wenn sie ihnen nicht vertraut sind. Der Unterschied dieser Theorien besteht vor allem im Ausmaß ihre Komplexität und der Berücksichtigung von Beeinflussbarkeiten durch äußere zeitliche, wissens- und erfahrungsbedingte Veränderungen.

25.2.3 Überblicksdarstellungen vs. umgrenzte Themen

Eine Gruppe von Studien hat den Versuch unternommen, einen Überblick über die Darstellung psychischer Störungen in allen Massenmedien zu erhalten. Ausgangsfrage ist z. B. die Klärung, ob psychisch Kranke und psychische Krankheiten nach wie vor als negativ (Sieff 2003), gefährlich und unvorhersehbar (Allen und Nairn 1997, Martinez et al. 2011), gewaltbereit und bizarr (Übersicht bei Kline 2006) betrachtet werden. Wahl kam 1995 zum Schluss, dass psychisch kranke Personen in den Medien etwas wohlwollender dargestellt würden als in den Jahren zuvor (Wahl 1995). Zum gleichen Schluss kam Harper (2009) für die jüngste Vergangenheit. Foster fand aufgrund seiner Sichtung der Literatur zwischen 1961 und 2003 zu psychischer Gesundheit in Zeitungen, Fernsehprogrammen und Filmen mehr positive Darstellungen von psychisch Kranken, konstatierte gesamthaft jedoch ein weiteres Mal, dass psychische Krankheiten meist verbunden mit Gewalt, Gefährlichkeit und Kriminalität dargestellt würden (Foster 2006).

Untersuchungen mit konkreten Forschungsfragen haben den Vorteil, dass sie genauere Antworten liefern. Einheitliche Forschungsergebnisse darf man sich nicht erwarten, da eine Unmenge an Informationen erhoben und ausgewertet werden müssen. Bis zur Verfügbarkeit von Internet-Archiven und CDs (ca. ab 1995) war es nur möglich ganze Zeitungsjahrgänge zu lesen – oder sich auf bestimmte Beiträge zu beschränken. Die Ergebnisse von Volltextanalysen mit persönlichen Lektüren ganzer Zeitungsjahrgänge oder Ansicht von Fernseh- und Filmproduktionen sind nur bedingt vergleichbar. Erst aufgrund von Volltextanalysen wird z. B. der Kontrast zwischen seriöser Information im Wissenschaftsteil von Printmedien oder ausführlichen Berichten über psychiatrische Behandlungen und Institutionen einerseits und dem Bezug auf negative soziale Repräsentationen in Fernseh-, Film-, Theater-, und Buchrezensionen andererseits erkennbar. Sie machen die sozialen Repräsentationen fassbar und fördern Metaphorisierungen z. B. auch im Sport oder in der Politik zutage (Hoffmann-Richter 2000).

25.2.4 Inhaltsanalyse

Überblicksstudien sind seit den 1970er Jahren mehrmals zum Schluss gekommen, dass sich die Darstellung psychiatrischer Themen in den Massenmedien verbessert habe, wohingegen andere von keinen oder nur kosmetischen Änderungen sprechen. Sie bedienten sich unterschiedlicher Methoden und untersuchten nicht dieselben Medien. Deshalb können sie lediglich allgemeine Antworten geben. Darüber hinaus lassen sie keine Aussage zu. Um Veränderungen oder Entwicklungen erfassen zu können, wären Langzeitstudien notwendig, die man bisher vergebens sucht. Ein weiterer Zugang sind Studien über ausgewählte Medien oder Formate mit konkreten Fragen.

25.2.4.1 Anlässe für Untersuchungen

In der Regel werden Inhaltsanalysen aus einem bestimmten Anlass vorgenommen. Zwischen Ende des 2. Weltkriegs und der Psychiatrie-Reform in Deutschland war das Anliegen, dass die Angebote der klinischen Versorgung und die Bemühungen der deutschen Psychiatrie um den wissenschaftlichen Wiederanschluss wahrgenommen wurden. Neben diesen Aktivitäten gab es aber weiterhin Institutionen, die unter prekären Umständen funktionierten (»unter elenden, menschenunwürdigen Umständen ...«; Deutscher Bundestag 1975). Über viele Jahre war der Widerstreit zwischen den Bemühungen um ein positives Bild der Psychiatrie in den Medien und der Chance, durch die Berichterstattung über prekäre Umstände Veränderungen zu erreichen, nicht auflösbar. Wahrscheinlich haben die Medien als vierte Gewalt einen wichtigen Beitrag zur Reformbereitschaft auf Seiten der Politik geleistet. Untersuchungen dazu gibt es unseres Wissens nicht. In den folgenden Jahrzehnten waren Medienanalysen häufig Begleituntersuchungen zu Reformen und/oder Antistigmatisierungskampagnen (für Deutschland z. B. Angermeyer und Matschinger 1995). Anlass für die schottische Untersuchung über die Darstellung der Schizophrenie war die nationale Medienkampagne »See me« (Knifton und Quinn 2008). In England war ein Gesetzentwurf, der eine breitere Definition psychischer Krankheit zur Folge gehabt hätte, Anlass für eine Untersuchung der sozialen Repräsentation psychisch Kranker (Foster 2006).

In allen deutschsprachigen Ländern waren schwere Sexualstraftaten und Attentate Anlass für umfangreiche Berichterstattungen. Sie bedienten sich in auffälliger Weise negativer sozialer Repräsentationen mit der Hervorhebung der Unsinnigkeit der Taten, der Unberechenbarkeit und Gefährlichkeit psychisch Kranker im Allgemeinen oder berichteten selektiv. Dies führte nachweislich zu einer deutlichen Zunahme der sozialen Distanz und Stigmatisierung von psychisch Kranken (für Deutschland vor und nach den Attentaten auf Schäuble und Lafontaine: Angermeyer und Matschinger 1994a und b; für die Schweiz vgl. die Berichterstattung vor und nach dem Zollikerberg-Mord: Hoffmann-Richter und Dittmann 1998). Nairn untersuchte die Mediendarstellungen über die Freilassung von zwei psychisch kranken Straftätern in Neuseeland. Die Verbindung von Text, Bild und Layout zeigten dabei psychisch Kranke als bedrohlich (Nairn et al. 2006).

25.2.4.2 Untersuchte Medien und Formate

Die Berichterstattung in der Lokalpresse und in Lokalteilen überregionaler Printmedien ist von besonderem Interesse, weil sie am häufigsten gelesen werden. Friske konnte zeigen, dass Reportagen aus Gerichten einen großen Teil der Beiträge in den Lokalteilen und vermischten Meldungen der Printmedien ausmachen. In seinem Vergleich der Gerichtsberichterstattung einer deutschen Regionalzeitung 1960 und 1980 sind die Strafgerichtsberichte zwar zu Gunsten der Zivilgerichtsberichterstattung zurückgegangen, machten aber immer noch knapp 70 % aus (Friske 1988). Nowak et al. gingen psychiatrischen Begriffen in fünf lokalen, deutschen Zeitungen nach und fanden zwar in 45 % der Artikel einen negativen Einschlag, neutrale (39 %) und positive (16 %) Zusammenhänge überwogen aber. Zudem stellen die Autoren fest, dass die untersuchten Lokalzeitungen weniger den Fehler begingen, psychiatrische Begriffe sorglos in falschem Kontext zu verwenden, wie z. B. »schizophren« statt paradox zu verwenden (Nowack et al. 2011, Roloff 2011). In den Wissenschaftsteilen von seriösen Printmedien sind schon seit Jahrzehnten ausführliche Berichte und Hintergrunddarstellungen ausgewählter psychiatrischer Forschungsergebnisse zu finden. Wer sie sucht und aufmerksam liest, kann sich dort anspruchsvoll bilden. Allerdings sind solche Beiträge selten. Es bedarf des spezifischen Interesses und fortlaufender Wissensaneignung durch die Journalisten, die für ihre Printmedien umfangreiche Ressorts abdecken müssen. In den Lokalteilen werden – neben der Gerichtsberichterstattung – in erster Linie neue Institutionen und Behandlungsangebote vorgestellt, gelegentlich auch Personen, während in den Boulevard-Blättern Personendarstellungen überwiegen (Hoffmann-Richter 2000).

Ebenso anspruchsvoll wie selten sind Dokumentarfilme zu psychiatrischen Themen.

Gewisser Beliebtheit erfreuen sich in den letzten Jahren Talkshows, die sich auf Menschen mit psychischen Problemen kaprizieren. Die »Seele auf Sendung« ermuntert aber nicht zu Anteilnahme und Verständnis. Als »mediale Enthüllung und Instant-Therapie« sind solche Talkshows eher Kuriositätenkabinetten von Jahrmärkten früherer Zeiten verwandt, die zur besseren Distanzierung und beruhigten Feststellung einladen, dass man selbst ganz normal sei (Lalouschek 1997, Henkel 1998). Untersuchungen über Darstellung von psychisch Kranken und Psychiatern und Psychiaterinnen im Film eröffnen eine ganze Reihe von Untersuchungsthemen, so z. B. Typisierungen von Psychiatern (Schonauer und Nagl 1999), speziell Psychiaterinnen (zu Geschlechtsstereotype: Harper 2009 oder Klin und Lemish 2008), von psychisch Kranken, aber auch Lebensumstände der Betroffenen und ihrer Familien, Reaktionen im sozialen Umfeld etc. Problematisch sind vor allem Typisierungen, bei denen Vorurteile gegenüber psychisch Kranken durch Gender- und Rassenvorurteile verstärkt werden (Harper 2009, Klin und Lemish 2008). Filmanalysen führen regelmäßig zur Frage, ob die Zuschauer zwischen Fiktion und Realität unterscheiden. Die Antworten auf diese Frage fallen nicht einheitlich aus, tendieren jedoch dazu, den Einfluss der Filme als prägend oder zumindest die bestehenden sozialen Repräsentationen verstärkend zu beurteilen (Kuhn 1976, KIM/Psychiatrie-Verlag 1994, Wahl 1995, Schonauer und Nagl 1999, Philo 1999). So stehen beispielsweise Zitate und Filmbilder bzw. Clips aus dem »Kuckucksnest« (Kesey 1962, Verfilmung 1975 mit Jack Nicholson) bis heute für die Psychiatrie als Machenschaft von selbst gestörten Personen oder die Couch für Psychotherapie. In den letzten Jahren sind sehr gute Fernseh- und Kinofilme, z. T. auch Serien entstanden, die die Chance des Erzählens nutzen, um die Innensicht verschiedenster psychischer Erkrankungen mit Außensichten zu kontrastieren. Zusätzliche Möglichkeiten eröffnet das Bezahlfernsehen, das nicht ausschließlich auf Einschaltquoten schielt, aber auch nur ausgewählte Gruppen erreicht.

Selbsthilfeforen im Internet sind noch wenig untersucht. Sie haben nach bisherigen Informationen eine wichtige, stabilisierende und therapeutisch unterstützende Funktion für die Betroffenen. Erste Schritte in diese Richtung sind Untersuchungen von Selbsthilfeforen zu chronischen Rückenschmerzen (Caiata Zufferey und Schulz 2009) oder zu Anorexie (Bardone-Cone und Cass 2006, 2007). Hier besteht – wie bei anderen, neueren Formaten – noch Nachholbedarf (Klin und Lemish 2008).

25.2.4.3 Untersuchte Themen

Seitz untersuchte gezielt die Berichterstattung über psychisch kranke Straftäter in jeweils drei Jahrgängen von vier Wiener Tageszeitungen zwischen 1976 und 1980. Die Taten mutmaßlich Gesunder wurden auf kurzfristig entstandene Motive zurückgeführt, stellte sie fest, während psychisch Kranken eine dauerhaft unkontrollierbare Verfassung als Teil ihres Wesens zugeschrieben wurde. Zudem wurden die psychisch Kranken mit negativen Merkmalen beschrieben wie »motivlos«, »wahllos« oder »unberechenbar« (Seitz 1985).

Psychopharmaka sind ein schwer zugängliches Thema. Sie haben einen schlechten Ruf. Hier ist die Konvergenz der Ergebnisse trotz unterschiedlicher Fragestellung und methodischem Vorgehen bemerkenswert. Bei kaum einem anderen psychiatrischen Thema ist die Kluft zwischen psychiatrischem Wissen und den Meinungen und Einstellungen in der Bevölkerung so groß. Hinzu kommt, dass eine Differenzierung zwischen Neuroleptika, Antidepressiva, Tranquilizern und anderen Gruppen nicht erkennbar ist: Allen wird zugeschrieben, dass sie dämpfen, zu Abhängigkeit führen und keine spezifische Wirkung haben (Angermeyer et al. 1993,

1994, 1996; Benkert et al. 1995; Hoffmann-Richter et al. 1998, 1999; Hoffmann-Richter 2000). Insbesondere hier hat ihre Darstellung in den Medien auch einen negative Einfluss auf die Compliance von Patientinnen und Patienten (van Putten 1984, Benkert et al. 1995). Die quantitative und qualitative Analyse über »Valium als Metapher« zeigt eindrücklich, wie Valium über die Metaphorisierung der Medikamentenname einen Bedeutungswandel durchgemacht hat und nicht mehr als Pharmakon wahrgenommen und akzeptiert wird (Hoffmann-Richter und Nagel 1999).

Darstellungen von Schizophrenie scheinen in den letzten fünf Jahren in schottischen Zeitschriften generell abgenommen zu haben, sowohl als positive wie als negative Darstellungen (Knifton und Quinn 2008). In deutschen Tageszeitungen wurde nach der letzten Inhaltsanalyse der Begriff der Depression in einem Drittel der Fälle metaphorisch verwendet. Obwohl das Wissen der deutschen Bevölkerung bezüglich Depression zugenommen hat, vermittelten die Tageszeitungen nach wie vor kein Bild von einer ernstzunehmenden psychischen Erkrankung, sondern stellen in erster Linie psychosozialen Stress als Ursache dar (Kroll et al. 2003). Dies gilt auch für Psychosomatische Erkrankungen. Letztere werden in Zeiten zunehmender Sozialversicherungsleistungen aufgrund psychischer Störungen überdies in die Nähe von vorgeschobenen Beschwerden und Simulation gebracht, wenn nicht inhaltsleer verwendet (Kugelstadt 2010).

Die Häufigkeit der dargestellten Krankheitsbilder darf nicht mit deren Prävalenz gleichgesetzt werden. Nach wie vor sind bestimmte Störungen in den Medien überrepräsentiert, andere im Verhältnis zu ihrer Prävalenz und Bedeutung eher zu wenig vertreten. Aktuelle Fragen und Probleme spielen neben der medialen Darstellbarkeit eine Rolle. So wird derzeit eher über Substanzmissbrauch oder ernährungsbezogene Themen berichtet als über schwer präsentierbare psychische Krankheiten, die keine deutlichen äußeren Spuren erkennen lassen (Fromm et al. 2001). In Fernsehfilmen geht es beispielsweise öfter um Alzheimer-Demenz, Autismus, Essstörungen und Posttraumatische Belastungsstörungen. Dies korrespondiert mit den Studien über Posttraumatische Belastungsstörungen im Gefolge des Terroranschlags 9/11 in New York (Neria und Sullivan 2011, Pollard 2011) oder des Hurrikans Katrina (Jacob u. a. 2008). Erkrankungen aus dem schizophrenen Formenkreis (Read et al. 2006), depressive Störungen (Angermeyer und Dietrich 2006) und Essstörungen (Lopez Guimera et al 2010, O'Hara 2007) sind nach wie vor die meist untersuchten psychischen Störungen.

25.2.4.4 Vergleichsuntersuchungen

Studien, die zusätzlich zu ihrer Inhaltsanalyse ausgewählter Medien zu psychiatrischen Themen deren Inhalte und Darstellungsformen vergleichbaren Themen gegenüberstellen, sind selten.

- Zu ihnen gehört die Arbeit von Seitz über die Berichterstattung Wiener Tageszeitungen zu *psychisch kranken Straftätern*. Während die Handlungen mutmaßlich gesunder Täter mit beschreibbaren und nachvollziehbaren Motiven erklärt werden, werden die Handlungen psychisch Kranker persönlichkeitsimmanent, motivlos und unerklärlich dargestellt (Seitz 1985).
- Hoffmann-Richter, Alder und Finzen verglichen die *Elektrokrampftherapie* (EKT) in der NZZ mit der *Defibrillation*. Derselbe biochemisch-physiologische Ablauf wird kurz gefasst einmal als bedrohlicher Eingriff dargestellt, das andere Mal als heilsamer physiologischer Ablauf (Hoffmann-Richter et al. 1999, Hoffmann-Richter 2000, S. 282–295).
- Die *Gynäkologie* erschien als Stichwort nur gut halb so oft wie die Psychiatrie.

Teil 6

Die Artikel mit dem Schlüsselwort berichteten aber ausführlich, alltagsnah und über ein breites gynäkologisches Themenspektrum, sachlich, ausgewogen und detailreich (Hoffmann-Richter 2000, S. 298–315, S. 358–379).

- Auch die *Leukämie* erschien als Begriff nur gut halb so oft wie die Schizophrenie. Thematischer Schwerpunkt war hier eindeutig die Wissenschaft und mehr als die Hälfte der Artikel machten die Leukämie zum Haupt- oder zumindest Nebenthema, was bei der Psychiatrie selten der Fall war. Die Bewertung war zu 88 % neutral, die Darstellungen auch hier sachlich, ausgewogen und detailgenau (Hoffmann-Richter 2000, S. 316–330, S. 358–379).
- Nur *Antibiotika* erscheinen als Begriff häufig, *Analgetika* und *Zytostatika* selten. Alle drei sind in der Hälfte bis zwei Dritteln der Artikel ein wissenschaftliches Thema. Die Begriffe werden fast ausschließlich als Fachbegriff und neutral verwendet. Die Darstellungen sind abgewogen und detailliert. Nebenwirkungen, Gefahren und falsche Verordnung aller drei Medikamentengruppen hindern nicht, dass die Medikamente in ihrer Bedeutung hervortreten, weil sie gegen die Gefährdung durch bedrohliche Krankheiten abgewogen werden. Dem gegenüber ist der Informationsgehalt über Neuroleptika spärlich und fast 80 % negativ konnotiert (Hoffmann-Richter 2000, S. 331–356, S. 358–379).
- *Antidepressiva* sind nicht annähernd so geläufig wie Antibiotika. Sie werden vage mit Psychopharmaka gleichgesetzt, bleiben ohne klare Indikation. Als stimmungsaufhellende Wirkung jedweder Art sind Antidepressiva zur Metapher geworden, gegenüber Geld oder Alkohol als weniger taugliche Alternative, um die Stimmung zu heben (Hoffmann-Richter 2000, S. 331–356, S. 358–379).
- Während *Analgetika* für eine seriöse medizinische Grundversorgung stehen und überwiegend in wissenschaftlichem Kontext auftauchen, erscheinen *Tranquilizer* vor allem als gesellschaftliches und kulturelles Thema – als Drogenersatz oder Begleitmedikation bei Doping, als Medikamente ohne klare Indikation mit unspezifischer Wirkung und Abhängigkeitspotenzial. Ihre Metaphorisierung und ihre ausgesprochen negative Bewertung ist besonders auffällig. Tranquilizer werden nicht mehr als Medikamente verstanden, sondern als Droge, Placebo oder Metapher (Hoffmann-Richter 2000, S. 331–356, S. 358–379, Hoffmann-Richter und Novosel 1999).

Viele Fragen bleiben. Unter ihnen auch diese: Wie werden die psychiatrischen Themen in verschiedenen Kulturen oder auch verschiedenen Sprachregionen unterschiedlich dargestellt, wenn schon die Akzeptanz einer Abtreibung bei einer psychisch kranken schwangeren Frau zwischen den verschiedenen Sprachregionen der Schweiz (Lauber et al. 2000) oder die wahrgenommenen Ursachen von Depression (Lauber et al. 2003) variieren?

25.2.5 Rezeptionsforschung

Weder Erhebungen zur Verfügbarkeit und Nutzung der einzelnen Massenmedien noch die Analyse von deren Inhalten reichen aus um in Erfahrung zu bringen, was Nutzer aus den Angeboten aufnehmen – welche Informationen, welche Bilder, welche Meinungen, unter welchen Umständen etc. Damit eine Geschichte medial darstellbar wird, braucht sie einen schlagkräftige Titel (er ist es, der die Aufmerksamkeit auf den Beitrag lenkt), eine starke Einleitung (um nicht gleich zum nächsten Beitrag zu wandern) und eine gute Geschichte (um den Beitrag weiterzulesen, idealerweise bis zum Schluss). Dabei kommt es auf die klassischen vier Faktoren an: ob die Geschichte neu ist, für den Rezipienten bedeutungsvoll, nah genug (ob sie für ihn einen aktuellen persönlichen Bezug hat) und prominent ist. Auf dieser Basis gibt es vielerlei Typologien. Benbow beispielsweise teilt Berichte über psychische Störungen in Heilsgeschichten, Horrorgeschichten, Geldgeschichten, Ich-Geschichten und Ethik-Geschichten ein (Benbow 2007). Zusätzliches Entscheidungskriterium für die Rezeption (von Textbeiträgen wie Filmen u. a. Formaten gleichermaßen) ist die transportierte Meinung. Aufgenommen wird, was die eigene Meinung bestätigt. Ist sie noch nicht festgefügt, werden Rezipienten in der Regel durch klares Abwägen von Für und Wider angesprochen. Auch Medium und Format nehmen Einfluss auf die Rezeption. So weiß man beispielsweise, dass das Internet Lesegewohnheiten verändert: Die schiere Menge befördert keine gründliche Lektüre, sondern Überfliegen. »Googeln« ist zu einem festen Begriff geworden. Die Copy-Paste-Nutzung ist dabei ein solcher zu werden (Kaeser 2009).

Massenmedien haben eine sogenannte Agenda-Setting-Funktion, schon allein dadurch, dass sie aus der Fülle an Ereignissen und Informationen auswählen müssen, was sie mitteilen und zeigen. Das heißt, sie bestimmen mit, was von den Rezipienten beachtet und als beachtenswert angesehen wird. Auch wenn bestimmte Themen für Rezipienten bis zu einem bestimmten Ereignis nicht bedeutungsvoll waren noch ein persönlicher Bezug bestand, kann sich dies mit einer neuen Nachricht ändern. Insbesondere Krankheiten, deren Ursachen, Verlauf und Behandlungsmöglichkeiten werden für viele Rezipienten interessant, wenn bekannte Persönlichkeiten an ihnen erkranken.

25.2.6 Wirkungsforschung

Während im Zentrum der Rezeptionsforschung die kommunizierten Inhalte stehen, ist es bei der Wirkungsforschung der Einfluss auf die Meinungsbildung. Eine genaue Trennlinie zwischen beiden Forschungsbereichen gibt es nicht. Trotzdem ist die Unterscheidung wichtig, weil Informationsgewinn nicht ausreicht um soziale Repräsentationen zu verändern. Methodisch stellt die Untersuchung der Medienwirkung die größten Herausforderungen. Als gesichert gilt, dass Massenmedien die Meinung ihrer Nutzer nicht »machen«, wohl aber sie erheblich beeinflussen können. Dazu gehört auch, soziale Repräsentationen oder auch Vorurteile bzw. Frames zu verstärken, abzuschwächen und auszudifferenzieren. Thibodeau und Boroditsky (2011) haben in fünf Experimenten untersucht wie Personen komplexe Sachverhalte wie Kriminalität beurteilen und welche Präventionsmaßnahmen akzeptiert werden. Sie fanden, dass das Framing durch verschiedene Metaphern die akzeptierte Präventionsmaßnahme beeinflusst. Das bedeutet, wenn bei der Schilderung des Tathergangs auf die Methapher der »Bestie« zurückgegriffen wird, schlagen die Probanden eher vor, die Täter zu fangen und ins Gefängnis zu stecken als Reformen durchzuführen. Wenn hingegen der Sachverhalt mit der Metapher eines Virus dargestellt wird, finden die Versuchspersonen, dass man die Ursachen ausmerzen und das Problem durch soziale Reformen wie Bildung oder Armutsbegrenzung lösen sollte (Thibodeau und Boroditsky 2011).

Ein klassisches Beispiel für die Auswirkung der Darstellung bzw. Berichterstattung über psychisch Kranke und psychische Krankheit ist die signifikante Zunahme der Suizide unter Schülern nach der Ausstrahlung des Films »Tod eines Schülers«, die zweimal bestätigt werden konnte (Schmidtke und Häfner 1986). Einen weiteren klaren Nachweis der Medienwirkung erbrachten Angemeyer und Matschinger mit ihren Bevölkerungsbefragungen vor und nach den Attentaten auf Schäuble und Lafontaine in Deutschland (Angermeyer und Matschinger 1994a, b).

Nicht nur Inhalte, sondern auch Medienformate haben Einfluss auf die Stigmatisierung von psychisch Kranken. So konnte Ritterfield zeigen, dass Wissensvermittlung über Schizophrenie anhand eines empathischen Filmportraits zu einem verbesserten Wissensstand führte, das Stigma aber nur durch einen edukativen Vorspann (Trailer) reduziert wurde (Ritterfield 2006). Edukative Interventionen müssen an das bereits bestehende Wissen der jeweiligen Bezugsgruppen anknüpfen (Lincoln et al 2008). Neben verschiedenen Rezipientengruppen und Informationsformaten gilt es, die verschiedenen Genres der Massenmedien zu berücksichtigen. Die Glasgower Forschungsgruppe untersuchte die Effekte verschiedener Formate und Filmgenres auf die Wahrnehmung und die Einstellung gegenüber psychisch Kranken (Philo 1999). Sie konnte nachweisen, dass auch fiktive Geschichten in Seifenopern, Filmen und Dramen die Zuschauer und Leser beeinflussten. Dieser Einfluss wurde von den Rezipienten auch als solcher wahrgenommen (Klein und Lemish 2008).

25.2.7 Produktionsforschung

Medieninhalte wie deren Wirkung stehen in engem Zusammenhang mit dem Produktionsprozess von Medieninhalten. Von Interesse sind Fragen danach, wer bestimmt, was geschrieben wird; wer was schreibt und wie und durch wen bzw. was die Einstellungen der Journalisten beeinflusst werden. Über den Produktionsprozess von Medieninhalten allgemein ist bekannt dass zunächst ein Ereignis als mitteilenswert ausgewählt wird. Für dieses Ereignis wird nach einem Kontext gesucht, der für die meisten Leser von Bedeutung ist. Es ist nicht zuletzt diese Kontextauswahl, bei der auf vertraute Bilder, Repräsentationen und Bedeutungen zurückgegriffen wird, die für die Mehrheit verfügbar und verständlich sind (Morris 2006). Zuletzt – im Beitrag zuvorderst – bedarf es eines so genannten Aufhängers, eines Anlasses (vgl. Morris 2006). Wichtige Informationen, die zur jeweiligen Nachricht gehören, müssen für die jeweilige Aufbereitung verfügbar und verständlich sein. Zur Produktion psychiatrischer Themen liegen bisher nur einzelne Studien vor. Klin und Lemish (2008) fanden bei ihrer Recherche nach Publikationen zur Mediendarstellung psychiatrischer Themen beispielsweise insgesamt 325 wissenschaftliche Artikel und Bücher zwischen 1985–2005. Darunter befassten sich nur drei Artikel mit der Produktion von Medieninhalten zu psychischer Krankheiten. Zwei ältere Studien nahmen sie ebenfalls in ihr Review auf. Letztere untersuchten die Informationsquellen von Produzenten, deren persönliche Einstellungen und den Einfluss auf die Medieninhalte (Glasgow University Media Group, 1976, Schudson, 1989). Die neueren Studien untersuchen die Einstellung von Herausgebern und deren Verhalten bei der Anstellung von psychisch Kranken (Greirson und Scot 1995), die Unterstützung von Journalisten durch akkurate Informationsvermittlung (Stuart 2003) und die Analyse von Produktionsrichtlinien anhand welcher Produzenten die Geschichte einer Soap Opera bestimmen (Henderson 1996).

25.3 Ausblick

Dass Massenmedien solch eine große Bedeutung haben, hat neben ihrem Unterhaltungs- und Zerstreuungswert mit ihrer Auswahl- und Ordnungsfunktion von Informationen zu tun. Aus einer Überfülle von Informationen wählen sie Relevantes aus. Sie ordnen die Welt der Informationen und nicht nur sie. Das macht ihre Bedeutung aus. Zugleich liegt darin ihre Schwachstelle: Sie bestimmen, was wichtig ist, sie entscheiden über die Form der Darstellung. Sie nehmen Einfluss auch dort, wo sich nicht darum gebeten werden, auf eine Weise, mit der ihre Nutzer nicht immer einverstanden sind. Journalisten, Reporter, Autoren, Herausgeber, Regisseure und Produzenten sind nicht Außerirdische, denen von Natur aus ausreichend Distanz, Hintergrundwissen und Weitblick gegeben ist. Sie müssen sich dies hart erarbeiten und bleiben auch dann Teil unserer gemeinsamen Welt. Deshalb sind sie auf den Zugang zu fachspezifischen – psychiatrischen Informationen angewiesen, auf die Möglichkeit zum Gespräch, vor allem aber auch auf Erklärungen, psychiatrisches Hintergrundwissen und Erfahrung.

Das aktuelle Wissen darüber, welche Informationen zu psychiatrischen Themen Massenmedien enthalten, wie sie dargestellt werden, welche Wirkung sie haben, und was von den Rezipienten aufgenommen wird, gleicht eher einem Flickenteppich als einem klaren Bild. Soweit sich aufgrund der Überblicksdarstellungen psychiatrischer Themen in den Massenmedien eine allgemeingültige Aussage machen lässt, finden sich über die Jahrzehnte mehr Informationen, sachliche Darstellungen und Berichte. Negative soziale Repräsentationen sind aber nicht verschwunden und psychiatrische Begriffe werden immer noch häufiger metaphorisiert als vergleichbare Begriffe aus anderen medizinischen Fachbereichen. Positive Entwicklungen zeigen vor allem Beiträge in Wissenschaftsressorts und -formaten, teilweise in Lokalnachrichten, seriöse Dokumentarfilme und anspruchsvolle, differenzierte Kino- und Fernsehfilme. Als Blickfang in Überschriften und Titeln wird weiter mit negativen Frames gearbeitet. Der Reiz von »Sex and Crime« ist zu hoch, um problemlos durchbrochen zu werden. Gegenüber vergleichbaren medizinischen Themen anderer Fachbereiche sind die Informationen weniger ausführlich und weniger vielfältig. Noch kann man nicht von Normalität im Umgang mit psychiatrischen Themen sprechen. Die positiven Entwicklungen bestätigen aber, dass psychiatrische Themen den Alltag eines Großteils der Bevölkerung tangieren, interessant dargestellt werden können und mehr als ausreichend Stoff für Unterhaltung auch dann bieten, wenn keine Klischees bedient werden.

Eine neue Herausforderung stellt vor allem das Internet mit seiner Überfülle an Angeboten dar. Informationen werden schon jetzt nicht wahrgenommen, weil sie im Netz untergehen, nicht weil sie – theoretisch – nicht verfügbar wären. Die Schwierigkeit, das Wichtige vom Unwichtigen zu unterscheiden, neue von scheinbar neuen Informationen, bedeutsame von unbedeutenden wird wegen der Unübersichtlichkeit zunehmen. Suchsysteme helfen hier nur bedingt weiter. Denn Wissen wird erst zugänglich, wenn es auch verstanden und eingeordnet werden kann. So sehr man bedauern mag, dass mit der weiteren Diversifizierung die Medien und Formate seltener werden, die alle ansprechen, eröffnen sich hier neue Perspektiven für den öffentlich-rechtlichen Rundfunk, das Fernsehen und Printmedien bzw. Internetzeitungen.

Forschungsdesiderate gehen vor allem in Richtung Vergleichbarkeit von Studienergebnissen, d. h. Langzeitstudien, Volltextanalysen und Techniken der gesamthaften Analyse von Ton und Bild. Dafür wird es auch nötig sein, Beurteilungskriterien zu entwickeln, die mit mehreren Dimensionen und weniger kategorial als dimensional arbeiten. Vorschläge hierzu finden sich z. B. bei Hoffmann-Richter 2000, Lincoln et al. 2008 und Knifton und Quinn 2008.

Literatur

Allen R, Nairn RG (1997) Media depictions of mental illness: An analysis of the use of dangerousness. Australian & New Zealand Journal of Psychiatry 31:375–381.

Anderson M (2003) »One flew over the psychiatric unit«: Mental illness and the media. Journal of Psychiatric and Mental Health Nursing 10:297–306.

Angermeyer MC, Dietrich S (2006) Public beliefs about and attitudes towards people with mental illness: a review of population studies. Acta Psychiatr Scand 113:163–179.

Angermeyer MC, Matschinger H (1994a) Auswirkungen der Attentate auf Lafontaine und Schäuble auf die Einstellung der Bevölkerung zu psychisch Kranken. Teil 1: Die Entwicklung im Jahr 1990. Nervenarzt 65:41–48.

Angermeyer MC, Matschinger H (1994b) Auswirkungen der Attentate auf Lafontaine und Schäuble auf die Einstellung der Bevölkerung zu psychisch Kranken. Teil 2: Die Entwicklung im Jahr 1991. Nervenarzt 65:49–56.

Angermeyer MC, Matschinger H (1995) Auswirkungen der Reform der psychiatrischen Versorgung in den neuen Bundesländern der Bundesrepublik Deutschland auf die Einstellung der Bevölkerung zur Psychiatrie und zu psychisch Kranken. Baden-Baden: Nomos.

Bardone-Cone AM, Cass KM (2006) Investigating the impact of pro-anorexia websites: A pilot study. European Eating Disorders Review 14:256–262.

Bardone-Cone AM, Cass KM (2007) What does viewing a pro-anorexia website do? An experimental examination of website exposure and moderating effects. International Journal of Eating Disorders 40:537–548.

Barnes RC, Earnshaw S (1993) Mental Illness in British Newspapers. Psychiatric Bulletin 17:673–674.

Benbow A (2007) Mental Illness, Stigma, and the Media. Journal of Clinical Psychiatry 68(2):31–35.

Benkert O, Kepplinger HM, Sobota K (1995) Psychopharmaka im Widerstreit. Eine Studie zur Akzeptanz von Psychopharmaka – Bevölkerungsumfrage und Medienanalyse. Berlin: Springer.

Caiata Zufferey M, Schulz P (2009) Self-management of chronic low back pain. An exploration of the impact of a patient-centered website. Patient Education and Counseling 77:27–32.

Crisp AH, Gelder MG, Rix S et al. (2000) Stigmatisation of people with mental illnesses. The British Journal of Psychiatry 177:4–7.

Day DM, Page S (1986) Portrayal of Mental Illness in Canadian Newspapers. Canadian Journal of Psychiatry 31:813–817.

Deutscher Bundestag (1975) Bericht über die Lage der Psychiatrie in der Bundesrepublik Deutschland. In: Deutscher Bundestag (Hrsg.) Drucksache 7/4200 und 4201. Bonn.

Dilling H (1977) Psychisch Kranke im Vorurteil der Öffentlichkeit. Therapie der Gegenwart 116:1571–1600.

Fischer M (1903) Laienwelt und Geisteskranke. Stuttgart: Enke.

Foster JLH (2006) Media Presentation of the Mental Health Bill and Representations of Mental Health Problems. Journal of Community & Applied Social Psychology 16:285–300.

Friske HJ (1988) Justiz und Medien. Vergleichend Analyse der Justizberichterstattung einer Regionalzeitung aus den Jahren 1960 und 1980 unter besonderer Berücksichtigung des Richterbildes. Münster: Literatur.

Fromm B, Baumann E, Lampert C (2001) Gesundheit und Krankheit in den Medien. In: Gesundheitskommunikation und Medien: ein Lehrbuch. Stuttgart: Kohlhammer. S. 37–65.

Harper S (2009) Madness, Power and the Media. Hampshire: Palgrave Macmillan.

Henkel M (1998) Seele auf Sendung. Die Tricks der Talkshow-Tröster Hans Meister, Ilona Christen und Jürgen Fliege. Berlin: Argon.

Hoffmann-Richter U (2000) Psychiatrie in der Zeitung. Urteile und Vorurteile. Bonn: Edition Das Narrenschiff im Psychiatrie-Verlag.

Hoffmann-Richter U, Alder B, Finzen A (1998) Die Elektrokrampftherapie und die Defibrillation in der Zeitung. Eine Medienanalyse. Nervenarzt 69:622–628.

Hoffmann-Richter U, Dittmann V (1998) Die forensische Psychiatrie im Spiegel der Schweizer Presse. Eine empirische Untersuchung von Presseberichten. Recht & Psychiatrie 16:19–24.

Hoffmann-Richter U, Wick F, Alder B et al. (1998) Antidepressiva in der Zeitung. Eine Medienanalyse. Fundamenta psychiatrica 12:167–173.

Hoffmann-Richter U, Nagel Novosel E (1999) Valium als Metapher. Eine Printmedienanalyse zur metaphorischen Verwendung von Valium als Prototyp eines Tranquilizers. die psychotherapeutin 11:46–59.

Jaeckel M, Wieser S (1970) Das Bild des Geisteskranken in der Öffentlichkeit. Stuttgart: Thieme.

Jacob B, Mawson AR, Payton M et al. (2008) Disaster Mythology and Fact: Hurricane Katrina and Social Attachment. Public Health Reports 123:555–566.

Jorm AF, Korten AE, Jacomb PA et al. (2000) Attitudes towards people with a mental disorder: a survey of the Australian public and health professionals. Australian and New Zealand Journal of Psychiatry 33:77–83.

Kaeser E (2009) Pop Science. Essays zur Wissenschaftskultur. Basel: Schwabe.

Kesey K (1962/1973) One flew over the cockoo's nest. Pan Bocks.

KIM, Psychiatrie-Verlag (1994) Caligaris Erben. Der Katalog zum Thema »Psychiatrie im Film«. Bonn: Psychiatrie-Verlag.

Klin A, Lemish D (2008) Mental disorders stigma in the media: Review of studies on production, content, and influences. Journal of Health Communication 13:434–449.

Kline KN (2006) A Decade of Research on Health Content in the Media: The Focus on Health Challenges and Sociocultural Context and Attendant Informational and Ideological Problems. Journal of Health Communication 11(1):43–59.

Knifton L, Quinn N (2008) Media, Mental Health and Discrimination: A Frame of Reference for Understanding Reporting Trends. The International Journal of Mental Health Promotion 10:23–31.

Kroll M, Dietrich S, Angermeyer M (2003) Die Darstellung der Depression in deutschen Tageszeitungen. Eine Trendanalyse. Psychiatrische Praxis 30(7):376–371.

Kugelstadt A (2010) Psychosomatik im Spiegel deutscher Zeitungsartikel. Duisburg WiKu.

Kuhn R (1976) Die Psychiatrie und das »Cockoo's Nest«. Bemerkungen zu einem aktuellen Spielfilm. Schweizerische Ärztezeitung 28:972–973.

Lalouschek J (1997) Mediale Enthüllungen und Instant-Therapie. Zur sprachlichen Inszenierung von Emotionalität, Nähe und Verstehen in TV-Talkshows. die Psychotherapeutin 6:93–113.

Lauber C, Falcato L, Nordt C et al. (2003) Lay beliefs about causes of depression. Acta Psychiatrica Scandinavica 108(418):96–99.

Lauber C, Nordt C, Sartorius N et al. (2000) Public acceptance of restrictions on mentally ill people. Acta Psychiatrica Scandinavica 102(407):26–32.

Lincoln TM, Arens E, Berger C et al. (2008) Can Antistigma Campaigns Be Improved? A Test of the Impact of Biogenetic vs. Psychosocial Causal Explanations on Implicit and Explicit Attitudes to Schizophrenia. Schizophrenia Bulletin 34(5):984–994.

Lomer G (1909/10) Ein psychiatrisches Nachrichtenbureau? Psychiatrisch-Neurologische Wochenschrift 11:177–179.

Lopez Guimera G, Levine M, Sanchez-Carracedo D et al. (2010). Influence of Mass Media on Body Image and Eating Disordered Attitudes and Behaviors in Females: A Review of Effects and Processes. Media Psychology 13:387–416.

Matas M, El-Guerbaly N, Peterkin A et al. (1986) Mental illness and the media: an assessment of attitudes and communication. Can J Psychiatry 30:12–19.

Martinez AG, Piff PK, Mendoza-Denton R et al. (2011) The Power of a Label: Mental Illness Diagnoses, Ascribed Humanity, and Social Rejection. Journal of Social and Clinical Psychology 30:1–23.

McKeown M, Clancy B (1995) Media influence on societal perceptions of mental illness. Mental Health Nursing 15:10–12.

Meagher D, Newman A, Fee M, Casey P (1995) The coverage of psychiatry in the Irish print media. Psychiatric Bulletin 19:642–644.

Morris G (2006) Mental Health Issues and the Media. Oxon: Routledge.

Mühlen H vd (1976) Psychiatrie und Presse. Spektrum 5:226–234.

Nairn RG (2007) Media portrayals of mental illness, or is it madness? A review. Australian Psychologist 42(2):138–146.

Neria Y, Sullivan GM (2011) Understanding the Mental Health Effects of Indirect Exposure to Mass Trauma Through the Media. JAMA 306:1374–1375.

Nowack N, Tonn B, Thomas V et al. (2011) Psychiatrie in der Lokalzeitung. Psychiatrische Praxis 38:129–134.

Nunally JC (1961) Popular conceptions of mental health: Their development and change. New York: Holt, Rinehart & Winston.

O'Hara SK, Clegg Smith K (2007) Presentation of eating disorders in the news media: What are the implications for patient diagnosis and treatment? Patient Education and Counseling 68:43–51.

Philo G (1999) Media and mental illness. In: Philo G (Hrsg.) Message received: Glasgow media group research 1993–1998. Harlo: Addison Wesley Longman. S. 54–61.

Pollard J (2011) Seen, seared and sealed: Trauma and the visual presentation of September 11. Health Risk Society.

Putten T van, May PR, Marder SR (1984) Response to Antipsychotic Medication: The Doctor's and the Consumer's View. American Journal of Psychiatry 141:16–19.

Ramsey G, Seipp M (1948) Public opinions and information concerning mental health. Psychiatric Quarterly 22:428–444.

Read J, Haslam N, Sayce L, Davies E (2006) Prejudice and schizophrenia: a review of the mental illness is an illness like any other approach. Acta Psychiatrica Scandinavica 114: 303–318.

Reitze H, Ridder CM (2011) Massenkommunikation VIII. Eine Langzeitstudie zur Mediennutzung und Medienbewertung 1964–2010. Baden-Baden: Nomos.

Roloff E (2011) Gutes Zeugnis für die lokale Presse. Mediziner: Zeitungen berichten über psychiatrische Themen ohne Vorurteile. Altmarkzeitung 17./18.09.2011; 217, S. 2

Scheff TJ (1973) Das Etikett »Geisteskrankheit«. Soziale Interaktion und psychische Störung. Frankfurt/M: Fischer.

Schmidtke A, Häfner H (1986) Die Vermittlung von Selbstmordmotivation und Selbstmordhandlung durch fiktive Modelle. Die Folgen der Fernsehserie »Tod eines Schülers«. Nervenarzt 57:502–510.

Schneider U, Wieser S (1971) Der psychisch Kranke in den Massenmedien. In: Lauter H, Meyer JE (Hrsg.) Der psychisch Kranke in der Gesellschaft. Stuttgart: Thieme. S. 38–42.

Schneider H, Wieser S (1972) Der psychisch Kranke in den Massenmedien. Ergebnisse einer systematischen Inhaltsanalyse. Fortschritte der Neurologie Psychiatrie 40:136–163.

Schonauer K, Nagl I (1999) Die Psychotherapeutin auf der Leinwand. die Psychotherapeutin 10:102–125.

Seitz H (1985) Was bedeutet »Ver-rückt-sein« in den Massenmedien. Devianz oder unauslöschliches Stigma? Eine empirische Untersuchung der Berichterstattung über »abnorme Rechtsbrecher« in den Wiener Tageszeitungen. Wien: Herrmann Böhlaus Nachf. BV.

Sieff EM (2003) Media frames of mental illnesses: The potential impact of negative frames. Journal of Mental Health 12(3):259–269.

Stuart H (2003) Stigma and the daily news: Evaluation of a newspaper intervention. Canadian Journal of Psychiatry 48(10):651–656.

Stuart H (2006) Media portrayal of mental illness and its treatments – What effect does it have on people with mental illness? CNS DRUGS 20(2):99–106.

Taylor W (1957) Gauging the Mental Health Content oft he Mass Media. Journalism Quarterly 34:192–201.

Link zur Mediennutzung CH: http://www.bfs.admin.ch/bfs/portal/de/index/themen/16/03/key/ind16.set.160105.html

Link zur kommentierten Ergebnispräsentation der letzten Erhebung zur Massenmediennutzung in der Langzeitstudie D: www.media-perspektiven.de

Teil 7: Ethische, rechtliche, organisatorische und ökonomische Aspekte

26 First Person Account: Die Welt dreht sich ohne mich

Frau A. S.

Kapitelübersicht

26.1 Akute Krisensituation
26.2 Erste Hilfe: Das Kriseninterventionszentrum
26.3 Stationäre Behandlung
26.3.1 Rahmenbedingungen
26.3.2 Die Mitpatienten
26.3.3 Das Klinikpersonal
26.3.4 Die Außenwelt
26.4 Gute Worte
26.4.1 Alleinsein
26.4.2 Überforderungsgefühle
26.4.3 Passive Todeswünsche
26.4.4 Wertschätzung
26.4.5 Affirmation
26.5 Zurück ins Leben
26.5.1 Austritt
26.5.2 Neustart
26.5.3 Aufschwung
26.5.4 Was bleibt

Zusammenfassung

Mit 32 Jahren wurde ich mit der Diagnose »Schwere depressive Episode« konfrontiert. Die Depression trat in einer Belastungssituation auf, nach einem beruflich bedingten Ortswechsel, dem Ende einer langjährigen Beziehung und dem großen Erwartungsdruck im neuen Job. Ich wurde etwa drei Monate stationär in einer Klinik für Psychiatrie und Psychotherapie behandelt. Schwerpunkt war die kognitive Verhaltenstherapie. Danach trat ich in Rücksprache mit dem Arbeitgeber stufenweise wieder in den Arbeitsprozess ein. Seit Klinikaustritt bis heute bin ich in einzeltherapeutischer Behandlung. Seit Ausbruch der Depression bis heute sind viereinhalb Jahre vergangen.

26.1 Akute Krisensituation

Mich traf die Depression wie ein Unfall: unvorhersehbar, existenziell, mit ganzer Wucht. Erst später erkannte ich, dass es schon vor der akuten Krisenzeit Anzeichen für diese Krankheit in meinem Leben gegeben hatte.

Ich war 32 Jahre alt und hatte voller Tatendrang die Kisten gepackt für den beruflichen Neustart in der Schweiz. Doch nur wenige Wochen nach meiner Ankunft in der neuen Stadt erkannte ich mich selbst kaum wieder. Aufgrund meiner Appetitlosigkeit hatte ich viel Gewicht verloren, ich schlief kaum noch, konnte mich nicht mehr konzentrieren und zog mich, wenn möglich, vollkommen zurück. Innerhalb kürzester Zeit erschien mir mein Leben hoffnungslos verloren. Wie war ich so weit gekommen?

Zum einen war da der neue Job als Lektorin. Es war die Stelle, von der ich schon als Jugendliche geträumt hatte. Nun musste ich beweisen, dass ich die richtige Besetzung für diese Stelle war. Ich durfte mir keine Fehler erlauben, musste den Verleger, die Kollegen und Autoren mit Können und Souveränität überzeugen. Ich baute selbst so viel Druck auf, dass ich immer nervöser, ängstlicher und schließlich entscheidungsunfähig wurde.

Zum anderen bot die Freizeit keine Entspannung mehr. Ich kannte niemanden in der neuen Stadt, fühlte ich mich bald furchtbar einsam.

Mein damaliger Partner W. lebte zwei Zugstunden entfernt. Er hatte mich darin bestärkt, einen beruflichen Sprung zu wagen, auch wenn das unsere räumliche Trennung bedeutete. Sieben Jahre hatten wir in derselben Stadt gelebt, nun wollten wir eine Wochenendbeziehung führen. Ich war noch in der Probezeit im neuen Job, als mir mein Partner eröffnete, er habe eine andere Frau kennen gelernt. Seit einem halben Jahr »teilte« ich ihn schon, ohne den geringsten Verdacht.

Kurz vor diesem Geständnis hatte ich noch einen bedenklichen medizinischen Befund von der Frauenärztin erhalten. Per Telefon teilte sie mir, dass bei mir eine Hyperprolaktinämie festgestellt worden war. Es gäbe verschiedene Therapieansätze ... nein, eine Hirnoperation könne man nicht ganz ausschließen. Ich malte mir die schlimmsten Konsequenzen aus: eine Hirnoperation, Kinderlosigkeit, Berufsunfähigkeit.

Als sich nun auch noch mein Partner so plötzlich verabschiedete, war das ein Schock. Als würde der Vorhang fallen – Vorstellung vorbei! Ich konnte nicht weinen, keine Szene machen, keinerlei Enttäuschung empfinden.

Ich wollte nur noch in meinem Bett bleiben, im Dunkeln und am besten auch »gehörlos« mit Oropax. So vergingen ein paar Tage, bis gute Freunde sich am Telefon nicht mehr abschütteln ließen. Ein Pärchen, das ich seit meiner Schulzeit kenne, wechselte sich am Telefon ab, um auf mich einzureden. Sie gaben mir eine Notrufnummer (Die Dargebotene Hand) und legten mir förmlich den Text in den Mund, den ich zu sprechen hatte. Denn ohne Hilfe konnte ich nicht mehr klar denken und handeln.

26.2 Erste Hilfe: Das Kriseninterventionszentrum

Man vermittelte mich an das Kriseninterventionszentrum (KIZ) in der Stadt. Ich wusste, dass diese Einrichtung ein Glücksfall für mich war. Fünf Tage konnte ich bleiben. Für diese Zeit hatte ich mir drei Dinge vorgenommen: reden, essen und schlafen. Mein

Zimmer lag gegenüber dem Sekretariat und ich behielt immer die Tür offen. Ich wollte nicht allein sein. Dieses Gefühl des Alleinseins saß so tief, dass ich dankbar um jede menschliche Zuwendung und Nähe war. Wenn die Sekretariatstür einmal geschlossen wurde, geriet ich geradezu in Panik.

Tatsächlich konnte ich in diesem Zentrum reden, essen und schlafen (mit Schlafmitteln). Ich erholte mich ein wenig. Ich erhielt ein Antidepressivum (Cipralex®), das sich aber auch Wochen später als wirkungslos entpuppte. In der späteren stationären Behandlung wurde die Behandlung auf ein anderes Antidepressivum (Efexor®) umgestellt.

Die Diagnose *Depression* war bereits eine kleine Erleichterung. Immerhin gab es eine Erklärung für meinen unfassbaren Zustand. Weitere Begriffe wie *Konzentrationsstörungen*, *Schlafstörungen*, *Erschöpfungsgefühle*, *Existenzängste* fielen im Gespräch mit den Ärzten. Man gab sich optimistisch, sprach von der Depression als heilbarer Krankheit. Aber die Genesung könne dauern. Es brauche Geduld von Seiten des Patienten. Das wiederum war keine besonders aufmunternde Nachricht für mich. Denn jeder Tag in der Depression war unheimlich lang und quälend. Ich wollte wissen, wie lang dieser Zustand anhalten würde. Aber natürlich gab es darauf keine Antwort.

Aus der Zeit im KIZ gibt es eine Tagebuchaufzeichnung, die ich widergeben möchte. Der Eintrag entstand nach einem von mehreren Gesprächen mit wechselnden Therapeutinnen:

> »Die Psychologin ist bildhübsch, blutjung und ein wenig frisch im Job, wie ich meine. Sie hat recht pauschale Antworten parat, der Blick verfinstert sich ab und zu, wenn ich zu lange zögere mit einer Antwort. So habe ich einen Spiegel für meine eigene Unsicherheit vor mir. Aber diese Frau strahlt auch einen ungebrochenen Optimismus und Lebensfreude aus. Dahin geht meine Reise.«

Ein Gespräch mit einem Sozialarbeiter hätte für mich beinahe verhängnisvolle Konsequenzen gehabt. Ich teilte ihm mit, wie sehr ich unter meinem neuen Job litt und dass mir eine sofortige Kündigung als einziger Ausweg erschien. Bereitwillig prüfte er meinen Arbeitsvertrag und gab zu bedenken, dass ich ja noch in der Probezeit sei. Wenn ich nun kündigen würde, müsste ich nicht einmal die übliche 3-Monatsfrist einhalten.

Noch am selben Tag rief ich den Verleger an und wollte ihm meine Kündigung mitteilen. Zum Glück fiel er mir ins Wort und sicherte mir zu, dass ich mir so viel Zeit nehmen könnte wie ich bräuchte, um wieder auf die Beine zu kommen. Erschöpft beendete ich dieses Telefonat. Auch zum Kündigen hatte ich in diesem Moment keine Kraft.

Es hätte dem Sozialarbeiter klar sein müssen, dass man in einer Depression keine weitreichenden Entscheidungen treffen sollte, die man später bereuen könnte. Aber er ließ sich wohl von mir blenden. Meine Außenwirkung war immer noch recht bestimmt, überlegt und vernünftig. Meine Schilderungen zu den angeblich untragbaren Arbeitsbedingungen hielt er für glaubwürdig. Doch die Arbeit selbst war natürlich nicht der Kern des Problems. Die Arbeit war im Gegenteil ein wichtiger Anker für mich. Später würde sie mir wieder das sichere Land sein, das Struktur und Sinn stiftet.

Das Problem Außenwirkung sollte mich auch in den darauffolgenden Wochen noch beschäftigen. Ich besuchte meine Familie und Freunde in Deutschland. So floh ich vor dem Alleinsein. Die Vertrautheit mit geliebten Menschen tat gut.

Aber diese Menschen waren es auch, welche die Dringlichkeit meiner Situation nicht erkannten. Sie führten mein teils merkwürdiges Verhalten auf Liebeskummer und Überlastung zurück. Immer wieder versuchte ich mich mitzuteilen, zu zeigen, dass die Lage ernster war und die Zeit nicht alle Wunden heilt. Aber wie kann man erklären, dass man nichts mehr tun kann? Nicht mehr einkaufen, kochen, waschen, Rad fahren ...? Meine liebsten Mitmenschen konnten oder wollten mir nicht glauben.

Ich ertappte mich oft dabei, dass ich mir eine ernste physische Krankheit wünschte mit sichtbaren Symptomen. Dann würden endlich alle verstehen. So kam es, dass ich schon bald eine Psychiaterin um die Überweisung in eine Psychiatrische Klinik bat. Hier würde man verstehen.

26.3 Stationäre Behandlung

26.3.1 Rahmenbedingungen

Ich kam zur stationären Behandlung in eine Klinik für Psychiatrie und Psychotherapie. Schwerpunkt war die kognitive Verhaltenstherapie, die durch weitere Angebote, wie Körper- und Bewegungstherapie und Kunsttherapie ergänzt wurde.

Die offene Therapiestation, in die ich aufgenommen wurde, bot 21 Behandlungsplätze für Patienten mit folgenden Erkrankungen an: Depression, Bipolarität, Angst- und Zwangsstörungen und Essstörungen.

Ich kam in der Annahme, dass ich die Klinik nach zwei Wochen wieder erholt verlassen würde. Selbstverständlich klärte mich der behandelnde Arzt bei der ersten Gelegenheit darüber auf, dass mit einem weitaus längeren Klinikaufenthalt zu rechnen sei. Es wurden drei Monate bzw. ein Sommer. Diesen Sommer würde sich die Welt ohne mich drehen. Ich würde kein einziges Mal Nachrichten schauen, keine Zeitung lesen, die Menschen, die mich umgaben, sprachen nicht über Politik und Zeitgeschichtliches.

Der Begriff *Klinikaufenthalt* ist eigentlich irreführend. Als Patient *lebt* man in der Klinik und man lebt anders als gewohnt. Es gibt eine andauernde Gemeinschaft, auf die man reagieren muss: die Mitpatienten. Und es gibt die Gesunden, das sind die Ärzte, Therapeuten, Pfleger, aber auch die Frau von der Essensausgabe und das Putzpersonal. Sie alle agieren feinsäuberlich getrennt durch die stets gefühlte Grenze zum gesunden Leben. Nur manchmal gibt es Grenzüberschreitungen in beide Richtungen.

Wenn man ohne Vorwissen in eine Psychiatrische Klinik kommt, gibt es einige offene Fragen. Der Umgang mit Medikamenten war z. B. so ein mysteriöses Feld. Ich hielt es nach der zweiten Medikamentenausgabe für höflich, mir meine Medikamente selbst aus dem Schrank zu holen. Schließlich hatte ich aufgepasst, die Medikament-Behälter waren mit Namen versehen. Ich erschrak ziemlich, als ich plötzlich von drei aufgeregten Pflegern umringt war, die den Schrank verbarrikadierten und mich aus dem Stationszimmer hinauswarfen.

Oder die Sache mit den Fenstern, die man nicht selbst öffnen konnte. Mir wurde gesagt, dass auf Nachfrage die Zimmer gelüftet würden. Ich hatte drei Monate lang nicht den Antrieb, um danach zu fragen. Aber ich vermute, mein Zimmer wurde dennoch ab und zu gelüftet.

26.3.2 Die Mitpatienten

Die Angst vor dem Alleinsein legte sich schnell in der Klinik. Nun umgaben mich viele Menschen. Ich suchte sofort den Anschluss zur Gruppe. Eine Tagebuchaufzeichnung aus der ersten Zeit in der Klinik zeigt aber, dass dies zunächst keine einfache Aufgabe war:

> »Für meine Zimmerkollegin bin ich nicht sportlich genug, für die Essgestörten zu alt, für die Männer zu sehr Frau, für die Pfleger zu sehr

Patient. Dabei wäre es schon gut, einen Freund hier zu haben.«

Zum Glück entwickelte sich recht bald ein freundschaftliches Verhältnis zu einem Mitpatienten. R. war über 50 Jahre alt und ebenfalls wegen Depression in der Klinik, litt aber zudem an Angststörungen.

Er brachte mir ein einfaches Kartenspiel bei, das spielten wir mehrmals am Tag. Am Anfang war ich so verkrampft und unruhig, dass mir immer wieder die Karten aus der Hand fielen. Ich musste mich enorm konzentrieren für dieses Spiel. Die Unruhe entstand, weil ich mir dauernd sagte: »So ein kinderleichtes Spiel. Das musst du gewinnen.« Wenn ich einmal darauf bestand, auch die Karten mischen zu dürfen, kamen von der Seite meines Mitspielers trockene Kommentare wie: »Frau S. wirft wieder die Karten«. Es dauerte Wochen bis ich das erste Mal ein Spiel gewann. Das Spielen an sich hatte geradezu therapeutische Wirkung auf mich: Es war eine Tätigkeit, der ich aus eigenem Antrieb nachging, sie stoppte den andauernden negativen Gedankenfluss und ich war dabei nicht allein.

Eine andere Tätigkeit mit R. waren unsere so genannten »Belohnungstouren«. Die verordneten wir uns gegenseitig, wenn das Pflegepersonal einmal wieder zu einem von uns gesagt hatte: »Tun Sie sich doch etwas Gutes!« Dann gingen wir hin und wieder in ein nahe gelegenes Café.

Wenn ich heute an meine damaligen Mitpatienten denke, stelle ich fest, dass sie mir eine Stütze waren. Der Umgang miteinander war geradezu fürsorglich: Wir Älteren achteten besonders auf die jüngeren Mädchen mit Essstörung. Kleine Geschenke, wie z. B. Schokolade oder eine Postkarte, gingen hin und her. Diese Geschenke schufen einen kurzen Moment der Freude und blieben auch darüber hinaus in Erinnerung. Man ging behutsam und rücksichtsvoll miteinander um und hatte für vieles Verständnis.

In diesem Zusammenhang fällt mir ein Mitpatient ein, der einen Smalltalk mit mir führen wollte und dabei in meinen persönlichen Abgrund sehen musste:

Patient E.: Und, was hast du vor am Wochenende?
Ich: Überleben.

Schwierige Momente im Zusammenleben mit anderen Patienten gab es allerdings auch für mich. Am Anfang meines Klinikaufenthalts bezog ich sämtliche negativen Vorkommnisse auf mich: Eine Essgestörte weint und will seit Stunden ihr Zimmer nicht verlassen. Bin *ich* etwa Schuld daran? Weil ich vorher im Gespräch mit ihr ein erschrockenes Gesicht gemacht habe, als sie sagte, sie wäre schon vier Monate in der Klinik? Oder: Meine Zimmernachbarin ist offensichtlich sehr schlecht gelaunt heute. Ist es vielleicht, weil ich so viele Telefonanrufe bekomme und sie nicht? Irgendwann erkannte ich, dass ich unmöglich für das ganze Elend um mich herum der Auslöser sein konnte.

Meine Zimmernachbarin war manisch-depressiv und zurzeit in ihrer manischen Phase. Leider war sie sehr nachtaktiv und gerade die Nächte waren mir heilig. Da durfte ich endlich schlafen! Ich hatte nicht die Kraft für ernsthafte Auseinandersetzungen mit meiner Zimmernachbarin. Aber ich erinnere mich daran, dass ich oft gejammert habe: »Mach bitte das Licht aus!« – »Könntest du etwas leiser sein?« – »Ich möchte schlafen!« – »Lass mich in Ruhe!« Zum Glück reagierte sie auf solche Signale immer sofort.

Mit meinem Freund R. aus der Klinik bin ich auch heute, drei Jahre nach dem Aufenthalt dort, noch befreundet. Ich bin ihm für vieles dankbar, was er damals für mich getan hat. Ohne kleine Gesten des Mitgefühls wäre es sehr trüb in der Klinik gewesen. R. kämpft auch heute noch mit Depressionen und mir kann er davon erzählen. Ich höre zu. Die Erfahrung, dass ich aus dem Sumpf der Depression wieder herausgekommen bin, macht mich stark. Ich glaube, ich mache ihm dadurch Hoffnung. Aber meist sprechen wir gar nicht von der Krankheit, sondern treffen uns wie zwei »ganz normale« Freunde.

26.3.3 Das Klinikpersonal

26.3.3.1 Die Pfleger

Um mein Verhältnis zu den Pflegern greifbar zu machen, möchte ich meinen Abschiedsbrief bei Klinikaustritt zitieren:

> »Liebes Pflegeteam der Station A,
> einen Sommer habe ich in K. verbracht. Als ich ankam, hat es sich allerdings mehr nach Winter angefühlt. Die Depression hatte mich fest im Griff. Auf meinem Weg der Genesung waren Sie ein große Stütze! Ich möchte Ihnen danken für die herzliche Art, Ihr Engagement und die kompetente Beratung, die sie mir und den anderen Patienten täglich entgegen gebracht haben. Mit größtem Respekt vor Ihrem Berufsstand verlasse ich die Klinik und wünsche Ihnen weiterhin viel Freude und Kraft für Ihre Aufgaben und den persönlichen Lebensweg.
> Mit herzlichen Grüßen, A.S.«

Die Pfleger und Pflegerinnen, die ich kennenlernen durfte, waren allesamt sehr geduldig, zeigten Mitgefühl, aber forderten zur rechten Zeit auch die »Mitarbeit« des Patienten. Sie waren da, wenn sonst niemand da sein konnte. Allein deshalb halte ich ihren Einsatz für unbezahlbar.

Eine Begebenheit halte ich für besonders erwähnenswert: Nach ein paar Wochen Klinikaufenthalt wurde ich von einem Pfleger gefragt, ob ich nicht ein etwa 10-seitiges Klinik-Dossier Korrekturlesen könne, ich sei doch Lektorin. Diese überraschende Anfrage machte mich glücklich. Ich hatte mir nicht mehr zugetraut, dass ich jemals wieder Texte korrigieren könnte. Ich hatte ein Buch auf meinem Nachttisch und seit Wochen kam ich nicht über die erste Kapitelseite hinaus. Ich konnte mich nicht konzentrieren. Aber nun war da jemand, der mir eine Textkorrektur zutraute. Ich machte es und ich konnte es. Dieses Erfolgserlebnis war sehr wichtig für mich. Es war mein erster Schritt zurück in meinen Beruf.

26.3.3.2 Die Ärzte

Die Zeit, welche uns die Pfleger im Übermaß schenkten, vermisste ich vollkommen bei den Ärzten. Der Kontakt zu den Ärzten war sehr distanziert. Sie machten einen gehetzten und unnahbaren Eindruck. Ich vermisste hier die menschliche Note, aber auch eine laufende Aufklärung über die einzelnen Therapieschritte.

Zum Beispiel teilte man mir eines Nachmittags mit, dass ich für die folgende Nacht beim Schlafentzugsprogramm angemeldet sei. Aber ich war gar nicht informiert und über die Einzelheiten dieses Therapieversuchs aufgeklärt worden. Dementsprechend entsetzt war ich und weigerte mich mitzumachen. Hätten mir nicht befreundete Psychologen telefonisch dieses Therapieangebot erklärt und nahegelegt, hätte ich es sicher weiterhin abgelehnt. So habe ich bei der nächsten Runde, zwei Wochen später, teilgenommen.

Irgendwie wurde ich das Gefühl nicht los, dass wir Patienten den Ärzten im Grunde lästig waren. Ein unvergessliches Gespräch mit einer Assistenzärztin bestätigte meinen Eindruck:

> *Ich:* Ich weiss nicht, was werden soll, wenn ich wieder die Klinik verlasse. Ich glaube nicht, dass ich in meinen alten Job zurück kann. Stellen Sie sich mal vor: Gerade mal zwei Monate im neuen Job und schon in der Psychiatrie gelandet!
> *Dr. B.:* *(Aufgebracht)* Was soll ich da sagen! Meinen Sie, für mich ist das eine Traumstelle in dieser Klinik?

Ich war entsetzt über die verbale Entgleisung dieser jungen Ärztin. Von diesem Zeitpunkt an hielt ich sie für ebenfalls psychisch krank und wollte so wenig wie möglich mit ihr zu tun haben.

Wenn ich heute meinen Austrittsbericht lese, denke ich dennoch, dass die behandelnden Ärzte auch gute Arbeit geleistet haben. Der Verlauf meiner Krankheit ist dort exakt beschrieben und die Medikation hat schließlich auch zur Besserung meines Zustandes beigetragen.

26.3.4 Die Außenwelt

Die Klinik war für mich ein Ort der Zuflucht. Dementsprechend vorsichtig ging ich mit der Außenwelt um. Nur meinen Eltern und wenigen Freunden gewährte ich Besuche in meinem Zufluchtsort.

Besonders positiv in Erinnerung blieb mir der Besuch einer Freundin, die extra per Flugzeug angereist war. Sie blieb zum Abendessen mit mir und den anderen Patienten. Ohne Scheu nahm sie am langen Esstisch Platz und plauderte mit mir und den anderen. Dieser Hauch von Normalität war wohltuend für mich. Ich hoffe, auch für die anderen Patienten.

Die Außenwelt drang aber auch unerwünscht und in Paketform in die Klinik ein. Eines Tages kam ein kleines Paket von meinem Exfreund W. Es enthielt ein paar Geschenke und freundliche Zeilen. Aber es kam zur Unzeit. Ich reagierte sehr aufgewühlt auf diese Sendung, schrie und weinte in meinem Zimmer. Eine Pflegerin sah ab und zu nach mir, das tat gut. Besonders lieb war ihr Angebot, das gesamte Paket im Schredder verschwinden zu lassen. Diese Möglichkeit heiterte mich kurz auf, ich nahm das Angebot aber nicht an, sondern legte das Paket hinter einem Zimmervorhang ab und holte es erst beim Austritt wieder hervor.

26.4 Gute Worte

In der Tiefe der Depression war der Kontakt zu anderen Menschen schwer für mich, selbst zu den Menschen, die mir nahe standen. Die einfachsten sozialen Kontakte, wie Gespräche oder Telefonate, konnten zur Belastung werden. So habe ich das Telefon z. B. während meiner gesamten Klinikzeit nur benutzt, wenn es geläutet hat. Niemals habe ich selbst eine Nummer gewählt, mich bei jemandem gemeldet. Ich hatte ja auch nichts zu erzählen, noch schlimmer, ich wusste einfach nicht, was sagen am Telefon.

Und dennoch sind die vielen Anrufe, Besuche und die Post von lieben Menschen enorm wichtig für mich gewesen. Fast alle kamen entweder gegen meinen Willen oder so zu sagen »geduldet«. Oft waren es nur kleine Gesten, die sich ins Gedächtnis gebrannt haben und die ich mir immer wieder in Erinnerung rufen konnte, wenn ich es brauchte: eine Freundin, die mir Sonnenblumen brachte, oder eine andere, die am Telefon standhielt, als ich einen langen Weinkrampf hatte.

In dem fatalen Abwärtsstrudel, in dem ich mich befand, ließen sich meine nächsten Mitmenschen nicht ziehen, sondern reagierten offen, ehrlich und auf ihre Art authentisch. Hier drei Beispiele von Gesprächen, die sehr wirkungsvoll und wohltuend für mich waren:

26.4.1 Alleinsein

Ich zu meiner Freundin R.: »*Ich kann dir gar nicht sagen, wie allein im mich fühle! Jetzt, da ich in einer anderen Stadt lebe, neue Kollegen habe, mein Freund mich verlassen hat. Ich bin verloren! Vielleicht habe ich bald kein Geld mehr und ich bin psychisch krank. Ich habe noch nie so sehr empfunden, wie allein man sein kann.*«

Meine Freundin R. sitzt vor mir. Sie sieht blendend aus, steht mit beiden Beinen fest im

Beruf, hat einen lieben Mann und eine süße kleine Tochter. Aber sie sieht mich verständnisvoll an und sagt ernst: »*Ich bin auch ganz allein. Jeder Mensch ist im Grunde allein.*«

26.4.2 Überforderungsgefühle

Aus einem Telefongespräch mit meinem Freund M.:

Ich: Ich weiß, ich werde nie wieder meinen Beruf als Lektorin ausüben können. Es ist mir zu viel. Ich kann keine Entscheidungen mehr treffen, nicht mehr koordinieren. Ich kann ja nicht einmal mehr meinen Schreibtisch aufräumen.

M.: Na ja, aber irgendetwas wirst du schon wieder tun können. Zum Beispiel Salzstreuer zusammenschrauben in einer betreuten Werkstatt.

Ich: *(Ganz ernst)* M., ich denke, auch das würde ich nicht mehr schaffen!

M.: (lacht laut und ausgiebig. Nach einem kurzen Moment des Zögerns lache ich mit.)

26.4.3 Passive Todeswünsche

Aus einem Gespräch mit einer Therapeutin des KIZ:

Ich: Ich stelle mir vor, wie gut es wäre, wenn ich nicht mehr hier wäre. Wenn ich eine Zeitungsmeldung lese, bei der jemand ums Leben gekommen ist, denke ich schade um diesen Menschen, der nicht sterben wollte! Ich hätte statt ihm sterben sollen. Ist das nicht furchtbar, solche Gedanken zu haben?

Therapeutin: Das zeigt einfach, wie schlecht es Ihnen im Moment geht.

26.4.4 Wertschätzung

Mein Vater spielte eine besondere Rolle während meiner Depression. Er war die meiste Zeit vor Ort und begleitete mich durch die schwierigsten Stadien. Diese Nähe hatte ich seit meiner Kindheit nicht mehr zu ihm gespürt.

Ich: Ich kann dir gar nicht sagen, wie schlecht es mir geht. Warum tust du dir das an? Warum lässt du mich nicht einfach alleine?

Mein Vater: Du und Martin [Anm. d. Verf.: mein Bruder], ihr seid doch das Wichtigste in meinem Leben. Ich könnte alles verlieren, aber nicht euch.

26.4.5 Affirmation

Meine Mutter reagierte auf meine beständigen negativen Gedanken auf ihre Art. Sie gab mir eine Aufgabe. Ich sollte mir mehrmals am Tag folgenden Satz laut sagen: »Meine Seele wird wieder gesund.« Diesen Satz brachte sie auch hin und wieder in Erinnerung, wenn im Gespräch alles ganz düster und hoffnungslos erschien. Ich habe diesen Satz tatsächlich unzählige Male gedacht und laut ausgesprochen. Zuerst mechanisch und ohne daran zu glauben. Aber irgendwann kam der Moment, an dem ich an diese Worte glaubte. Das war kurz vor meinem Austritt aus der Klinik.

26.5 Zurück ins Leben

26.5.1 Austritt

Irgendwann setzte man meinen Austrittstermin fest. Mir blieben noch zwei Wochen in der Klinik. Die Therapeutin legte mir nahe, direkt in den Job zurückzukehren, vorerst mit einem 50 %-igen Pensum. Das war für mich kaum vorstellbar. Aber vermutlich wäre es Wochen später genauso unvorstellbar gewesen. Irgendwann musste ich den Sprung wagen.

Sehr hilfreich war ein Vorab-Treffen mit meinem Verleger. Wir trafen uns außerhalb der Klinik und des Verlagshauses, so zu sagen auf neutralem Boden in einem Café. Hatte ich vorher noch Zweifel, ob ich überhaupt im Verlag wieder erwünscht sei, so schaffte es der Verleger, mich vom Gegenteil zu überzeugen. Alle Kollegen freuten sich auf meine Rückkehr, sagte er, ebenso die Autoren. Er gab mir eine Genesungskarte von den Kollegen und ein paar Geschenke von Autoren. Ich war gerührt und dankbar.

Ich traf konkrete Vorkehrungen für den Tag des Austritts. Eine Freundin holte mich mit dem Auto ab. Wir fuhren zuerst kurz in meine Wohnung, um neue Wäsche einzupacken. Dann fuhren wir weiter zur Ferienhütte der Freundin in den Bergen.

Diese zwei Tage in den Bergen vermittelten mir wieder ein erstes Gefühl von Freiheit. Ich war frei und fähig, mein Leben wieder selbst in die Hand zu nehmen. Ich hatte nun ein Sicherheitsnetz, meine Familie und meine Freunde. Sie alle waren informiert, dass ich die Klinik verlassen hatte und sie waren präsent mit Anrufen, Briefen, Besuchen.

26.5.2 Neustart

Natürlich war der erste Gang zur Arbeit nach über dreimonatiger Absenz nicht einfach für mich. Aber ich begegnete meinen Kollegen offen und auf Nachfrage sprach ich über meine Krankheitsgeschichte. Die Wiedereingewöhnung verlief erstaunlich unkompliziert. Während meiner Abwesenheit waren schwierige Projekte von meinem Schreibtisch verschwunden. Vieles wurde eingestellt und abgesagt. Nur wenige Projekte wurden auf die anderen Kollegen verteilt. Ich hatte tatsächlich die Chance, nochmals von vorne zu beginnen. Später erfuhr ich, dass der Verleger eine Art »Bannzone« um mich errichtet hatte. Meine Kollegen sollten mich fürs Erste schonen. Das bedeutete keine Stressgespräche, wie z. B. über Abgabetermine.

Mit den Autoren ergab sich eine Art stilles Einverständnis. Den genauen Grund für meine lange Abwesenheit hatten sie anscheinend nicht erfahren. Nun respektierte jeder einzelne von Ihnen, dass ich auch nach meiner Rückkehr keine Einzelheiten erzählte. Es reichte Ihnen, dass ich von einer Ausnahmesituation, von einer Krise und privaten Gründen sprach. Nun wollten sie sich endlich mit mir in neue Projekte stürzen. Genau das Richtige für mich!

26.5.3 Aufschwung

Ich war beflügelt, weil ich täglich Dinge wieder tun und erleben konnte, die ich lange vermisst hatte: in der Stadt bummeln, eine Bibliothek besuchen, etwas Feines mit Genuss essen ... Diese Erlebnisse waren sehr intensiv. Teils musste ich meinen Überschwang zügeln, was mir aber nicht immer gelang. So fing ich leider an zu rauchen. Zigaretten hatten eine dämpfende Wirkung auf mich. Erst vor ein paar Monaten habe ich mir das Rauchen mühsam wieder abgewöhnt.

Mein wieder gewonnenes Leben musste genossen werden! Und ich musste alles tun, um mich vor einem Rückfall zu schützen. So begab ich mich direkt auf Wohnungssuche. Ich wollte nicht mehr erinnert werden an die traurigen Anfänge in der neuen Stadt. Ich fand ein traumhaftes neues Zuhause. Ausserdem wollte ich einen kleinen Gefährten, eine Katze. Ich fand sie über eine Internetplattform. Es war Liebe auf den ersten Blick von beiden Seiten. Ich war froh um die Gesellschaft, wenn ich von der Arbeit nachhause kam.

Anderes musste sich aus meinem Leben verabschieden: mein Ex-Partner. Er kam eines Tages und brachte meine persönlichen Sachen, die noch bei ihm gelagert waren. Nach einem Gespräch, das ohne Vorwürfe auskam, verabschiedete ich mich von ihm. Er hatte noch zwei Jahre lang von Zeit zu Zeit versucht, wieder Kontakt aufzunehmen. Aber ich bin sehr froh, dass ich mich von ihm abgewendet habe. Er hat in meinem Leben keinen Platz mehr.

Seit Klinikaustritt bis heute bin ich in einzeltherapeutischer Behandlung und nehme auch weiterhin ein Antidepressivum ein. Die Sitzungen mit meinem Therapeuten betrachte ich wie ein Sicherheitsnetz. Besonders am Anfang sprachen wir über vorbeugende Maßnahmen. Meine Angst vor einem Rückfall saß tief. Die Gespräche begleiten mich durch sämtliche Lebenslagen. Ich kann Kraft aus ihnen schöpfen und neue Perspektiven gewinnen.

26.5.4 Was bleibt

Immer wieder habe ich mich gefragt, wie ich der Depression hätte entgegenwirken können. Vor dem Ausbruch der Krankheit hatten sich die Ereignisse in meinem Leben überschlagen. Aber hätte ich das nicht alles wegstecken können? Ich glaube, ich habe verlernt, mich zu schützen. Ich war in der Zeit vor Ausbruch der Depression sehr verletzlich geworden.

In meiner damaligen Beziehung war ich zur passiven Partnerin geworden, die sich vollkommen den Bedürfnissen des Partners anpasste. Ich hatte mein Selbstwertgefühl Stück für Stück verloren. Auch am früheren Arbeitsplatz in Deutschland war ich zur unauffälligen Mitarbeiterin geworden. Beinahe peinlich berührt reagierte ich auf persönliche Erfolge im Büro. Erwartungen, wie eine Gehaltserhöhung oder den beruflichen Aufstieg, hatte ich aufgegeben.

Die Erfahrung der Depression hat mich verändert. Einerseits bin ich selbstbewusster geworden. Ich bin kritischer im Umgang mit anderen Menschen, lasse mir nicht mehr alles gefallen, kann Widerstand leisten, besser Nein sagen. Heute versuche ich, nicht mehr zurückzustecken. Den Platz, den ich im Beruf, in der Partnerschaft, im Leben habe, möchte ich ganz ausfüllen. Ich reagiere sofort, wenn mir eine Ungerechtigkeit begegnet oder ich mich übergangen fühle. Ich lebe wieder in einer festen Partnerschaft. Loyalität, Treue und Beständigkeit sind mir besonders wertvoll geworden. Zum Glück bin ich dem Mann begegnet, der mir das und vieles mehr bieten kann. Wenn heute in Gesprächen mit Freunden und Bekannten das Thema auf meine damalige Depression kommt, gehe ich damit recht unbefangen um. Ich wünsche mir, dass diese Krankheit nicht tabuisiert wird. Es könnte jeden meiner Gesprächspartner selbst treffen. Vielleicht ist er dann besser vorbereitet als ich es war.

Vieles hat sich verändert. Auch mein Blick in die Zukunft. Ich bin oft viel unbeschwerter als früher. Ich habe keine Angst vor der Zukunft, denn ich habe erfahren, dass das Leben weitergeht, auch wenn es nicht danach aussieht.

27 First Person Account: Wie ich psychotisch wurde

Frau N. S.

Kapitelübersicht

27.1 Wie ich psychotisch wurde
27.2 Erste Hilfe in der Klinik
27.3 Tagesklinik
27.4 Neustart

27.1 Wie ich psychotisch wurde

Ich war müde und ausgepowert, als ich meinen Chef um Ferien bat. Er sagte mir drei Tage zu. Der Job als Filialleiterin einer Modeboutique verlangte mir viel ab. Also freute ich mich auf die zugesagten Freitage, die ich bei meiner Mutter in der Westschweiz verbringen wollte. Am Donnerstag wäre ich zurück, da der Ausverkauf beginnt.

Am Sonntag fuhr ich zu meiner Mutter und wir genossen die Zeit zusammen. Wir besuchten das Jungfraujoch, war das ein herrlicher Tag! Die Sonne schien, der Himmel war wolkenlos und der Schnee funkelte. Als wir mit der Bahn den Heimweg antraten, erhielt ich einen Anruf meiner Vorgesetzten. Zuerst wollte ich das Telefon nicht abnehmen, da ich nun Ferien hatte und diese auch verdient hatte. Doch ich entschied mich trotzdem den Anruf entgegenzunehmen. Meine Chefin erzählte mir, dass sie den Lagerraum des Geschäftes aufgeräumt hätte und auf eine Tüte mit ungesicherter Ware gestoßen sei, die ein Mitarbeitender, so die Vermutung, stehlen wollte. Ich konnte es nicht fassen. Ich stand felsenfest hinter meinem Team und konnte es nicht glauben, dass einer von ihnen ein Dieb hätte sein können! Diese Nachricht erschütterte mich sehr. In dieser Nacht brachte ich kaum ein Auge zu. Wieder und wieder überlegte ich mir, wer das gewesen sein könnte.

Am Mittwoch holte mich dann mein Freund ab und wir fuhren wieder nach Hause. Wieder konnte ich kaum schlafen. Als ich donnerstags arbeiten ging, berief ich eine Teamsitzung ein, jedoch wollte niemand diese Sachen versteckt haben. Ich war ziemlich verzweifelt, da mir jeder seine Unschuld beteuerte.

Der Ausverkauf hatte begonnen und wir mussten alle Artikel reduzieren. Es fiel mir sehr schwer, da ich mich kaum konzentrieren konnte. Immer und immer wieder dachte ich über diese Tüte nach. Jeder beschuldigte jeden und ich wusste nicht mehr, wem ich glauben konnte. In mir machte sich ein »mulmiges« Gefühl breit, mir ging es wirklich sehr schlecht. Ich mag mich nicht mehr recht erinnern, wie ich den Tag überstand, jedenfalls erinnere ich mich gut an mein erstes psychotisches Erlebnis.

Gegen Feierabend kam eine Dame mit einem Bewerbungsdossier vorbei und ich bat sie in mein Büro, wo sie mir ihre Bewerbungsunterlagen übergab. Als ich diese durchlas, erkannte ich mich in ihren Arbeitszeugnissen wieder und war der Überzeugung, mein Chef hätte mir diese Bewerbung zukommen lassen. Ich war ein bisschen verwirrt und fuhr nach Hause.

Ich mochte nichts essen und ich ernährte mich in letzter Zeit sowieso nicht richtig. Ich magerte immer mehr ab, so dass ich noch 58 kg bei 1,74 m wog. Auch trank ich viel Red Bull, was ich eigentlich nie mochte, doch vor meiner Krankheit nahm der Konsum stetig zu. Wieder konnte ich nicht schlafen und ich rollte mir einen Joint, mit der Erwartung, besser schlafen zu können. Doch an Schlaf war nicht zu denken. Ich rollte mir noch einen und noch einen. Ich kiffe schon lange und hatte bis dahin nie schlechte Erfahrungen mit Cannabis gemacht. Ich wurde eines Besseren belehrt.

Diese Nacht konnte ich einfach nicht schlafen. Da läutete der Wecker! Pflichtbewusst wie ich bin, machte ich mich bereit und fuhr zur Arbeit. Als ich im Geschäft ankam war noch niemand da. Ich wunderte mich, nahm den Kassastock, öffnete die Kasse und schloss den Laden auf. Als ich auf die Uhr sah, merkte ich, dass ich eine Stunde zu früh aufgeschlossen hatte. Also schloss ich den Laden wieder zu, ging ins Büro und las die Bewerbung der Dame des Vorabends wieder durch. Ja, das war ich! Ich erkannte mich in der Bewerbung wieder: Gute Englischkenntnisse, das Arbeiten mit den Kollegen geht Hand in Hand. Diese Bewerbung hatte sicherlich mein Chef geschrieben. Die guten Englischkenntnisse – bestimmt dachte er, ich mache irgendwelche »krummen« Geschäfte mit den Afrikanerinnen (wir haben einen sehr internationalen Stammkundenkreis, darunter auch viele Afrikanerinnen). Die Arbeit ginge Hand in Hand – das war doch eine Anspielung auf diese Tüte!

Da es nun an der Zeit war den Laden zu öffnen, packte ich erneut den Kassastock und öffnete den Laden. Ich beschloss, die Kasse vorzubereiten. Meine Mitarbeitenden kamen auch. Da begann der Trip ...

Ich hatte das Gefühl, in einem Theater zu sein. Ein Paar betrat den Laden und wollte einen Artikel umtauschen. Da das Shirt schon mehrmals gewaschen worden war, wollte ich es nicht umtauschen. Wieder hatte ich das Gefühl, dass alles nur inszeniert war. Mein Chef hatte sicherlich eine Kamera installiert, um mich zu beobachten! Er wollte schauen, ob ich den Artikel umtausche oder nicht. Die Kunden blieben hartnäckig. Ich hatte keine Kräfte, um hart zu bleiben. Ich tauschte das Shirt gegen ein Neues um.

Doch es hörte nicht auf, es fing erst gerade an. Da bat mich eine Kundin um Beratung. Ich war an der Kasse und vertröstete die Dame auf später, sobald ich fertig kassiert hatte. Es schien eine Ewigkeit zu dauern, bis ich von der Kasse loskam. Die Kundin wartete und wartete. Dann kam ein Mann, er war fürchterlich wütend und schnauzte mich an, dass ich seiner Frau falsch herausgegeben hätte. Die Dame behauptete, sie hätte mit einer 200er-Note bezahlt, aber ich hätte nur auf 100 Franken herausgegeben. Ich war verwirrt. Ich konnte mich nicht mehr an die Frau erinnern. Ich erklärte dem aufgebrachten Herren, dass ich im Moment kein Geld herausgeben könne, da ich zuerst den Kassastock zählen müsse, um eine Differenz festzustellen. Das Paar verließ den Laden und kehrte mit der Polizei zurück. Einer der Polizisten kam auch mich zu. Ich erklärte ihm meine Situation. Er hinterließ eine Visitenkarte und sagte dem Paar, dass er momentan nichts tun könne. Ich versprach, die Kasse sobald als möglich abzurechnen, um eine eventuelle Differenz festzustellen. Ich bat meine Kollegin, die zweite Kasse zu eröffnen. Ich saß im Büro und rechnete meine Kasse ab. Tatsächlich, ich hatte zu viel Geld in der

Kasse! Ich rief den Herren an und entschuldigte mich in aller Form. Wir verblieben so, dass er das Geld am nächsten Tag abholen komme. Ich bekam das Gefühl nicht los, beobachtet zu werden. Irgendwie schaffte ich auch diesen Tag zu Ende …

Ich hatte Frühschicht und als ich zu Hause war, erhielt ich einen Anruf meiner Arbeitskollegin die mir sagte, dass ihre Kasse auch nicht korrekt sei. Ich war der Überzeugung, dass alle gegen mich intrigierten.

Auch in dieser Nacht schlief ich sehr schlecht, kifftte viel und mein Kopf rotierte. Am nächsten Tag begann ich die Arbeit um 11 Uhr. Meine Chefin war da und wollte wissen, was mit mir los sei. Sie sei mit meiner Arbeit nicht mehr zufrieden. Ich hätte immer so schöne Umstellungen gemacht und in letzter Zeit alles ziemlich vernachlässigt. Auch wollte sie wissen, was mit dem Geld der Kundin, der ich falsch herausgegeben hatte, passiert sei. Ich erklärte ihr, dass ich das Geld bei mir in der Trinkgeldkasse aufbewahrte, um ihr den fehlenden Betrag zurückzuerstatten. Auch in der Trinkgeldkasse fehlte das Geld, was mein Verschulden war!

Jeden Abend rechneten wir beide Kassen ab und was über dem Stock war, kam in die Trinkgeldkasse. Auch hier wurde ich nachlässig. Da ich auch für Anschaffungen des Ladens verantwortlich war und nicht immer Geld bei mir hatte, lieh ich mir von der Trinkgeldkasse Geld. Die Quittungen schickte ich ein und erhielt Spesengelder wieder auf mein Konto gutgeschrieben. Ich war immer sehr genau gewesen, hatte alles aufnotiert, doch auch hier veranstaltete ich in kürzester Zeit ein riesen Chaos. Ich lieh den Mitarbeitern Geld aus, da diese Ende des Monats knapp waren, kaufte Geburtstagsgeschenke – kurz, ich hatte die Übersicht komplett verloren.

Meine Chefin war verzweifelt, sie weinte. Sie mochte mich sehr gut, nahm mich auch immer als Vorbild und legte großen Wert auf meine Ratschläge. Mir ging es mies, ich fühlte mich als komplette Versagerin, legte meinen Schlüssel auf den Tisch und fuhr nach Hause. Völlig aufgelöst betrat ich unsere Wohnung. Mein Freund wunderte sich und rief meine Chefin an, da ich keine klaren Worte mehr fand. Meine Chefin sagte ihm dann, dass ich ihr Geld gestohlen hätte. Mein Freund war außer sich. Er fluchte und schimpfte. Das war zu viel für mich. Nie im Leben wollte ich irgendjemandem Geld stehlen. Ich wusste selbst nicht, wie das passieren konnte. Ich war am Boden zerstört. Ich lag auf dem Bett und schrie nur noch. Ich hatte das Gefühl mein Kopf explodiere gleich. Ich mag mich nicht mehr erinnern, aber ich glaube, danach eingeschlafen zu sein. Am Abend schauten wir zusammen TV. Es war Weltmeisterschaft (WM) und in Zürich war das »Zürichfest«. Die ganze Zeit war ich der Überzeugung, in unserem TV sei eine Kamera installiert, die mich auf einem großen Monitor am Zürichfest zeigte.

Mein Freund merkte, dass es mir nicht gut ging, ich schwitze stark. Er brachte mir einen Tee. Jetzt war es mir klar. Er wollte mich vergiften. Ich wollte den Tee nicht trinken. Er rief unsere Katzen zu uns aufs Bett und in mir machte sich Panik breit. Nun ist es soweit, ich werde sterben. Jetzt erwürgt er mich und auch die Katzen. Ich hatte Todesangst!

Später rief mich meine Freundin an und fragte, ob wir auch ans Zürichfest kämen. Sie war bereits dort und ich hörte im Hintergrund die Menschenmengen. Sie war also dort und sah mich auf dem Monitor. Ich hatte Angst, all diese Menschen, die mich verspotten wollten. Wir beschlossen, zu Hause zu bleiben.

Ich nahm eine kalte Dusche, denn ich hatte die Leute gehört. Nun kamen sie mit Fackeln, all die Menschen, die ich enttäuscht hatte. Ich hörte wahrlich das Geschrei, den Unmut, sie würden sich alle vor unserem Haus versammeln und warten, bis ich herauskämme, um mich zu töten. Ich beschloss mich anzuziehen, als ich nackt vor dem Fernseher stand, sagte der Moderator: Unberechenbar! Ja das war ich unberechenbar, alle und alles hatte sich gegen mich verschworen!

Ich wollte raus, raus an die frische Luft. Mein Freund begleitete mich, er war völlig hilflos und den Tränen nah. Wir gingen an den See und ich sah die Kursschiffe. Bestimmt hatte mein Chef diese Schiffe gemietet und feierte auf meine Kosten! Ich werde für all das aufkommen müssen. Ich riss mir die Kleider vom Leib und wollte zu diesem Schiff schwimmen oder ertrinken. Mein Freund hielt mich davon ab, nahm mich an der Hand und zerrte mich vom Wasser weg. Auf dem Heimweg rief er meine Freundin an, er weinte und war völlig überfordert.

Wir gingen nach Hause und ich schlief die ganze Nacht durch. Am nächsten Morgen hatte sich mein Zustand nicht gebessert. Mein Freund rief meine Mutter an und sagte ihr, dass ich spinne!

27.2 Erste Hilfe in der Klinik

Meine Mutter machte sich auf den Weg nach Zürich. Meine Schwester stand kurz darauf vor der Tür. Wieder schoss mir die Panik durch den Körper, wo war meine Nichte? Bestimmt war ihr was Schlimmes zugestoßen.

Wir fuhren in die Psychiatrische Universitätsklinik Zürich (PUK) und ein Pfleger bat mich in einen Raum. Meine Schwester und mein Freund begleiteten mich. Wieder wurde ich mit Fragen durchlöchert, ob ich etwas konsumiert hatte. Ich antwortete dass ich Cannabis geraucht hatte. Mein Freund berichtete, dass ich mich mit der Zigarette verbrannt hatte. Der Pfleger wollte wissen, weshalb ich das getan hätte. »Ich spürte mich nicht mehr« antwortete ich ihm, worauf er meinte, dass es auch andere Möglichkeiten gäbe sich »zu spüren«, beispielsweise helfe eine eiskalte Dusche. Auch wollte er wissen, ob ich mir etwas antun würde. »Ich glaube schon«, war meine Antwort, darauf hin hielt er mir ein Blatt hin, worauf ich unterschreiben sollte, dass ich freiwillig bleibe. Jetzt war ich mir sicher! Das war ein Polizist. Er wollte mich in Untersuchungshaft stecken. Bestimmt bliebe ich nicht freiwillig! Meine Schwester und mein Freund baten mich inständig zu unterschreiben. Ich wollte jedoch nicht bleiben! Ich wollte wieder nach Hause.

Der junge Herr musste immer wieder lächeln, als ich meinem Freund zu flüsterte, ob er ein Polizist sei. Es wurde ein Notfallpsychiater aufgeboten, was ziemlich lange dauerte, da es Samstag war. Wir warteten auf der Dachterrasse. Meine Mutter und meine Stiefmutter trafen ein. Als meine Stiefmutter mit einer Tragtasche kam, in der sie eingekaufte Schuhe für meinen Vater trug, bekam ich wieder Panik. Sie brachte mir die Schuhe meines Vaters! Es war was Schlimmes geschehen. Mein Vater hatte sich umgebracht. Alle waren sie enttäuscht von mir, so sehr, dass mein Vater mit dieser Schande nicht mehr hätte Leben können. »Was ist passiert«, schrie ich hysterisch, »was ist mit Papi passiert?«

Meine Stiefmutter schaute mich ungläubig an. Er hatte sich das Knie verdreht, deshalb konnte er nicht laufen. Meine Stiefmutter kaufte ihm neue Schuhe.

Es schien eine Ewigkeit zu dauern, bis der Psychiater kam. Mein Freund, meine Mutter und Stiefmutter begleiteten mich wieder in diesen Raum. Ich saß zusammengekauert auf dem Untersuchungstisch. Wieder diese Fragerei ... Ich erhielt eine Zwangseinweisung für die geschlossenen Klinik mit der Begründung: Selbstgefährdung. Der Sachverhalt lautete: Akut psychotisches Zustandsbild mit Selbstbeschuldigung, akute Suizidalität, paranoide Vorstellungen, affektlabil, verzweifelt.

Mir wurde erklärt, dass ich hier bleiben müsse. Ja, jetzt waren sie mich los! Meine Familie stand nicht mehr hinter mir. Sie waren maßlos enttäuscht von mir. Alles hatte ich falsch gemacht, alles. »Wenigstens habe ich nun einen neuen Kollegen« sagte ich und klopfte dem Psychiater auf die Schulter.

Als ich zur Toilette ging, war meine Unterhose voller Blut, obwohl ich nicht meine Tage hatte. Ich bekam etwas zur Beruhigung. Meine Mutter nahm mich an der Hand, sie verstand die Welt nicht mehr. Wir liefen einige Schritte den langen Gang auf und ab. Es tat ihr so weh, ich sah es in ihren Augen. Sie wollte stark bleiben, doch die Tränen flossen ihr die Wangen entlang. Ich dachte mir wieder, dass sie traurig sei, da ich eine solche Versagerin bin.

Irgendwann verabschiedeten sich meine Familie und mein Freund. Es war mir egal, alles war mir egal … nun war ich hier …!

Ich möchte mich nicht mehr an die erste Nacht sowie den darauf folgenden Tag erinnern. Ich bekam eine große »Chemiebombe«: Zwei Neuroleptika, Beruhigungsmittel, Antidepressiva und ein Schlafmittel. Ich erinnere mich jedoch, dass ich sehr angespannt war. Ich fühlte mich schrecklich, dieser Druck auf der Brust. Ich suchte nach einem Fenster, das nicht abgesperrt war. In meiner Vorstellung wollte ich mich vom Hausdach stürzen. Alles wäre besser als diesen seelischen Schmerz zu ertragen. Ich lag im Bett und versuchte nicht mehr zu atmen. Diese innerliche Spannung fraß mich fast auf. Eine eiskalte Dusche. Mir stockte der Atem, es war so eisig kalt. Danach ging es mir leicht besser.

Mit den Patienten verstand ich mich gut. Ich fand schnell Anschluss und wir spielten UNO, Tischtennis oder am »Jöggelikasten« (Anm. d. Hrsg.: Schweizerdeutsch für Tischfußball). Einer glaubte, mich zu kennen. Er habe mich auf einer Münze am Zürichfest gesehen. Ich wusste es! Die Menschen demonstrierten gegen mich am Zürichfest!

Ich wusste sowieso nicht, was mit mir los war! Bestimmt wussten es auch die Ärzte nicht, ich war ein Mysterium, kam von einem anderen Stern. Niemand sprach mit mir, das Personal klärte mich nicht auf, mir wurde keine Diagnose gestellt. Ich wurde abgehört, so meine Idee, ausspioniert und gefilmt. Die Isolationszelle war immer abgesperrt. Dahinter verbarg sich bestimmt irgendein Geheimdienst.

Eines Abends begann es fürchterlich zu stürmen, es regnete in Strömen. Ich war überzeugt, dass der Himmel um mich weinte. Er weinte, weil ich es nicht verdient hatte, hier eingeschlossen zu sein. Nach dem Sturm zog sich ein Regenbogen über den Himmel. Das war ein Zeichen! Es gab doch noch Hoffnung für mich. Ich konnte nicht TV schauen, da ich immer glaubte, verschlüsselte Botschaften zu erhalten. Auch Radio hören, war nicht möglich, immer dachte ich, im Gespräch zu sein.

Meine Familie und Freunde kamen täglich vorbei. In Begleitung durfte ich die Station verlassen und im Park spazieren. Das tat mir gut. Da viele meiner Freunde vorbeikamen, mahnte mich meine Ärztin, ich bräuche Ruhe und sowieso sei dies ein Spital. Ich wartete auf meine Ergebnisse des Bluttests und hatte fürchterliche Angst, AIDS zu haben. Auch ein MRI musste ich machen. Schrecklich, in dieser Röhre zu sitzen, und dieses ständige Ticken. Auch hier dachte ich, dass meine Gedanken gelesen werden könnten.

Nach der zweiten Woche, es war Sonntag, lag auf dem Frühstückstisch eine Einladung zum Gottesdienst. Ich nahm das Wort »Abdankung« (Anm. d. Herst: Schweizereutsch für Trauerfeier) wahr und war überzeugt, dass diese Abdankung mir galt. In meiner Vorstellung sah ich meine Familie und Freunde, die um mich trauerten. Sie wollten, dass ich sterbe, alle warteten sie darauf, dass ich mir das Leben nähme. Diese Abdankung, das war meine Beerdigung. Völlig verstört ging ich im Park spazieren, nein ich spazierte nicht, ich bin gelaufen über Stock und Stein, konnte jedoch meine innere Anspannung nicht abbauen. Ich ging zur Station zurück und klingelte, jedoch öffnete mir niemand die Tür. Bestimmt waren auch die Pfleger zur Abdankung gefahren. Innert Sekunden beschloss ich, zu meiner Schwester zu gehen. Sie war sicherlich bereits beim Umzug und zog in die Westschweiz zu meiner Mutter. Sie konnte die Schmach nicht ertragen. Alle, die ganze Stadt, hielt zu meiner Familie, welche »bestraft« waren, mich als Familienmitglied zu haben. Also trat ich den Weg zu meiner Schwester an. Froh war ich, kein Telefon dabei zu haben, so konnte man mich nicht orten. Ich lief zum See herunter und überlegte mir, ob ich über den See schwimmen sollte. Da dies mit den Kleidern ziemlich umständlich wäre, beschloss ich das Tram zu nehmen. Ich fuhr zum Bahnhof Stadelhofen. In einer Boutique sah ich ein T-Shirt auf dem Stand: Why everybody is looking at me? Ja, die Leute starrten mich an und wussten über alles Bescheid! Ich spürte ihre Verachtung. Sie wollten meinen Tod. Aber erst wollte ich meine Schwester ein letztes Mal sehen. Ich stieg in den Zug und fuhr zum Hauptbahnhof. Ich ging zu einem Mann und fragte verzweifelt, ob ich wirklich so schlimm sei. Da, dieses Werbeplakat auf dem stand: »früher oder später ...«. Ja es war mein Schicksal ... früher oder später würde ich mir das Leben nehmen! Ich nahm den Zug und sah ein Mädchen, das meiner Nichte ähnelte. Wieder dieses Theaterstück, in dem sich alles um mich drehte. Meine geliebte Nichte, ich würde sie nicht aufwachsen sehen.

Zwei Stationen vor Zielort stieg ich aus, ich wollte meine »Verfolger« abhängen, ich lief mit meinen Flip-Flops, den Trainerhosen und dem »Kästlischlüssel« (Anm. d. Hrsg.: schweizerdeutsch für Schrankschlüssel) um den Hals Richtung Schwesterherz. Auf einer Art Überführung verharrte ich und schaute herunter. In meiner Vorstellung stürzte ich mich vor den Zug, war jedoch zu feige, zum guten Glück!

Ich lief und lief, bis ich vor der Haustüre meiner Schwester stand. Ich klingelte, als meine Schwester von der Waschküche herauf kam. Sie sah mich, öffnete die Tür um fragte mich entsetzt: »Was machst Du da?« Ich war heilfroh, sie zu sehen. Sie war nicht weggezogen. Meine Mutter war bei ihr, auch sie war sehr erschrocken, mich zu sehen. Ich las meiner Nichte ein Buch vor. Ständig hatte ich das Gefühl, dass sich meine Mutter und meine Schwester über mich lustig machen würden. Meine Mutter rief die PUK an, die mein Verschwinden gar nicht bemerkt hatten. Wir aßen Toasts und meine Mutter versprach, mich wieder hinzubringen.

In der darauffolgenden Woche begann ich mit der Ergotherapie. Mein Beratungsgespräch verschlief ich, aber die sympathische Therapeutin weckte mich auf. Ich folgte ihr zur Werkstatt und freute mich sehr auf diese neue Aufgabe. Auch konnte ich mit der Bewegungstherapie und mit Nordic Walking starten. Es tat mir wirklich gut, ein Programm zu haben, denn ich hatte das »Rumgehänge« auf der Station satt.

Es ging mir immer besser und es war auch von Austritt die Rede. Doch gesund war ich noch lange nicht. In den nächsten Tagen brach ich in der Ergotherapie zusammen, als ich einen Kunden sah, mit einem Shirt meiner Boutique. Sofort war wieder alles präsent. Bis in die Klinik wurde ich verfolgt. Ich konnte mich nicht mehr konzentrieren und war sehr aufgewühlt.

Wieder auf der Station tigerte ich den Flur auf und ab. Im Raucherraum war der Herr aus der Isolationszelle. Ich hatte Angst vor ihm. Ich hörte ihn oft schreien. Ich verlangte ein Gespräch mit meiner Ärztin. Mir wurde ein Termin am Nachmittag zugesagt. Ich war total hibbelig und fand keine Ruhe. Die Ärztin kam dann auf mich zu. Mir wurde gesagt, dass ich auf eine andere Station verlegt würde. Ich sollte meine Sachen in einer halben Stunde packen. Ich war ziemlich im Stress und wusste nicht, wieso ich verlegt wurde. Sie waren sicher froh, mich los zu sein. Ich kam auf die Frauenstation, eine ruhigere, offene Station. Ich jedoch dachte, dass es nur noch schlimmer kommen könne. Ich betrat mein neues Zimmer. Am Schreibtisch saß eine junge Frau. »Weshalb bis Du hier?«, fragte ich sie. Sie erklärte mir, dass sie »Borderlinerin« sei. Was war das und was hatte sie verbrochen?

Ich war noch immer der Überzeugung, in Untersuchungshaft zu sein. Wieso die Frauenstation, war ich schwanger? Auf dem Flur war eine Collage der Mitarbeitenden. Der Übertitel lautete »Interdisziplinäres Team«. Hier würde mir Gehorsam beigebracht.

Meine Stiefmutter kam und wir gingen einen Kaffee trinken. Als ich zurück war, hatte ich das Abendessen verpasst. Als ich den Essenssaal betrat, standen einige Patienten auf, da sie fertig gegessen hatten. Ich jedoch dachte, dass sie meinetwegen den Saal verließen.

Mein Zimmer teilte ich mit dieser jungen Frau und einer ca. 40-jährigen Dame. Die Frau war sicherlich eine »Undercover«-Pflegerin, die mich ausspionierte. Wieder fühlte ich mich ganz allein. Ich las die Hausordnung durch und hatte Angst. Ich begriff gar nicht, dass ich einen Schritt vorwärts gemacht hatte. Dass ich mich nun auf der offenen Station befand.

Am nächsten Morgen begann um ca. 7.00 Uhr die Morgenrunde. Ich saß zusammengekauert auf meinem Sessel. Ich musste mich vorstellen und den Grund nennen, weshalb ich hier sei. Ich nannte meinen Namen und sagte, dass ich alles falsch gemacht habe. Die Runde endete mit einem Ballspiel und zum Schluss konnte man den Ärztinnen Frage stellen. Ich war froh, dass es vorbei war und ich walken gehen konnte.

Auf der Station hatten sich schon diverse »Grüppchen« gebildet und ich fand irgendwie keinen Anschluss. Auch hatten die meisten Patientinnen Ausgang, unternahmen etwas zusammen, aber ich musste auf der Station bleiben. Meist war ich »schlapp« und energielos. Gemeinsames Fernsehen war nicht möglich, da ich mich nicht konzentrieren konnte. Auch wollte ich ein Buch lesen, vergeblich, denn nach der ersten Seite hatte ich wieder vergessen, was am Anfang stand. Ich zog mich stark zurück, wollte alleine sein. Ich fiel in eine Depression. Das Pflegepersonal bemerkte dies und der Oberarzt verschrieb mir ein Antidepressivum. Zu jener Zeit nahm ich noch ein Neuroleptikum und Temesta® zur Beruhigung bei starken Anspannungen. Ich wollte nach Hause, wollte weg. Ich hatte das Gefühl, eingesperrt zu sein, keine Entscheidungen treffen zu können.

Ich begann, mich mit meiner Krankheit auseinanderzusetzen. Ich ging in die wöchentlichen Sitzungen bei der Psychologin und langsam verschwand mein Wahn. Doch als noch schlimmer empfand ich meine Stimmungstiefpunkte. Mir war oft schwindlig, lange Gespräche schafften mich. Ich fühlte mich oft benebelt, sah weiße Punkte und war verwirrt.

Da ich oft im Bett herumlag und frustriert war, kam ich in die Hundetherapie. Ich war überrascht und freute mich sehr darauf. Mein Therapiehund hieß Aaron. Auch wurde ich in die Freizeitgestaltungsgruppe eingeteilt. Hier lernte ich zwei Patienten kennen, die ebenfalls eine Psychose erlebten. Mir tat der Austausch gut und ich merkte, dass ich mit meinem Problem nicht alleine war. Der eine Psychosepatient war bereits zum zweiten Mal in der PUK. Auch er war Kiffer und kiffte trotz Psychose weiter. Das sollte mir eine Lehre sein. Die Medikamente war die einedie Abstinenz die andere Sache.

Das erste Mal in der Freizeitgestaltung besprachen wir, was wir unternehmen würden. Demokratisch wurde abgestimmt und das darauffolgende Mal unternahmen wir eine Ausflug ins Museum Rietberg. Ich freute mich irrsinnig darauf, die PUK verlassen zu können, merkte jedoch schnell, dass es zu viel für mich war. Mir wurde richtig schlecht, da das »Gewussel« der Stadt viel zu schnell für mich war. Alle diese Menschen, die herumstressten! Ich riss mich zusammen, versuchte mir nichts anmerken zu lassen, da ich die PUK schnellstmöglich verlassen wollte. Musste jedoch einsehen, dass es schlichtweg noch nicht möglich war. Ich war mit dieser schnellen Welt da draußen total überfordert. Ich war richtig froh, wieder auf der Station zu sein. Hier ging alles gemächlicher zu und her. Doch immer wieder wurde mir versichert, dass auch das Zeit brauche, aber besser werden würde.

Nach einigen Wochen erhielt ich auch gezielten Ausgang. Es war ein wunderschöner Tag und ich beschloss, alleine in die Badi zu fahren. Auch hier verweilte ich nicht lange, das Geschrei der Kinder und der rege Betrieb waren zu viel für mich. Ich war oft traurig, frustriert, verzweifelt, da ich sehr ungeduldig bin und manchmal die Hoffnung schwand, dass alles wieder »normal« werden würde. Geduld und Zeit ... mehr gab es nicht. Kleine Erfolge feiern, abwarten. Auch an den Wochenenden hatte ich Ausgang, musste jedoch auf der Station übernachten. An einem Wochenende besuchte ich mit meinem Freund einen Bauernhof. Auf der Autobahn bemerkte ich, dass ich die Farben viel intensiver wahrnahm als normal. Das Rot der Autobremsen leuchtete sehr grell. Bei der Arztvisite erwähnte ich dies und es hieß, dass auch das eine Nachwirkung der Psychose sei.

Nach der PUK sollte ich die Tagesklinik an der Militärstrasse besuchen. Langsam machte sich aber Angst in mir breit. Wie würde ich mein Leben nach der PUK meistern? Zu Hause fühlte ich mich nicht mehr wohl, da mir immer das Erlebte hochkam. Auch hatte ich Angst, dass mir die Decke auf den Kopf fallen würde. Angst, nicht mehr in meinen Job einsteigen zu können.

Der Tag des Austritts rückte näher, da ich jedoch meine Ängste auch gegenüber der Pflege äußerte, wurde der Austritt um eine Woche verschoben. Ich war wütend und wieder war mir die Entscheidung abgenommen worden. Obwohl ich große Zweifel hatte, war ich es Leid, in dieser Klinik zu sein. Ich war eine Nummer unter Tausenden von Patienten! Ich war stabilisiert, meine Medikamente eingestellt und nun musste ich mir selbst helfen, denn sonst hilft niemand.

27.3 Tagesklinik

Ich war wieder zu Hause. Meine Wohnung kam mir sehr klein vor, da auf der Station lange Gänge und große Räume waren. Auch war ich nervös, da nun wieder ein neuer Abschnitt beginnen würde.

Die Tagesklinik, neue Gesichter, neuer Ablauf. Es fiel mit anfangs schwer, die öffentlichen Verkehrsmittel zu benutzen. Ich fühlte mich sehr unwohl unter den Leuten im Zug. Sobald ich in einer Menschenmenge war, wurde mir schwindlig.

Der Morgen begann um 10.00 Uhr mit einer Einstiegsrunde. Ich beschloss, meinen Wochenplan zu füllen. So schnell wie möglich wollte ich wieder gesund sein, arbeiten gehen, normal sein. Doch bereits nach einer Stunde Programm war ich erschöpft. Am Mittag war ich so erledigt, dass ich mich ein bisschen hinlegen musste. Ich war frustriert, da sich die Genesung so hinzog.

Ich war frei, konnte wieder selbst über mich bestimmen, hatte ein tolles Therapieprogramm. Jedoch ging es mir sehr schlecht. Ich hatte Selbstzweifel und keine Freude am Leben. Oft hatte ich Selbstmordgedanken, nicht diese wahnhaften, sondern frustbedingte. Das einzige, worauf ich mich freute, war das Schlafen. Schlafen, einen neuen Tag zu überstehen, um wieder zu schlafen, bis es mir besser ginge.

Lange Gespräche strengten mich noch immer an, vor allem die Sitzungen bei der Psychiaterin. Ich hatte Glück, ich hatte eine wirklich gute Frau erwischt. Das Therapieangebot war vielseitig, von Yoga über Kognitationstraining bis zur Kochgruppe. Oft schien es mir wieder besser zu gehen, dann wieder ein Rückfall. Ich wollte nicht aufgeben. Ich wollte wieder zurück ins »alte Leben«. Fortschritte gab es, wenn auch nur schleichend. Als ich wieder mehr Kräfte hatte, trainierte ich es, unter Menschen zu gehen. In meiner Mittagspause ging ich oft in die Stadt. Auch musste ich mich üben, Geduld zu haben. Nicht alles ist mit Ehrgeiz und einem starken Willen zu erreichen. Manches braucht nun einfach Zeit!

27.4 Neustart

Vier Monate verbrachte ich in der Tagesklinik, es war vor Weihnachten, als meine Ärztin meinte, es sei nun auch an der Zeit, langsam wieder ins Arbeitsleben einzusteigen. Dabei sollte mir ein Job Coach des Supported Employments (▸ **Kap. 10, Bd. 2**) beistehen. Ich war bereits auf einen Besuch im Geschäft. Ich fühlte mich noch nicht richtig bereit, aber es ging auch nicht, darum die Filiale sofort wieder zu leiten, nein, ich sollte langsam wieder einsteigen. Der erste Termin bei meinem Job Coach war vereinbart. Sie war Bindeglied zwischen Ärztin und Arbeitgeber. Wir hatten ein umfangreiches Gespräch und sie telefonierte mit meinem Chef, um einen Termin zu vereinbaren. Bevor dieser Termin stattfand, sah ich das ganze Team beim Weihnachtsessen. Alle freuten sich sehr, mich wiederzusehen und auch ich war sichtlich gerührt. Mein Chef nahm mich dann zur Seite und meinte, dass ich mir überhaupt keine Sorgen machen sollte, dass sich alle darüber freuten, dass ich wiederkäme und das Wichtigste sei, dass ich wieder gesund sei und die Trinkgeldkasse solle ich vergessen, es sei mir niemand böse deswegen.

Der Termin stand an und ich ging mit gemischten Gefühlen ins Geschäft. Während meiner Abwesenheit wurde ich von einer Frau, die in einer anderen Filiale arbeitete, vertreten. Sie, mein Chef, meine direkte Vorgesetzte sowie mein Job Coach waren anwesend. Indirekt wurden mir Vorwürfe gemacht, dass ich es allen hatte recht machen wollen und sozusagen deswegen krank geworden sei. Meine Krankheit wurde thematisiert, jedoch für einen Außenstehenden nur schwer nachvollziehbar. Ich denke, meine Vorgesetzten gingen von einer Art Burn-Out aus.

Wir vereinbarten, dass ich mit einem 20 % Pensum beginnen würde (vier Tage à je zwei Stunden am Morgen). Am Nachmittag konnte ich weiterhin das Therapieprogramm der ATK (Akut-Tagesklinik) besuchen. Obwohl es morgens noch sehr ruhig war, waren meine Kräfte nach nur zwei Stunden ausgeschöpft. Weiterhin sollte meine Vertreterin die Filiale leiten. Obwohl ich mir selber eingestehen musste, dass ich noch nicht fit genug war, meinen Job als Filialleiterin zu 100 % wahrzunehmen, war es doch sehr hart für mich, dass dies nun eine andere Person tat. Auch meine Chefs mussten einsehen, dass ich nicht mehr dieselbe war. Ich, der nie etwas zu viel war, hatte nun einfach die Power nicht mehr. Monatlich steigerte ich das Arbeitspensum (von 20 % auf 40 %, dann auf 60 % auf vier Tage verteilt jeweils morgens). Meinem Chef ging dies nicht schnell genug, vor allem ärgerte ihn, dass ich nicht zu den Stoßzeiten arbeitete. Es ist verständlich, jedoch waren mir die Hände gebunden, obwohl ich mehr arbeiten wollte. Es brachte nichts, zu überstürzen, jedoch wurden meine Arbeitszeiten auf den Nachmittag verschoben. Ich war bereit, es zu versuchen. Es war eine Umstellung, aber es ging. Zu dieser Zeit fühlte ich mich ein bisschen zwischen Stühlen und Bänken. Weder im Betrieb war ich voll dabei, noch in der ATK. Die »alten« Patienten gingen nach und nach und neue Leute kamen. Im Sommer, ein Jahr nach Ausbruch der Krankheit, war ich wieder zu 100 % arbeitsfähig. Ich brauchte noch ein bis zwei Monate, um an meine vorherige Leistung anknüpfen zu können, jedoch meisterte ich auch diese Hürde.

Heute, zwei Jahre danach, geht es mir sehr gut. Ich nehme noch immer meine Medikamente, die wesentlich zu meiner Genesung beigetragen haben, aber leider auch zu einer Gewichtszunahme von 20 kg. Ich arbeite nicht mehr in diesem Geschäft und kann meinen Alltag »normal« beschreiten. Ich konsumiere kein Cannabis mehr und auch meine Schwester, die viel gekifft hatte, hat seit meinem Erlebnis nie wieder geraucht. Ich habe die Branche gewechselt und arbeite nun im Sozialen Bereich zu 80 % und bin überzeugt hier meine »Erfüllung« zu finden.

28 Gesundheitsökonomie[1]

Hans Joachim Salize und Reinhold Kilian

Kapitelübersicht

28.1 Einleitung
28.2 Öffentliche Ausgaben für die Versorgung psychisch Kranker
28.3 Jährliche Pro Kopf-Kosten
28.4 Psychiatrische Versorgung und Marktgesetze
28.5 Leistungsspektrum der Gesundheitsökonomie
28.6 Kostenermittlung, Kostenbegriffe
28.7 Kostenerfassung, Perspektive
28.8 Evaluationsmethoden
28.8.1 Kosten-Nutzenanalyse
28.8.2 Kosten-Wirksamkeitsanalyse
28.8.3 Kosten-Minimierungsanalyse
28.8.4 Kosten-Nutzwertanalyse
28.9 Lücken, Forschungs- und Entwicklungsbedarf

Zusammenfassung

Die bedarfsgerechte Versorgung psychisch Kranker beruht auf einem differenzierten Netz von Versorgungseinrichtungen und -angeboten, die nicht nur die engere medizinisch-therapeutische Behandlung sicherstellen, sondern sich je nach Krankheitsbild in unterschiedlichster Weise auch auf die Lebensbereiche Wohnen, Arbeit und Freizeit erstrecken. Das unterscheidet die psychiatrische Versorgung von den meisten anderen medizinischen Disziplinen. Demzufolge ist auch die Finanzierung der psychiatrischen Versorgung deutlich komplexer als in den somatischen Fächern. Angesichts knapper Budgets ist die Beschäftigung mit gesundheitsökonomischen Methoden mittlerweile für jeden, der in der Versorgung psychisch Kranker Verantwortung trägt, unumgänglich geworden. Die nach wie vor nicht vollständig beseitigte Benachteiligung psychisch Kranker läuft weitgehend auch über die asymmetrische Allokation knapper Finanzmittel. Deshalb wächst die Notwendigkeit, mit eigenen gesundheitsökonomischen Befunden, die methodisch solide generiert sind, Position zu beziehen. Der vorliegende Beitrag vermittelt deshalb Basiswissen über grundlegende gesundheitsökonomische Erkenntnisse und Methoden.

1 Das Kapitel basiert in einigen Teilen auf dem Artikel: Salize HJ (2005) Gesundheitsökonomische Untersuchungen in der Versorgung psychisch Kranker. Die Psychiatrie 2:165–172.

28.1 Einleitung

In der öffentlichen Wahrnehmung werden Gesundheit und Ökonomie häufig unterschiedlichen Erfahrungsbereichen oder Wertesystemen zugeordnet. Diskussionen über Kosten und Effizienz im Gesundheitswesen werden deshalb auch von den in diesem Bereich tätigen Menschen nicht selten als mit den ethischen Grundprinzipien der Gesundheitsberufe unvereinbar empfunden. Angesichts der Tatsache, dass während der Naziherrschaft die Ermordung psychisch kranker Menschen auch mit ökonomischen Argumenten gerechtfertigt wurde, müssen diese Vorbehalte gerade im Bereich der psychiatrischen Versorgung ernst genommen werden. Da jedoch zumindest die wohlhabenden Nationen mittlerweile einen beachtlichen Teil ihrer erwirtschafteten Ressourcen für die Gesundheitsversorgung ausgeben und die Gesundheitsversorgung in diesen Ländern damit einer der größten Wirtschaftszweige ist, steht die Notwendigkeit gesundheitsökonomischer Analysen außer Frage.

Wichtig ist dabei allerdings der Hinweis, dass gesundheitsökonomische Analysen immer dazu dienen, den Nutzen der für die psychiatrische Versorgung verwendeten Ressourcen zu steigern. Eine alleinige Reduzierung von Kosten stellt aus gesundheitsökonomischer Sicht eben sowenig eine relevante Zielgröße dar wie eine isolierte Betrachtung von Behandlungsergebnissen. Lässt man diesen Grundsatz außer Acht, wie das in der allgegenwärtigen Debatte über Kostenexplosion und Kostendämpfung, aber auch in manchen Debatten um den Vorrang ethischer Prinzipien im Gesundheitswesen immer wieder der Fall ist, besteht die Gefahr, dass sowohl das Einsparen von Kosten als auch die Verbesserung von Ergebnissen letztlich zu einer Verschwendung von Ressourcen führen.

Beispiele für derartige Entwicklungen in der psychiatrischen Versorgung in Deutschland finden sich in vielfältiger Weise. So wird z. B. in den letzten Jahren durch die Kostenträger eine Verkürzung von Krankenhausliegezeiten forciert, ohne dass gleichzeitig eine Verfügbarkeit ausreichender ambulanter Alternativangebote sichergestellt wurde. Als Folge zeichnet sich eine Steigerung der kumulativen Liegezeiten durch häufige Wiedereinweisung ab, die zur Ausgabensteigerung führen wird. Andererseits zeigt sich eine drastische Steigerung der Ausgaben für neue Medikamente ohne nachweisbaren Zusatznutzen mit der Folge, dass Spielräume für die Implementierung nichtmedikamentöser ambulanter Behandlungsansätze reduziert werden, für die ein Zusatznutzen im Hinblick auf eine Reduzierung von Krankenhausaufenthalten jedoch gut belegt ist.

Zur Vermeidung derartiger Fehlentwicklungen ist die Beschäftigung mit gesundheitsökonomischen Fragen für alle an der Gestaltung der psychiatrischen Versorgung Beteiligten unabdingbar. Wie bei jeder Spezialisierung einer neuen Teildisziplin haben sich auch die methodischen und theoretischen Grundlagen der Gesundheitsökonomie mit ihrer wachsenden Bedeutung erheblich erweitert. Ansätze zur Erfassung von Krankheitskosten, zur Nutzenbewertung und insbesondere zur statistischen Auswertung gesundheitsökonomischer Daten haben mittlerweile eine Komplexität erreicht, die ein unmittelbares Verständnis der Ergebnisse gesundheitsökonomischer Untersuchungen schwierig macht. Deshalb ist die Vermittlung von Basiswissen über grundlegende gesundheitsökonomische Erkenntnisse und Methoden eine zentrale Voraussetzung für eine sachliche Auseinandersetzung mit den ökonomischen Implikationen aktueller und zukünftiger Strategien zur psychiatrischen Versorgung. Ziel dieser Auseinandersetzung ist dabei immer die Vergrößerung des durch den effizienten Einsatz knapper Ressourcen erreichten Nutzens der psychiatrischen Versorgung, sowohl für die von psychischer Erkrankung unmittelbar betroffenen Menschen als auch für die Gesellschaft, welche die für die Gesundheitsversorgung zur Verfügung stehenden Ressourcen erwirtschaftet. Hierbei beansprucht die Gesundheitsökonomie keineswegs die Meinungsführerschaft in dieser Auseinandersetzung. Sie liefert lediglich die wissenschaftlichen Grundlagen für die Gewinnung der Informationen, auf deren Basis diese Auseinandersetzung stattfindet oder stattfinden sollte.

In dem folgenden Beitrag kann gesundheitsökonomisches Basiswissen allenfalls knapp umrissen werden. Für die Vertiefung der Kenntnisse, die auch Verfahrensanleitungen für die Durchführung eigener gesundheitsökonomischer Studien gibt, muss auf die einschlägige Fachliteratur (Salize und Kilian 2010) verwiesen werden.

28.2 Öffentliche Ausgaben für die Versorgung psychisch Kranker

Deutschland liegt bei den Ausgaben für die Gesundheitsversorgung international in der Spitzengruppe. Im Jahr 2008 wurden insgesamt 254,2 Mrd. € und damit ca. 10 % des Bruttoinlandsproduktes (BIP) für die Gesundheitsversorgung ausgegeben. Lediglich die USA (15,3 %), die Schweiz (11,3 %) und Frankreich (11,1 %) brachten mehr Mittel für die Gesundheitsversorgung auf (Statistisches Bundesamt 2010). Für die Behandlung von Erkrankungen des Kapitels V der ICD-10, die die psychischen und Verhaltensstörungen umfassen (F00–F99), wurden in Deutschland im Jahr 2008 28,6 Mrd. € ausgegeben (Statistisches Bundesamt 2010). Das waren ca. 11,3 % des gesamten Gesundheitsbudgets. Damit lagen die Ausgaben für psychische Erkrankungen im Jahre 2008 nach den Herz-Kreislauferkrankungen und den Erkrankungen des Verdauungssystems erstmals an dritter Stelle unter den ICD-10-Hauptgruppen, nachdem sie in den Berichten der vorausgegangenen Jahre jeweils die vierte Position eingenommen hatten (► **Abb. 28.1**).

Die Ausgaben lassen sich nach den wichtigsten psychischen Störungen differenzieren, wobei die Demenzen mit 9,3 Mrd. € jährlich deutlich vor den Ausgaben für Psychosen (2,9 Mrd. €) und der Depression (5,2 Mrd. €) liegen.

Innerhalb von sechs Jahren (2002–2008) haben sich die Ausgaben für psychiatrische Erkrankungen um 14 % erhöht, während der Anstieg aller Gesundheitsausgaben in diesem Zeitraum bei lediglich 7,8 % lag (Statistisches Bundesamt 2008). Damit liegen auch die Anteile der psychiatrischen Ausgaben am medizinischen Gesamtbudget in Deutschland deutlich über dem internationalen Durchschnitt. Lediglich Schweden (11 %) und Luxemburg (13 %) wiesen 2005 einen vergleichbar hohen oder höheren Ausgabenanteil für die psychiatrische Versorgung auf (WHO 2009).

Bei all diesen Kostenwerten ist zu berücksichtigen, dass es sich um administrative oder so genannte Aggregatdaten der direkten Versorgungskosten handelt, die gewissen Einschränkungen hinsichtlich der Datengüte unterliegen (s. u.). Zu beachten ist vor allem, dass damit nur die Ausgaben für die behandelte Prävalenz, d. h. für Patienten, die sich innerhalb des Versorgungssystems befinden, adressiert sind. Familiäre Zusatzkosten (s. u.) sind damit ebenfalls nicht erfasst. Angesichts dieser Kosten sowie des hohen Anteils unerkannter und unbehandelter psychischer Störungen (der in Europa z. B. bei der generalisierten Angststörung bei ca. 62 %, bei der Major Depression bei ca. 45 % und beim Alkoholismus bei mehr als 90 % liegt, WHO 2006) sind die gesellschaftlichen Kosten psychischer Störungen um ein Mehrfaches höher.

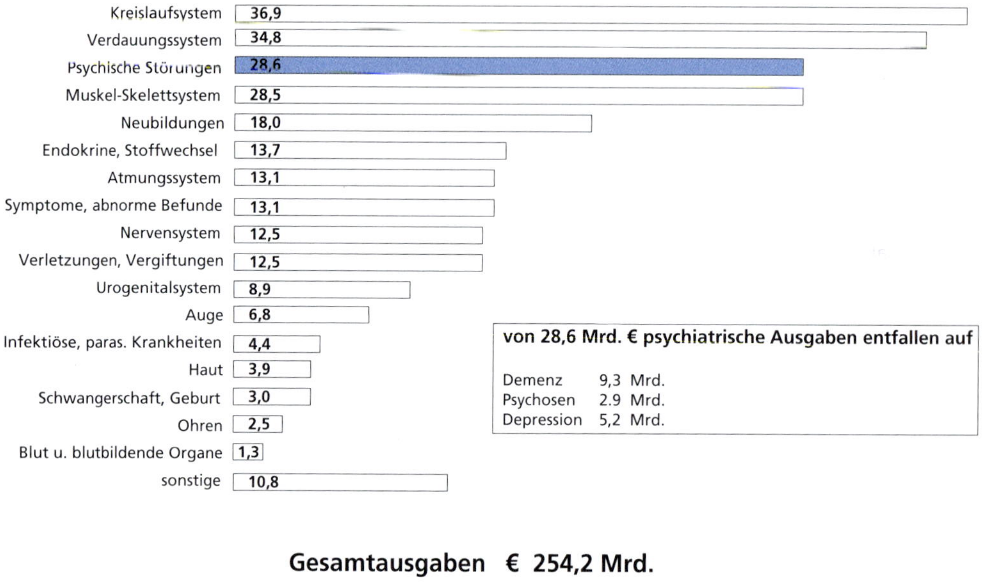

Abb. 28.1: Ausgaben für die wichtigsten Krankheitsgruppen (ICD-10) in Deutschland 2008 in Mrd. € (Datenquelle: Statistisches Bundesamt 2010)

28.3 Jährliche Pro Kopf-Kosten

Durch die nicht unerheblichen methodischen Probleme bei der empirischen Bestimmung von patientenbezogenen Pro-Kopf-Kosten der wichtigsten psychiatrischen Krankheitsbilder (s. u.) liegen für die deutschsprachigen Länder nur in beschränktem Maße belastbare Befunde vor. Sie sind in ▸ **Tab. 28.1** zusammengefasst.

Dabei wird deutlich, dass die chronischen und episodischen Verläufe und vielfachen Beeinträchtigungen von Erkrankungen wie Schizophrenie oder Depression hohe Versorgungskosten verursachen, die sich in der Höhe von Ausgaben für schwere somatische Erkrankungen wie Diabetes oder Multiple Sklerose bewegen. Die mitunter deutlichen Abweichungen der Einzelbefunde zeigen nicht nur die mögliche Heterogenität der Versorgungskosten im gleichen Krankheitsbild, sondern verweisen auch auf die methodischen Probleme empirischer Kostenstudien (s. u.), die auf eher kleinen Stichproben beruhen und regional abweichende Versorgungsstrukturen mit abbilden. Dies ist bei der Verallgemeinerung solcher Kostenwerte zu berücksichtigen.

Tab. 28.1: Ergebnisse empirischer Kostenstudien bezüglich psychiatrischer Versorgungskosten in Deutschland

Studie, Autoren	Krankheitsbild	Bezugsjahr	mittlere Versorgungskosten pro Kopf und Jahr	indirekte Kosten
Häfner et al. 1986	Schizophrenie	1980	15,557 DM	
Salize & Rössler 1996	Schizophrenie	1994	27,566 DM	
Kissling et al. 1999	Schizophrenie	1995	27,781 DM	
Kilian et al. 2001	Schizophrenie	1998	20,326 DM	
Schleunig & Heel 2004	Schizophrenie	unbekannt	16,080 €	
Salize et al. 2007	Schizophrenie	2002–2004	13,736 €	
Salize et al. 2009	Schizophrenie	2004	17,778 €	
Roick et al. 2001b	Schizophrenie	1998		15,3 Mrd. €
Osterheider et al. 1998	Schizophrenie	1993		5,7 Mrd. €
Schulenburg et al. 1998	Schizophrenie	1995		13,7 Mrd. €
Salize et al. 2004	Depression	2001	2,541 €	
Friemel et al. 2005	Depression		686 €	
Salize & Kilian 2010	Depression	2002	4,102 €	
Beske 1993	Demenz	1987		4,1 Mrd. DM
Schulenburg et al. 1995	Alzheimer-Demenz, schwer	unbekannt	7,700 €	
	Alzheimer-Demenz, leicht	unbekannt	2,908 €	
Hallauer et al. 2000	Alzheimer-Demenz inkl. Pflege	1998	85,600 DM	
Luppa et al. 2008a	Mild Cognitive Impairment	2005	4,443 €	
Luppa et al. 2008b	Altersdepression	2005	5,241 €	
Reese et al 2011	Alzheimer-Dememz	2009	22,848 €	
Leicht et al. 2011	Demenz leicht	2007-2009	15,000 €	
	Demenz mittel	2007-2009	32,000 €	
	Demenz schwer	2007-2009	42,000 €	

28.4 Psychiatrische Versorgung und Marktgesetze

Bei Knappheit öffentlicher Mittel stehen Gesundheitsausgaben im Wettbewerb mit anderen Arten der gesellschaftlichen Ressourcenverwendung (z. B. privater Konsum, Bildungs- oder Sicherheitsausgaben). Auch die medizinischen Disziplinen konkurrieren untereinander um die Ressourcenverteilung.

In diesem Wettbewerb hat die Psychiatrie eine spezielle Position, die sich potenziell zu ihrem Nachteil auswirken kann. Die bedarfsgerechte Versorgung psychisch Kranker erfordert ein differenziertes Netz von Versorgungseinrichtungen und -angeboten, die nicht nur die engere medizinisch-therapeutische Behandlung sicherstellen, sondern sich je nach Krankheitsbild in unterschiedlichster Weise auch auf die Lebensbereiche Wohnen, Arbeit und Freizeit erstrecken. Das unterscheidet die psychiatrische Versorgung von den meisten anderen medizinischen Disziplinen, in denen eine so weitreichende Versorgungsstruktur nicht vorgehalten wird. Die Angebote weisen aufgrund des intensiven Ausbaus der letzten dreißig Jahre vor allem in den außerstationären und rehabilitativen Versorgungsbereichen in Deutschland und den deutschsprachigen Nachbarländern einen hohen Grad der Spezialisierung und Fragmentierung auf. Das gleiche gilt für die Finanzierungsweisen und Entgeltverfahren dieser komplexen Systeme. Die vielfältigen Leistungsarten sind in der Sozialgesetzgebung geregelt und werden von einem heterogenen Spektrum von Finanzierungsträgern umgesetzt, das nicht nur die gesetzliche Kranken- und Rentenversicherung umfasst, sondern auch die örtlichen und überörtlichen Sozialhilfeträger, kommunale, regionale und nationale Behörden, die Arbeitsverwaltung sowie private oder freigemeinnützige Wohlfahrtsverbände.

Diese ganz erhebliche Fragmentierung hat Auswirkungen auf die Steuerung des Systems und damit auf die Kostenströme, die in ihm verlaufen. Natürlich erschwert es auch die Kostenanalyse. So müssen bereits für die einfache Deskription der Versorgungskosten eines Versorgungsbereichs oder einer Patientengruppe Daten mehrerer Finanzierungsträger oder Versorgungseinrichtungen zusammengetragen werden. Der hohe Aufwand ist mit vielfältigen methodischen Problemen verbunden, wie z. B. mangelnder Datenkompatibilität, Doppelerfassungen, fehlendem Personenbezug etc. (Rössler und Salize 1993, Salize und Kilian 2010).

28.5 Leistungsspektrum der Gesundheitsökonomie

Bei begrenzt zur Verfügung stehenden Budgets für die Gesundheitsversorgung besteht die Notwendigkeit der Priorisierung hinsichtlich des optimalen Einsatzes knapper Ressourcen. Als Grundlage derartiger Allokationsentscheidungen ist eine Bewertung der Effizienz von Gesundheits- oder Versorgungsleistungen erforderlich – d. h. eine Bewertung des Verhältnisses von eingesetzten Investitionen und des damit erwirtschafteten Zusatznutzens. Die dazu zur Verfügung stehenden gesundheitsökonomischen Verfahren werden unten dargestellt. Sie sind zwar international etabliert und werden auch in der gesundheitspolitischen Debatte angewendet, die zahlreichen damit verbundenen methodischen Probleme sind jedoch keineswegs vollständig zufriedenstellend gelöst (Marckmann 2006, Salize und Kilian 2010).

28.6 Kostenermittlung, Kostenbegriffe

Die zentrale Datenbasis jeder gesundheitsökonomischen Analyse ist der durch die Inanspruchnahme medizinischer oder psychosozialer Versorgungsleistungen verursachte Verbrauch von Ressourcen. In finanzielle Größen übertragen sind dies die »Kosten« der Versorgung. Der Begriff »Kosten« ist jedoch vieldeutig und dementsprechend anfällig für Fehlinterpretationen. Dies macht die Spezifizierung dessen, was mit dem Terminus jeweils bezeichnet wird, und welche Kostenbereiche und -arten jeweils darunter subsumiert werden, unumgänglich. Dies ist eine zentrale Forderung aller Leitlinien für die gesundheitsökonomische Evaluation (Hannoveraner Konsens 1996, Murray et al. 2000, Schöffski 1999). Unterschieden werden

- Volkswirtschaftliche Gesamtkosten
- Krankheitskosten
- Direkte Kosten
- Indirekte Kosten
- Intangible Kosten

Volkswirtschaftliche oder gesellschaftliche Gesamtkosten, die häufig auch als soziale Kosten bezeichnet werden, umfassen sämtliche durch eine Erkrankung oder Patientengruppe verursachte finanziellen Folgebelastungen einer Volkswirtschaft. Sie sind weitgehend synonym mit den *Krankheitskosten*. Das Haupthindernis der Berechnung volkswirtschaftlicher Gesamtkosten psychischer Störungen liegt in der oben erwähnten Komplexität der Versorgung psychisch Kranker. Deshalb sind deutschsprachige Krankheitskostenstudien im Bereich psychischer Störungen entweder rar oder ungenau.

Für die Schizophrenie erheben nur wenige Studien dezidiert den Anspruch von Krankheitskostenstudien (Kissling et al. 1999, Osterheider et al. 1998, Graf von der Schulenburg et al. 1998, Über 2004) und auch bei affektiven Erkrankungen (Brieger et al. 2004, Gandjour et al. 2004) und im Bereich der Demenz (Hallauer et al. 2000) sind nur erste Ansätze der Berechnung von Krankheitskosten verfügbar. Eine Ausnahme in dieser Reihe bildet die Alkoholismusstudie, die im Jahre 2000 vom Robert-Koch Institut (RKI) vorgelegt wurde (Bergmann und Horch 2000, Bühringer et al. 2000), die vergleichsweise detailliert die durch Alkoholismus verursachten volkswirtschaftlichen Belastungen beschreibt und vor allem das beim Alkoholismus besonders relevante Problem der Komorbidität bzw. die weitverbreitete Subsummierung von alkoholbedingten Störungen unter somatische Diagnosen durch die Berechnung so genannter ätiologischer Fraktionen zu lösen versucht. Aufgrund dieser Vorgehensweise ergeben sich um bis zu sechsfach höhere volkswirtschaftliche Belastungen, als weniger detaillierte Vorläuferstudien berechnet haben (Banz et al. 1993, Brecht et al. 1996). Dies illustriert eindrucksvoll den großen Einfluss der Erfassungs- und Berechnungsart auf die Ergebnisse solcher Studien.

Die *direkten Kosten* (oder Versorgungskosten) sind ein Teil der volkswirtschaftlichen Gesamtkosten. Es handelt sich dabei um die Kosten, die im Rahmen der spezialisierten Versorgung durch die Leistungen und Maßnahmen von psychiatrischen Versorgungseinrichtungen anfallen. Direkte Versorgungskosten sind nicht unbedingt mit den Preisen oder Tarifen der Versorgungsleistungen identisch, da sie über die von den Kostenträgern erstatteten Pflegesätze oder Gebühren hinaus weitere finanzielle Größen umfassen, wie z. B. Kapital- oder laufende Kosten von Versorgungseinrichtungen (Gebäudekosten, Mieten, Abschreibungen, Verwaltungs-, Fahrt- und Sachkosten usw.). Es hat sich allerdings wegen der Komplexität der Ermittlung der letztgenannten Kostenbereiche in der empirischen Forschung eingebürgert, Marktpreise wie Pflegesätze oder Gebühren als hinreichende Schätzwerte der direkten Kosten anzusehen und in entsprechende Kostenberechnungen einzusetzen. Dies kann allerdings bei Studien mit bestimmten Zielsetzungen (z. B. Krankenhauskostenvergleiche spezifischer Störungsbilder) Probleme bereiten, da z. B. Krankenhaustarife oder Pflegesätze von einer Vielzahl von

Faktoren bestimmt sind, die sich kaum auf einzelne Krankheitsbilder herunterbrechen lassen.

Hinsichtlich der Erfassung direkter Kosten psychischer Störungen dominieren im deutschsprachigen Raum eindeutig die Studien über die Schizophrenie (Häfner und an der Heiden 1989, Höffler et al. 2000, Kilian und Angermeyer 2004, Kissling et al. 1999, Salize und Rössler 1996, Salize und Rössler 1998, Salize und Rössler 1999, Salize et al. 2009, Schleunig und Heel 2004, Graf von der Schulenburg et al. 1998), während für den Bereich affektiver Störungen (Salize et al. 2004, Friemel 2005, Salize und Kilian 2010) sowie für die Demenz (Beske 1993, Schulenburg et al. 1995, Hallauer et al. 2000, Luppa et al. 2008a, Luppa 2008b, Reese et al 2011, Leicht et al. 2011) oder Suchterkrankungen bisher nur punktuelle Ergebnisse vorgelegt worden sind bzw. erst in jüngerer Zeit entsprechende Forschungsaktivitäten aufgenommen wurden.

Indirekte Kosten einer Erkrankung sind alle diejenigen Kosten, die durch die jeweilige Erkrankung verursacht werden, aber nicht unmittelbar mit der Behandlung oder Versorgung in Zusammenhang stehen. Bei psychischen Störungen zählen zu den indirekten Kosten vor allem:

- Produktivitätsverluste durch Morbidität und Mortalität der Patienten
- Durch die Krankheit verursachte Ausgaben des Sozialsystems
- Folgekosten des Polizei- und Justizapparates
- Ausgaben für Forschung

Besonders im Falle chronischer psychischer Störungen sind diese Kosten relevant, allerdings je nach Krankheitsbild in unterschiedlicher Gewichtung. Bei schizophrenen Störungen oder bei Suchterkrankungen muss z. B. stärker mit Folgekosten des Polizei- und Justizapparates gerechnet werden (z. B. bei unfreiwilligen Unterbringungen oder im psychiatrisch forensischen Bereich) als bei depressiven Erkrankungen. Je nach Einbezug dieser Bereiche variiert das Verhältnis zwischen direkten und indirekten Kosten (Roick et al. 2001). Die oben genannte Alkoholismusstudie des RKI ermittelte ein Verhältnis von ca. 40 % direkten zu 60 % indirekten Kosten (Bergmann und Horch 2000). Auch bei anderen schweren psychischen Störungen sind die indirekten Kosten höher als die direkten Kosten.

Als *intangible Kosten* gelten Beeinträchtigungen durch eine Erkrankung, die sich monetär nicht direkt messen lassen (Rychlik 1999). Im Falle psychischer Störungen betrifft dies im Wesentlichen den durch die jeweilige Erkrankung ausgelösten subjektiven Leidensdruck oder die Beeinträchtigung der Lebensqualität. Beides ist in der Erfassung nicht unproblematisch, wobei die Lebensqualität als Zielgröße psychiatrischer Versorgungsmaßnahmen stark an Bedeutung gewonnen hat und in der Form von so genannten qualitätsadjustierten Lebensjahren (QALYs) einen häufig verwendeten Outcomeparameter von gesundheitsökonomischen Untersuchungen darstellt (s. u.).

Die empirische Forschung weist hinsichtlich aller Kostenbereiche erhebliche Unschärfen dahingehend auf, welche Größen diesen Bereichen jeweils zuzuordnen und welche zwingend in Kostenberechnungen einzubeziehen sind. Viele empirische Kostenstudien beziffern z. B. nicht notwendigerweise Ausgaben für die Forschung. Uneinheitlichkeit besteht ebenfalls etwa hinsichtlich psychiatrischer und mit der psychischen Erkrankung verbundener somatischer Leistungen von Allgemein- oder anderen nichtpsychiatrischen Fachärzten oder hinsichtlich des Einbezugs der Kosten alkoholbedingter Verkehrsunfälle oder Straftaten. Unklar ist häufig auch, ob die von der psychischen Erkrankung eines Familienmitgliedes ausgelösten gesundheitlichen und psychosozialen Beeinträchtigungen oder die Einkommensverluste von Angehörigen, die Versorgungs- oder Pflegeleistungen erbringen (sog. »family burden«), als Krankheitskosten zu werten sind, und wenn ja, ob es sich dabei um indirekte oder intangible Kosten handelt. Die finanziellen Dimensionen, um die es dabei geht, sind erheblich (Jungbauer et al. 2002). Bereits bei einer in den 1980er Jahren im Modellprogramm Psychiatrie vorgenommenen Erfassung der Ausgaben für die psychiatrische Versorgung erhöhten sich die direkten Versorgungskosten um ca. 25 %, wenn die Eigenanteile und Selbstzahlungen von Patienten und Angehörigen in die Berechnung einbezogen wurden (BMJFG – Bundesministerium für Jugend, Familie und Gesundheit 1986). Eine – allerdings methodisch umstrittene – Kostenschätzung zur Alzheimer Demenz aus den 1990er Jahren schätzte die in finanzielle Größen umgerechneten familiären Pflegeleistungen von Patienten mit Alzheimer Demenz auf mehr als 60 % der Gesamtkosten (Hallauer et al. 2000). Die Benachteiligungsproblematik und gesundheitspolitische Brisanz, die in solchen Verteilungsverhältnissen der psychiatrischen Versorgungslasten liegen, findet in der derzeitigen Debatte allerdings kaum Beachtung.

28.7 Kostenerfassung, Perspektive

Damit ist evident, dass die vollständige Erfassung und die Güte der genannten Informationen für die Qualität der Ergebnisse jeder Kostenanalyse in dem Gebiet entscheidend ist. Zur Verfügung stehen entweder hoch aggregierte administrative Daten von Kostenträgern oder statistischen Ämtern. Werden diese verwendet, handelt es sich um den so genannten Top-Down-Ansatz. Die Alternativmethode ist die Erfassung des Ressourcenverbrauchs direkt über den Patienten bzw. in den versorgenden Einrichtungen (sog. Bottom-Up-Ansatz). Beide Vorgehensweisen bergen spezifische Fehlerquellen, die ganz erhebliche Abweichungen in den berechneten Kostenwerten verursachen können (Roick et al. 2001, Salize 2001). Der prospektive Bottom-Up-Ansatz, ist jedoch in den meisten Fällen aufgrund der detailgerechten Erfassungsmöglichkeiten der Analyse von Aggregatdaten vorzuziehen, obgleich damit meist der Nachteil vergleichsweise kleiner Stichproben verbunden ist. Jedoch liegen für die Bottom-Up-Erfassung mittlerweile eine Reihe erprobter Instrumente vor, die auf die spezifischen Verhältnisse psychisch Kranker zugeschnitten sind (Roick et al. 2001) und deren Anwendung deutlich validere Datengrundlagen für die Berechnung von direkten (s. u.) und von Krankheitskosten schaffen kann. Der Vorteil der großen Zahl bei Top-Down-Kostenträgerdaten wird in der Regel durch die erheblichen Messungenauigkeiten und fehlenden Standardisierungen, die sich mit jeder Aggregationsstufe potenzieren, aufgehoben. Aus diesem Grund besitzt die in regelmäßigen Abständen vom Statistischen Bundesamt vorgelegte Krankheitskostenrechnung (Statistisches Bundesamt 2004) hinsichtlich der Binnenaufteilung von Kosten psychischer Störungen nur eingeschränkte Gültigkeit. Sie erfasst darüber hinaus nur die behandelte Prävalenz, die z. B. bei depressiven Störungen oder Alkoholismus weniger als 50 % betragen kann, und gibt somit nur Versorgungsausgaben und keine Krankheitskosten wieder.

Entscheidend für die Erfassung wie auch die Einordnung entsprechender Kostenwerte ist in diesem Zusammenhang ebenfalls die Perspektive der jeweiligen Kostenanalyse. Analysen können aus gesamtgesellschaftlicher Perspektive, aus Perspektive der Sozialversicherung oder einzelner Kostenträger oder aus Sicht der Betroffenen erfolgen. Jede dieser Perspektiven hat unterschiedliche Implikationen hinsichtlich der einzubeziehenden Kostengrößen. Dies kann sich je nach Interessenlage oder Analyseziel ganz erheblich unterscheiden und zu divergierenden Schlussfolgerungen führen. Deshalb ist die Perspektive bei jeder Kostenbeschreibung und -analyse eindeutig zu deklarieren.

28.8 Evaluationsmethoden

Die oben beschriebenen Probleme betreffen die Erfassung von Kosten im Bereich psychischer Störungen. In dem daraufaufbauenden Schritt der Effizienzanalyse werden den monetären Aufwendungen des Ressourcenverbrauchs Vergleichsgrößen hinsichtlich des Nutzens, der Wirksamkeit oder der Versorgungseffektivität gegenübergestellt. Hier lassen sich methodisch vier Hauptansätze unterscheiden:

- Kosten-Nutzenanalyse (Cost-benefit Analysis)
- Kosten-Wirksamkeitsanalyse (Cost-effectiveness Analysis)
- Kosten-Minimierungsanalyse (Cost-minimisation Analysis)
- Kosten-Nutzwertanalyse (Cost-utility Analysis)

28.8.1 Kosten-Nutzenanalyse

Der Terminus *Kosten-Nutzenanalyse* ist weit verbreitet. Es handelt sich jedoch bei Kosten-Nutzenanalysen um einen speziellen gesundheitsökonomische Analysetyp, bei der nicht nur der Mitteleinsatz (d. h. die Kosten), sondern auch die damit erzielten Leistungsergebnisse in monetären Einheiten gemessen werden.

28.8.2 Kosten-Wirksamkeitsanalyse

Kosten-Wirksamkeitsanalysen oder Kosten-Effektivitätsanalysen erfassen den Kosteneinsatz ebenfalls in monetärer Form, d. h. in der Höhe des finanziellen Aufwands der Versorgung, sie messen den »Nutzen« bzw. das Versorgungsergebnis jedoch mittels eines nicht-monetären Effektivitätsparameters, der dem Untersuchungsgegenstand angemessenen ist und sich in natürlichen Einheiten ausdrücken lassen muss. Der numerische Wert dieses Effektivitätsparameters wird durch die eingesetzten Kosten geteilt. Dies ergibt den sogenannten Kosten-Effektivitätsqoutienten (engl. »Incremental cost-effectiveness ratio« oder ICER), den zentralen Kennwert der Kosteneffektivitätsanalyse. Er gibt die Zusatzkosten an, die notwendig sind, wenn sich der Versorgungsoutcome um eine zusätzliche Einheit erhöht oder verringert. Für die Berechnungsweise und deren Probleme wird auf die einschlägige Fachliteratur hingewiesen (Salize und Kilian 2010).

Mit diesem Wert, der Kosteneffektivität, lassen sich alternative Behandlungsansätze dahingehend vergleichen, welcher das beste »Value for money«-Verhältnis bietet. Angesichts der Vielfalt von Versorgungsansätzen im Bereich psychisch Kranker, deren Kosteneffektivität weitgehend im Dunkel liegt, sind Kosten-Wirksamkeitsanalysen gegenwärtig das Mittel der Wahl, um Behandlungsmethoden mit den geringsten Kosten bei gleicher Wirksamkeit oder der größten Wirksamkeit bei gleichbleibenden Kosten zu identifizieren.

Neben einer Reihe von methodisch-statistischen Problemen der Kosteneffektivitätsberechnung in der Versorgung psychisch Kranker (Kilian et al. 2002a, Kilian et al.

2002b, Kilian et al. 2003) ist vor allem die Wahl und Operationalisierung des Effektivitätsparameter entscheidend. Aufgrund der Heterogenität psychiatrischer Symptome, des Fehlens charakteristischer biologischer Marker und der Beeinträchtigung vieler Lebensbereiche bietet sich bei psychischen Störungen prinzipiell eine breite Palette subjektiver und objektiver Indikatoren an, denen jedoch allen gemeinsam ist, dass sie nur einen Teilbereich der Versorgung abbilden. Bei episodenhaft verlaufenden psychischen Störungen (Schizophrenie, affektive Störungen oder Suchterkrankungen) gilt häufig die Verhinderung von Rückfällen als geeignetes Effektivitätskriterium, die häufig wegen der vergleichsweise leichten Verfügbarkeit entsprechender Daten als Krankenhauswiederaufnahmen operationalisiert werden. Als weitere Indikatoren der Wirksamkeit von psychiatrischer Versorgung werden der Grad der Deckung fachpsychiatrischen Versorgungsbedarfs (Rössler et al. 1998, Salize 2001) oder der Zuwachs an Lebensqualität diskutiert, was jedoch bereits in den Bereich der Kosten-Nutzwertstudien (s. u.) hineinreicht. In der Forschungspraxis findet sich jedoch fast ausschließlich die Zahl oder Dauer von Rückfällen als Effektivitätskriterium, sei es im Bereich der Schizophrenie (Häfner et al. 2000, Kilian und Angermeyer 2004, Salize und Rössler 1996, Salize und Rössler 1998, Salize und Rössler 1999) oder im Bereich des Alkoholismus (Driessen et al. 1999, Schädlich und Brecht 1998).

Vor allem die Kostenwirksamkeit pharmakologischer Behandlungsansätze wurde in der Vergangenheit häufig mit der Zahl der damit verringerten Krankenhaustage zu belegen versucht (Deckert et al. 2001, Osterheider et al. 1998, Schädlich und Brecht 1998). Außerhalb psychopharmakologischer Behandlungsansätze ist jedoch gegenwärtig im Bereich der Schizophrenie die Kosteneffektivität fast aller Versorgungsansätze nahezu vollständig unerforscht. Für andere psychiatrische Krankheitsbilder gilt Ähnliches.

Über die beschriebenen methodischen Schwierigkeiten hinaus beleuchtet die Wahl des Effektivitätsparameters ein bedeutsames politisches Problem des Nachweises von Kosteneffektivität, das den Verlauf der Kostendebatte in der Versorgung psychisch Kranker bestimmt. Die sich mit dem Beleg der Kosteneffektivität bestimmter Interventionen eröffnenden Einsparpotenziale lassen sich in der fragmentierten psychiatrischen Versorgungsstruktur in Deutschland häufig nur in anderen Versorgungssektoren (und damit anderen finanziellen Trägerschaften) realisieren und kommen nicht dem Sektor zugute, in dem die Investitionen getätigt worden ist. Dadurch verpuffen viele Anreize zur kosteneffektiveren Versorgung.

28.8.3 Kosten-Minimierungsanalyse

Die *Kosten-Minimierungsanalyse* ist eine Variante der Kosten-Wirksamkeitsanalyse. Die Methode legt das Hauptaugenmerk vor allem auf die Kostenseite der Versorgung, und zielt, wie die Bezeichnung bereits andeutet, auf die Identifikation der kostengünstigsten Versorgungsstrategie, wenn zwei Behandlungsverfahren gleich wirksam sind.

28.8.4 Kosten-Nutzwertanalyse

Die *Kosten-Nutzwertanalyse* erweitert die Methodik der Kosten-Wirksamkeitsanalyse dahingehend, dass sie die Erfassung der Nutzen oder Ertragsseite über »harte« Ergebnis- oder Wirksamkeitsparameter hinaus auf subjektivere (und damit schwerer messbare und weniger anschauliche) Zielkriterien ausdehnt. Dabei kann es sich z. B. um den Zugewinn an Lebensqualität oder ähnliche Indikatoren handeln. In den letzten Jahren gewinnt in diesem Zusammenhang das standardisierte Konzept der »Quality-adjusted-life-years« (QALYs) oder der »Disability adjusted life-years« (DALYs) zunehmend an Bedeutung.

QALYs integrieren quantitative Kriterien (durch medizinische Versorgung oder Behandlung gewonnene, in Jahren gemessene Überlebenszeit) mit subjektiven, d. h. der qualitativen Bewertung der gewonnenen Lebenszeit, indem sie beide Dimensionen miteinander gewichten und in einem neuen, eindimensionalen Outcome-Maß zusammenfassen. Auf ähnliche Weise geben DALYs die Gesamtzahl der durch eine Erkrankung komplett verlorenen (Mortalität) oder durch Behinderung (»Disability«) eingeschränkten Lebensjahre in einer einzigen Maßzahl wieder. Beide Konzepte überwinden damit die Limitationen reiner Überlebenszeitanalysen, was besonders wichtig ist bei Erkrankungen, bei denen es nicht um Lebensrettung oder -erhaltung, sondern um Verbesserung der Lebensumstände geht. Ein weiterer Vorteil des Ansatzes ist, dass damit krankheitsüberreifende Vergleiche möglich werden. Im psychiatrischen Kontext ist das DALY-Konzept durch die vielfach zitierte »Burden of Disease«-Studie der WHO und der Weltbank bekannt geworden, die die weltweite Belastung durch Krankheiten unter Nutzung von DALYs als Bewertungskriterium in eine Rangfolge bringt (Murray und Lopez 1996). Der unipolaren Depression wurde dabei im Jahre 1990 die vierthöchste Belastung unter allen Erkrankungen weltweit zugeordnet, bei einem prognostizierten Anstieg auf den zweiten Rang im Jahre 2020. Kosten-Nutzwert-Analysen, die diese Konzepte anwenden, stellen den durch Versorgungsmaßnahmen erreichten Zugewinn an QALYs bzw. die Reduzierung von DALYs (dem Nutzwert) den zusätzlich dafür aufgewendeten Kosten gegenüber.

Die Attraktivität, die Kosten-Nutzwertanalysen unter Verwendung von QALY- oder DALY-Maßzahlen für Entscheidungsträger und Gesundheitspolitiker besitzen, besteht in der Bereitstellung vermeintlich einfacher und klarer Kriterien für Allokationsentscheidungen. Die wird z. B. in dem Vergleich der durch verschiedene Behandlungsalternativen verursachten Kosten für ein gewonnenes qualitätsadjustiertes Lebensjahr in so genannten »League-Tables« deutlich, die die Möglichkeit objektiver krankheitsubergreifender Allokationsentscheidungen suggerieren.

Der hohe Aggregationsgrad der Maßzahl blendet jedoch insbesondere im Falle psychisch Kranker deren vielschichtige Versorgungsspezifika aus und präjudiziert einen »offenen« Wettbewerb aller Krankheitsbilder um knappe Gesundheitsbudgets. Dieser wirft eine Reihe kaum geklärter ethischer Fragen auf. Bevölkerungsgruppen, deren Behandlungskosten pro QALY besonders hoch sind, werden unter Umständen der Gefahr von Budgetreduzierungen ausgesetzt.

Zahlreiche weitere Probleme des DALY- und QALY-Konzeptes und damit der Kosten-Nutzwertanalysen generell liegen im methodischen Bereich. Kritisiert wird u. a. die eingeschränkte Reliabilität und Validität zugrundeliegender Mortalitäts- und Morbiditätsdaten im Falle psychischer Störungen sowie die vereinfachte Reduktion hochvarianter individueller Präferenzen des Gesundheitszustandes, die sich bei episodisch verlaufenden Störungen je nach Erfassungszeitpunkt deutlich verändern können (Chisholm und Healey 1997). Die zum Teil sehr abstrakten Verfahren, mit denen die Lebensqualitätspräferenzen im Zuge der Berechnung von QALYs gemessen werden (z. B. Time-Trade-Off- oder Standard-Gamble-Verfahren), werden zwar auch bei Patienten mit Schizophrenie oder Depression als durchaus anwendbar beurteilt (König 2004, Roick et al. 2004, Voruganti et al. 2000), jedoch sind aus der Forschungspraxis bisher nur sehr wenige Kosten-Nutzwertstudien aus dem psychiatrischen Bereich bekannt.

28.9 Lücken, Forschungs- und Entwicklungsbedarf

Die wachsende Krankheitsbelastung durch psychische Störungen erhöht den Bedarf an empirischen Kostenstudien und -analysen. Die empirische Forschung in diesem Bereich ist unterentwickelt und kann diesen Bedarf derzeit nicht ausreichend decken. Die Folge ist, dass Versorgungsplanung im psychiatrischen Bereich weitgehend ohne Berücksichtigung der Kosteneffektivität von Behandlungsmaßnahmen und Versorgungsstrategien erfolgt und dagegen das Prinzip der Kostendämpfung über Gebühr Anwendung findet.

Ein stärkeres Problembewusstsein, die Verbreitung grundlegender gesundheitsökonomischer Kenntnisse sowie eine deutliche Steigerung des Forschungsaufkommens erscheinen unabdingbar. Mittelfristige Ziele sollten in der deutlichen Ausweitung prospektiver Bottom-Up-Studien für alle epidemiologisch bedeutsamen psychiatrischen Krankheitsbilder sowie der Analyse der Kostenwirksamkeit der wichtigsten bestehenden und neu zu implementierenden Versorgungs- und Behandlungsansätze liegen.

Um realistische Kostenabschätzungen neuer Behandlungsformen bei Implementierung in der Versorgungsroutine zu ermöglichen, ist langfristig die gesundheitsökonomische Begleitforschung als obligates Zusatzmodul in allen klinischen oder naturalistischen Studien zu etablieren, aus denen sich Implikationen für die Gesundheitsbudgets ergeben.

Literatur

Banz K, Rohrbacher R, Schwicker D (1993) Die Sozioökonomie der chronischen Lebererkrankungen in Deutschland. Basel: Health Econ AG.

Bergmann E, Horch K (2000) Ökonomische Bewertung von gesundheitlichen Folgen des Alkoholkonsums. Sucht Aktuell 2:14–18.

Beske E, Kunczik T (1993) Frühzeitige Therapie kann Milliarden sparen. Der Kassenarzt 3–6.

BMJFG-Bundesministerium für Jugend, Familie und Gesundheit (1986) Modellprogramm Psychiatrie: Regionales Psychiatriebudget. Stuttgart: Kohlhammer.

Brecht JG, Poldrugo F, Schädlich PK (1996) Alcoholism – The cost of illness in the Federal Republic of Germany. Pharmaeconomics 10:484–493.

Brieger P, Bloink R, Rottig S et al. (2004) Die vorzeitige Berentung von unipolar depressiv und bipolar affektiv Erkrankten. Psychiatr Prax 4:203–6.

Bühringer G, Augustin R, Bergmann E et al. (2000) Alkoholkonsum und alkoholbezogene Störungen in Deutschland. Baden-Baden: Nomos.

Deckert C, Höffler J, Kortmann J et al. (2001) Kostenanalyse der Schizophrenie-Behandlung in Deutschland – Vergleich von Olanzapin, Risperidon und Haloperidol mit Hilfe eines klinischen Entscheidungsmodells. Gesundh ökon Qual Manag 6:161–166.

Driessen M, Veltrup C, Junghanns K et al. (1999) Kosten-Nutzen-Analyse klinisch-evaluierter Behandlungsprogramme-Erweiterte Entzugstherapie bei Alkoholabhängigkeit. Nervenarzt 70:463–470.

Friemel S, Bernert S, Angermeyer MC et al. (2005) Die direkten Kosten von depressiven Erkrankungen in Deutschland – Ergebnisse aus dem European Study of the Epidemiology of Mental Disorders (ESEMeD) Projekt. Psychiatr Prax 32:113–121.

Gandjour A, Telzerow A, Lauterbach KW; INTERCARE International Investigators (2004) Costs and quality in the treatment of acute depression in primary care: a comparison between England, Germany and Switzerland. Int Clin Psychopharmacol 4:201–208.

Teil 7

Häfner H, an der Heiden W (1989) Effectiveness and Cost of Community Care for Schizophrenic Patients. Hosp Community Psychiat 40:59–63.

Häfner H, Buchholz W, Bardens R et al. (1986) Organisation, Wirksamkeit und Wirtschaftlichkeit komplementärer Versorgung Schizophrener. Nervenarzt 57:214–226.

Hallauer JF, Schons M, Smala A et al. (2000). Untersuchung von Krankheitskosten bei Patienten mit Alzheimer-Erkrankung in Deutschland. Gesundh ökon Qual Manag 5:73–79.

Hannoveraner Konsens (1996) Empfehlungen zur gesundheitsökonomischen Evaluation. Z Allg Med 72:485–490.

Höffler J, Trenckmann U, Graf v. d. Schulenburg J (2000) Gesundheitsökonomische Evaluationen schizophrener Psychosen in Deutschland. Fortschr Neurol Psychiatr 68:7–12.

Jungbauer J, Wittmund B, Dietrich S et al. (2004). The disregarded caregivers: subjective burden in spouses of schizophrenia patients. Schizophr Bull 30:665–675.

Kilian R, Angermeyer MC (2004) Der Einfluss der Neuroleptikabehandlung auf die Inzidenz und die Kosten stationärer psychiatrischer Behandlungen bei schizophren Erkrankten: Ergebnisse einer prospektiven Beobachtungsstudie. Psychiatr Prax 31:138–146.

Kilian R, Matschinger H, Löffler W et al. (2002a) Regressionsanalytische Kostenfunktionen in der psychiatrischen Versorgungsforschung: Ein Methodenvergleich am Beispiel der Kosten der Schizophreniebehnadlung. Gesundh ökon Qual Manag 7:36–42.

Kilian R, Matschinger H, Löffler W et al. (2002b) A Comparison of Methods to Handle Skew Distributed Cost Variables in the Analysis of the Resource Consumption in Schizophrenia Treatment. J Ment Health Policy Econ 5:21–31.

Kilian R, Roick C, Angermeyer MC (2003) Die Einflüsse des Studiendesigns und der Stichprobenauswahl auf die Berechnung psychiatrischer Versorgungskosten. Nervenarzt 74:561–570.

Kilian R, Roick C, Matschinger H et al. (2001b) Die Analyse von Kostenstrukturen im Bereich der Schizophreniebehandlung mit einem standardisierten Instrumentarium. Psychiatr Prax 28(Sonderheft 2):102–108.

Kissling W, Höffler J, Seemann U et al. (1999) Die direkten und indirekten Kosten der Schizophrenie. Fortschr Neurol Psychiatr 67(1):29–36.

König HH (2004) Messung von Patientenpräferenzen in der Psychiatrie – Eine Literaturübersicht über den Einsatz von Standard Gamble, Time Trade-Off und Contingent Valuation und Schizophrenie. Psychiat Prax 31:118–127.

Leicht H, Heinrich S, Heider D et al.; AgeCoDe study group (2011) Net costs of dementia by disease stage. Acta Psychiatr Scand 124:384–395.

Luppa M, Heinrich S, Matschinger H et al. (2008a) Direct costs associated with mild cognitive impairment in primary care. Int J Geriatr Psychiatry 23:963–971.

Luppa M, Heinrich S, Matschinger H et al. (2008b) Direct costs associated with depression in old age in Germany. J Affect Disord 105:195–204.

Marckmann G (2006) Verteilungsgerechtigkeit in der Gesundheitsversorgung. In: Schultz S et al. (Hrsg.) Geschichte, Theorie und Ethik der Medizin. Frankfurt/M.: Suhrkamp. S. 183–208.

Maynard A (1991) Developing the Health Care Market. The Economic Journal 101:1277–1286.

Mory C, Jungbauer J, Angermeyer MC (2002) Finanzielle Belastungen von Eltern und Partnern schizophrener Patienten im Vergleich. Psychiatr Prax 29:175–180.

Murray CJL, Evans D, Acharya A et al. (2000) Development of who guidelines on generalized cost-effectiveness analysis. Health Economics 235–251.

Osterheider M, Franken-Hiep K, Horn R (1998) Gesamtkrankenkosten der Schizophrenie und monetäre Bewertung einer Rezidivprophylaxe am Beispiel eines Standard-Depot-Neuroleptikums (Flupentixoldecanoat). Psychiatr Prax 25:38–43.

Reese JP, Heßmann P, Seeberg G et al. (2011) Cost and Care of Patients with Alzheimer's Disease: Clinical Predictors in German Health Care Settings. J Alzheimers Dis 27:723–736.

Roick C, Kilian R, Matschinger H et al. (2001a) Die deutsche Version des Client Sociodemographic and Service Receipt Inventory. Psychiatr Prax 28:84–90.

Roick C, Kilian R, Reinhold K et al. (2001b) Die indirekten Kosten schizophrener Psychosen – Eine Untersuchung der Komponenten und Berechnungsmöglichkeiten krankheitsbedingter Ressourcenverluste. Gesundh ökon Qual Manag 6:43.

Roick C, Thierfelder K, Heider D et al. (2004) Untersuchung der Aussagefähigkeit psychometrischer und präferenzbasierter Lebensqualitätsindizes bei psychisch und somatisch Kranken. Psychiatr Prax 31:128–137.

Rössler W, Salize HJ (1993) Planungsmaterialien für die psychiatrische Versorgung. Weinheim: Deutscher Studienverlag.

Rössler W, Salize HJ, Knapp M (1998) Die Kosten der Schizophrenie. Fortschr Neurol Psychiatr 66:496–504.

Rychlik R (1999) Gesundheitsökonomie. Grundlagen und Praxis. Stuttgart: Enke.

Salize HJ (2001) Die Kosten der Schizophrenie – Was wissen wir (nicht)? Psychiatr Prax 28:21–28.

Salize HJ, Kilian R (2010) Gesundheitsökonomie in der Psychiatrie – Konzepte, Methoden, Analysen. Stuttgart: Kohlhammer.

Salize HJ, McCabe R, Bullenkamp J et al. (2009) Cost of Treatment of Schizophrenia in Six European Countries. Schizophr Res 111:70–77.

Salize HJ, Rössler W (1996) How expensive is the Comprehensive Care of Schizophrenic Patients Living in the Community? A Cost Evaluation from a German Catchment Area. Br J Psychiatry 169:42–48.

Salize HJ, Rössler W (1999) Steigen die Versorgungskosten von Patienten mit Schizophrenie überproportional? Nervenarzt 70:817–822.

Salize HJ, Schuh C, Krause M et al.; KN-Schizophrenie-Projektgruppe Arbeitsrehabilitation (2007) Senken arbeitsrehabilitative Maßnahmen während stationärpsychiatrischer Behandlung langfristig die Versorgungskosten von Patienten mit Schizophrenie? Ergebnisse einer kontrollierten Multicenterstudie Psychiatr Prax 34:246–248.

Salize HJ, Stamm K, Schubert M et al. (2004) Behandlungskosten von Patienten mit Depressionsdiagnose in haus- und fachärztlicher Versorgung in Deutschland. Psychiatr Prax 31:1–10.

Schädlich PK, Brecht JG (1998) The cost effectiveness of Acamprosate in the treatment of alcoholism in Germany. Pharmaeconomics 13:719–730.

Schleuning G, Heel S (2004) Kostenverteilung in der Schizophreniebehandlung – Ansätze für Steuerung und Integration. Eine Untersuchung in München Süd. Psychiatr Prax 31(Suppl. 1):6–8.

Schöffski O (1999) Internationale und deutsche Richtlinien zur gesundheitsökonomischen Evaluation. Onkologe 5:572–576.

Schulenburg J, Horn R, Grobe-Einsler R et al. (1995) Kostenanalyse der Behandlung hirnleistungsgestörter Patienten. Geriatrie Forschung 5:31–40.

Schulenburg M Graf von der, Über A, Höffler J et al. (1998) Untersuchungen zu den direkten und indirekten Kosten der Schizophrenie – eine empirische Analyse. Gesundh ökon Qual Manag 3:81–87.

Statistisches Bundesamt (2004) Gesundheit: Krankheitskosten 2004. Wiesbaden: Statistisches Bundesamt.

Statistisches Bundesamt (2008a) Fachserie 17 Reihe 7: Verbraucherpreisindizes für Deutschland – Monatsbericht. Wiesbaden: Statistisches Bundesamt.

Statistisches Bundesamt (2008b) Gesundheit: Krankheitskosten 2002, 2004, 2006. Wiesbaden: Statistisches Bundesamt.

Über A (2004) Die Kosten der Schizophrenie: eine empirische Analyse aus versicherungsökonomischer und gesamtwirtschaftlicher Perspektive. Karlsruhe: Versicherungswirtschaft.

Voruganti LP, Awad AG, Oyewumi LK et al. (2000) Assessing Health Utilities in Schizophrenia: Pharmacoeconomics 17:273–286.

WHO World Health Organization (2006) Dollars, DALYs and decisions. Economic aspects of the mental health system. Geneva: World Health Organization.

WHO World Health Organization (2009) Atlas Mental Health (http://www.who.int/globalatlas/default.asp; Zugriff am 23.10.2012).

Teil 7

29 Finanzierungsmodelle

Arno Deister und Mark Stab

Kapitelübersicht

29.1 Rahmenbedingungen
29.2 Finanzierungsmodelle
29.2.1 Die Psychiatrie-Personalverordnung
29.2.2 Modelle der integrierten Versorgung
29.2.3 Regionale Budgets in der Psychiatrie
29.2.4 Pauschalierendes Entgeltsystem in Deutschland (PEPP)
29.2.5 Krankenhaus-Finanzierungssystem in Österreich
29.2.6 Finanzierungssysteme in der Schweiz
29.2.7 Persönliches Budget
29.3 Fazit

Zusammenfassung

Die Umsetzung integrativer sozialpsychiatrischer Behandlungskonzepte ist auf geeignete Finanzierungssysteme angewiesen. In den bisher im stationären Bereich bestehenden Finanzierungsformen führen insbesondere in Deutschland Probleme an den Schnittstellen zwischen stationärer, tagesklinischer und ambulanter Behandlung zu Brüchen in der Behandlungs- und Beziehungskontinuität. Für die Umsetzung innovativer sozialpsychiatrischer Konzepte geeignete Finanzierungsmodelle müssen besondere inhaltliche und formale Kriterien berücksichtigen. Dazu gehören insbesondere die Flexibilisierung und Individualisierung der Behandlungsmöglichkeiten, die Berücksichtigung und Einbindung gemeindepsychiatrischer Netzwerke, die Förderung des Prinzips »ambulant vor stationär« sowie die Unterstützung einer umfassenden Gesundheitsförderung. Die in der letzten Zeit entwickelten pauschalierten Finanzierungssysteme (Modelle der Integrierten Versorgung, Regionale Budgets, Finanzierung von Home Treatment, ambulante Netzwerke) im stationären und ambulanten Bereich scheinen insgesamt besser geeignet zu sein, diese Voraussetzungen zu gewährleisten.

29.1 Rahmenbedingungen

Die unterschiedlichen Modelle der Finanzierung psychiatrischer und psychotherapeutischer Versorgung stehen in einer engen Wechselwirkung mit der Durchführbarkeit sowie der Effektivität und Effizienz von Behandlungskonzepten in der Sozialpsychiatrie (Deister et al. 2011). In Deutschland hat seit 1991 die Psychiatrie-Personalverordnung (PsychPV) (Kunze et al. 2010)zu einer gravierenden Veränderung der Ausstattung psychiatrischer Kliniken geführt und damit vielfältige neue Behandlungsformen ermöglicht. Es hat sich in den letzten Jahren jedoch gezeigt, dass die PsychPV nicht mehr geeignet ist, die veränderten Anforderungen an ein sozialpsychiatrisch geprägtes Versorgungssystem adäquat abzubilden. Auch die in Österreich und der Schweiz aktuell verwendeten Finanzierungssysteme berücksichtigen aktuelle Entwicklungen in der Sozialpsychiatrie noch nicht in ausreichendem Maß. Das in der somatischen Medizin in Deutschland seit 2003 etablierte Fallpauschalen-System – Diagnosis Related Groups (DRG)-System – ist nach übereinstimmender Meinung für das Gebiet der Psychiatrie, Psychotherapie und Psychosomatik nicht geeignet, da in diesen Fächern der auf die jeweilige Diagnose bezogene Ressourcenverbrauch noch deutlich schwieriger zuverlässig zu kalkulieren ist als in anderen medizinischen Disziplinen. Hintergrund ist die ausgeprägte Heterogenität der psychiatrischen Krankheitsbilder, die sich nicht nur in der jeweiligen psychopathologischen Konstellation, sondern insbesondere auch in einem sehr unterschiedlichem psychosozialem Funktionsniveau der Patienten ausdrückt (Rössler 2011). Gleichzeitig erfordern neue Versorgungsformen (systemisch orientierte Behandlungsformen, Need adapted Treatment, Assertive Community Treatment, Home Treatment u. a.) zunehmend innovative Finanzierungsmodelle. Als besonders hinderlich für die flächendeckende Etablierung von sozialpsychiatrischen Konzepten hat sich die weitgehend starre Sektorisierung des Finanzierungssystems in stationäre Behandlung, teilstationäre Behandlung, ambulante Behandlung im und durch das Krankenhaus, ambulante Behandlung durch niedergelassene Ärzte und komplementäre Versorgungsformen herausgestellt (Burgmer und Freyberger 2002, Kunze und Schmidt-Michel 2007, Kruckenberg et al. 2009). Diese Sektorisierung führt häufig zur Behinderung von integrativen Versorgungskonzepten und zu einem teilweise massiven »Misstrauensaufwand« in Form von Überprüfungen durch den Medizinischen Dienst der Krankenkassen, erforderliche Begutachtungen und die Notwendigkeit der Beantragung von Kostenzusagen bei Wechsel des Behandlungssettings. An den Schnittstellen zwischen den einzelnen Behandlungssettings entstehen somit im individuellen Behandlungsverlauf vermeidbare Verzögerungen sowie wiederholte Brüche in der Behandlungs- und Beziehungskonstanz.

Sowohl in Deutschland als auch in der Schweiz und in Österreich gibt es eine intensive Diskussion über die Form eines zukünftigen Finanzierungssystems, das geeignet ist, die notwendigen Rahmenbedingungen für sozialpsychiatrische Behandlungskonzepte zur Verfügung zu stellen und gleichzeitig langfristig die Behandlungsqualität zu sichern. Diese Diskussion verbindet sich mit der Frage, welches die adäquaten Steuerungs- und Anreizeffekte sein könnten, um die Sektorisierung des Versorgungssystems zu überwinden.

Ein klassisches, vorwiegend an der Dauer der stationären Behandlung im Krankenhaus ausgerichtetes Vergütungssystem setzt bezüglich sozialpsychiatrischer Versorgung Fehlanreize und führt zu einer Fehlallokation der zur Verfügung stehenden finanziellen und personellen Ressourcen.

Aus Sicht der psychiatrischen Fachgebiete müssen durch ein zukunftsfähiges Finanzierungssystem insbesondere die folgenden Kriterien erfüllt werden:

- Flexibilisierung der Behandlungsmöglichkeiten
- Berücksichtigung und Einbindung gemeindepsychiatrischer Netzwerke
- Förderung des Prinzips »ambulant vor stationär«,
- Berücksichtigung der regionalen Besonderheiten
- Reduktion des Drehtüreffektes in Form von kurzfristigen Wiederaufnahmen
- Begrenzung des Kostenanstiegs und Reduktion des »Misstrauensaufwandes«.

In gleicher Weise müssen auch fachlich gebotene Behandlungsprozesse gefördert werden. Dazu gehören u. a. die weitgehende Symptomreduktion bei gleichzeitiger Fähigkeit zur Teilhabe am Leben, die Aktivierung von Ressourcen und die Förderung der Motivation, die Förderung der Eigeninitiative und Empowerment, die Fähigkeit zur partizipativen Entscheidungsfindung und die Ermöglichung langfristiger Beziehungs- und Behandlungskonstanz (Wilms et al. 2012).

Zukunftsfähige Finanzierungsmodelle sollen auch daran gemessen werden, in welcher Weise sie eine umfassende Gesundheitsförderung unterstützen. Bei den in vielen Fällen episodisch oder chronifiziert verlaufenden psychischen Erkrankungen gehören zu einem integrativen Behandlungskonzept ganz besonders Angebote zur sekundären (Verhinderung erneuter Krankheitsepisoden) und tertiären Prävention (Verminderung der Folgen psychischer Erkrankung). Ein Prinzip der mittel- bis langfristigen Gesundheitsförderung setzt klare Anreize, dass Leistungserbringer nicht primär auf die Erlangung kurzfristiger ökonomischer Erfolge ausgerichtet sind – was bedeuten könnte, dass schwere Erkrankungen nicht oder nur unzureichend behandelt werden –, sondern dass eine stärker am volkswirtschaftlichen Interesse orientierte nachhaltige Strategie gewählt wird (Deister et al. 2011).

Das verbindende Prinzip der Entwicklung neuer Entgeltsysteme ist die pauschalierte Finanzierung von Leistungen. Dabei können die Pauschalierung von Fallkosten (insbesondere DRG), Pauschalen mit Bezug auf die Diagnose (Integrierte Versorgung und ambulante Netzwerke), Tagespauschalen (PEPP-Prinzip), personenbezogene Pauschalierung (persönliches Budget) und regionale Pauschalierung (Regionale Budgets) unterschieden werden. Mit einer Pauschalierung der Finanzierung wird grundsätzlich beabsichtigt, eine Steuerungs- und Anreizwirkung zu erzielen, die Versorgungsstruktur nicht mehr auf die Zahl der Behandlungstage oder das Behandlungssetting auszurichten, sondern die Angebote verstärkt an den speziellen Bedürfnissen psychisch kranker Menschen, den tatsächlich erbrachten Leistungen, der Behandlungsqualität und dem Behandlungsergebnis zu orientieren (Deister 2011a).

In den letzten Jahren haben sich einige Modelle integrativer und sektorenübergreifender Versorgung entwickelt und teilweise bereits etabliert. Diese setzen zwar an unterschiedlichen Stellen in einer (sozial-)psychiatrischen Behandlungskette an. Gemeinsam haben sie aber den Anspruch, den individuellen Bedürfnissen der Patienten flexibler zu entsprechen und gleichzeitig den sozialen Kontext stärker zu berücksichtigen, als dies unter den bestehenden finanziellen Rahmenbedingungen möglich ist.

29.2 Finanzierungsmodelle

29.2.1 Die Psychiatrie-Personalverordnung

Die Psychiatrie-Personalverordnung (Kunze et al. 2010) war von 1991 bis 2012 in Deutschland die entscheidende Basis für die Finanzierung psychiatrischer und psychotherapeutischer Versorgung. Sie beschreibt die Eingruppierung der stationär und tagesklinisch behandelten Patienten in Behandlungsbereiche (Allgemeine Psychiatrie, Abhängigkeitskranke, Gerontopsychiatrie sowie Kinder- und Jugendpsychiatrie) und in Behandlungsarten (Intensivbehandlung, Regelbehandlung, rehabilitative Behandlung, Psychotherapie und tagesklinische Behandlung). Gleichzeitig wurden erstmalig Mindeststandards und Mindestanforderungen an eine psychiatrische Behandlung definiert, die sich auch auf die Zusammensetzung und die Tätigkeit der multiprofessionellen Behandlungsteams bezogen. Die Erhebung der für die Personalbesetzung relevanten Daten erfolgte bis 2009 durch Stichtagserhebungen, seitdem mit individuellem Bezug (Pseudo-OPS). Trotz eines gesetzlich festgeschriebenen Anspruchs auf die Finanzierung der so errechneten Personalstellen durch die Krankenkassen hat sich gezeigt, dass die tatsächliche Finanzierung zwischen den einzelnen Krankenhäusern sehr unterschiedlich war und sie insgesamt nicht den Regeln der Verordnung entsprechend erfolgte.

Durch die PsychPV war und ist es jedoch grundsätzlich gelungen – auch gerade im nicht-ärztlichen Bereich – die personellen Ressourcen in der psychiatrischen und psychotherapeutischen Versorgung deutlich zu erhöhen. Die Tatsache jedoch, dass durch das Prinzip der Stichtagserhebungen die in den letzten zwei Jahrzehnten immer kürzere fallbezogene Verweildauer bei gleichzeitiger Zunahme der Fallzahlen nicht berücksichtigt werden konnte, hat dazu geführt, dass die erforderlichen finanziellen Ressourcen durch die PsychPV nicht mehr adäquat abgebildet werden konnten. Mit Einführung eines neuen Entgeltsystems für die Psychiatrie, die Psychotherapie und Psychosomatik in Deutschland zum 1. Januar 2013 hat die PsychPV ihre Bedeutung für die Budgetbemessung weitgehend verloren; sie wird jedoch weiterhin für die (tagesgenaue) Eingruppierung in Behandlungsarten (Pseudo-OPS) verwendet.

29.2.2 Modelle der integrierten Versorgung

Integrierte Versorgungsformen wurden in Deutschland (auf der Basis der §§ 140a–d SGB V) seit dem Jahr 2000 durchgeführt. Die dahinter stehende Idee war die einer sektorenübergreifenden Versorgung, durch die eine verbesserte Vernetzung unterschiedlicher Versorgungsanbieter (einschl. der Haus- und Fachärzte) erreicht werden sollte. Die Verträge wurden zwischen Leistungserbringern und einzelnen Krankenkassen abgeschlossen, meist nur für einzelne Indikationen und nur ganz selten für alle Diagnosen in einer bestimmten Bevölkerungsgruppe (»populationsorientiert«). Von 2004–2009 erfolgte eine »Anschubfinanzierung«, die durch Reduktion der Finanzierung ambulanter und stationärer Leistungen um jeweils 1 % bereitgestellt wurden. Für die psychiatrischen Fachgebiete hatten diese gesetzlichen Bestimmungen zunächst eher problematische Folgen, da Mittel aus diesen Bereichen zwar abgezogen, aber nicht im gleichen Umfang für integrierte Versorgungsprojekte wieder eingesetzt wurden. In den letzten Jahren haben sich jedoch einige Modellprojekte etabliert, die die Möglichkeiten integrierter Versorgung für sozialpsy-

Teil 7

chiatrisch orientierte Versorgung settingübergreifend nutzen können.

In besonderer Weise beispielgebend dafür ist das »Hamburger Modell«. Darin werden Menschen, die eine psychotische Erkrankung haben, sektorenübergreifend und langfristig durch ein Netzwerk aus Klinikern und niedergelassenen Ärzten behandelt. Die Behandlung umfasst als Kernbestandteil Maßnahmen des Assertive Community Treatment (ACT) (▸ **Kap. 4, Bd. 2**). Die Patienten, die sich in das Projekt eingeschrieben haben, werden durch ein Zweierteam – bestehend aus einem Bezugstherapeuten aus dem ACT-Team und einem Arzt – kontinuierlich über die gesamte Laufzeit des Projektes behandelt. Dabei ist es unerheblich, wo und in welchem Rahmen die Behandlung stattfindet. Das Hamburger Modell ist als ein so genanntes »Capitation-Modell« zu verstehen, da alle vereinbarten Leistungen aus einer versichertenbezogenen Jahrespauschale finanziert werden. Die Effizienz des Modells wurde in einer großen Sektorenvergleichsstudie untersucht (Lambert et al. 2010, Wilms et al. 2012). Im Rahmen des Modellprojektes wurde die ambulante Kontaktdichte gegenüber der bisherigen Regelbehandlung auf das Siebenfache und die der psychotherapeutischen Behandlung auf das Neunfache gesteigert. Bezüglich der Ergebnisqualität konnte gezeigt werden, dass es bei unveränderten Kosten zu einer Verbesserung der Lebensqualität der Patienten, kürzerer Krankenhausbehandlung und insbesondere zu einer Verbesserung der Arbeitsfähigkeit und der Teilnahme am Sozialleben kam.

In verschiedenen Regionen in Deutschland werden im Rahmen von integrierten Versorgungsstrukturen Home Treatment-Programme finanziert. Diese wenden sich in erster Linie an Menschen mit akuten psychischen Erkrankungen, bei denen die Indikation für die akutstationäre Behandlung gegeben ist. Es handelt sich in der Regel um ein multiprofessionelles Behandlungsangebot mit möglichst geringer Mitarbeiterfluktuation. Angestrebt wird eine schnelle häusliche Krisenintervention, eine kurze Behandlungsdauer, die Berücksichtigung klinischer und psychosozialer Aspekte, die flexible Kommunikation mit dem Patienten und seinem sozialen Netzwerk und eine kontinuierliche Nachbetreuung (Weinmann et al. 2009, Bechdolf et al. 2011).

In den letzten Jahren haben sich in verschiedenen Regionen in Deutschland neue Finanzierungsmodelle für die Behandlung auch im komplementären Bereich entwickelt. Diese Finanzierungsmodelle sind in der Regel auf bestimmte Diagnosen und einzelne Krankenkassen bzw. Gruppen von Krankenkassen bezogen. Gemeinsam ist diesen Projekten das Ziel der Vermeidung von längerfristigen Krankenhausaufenthalten. Zu den Angeboten gehören unterschiedliche ambulante Gruppenangebote, psychotherapeutische und ergotherapeutische Behandlungen, fachärztliche psychiatrisch-psychotherapeutische Behandlung und häusliche Betreuung und eventuell Pflege. In Krisensituationen ist in der Regel die Aufnahme in außerhäuslichen Rückzugsräumen möglich, wo auch eine 24 h-Versorgung vorgehalten werden. In diesen Netzwerken arbeiten meist verschiedene Anbieter aus den unterschiedlichen Bereichen der sozial-psychiatrischen Versorgung zusammen. Patientinnen und Patienten müssen sich für die Versorgung in diesen Netzwerken einschreiben. Die Finanzierung erfolgt durch eine pauschalierte Zahlung durch die beteiligten Krankenkassen an das Netzwerk; die Höhe der Pauschale wird nach der Diagnose und der Krankheitsschwere berechnet. Notwendige Krankenhausaufenthalte können durchgeführt werden, die Kosten dafür müssen in der Regel jedoch im Rahmen der vereinbarten personenbezogenen Pauschale durch die ambulanten Netzwerke übernommen werden.

29.2.3 Regionale Budgets in der Psychiatrie

Seit 2003 werden in verschiedenen Regionen in Deutschland Modellprojekte eines »Regionalen Budgets für die Psychiatrie« durchgeführt. Dabei erhält die regional zuständige Klinik ein auf das Kalenderjahr bezogenes Gesamtbudget für stationäre, tagesklinische und ambulant zu erbringende Leistungen. Dafür wird die Versorgung aller Patienten in einer Region übernommen, die zur stationären Behandlung eingewiesen oder als Notfall aufgenommen werden. Das Setting, in dem die Behandlungen stattfinden, spielt dabei ebenso wenig eine Rolle wie deren Länge; entscheidend für die Realisierung des Budgets ist alleine die Zahl der insgesamt behandelten Menschen. Es ist das erklärte Ziel dieser konsequent personenzentrierten Behandlungsform, die Häufigkeit von Wiederaufnahmen zu verringern und damit zur Sekundär- und Tertiärprävention psychischer Störungen beizutragen (Deister 2005, Deister et al. 2010, Deister 2011b).

Es handelt sich ebenfalls um ein Capitation-Payment-Modell; die Höhe des jeweiligen Budgets richtet sich dabei nach der Einwohnerzahl der zu versorgenden Region. Behandlungstage, Behandlungsfälle oder das Spektrum der Diagnosen spielen dabei keine Rolle mehr. Die Höhe des Budgets wird für einen mehrjährigen Zeitraum festgeschrieben und nur durch die jeweilige Veränderungsrate der Grundlohnsumme gesteigert. Die ambulante Behandlung durch niedergelassene Ärzte ist bis jetzt noch nicht Teil dieser Budgets; diese soll jedoch in der nächsten Zeit integriert werden. Über diese populationsorientierten Budgets hinaus bieten in Deutschland einzelne Krankenkassen für ihre jeweiligen Versicherten ähnlichen Finanzierungsmodelle an.

Der Steuerungseffekt dieser Modelle richtet sich auf eine möglichst optimale Art der Versorgung. Sowohl eine zu lange als auch eine zu kurze Behandlungsdauer führen zu einem negativen ökonomischen Anreiz, da durch die Klinik de facto eine Gewährleistung für den Behandlungserfolg innerhalb eines Kalenderjahres übernommen wird, d. h. dass für eine erneute Behandlung keine zusätzlichen finanziellen Mittel bereitgestellt werden. Auf der anderen Seite können die durch eine effiziente und effektive Leistungserbringung eingesparten finanziellen Ressourcen verstärkt für ambulante Leistungen im und durch das Krankenhaus (einschl. Home Treatment) genutzt werden. In denjenigen Regionen, die diese Versorgungsform schon seit längerer Zeit anbieten, hat sich die Länge der stationären Behandlung pro Patient und Jahr um bis zu 30 % verringert, während der Einsatz teilstationärer und ambulanter Behandlungen in den Vordergrund getreten ist. Die wissenschaftliche Begleitforschung konnte zeigen, dass es keine Einbußen im psychopathologischen Outcome gegeben hat und dass sich gleichzeitig die soziale Funktionsfähigkeit und die soziale Integrationen verbessert haben (Roick et al. 2005, König et al. 2010).

29.2.4 Pauschalierendes Entgeltsystem in Deutschland (PEPP)

Gemäß den Vorgaben des Krankenhausfinanzierungsgesetzes aus dem Jahre 2009 sollte in Deutschland ab 2013 ein »durchgängiges, leistungsorientiertes und pauschalierendes Vergütungssystem auf der Grundlage von tagesbezogenen Entgelten« eingeführt werden(§ 17d KHRG). Die Grundlage des auf dieser Basis entwickelten »Pauschalierenden Entgeltsystems Psychiatrie/Psychosomatik (PEPP)« ist eine weitgehend diagnosenbezogene Kalkulation von Einzelleistungen (Operationen- und Prozeduren-System, OPS) – insbesondere aus dem Bereich von psychotherapeutischen und sozialpsychiatrischen Behandlungsmaßnahmen –, die als Kostentrenner für die Kalkulation von

Teil 7

diagnosenbezogenen Tagespauschalen dienen. Das Vergütungssystem beschreibt nur klinische Leistungen aus dem stationären und tagesklinischen Bereich. Die Prozeduren zur Budgetfindung für die jeweiligen Kliniken ähneln denjenigen im DRG-System der somatischen Medizin. Die Systematik lehnt sich relativ eng an das DRG-System der somatischen Fächer an und ist deshalb in seiner Relevanz für psychische Erkrankungen umstritten.

Sozialpsychiatrische Aspekte werden durch dieses Vergütungssystem nicht in erster Linie berücksichtigt oder unterstützt; eine sektorenübergreifende, patientenbezogene Behandlung wird damit gegenüber den klassischen Finanzierungsmodellen nicht erreicht. Es besteht hingegen die Gefahr, dass die Bedürfnisse von Menschen mit schweren psychischen Erkrankungen und deren Behandlung weniger abgebildet und damit unzureichend finanziert werden.

29.2.5 Krankenhaus-Finanzierungssystem in Österreich

Nachdem bis 1997 im gesamten Krankenhausbereich die Belegungstage die Grundlage für die Finanzierung von medizinischen Leistungen darstellten, wurde zu diesem Zeitpunkt die Leistungsorientierte Krankenhausfinanzierung (LKF) landesweit eingeführt. Auch psychiatrische Leistungen werden seither in diesem System abgebildet. Öffentliche Krankenanstalten werden durch eigene Landesfonds der einzelnen Bundesländer finanziert, deren Ausgestaltung keiner einheitlichen Regelung unterliegt. Die Budgets sind »gedeckelt«, womit das Ziel verfolgt wird, Leistungssteigerungen allein aus finanziellem Interesse zu unterbinden.

Die Budgets unterteilen sich in einen auf die Leistung bezogenen Anteil und einen investiven Anteil. Als groben Richtwert ergibt sich eine 70 : 30-Aufteilung. 70 % der Mittel aus dem Gesundheitsfonds des jeweiligen Bundeslandes werden leistungsorientiert auf die Krankenhäuser verteilt und 30 % der Mittel dienen der individuellen Förderung einzelner Krankenhäuser für Bauprojekte oder der Anschaffung von Großgeräten. Der leistungsorientierte Teil des Bundesländertopfes gliedert sich in einen Topf für ambulante Leistungen und einen für stationäre Leistungen.

Im LKF-System werden medizinische Einzelleistungen (MEL) – in der Regel operative Eingriffe, aber auch psychiatrische Leistungen – nach einem MEL-Katalog, der dem ICD-10-Katalog der WHO angeglichen ist und jährlich aktualisiert wird, vergütet. Neben der Einzelleistung werden auch Labor- und Röntgenleistungen mit dieser MEL-Pauschale abgedeckt. Zusätzlich zu dieser Leistungskomponente ist für jede MEL ein Zeitraum für den anschließenden stationären Aufenthalt definiert. Dieses »Verweildauerintervall« kann in Tagessätzen abgerechnet werden und soll die Kosten für die Betreuungs- und Hotelleistung abbilden. Bei Überschreitung der oberen Grenze der Verweildauer können Zuschläge berechnet werden. Sollte keine konkrete medizinische Einzelleistung definiert werden können, wird der erfolgte Behandlungsaufwand auf Basis der Hauptdiagnose kalkuliert und vergütet.

Das Leistungsentgelt für eine stationäre Behandlung setzt sich aus verschiedenen Komponenten zusammensetzen: Medizinische Einzelleistung (MEL), Tagesgeld für Betreuungs- und Hotelleistung (max. 28 Tage/Jahr, auch für tagesklinische Leistungen), sonstige Leistungen (Intensivbetreuung oder palliativmedizinische Leistungen) sowie tagesklinische Leistungen. Ambulante Leistungen hingegen sind nur als Einzelleistungen, welche im so genannten Ambulanzkatalog aufgeführt sind, abzurechnen (Heinzle 2009).

Bei diesem Finanzierungssystem handelt es sich um ein teilweise pauschaliertes System, da eine diagnosenbezogene Verweildauer eingeführt wurde. Parallel dazu werden über die Berücksichtigung medizinischer Einzelleistungen auch Anreize für die Durchführung dieser Leistungen gesetzt. Dieses Finanzierungsmodell ist nicht als Setting-übergreifend zu betrachten, da es weiterhin deutliche sektorenbezogene Unterschiede in der Finanzierung gibt.

29.2.6 Finanzierungssysteme in der Schweiz

In der Schweiz befindet sich das Finanzierungssystem zur Abrechnung stationär in der Psychiatrie und Psychotherapie erbrachter Krankenhausleistungen aktuell in einer Umbruchphase. Die Umstellung auf die so genannten »Swiss-DRG-Fallpauschalen« für somatische Krankenhausleistungen ist für das Jahr 2012 vorgesehen. Psychiatrische Leistungen sollen abweichend davon vorerst weiter nach den kantonsindividuellen Entgeltsystemen abgerechnet.

In Vorbereitung auf die Umstellung der Finanzierung von psychiatrischen Leistungen auf ein leistungsorientiertes und pauschaliertes Entgeltsystem, werden gegenwärtig zwei Systeme erprobt, von denen möglicherweise eines das bisherige Tarifsystem, welches die Kalkulation nach Tagespauschalen vorsah, ablösen könnte.

Das Finanzierungssystem »psy.suisse« ist ein Modellprojekt der Spitzenorganisation der öffentlichen und privaten Schweizer Spitäler, Kliniken und Pflegeinstitutionen »H+« und ähnelt im Wesentlichen der deutschen Psychiatrie-Personalverordnung. Das Finanzierungssystem »TarPsy« ist eine Kombination aus einem pauschalierten Tarifsystem und einer Abrechnung nach Tagessätzen. Für die ersten sechs Behandlungstage sieht es eine Fallpauschale vor, bis zum 30. Tag können Tagessätze abgerechnet werden; im Zeitraum danach sind die Tagessätze degressiv.

Erste Erfahrungen mit beiden Tarifsystemen haben gezeigt, dass keines der beiden Modelle für sich eine optimale Lösung darstellt, um eine leistungsorientierte und pauschalierte Finanzierung von psychiatrischen Krankenhausleistungen gewährleisten zu können.

Diagnosebezogene Fallpauschalen, wie sie bei somatischen Krankenhausleistungen bereits vielfach Anwendung finden, scheinen ebenfalls ungeeignet zu sein, um psychiatrische Leistungen abzubilden, da die tatsächlich entstandenen Kosten für einen Behandlungsfall auch hier nur unzureichend kalkulierbar sind.

Führende Gremien des Schweizer Gesundheitswesens sind sich einig, dass nur ein Finanzierungssystem, welches eine Kombination aus Fallpauschalen und Tagessätzen vorsieht, die Basis für ein neues Tarifsystem darstellen kann.

Die SwissDRG AG hat den Auftrag, ein Modell zu entwickeln, welches diesen Anforderungen gerecht wird. Bis dahin finden die individuellen Tarifsysteme der einzelnen Kantone ihre Anwendung (Rössler 2011).

29.2.7 Persönliches Budget

In Deutschland und in der Schweiz – ansatzweise auch in Österreich – gibt es Modellprojekte eines Persönlichen Budgets. Dies ermöglicht Menschen mit einem Anspruch auf Teilhabeleistungen (Menschen mit Behinderung oder chronischer Erkrankung), anstatt einer traditionellen Sachleistung oder Dienstleistung Geld oder (in Ausnahmefällen) Gutscheine zu erhalten. Sie können so theoretisch selbst entscheiden, wann welcher Dienst und welche Person die Unterstützung erbringen soll und diese als »Kunde« unmittelbar selbst bezahlen. Im Persönlichen Budget verbinden sich Leistungen aus den unterschiedlichen Bereichen des Sozialrechts miteinander, u. a. Krankenversicherung, Rehabilitation, gesetzliche Rentenversicherung, Sozialhilfe, Pflegeversicherungen und Arbeitsagenturen. Die Höhe des Persönlichen Budgets orientiert sich am individuellen Bedarf und soll die Höhe der bisherigen Sachleistungen nicht überschreiten. Durch die Leistungsform des Persönlichen Budgets soll das Wunsch- und Wahlrecht des behinderten Menschen gestärkt werden. In Deutschland besteht seit 2008 darauf ein Rechtsanspruch (van Treeck et al. 2009).

29.3 Fazit

Zwischen der Struktur der Finanzierung von Gesundheitsleistungen, der Struktur des Versorgungssystems und Aspekten der Behandlungsqualität besteht ein enger Zusammenhang. Für die Umsetzung zukunftsfähiger sozialpsychiatrischer Versorgungskonzepte ist es erforderlich, Finanzierungsmodelle zu entwickeln, die adäquate Anreize setzen. In der Diskussion über zukünftige Finanzierungsmodelle kommt insbesondere der Frage der settingübergreifenden Pauschalierung mit Bezug auf Behandlungstage, Diagnosen oder die regionale Versorgung eine besondere Bedeutung zu.

Tab. 29.1: Erfüllung sozialpsychiatrischer Anforderungen durch verschiedene Finanzierungsmodelle in Deutschland

Anforderung	PsychPV	Integrierte Versorgung	Regionale Budgets	PEPP	Persönliches Budget
Flexibilisierung der Behandlung	–	++	+++	–	+++
Individualisierung der Behandlung	++	++	++	–	+++
Ambulant vor stationär	–	++	+++	–	+
Förderung der Teilhabe am Leben	+	++	++	–	++
Begrenzung des Kostenanstiegs	–	–	++	+	–

– Keine Anreizwirkung zur Erfüllung; + geringe Anreizwirkung; ++ mittelgradige Anreizwirkung; +++ starke Anreizwirkung

Die Steuerungs- und Anreizwirkungen der diskutierten Modelle sind als sehr unterschiedlich einzuschätzen (▸ Tab. 29.1). Die diagnosenbezogene Finanzierung (wie z. B. im DRG-System der somatischen Medizin) wird im Bereich der Psychiatrie, Psychotherapie und Psychosomatik kritisch bewertet, da die Heterogenität im Ressourcenverbrauch als zu groß eingeschätzt wird. Finanzierungsmodelle mit tagesbezogener Pauschalierung (z. B. OPS-System in Deutschland) basieren vorwiegend auf der Erfassung von Einzelleistungen im stationären und teilstationären Bereich und bergen das Risiko von Fehlanreizen in der Steuerung der Versorgung in sich. An der vernetzten und Setting-übergreifenden Versorgung einer definierten Population orientierte Modelle (Integrierte Versorgung, Regionale Budgets) bieten sowohl ökonomische als auch inhaltlich-organisatorische Anreize für innovative sozialpsychiatrische Behandlungskonzepte, wie z. B. Home Treatment, ACT oder Need Adapted Treatment. Diese Finanzierungsmodelle weisen

Merkmale der Capitation-Payment-Modelle auf, wie sie seit längerem in den USA und weiteren Ländern umgesetzt werden (Roick et al. 2008). Bei diesen Finanzierungsmodellen ist allerdings das grundsätzliche Problem gegeben, das aus primär ökonomischen Erwägungen heraus die Versorgung von schwerer erkrankten Patienten vernachlässigt wird. Dem muss durch geeignete Maßnahmen der Qualitätssicherung (insbesondere der Ergebnisqualität) entgegengewirkt werden (Roick et al. 2008). Die Evaluation der Qualität der Finanzierung und der Versorgung muss auf der Ebene des individuellen Patienten, auf der Ebene der jeweiligen Behandlungsinstitution und auf der Ebene des gemeindepsychiatrischen Netzwerks erfolgen, um die Effekte sozialpsychiatrischer Behandlungskonzepte ausreichend abzusichern (Deister et al. 2011).

Literatur

Bechdolf A, Skutta M, Horn A (2011) Psychiatrische Akutbehandlung ohne Krankenhausbett-Klinische Wirksamkeit von »Home Treatment« am Beispiel der »Integrativen Psychiatrischen Behandlung (IPB)« am Alexianer-Krankenhaus Krefeld. Fortschritte der Neurologie-Psychiatrie 79:26–31.

Burgmer M, Freyberger HJ (2002) DRGs in der Psychiatrie und Psychotherapeutischen Medizin – Zur Bedeutung eines pauschalierenden Vergutungssystems. Psychiatrische Praxis 29:240–244.

Deister A (2005) Kein Anreiz zur Fallzahlausweitung. Deutsches Ärzteblatt 102:A2532–A2533.

Deister A (2011a) Pauschalierung als Basis für die Finanzierung psychiatrischer und psychotherapeutischer Versorgung. PSY & PSY Bulletin 11:6–7.

Deister A (2011b) Vom Fall zum Menschen-Erfahrungen aus einem Regionalen Psychiatrie-Budget. Gesundheitswesen 73:85–88.

Deister A, Heinze M, Kieser C et al. (2011) Zukunftsfähiges Entgeltsystem für Psychiatrie und Psychotherapie. Schleswig-Holsteinisches Ärzteblatt 64:64–69.

Deister A, Zeichner D, Witt T et al. (2010) Veranderung der psychiatrischen Versorgung durch ein Regionales Budget: Ergebnisse eines Modellprojektes in Schleswig-Holstein. Psychiatrische Praxis 37:335–342.

Heinzle G (2009) Einführung in das Krankenhausmanagement. Wattens.

König HH, Heinrich S, Heider D et al. (2010) Das Regionale Psychiatriebudget (RPB): Ein Modell fur das neue pauschalierende Entgeltsystem psychiatrischer Krankenhausleistungen? Psychiatrische Praxis 37:34–42.

Kruckenberg P, Beine K, Aderhold V et al. (2009) Psychiatrisch-psychotherapeutisch-psychosomatische Behandlung durch das Krankenhaus: Rahmenbedingungen zur Entwicklung eines sektorübergreifenden Budgets fur die regionale Pflichtversorgung. Psychiatrische Praxis 36:246–249.

Kunze H, Kaltenbach L, Kupfer K (2010) Psychiatrie-Personalverordnung: Textausgabe mit Materialien und Erläuterungen für die Praxis. Stuttgart: Kohlhammer.

Kunze H, Schmidt-Michel PO (2007) Zur Erosion der PSYCH-PV und zukunftigen Finanzierung der Kliniken fur Psychiatrie und Psychotherapie. Der Nervenarzt 78:1460–1464.

Lambert M, Naber D, Bock T et al. (2010) Integrierte Versorgung von Patienten mit psychotischen Erkrankungen – das »Hamburger Modell«. Soziale Psychiatrie 127:23–30.

Roick C, Deister A, Zeichner D et al. (2005) Das Regionale Psychiatriebudget: Ein neuer Ansatz zur effizienten Verknüpfung stationärer und ambulanter Versorgungsleistungen. Psychiatrische Praxis 32:177,184.

Roick C, Heinrich S, Deister A et al. (2008) Das Regionale Psychiatriebudget: Kosten und Effekte eines neuen sektorübergreifenden Finanzierungsmodells fur die psychiatrische Versorgung. Psychiatrische Praxis 35:279–285.

Rössler W (2011) Fallkostenpauschalen in der Psychiatrie – welches Modell ist zukunftsversprechend? PSY & PSY Bulletin 11:9–10.

van Treeck B, Wurm S, Fuchs H (2009) Das Persönliche Budget – Gestalten statt nur Antrag stellen. Neurotransmitter 6:34–38.

Weinmann S, Puschner B, Becker T (2009) Innovative Versorgungsstrukturen in der Behand-

Teil 7

lung von Menschen mit Schizophrenie in Deutschland. Der Nervenarzt 80:31, 33–34, 36–39.

Wilms B, Becker T, Lambert M et al. (2012) Modelle für eine zukunftsfähige psychiatrische Versorgung. Die Psychiatrie 9: 4–13.

30 Das sozialpsychiatrische Team: Erfolge, Herausforderungen und Grenzen

Christian Kieser und Luciana Degano Kieser

Kapitelübersicht

30.1 Merkmale sozialpsychiatrischer Teams
30.1.1 Eine Annäherung
30.1.2 Auftrag
30.2 Sozialpsychiatrische Teams im institutionellen Kontext
30.2.1 Was behindert Teams
30.2.2 Was zeichnet »gute Teams« aus
30.2.3 Partizipation – vom Nutzer zum »Co-Producer«
30.2.4 Die Stimme der Nutzer
30.3 Sozialpsychiatrische Teams im sozialen Raum
30.3.1 Allgemeiner Rahmen
30.3.2 Sozialpsychiatrische Teams als Teil komplexer sozialer Netzwerke
30.4 Modelle sozialpsychiatrischer Teamarbeit
30.4.1 Entwicklungen der letzten zwanzig Jahre

Zusammenfassung

Das Handlungsfeld sozialpsychiatrischer Teams ist der Lebensraum der Nutzer, sie erfüllen einen umfassenden Behandlungsauftrag, der sowohl medizinische wie auch soziale Belange umfasst und übernehmen die regionale Versorgungsverantwortung. Interprofessionalität verstanden als berufsgruppenübergreifende Integration der Einzelleistungen und Kompetenzen ermöglicht die erforderliche Flexibilität und Personenzentrierung der Hilfen. Verbindliche Zusammenarbeit mit den anderen Akteuren der psychosozialen Versorgung ist wegen der Komplexität sozialer Netzwerke wichtig. Sozialpsychiatrische Teams waren in den letzten Jahrzehnten federführend an den Reformprozessen beteiligt. Behandlungs- und Netzwerkkonferenzen, Nutzer- und Angehörigenbeteiligung sind einige innovative Ansätze. Die Teams bilden mittlerweile die Kernstruktur einer gemeindeintegrierten, außerstationären Behandlung.

30.1 Merkmale sozialpsychiatrischer Teams

30.1.1 Eine Annäherung

Nach Francis und Young (2006, S. 20) ist ein »Team eine aktive Gruppe von Menschen, die sich auf gemeinsame Ziele verpflichtet hat, harmonisch zusammenarbeitet und hervorragende Leistungen bringt«. Von dieser »sozialromantischen« Beschreibung unterscheidet sich die Arbeitsrealität des »Tiergespanns« (altenglisch Team) in der psychosozialen Versorgung erheblich.

Es kann zwischen Teams mit institutioneller und kommunaler Perspektive unterschieden werden (Thornicroft und Tansella 2009). In den erstgenannten Teams arbeiten mehrere Berufsgruppen mit ihren verschiedenen Kompetenzen zusammen. Nach den Leitlinien der Fachgesellschaften werden Krankheiten behandelt. Die therapeutischen Konzepte sind in der Regel auf eine Behandlungsepisode ausgelegt. Das Handlungsfeld ist die Institution, wo Patienten unter Berücksichtigung der Anamnese und eventuell Einbezug ihrer Familie behandelt werden. Die therapeutischen Beziehungen und Aufgabenbereiche sind wesentlich durch die Fachkompetenzen der Mitarbeiter wie Pflegekraft, Sozialarbeiter, Psychologe, Arzt, u. a. geprägt. Mit Entlassung der Patienten endet der Behandlungsauftrag.

Im Unterschied dazu orientieren sich sozialpsychiatrische Teams an einer kommunalen Perspektive. In Anlehnung an gemeindepsychiatrische Teams im angelsächsischen Raum (Community Mental Health Teams) verfügen sie über alle fachlichen Kompetenzen, um psychisch Kranke sowohl in akuten Phasen wie auch bei länger dauernden Verläufen umfassend zu unterstützen, begleiten und behandeln (de Búrca et al. 2010). Sie fühlen sich nicht so sehr Theorie- oder Therapiemodellen sondern dem pragmatischen Handeln verpflichtet. Angebote werden so weit wie möglich von der Nutzer- und nicht der Institutionsperspektive gedacht (Kunze 1997). Für ihre Arbeit sind nicht die Struktur und Organisation ihrer Einrichtung sondern der Lebensraum der Betroffenen handlungsleitend (Topor et al. 2006). Neben der Psychopathologie oder Krankheit steht der betroffene Mensch mit seinen Bezügen im Wohn-, Arbeits- bzw. Beschäftigungs- und Freizeitbereich im Vordergrund. Ziele sind u. a., die Nutzer zu befähigen, ihre Bedürfnisse wahrzunehmen (Empowerment) und ihre Rechte einzufordern (Advocacy). Beziehungen werden häufig über die jeweilige Fachkompetenz der Mitarbeiter hinaus auch in Form einer Begleitung eingefordert. Die therapeutisch relevanten Systemgrenzen definiert nicht die Station, die therapeutische Wohngemeinschaft, die Tagesstätte oder die Zuverdienstfirma sondern die Lebenswelt der Nutzer und deren Angehörige. Die Teams pendeln zwischen einer »artifiziellen«, therapeutischen Versorgungslandschaft und dem Alltag der Betroffenen in ihren unterschiedlichen sozialen Kontexten. Sie arbeiten in und mit der Gemeinde, sind in den regionalen psychosozialen Versorgungsstrukturen verankert und mit anderen Institutionen vielfältig vernetzt.

In Ländern wie Deutschland, wo eine flächendeckende gemeindeintegrierte psychiatrische und rehabilitative Versorgung nicht umgesetzt ist, arbeiten die Teams überwiegend institutionsbezogen. Sie verwenden einen Teil ihrer Ressourcen, um zumindest eine institutionsübergreifende Koordination der Hilfen in der Region zu gewährleisten (Rössler 2003). Aus vielfältigen systemimmanenten und historischen Gründen ist die Trennung der Versorgungssektoren (Prävention, ambulanter und stationärer psychiatrisch-psychotherapeutischer Behandlung, psychosozialer Rehabilitation) nach wie vor unüberwindbar.

30.1.2 Auftrag

Sozialpsychiatrische Teams behandeln und begleiten psychisch kranke Bürger in allen medizinischen und sozialen Belangen. Damit übernehmen sie die regionale Verantwortung auch für die psychisch Kranken, die konventionelle Hilfen nicht in Anspruch nehmen können oder ablehnen. Die Teams können sich nicht darauf zurückziehen, sie seien nicht zuständig oder sie hätten kein passendes Angebot oder die betroffenen Personen würden nicht in das Konzept passen. Konkrete Problemlösungen haben im Unterschied zu abstrakten therapeutischen Zielen Vorrang. Hilfen bei der Wohnungssuche, Klärung eines Problems am Arbeitsplatz oder Unterstützung bei der Schuldenregulierung haben einen gleich hohen Stellenwert wie differenzierte therapeutische Interventionen. Hohe gelegentlich widersprechende Erwartungen werden von vielen Seiten, v. a. der Nutzer und deren Angehörigen, den Akteuren der regionalen psychosozialen Versorgung, den Richtern, der Polizei aber auch dem Management des Trägers und nicht zuletzt dem Kostenträger an die Teams herangetragen. Neben therapeutisch-rehabilitativem Handeln wird von den Teams u. a. auch eine »soziale Kontrolle« von Bürgern mit »störendem« oder »gefährlichem« Verhalten, dessen Ursache in einer psychischen Störung vermutet wird, erwartet. Dazu gesellen sich die Spannungsbögen vom »Recht auf Krankheit« bis zur Notwendigkeit der Behandlung sowie aufsuchende Hilfen vs. den Wunsch, »in Ruhe gelassen« zu werden.

Im deutschen krankenhausbasierten Versorgungsmodell arbeiten die Teams in der Regel in abgegrenzten strukturellen Einheiten (Klinik, Sozialpsychiatrische Dienste, Praxis oder komplementärer Bereich wie z. B. Wohn- Arbeits- und Freizeitangebote). Jeder Settingwechsel geht mit Beziehungsabbrüchen und in der Folge mit Unterbrechungen im therapeutischen Prozess einher. Moderne Versorgungskonzepte empfehlen deshalb eine sektorübergreifende gemeindebasierte Organisation der Hilfen (McDaid und Thornicroft 2005). Aufsuchend Personen zu begleiten, die durch das konventionelle Raster der psychiatrischen Versorgung fallen, wird damit zu einer Kernaufgabe sozialpsychiatrischer Teams.

30.2 Sozialpsychiatrische Teams im institutionellen Kontext

30.2.1 Was behindert Teams

Es besteht weitgehend Übereinstimmung darüber, dass die Vielfalt der Kompetenzen eines Teams wichtig ist. Allerdings sind multiprofessionelle Teams per se noch kein Garant für gute Arbeit (Fay et al. 2006). Ein grundlegendes Dilemma besteht darin,

> »dass mehrere Personen an der Behandlung eines Patienten beteiligt sind, die über unterschiedliche professionelle Kompetenzen verfügen und darüber hinaus mit verschiedenen formalen und informalen Machtbefugnissen ausgestattet sind« (Mattke 2004, S. 133).

Dadurch werden Teamkonflikte begünstigt, deren Ursachen häufig in einem Fehlverhalten des Anderen gesehen wird und die als Beziehungskonflikte ausgetragen werden.

Durch Rivalität untereinander versuchen Teammitglieder, andere von der Richtigkeit ihrer Ideen zu überzeugen und verlieren dabei die gemeinsamen Ziele aus den Augen. Diese Teams neigen zu destruktiven Auseinandersetzungen und verbringen mehr Zeit mit Analysen und Gegenanalysen (»paralysis by analysis«) als mit konstruktiver Zusammenführung verschiedener Ideen.

»Soziales Faulenzen« (Latané et al. 1979) nach dem T.e.a.m.-Motto »toll, ein anderer machts«, der »sucker-effect« (»Trottel-Effekt«) (Kerr und Bruun 1983) mit vermindertem Engagement wegen der Befürchtung, ausgenutzt zu werden und der »free-rider-effect« (»Trittbrettfahrer-Effekt«), nach dem die eigene Anstrengung überflüssig erscheint, sind motivationsmindernde Phänomene. Je länger eine Gruppe zusammenarbeitet, desto übermächtiger kann die Gruppennorm werden. In derart tradierten Teams nimmt die Kreativität ab und eine lähmende Routine macht sich breit. Der starre Verweis auf ein Paradigma oder ideologische Positionen führt nicht selten zu einem rigiden Verhalten einzelner Teammitglieder. Haltungen wie z. B. »das haben wir schon immer so gemacht« oder »das verträgt sich nicht mit meiner Überzeugung« verhindern notwendige Veränderungen.

Therapeutische Herausforderungen und erhebliche »Arbeitsverdichtung« gepaart mit fehlender Wertschätzung, unklaren »Spielregeln« oder auch die Befürchtung, nach schwerwiegenden Ereignissen wie Suizid allein gelassen zu werden, können Teams schwer belasten.

Beziehungen in Institutionen, die sich u. a. durch Abhängigkeiten und Widerstände auszeichnen, erschweren die Kommunikation. Starre Hierarchien, mangelhafte Informationsflüsse, fehlende Übereinstimmung in den Zielen sowie Überforderung durch personale Engpässe können dafür verantwortlich gemacht werden.

30.2.2 Was zeichnet »gute Teams« aus

Wie kann es trotz so vielfältig lauernder Gefahren dennoch gelingen, dass Teams bestmögliche Hilfen anbieten, engagiert arbeiten, motiviert Veränderungsprozesse gestalten und mit ihrer Arbeit zufrieden sind?

Gemeinsam getragene Ziele, transparente Entscheidungsfindung und lösungsorientierte Problembewältigung sind einige Merkmale effektiv arbeitender Teams (Swaran 2000). Beteiligung der Teammitglieder durch intensiven Austausch, Diskussionen über Strategien und Prozesse sowie die Unterstützung bei der Umsetzung neuer Ideen erhöhen die »Teamperformance«. Dazu gehört auch eine transparente und faire Aufgabenverteilung (case-mix und caseload) (Onyett et al. 1997). Mitarbeiter leisten mehr, wenn sie über die Ergebnisse ihrer Arbeit informiert werden und Zusammenhänge verstehen. Qualifizierte Arbeit erfordert Mitdenken, Mitdenken erfordert Mitwissen, Mitwissen entsteht durch Information. Durch gegenseitiges Vertrauen können unterschiedliche Ideen und Meinungsverschiedenheiten ohne destruktive Konflikteskalation ausgetragen werden.

Konventionelle Teams zeichnen sich in der Regel durch eine klare Rollenverteilung, abgegrenzte Aufgabenbereiche und eine starre Zuordnung der Verantwortung aus (Burns 2004). Moderne gemeindepsychiatrische Teams organisieren ihre Angebote nutzerorientiert. Die Abläufe werden daraufhin ausgelegt, die Rollen prozessorientiert festgelegt und die Verantwortung aufgabenbezogen zugeordnet (de Búrca et al. 2010). Nicht ein Nebeneinander oder Nacheinander therapeutischer Einzelleistungen sondern eine berufsgruppenübergreifende Koordination ist erforderlich. Offener Austausch, Respekt vor dem Anderen und Wertschätzung der Arbeit des Kollegen sind Voraussetzungen dafür (Freemann et al. 2000). Durch eine zielorientierte Integration der Kompetenzvielfalt wird die Gesamtleistung des Teams mehr als die Summe der Einzelleistungen. Damit ist der Übergang von einem multiprofessionellen zu einem interprofessionellen Ansatz gemeint, bei dem z. B. die Sozialarbeiterin mit dem Nutzer über die medikamentöse Therapie spricht, weil nur zu ihr im Augenblick eine vertrauensvolle Beziehung besteht, die Psychologin mit dem Patienten gemeinsam einkauft, die Ergotherapeutin den finanziellen Engpass anspricht und diese Frage nicht sofort an die Sozialarbeiterin delegiert. Ein interprofessioneller Teamprozess trägt zu effektiver Teamarbeit und Nutzerzufriedenheit bei (Fay et al. 2006).

Gruppen gehen eher als Einzelpersonen Risiken ein (»risk-shift«) (Wallach et al. 1962). Diese Stärke öffnet sozialpsychiatrischen Teams die Möglichkeit in ausweglos scheinenden Situationen neben der notwendigen Sicherheit auch neue Wege auszuprobieren. Dafür erscheinen »Team Leader« geeignet, die sich als »primus inter pares« verstehen. Shared Leadership entspricht einer Führungskultur, nach der die Führungsaufgaben unter den Teammitarbeitern verteilt werden (Carson et al. 2007). Großer Wert wird auf konsensuelle Entscheidungsfindung gelegt, die einerseits Unterschiede zulässt und andererseits die Team-Kohäsion fördert. Team Leader die anstehende Veränderungen nachvollziehbar begründen, sich in die Diskussion einbringen sowie eigene Grenzen und Fehler offenlegen, begünstigen eine Teamentwicklung, die sich als lernendes System begreift.

30.2.3 Partizipation – vom Nutzer zum »Co-Producer«

Das Wissen Psychiatrie-Erfahrener mehr in das sozialpsychiatrische Handeln einzubeziehen, führt zu höherer Akzeptanz und Behandlungszufriedenheit, steigert die Qualität der Arbeit und fördert das gegenseitige Verständnis (Davidson et al. 2006). Die im angelsächsischen Raum lebhaft geführte Debatte über die Beziehung zwischen Bürgern und den (sozial-)staatlichen Institutionen (welfare) findet sich hier wieder. Innerhalb einer Kultur des »new managerialism« werden Betroffene als Klienten (customers) entsprechend einem »Marktmodell« definiert. Die daraus abgeleiteten »Managed Care«-Konzepte stärken einerseits den Einfluss der Klienten auf die »Produktion von sozialen und medizinischen Leistungen«, nutzen aber andererseits ihre Beteiligung innerhalb von Marketingstrategien (aus).

Partizipation meint hingegen die Teilnahme der Betroffenen an den psychosozialen Diensten mit dem Ziel, ihre institutionelle Kultur zu verändern und die Angebote mitzugestalten (Entinstitutionalisierung). Diese Perspektive begreift die Nutzer als »Co-Producer«, die nicht nur in das Erbringen von Dienstleistungen sondern auch in die Konzeptentwicklung und das Management psychosozialer Dienste einbezogen werden (Munday 2007). Im deutschsprachigen Raum findet der »Peer Support« zunehmend Anwendung (Utschakowski 2009). Dieses Konzept gründet auf der Idee, dass Menschen, die schwere Krisen bewältigt haben, ihr Erfahrungswissen einbringen. Daraus entsteht eine neue Qualität der Auseinandersetzung im Ringen um die Ziele psychosozialer Dienste und die bestmögliche Behandlung für die Nutzer (Davidson et al. 2006). Peers begleiten in eindrucksvoller Weise Betroffene auf der Suche nach »Möglichkeiten einer zufrieden stellenden, teilhabenden und hoffnungsvollen Lebensweise trotz krankheitsbedingter Beeinträchtigungen« entsprechend dem Recovery-Konzept (Anthony 1993, S.327). Psychische Störungen werden hierbei nicht nur als krankhafte Phänomene gesehen, sondern auch als Lösungsversuche und sinnstiftende Erfahrungen wertgeschätzt. Nicht die Behandlung und »Heilung« von Krankheiten sondern »Selbstmanagement« und »Inklusion« stehen im Vordergrund. Teams beginnen auch in Deutschland »Experten durch Erfahrung« einzubeziehen. Erste Erfahrungen mit Genesungsbegleitern, d. h. Psychiatrie-Erfahrene und Angehörige, sind ermutigend. Ihre Anwesenheit verändert die Haltung der Teams, erfüllt eine Vorbildfunktion für die Nutzer und geht mit einem Antistigmatisierungseffekt einher (Degano Kieser 2009). Als Probleme sind eine mögliche Rollenkonfusion und das Risiko, für politische Ziele instrumentalisiert zu werden, besonders ernst zu nehmen.

30.2.4 Die Stimme der Nutzer

Psychiatrie-Erfahrene und Angehörige formulieren selbstbewusst Erwartungen an die Teams. Neben hoher professioneller Kompetenz und störungsspezifischen Therapieangeboten wünschen sich Nutzer »mehr Zeit für Gespräche« und »mehr Geduld« für therapeutische Prozesse. Damit zusammen hängt auch ihre Forderung nach mehr Information, Einbezug in die Entscheidungsprozesse und Aufklärung insbesondere darüber, welche Maßnahmen mit welchem Ziel durchgeführt werden. Der zunehmenden Nachfrage nach psychotherapeutischen Angeboten unter weitgehendem Verzicht auf pharmakologische Therapiestrategien muss ein Team Rechnung tragen (Prins 2008).

Behandlungs- und Netzwerkkonferenzen könnten eine Alternative zur »konventionellen« Einzelgesprächskultur werden. Nach dem Grundsatz: »Nichts über uns ohne uns« werden Ziele eingegrenzt, die einzelnen Schritte festgelegt und alle Entscheidungen mit den Nutzern gemeinsam getroffen (Kieser und Kawohl 2011). Angehörigenvisiten sind ein Ansatz im klinischen Bereich, das Gespräch mit Patienten und Angehörigen auf Augenhöhe zu führen (Fähndrich et al. 2001).

Respekt, Berücksichtigung der Privatsphäre und Förderung der Selbstbestimmungsmöglichkeiten sind berechtigte Forderungen der Nutzer, die als Grundlage einer vertrauensvollen Beziehung gesehen werden. Erfahrungsberichte zeigen allerdings, dass sich Betroffene in diesen selbstverständlichen Umgangsformen häufig missachtet fühlen. Psychiatrie-Erfahrene weisen immer wieder darauf hin, dass sie keine »pädagogischen Vorschläge« wollen, sich durch vorschnelle »psychologische Deutungen« übergangen und sich häufig vermeintlich »professionellen Wertungen« ausgesetzt fühlen.

Nutzer nehmen häufig das Team nicht als Ganzes wahr, sondern entwickeln Beziehungen zu einzelnen Mitarbeitern. Sie treffen auf »eine eigentlich undurchschaubare, geschlossene, nicht beeinflussbare soziale Situation« (Prins 2008, S. 129). Für sie ist oft nicht nachvollziehbar, wer zum Team gehört, was das Team macht und wer letztendlich entscheidet.

Andererseits entsteht schnell ein Gefühl für die gelebte Teamkultur: Werden die Bedürfnisse der Nutzer ernst genommen und soweit wie möglich individuell aufgegriffen? Ist die Behandlung bzw. Begleitung eher eine lästige Pflicht und das Team überwiegend mit sich beschäftigt? Das Bemühen um eine einheitliche Teamposition wird häufig als bedrängend und wenig hilfreich erlebt. Eine gelebte Vielstimmigkeit und Toleranz für unterschiedliche Sichtweisen können hingegen aus Nutzerperspektive Veränderungen anregen.

30.3 Sozialpsychiatrische Teams im sozialen Raum

30.3.1 Allgemeiner Rahmen

Das Gesundheitssystem allgemein und das psychosoziale Hilfesystem im Besonderen befinden sich im Umbruch. Der zunehmende Druck, alles unter dem Primat ökonomischer Effizienz mit Streben nach Gewinn in einem deregulierten Gesundheitsmarkt zu betrachten, beschneidet die Verfügbarkeit angemessener Ressourcen nachhaltig. Sozialpsychiatrische Teams müssen sich zunehmend mit »Synergieeffekten«, Einsparpotenzialen und einer »ressourcenschonenden Organisation der Dienstleistungen« auseinandersetzen.

Daraus kann Misstrauen zwischen dem Management, der administrativen Ebene und den Teams entstehen, das sich ungünstig auf die Arbeit auswirkt. Eine Verhärtung der Positionen und Widerstand der Teams gegen begrüßenswerte Veränderungen sind manchmal die Folge.

30.3.2 Sozialpsychiatrische Teams als Teil komplexer sozialer Netzwerke

Die Versorgung psychisch Kranker ist in den einzelnen Regionen aufgrund gewachsener Traditionen und regionaler Besonderheiten unterschiedlich organisiert. Unternehmerische Ziele lassen Träger psychosozialer Einrichtungen häufig miteinander konkurrieren und um »Marktanteile« kämpfen. Divergierende Interessen erschweren eine Verständigung über gemeinsame Ziele. Dem stehen die Bedürfnisse der Nutzer nach Lösung konkreter Probleme und Inanspruchnahme komplexer eventuell trägerübergreifender Hilfen gegenüber.

Der gemeindepsychiatrische Verbund ist der Versuch einer Steuerung durch Zusammenschluss aller Akteure der psychosozialen Versorgung in der Region. Transparenz der Angebote und Verbindlichkeit in der Zusammenarbeit werden auf der Grundlage einer Selbstverpflichtung zur regionalen Verantwortung angestrebt. Jeder Nutzer erhält ungehinderten Zugang zu allen für ihn erforderlichen Hilfen, gleich an welcher Stelle des Versorgungssystems er nachfragt. In Hilfeplankonferenzen werden die erforderlichen Hilfen beschrieben, trägerübergreifende Komplexmaßnahmen koordiniert und Zuständigkeiten festgelegt.

Die praktische Umsetzung liegt bei den sozialpsychiatrischen Teams, die als »Teil des Ganzen« in Wechselbeziehung zu den anderen Akteuren des regionalen Netzwerks stehen. Sie haben u. a. die wichtigen Aufgaben auf Versorgungslücken aufmerksam zu machen und die notwendigen Hilfen in der Region einzufordern. Durch ihr konkretes Handeln können sie »modellhaft« zeigen, dass unkonventionelle Hilfen und kreative Wege möglich sind, um auch schwer psychisch Kranke in ihrer Gemeinde zu versorgen und eine »Abschiebung« mit Unterbringung in wohnortfernen teilweise geschlossenen Einrichtungen zu verhindern. Es gilt, die psychosozialen Kreisläufe als »offene Systeme« zu organisieren, die sich am Grundsatz der »minimalen Intervention« und nicht am maximal Möglichen orientieren (Luhmann 2004, S. 41). Dazu sollten sie so wenig institutionalisierte Hilfen wie möglich anbieten, einfache therapeutische Antworten und schnelle Lösungen wie z. B. Heimweisungen weil gerade ein freier Platz verfügbar ist, infrage stellen. Darauf gilt es ein besonderes Augenmerk zu legen, da eine Reinstitutionalisierung psychisch Kranker europaweit zunimmt (Priebe et al. 2005).

Sozialpsychiatrische Teams gewinnen einerseits weit reichende Einblicke in die Privatsphäre der Menschen, andererseits treten sie mit vielen Institutionen und deren (Sub-) Kulturen in Beziehung. Durch »Passung« und »Kopplung« ist es ihre Aufgabe mit den unterschiedlichen »sozialen Welten« zu interagieren (Glaserfeld 1997, S. 43; Luhmann 2004, S. 118). Das erfordert von den Teams fortlaufende Veränderungen, die durch berufsgruppen- und trägerübergreifende Fortbildungen, Teamworkshops und Konzepttage mitgestaltet werden können. Inhaltlich geht es neben der Vermittlung von Basiskompetenzen u. a. darum, den Blick auf neue Konzepte wie Empowerment (▶ **Kap. 30, Bd. 2**) und Recovery (▶ **Kap. 29, Bd. 2**) zu lenken.

30.4 Modelle sozialpsychiatrischer Teamarbeit

30.4.1 Entwicklungen der letzten zwanzig Jahre

Ausgrenzung (soziale Exklusion) zu vermeiden und Teilhabe (Inklusion) zu fördern, sollte das Hauptziel psychosozialer Hilfssysteme in Anlehnung an die UN-Konvention für die Rechte der Menschen mit Behinderung sein (UN 2006). Dafür sind nicht nur psychiatrisch-psychotherapeutische Kompetenzen nötig, sondern auch die Erkenntnisse der Sozial- und Geisteswissenschaften, die dem pragmatischen Handeln zugrunde gelegt werden. Daraus leitet sich nicht der weitere Auf- und Ausbau psychosozialer Parallelwelten ab, sondern die nachhaltige Suche nach Teilhabechancen für die Betroffenen. Ziel ist, nicht nur passende Hilfspakete für die Nutzer zu schnüren, sondern ihre soziale Rolle zu stärken. Dazu gilt es, mit gesellschaftlichen Bereichen, die außerhalb der psychosozialen Versorgungskreisläufe liegen wie z. B. Schulen, Arbeitsämter, Unternehmen aber auch Vereine, Bürgerinitiativen etc., Kooperationen zu entwickeln.

Teams mit sozialpsychiatrischem Schwerpunkt waren federführend an den Enthospitalisierungsprozessen mit Auflösung der Anstalten und Langzeitbereiche psychiatrischer Krankenhäuser beteiligt. Sie bilden mittlerweile die Kernstruktur gemeindeintegrierter psychiatrischer Dienste weltweit. In den Ländern, wo Inklusion-Ansätze stark voran getrieben werden, orientieren sich sozialpsychiatrische Teams zunehmend an einem Mental-Health-Konzept, welches die Versorgungssektoren Prävention, voll-teilstationäre und ambulante Behandlung sowie Rehabilitation als Kontinuum mit niedrigschwelligen Zugangsmöglichkeiten begreift. Oberstes Ziel ist die Teilhabe am gesellschaftlichen Leben.

Zahlreiche Forschungsprojekte zur Evaluation gemeindeintegrierter sozialpsychiatrischer Teamarbeit mündeten in die Formulierung des »Balanced Care«-Modells (McDaid und Thornicroft 2005). Danach liegt der Schwerpunkt auf einer außerstationären, teambasierten Behandlung, während dem Krankenhaus nur eine Hintergrundfunktion (»backup«) zukommt.

Multiprofessionelle gemeindepsychiatrische Teams (Community Mental Health Teams), Kriseninterventions- und Home Treatment Teams sowie aufsuchende gemeindepsychiatrische Teams (Assertive Community Treatment) sind die weitest verbreiteten Ansätze. Eine Zunahme der Nutzerzufriedenheit und Vermeidung bzw. Verkürzung stationärer Aufenthalte sind für diese Modelle belegt (Malone et al. 2007, Joy et al. 2006). Das Home Treatment geht darüber hinaus mit einer Verminderung der Behandlungsabbrüche und Reduktion der erlebten Belastung der Angehörigen einher (Gühne et al. 2011). Als Wirkfaktoren werden regelmäßige und bei Bedarf häufige Hausbesuche, die Übernahme umfassender Verantwortung für medizinische und soziale Belange sowie multiprofessionelle Teams mit angemessener Personalausstattung gesehen (Wright et al. 2004).

Unabhängig von Konzept und theoretischem Hintergrund hängt das Gelingen sozialpsychiatrischer Teamarbeit wesentlich von den Ressourcen und dem Engagement der Mitarbeiter ab, die darin übereinstimmen, die Nutzer in den Mittelpunkt ihres Handelns zu stellen. Sie sind die treibende Kraft, um Veränderungen voranzubringen und die Versorgung trotz weitergehender Ökonomisierung des Sozialen kontinuierlich zu verbessern.

Literatur

Anthony WA (1993) Recovery from mental illness: The guiding vision of the mental health service system in the 1990s. Psychosoc Rehabil J 16:11–23.

Burns T (2004) Community Mental Health Teams. Psychiatry 3(9):11–14.

Carson JB, Tesluk PE, Marrone JA (2007) Shared Leadership in Teams: An investigation of antecedent conditions & performance. AMJ 50:1217–1234.

Davidson L, Chinman M, Sells D et al. (2006) Peer Support Among Adults with Severe Mental Illness: A Report From the Field. Schizophr Bull 32:443–450.

de Búrca S, Amstrong C, Brosnam P (2010) Community Mental Health Teams: Determinants of Effectiveness. Limerik (Ireland): Health Systems Research Centre.

Degano Kieser L (2009) Betroffenenbeteiligung und außerstationäre Behandlung. Alternative oder Perspektive? In Utschakowski J, Sielaff G, Bock T (Hrsg.) Vom Erfahrenen zum Experten. Wie Peers die Psychiatrie verändern. Bonn: Psychiatrie Verlag. S. 168–179.

Fähndrich E, Kempf M, Kieser C et al. (2001) Die Angehörigenvisite (AV) als Teil des Routineangebotes einer Abteilung für Psychiatrie und Psychotherapie am Allgemeinkrankenhaus. Psychiatr Prax 28:115–117.

Fay D, Borrill C, Amir Z et al. (2006) Getting the most out of multidisciplinary teams: A multi–sample study of team innovation in healthcare. Journal of Occupational and Organisational Psychology 79:553–567.

Francis D, Young D (2006) Mehr Erfolg im Team. Hamburg: Windmühle.

Freeman M, Miller C, Ross N (2000) The impact of individual philosophies of team work on multi–professional practice. J Interprof Care 14:237–247.

Glasersfeld EV (1997) Radikaler Konstruktivismus. Frankfurt/M.: Suhrkamp.

Gühne U, Weinmann S, Arnold K et al. (2011) Akutbehandlung im häuslichen Umfeld: Systematische Übersicht und Implementierungsstand in Deutschland. Psychiatr Prax 38:114–122.

Joy CB, Adams CE, Rice K (2006) Crisis intervention for people with severe mental illnesses. Cochrane Database Syst Rev Oct 18(4).

Kerr NL, Bruun SE (1983) Dispensability of Members Effort an Group Motivation Losses; Free-Rider Effects. J Pers Soc Psychol 44:78–94.

Kieser C, Kawohl W (2011) Wir sollten auf Teambesprechungen verzichten. Psychiatr Prax 38: 111–113.

Kunze H (1997) Zeit für ein Paradigmenwechsel. In: Kruckenberg P, Kunze H (Hrsg.) Personenbezogenen Hilfen in der psychiatrischen Versorgung. Köln: Rheinland Verlag. S. 17–26.

Latané B, Williams KD, Harkins S (1979) Many hands make light the work: The causes an consequences of social loafing. J Pers Soc Psychol 37:822–832.

Luhmann N (2004) Einführung in die Systemtheorie. Heidelberg: Carl-Auer-Systeme.

Malone D, Marriott S, Newton-Howes G et al. (2007) Community mental health teams (CMHTs) for people with severe mental illnesses and disordered personality. Cochrane Database Syst Rev Jun 18(3).

Mattke D (2004) Therapeutische Teams und ihre Supervision. In: Velmerig C, Schattenhofer K, Schrapper C (Hrsg.) Teamarbeit. Konzepte und Eigenschaften – eine gruppendynamische Zwischenbilanz. Weinheim/München: Juventa. S. 133–144.

McDaid D, Thornicroft G (2005) Mental health II. Balancing institutional and community based care Policy Brief. European Observatory on Health Systems and Policies. WHO European Centre for Health Policy: Brussel.

Morris M, Brayshaw M (2007) Change: A user-led mental health service. World Association for Psychosocial Rehabilitation Bulletin 20:14–16.

Munday B (2007) Report on users involvement in personal social services. Council of Europe.

Onyett S (1997) The challenge of managing community mental health teams. Health Soc Care Community 5:40–47.

Priebe S, Badesconyi A, Fioritti A et al. (2005) Reinstitutionalisation in mental health care: comparison of data on service provision from six European countries. BMJ 330:123–126.

Prins S (2008) Erwartungen Psychiatrie-Erfahrener an das psychiatrische Team. Psych Pflege 14:126–130.

Rössler W (2003) Wie definiert sich Qualität in der psychiatrischen Versorgung? Nervenarzt 74:552–560.

Swaran PS (2000) Running an effective community mental health team. Adv Psychiatr Treat 6:414–422.

Thornicroft G, Tansella M (2009) The central role of staff. In: Better Mental Health Care. Cambridge: University Press. S. 153–164.

Topor A, Borg M, Mezzina R et al. (2006) Others: The Role of Family, Friends, and Professionals in the Recovery Process. Am J Psychiatr Rehabil 9:17–37.

UN Convention on the Right of Persons with Disabilities. UN-New York (14. August 2006) (http:/www.un.org/esa/socdev/enable/rights/ahc8adart.htm; Zugriff am 12.02.2012).
Utschakowski J (2009) Gründe, Wirkungen, Ambitionen. In: Utschakowski J, Sielaff G, Bock T (Hrsg.) Vom Erfahrenen zum Experten – Wie Peers die Psychiatrie verändern. Bonn: Psychiatrie Verlag. S. 14–21.
Wallach MA, Kogan N, Bern DJ (1962) Group Influence on Individual Risk Taking. J Abnorm Soc Psychol 65:75–86.
Wright C, Catty J, Watt H et al. (2004) A systematic review of home treatment services. Classification and sustainability. Soc Psychiatry Psychiatr Epidemiol 39:789–796.

31 Ethik in der Sozialpsychiatrie

Paul Hoff

Kapitelübersicht

31.1 Einleitung
31.2 Verschiedene Arten von Ethik
31.3 Grundlagen der Medizinethik im Hinblick auf (sozial-)psychiatrisches Handeln
31.4 Einwilligungsfähigkeit und informiertes Einverständnis (»Informed consent«)
31.5 Brennpunkte ethischer Fragen in der Psychiatrie
31.6 Schlussbetrachtung

Zusammenfassung

Ethische Fragen spielen in der Sozialpsychiatrie eine ebenso wesentliche Rolle wie in jedem anderen psychiatrischen Arbeitsfeld. Im Selbstverständnis der Sozialpsychiatrie und in den von ihr angebotenen Versorgungsstrukturen gibt es aber besondere Akzente: Die genuine Multiprofessionalität der Behandlungsteams, ein Patientenklientel, das häufig schwer und chronisch psychisch krank ist einschließlich somatischer Komorbiditäten sowie die schon viel länger und intensiver als im stationären Bereich geführte Debatte um die Rollenverteilung zwischen dem Patienten[1] und den verschiedenen Betreuungspersonen. All dies hat stets eine ethische Dimension, die im Einzelfall eine große Komplexität erreichen kann. Der Beitrag vermittelt die Thematik auf mehreren Ebenen: verschiedene Arten von Ethik (Abschnitt 31.2), medizinethische Grundprinzipien (Abschnitt 31.3) und konkrete Fragestellungen im sozialpsychiatrischen Bereich (Abschnitte 31.4 und 5).

31.1 Einleitung

Sozialpsychiatrie[2] ist – wie viele psychiatrische Termini – alles Andere als ein selbsterklärender Begriff. Überdies haben sozialpsychiatrische Ansätze nach einer Blütezeit in

1 Aus Gründen der Lesbarkeit werden nicht immer männliche und weibliche Rollenbezeichnungen getrennt genannt.
2 Häufig, so auch in diesem Buch, wird heute in Anlehnung an den englischen Sprachgebrauch (social psychiatry) von »sozialer Psychiatrie« gesprochen.

den 60er und 70er Jahren des 20. Jahrhunderts zwischenzeitlich an Einfluss verloren. In der Folge gibt es (wie in ▸ **Kap. 1 und 21, Bd. 1**, erörtert wird) in jüngster Zeit eine Debatte um das Selbstverständnis der Sozialpsychiatrie im Zeitalter einer markant neurowissenschaftlich geprägten psychiatrischen Forschung einerseits sowie einer sich verschärfenden Konkurrenz um die Verteilung knapper Ressourcen im Gesundheitswesen andererseits (Rössler und Lauber 2004). Dass hierbei ethische Aspekte eine wesentliche Rolle spielen, wird kaum überraschen. Denn Zielsetzungen, Selbstverständnis, praktische Handlungsmaximen und Prinzipien der Ressourcenallokation eines medizinischen Fachgebietes sind ja gerade zentrale Themen der Medizinethik (Amelung 1992, Beauchamp und Childress 2009, Hoff 2005, 2011, Krämer 1992, von Kutschera 1982, Maio 2012).

Die Psychiatrie allgemein, in einem bestimmten, später zu erläuternden Sinne aber vor allem die Sozialpsychiatrie, ist darauf angewiesen, unterschiedliche humanwissenschaftliche Perspektiven in der klinischen wie der wissenschaftlichen Arbeit auf stimmige Art zu verbinden. Versteht man Sozialpsychiatrie in einem weiteren Sinne als diejenige psychiatrische Perspektive, die auf einer ernsthaften Umsetzung des bio-psycho-sozialen Modells besteht und sich eben nicht zufrieden gibt mit eindimensionalen Erklärungen psychischer Störungen, seien diese neurowissenschaftlicher, hermeneutischer oder sozialwissenschaftlicher Art, dann wird unmittelbar einsichtig, in welch spannungsreiches Umfeld sich ein solcher Ansatz begibt. Dies generiert komplexe konzeptuelle Fragen und heikle praktische Probleme, die jeweils einer sorgfältigen ethischen Reflexion bedürfen. Akzentuiert formuliert: Da sich die Sozialpsychiatrie häufig mit schwer und chronisch psychisch kranken Menschen befasst und dadurch, wie ihre Patientinnen und Patienten auch, mit nahezu allen gesellschaftlichen Instanzen und Kräften zu tun hat, wird sie zu einem Brennpunkt ethischer Debatten in der Psychiatrie. Im Folgenden werden verschiedene Arten von Ethik im Allgemeinen sowie die wesentlichen Prinzipien medizinischer Ethik im Besonderen synoptisch dargestellt und auf den sozialpsychiatrischen Kontext angewandt.

Der Beitrag orientiert sich inhaltlich am historischen und aktuellen Ethikdiskurs des westlichen Kulturkreises. Die unbestrittene Kontextabhängigkeit ethischer Argumente kann hier ebenso wenig vertieft erörtert werden wie das in einer globalisierten Welt besonders drängende Thema eines universellen Geltungsanspruches (medizin-)ethischer Maximen bis hin zu den Menschenrechten (Biller-Andorno et al. 2008).

31.2 Verschiedene Arten von Ethik

Es führt zu einer markanten Komplizierung, dass zentrale ethische Begriffe je nach Kontext uneinheitlich verwandt werden. Illustriert sei dies am Verhältnis der beiden Begriffe Ethik und Moral. In der Regel wird Moral verstanden als wertorientierte Grundüberzeugung einer Person oder einer Gruppe, die deren Handeln leitet. Persönliche Moral bzw. Moralität haben demnach viel zu tun mit individuellen Wertmaßstäben, mit der Ausrichtung des Lebensentwurfes, ja mit Persönlichkeit und, ebenfalls kein unproblematischer Begriff, mit Charakter. Der Ethik wird demgegenüber meist die systematische theoretische Reflexion zugeordnet über das, was zu tun, und das, was zu lassen ist. Hier kann es durchaus um eine nüchterne und distanzierte Analyse gehen, die selbst nicht Stellung bezieht, nicht wertet.

In Anbetracht der Heterogenität des Begriffsfeldes Ethik, Moral, Wert und Norm in der philosophischen und medizinethischen Literatur muss für eine vertiefte Betrachtung auf die Fachliteratur verwiesen werden. In pragmatischer Hinsicht macht es Sinn, verschiedene Arten von Ethik auf *drei verschiedenen Ebenen* zu betrachten:

- Wissenschaftstheoretisch können deskriptive, normative und Metaethiken unterschieden werden (Abschnitt 31.2.1).
- Ethiken differieren dahingehend, ob sie ihre Kernaussagen für rückführbar auf andere, vor allem biologische, Konzepte halten oder nicht. Dies ist die Unterscheidung zwischen naturalistischen und nicht-naturalistischen Ethiken (Abschnitt 31.2.2).
- Hinsichtlich des Kriteriums, das eine Handlung als ethisch vertretbar oder »gut« qualifiziert, unterscheiden sich teleologische, deontologische und Verantwortungsethiken voneinander (Abschnitt 31.2.3).

Diese primär theoretische Einteilung kann zu markanten praktische Konsequenzen auch mit Blick auf sozialpsychiatrisches Handeln führen und wird deswegen hier erörtert.

31.2.1 Deskriptive, normative und Metaethiken

Während deskriptive und normative Ethiken konkrete ethische Probleme beschreiben oder bewerten, adressieren Metaethiken eine übergeordnete Ebene, nämlich diejenige der Reflexion über einzelne Ethikdiskurse.

Die *deskriptive Ethik* ist eine empirische Wissenschaft. Sie wertet nicht, sie beschreibt, etwa wie Personen in unterschiedlichen kulturellen und historischen Kontexten Wertentscheidungen vorbereiten, treffen und in Handlungen umsetzen. Hier geht es nicht um die Frage, ob eine bestimmte Entscheidung gut oder schlecht war, sondern ausschließlich darum, mit welchen ethischen Argumenten sie unterlegt wurde.

Anders die *normative Ethik*. Hier geht es um das *Sollen*. Es werden Normen formuliert, die einzuhalten sind, wenn auch aus sehr verschiedenen Gründen. Heute weitgehend akzeptierte medizinethische Normen sind etwa die vier, später noch im Detail darzustellenden Grundprinzipien Patientenautonomie, das Nicht-Schaden-Gebot, Handeln zum Wohl des Patienten sowie Gerechtigkeit oder Fairness (vgl. Abschnitt 31.3.4).

Metaethiken wiederum betrachten und vergleichen ethische Konzepte untereinander und bewerten sie allenfalls. Grundsätzlich steht das metaethische Vorgehen aber der deskriptiven Ethik näher als der normativen, geht es primär doch um die wissenschaftliche Bearbeitung ethischer Argumentationen in ihrem jeweiligen historischen und gesellschaftlichen Kontext.

31.2.2 Naturalistische und nicht-naturalistische Ethiken

Eine streng *naturalistische Position*, wie sie in der Geschichte der Psychiatrie immer wieder vertreten worden ist, beinhaltet den erkenntnistheoretischen Anspruch, mit – wie wir heute sagen – neurowissenschaftlichen Mitteln nicht nur die im engeren Sinne biologischen, sondern auch psychische, soziale, allenfalls auch normative Sachverhalte zu erfassen und, in extremis, sogar zu erklären. Diese vielschichtige Debatte wird auch im Bereich der Ethik intensiv geführt und brachte den leicht misszuverstehenden Begriff »Neuroethik« hervor (Northoff et al. 2006). Er meint nämlich, je nach Autor, einerseits die ethische Dimension neurowissenschaftlicher Forschungsvorhaben (»ethics of neuroscience«), andererseits den viel weiter reichenden Anspruch, die neuronalen und damit – aus dieser speziellen Perspektive – die eigentlichen Grundlagen ethischer Entscheidungen aufzuklären (»neuroscience of ethics«).

Grundsätzlich geht es dabei um die Frage, ob ethische Maximen auf andere Sachverhalte zurückgeführt werden können, seien dies biologische oder sozialwissenschaftliche. Ein Beispiel für eine markante Naturalisierung wäre der Versuch, das Verbot, andere Personen zu töten, *vollständig* auf evolutionsbiologisch interpretierte neuronale Mechanismen zu reduzieren. Selbstverständlich werden auch moderatere naturalistische Positionen vertreten, die hinsichtlich der Ethik nicht zu einer derart apodiktischen Position gelangen.[3]

Nicht-naturalistische Theorien gehen davon aus, dass ethische Normen auch unabhängig vom empirischen Kontext ihres Auftretens zu betrachten und nicht ausschließlich durch diesen erklärbar sind. Das prägnanteste Beispiel ist Immanuel Kants »Kategorischer Imperativ«, der im Abschnitt 31.2.3 näher dargestellt wird.

31.2.3 Teleologische, deontologische und Verantwortungsethiken

Bei dieser Einteilung geht es um die Frage, aufgrund welchen Kriteriums eine Handlung als gut oder als verwerflich eingeschätzt wird: Ist dieses Kriterium der Wert des Resultates einer Handlung, dann spricht man von einer teleologischen, also zweckorientierten Ethik. Oft wird synonym der Begriff utilitaristische Ethik verwandt. Ist das entscheidende Kriterium nicht das Ergebnis der Handlung, sondern die Art und Weise der Handlung selbst, geht es also um ein gutes, pflichtgemäßes Handeln als Wert an sich, so liegt eine deontologische Ethik vor. Das griechische Wort »deon« bedeutet »das Erforderliche«, »das Nötige«, »die Pflicht«. Eine Verbindung der beiden Ansätze stellen intentionalistische Ethikkonzepte dar, bei denen der Wert einer Handlung nach der Absicht der handelnden Person bemessen wird.

Der Philosoph Hans Jonas (1903–1993) formulierte eine wiederum anders akzentuierte Ethikform, die Verantwortungsethik, die zwar Elemente der anderen Ansätze aufnimmt, doch der persönlichen Verantwortung des Handelnden nicht nur für die Handlung selbst, sondern auch für deren Auswirkungen auf Personen und Situationen das entscheidende Gewicht zuspricht (Jonas 1979, 1985).

Auf einen markanten Gegensatz zwischen teleologischen bzw. utilitaristischen und deontologischen Ethiken sei hingewiesen, spielt dies doch im (sozial-)psychiatrischen Kontext oft eine wesentliche Rolle. Eine utilitaristische Ethik, wie sie beispielsweise von dem englischen Philosophen John Stuart Mill (1806–1873) vertreten wurde, betrachtet Handlungen mit Blick auf das, was aus ihnen folgt. Wird durch eine Handlung ein hoher Wert erzeugt, so ist sie in dieser Perspektive gut. Gegner wenden ein, hier werde ein äußerliches Kriterium in den Mittelpunkt gestellt, wohingegen der Beziehungsaspekt handelnder Personen untereinander ebenso vernachlässigt werde wie der Versuch, eine prinzipiell gültige Letztbegründung für die Unterscheidung von guten und schlechten Handlungen zu formulieren.

Pflichtethiken, deontologische Ethiken also, gehen nun genau in diese Richtung. Ihr nach wie vor einflussreichster Protagonist ist Immanuel Kant (1724–1804). Für Kant verpflichtet die praktische Vernunft den Menschen zu einem sittlichen Verhalten. Allerdings können sich Personen für oder gegen

3 So gehen *kompatibilistische* Konzepte davon aus, dass ein im Grundsatz naturalistisch-deterministischer Ansatz durchaus mit einer relativen Entscheidungsfreiheit der Person vereinbar sein kann (vgl. Pauen 2005).

ein pflichtgemäßes Verhalten entscheiden, es besteht also eine Wahlfreiheit. Pflichterfüllung im kantischen Sinne bedeutet, sich aus freien Stücken für die Handlung zu entscheiden, die vom Sittengesetz gefordert ist. Entscheidend ist im Unterschied zu utilitaristischen Ethiken, dass es hier zunächst nicht auf den Zweck oder den Ausgang einer Handlung ankommt, sondern darauf, ob der Wille des Handelnden pflichtgemäß ist. Pflichten werden als unabhängig von empirischen Gegebenheiten betrachtet, worin Kritiker wiederum eine zu starke Bezugnahme auf metaphysische Prämissen sehen. Pflichten in diesem Sinne sind etwa, ehrlich zu sein, andere zu respektieren, sie nicht psychisch oder körperlich zu schädigen oder gar zu töten sowie die Konsequenzen eigenen Handelns abzuschätzen. Kant goss dieses Grundprinzip in die klassische Form seines kategorischen Imperativs. Von dieser Maxime gibt es mehrere Formulierungen in Kants Werk. Zwei seien hier erwähnt. Die erste lautet:

> »Handele nur nach derjenigen Maxime, durch die du zugleich wollen kannst, dass sie ein allgemeines Gesetz werde« (Kant 1785, S. 421).

Während es bei dieser Formulierung um die potenzielle Verallgemeinerbarkeit persönlicher Handlungsmaximen geht, akzentuiert die zweite Formulierung des kategorischen Imperativs die Rolle der anderen Person mit Blick auf das Ziel des Handelnden:

> »Handele so, dass du die Menschheit, sowohl in deiner Person als in der Person eines jeden anderen, jederzeit zugleich als Zweck, niemals bloß als Mittel brauchst« (Kant 1785, S. 429).

Mit dieser Perspektive möchte Kant ausschließen, dass Beziehungen von Menschen untereinander *ausschließlich* zu Mitteln der Zweckerreichung werden, ohne dass die involvierten Personen als solche, als freie Subjekte mit eigenen Interessen und Wertvorstellungen, Berücksichtigung finden. Dies ist der entscheidende Punkt jeder deontologischen Ethik: Würde ein Handelnder die andere Person ausschließlich zur Erreichung seiner eigenen Zwecke einsetzen und diese Person nicht auch selbst als Zweck in sich respektieren, so läge auch dann keine gute Handlung vor, wenn das Ziel selbst durchaus sinnvoll oder erstrebenswert ist.

Ein vielleicht etwas grobes, aber aussagekräftiges psychiatrisches Beispiel: Das Erreichen einer psychischen Stabilität durch das Zurücktreten psychotischer Phänomene wie Wahnideen oder Sinnestäuschungen ist im Behandlungsprozess zweifellos ein hoher Wert. Definierte man nun in einer radikal utilitaristischen Sicht dieses Ziel als das einzig entscheidende, so könnten *allein dadurch* etwa das Erzwingen einer medikamentösen Behandlung oder sonstige gegen den Willen des Patienten durchgeführte Maßnahmen ethisch gerechtfertigt werden, da sie ja besagtem Ziel dienten. Der Patient als Person – i. e. jenseits seiner Eigenschaft als Träger bestimmter psychopathologischer Auffälligkeiten – wäre dann allerdings lediglich eine Art passive Durchgangsstation im Behandlungsprozess. Das angestrebte Gut, die psychische Stabilität des Patienten, betrifft zwar ihn unmittelbar persönlich, doch laufen die intendierten Zwangsmaßnahmen seinen Wünschen zunächst einmal diametral entgegen.

In deontologischer Perspektive hingegen wäre die personale Dimension des Patienten eine notwendig zu respektierende Größe. Kantisch ausgedrückt: Der Patient ist und bleibt als Person ein Zweck in sich selbst, selbst wenn er die ärztliche Therapieempfehlung ablehnt. Das heißt freilich nicht, dass etwa seine Forderung, eine dringend indizierte medikamentöse Behandlung zu unterlassen, unbesehen umzusetzen wäre. Sehr wohl aber wäre sie von Behandlerseite zunächst einmal zu respektieren und zu diskutieren, selbstverständlich aber auch zu hinterfragen. Im klinischen Alltag kommen durchaus Situationen vor, in denen auf persönlichen Werentscheiden des Patienten fußende Gegenargumente dazu führen, dass auf eine indizierte medikamentöse Behandlung mindestens vorübergehend verzichtet wird.

31.3 Grundlagen der Medizinethik im Hinblick auf (sozial-) psychiatrisches Handeln

Medizinische Ethik beginnt zwar nicht mit dem Wirken des griechischen Arztes Hippokrates von Kos (460–377 v. Chr.), findet aber in ihm ihren ersten und zugleich nachhaltig wirksamen Kristallisationspunkt. Nach heutiger Auffassung stammt allerdings die hippokratische Eidesformel selbst nicht unmittelbar von ihm, sondern wird als Destillat einer komplexen und längeren ideengeschichtlichen Entwicklung angesehen, zu der Hippokrates freilich Entscheidendes beigetragen hat.

Die Details der hippokratischen Tradition müssen hier außer Betracht bleiben. Entscheidend ist, dass die sich auf ihn berufende Tradition der westlichen Medizinethik das wohl prägnanteste Beispiel eines paternalistischen Ansatzes darstellt: Hierbei wird der Position des Arztes mit seinem Expertenwissen eine herausragende Autorität zugebilligt – einschließlich ihrer praktischen Umsetzung oder Durchsetzung im medizinischen Alltag. Diese Machtfülle hat der Arzt zum Wohl des Kranken einzusetzen, sei es durch aktive Interventionen, die dessen Zustand verbessern, sei es durch aktives Vermeiden von Interventionen, die seinen Patienten einem schwer kalkulierbaren Risiko aussetzen oder ihm gar unmittelbar schaden. Diese Art der ärztlichen Autorität wird auch als benevolenter Paternalismus bezeichnet. Nicht gemeint, ja der hippokratischen Tradition unmittelbar widersprechend, ist ein eigennütziger malevolenter Paternalismus, der die Interessen des Arztes über diejenigen des Kranken stellt. In einem solchen Fall spräche man heute von einem ethisch wie juristisch zu verurteilenden professionellen Fehlverhalten oder von Missbrauch.

Es gibt *zwei wesentliche Gründe*, warum in der Medizin des 21. Jahrhunderts die hippokratische Ethik zwar keineswegs obsolet geworden ist, aber nicht mehr alle kritischen Bereiche abdecken kann:

- Die hippokratische Perspektive berücksichtigt die Autonomie des Patienten nur am Rande, nämlich insoweit es um dessen persönliches Wohl geht, das zu vermehren sei. Sie nimmt den Patienten dabei aber kaum als autonome Person wahr, die eigene Positionen vertritt, ärztliche Argumente allenfalls kritisiert oder ablehnt und der, Urteilsfähigkeit vorausgesetzt, das Recht zuzusprechen ist, sich dezidiert anders zu verhalten als die medizinische Wissenschaft empfiehlt.
- Der andere Punkt, an dem hippokratisches Denken für heutige medizinische Verhältnisse zu kurz greift, ist die Vernachlässigung des Verhältnisses des einzelnen Kranken zur Gesellschaft und umgekehrt, etwa wenn es um die Zuteilung von Behandlungsressourcen, aber auch um Fragen der öffentlichen Sicherheit etwa im Fall von akuten psychotischen Erkrankungen geht.

In jüngerer Zeit wurden in der Medizinethik Prinzipien formuliert, die möglichst unabhängig von weltanschaulichen Prämissen sind, um eine umfassende Anwendung in verschiedenen kulturellen Kontexten zu ermöglichen. Letztlich geht es, wie bei Hippokrates, immer um den angemessenen Abgleich der Machtbalance zwischen dem mit medizinischem Wissen ausgestatteten Arzt und dem leidenden, aber nicht über Fachkompetenz verfügenden Patienten. Doch hat sich die zeitgenössische Medizinethik entscheidend vom starken Paternalismus entfernt und markante Akzente auf die Patientenautonomie gesetzt. Das (jüngst etwas überstrapazierte, grundsätzlich begrüßenswerte) Schlagwort des »Empowerment« fasst die entsprechenden Bestrebungen anschaulich zusammen, geht es doch um die Zuweisung von inhaltlicher Kompetenz und Entscheidungsbefugnis an den Patienten, soweit dies krankheitsbedingt irgend möglich ist (Lauber und Rössler 2004, Vollmann 1997).

Diesbezüglich gibt es keinen grundsätzlichen Unterschied zwischen den medizinischen Disziplinen. Anders formuliert: Patienten mit psychischen Erkrankungen müssen nach denselben ethischen Prinzipien untersucht und behandelt werden, wie dies in anderen medizinischen Feldern der Fall ist. Allerdings entsteht hier das später (vgl. Abschnitte 31.3.3 und 31.5.2) zu erörternde gravierende Problem, dass bei psychiatrischen Erkrankungen überdurchschnittlich häufig die Urteilsfähigkeit und Entscheidungskompetenz der betroffenen Person *durch die Krankheit selbst* beeinträchtigt, im Extremfall sogar aufgehoben sind. Dies muss zu einer sorgfältigen psychiatriespezifischen Anwendung der Grundprinzipien führen, keineswegs aber zu deren Aufweichung oder Dispensierung im Bereich der Psychiatrie.

Der von Beauchamp und Childress entwickelte Ansatz medizinethischer Prinzipien hat sich in den letzten Jahren international weitgehend durchgesetzt, vor allem in der westlichen Welt. Er zielt mit seiner pragmatischen Ausrichtung, wie die Autoren betonen, bewusst nicht auf Letztbegründungen, auf definitive Antworten ab, sondern formuliert einen für möglichst viele Anwender akzeptablen Rahmen. Die folgenden vier Prinzipien werden unterschieden (Beauchamp und Childress 2009):

- Respekt vor der Autonomie des Patienten (Abschnitt 31.3.1)
- Das Gebot, nicht zu schaden (Abschnitt 31.3.2)
- Das Gebot, zum Wohl des Patienten zu handeln (Abschnitt 31.3.3)
- Das Gebot einer fairen Verteilung von Nutzen, Risiken und Kosten im Gesundheitswesen (Abschnitt 31.3.4)

31.3.1 Respekt vor der Autonomie des Patienten (»Respect for Autonomy«)

So einleuchtend das Prinzip der Patientenautonomie im heutigen medizinischen Kontext auch sein mag, so kompliziert wird es bei näherem Hinsehen (Gabriel 2011). Autonomie und Entscheidungsfindung sind eng miteinander verschränkt. Doch ist die autonome Entscheidung eines Subjektes, das nach sorgfältiger Abwägung des Pro und Contra für eine bestimmte Handlung optiert, eine Idealvorstellung, die eher selten anzutreffen ist. Denn die grundsätzliche Autonomie der Person schließt natürlich nicht aus, dass Entscheidungen kurzfristig geändert werden, dass sich die Person trotz getroffener Entscheidung unsicher fühlt, dass sie vor und nach einer Entscheidung Rat und Unterstützung sucht. So gibt es durchaus Stimmen, die darüber klagen, das Autonomieprinzip werde – letztlich zu Ungunsten der Patienten – zu pauschal und vereinfachend angewandt. Manche Patienten, keineswegs nur solche mit psychischen Störungen, seien mit einem sehr hohen Grad von Autonomie überfordert, und auch diesen Personen müsse man gerecht werden.

Dessen ungeachtet gilt, dass die moderne Medizinethik deutlich über den hippokratischen Rahmen hinaus einen bewusst starken Akzent auf die Autonomie des Patienten legt.

31.3.2 Das Gebot, nicht zu schaden (»Non-Maleficence«)

Hier liegt im Gegensatz zum Autonomieprinzip eine direkte Verbindung zur hippokratischen Tradition vor. Ärztliches Handeln sei darauf auszurichten, den Kranken nicht zu belasten, ihm keinen weiteren Schaden zuzufügen. Konkret kann dies bedeuten, keine unnötigen Schmerzen in Kauf zu nehmen, die psychische Belastung des Patienten nicht zu verstärken, ihn in seinen trotz Krankheit bestehenden psychosozialen Kompetenzen nicht einzuschränken und ihm eine wirksame Behandlung nicht vorzuenthalten. In diesen Kontext gehört auch die gerade in der Psychiatrie komplexe Debatte um die Patientenverfügung (»advanced directives«) (Bridler 2011, Widmer Blum 2010): Wenn ein urteilsfähiger Patient schriftlich festlegt, dass er bei einer allfälligen Wiedererkrankung nicht mit einer bestimmten neuroleptischen Substanz behandelt werden will, so ist dies heute in vielen Ländern ein zu respektierendes, ja einzuklagendes Gebot, das nur von sehr starken Gegenargumenten, etwa im akuten Notfall, außer Kraft gesetzt werden kann. Eine unbegründete oder lediglich auf einem unreflektierten Paternalismus beruhende Zuwiderhandlung würde aus Patientensicht einen Schaden darstellen, entspräche also einer Verletzung des genannten medizinethischen Grundprinzips.

31.3.3 Das Gebot, zum Wohl des Patienten zu handeln (»Beneficence«)

Das dritte Prinzip ist das Gebot, zum Wohl des Patienten zu handeln. Es steht ebenfalls unmittelbar in der hippokratischen Tradition. Auf den ersten Blick mag dieses Gebot trivial erscheinen. Doch sieht man sich auch hier im Einzelfall häufig mit heiklen Fragen konfrontiert: Was ist zu tun bei einem Interessenkonflikt zwischen den Bedürfnissen des Patienten und der Interessenlage anderer Personen? Muss man sich etwa selbst in Lebensgefahr begeben, um jemanden aus eben dieser Gefahr zu retten? Viele Autoren sehen das Prinzip der Benefizienz heute weniger als konkretes Postulat, das ärztliches Handeln im Einzelfall leitet, sondern als Leitidee, als anzustrebender Idealzustand.

Welche Rolle spielt dabei der Paternalismus, der ja in seiner strikten Form das Benefizienzprinzip mit einer markanten, kaum hinterfragten Autorität des Arztes verbindet? Dieses Thema wird kontrovers diskutiert. Wie weit reicht die Verpflichtung des Arztes, eine notwendige medizinische Intervention dem Patienten gegenüber durchzusetzen, wenn dieser explizit eine andere Auffassung vertritt? Während die beiden Extreme des strikten Paternalismus einerseits, der die Superiorität der ärztlichen Position zum Regelfall macht, und des Antipaternalismus andererseits, der prinzipiell der Patientenautonomie den Vorrang gibt, heute eher in der Defensive sind, gewinnt eine pragmatische Variante an Einfluss: Sie anerkennt den hohen Stellenwert des Autonomieprinzips, verknüpft es jedoch mit einem moderaten und situationsspezifischen Paternalismus (»soft paternalism«).

Dies bedeutet, dass es für ethisch vertretbar, ja geboten betrachtet wird, die aus ärztlicher Sicht angezeigten Untersuchungs- und Behandlungsmaßnahmen dem Patienten gegenüber deutlich und nachhaltig zu vertreten, letztlich aber bei einem urteilsfähigen und ausreichend informierten Patienten seine allenfalls negative Entscheidung zu akzeptieren. Einzig im Notfall wird weiterhin ein strikter Paternalismus befürwortet. Ein solche Ausnahmesituation läge im psychiatrischen Bereich vor, wenn ein akut psychotischer Patient in der wahnhaften Überzeugung, er könne fliegen, vom Dach eines Hauses zu springen droht. Gegen eine aktive Intervention gegen den vom Patienten geäußerten Willen, hier etwa im Sinne einer Einweisung in eine psychiatrische Klinik gemäß der jeweils geltenden rechtlichen Regelung, sind ethisch begründbare Einwände kaum denkbar.

Besonders schwierig ist die medizinethische Frage, welche Intervention bei suizidalen Menschen geboten ist. Ähnlich wie beim Paternalismus haben extreme Auffassungen an Einfluss verloren: Weder die Einstufung *jedes* suizidalen Verhaltens als Ausdruck einer psychischen Störung noch die Position, Suizidalität habe a priori nichts mit psychischen Störungen zu tun, sei eine höchst persönliche Angelegenheit, die nicht nur keiner

Intervention bedürfe, sondern eine solche geradezu verbiete, werden nur noch selten vertreten. Die Mehrheit der Autoren neigt zu einer Verbindung eines moderaten Paternalismus mit weitgehender Respektierung der Patientenautonomie, allerdings unter klar definierten einschränkenden Bedingungen: Trifft man etwa eine Person an, die im Begriff ist, sich durch Sprung von einem Hochhaus zu suizidieren, so *wird* man – und so *soll* man – diese Person unmittelbar davon abzuhalten versuchen. Die ethische Rechtfertigung für ein solches Verhalten, das ja theoretisch durchaus mit der Autonomie der suizidalen Person kollidieren kann, geht ebenfalls auf John Stewart Mill zurück. Das Risiko, so das Kernargument, einer sofortigen, aber zeitlich begrenzten Intervention mit dem Ziel der Feststellung, ob es sich tatsächlich um einen autonomen Entscheid oder nicht doch um eine behandlungsbedürftige, die Autonomie in Frage stellende psychische Erkrankung handelt, sei deutlich geringer als die Nichtintervention, sprich das bewusste Zulassen der suizidalen Handlung. Das Thema Suizidalität wird im Abschnitt 31.5.2 erneut aufgegriffen.

Auch das hippokratische Benefizienzprinzip stellt sich also bei näherem Hinsehen, speziell im Fall psychischer Störungen, als ein komplexes, im jeweiligen Einzelfall zu spezifizierendes Gebot dar.

31.3.4 Das Gebot einer fairen Verteilung von Nutzen, Risiken und Kosten (»Justice«, »Fairness«)

Wenn es um die gerechte Verteilung von Ressourcen als medizinethische Maxime geht, verlassen wir wieder die hippokratische Tradition, in der dieser Aspekt keine Rolle spielt. Heute hingegen, in Zeiten weltweit knapper werdender Ressourcen, die dem Gesundheitswesen zur Verfügung stehen, wird diese Perspektive immer wichtiger.

Diese Thematik hat enge Verbindungen zu verschiedenen moralphilosophischen Konzeptionen von Gerechtigkeit, die in den letzten Jahrzehnten entwickelt worden sind. So etwa erklären utilitaristische Gerechtigkeitstheorien die Summe aller nützlichen Ergebnisse von Handlungen zum entscheidenden Maßstab. Liberalistische Konzepte hingegen setzen auf die individuelle Wahl und Leistungsfähigkeit von Einzelpersonen und relativieren speziell die Rolle des Staates bei der Ressourcenallokation. Egalitaristische Ansätze – allen voran John Rawls' einflussreiche Theorie der Gerechtigkeit (Rawls 1971) – vertreten die Grundhaltung, dass unabhängig von individuellen Möglichkeiten und Entscheidungen jede einzelne Person Zugang zu mindestens basalen Leistungen des Gesundheitswesens haben muss und dass dies nötigenfalls staatlich durchzusetzen sei.

Diese Debatte spielt in der US-amerikanischen Gesundheitspolitik aktuell eine wesentliche Rolle. Denn dort gewinnt die Diskussion um die Frage, ob der Staat den einzelnen Bürger zum Abschluss einer Krankenversicherung verpflichten darf oder nicht, mitunter Züge eines Glaubenskrieges. In Europa mit den zumeist ausgebauten Sozialsystemen mag diese spezielle Frage weniger drängend erscheinen, doch ist auch hier das generelle Problem einer fairen Verteilung vorhandener Ressourcen natürlich hoch aktuell. Man denke an die Debatten um besonders aufwändige medizinische Interventionen, etwa Transplantationen, bei hochbetagten Menschen. Ein psychiatrisches Beispiel: Wenn der niedergelassene Facharzt notfallmäßig einem chronisch schizophrenen, obdachlosen Menschen einen Termin in seiner Praxis gibt, kurz darauf aber von einem seiner langjährigen Psychotherapiepatienten, der 14-täglich zur Sprechstunde kommt, dringend gebeten wird, wegen einer akuten Krise einen Zusatztermin zu vereinbaren, steht er bei der Entscheidung, wem von beiden er den Termin gibt, genau vor der Frage der Gerechtigkeit und der Fairness.

In einem übergeordneten Sinne geht es natürlich auch darum, welche finanziellen Mittel dem weit verzweigten psychiatrischen Bereich – also der stationären, teilstationären und ambulanten einschließlich der sozialpsychiatrischen Versorgung – zugewiesen werden. Da das Klientel sozialpsychiatrischer Einrichtungen typischerweise über keine oder nur eine marginale Interessensvertretung im gesundheitspolitischen Bereich verfügt, werden entsprechende Wünsche oft an die in diesem Feld tätigen Berufsleute herangetragen. Dies kann zu komplexen Verschränkungen und auch zu Rollenkonflikten (»dual agency«) führen. Darauf wird im Abschnitt 31.5 näher eingegangen.

31.4 Einwilligungsfähigkeit und informiertes Einverständnis (»Informed consent«)

Dieses heute zentrale Thema medizinischer Ethik spielt längst nicht nur in der Forschung eine entscheidende Rolle, sondern auch in den täglichen klinischen Entscheidungsprozessen. Es besteht ein weitgehender Konsens, dass eine medizinische Untersuchung und die darauf aufbauende Behandlung der ausdrücklichen Einwilligung der betroffenen Person bedarf. Nun kann diese Einwilligung nicht aus einer bloßen Bejahung des ärztlichen Vorschlages bestehen, sondern muss auf einer gründlichen Information und Abwägung des Patienten über die Vor- und Nachteile der geplanten Maßnahme sowie über mögliche Alternativen beruhen. Entscheidend ist, dass der Patient trotz bestehender körperlicher oder psychischer Beeinträchtigungen tatsächlich in der Lage ist, seine Meinung zu bilden. »Informiertes Einverständnis« (»Informed consent«) in diesem Sinne ist also alles Andere als eine bloß affirmative Aussage, sondern ein komplexer, auf mehreren Ebenen störanfälliger Prozess. Soll er erfolgreich durchgeführt werden, so setzt dies die Erfüllung der folgenden vier Bedingungen voraus:

- Vermittlung der relevanten Informationen vom Behandler an den Patienten
- Verstehen der übergebenen Informationen durch den Patienten
- Freiwilligkeit der Abwägung und Entscheidung des Patienten
- Urteilsfähigkeit (in anderer juristischer Diktion auch Einwilligungsfähigkeit) des Patienten.

Es ist evident, dass in der Psychiatrie gerade die Urteilsfähigkeit oft zum Problem wird. Psychische Störungen verschiedener Art können das subjektive Erleben und Handeln des Individuums und damit seine für die Entscheidungsfindung bedeutsamen Wertmaßstäbe markant beeinflussen. Ein drastisches Beispiel: Ein wahnhaft-depressiver Patient, der sich für die Wurzel allen Übels hält, im Denken stark eingeengt ist und von schweren Schuldideen gequält wird, verfügt kaum über eine uneingeschränkte Entscheidungsfähigkeit hinsichtlich der eigenen Person und möglicher therapeutischer Optionen. Jedoch sind Urteils- und Einwilligungsfähigkeit keine kategorialen Eigenschaften, die entweder vollständig vorhanden oder vollständig absent sind. Vielmehr liegt ein Kontinuum, ein dimensionaler Zusammenhang vor: *Jede* psychische Erkrankung, sei es eine schizophrene Psychose, eine depressive oder manische Episode, eine Demenz, Suchterkrankung, Persönlichkeitsstörung, Angst- oder Zwangsstörung, kann – abhängig vom Schweregrad – die Fähigkeit der Person, ihren eigenen, biografisch verankerten Wertmaßstäben genügende Entscheidungen zu treffen, beeinträchtigen bis, im Extremfall, aufheben.

Für den (sozial-)psychiatrischen Kontext bedeutet dies einerseits, dass selbstverständlich die in der ganzen Medizin anzuwendenden Grundsätze bei der Prüfung der Urteilsfähigkeit Geltung haben. Andererseits bedarf es in Anbetracht der vielfältigen und im zeitlichen Verlauf fluktuierenden Beeinträchtigungen bei komplexen psychiatrischen Erkrankungen einer subtilen, psychopathologisch fundierten und individuellen Adaptation dieser allgemeinen Grundsätze. Dies ist ein hoher Anspruch.

Die Literatur beschreibt detailliert empirische Möglichkeiten, das Vorliegen von Urteils- bzw. Einwilligungsfähigkeit zu prüfen. So unterscheidet Vollmann (2004) drei Bereiche:

- *Verständnis von Zusammenhängen* (der Patient ist informiert über seine Symptome, über vorgeschlagene Interventionen und deren Nutzen-Risiko-Abwägung sowie über Alternativen)
- *Rationales und schlussfolgerndes Denken* (der Patient kann den Sachverhalt mit eigenen Worten beschreiben, nachvollziehbare Folgerungen formulieren und eine Entscheidung treffen sowie diese dem Gesprächspartner kommunizieren)
- *Krankheitseinsicht* (der Patient sieht, dass bei ihm eine bestimmte Störung sowie die daraus resultierenden Defizite vorliegen und dass diagnostische und therapeutische Optionen angezeigt sind).

Gerade der letztgenannte Aspekt wird bei schweren psychischen Störungen häufig erheblich eingeschränkt sein. Daraus folgt freilich nicht zwingend das Fehlen der Urteilsfähigkeit. Vielmehr braucht es eine individuelle Abschätzung, ob die mangelnde Krankheitseinsicht so gravierend ist, dass dem Patienten die Fähigkeit, nach entsprechender Aufklärung informiert einzuwilligen oder abzulehnen, zuzusprechen ist oder nicht. Diese Entscheidung gehört zu den schwierigsten, denen sich der psychiatrisch Tätige gegenübersehen kann, allerdings auch zu den wichtigsten, da sie eng mit einer verantwortungsvollen Arzt-Patienten-Beziehung verknüpft ist (van Spyk 2011).

Die für die klinische Situation aufgestellten Regeln des informierten Einverständnisses (und analog der informierten Ablehnung) gelten in gleicher, punktuell sogar verschärfter Form für Forschungsvorhaben. Vor allem müssen Studienteilnehmer wissen, ob die wissenschaftliche Untersuchung einen potenziellen individuellen Nutzen generieren kann (etwa die Besserung des aktuellen Krankheitsbildes; »eigennützige Forschung«) oder ob sie auf einen allgemeinen Wissenszuwachs abzielt, der erst späteren Patientengenerationen zu Gute kommen kann (etwa in der Grundlagenforschung; »fremdnützige Forschung«) (Helmchen 2012). Im Forschungskontext sind Ethikkommissionen als neutrale Prüfinstanzen gesetzlich vorgeschrieben. Ihre zentrale Aufgabe ist die Prüfung, ob der wissenschaftliche Erkenntnisanspruch der Studie und die den Studienteilnehmenden zugemuteten Belastungen oder Risiken in einem vertretbaren Verhältnis stehen. Ob solche, auf ethische Fragen spezialisierte Kommissionen oder individuelle Berater auch für den therapeutischen Bereich sinnvoll sind, oder ob diese Entscheidungsfindungsprozesse genuine und alleinige Aufgabe des Behandlers sind, wird kontrovers diskutiert. Die Praxis in verschiedenen Ländern und Institutionen ist entsprechend uneinheitlich.

31.5 Brennpunkte ethischer Fragen in der Psychiatrie

Aus dem Umstand, dass bei den nun zu erörternden ethischen Brennpunkten die sozialpsychiatrischen Aspekte hervorgehoben werden, darf nicht auf eine klare Trennlinie zur allgemeinpsychiatrischen Ethik geschlossen werden. Eine solche gibt es nämlich nicht. Sechs besonders wichtige und diskussionsbedürftige Themen kommen zur Sprache:

- Anwendung von Zwang (Abschnitt 31.5.1)
- Suizidalität/assistierter Suizid (Abschnitt 31.5.2)
- Respektierung von Grenzen (Abschnitt 31.5.3)
- Mehrfache Rollen (»dual agency«, »multiple agency«) (Abschnitt 31.5.4)
- Persönlichkeitsschutz/Verschwiegenheitspflicht (Abschnitt 31.5.5)
- Risikoabschätzung für den Patienten und für die Gesellschaft (Abschnitt 31.5.6)

31.5.1 Anwendung von Zwang

Kein anderes Fach in der Medizin ist so stark mit der Problematik der Anwendung von Zwang konfrontiert wie die Psychiatrie. Man kann dies bedauern, und nicht selten ist es genau dieser Aspekt, der Medizinstudierende davon abhält, sich auf Psychiatrie und Psychotherapie zu spezialisieren. Trotz allem aber bleibt es eine Tatsache, dass bei manchen Menschen mit schweren psychischen Erkrankungen die Kompetenz, für sich selbst zu entscheiden, krankheitsbedingt situativ stark vermindert ist, während zugleich ein dringender therapeutischer Handlungsbedarf besteht. In einer solchen Situation kann es aus dem ethischen Grundprinzip heraus, für das Wohl des Patienten einzutreten, erforderlich werden, Maßnahmen zu ergreifen, die dem aktuell geäußerten – aber in diesem Fall rechtlich nicht bindenden – Willen des Patienten diametral entgegenstehen.

Die Palette der Arten, wie Zwang ausgeübt werden kann, ist breit. Eine manifeste und massive Anwendung von Zwang ist etwa die Einweisung in eine psychiatrische Klinik gegen den Willen des Betroffenen sowie der Rückbehalt nach einem initial freiwilligen Eintritt. In dieselbe Kategorie gehören alle unfreiwilligen medikamentösen oder sonstigen Behandlungen. Derartige medizinische Zwangsmaßnahmen unterliegen in den meisten Ländern mehr oder weniger strikten rechtlichen Regelungen. Die Formulierungen differieren, im Kern geht es jedoch immer darum festzustellen, ob ein vorliegender krankhafter Zustand einerseits eine wesentliche Einschränkung der Urteilsfähigkeit bedingt und andererseits zu einer konkreten und aktuellen Gefährdung für den Patienten selbst oder für Dritte führt. Dabei entspricht es einer rechtsstaatlichen Selbstverständlichkeit, dass Personen, die gegen ihren Willen in eine Klinik eingewiesen und behandelt werden, gegen diese Entscheide zeitnah bei einer unabhängigen gerichtlichen Instanz rekurrieren können.

Bei weniger expliziten Formen von Zwangsanwendung (»weicher Zwang«, »leverage«) liegen die Dinge rechtlich und ethisch deutlich komplizierter. Ein Beispiel: Eltern setzen ihren 17-jährigen Sohn, der sich in den letzten Monaten im Verhalten durch Rückzug und mürrische Gereiztheit sowie vage Beziehungsideen erkennbar verändert hat, zunehmend unter Druck, eine fachärztliche Untersuchung und allenfalls Behandlung zu akzeptieren, wenn nötig sogar in stationärem Rahmen. Für den Fall, dass er nicht einwillige, drohen sie, ihm ihre finanzielle und sonstige Unterstützung zu entziehen und sich an die Vormundschaftsbehörde zu wenden. Wenn nun dieser junge Patient widerstrebend, aber formal freiwillig in eine psychiatrische Klinik eintritt, welcher Art ist dann diese Freiwilligkeit?

In der Klinik, aber sehr wohl auch in Tageskliniken, Ambulatorien und Wohneinrichtungen stellt sich regelmäßig die Frage, ab wann ein dezidiertes und nachhaltiges Äußern von ärztlichen, pflegerischen oder sozialarbeiterischen Argumenten in Druck oder Zwang übergeht. Sie ist im Einzelfall schwer zu beantworten. Gerade deswegen liegt hier ein konkretes ethisches Problem vor, das praktische Beachtung und wissenschaftliche Reflektion erfordert. Von Bedeutung bleibt die Klärung, ob der Betroffene im oben erläuterten Sinne ein informiertes Einverständnis geben oder eben verweigern kann, ob er also über die für die Urteilsfähigkeit erforderlichen kognitiven und affektiven Kapazitäten verfügt. Je stärker diese krankheitsbedingt eingeschränkt sind, umso eher lassen sich Maßnahmen ethisch vertreten, die vom Patienten in der gegebenen Situation so nicht akzeptiert werden, immer vorausgesetzt, es besteht eine hinreichende Dringlichkeit und ein krankheitsbedingtes Gefährdungspotenzial.

Spezielle ethische Fragen wirft die von einer (zivil-)gerichtlichen Instanz angeordnete ambulante Behandlung auf. Eine solche Option besteht bereits in einigen Ländern, wobei die Konsequenzen im Fall einer Nichtbefolgung sehr uneinheitlich geregelt sind und umgesetzt werden. In der Schweiz wird sie in mitigierter Form in dem Anfang 2013 in Kraft tretenden neuen Kindes- und Erwachsenenschutzrecht (KESR) verankert sein. Diese Maßnahme wird psychiatrisch wie ethisch kontrovers diskutiert: Die Befürworter betonen die sich bietende Chance, die Lebensqualität gerade von schwer und chronisch psychisch Kranken zu erhöhen und deren hohe Rehospitalisationsrate (»heavy user«) zu reduzieren. Die Skeptiker bestreiten zwar den potenziellen therapeutischen Nutzen nicht, verweisen aber auf die praktischen Schwierigkeiten der Durchsetzbarkeit einer ambulanten Behandlungsauflage und befürchten negative Auswirkungen auf die öffentliche Wahrnehmung der Psychiatrie. Diese könne sich im ungünstigsten Fall verschieben vom mühsam erkämpften Bild einer personzentrierten medizinischen Disziplin in Richtung auf eine »psychische Gesundheitspolizei«.

31.5.2 Suizidalität/assistierter Suizid (Sterbehilfe)

Die Beurteilung der Suizidalität und die daraus resultierenden Konsequenzen gehören zu den schwierigsten und verantwortungsvollsten psychiatrischen Aufgaben überhaupt (Böker 2010). Diese Diskussion berührt nahezu alle Grundsatzfragen der Psychiatrie, so etwa diejenige nach der Abgrenzung eines bloß *ungewöhnlichen* von einem *krankhaften* Verhalten oder Erleben. Geht man davon aus, dass es eine Kerneigenschaft von Personen ist, sich aus freien Stücken und eigenverantwortlich für oder gegen ein bestimmtes Verhalten entscheiden zu können, dann gilt dies im Prinzip natürlich auch für Personen mit psychischen Erkrankungen. Freilich muss hier mit einer höheren Wahrscheinlichkeit gerechnet werden, dass die personale Verantwortlichkeit eben durch die Erkrankung eingeschränkt, im Extremfall sogar aufgehoben ist.

Suizidales Verhalten ist, für sich alleine genommen, zunächst einmal eine Verhaltensweise, wenn auch eine problematische. Aber natürlich kommt es auf den jeweiligen Kontext an, und hier entsteht das psychiatrische und ethische Problem. Wenn suizidales Verhalten – und dies ist der Regelfall und nicht etwa die Ausnahme – im Rahmen einer psychischen Erkrankung auftritt, dann muss nämlich zwingend die folgende Frage beantwortet werden: Liegt trotz Erkrankung ein autonomer Entscheid vor, was keineswegs ausgeschlossen ist, oder wurde die Autonomie der Person krankheitsbedingt wesentlich beeinträchtigt? In den meisten westlichen Gesellschaften wird heute die Möglichkeit eines autonomen, nicht von akuter psychischer Gestörtheit beeinflussten Entscheides, sich das Leben zu nehmen, als genuiner Teil des menschlichen Selbstbestimmungsrechtes akzeptiert. Dieser Prämisse steht aber der empirisch gut belegte Umstand gegenüber, dass bei der weit überwiegenden Zahl suizidaler Handlungen, über die es zuverlässige Informationen gibt, eben doch eine gravierende psychische Problematik vorliegt. Diese kann ganz unterschiedlichen Charakter haben, etwa eine zugespitzte Lebenskrise, schwere depressive Episode, dekompensierte Abhängigkeitserkrankung, psychotische Störung oder, im alterspsychiatrischen Bereich eine häufige Problematik, eine beginnende oder weiter fortgeschrittene demenzielle Erkrankung. In praxi ist das gemeinsame Auftreten mehrerer dieser Störungen häufig (psychiatrische Komorbidität).

Die Aussagekraft der psychiatrischen Diagnose darf man im Zusammenhang mit der Einschätzung von Suizidalität nicht überschätzen. Auch eine sorgfältig nach operationalen Kriterien erstellte Diagnose gibt in der Regel *keine* Auskunft über konkrete Fähigkeiten der betroffenen Person im Alltag. Ein auf den ersten Blick harmloses Beispiel mag dies erläutern: Wenn ein durch die Therapie gut stabilisierter und weitgehend symptomfreier schizophrener Patient sich dazu entschließt, eine bestimmte Berufsausbildung zu beginnen oder ein Rechtsgeschäft zu tätigen, so wird dies weder rechtlich noch ethisch auf besondere Bedenken stoßen. Im Gegenteil: Die Person belegt so ja gerade ihre wiedererlangte (Teil-)Autonomie und ihre trotz der gravierenden psychiatrischen Diagnose vorliegende Urteils- und Handlungsfähigkeit. Wie aber – und hier wird das Beispiel weniger harmlos – gestaltet sich die Situation, wenn dieselbe Person etwa nach dem mehrfachen Scheitern beruflicher Bewerbungsverfahren die klare und nachhaltig vorgebrachte Absicht äußert, sich umzubringen?

Es kann hier keine allgemeingültige Antwort geben, ja es wäre vermessen, nach einer solchen überhaupt zu suchen, handelt es sich doch immer um individuelle Situationen und Entscheidungen. Und dennoch: Die psychiatrische Fachperson, die suizidales Verhalten bei einem psychisch Kranken zu beurteilen hat, gerät notwendig in ein Dilemma, das sich so umschreiben lässt: In Anbetracht der heutigen gesellschaftlichen Grundhaltung zum Thema Suizid wäre es nicht vertretbar, ja entspräche einer Diskriminierung und Stigmatisierung von psychisch Kranken, würde man die Möglichkeit eines autonomen Entschlusses zum Suizid im Falle des Vorliegens irgendeiner psychiatrischen Diagnose gleichsam automatisch – also ohne nähere Prüfung – verneinen. Jedoch wäre es noch fataler – und genau hier liegt das Dilemma –, den Suizidwunsch etwa einer Person mit einer unerkannten, falsch eingeschätzten oder ungenügend behandelten depressiven Erkrankung zu unrecht für frei verantwortlich zu halten und nicht zu intervenieren (Hoff und Venzlaff 2009, Hoffmann-Richter et al. 2012).

Suizidalität ist gerade im sozialpsychiatrischen Kontext ein sehr vielgestaltiges Phänomen. Ein chronisch schizophrener Patient, der seit Jahren unregelmäßig in die Sprechstunde kommt und eine deutlich reduzierte Lebensqualität hat, jedoch nie suizidal war, kann ganz plötzlich aufgrund eines Partnerkonfliktes oder einer sonstigen persönlichen Belastung in eine suizidale Krise geraten, ohne dass ein *unmittelbarer* Zusammenhang mit der psychotischen Symptomatik vorliegt. Noch heikler kann die Situation werden, wenn der besagte Patient an einem Malignom mit ungünstiger Prognose erkrankt und deswegen suizidale Gedanken äußert. Die Einschätzung, ob der Wunsch, das Leben mit der Doppelbelastung von chronifizierter, aber symptomarmer Psychose einerseits und neu aufgetretener Krebserkrankung andererseits, nicht weiterführen zu wollen, einer zu respektierenden Autonomie entspricht oder nicht doch stärker mit der Psychose und der dadurch alterierten Wertewelt zusammenhängt, als dies auf den ersten Blick erscheinen mag, ist außerordentlich anspruchsvoll. In aller Regel wird hier ein einmaliges Gespräch nicht ausreichen. Es braucht einen interaktiven Prozess der Auseinandersetzung mit der Thematik auf der Seite des Betroffenen und des Behandlers.

Eine ähnlich gelagerte Debatte dreht sich aktuell um die Frage des assistierten Suizides (»Sterbehilfe«) bei psychisch Kranken. Steht man bei einem konkreten Patienten vor diesem Problem, so empfiehlt es sich, zwei Ebenen auseinanderzuhalten: einerseits die grundsätzliche Entscheidung, ob es *überhaupt* einen freiverantwortlichen Suizid und eine vertretbare ärztliche Beteiligung an diesem geben könne, andererseits die konkrete Frage, ob die betreffende Person in ihrer gegebenen Situation tatsächlich über hinreichende kognitive, affektive und voluntative Kapazitäten verfügt, um trotz allfälliger psychopathologischer Auffälligkeiten einen autonomen Entscheid zur Herbeiführung des eigenen Lebensendes treffen zu können. Dies bringt nicht nur den Patienten selbst, sondern auch den um eine Stellungnahme oder um praktische Unterstützung gebetenen Behandler in eine Ausnahmesituation, die aber, um eine Prognose zu wagen, zukünftig häufiger werden wird. Eine fundierte, ethisch vertretbare Antwort wird ohne Einbezug einer umfassenden biografischen, psychopathologischen und sozialen Perspektive in keinem Fall möglich sein. Dass es hier keine leicht operationalisierbaren Regeln geben kann, sondern nur der mühsame Weg über die sorgfältige Einzelfallbeurteilung bleibt, mag eine unangenehme und belastende Vorstellung sein, mit der wir uns freilich abzufinden haben werden.

31.5.3 Respektierung von Grenzen

Die Etablierung einer tragfähigen, damit aber in einem bestimmten Sinne auch nahen therapeutischen Beziehung ist eine unbestrittene Grundvoraussetzung einer nachhaltig erfolgreichen psychiatrischen Therapie. Dies bedingt aber auch eine zuverlässige Grenzziehung zwischen beiden Beteiligten. In der klassischen Behandlungssituation einer Klinik oder Praxis ist die Rollenverteilung in der Regel recht klar, obwohl das keine Garantie sein kann, dass es nicht doch zu unzulässigen Grenzüberschreitungen kommt. Die Rolle von sozialpsychiatrisch tätigen Berufsleuten ist oft deutlich komplexer: Es gibt nicht nur die Sprechstunde, sondern Patienten werden im interdisziplinären Team betreut, mitunter zu Hause oder sogar am Arbeitsplatz, etwa im Rahmen von »Supported Employment« (▸ **Kap. 10, Bd. 2**) (Burns et al. 2007). Die Einbeziehung von Angehörigen, ja des weiteren sozialen Netzes gehört wesentlich zu umfassender sozialpsychiatrischer Arbeit. Es ist Aufgabe der einzelnen Fachperson, welcher Berufsgruppe sie auch angehören mag, einen tragfähigen Kompromiss zu finden zwischen der zu Nähe führenden Fürsorge für den chronisch psychisch Erkrankten und der professionellen Distanz, die es trotz – oder gerade wegen? – einer tragfähigen Arzt-Patienten-Beziehung zwingend braucht (Joseph und Peele 1975, Krämer 1969).

31.5.4 Mehrfache Rollen (»dual agency«, »multiple agency«)

Dieser im letzten Abschnitt bereits erwähnte Problemkreis findet sich im Bereich der Sozialpsychiatrie oft in besonderer Akzentuierung, ist doch die Rollenverteilung weniger eindeutig als in einer Klinik (Grundmann 2001, Szmukler 1999). So kann es sein, dass ein Psychiater, der einen chronisch schizophrenen Patienten über viele Jahre ambulant betreut, neben seiner klassischen ärztlichen Rolle mit dem Einsatz von Psychopharmaka und gezielten psychotherapeutischen Interventionen zusätzlich als Lebensbegleiter oder Berater fungiert. Hier sind kollidierende Interessen der verschiedenen Rollen bis hin zu manifesten Rollenkonflikten nicht nur denkbar, sondern durchaus häufig, auch wenn das nicht immer erkannt und reflektiert wird (Du Mas 1974, Grundmann 2001).

Ein weiteres Beispiel: Ein Arzt in einem sozialpsychiatrischen Ambulatorium behandelt einen chronisch schizophrenen Menschen mit eher günstigem Langstreckenverlauf. Der Patient ist sozial recht gut integriert. Obwohl er lange keine feste Stelle mehr gefunden hat, gelingt es ihm, durch Gelegenheitsjobs Geld zu verdienen und ein kleines, aber stabiles soziales Netz zu etablieren und aufrechtzuerhalten. Seine Lebensqualität ist, natürlich in Relation zu der bestehenden schweren psychischen Erkrankung, vergleichsweise gut. Nun bewirbt sich dieser Patient in einer anderen psychiatrischen Klinik als Kontaktperson im Rahmen eines »Peer-involvement«-Programms, also der aktiven Einbeziehung von Menschen mit eigener psychiatrischer Patientenerfahrung in die Planung und Realisierung therapeutischer Angebote. Der ärztliche Personalverantwortliche der Klinik wendet sich – mit dem Einverständnis des Bewerbers – an den Behandler, um eine Referenz einzuholen. Diese Situation verlässt klar den klassischen Rahmen der Arzt-Patienten-Beziehung. Der Behandler gerät aus der ihm vertrauten Perspektive des ärztlichen Betreuers in eine arbeitgeberähnliche Position, indem er einem Fachkollegen Auskünfte über seinen Patienten geben soll, die diesem einerseits nicht schaden sollen (ärztliche Identität, medizinethisches Prinzip), andererseits aber keine falschen Erwartungen beim potenziellen zukünftigen Arbeitgeber wecken sollen (Arbeitgeberidentität, Fairness). Derartige Situationen subsumiert die aktuelle medizinethische Literatur unter dem Schlagwort der »dual agency«, also der doppelten, mitunter auch mehrfachen Trägerschaft professioneller Rollen, die Mitglieder eines sozialpsychiatrischen Teams häufig *gleichzeitig* in der Beziehung zu einem bestimmten Patienten einnehmen.

Es ist offensichtlich, dass sich hier schwierige ethische Fragen stellen können, vor allem wenn man berücksichtigt, wie verhältnismäßig neu viele dieser Entwicklungen sind. Der notwendige erste Schritt zu einem sorgfältigen und ethisch vertretbaren Umgang mit diesen Situationen ist die kritische Reflektion aller Beteiligten über die Existenz und Tragweite des Problems und über mögliche Handlungsoptionen. Wer sich dieser Mühe nicht unterzieht, wird seinen Patienten und deren spezifischen Interessenslagen nicht hinreichend gerecht werden können. Auch das würde medizinethische Prinzipien verletzen.

Ein spezieller Aspekt ist der Umstand, dass in der medizinischen Ethik die ärztliche Perspektive oft eine prominente, wenn nicht sogar dominierende Rolle spielt. Schon im Kontext einer psychiatrischen Klinik führt dies oft zu Fragen und Unklarheiten. Erst recht aber reicht eine strikt auf die ärztliche Profession zentrierte Argumentation für ein multiprofessionell arbeitendes sozialpsychiatrisches Team nicht aus. Manche Autoren fordern denn auch explizit eine entsprechende Anpassung, so dass die ursprünglich ärztliche Ethik auch für andere Berufsleute im Team sinnvoll anwendbar wird. Dies ist allerdings nicht unbestritten. Ob die ethischen Grundsätze multiprofessioneller sozialpsychiatrischer Teams eine bloße Adaptation der klassischen ärztlichen Ethik darstellen, letzterer also eine »universelle«, berufsübergreifende Anwendbarkeit zukommt, oder ob es doch einer auf spezifische Berufe zugeschnittenen echten Erweiterung bedarf, muss die zukünftige Diskussion zeigen.

31.5.5 Persönlichkeitsschutz/ Verschwiegenheitspflicht

Fragen der Privatheit und beruflichen Verschwiegenheitspflicht spielen in jedem psychiatrischen Kontext eine entscheidende Rolle. Sie bekommen freilich bei einem multiprofessionellen sozialpsychiatrischen Team ein besonders vielfältiges Gepräge, denn dessen Mitarbeitende haben viel häufiger und intensiver Kontakt mit dem gesamten sozialen Umfeld des Patienten, als dies im stationären Rahmen oder in einer fachärztlichen Praxis typischerweise der Fall ist. Die Skala von problematischen Situationen ist sehr breit: Sie reicht von einem unsorgfältigen Umgang mit vertraulichen Informationen, der Patienten verärgert und sein Vertrauen in die Behandlung schmälert, ohne ihn aber direkt zu schädigen, über die zwar gut gemeinte, aber unautorisierte Kontaktaufnahme mit einem Arbeitgeber, was das Arbeitsverhältnis des Patienten gefährden kann, bis hin zu explizitem Missbrauch von Patientendaten, etwa wenn aufgrund vager Angaben Dritter über angebliche Verhaltensauffälligkeiten eines Patienten ohne dessen Wissen die Vormundschaftsbehörde eingeschaltet wird. Auch im Kontext des politischen Missbrauchs der Psychiatrie spielt der Umgang mit Patientendaten eine wesentliche Rolle, was hier nicht weiter vertieft werden kann (van Voren 2010).

Ein Beispiel aus dem sozialpsychiatrischen Behandlungsalltag: Das Team einer mobilen Equipe sucht einen zurückgezogenen und offenkundig behandlungsunwilligen Patienten, dessen Zustand sich nach Angaben des Umfeldes kontinuierlich verschlechtert hat, zu Hause auf, um ihn zu einem persönlichen Gespräch in der Ambulanz zu motivieren. In diesem Fall werden Familienangehörige, sofern es sie gibt, und andere Beteiligte Fragen stellen, Fragen nach dem aktuellen Gesundheitszustand, den Behandlungsaussichten und der angemessenen Art, mit dem Patienten in Verbindung zu treten. Der oft unterschätzte Umstand, dass auf diese Weise zahlreiche, auch informelle Kontakte zum sozialen Umfeld entstehen können, bedarf der ethischen Reflexion. Inwieweit darf Auskunft über die aktuelle Situation des Patienten gegeben werden? Inwiefern fügt man dem Patienten sogar einen Schaden zu, wenn jedwede Auskunftserteilung unter Verweis auf die Verschwiegenheitspflicht kategorisch abgelehnt wird? Und umgekehrt, welches Risiko geht der Behandler ein, wenn er in bester Absicht zu viele Informationen über seinen Patienten preisgibt?

Es kann auch hier keine generelle Antwort geben. Für die individuellen Entscheidungen, die in der Praxis getroffen werden müssen, braucht es aber die Einbeziehung der ethischen Perspektiven aller Beteiligten, unabhängig von ihrer Berufszugehörigkeit.

31.5.6 Risikoabschätzung für den Patienten und für die Gesellschaft

Bei den oft chronisch psychisch kranken Personen, die in sozialpsychiatrischen Behandlungs- und Wohneinrichtungen betreut werden, sind Abwägungen zwischen individuellen und gesellschaftlichen Interessen und Werten ein ebenso wichtiges wie schwieriges Thema. So erfordert die langjährige ambulante Behandlung eines Patienten mit einer therapeutisch schlecht zu beeinflussenden paranoid-halluzinatorischen Psychose jenseits der Symptomebene ein ständiges Austarieren seiner persönlichen Interessen gegenüber denjenigen des Umfeldes oder, verallgemeinernd, der Gesellschaft. Dies ist nun keineswegs ein trivialer Vorgang, impliziert er doch komplexe kontext- und kulturabhängige Fragen: Was toleriert die jeweilige Gesellschaft an abweichendem Verhalten? Wie viel Risiko ist sie bereit zu tragen? Ab wann fordert sie eine konkrete oder gar notfallmäßige Intervention im Falle von markanten psychopathologischen Auffälligkeiten, etwa wenn ein Patient akut psychotisches Verhalten zeigt und verbale Drohungen ausstößt?

Ohne eine kontinuierliche und nicht nur an Berufsfeldern orientierte ethische Reflektion wird eine konstruktive Lösung dieser Dilemmata für die Mitarbeitenden sozialpsychiatrischer Einrichtungen schwierig werden.

31.6 Schlussbetrachtung

Die sozialpsychiatrische Perspektive ist ein genuiner Bestandteil einer modernen psychiatrischen Versorgung. Insofern gibt es keinen Anlass, die im ihrem Bereich auftauchenden ethischen Fragen *grundsätzlich* von solchen aus dem stationären Kontext abzugrenzen. Generell gilt nämlich, dass eine möglichst weitgehende Beteiligung der betroffenen Patienten an der therapeutischen Entscheidungsfindung ein besonders erfolgversprechender Weg ist, um Konflikte und Risiken an der Wurzel anzugehen und zu einem von allen Beteiligten mitgetragenen Prozedere zu kommen. Schlagwortartig verkürzt, ist dies genau die jüngste Entwicklung von einem starken Paternalismus zu einer Akzentuierung von »Empowerment« und Patientenautonomie.

Gleichwohl ist zu konzedieren, dass es speziell in expliziten Notfallsituationen oder in sonstigen krisenhaften Zuspitzungen weiterhin Raum gibt für ein (moderat) paternalistisches Vorgehen. Denn Paternalismus ist nicht eo ipso schlecht, sondern nur dann, wenn er nicht durch überzeugende und fallbezogene Argumente begründet werden kann.

Der ethische Diskurs in der Sozialpsychiatrie ist ausgesprochen vielschichtig und befindet sich in ständiger Bewegung. Dies ist begrüßenswert und liegt in der Natur der Sache. Keineswegs soll damit aber einer subjektiven Beliebigkeit das Wort geredet werden, im Gegenteil. Medizinethische Grundpfeiler wie die im Prinzip unaufhebbare Autonomie der Person, auch und gerade dann, wenn sie an einer psychischen Erkrankung mit einer temporären Einschränkung dieser Autonomie leidet, bleiben unangefochten. Die tägliche Herausforderung besteht darin, den grundsätzlichen Rahmen und die konkreten Gegebenheiten des einzelnen Patienten so aufeinander abzustimmen, dass eine möglichst gute Handlungsoption gewählt wird.

Philosophische Kernfragen wie diejenigen nach dem Status von Subjektivität, Personalität und Autonomie werden von der aktuellen medizinischen Ethik weniger stark in den Vordergrund gestellt, als dies früher der Fall war. Das heißt aber nicht, dass sie für unwesentlich gehalten werden. Vielmehr besteht in Anbetracht der sich immer weiter auffächernden medizinischen Handlungsfelder tatsächlich ein Nachholbedarf hinsichtlich einer praxisnahen und fallorientierten Diskussion. Diese beruht natürlich auf theoretischen Konzepten, entwickelt jedoch ein eigenes Gewicht und versteht sich und die von ihr erarbeiteten Inhalte eben nicht nur als Beispielsammlung. Primäres Ziel der medizinischen Ethik darf – gerade mit Blick auf die komplexe sozialpsychiatrische Situation – nicht die statische Verkündung von Grundsätzen oder Entscheiden sein, sondern der Prozess einer theoretisch fundierten und praktisch relevanten Sensibilisierung aller Handelnden für ethische Zusammenhänge. Im Zentrum steht dabei immer der verantwortungsvolle und zielorientierte Umgang mit der psychisch kranken Person.

Literatur

Amelung E (1992) Ethisches Denken in der Medizin. Berlin, Heidelberg, New York: Springer.

Beauchamp TL, Childress JF (2009) Principles of Biomedical Ethics. 6. Aufl. New York, Oxford: Oxford University Press.

Biller-Andorno N, Schaber P, Schulz-Baldes A (2008) Gibt es eine universelle Bioethik? Paderborn: Mentis.

Böker W (2010) Schizophrenie und Suizid: Sehnen nach dem Ausweg oder Verdammen des Selbst? Psychiatr Psychother 6:122–124.

Bridler R (2011) Patientenverfügung und Zwangsernährung. Schweizerische Ärztezeitung 92: 714–717.

Burns T, Catty J, Becker T et al. (2007) The effectiveness of supported employment for people with severe mental illness: a randomised controlled trial. Lancet 370:1146–1152.

Du Mas FM (1974) Medical, nonmedical, or antimedical models for mental health centers? Amer J Psychiatry 131:875–878.

Gabriel E (2011) The Shift of Responsibility in Care Processes during the Last Decades (editorial). European Psychiatric Review 4:75–76.

Grundmann CH (2001) Das rechte Maß finden – Zur Lösung ethischer Konflikte im sozialpsychiatrischen Dienst. Gesundheitswesen 63:683–688.

Helmchen H (2012) Ethics of clinical research with mentally ill persons. Eur Arch Psychiatry Clin Neurosci: online first, DOI 10.1007/s00406-011-0287-2.

Hoff P (2005) Die psychopathologische Perspektive. In: Bormuth M, Wiesing U (Hrsg.) Ethische Aspekte der Forschung in der Psychiatrie. Köln: Deutscher Ärzte-Verlag. S. 71–79.

Hoff P (2011) Historical Cornerstones in the Concepts of Mental Illness and their Ethical Implications. In: Festschrift für Georgios Christodoulou. Athen: Medical Arts. S. 47–54.

Hoff P, Venzlaff U (2009) Psychiatrische Begutachtung von Suizidhandlungen. In: Foerster K, Dressing H (Hrsg.) Venzlaff Foerster Psychiatrische Begutachtung. 5. Aufl. München, Jena: Elsevier, Urban & Fischer. S. 851–869.

Hoffmann-Richter U, Jeger J, Schmidt H (2012) Das Handwerk ärztlicher Begutachtung. Theorie, Methodik und Praxis. Stuttgart: Kohlhammer. S. 225–230.

Jonas H (1979) Das Prinzip Verantwortung. Versuch einer Ethik für die technologische Zivilisation. Frankfurt/M.: Insel.

Jonas H (1985) Technik, Medizin und Ethik. Praxis des Prinzips Verantwortung. Frankfurt/M.: Insel.

Joseph DI, Peele R (1975) Ethical issues in community psychiatry. Hospital & community psychiatry 26:295–299.

Kant I (1785) Grundlegung zur Metaphysik der Sitten. Riga: J F Hartknoch.

Krämer H (1992) Integrative Ethik. Frankfurt/M.: Suhrkamp.

Krämer R (1969) Die moralische Seite der Sozialpsychiatrie. Bibliotheca psychiatrica et neurologica 141:49–57.

Kutschera F von (1982) Grundlagen der Ethik. Berlin, New York: Walter de Gruyter.

Lauber C, Rössler W (2004) Empowerment: Selbstbestimmung oder Hilfe zur Selbsthilfe. In: Rössler W (Hrsg.) Psychiatrische Rehabilitation. Berlin, Heidelberg: Springer. S. 146–156.

Maio G (2012) Mittelpunkt Mensch: Ethik in der Medizin – ein Lehrbuch. Stuttgart: Schattauer.

Northoff G, Witzel J, Bogerts B (2006) Was ist »Neuroethik« – eine Disziplin der Zukunft? Nervenarzt 77:5–11.

Pauen M (2005) Illusion Freiheit? Mögliche und unmögliche Konsequenzen der Hirnforschung. 2. Aufl. Frankfurt/M.: Fischer.

Rawls J (1971) A Theory of Justice. Cambridge/ Mass: Belknap Press of Harvard University Press.

Rössler W, Lauber C (2004) Psychiatrische Rehabilitation – Vom Behinderungsmodell zum Empowerment. In: Rössler W (Hrsg.) Psychiatrische Rehabilitation. Berlin, Heidelberg: Springer. S. 1–4.

Spyk B van (2011) Das Recht auf Selbstbestimmung in der Humanforschung. Zugleich eine Untersuchung der Grundlagen und Grenzen des »informed consent« im Handlungsbereich der Forschung am Menschen. Zürich, St. Gallen: Dike.

Szmukler G (1999) Ethics in community psychiatry. Aust NZ J Psychiatry 33:328–338.

Vollmann J (1997) Die Selbstbestimmung von Patientinnen und Patienten in der sozialpsychiatrischen Praxis. Ein medizinethisches Modell und seine praktische Umsetzung. Psychiatr Prax 24:181–184.

Voren R van (2010) Political Abuse of Psychiatry – An Historical Overview. Schizophr Bull 36:33–35.

Widmer Blum CL (2010) Urteilsunfähigkeit, Vertretung und Selbstbestimmung – insbesondere: Patientenverfügung und Vorsorgeauftrag (= Luzerner Beiträge zur Rechtswissenschaft, Bd. 48). Zürich: Schulthess.

32 Rechtliche Aspekte in der Gemeindepsychiatrie

Klaus Windgassen und Hanns Rüdiger Röttgers

Kapitelübersicht

32.1 Übereinkommen über die Rechte von Menschen mit Behinderungen (UN-Behindertenrechtskonvention)
32.2 Sozialrecht
32.2.1 Probleme der Abgrenzung von Behandlung und Rehabilitation
32.2.2 Eingliederungshilfe; Abgrenzung zu Leistungen der Pflegeversicherung und Soziotherapie (SGB V)
32.3 Datenschutz und Schweigepflicht
32.4 Sozialpsychiatrische Dienste
32.5 Resümee

Zusammenfassung

Schwere chronische psychische Krankheiten haben häufig gesellschaftliche Ausgrenzung und Isolation zur Folge, aber auch eine erhebliche Einschränkung ansonsten als unveräußerlich erachteter Rechte. Die gemeindepsychiatrische Arbeit dagegen setzt sich für eine weitestgehende Teilhabe chronisch psychisch Kranker am Leben in der Gemeinschaft ein und kann sich dabei auch auf die UN-Konvention über die Rechte von Menschen mit Behinderungen vom 13 Dezember 2006 stützen (Bundesgesetzblatt 2008, Übersicht in Lewis und Bartlett 2011). Darin verpflichten sich die Staaten gemäß Art. 4, »die volle Verwirklichung aller Menschenrechte und Grundfreiheiten für alle Menschen mit Behinderungen ohne jede Diskriminierung aufgrund von Behinderung zu gewährleisten und zu fördern.« Weil diese von den meisten Staaten (und auch der Europäischen Union) unterzeichnete Konvention von weit reichender Bedeutung für die zukünftige Gesetzgebung und deren praktische Umsetzung auf nationaler Ebene ist, wird hierauf zunächst etwas näher eingegangen. Anschließend werden die gesetzlichen Rahmenbedingungen für die gemeindepsychiatrische Arbeit in Deutschland dargestellt.

32.1 Übereinkommen über die Rechte von Menschen mit Behinderungen (UN-Behindertenrechtskonvention)

Die fundamentalen Menschenrechte (vgl. Allgemeine Erklärung der Menschenrechte 1948, Internationaler Pakt über wirtschaftliche, soziale und kulturelle Rechte ICESCR 1966, Internationaler Pakt über politische und bürgerliche Rechte ICCPR 1966) gelten selbstverständlich auch für Menschen mit Behinderungen. Die UN-Behindertenrechtskonvention etabliert keine »neuen« Rechte, sondern konkretisiert und präzisiert sie im Hinblick auf die besonderen Gefährdungen von Menschen mit Behinderungen (Bielefeldt 2009, S. 16; Degener 2006). An der Entstehung dieses Übereinkommens waren Verbände der Betroffenen maßgeblich beteiligt (vgl. Degener 2006, Bernstorff 2007).

Behinderung wird dabei verstanden als »*aus der Wechselwirkung zwischen Menschen mit Beeinträchtigungen und einstellungs- und umweltbedingten Barrieren*« entstanden (Präambel), also analog zur Systematik der ICF nicht als ein defizitäres Merkmal des Einzelnen gesehen, sondern unter Berücksichtigung des gesellschaftlichen Kontextes dynamisch konzipiert. Neben der Forderung nach sozialer Inklusion kommt dem Diskriminierungsverbot zentrale Bedeutung zu. Diskriminierung aufgrund von Behinderung schließt dabei ausdrücklich auch das Versagen »angemessener Vorkehrungen« ein, die Menschen mit Behinderung die gleichberechtigte Ausübung der Grundrechte und Grundfreiheiten gewährleisten (Art. 2).

Die Konvention konkretisiert die subjektiven Rechte der Betroffenen und die von den Vertragsstaaten zu erfüllenden Verpflichtungen. Menschen mit Behinderungen haben demnach ausdrücklich das Recht, »*mit gleichen Wahlmöglichkeiten wie andere Menschen in der Gemeinschaft zu leben*«. Die Unterzeichnerstaaten haben dafür Sorge zu tragen, dass

> »Menschen mit Behinderungen gleichberechtigt die Möglichkeit haben, ihren Aufenthaltsort zu wählen und zu entscheiden, wo und mit wem sie leben, und nicht verpflichtet sind, in besonderen Wohnformen zu leben [...]« (Art. 19).

Art. 23 gewährleistet

> »das Recht aller Menschen mit Behinderungen im heiratsfähigen Alter, auf der Grundlage des freien und vollen Einverständnisses der künftigen Ehegatten eine Ehe zu schließen und eine Familie zu gründen« sowie das Recht »auf freie und verantwortungsbewusste Entscheidung über die Anzahl ihrer Kinder und Geburtenabstände«.

Art. 25 fordert die Vertragsstaaten auf, die »*Gesundheitsleistungen so gemeindenah wie möglich*« anzubieten (wobei sich diese Forderung ausdrücklich auch auf ländliche Gebiete erstreckt).

Niemand darf »*ohne seine freiwillige Zustimmung medizinischen oder wissenschaftlichen Versuchen unterworfen werden*« (Art. 15), die medizinische Versorgung bedarf – wie bei allen Patienten – »*der freien Einwilligung nach vorheriger Aufklärung*« (Art. 25). Dies bedeutet das selbstverständliche Recht des psychisch Kranken oder behinderten Menschen, genau wie ein körperlich Kranker eine Behandlung abzulehnen oder ihr zuzustimmen.

Eine schrittweise Umsetzung der konkret aufgeführten Maßnahmen wird den Vertragsstaaten zugestanden; diese stehen dazu aber nach Art. 35 in einer Berichtspflicht. Unmittelbar umzusetzen sind allerdings die »*Verpflichtungen aus diesem Übereinkommen, die nach dem Völkerrecht sofort anwendbar sind*« (Art. 4). In Deutschland ist die Behindertenrechtskonvention am 26 März 2009 in Kraft getreten.

Das Übereinkommen betrachtet Behinderung nicht als medizinisches oder psychosoziales Problem, sondern im Hinblick auf die universalen Menschenrechte. Verglichen mit den »Principles for the protection of persons with mental illness and the improvement of mental health care« (UN-Resolution vom 17 Dezember 1991) und den dort aus therapeutischen Gründen vorgenommenen Einschränkungen betont die UN-Behindertenrechtskonvention inhaltlich und auch in der Diktion eindeutig die Rechte der behinderten Menschen. Das bedeutet für ärztliches Handeln und psychiatrische Versorgung, sich von manchen tradierten Vorstellungen weiter zu lösen und umzudenken; das sozialpsychiatrische Anliegen, dem chronisch und schwer psychisch Kranken das Leben in seinem gewohnten Umfeld zu ermöglichen, wird dadurch aber zweifellos gestärkt.

Die erforderlichen Maßnahmen zur Verwirklichung der in dieser UN-Konvention festgeschriebenen Rechte sind auf nationaler Ebene in Deutschland zu einem großen Teil Gegenstand der Sozialgesetzgebung; sie hat wesentlichen Einfluss auf Versorgungsstrukturen und gemeindepsychiatrische Arbeit.

32.2 Sozialrecht

32.2.1 Probleme der Abgrenzung von Behandlung und Rehabilitation

Die sozialrechtliche Gegenüberstellung von Krankenbehandlung und Rehabilitation in Deutschland ist an somatischen Erkrankungen ausgerichtet. Eine solche Abgrenzung an Hand der angewendeten Methoden ist in der Psychiatrie nicht möglich (Berger et al. 2005); kurative und rehabilitative Ansätze unterscheiden sich allerdings auch hier in den Akzenten der Zielsetzung.

Die strikte institutionelle Trennung von Akutbehandlung und Rehabilitation beugt einerseits der »Gefahr einer Ressourcenkonzentration in der Akutbehandlung zum Nachteil der Versorgung chronisch Kranker« vor (Weig 2006). Andererseits kommt es hierdurch zu einer Fragmentierung der Versorgung, an deren Schnittstellen gerade Menschen mit schweren psychischen Krankheiten oftmals scheitern.

Dem will die *Empfehlungsvereinbarung der Krankenversicherungs- und Rehabilitationsträger über die Zusammenarbeit in Rehabilitationseinrichtungen für psychisch kranke und behinderte Menschen (RPK)* entgegenwirken. Mit dem dadurch geschaffenen Einrichtungstypus »soll eine sinnvolle Perspektive eröffnet werden, Leistungen zur medizinischen Rehabilitation und Leistungen zur Teilhabe am Arbeitsleben unter einem Dach miteinander zu verknüpfen und in einem Guss zu gestalten. Die RPK soll die Leistungen ambulant oder ambulant und stationär erbringen. Das Angebot sollte möglichst wohnortnah und vernetzt realisiert werden. Die strukturelle Einbindung dieses Einrichtungstypus in die regionale Versorgung ist dabei sicherzustellen« (Bundesarbeitsgemeinschaft für Rehabilitation 2011).

Allerdings wird dieses personenzentrierte Rehabilitationskonzept nicht flächendeckend umgesetzt; einen quantitativ belangvollen Beitrag zur Versorgung vermag es daher bis heute nicht zu leisten. Die Bundesarbeitsgemeinschaft für Rehabilitation psychisch kranker Menschen weist für das Jahr 2010 auf der Basis der Daten von 32 von 64 Mitgliedseinrichtungen insgesamt lediglich 1.306 Maßnahmen aus (Bundesarbeitsgemeinschaft RPK 2012).

Die Gesetzliche Krankenversicherung (SGB V) ist einerseits größter Kostenträger der Krankenbehandlung, andererseits zählen auch Rehabilitationsleistungen (insbesondere die medizinische Rehabilitation) zu ihren Aufgaben. Die Zuständigkeit der verschiedenen Rehabilitationsträger (GKV sowie Bundesagentur für Arbeit, Träger der Gesetzlichen Unfallversicherung, Rentenversicherungsträger, Sozialhilfeträger u. a.; SGB IX) erstreckt sich jeweils nur auf Teilbereiche der Rehabilitation. Die dabei vorgenommene Unterteilung in medizinische Rehabilitation, Teilhabe am Arbeitsleben (berufliche Rehabilitation), soziale Rehabilitation (Teilhabe am Leben in der Gemeinschaft) sowie so genannte ergänzende Rehabilitationsleistungen ist psychiatrisch problematisch, weil sich die Bereiche hier sehr stark überschneiden und zueinander in Wechselwirkung stehen. Dem einzelnen Anspruchsberechtigten sind die Abgrenzungen und Zuständigkeiten ohnehin kaum verständlich.

Die in der Psychiatrie nicht immer klar abzugrenzenden Leistungen der Akutbehandlung und Rehabilitation erfolgen zudem oft zu Lasten unterschiedlicher Kostenträger. Das führt vielfach zu Bestrebungen der GKV, die psychiatrische Versorgung eines Patienten frühzeitig zur Rehabilitationsleistung nach SGB IX zu deklarieren und damit die Kostenverantwortung auf einen anderen Leistungsträger zu verlagern.

In der stationären Akutbehandlung kann es hierdurch zu einer Marginalisierung des rehabilitativen Ansatzes kommen. So hat sich der Anteil der nach der Psychiatrie-Personalverordnung (PsychPV) ausdrücklich als rehabilitative Behandlung ausgewiesenen Behandlungsfälle in der Allgemeinpsychiatrie von über 10 % Anfang der 1990er Jahre auf 0,4 % im Jahr 2010 verringert (analog bei Abhängigkeitserkrankungen von 15 % auf 1,1 % und in der Gerontopsychiatrie von knapp 10 % auf 0,1 %). Eine weitgehend auf die Pharmakotherapie beschränkte Akutbehandlung entspräche aber weder aktuellen Behandlungsstandards und Leitlinien, noch der stationären Versorgung im gemeindepsychiatrischen Konzept der *balanced care* (Thornicroft und Tansella 2002).

Auch die Kapazitäten der verschiedenen psychiatrischen Versorgungsbereiche werden durch gesetzliche Rahmenbedingungen bestimmt. Bei Krankenhäusern erfolgt die Steuerung durch die Landeskrankenhauspläne (der Bund hat hier keine Kompetenzen); im Rehabilitationsbereich gibt es keine analoge Steuerung.

Gegensätzliche Entwicklungen sind die Folge: Während die Zahl psychiatrischer Akutbehandlungsbetten von ca. 84.000 im Jahr 1991 (Eikelmann und Harter 2006, S. 279) auf derzeit knapp 50.000 (Gesundheitsministerkonferenz der Länder 2007, S. 116) (jeweils ohne Maßregelvollzug) gesunken ist, hat sich die Zahl der stationären Rehabilitationsplätze beträchtlich erhöht, so dass es mittlerweile neben ca. 12.000 Plätzen zur stationären Entwöhnungsbehandlung (Leune 2010, S. 155) ca. 13.000 Betten in psychosomatischen Rehabilitationskliniken gibt (Statistisches Bundesamt 2008).

Problematisch ist diese Entwicklung nicht nur wegen der historisch bedingten Gemeindeferne stationärer Rehabilitationseinrichtungen. Psychosomatische Reha-Kliniken sprechen gezielt bestimmte Gruppen psychisch Kranker an (insbesondere Patienten mit depressiven Erkrankungen, Angststörungen sowie Belastungsstörungen), bleiben in ihren Konzepten aber meist einseitig psychotherapeutisch ausgerichtet und ohne Bezug zur psychiatrischen Akutbehandlung. Patienten mit psychotischen Erkrankungen werden oft explizit ausgeschlossen. Bei gleichzeitiger Verringerung rehabilitativer Ansätze in der stationären Akutversorgung und weiter fehlenden adäquaten wohnortnahen teilstationären Reha-Angeboten für stärker beeinträchtige Patienten läuft der weltweit einzigartige Ausbau der stationären psychosomatischen Rehabilitation in Deutschland gemeindepsychiatrischen Prinzipien und Notwendigkeiten zuwider.

32.2.2 Eingliederungshilfe, Abgrenzung zu Leistungen der Pflegeversicherung und Soziotherapie

Eine längerfristig bestehende Krankheit hat auch jenseits der medizinischen Aspekte Konsequenzen für einen Menschen. Besteht sie länger als sechs Monate, wird sie sozialrechtlich zu einer »Behinderung«, deren Folgen (Beeinträchtigung der »Teilhabe«) mit nichtkurativen Hilfen zur »Eingliederung« (z. B. zu Wohnen, Arbeit und Freizeitgestaltung) in die Gesellschaft entgegengewirkt werden soll. Innerhalb der Eingliederungshilfe existieren unterschiedliche Kostenträgerschaften (▸ **Tab. 32.1**). Das Zeitkriterium stellt eine legislatorische Setzung dar und ist nicht inhaltlich begründet.

Tab. 32.1: Zuständigkeitskriterien und -konstellationen im deutschen Sozialsystem

Kriterium	Merkmal	Zuständigkeit	Prototyp	Leistung des Systems
Krankheitssymptom, mit medizinischen Mitteln kurativ zu beeinflussen	Akut	SGB V	Oberschenkelhalsbruch	Operation oder konservative Behandlung, Krankengymnastik, Medikation
Krankheitssymptom, mit medizinschen/pflegerischen Mitteln nicht kurativ zu beeinflussen	Chronisch, Hilfe auf Erhaltung des status quo gerichtet, keine Besserung zu erwarten	Pflegeversicherung (SGB XI)	Körperliche Hinfälligkeit	Ambulante oder stationäre Pflege
Dauerhaft (> 6 Monate) bestehende Beeinträchtigung der gesellschaftlichen Teilhabe	Geistige Behinderung	SGB XII	Down-Syndrom	Betreuung in Wohnheim und Werkstatt für behinderte Menschen
Dauerhaft (> 6 Monate) bestehende Beeinträchtigung der gesellschaftlichen Teilhabe	Seelische Behinderung eines Kindes oder Jugendlichen	SGB VIII	Anorexia nervosa	Betreuung in einer Wohngruppe
Dauerhaft (> 6 Monate) bestehende Beeinträchtigung der gesellschaftlichen Teilhabe	Seelische Behinderung eines Erwachsenen	SGB XII	Schizophrenie	Betreuung in einem Wohnheim, Beschäftigung in einer WfbM
Dauerhaftes Funktionsdefizit, mit medizinischen Mitteln nicht wirksam zu behandeln	Körperliche Behinderung	SGB XII	Beinamputation	Rollstuhl, Umbau des Badezimmers

Ist eine Hilfe nur auf die Wahrung des Status quo oder die Sicherung des Überlebens gerichtet, hat also weder kurativen noch wiedereingliedernden Anspruch, ist die Pflegeversicherung (SGB XI) zuständig, die im § 14 explizit auch psychische Erkrankungen einbezieht.

Formal ist die ambulante psychiatrische Pflege (APP) in § 37 SGB V als Verhinderungs- oder Sicherstellungspflege beschrieben: Sie soll also Krankenhauseinweisungen verhindern und/oder die Versorgung sicherstellen. Es fehlt allerdings an Vorgaben zur Umsetzung; APP wird daher weder flächendeckend noch auf gleichem Niveau angeboten (Bundesinitiative Ambulante Pflege 2008).

Ähnliches gilt für die 2000 eingeführte Soziotherapie nach § 37a SGB V (Bundesausschuss der Ärzte und Krankenkassen 2001) (▶ **Kap. 37.2.1, Bd. 2**). In deren Rahmen können u. a. für Patienten mit schizophrenen Psychosen bis zu 120 Stunden Einzelbetreuung verordnet werden. In Modellversuchen hat sich dies als rückfallprophylaktisch und rehabilitativ wirksam erwiesen (Melchinger 1999). Faktisch wird sie allerdings wegen des hohen bürokratischen Aufwands und der geringen Vergütung kaum verordnet und angeboten. Die Kassenärztliche Bundesvereinigung konzediert dies zwar, spart die finanziellen Gründe des Scheiterns aber in ihrer Stellungnahme weitestgehend aus (Gemeinsamer Bundesausschuss 2008).

Da diese wichtigen sozialpsychiatrischen Instrumente des SGB V nicht ausreichend verfügbar sind, werden sie in den meisten Kommunen durch ambulante Leistungen der Eingliederungshilfe, vor allem ambulante Wohnbetreuungen, ersetzt.

Aus medizinischer, vor allem psychiatrischer, Perspektive sind all diese Kriterien im Einzelfall uneindeutig: eine chronische Schizophrenie führt nicht selten zu einer Antriebsstörung und/oder zu Wahnerleben (medizinisches Symptom), wodurch auch die Teilnahme am allgemeinen gesellschaftlichen Leben beeinträchtigt wird (Eingliederungshilfebedarf).

Für typische Fallkonstellationen haben sich vor Ort in der Regel einvernehmliche oder zumindest abgestimmte Verfahrensabläufe etabliert, um die in der Zersplitterung des Systems angelegten Zuständigkeitsstreitigkeiten nicht auf dem Rücken der Erkrankten auszutragen (vergl. Landschaftsverband Rheinland 2005).

Während die Gesetzliche Krankenversicherung auf Bundesrecht beruht und von den gesetzlichen Krankenkassen als öffentlich-rechtlichen Körperschaften bundeseinheitlich ausgeführt wird, beruht das Sozialhilferecht zwar auch auf Bundesrecht, wird aber im wesentlichen von Kommunen ausgeführt. Diese kommunale Zuständigkeit und Trägerschaft ist nicht einheitlich organisiert, sondern teilt sich wiederum in die »örtliche« und die »überörtliche« Sozialhilfe, zudem ist für einen Teil der Bevölkerung, nämlich Kinder und Jugendliche, nach dem SGB VIII die Jugendhilfe zuständig (▶ **Tab. 32.2**).

Aus sozialpsychiatrischer Perspektive sind folgende Leistungen der Eingliederungshilfe von besonderer Bedeutung:

- *Leistungen zur Alltagsbewältigung*:
  - Ambulante Wohnbetreuung
  - Tagesstätten
  - Kontaktstellen
  - Wohnheime
  - Wohnheime an Werkstätten für behinderte Menschen
- *Leistungen zur Teilhabe am Arbeitsleben*:
  - RPK (Rehabilitation für psychisch Kranke); Schwerpunkt bei der Wiedereingliederung schizophreniekranker Menschen
  - Selbsthilfefirmen
  - Integrationsstellen/Integrationsämter der überörtlichen Sozialhilfeträger
  - Werkstätten für behinderte Menschen

Tab. 32.2: Eingliederungshilfe: Zuständigkeiten und Probleme

Sozialhilfe (§ 53 SGB XII): allgemeine Zuständigkeit für »körperliche, geistige und seelische Behinderungen«, wenn nicht andere zuständig sind	**Jugendhilfe (§ 35 a SGB VIII)**: Zuständigkeit für »seelisch behinderte oder von seelischer Behinderung bedrohte« Kinder und Jugendliche bis 21/27 Jahre
Ambulante Hilfen: örtlicher Sozialhilfeträger (Gemeinde, Stadt, Landkreis) Stationäre Hilfen: Überörtlicher Sozialhilfeträger (je nach Bundesland zum Beispiel Landschaftsverband, Bezirk, Landeswohlfahrtsverband, Landesamt für zentrale soziale Aufgaben [...])	In der Regel örtlicher Träger (Stadt, Kreis; große kreisangehörige Städte haben gelegentlich ein eigenes Jugendamt)
Hilfegewährung in unterschiedlichen Verfahrensweisen, in der Regel fachliche Begutachtung durch externe Stellen (Gesundheitsamt, externe Gutachter)	Hilfegewährung im Rahmen der (primär für pädagogische Problemstellungen entwickelten) Jugendhilfeplanung, die für rasche Veränderungen bei psychischen Erkrankungen im Allgemeinen zu schwerfällig ist; in der Regel fachliche Begutachtung aufgrund eigener (tatsächlicher oder in Anspruch genommener) Kompetenz
Typische Kostenträgerstreitigkeiten	
»Mehrfachbehinderung«: Es entscheidet die »führende Behinderung« über die gesamte Kostenzuständigkeit. Hier oft erbitterte Auseinandersetzungen zwischen den Behörden mit Hilfe jeweils »geeigneter« Gutachten, um die Kostenverantwortung zu vermeiden. Beispiel: psychische Erkrankung eines geistig oder körperlich behinderten Jugendlichen, Autismus-Spektrum-Störungen mit kognitiver Beeinträchtigung	
Überschreitung der Altersgrenze von 21 Jahren: Wenn die Behinderung bereits vor dem 21. Lebensjahr bestanden hat und die Jugendhilfe vorher tätig geworden ist, bleibt sie zuständig. Jugendämter argumentieren nicht selten mit »neu aufgetretener« Behinderung, um die Zuständigkeit an das Sozialamt abzugeben (oder bemühen sich, das Problem bis zur Vollendung des 21. LJ. auszusitzen), das Sozialamt versucht zu belegen, dass die derzeitige Problematik dem Grunde nach vor Vollendung des 21. LJ begonnen hat bzw. begründet ist.	

32.3 Datenschutz und Schweigepflicht

Die persönlichen Daten psychisch kranker und behinderter Menschen unterliegen selbstverständlich dem gleichen Schutz wie die Daten eines jeden anderen; Art. 22 der UN-Behindertenkonvention stellt ausdrücklich fest:

> »Die Vertragsstaaten schützen auf der Grundlage der Gleichberechtigung mit anderen die Vertraulichkeit von Informationen über die Person, die Gesundheit und die Rehabilitation von Menschen mit Behinderungen.«

Auch die den Vertragsstaaten auferlegte Pflicht zur Statistik und Datensammlung steht unter dem Vorbehalt des Datenschutzes (Art. 31). In Deutschland sollen Bundes- und Länderdatenschutzgesetze die Verwirklichung des Grundrechtes auf informationelle Selbstbestimmung gewährleisten.

Die besondere Sensibilität der in psychiatrischer Behandlung offenbarten persönlichen Daten verlangt vor allem aber die besonders strikte Beachtung des § 203 StGB (*Verletzung von Privatgeheimnissen*), dem zufolge alle an der Behandlung beteiligten Personen (Ärzte und Krankenpflegepersonal, Psychologen, Sozialarbeiter, Ergotherapeuten, Angehörige anderer Heilberufe) der Schweigepflicht unterliegen. Die unbefugte Weitergabe von Informationen aus der Behandlung eines Patienten ist ein Straftatbestand und wird mit Freiheitsstrafe bis zu einem Jahr oder mit Geldstrafe geahndet.

Die Schweigepflicht gilt auch gegenüber Angehörigen (einschließlich Eltern, Kindern, Ehepartner) des Betroffenen sowie gegenüber ihrerseits unter Schweigepflicht stehenden Berufskollegen und Mitarbeitern des Geheimnisträgers, soweit sie nicht selbst mit der Angelegenheit des Betroffenen befasst sind. Sie gilt grundsätzlich auch gegenüber Sozialleistungsträgern, Behörden (einschließlich Strafverfolgungsbehörden) und Gerichten. Auskünfte über alles, was im Behandlungs- oder Betreuungskontext erfahren wurde, dürfen nur erteilt werden, wenn eine Entbindung von der Schweigepflicht durch den Betroffenen vorliegt oder eine gesetzliche Bestimmung dies erlaubt.

Wer Sozialleistungen beantragt, hat im Rahmen der Verpflichtung zur Mitwirkung (§ 60 SGB I) »*alle Tatsachen anzugeben, die für die Leistung erheblich sind, und auf Verlangen des zuständigen Leistungsträgers der Erteilung der erforderlichen Auskünfte durch Dritte zuzustimmen*«. Informationen dürfen von den in § 35 SGB I aufgeführten Stellen nur eingeholt werden, »*wenn ihre Kenntnis zur Erfüllung einer Aufgabe der erhebenden Stelle nach diesem Gesetzbuch erforderlich ist*« (§ 67a SGB X).

In der sozial- und gemeindepsychiatrischen Praxis ergeben sich in Zusammenhang mit den Bestimmungen zum Datenschutz und zur Schweigepflicht in mehreren Bereichen Probleme und Konflikte.

1. Gemeindepsychiatrische Arbeit erfolgt in einem multiprofessionellen Team. Wenn ein Betroffener mit einem Teammitglied des Vertrauens über intime Fragen (z. B. der Sexualität) spricht, heißt das nicht, dass er das gesamte Team informiert wissen möchte. Angehörigen aller Berufsgruppen mangelt es häufig an Sensibilität bei der Abwägung, welche über persönliche Angelegenheiten anvertraute Information auch gegenüber anderen Teammitgliedern vertraulich zu behandeln ist und welche nicht (wobei sich dann gleich die Frage anschließt, wie therapeutisch mit einer Situation umzugehen ist, in der ein einzelnes Teammitglied von einem Betreuten in ein Geheimnis einbezogen und zur Vertraulichkeit verpflichtet wird).
2. Im Rahmen seiner Mitwirkungspflicht gemäß § 60 SGB I ist die Verpflichtung eines Antragstellers bzw. Leistungsempfängers zur Erteilung von Auskunft über seine persönlichen Verhältnisse (bzw. seine Zustimmung, diese Auskünfte bei Dritten einzuholen) auf Angaben beschränkt, *die für die Leistung erheblich sind*. Viele Details eines Arztbriefes aber sind für die Prüfung eines Leistungsanspruchs unerheblich.
   Die Gesetzlichen Krankenkassen haben kein eigenständiges Recht auf Einsichtnahme in Behandlungsunterlagen; sie können sich aber des Medizinischen Dienstes der Krankenversicherung bedienen (§ 275 SGB V), der Sozialdaten, also Angaben über persönliche oder sachliche Verhältnisse eines Leistungsempfängers, erheben (und ihn ggf. auch untersuchen) darf, allerdings auch nur, soweit das für die Erfüllung seiner Aufgabe erforderlich ist.
3. Der Schweigepflicht gemäß § 203 StGB unterliegt auch die Tatsache, dass und ggf. wann ein Patient behandelt wurde. Nach den Meldegesetzen der Länder sind Krankenhäuser, Pflegeheime oder ähnliche Einrichtungen verpflichtet, der Meldebehörde, Polizei und Staatsanwaltschaft auf Anfrage bestimmte Auskünfte zu erteilen,

wenn dies zur Abwehr einer erheblichen und gegenwärtigen Gefahr, zur Verfolgung von Straftaten (nicht aber Ordnungswidrigkeiten) oder zur Aufklärung des Schicksals von Vermissten und Unfallopfern im Einzelfall erforderlich ist. Oftmals ist für Mitarbeiter psychiatrischer Einrichtungen schwer zu erkennen, ob die Anfrage einer Behörde tatsächlich die Voraussetzung zur Auskunftserteilung erfüllt. Im Zweifelsfall empfiehlt sich die Nachfrage, auf welcher Rechtsgrundlage die Auskunft begehrt wird.

Im Falle »einer gegenwärtigen, nicht anders abwendbaren Gefahr« für andere (oder deren gewichtige Rechtsgüter) ist unter besonderen Umständen der Bruch der Schweigepflicht oder ein Verstoß gegen die Bestimmungen der Datenschutzgesetze nicht rechtswidrig (§34 StGB Rechtfertigender Notstand), vorausgesetzt, dass bei Abwägung die betroffenen Rechtsgüter bzw. die ihnen drohenden Gefahren schwerer wiegen als der Schutz des Privatgeheimnisses.

4. Der besonderen Schutzbedürftigkeit von Kindern trägt die UN-Kinderrechtskonvention vom 20. November 1989 Rechnung, der zufolge die Vertragsstaaten alle geeigneten Maßnahmen zu treffen haben,

> »um das Kind vor jeder Form körperlicher oder geistiger Gewaltanwendung, Schadenzufügung oder Misshandlung, vor Verwahrlosung oder Vernachlässigung, vor schlechter Behandlung oder Ausbeutung einschließlich des sexuellen Missbrauchs zu schützen, solange es sich in der Obhut der Eltern oder eines Elternteils [...] oder einer anderen Person befindet, die das Kind betreut« (Art. 19).

Das unter anderem als Reaktion auf schwere Missbrauchs- und Vernachlässigungsfälle am 1. Januar 2012 in Kraft getretene Gesetz zur Kooperation und Information im Kinderschutz (KKG) formuliert in § 4 einen rechtlichen Rahmen für die *Beratung und Übermittlung von Informationen durch Geheimnisträger bei Kindeswohlgefährdung*. Halten Mitarbeiter gemeindepsychiatrischer Einrichtungen (Ärzte, Angehörige eines anderen Heilberufes, Psychologen, Suchtberater), denen *in Ausübung ihrer beruflichen Tätigkeit gewichtige Anhaltspunkte für die Gefährdung des Wohls eines Kindes oder eines Jugendlichen bekannt* werden, nach Ausschöpfung anderer, im Gesetz aufgeführter Maßnahmen »*ein Tätigwerden des Jugendamtes für erforderlich, um eine Gefährdung des Wohls eines Kindes oder eines Jugendlichen abzuwenden, so sind sie befugt, das Jugendamt zu informieren; hierauf sind die Betroffenen vorab hinzuweisen, es sei denn, dass damit der wirksame Schutz des Kindes oder des Jugendlichen in Frage gestellt wird.*«

Auch wenn in diesem Gesetz in besonderen Fällen die Information des Jugendamtes ohne Zustimmung der Eltern bzw. Personensorgeberechtigten ausdrücklich (und unabhängig davon, ob diese durch psychische Krankheit belastet sind oder nicht) geregelt wird, so zielt es gemäß § 1 vorrangig darauf ab, das Wohl von Kindern und Jugendlichen dadurch zu schützen, dass Eltern bei der Wahrnehmung ihres Erziehungsrechts und ihrer Erziehungsverantwortung unterstützt werden.

32.4 Sozialpsychiatrische Dienste

Aufgaben und Kompetenzen der sozialpsychiatrischen Dienste (SPsD) werden in den Gesetzen über Hilfen und Schutzmaßnahmen für Psychisch Kranke bzw. den Unterbringungsgesetzen der Bundesländer geregelt. Exemplarisch seien einige Bestimmungen aus dem »Gesetz über Hilfen und Schutzmaßnahmen bei psychischen Krankheiten (PsychKG) NRW« zitiert und kurz erläuternd kommentiert.

> (1) Dieses Gesetz regelt
> 1. Hilfen für Personen, bei denen Anzeichen einer psychischen Krankheit bestehen, die psychisch erkrankt sind oder bei denen die Folgen einer psychischen Krankheit fortbestehen (Betroffene),
> 2. die Anordnung von Schutzmaßnahmen durch die untere Gesundheitsbehörde, soweit gewichtige Anhaltspunkte für eine Selbstgefährdung oder eine Gefährdung bedeutender Rechtsgüter anderer auf Grund einer psychischen Krankheit bestehen, und
> 3. die Unterbringung von den Betroffenen, die psychisch erkrankt sind und dadurch sich selbst oder bedeutende Rechtsgüter anderer erheblich gefährden.
> (2) Psychische Krankheiten im Sinne dieses Gesetzes sind behandlungsbedürftige Psychosen sowie andere behandlungsbedürftige psychische Störungen und Abhängigkeitserkrankungen von vergleichbarer Schwere.

Bedeutsam ist, dass das Gesetz sich ausdrücklich auf Psychosen und Erkrankungen vergleichbarer Schwere bezieht, wobei der Begriff der »Schwere« sich auf die sozialen und lebenspraktischen Einschränkungen bezieht. Daher liegt ein Schwerpunkt auch auf Schutzmaßnahmen und Unterbringung. Die Erkrankung an sich ist kein Eingriffsgrund; Schutzmaßnahmen sind nur dann zulässig, wenn eine Gefährdung vorliegt. Dies korrespondiert mit der höchstrichterlich festgeschriebenen »Freiheit zum Kranksein«. Als Adressaten explizit ausgeschlossen sind nach Abs. 3 Personen, die forensisch-psychiatrisch oder aber zivilrechtlich untergebracht sind.

> § 3 Ziel und Art der Hilfen
> (1) Die Hilfen sollen Betroffene aller Altersstufen durch rechtzeitige, der Art der Erkrankung angemessene medizinische und psychosoziale Vorsorge- und Nachsorgemaßnahmen befähigen, ein eigenverantwortliches und selbstbestimmtes Leben in der Gemeinschaft zu führen, sowie [...] insbesondere Unterbringungen vermeiden. Befinden sich die Betroffenen in [...] ärztlicher und psychotherapeutischer[...] Behandlung, werden die Hilfen ergänzend gewährt.
> (2) Art, Ausmaß und Dauer der Hilfen richten sich, soweit dieses Gesetz nicht bestimmte Maßnahmen vorschreibt, nach den Besonderheiten des Einzelfalles. Sie werden nur geleistet, wenn sie freiwillig angenommen werden.

> § 4 Anspruch auf Hilfen
> (1) Die Hilfen sind zu gewähren, sobald dem Träger dieser Hilfen durch begründeten Antrag Hilfebedürftiger oder Dritter bekannt wird, dass die in § 1 Abs. 1 Nr. 1 bezeichneten Voraussetzungen vorliegen.
> (2) Der Träger der Hilfen soll darüber hinaus von Amts wegen tätig werden, wenn Anhaltspunkte vorliegen, dass Hilfebedürftige nicht in der Lage sind, Hilfen zu beantragen.

Sozialpsychiatrische Dienste tragen danach eine Verantwortung dafür, schwer kranke Personen, die außerstande sind, für sich Sorge zu tragen, aktiv aufzusuchen. Das offenkundige, im Gesetz aber nicht aufgelöste Spannungsverhältnis zum § 3 II 2, nach dem Hilfen nur bei freiwilliger Annahme geleistet werden, spiegelt die Doppelfunktion Sozialpsychiatrischer Dienste mit Fürsorge-, aber auch ordnungsbehördlichen Aspekten wider.

> § 5 Träger der Hilfen
> (1) Die Hilfen obliegen den Kreisen und kreisfreien Städten – unteren Gesundheitsbehörden – als Pflichtaufgabe [...] und werden insbesondere durch Sozialpsychiatrische Dienste geleistet. Die unteren Gesundheitsbehörden haben darauf hinzuwirken, dass insbesondere ambulante Dienste und Einrichtungen, die die klinische Versorgung ergänzen, in Anspruch genommen werden können.

Wie in NRW sind SPsD auch in den anderen Bundesländern in der Regel kommunal organisiert, also bei Stadt oder (Land-)Kreis angesiedelt. Es gibt regionale Sonderlösungen; in Bremen etwa werden die Aufgaben faktisch von den psychiatrischen Krankenhäusern wahrgenommen.

Die SPsD sind heterogen ausgestattet; in der Regel bestimmt die finanzielle Leistungsfähigkeit der Kommune die Ausstattung, da die Bundesländer den Kommunen zwar den SPsD vorschreiben, aber dessen Kosten nicht erstatten. Einige Ländergesetze (PsychKG Niedersachsen) schreiben eine fachärztliche Leitung vor, das PsychKG NRW lediglich die Leitung durch einen »in der Psychiatrie erfahrenen Arzt«. Die Mehrzahl der Mitarbeiter hat eine sozialarbeiterische Qualifikation, hinzu kommen Psychologen, Pädagogen, Pflegekräfte und Verwaltungspersonal.

Unumstrittene Kernaufgabe ist die (den Leistungen des Gesundheitssystems nachrangige) Versorgung chronisch und schwer kranker Patienten, vor allem von Menschen mit schizophrenen Psychosen, die umgangssprachlich als »nicht wartezimmerfähig« oder »nicht therapiemotiviert« bezeichnet werden. Hierzu gehört auch die oft langfristige aufsuchende Betreuung und die Vermittlung von Hilfen innerhalb und außerhalb des Gesundheitssystems (PsychKG NRW: »*ambulante Dienste und Einrichtungen, die die klinische Versorgung ergänzen*«).

Zum Tätigkeitsspektrum gehören Sprechstunden, Beratungsangebote, Öffentlichkeitsarbeit und die Durchführung von Angehörigen- und Betroffenengruppen. Der Sozialpsychiatrische Dienst stellt darüber hinaus die Indikation für Maßnahmen der Eingliederungshilfe, etwa zu Wohnen und Tagesgestaltung, erstellt die erforderlichen Gutachten für die Kostenträger und vermittelt Kontakte zu anderen Hilfesystemen, z. B. im Bereich Arbeit (▸ **Tab. 32.3**).

Wichtige Aufgabe der SPsD ist in jedem Falle die fachliche Einleitung und Begleitung von Unterbringungsmaßnahmen; entweder berät der SPsD die zuständige örtliche Ordnungsbehörde oder nimmt diese Aufgaben sogar selbst wahr. Hierfür bedarf es dann einer besonderen Qualifikation und Bestellung als »Vollzugsbeamter«. Eine solche Doppelfunktion aus fürsorglicher und hoheitlicher Tätigkeit ist innerhalb der SPsD allerdings heftig umstritten: die Befürworter argumentieren mit »kurzen Wegen« und raschen Entscheidungsprozessen für die Ordnungsamtsfunktion, die Gegner befürchten den Verlust des Vertrauensverhältnisses bei Zwangsmaßnahmen.

Tab. 32.3: Mögliches Aufgabenspektrum der Sozialpsychiatrischen Dienste

Beratung	Einzelfallhilfen	Krisenintervention und Unterbringung	Psychiatrieplanung
Einzelberatung	Sprechstunden	Informelle fachliche Krisenintervention (telefonisch, vor Ort)	Beratung kommunaler Entscheidungsträger und Gremien
Angehörigenberatung	Hausbesuche	Trägerschaft/Koordination kommunaler Krisendienste	Eigene Durchführung von kommunalen Planungssitzungen
Öffentlichkeitsarbeit	Vermittlung von Hilfen	Fachberatung für Ordnungsbehörden und rechtliche Betreuer	Erarbeitung kommunaler Psychiatriepläne
Institutionsberatung	Begutachtung für Kostenträger	Gutachtenerstellung im vorläufigen und regulären Unterbringungsverfahren	Anregungen zur Schaffung und Gestaltung von kommunalen Angeboten
Gruppenangebote für Betroffene, Angehörige	Ambulante Behandlung mit KV-Ermächtigung (gelegentlich)	Eigene ordnungsbehördliche Funktion (gelegentlich)	
	Trägerschaft von komplementären Einrichtungen		

Sehr unterschiedlich sind die Aufgabenzuweisungen im Bereich der kommunalen Psychiatrieplanung: Manche PsychKG verweisen, wie das aus NRW, auf die allgemeinen Planungsaufgaben der Gesundheitsämter, andere, wie das aus Niedersachsen, beauftragen die SPsD verbindlich damit, kommunale Psychiatriekonferenzen zu veranstalten und sogenannte »Sozialpsychiatrische Pläne« zu allen Fragen der Versorgung psychisch Kranker zu erarbeiten.

Solche Dokumente sind von sehr unterschiedlicher Qualität und greifen teils sehr differenziert auch fachliche und überregional bedeutsame aktuelle Fragen der Psychiatrie auf (Stadt Oldenburg 2011). Gemeinsames Problem aller kommunalen Psychiatrieplanungen ist allerdings, dass sie ohne eigene exekutive Befugnisse und ohne eigene finanzielle Mittel erfolgen und so stets auf konsensuale Lösungen angewiesen sind. Letztlich kann eine kommunale Psychiatriekonferenz weder Krankenkassen noch Krankenhausträger oder die Handlungsweisen der Kassenärztlichen Vereinigungen über den Appell hinaus beeinflussen, so dass mancher kommunale Bericht über Jahre hinweg weiterbestehend bekannte Defizite, wie die Blockade der Soziotherapie gem. § 37 a SGB V durch die Krankenkassen, beschreibt.

Einige SPsD verfügen über eine kassenärztliche Behandlungsermächtigung, oftmals stellen sich die Kassenärztlichen Vereinigungen aber dagegen. Dies führt gerade in schwach versorgten Gebieten zu Verzögerungen und Kompetenzproblemen.

Die Entwicklung der SPsD ist, fasst man bundesweite Trends zusammen und abstrahiert von regionalen Besonderheiten, davon gekennzeichnet, dass sie von einem »Universaldienstleister« mit umfassendem Auftrag für das gesamte Zuständigkeitsgebiet immer mehr zu einer koordinierenden Instanz werden, während unterschiedliche Träger die direkten, klientenbezogenen Angebote übernehmen. Dieser Trend entspricht der Entwicklung in anderen Bereichen der kommunalen Daseinsfürsorge.

32.5 Resümee

Die Gemeindepsychiatrie hat die Aufgabe, das Leben in der Gemeinschaft auch für die Menschen zu unterstützen, die aufgrund schwerer und/oder chronischer psychischer Störungen dazu selbst nicht ausreichend in der Lage sind. Neben den Erkenntnissen der Psychiatriereform (in der Bundesrepublik vor allem aufgrund der Enquete) kann sie sich dabei auch auf supranationales und nationales Recht stützen. Die Methoden und Instrumente der Gemeindepsychiatrie sind allerdings aufgrund vielfacher Schnittstellenprobleme und Zuständigkeitsfragen begrenzt. Der Anspruch tatsächlichen Lebens »in der Gemeinschaft« kann nicht immer eingelöst werden; hierzu trägt einerseits die Schwere der Erkrankungen bei, andererseits aber auch eine Tendenz der Träger zu eher kustodialen Langzeitversorgungseinrichtungen (Wohnheime, Werkstätten). Die materielle Ausstattung und fachliche Qualität der gemeindepsychiatrischen Versorgung ist sehr unterschiedlich, eine Wirksamkeitsforschung findet in Deutschland kaum statt. Der Kontrast zwischen erheblichen Aufwendungen für die »psychosomatische Rehabilitation« leichterer Störungen und der Ressourcenknappheit für Menschen mit schweren und schwersten Erkrankungen ist augenfällig und fachlich wie ethisch höchst problematisch. Er betrifft sowohl das Gebiet der Gemeindepsychiatrie insgesamt wie auch speziell die ambulante Behandlung, lässt sich allerdings angesichts der Konstellation berufsständischer, politischer und Kostenträgerinteressen zur Zeit nicht auflösen.

Literatur

Berger M, Weig W, Becker T (2005) Rolle der Rehabilitation im Versorgungsspektrum psychischer Erkrankungen. In: Berger M, Fritze J, Roth-Sackenheim C et al. (Hrsg.) Die Versorgung psychischer Erkrankungen in Deutschland. Heidelberg: Springer.

Bernstorf JV (2007) Zeitschrift für ausländisches Recht und Völkerrecht 67:1041–1063.

Bielfeldt H (2009) Zum Innovationspotential der UN-Behindertenrechtskonvention. Berlin: Deutsches Institut für Menschenrechte.

Bundesarbeitsgemeinschaft für Rehabilitation (BAR) e. V. (2011) Empfehlungsvereinbarung vom 29. September 2005 über die Zusammenarbeit der Krankenversicherungsträger und der Rentenversicherungsträger sowie der Bundesagentur für Arbeit bei der Gewährung von Leistungen zur Teilhabe in Rehabilitationseinrichtungen für psychisch kranke und behinderte Menschen und Handlungsempfehlungen für die praktische Umsetzung der RPK-Empfehlungsvereinbarung vom 4. November 2010. Frankfurt.

Bundesarbeitsgemeinschaft RPK (2012) (http://www.bagrpk.de/auswertung/index.htm; letzter Zugriff am 18.01.2012).

Bundesausschuss der Ärzte und Krankenkassen (2001) Richtlinien des Bundesausschusses der Ärzte und Krankenkassen über die Durchführung von Soziotherapie in der vertragsärztlichen Versorgung (Soziotherapierichtlinien) (http://www.g-ba.de/downloads/62-492-5/RL_Soziotherapie_2001-08-23.pdf; letzter Zugriff am 15.2.2012).

Bundesgesetzblatt Jahrgang 2008 Teil II Nr. 35, ausgegeben zu Bonn am 31. Dezember 2008 (http://www.un.org/Depts/german/uebereinkommen/ar61106-dbgbl.pdf; letzter Zugriff am 16.02.2012).

Bundesinitiative Ambulante Psychiatrische Pflege (2008) Was ist psychiatrische Pflege, was ist APP (http://www.bapp.info/texte/psychpfl.pdf; letzter Zugriff am 15.2.2012).

Eikelmann B, Harter C (2006) Entwicklung und Nutzung der psychiatrisch-psychotherapeutischen Versorgung in Deutschland. Nervenheilkunde 25:278–285.

Degener T (2006) Menschenrechtsschutz für behinderte Menschen. Vereinte Nationen 54:104–110.

Gemeinsamer Bundesausschuss (2008) Evaluationsbericht. Bericht der Geschäftsführung im Auftrag des Unterausschusses Soziotherapie (http://www.g-ba.de/downloads/17-98-2516/2008-01-17-Evaluationsbericht-Soziotherapie_korr.pdf; letzter Zugriff am 15.2.2012).

Gesundheitsministerkonferenz der Länder (2007) Psychiatrie in Deutschland – Strukturen, Leistungen, Perspektiven. Erarbeitet von der Arbeitsgruppe Psychiatrie der Obersten Landesgesundheitsbehörden im Auftrag der Gesundheitsministerkonferenz (76. Sitzung, Beschluss vom 02./03.07.2003).

Landschaftsverband Rheinland (2005) Abgrenzung der Leistungen des SGB XII gegenüber denen des SGB VIII bei der Eingliederungshilfe für seelisch behinderte Kinder und Jugendliche (http://www.lvr.de/app/resources/abgrenzung.pdf; letzter Zugriff am 15.2.2012).

Leune J (2010) Suchtkrankenhilfe in Deutschland. In: Deutsche Hauptstelle für Suchtfragen (Hrsg.) Jahrbuch Sucht 2010. Geesthacht: Neuland.

Lewis O, Bartlett P (2011) International human rights and community mental health. In: Thornicroft G, Szmukler G, Mueser KT et al. (Hrsg.) Oxford Textbook of Community Mental Health. New York: Oxford University Press.

Melchinger H (1999) Ambulante Soziotherapie (= Schriftenreihe des Bundesministeriums für Gesundheit, Bd. 115). Baden-Baden: Nomos.

Stadt Oldenburg (2011) Sozialpsychiatrische Plan 2007–2009 und 2011 (http://www.oldenburg.de/stadtol/index.php?id=4326 und http://www.oldenburg.de/stadtol/index.php?id=8053; letzter Zugriff am 15.2.2012).

Statistisches Bundesamt (2008) Grunddaten der Vorsorge- und Rehabilitationseinrichtungen (http://www.destatis.de/jetspeed/portal/cms/Sites/destatis/Internet/DE/Content/Publikationen/Fachveroeffentlichungen/Gesundheit/VorsorgeRehabilitation/GrunddatenVorsorgeReha2120612087004,property=file.pdf; letzter Zugriff am 9.1.2012).

Thornicroft G, Tansella M (2002) Balancing community-based and hospital-based mental health care. World Psychiatry 1:84–90.

Weig W (2006) Sozialrechtliche Grundlagen der Krankenhausbehandlung in der Psychiatrie und Psychotherapie in Abgrenzung von der Rehabilitation. Nervenarzt 77:847–851.

33 Autonomie und Zwang

Tilman Steinert

Kapitelübersicht

33.1 Schutz der Autonomie des psychisch Kranken
33.2 Autonomie vs. Fürsorgepflicht
33.3 Medizinethische Konstrukte/Rechtsvorstellungen
33.4 Maßnahmen gegen den Willen der Betroffenen (Zwangsmaßnahmen)
33.5 Kulturelle Vielfalt oder Mangel an Evidenz?
33.6 Behandlungsqualität und Menschenwürde
33.7 Prävention von Zwangsmaßnahmen

Zusammenfassung

Die Rechte des Patienten auf Wahrung seiner Autonomie stehen in Fällen von schweren psychischen Erkrankungen mit Einwilligungsunfähigkeit und fehlender Krankheitseinsicht in Konflikt mit dem ethisch gleichermaßen wichtigen Prinzip der Fürsorgepflicht. Generell hat sich die Rechtsprechung in Europa und den USA in den letzten Jahrzehnten stetig in Richtung einer immer stärkeren Betonung der Autonomierechte entwickelt, auch unter Inkaufnahme potenzieller Gefahren für den Patienten selbst und Dritte. Freiheitsbeschränkende Zwangsmaßnahmen und zwangsweise Behandlung werden deshalb hinsichtlich ihrer Berechtigung besonders kritisch diskutiert. Angesichts der bestehenden kulturellen Vielfalt und der auch innerhalb einzelner Länder stark unterschiedlichen Praxis sind einheitlich gehandhabte Verfahrensempfehlungen, qualitätssichernde Maßnahmen und Transparenz dringend geboten.

33.1 Schutz der Autonomie des psychisch Kranken

Das Selbstverständnis der Psychiatrie war traditionell lange Zeit einseitig paternalistisch. Bis in das 20. Jahrhundert widersetzte sich die Anstaltspsychiatrie in Deutschland einer gesetzlichen Regelung der Einweisungs- und Unterbringungspraxis, die als Einmischung in die psychiatrische Kompetenz empfunden wurde (Brink 2010). Eine ethische Grundsatzerklärung für die Psychiatrie, in der Patientenrechte und daraus resultierende Konflikte für die ärztliche Entscheidungsfindung erstmals explizit artikuliert wurden, war die Deklaration von Hawaii auf dem Weltkongress der World Psychiatric Association 1977. In dieser Deklaration werden in allgemeiner Form ethische Prinzipien des Respekts der Patientenautonomie, der notwendigen Bestandteile einer informierten Zustimmung und der Voraussetzungen für Zwangsbehandlungen artikuliert (Steenfeldt-Foss 2010). 1991 nahm die UN-Vollversammlung die Resolution 46/119 über »The ten Principles for the Protection of Persons with Mental Illness and the Improvement of Mental Health Care« an. Drei dieser zehn Prinzipien waren die Versorgung mit der am wenigsten restriktiven Form psychiatrischer Versorgung, Selbstbestimmung und das Recht auf Hilfe in der Ausübung des Selbstbestimmungsrechts. Die in diesen Formulierungen verkörperten Prinzipien gaben Anlass zu einer Neuformulierung der Deklaration von Hawaii, der noch heute als Bezugspunkt psychiatrischen Handelns gültigen Deklaration von Madrid 1996. In der Deklaration von Madrid (Helmchen 1996) wird explizit formuliert:

> »Psychiater sollen therapeutische Maßnahmen so gestalten, dass sie die Freiheit des Patienten so wenig wie möglich beeinträchtigen [...] Im therapeutischen Prozess sollte der Patient als Partner aus eigenem Recht angenommen werden [...] Gegen den Willen des Patienten soll keine Behandlung durchgeführt werden, es sei denn, dass die Vorenthaltung der Behandlung das Leben des Patienten oder anderer Personen in seiner Umgebung gefährden würde. Die Behandlung muss immer im besten Interesse des Patienten sein.«

In den USA hatte die Rechtsprechung mit einer Grundsatzentscheidung schon 1966 den Weg dahin gebahnt, dass sowohl freiwillig als auch unfreiwillig behandelte Patienten das Recht auf eine Behandlung in einem möglichst wenig restriktiven Setting haben sollten (»least restrictive alternative«). Dies erwies sich als der rechtliche Schlüssel zum Aufbau einer gemeindepsychiatrischen Versorgung, auf die Patienten gegebenenfalls ein einklagbares Recht in Anspruch nehmen konnten. 1999 hatte sich der oberste Gerichtshof der USA noch einmal mit dieser Angelegenheit zu befassen und entschied, dass ungerechtfertigte institutionelle Isolierung behinderter Personen eine nicht zulässige Form der Diskriminierung darstelle. Das Gericht zeigte auch gleichzeitig Limitationen auf bezüglich der Angemessenheit des Einsatzes von Ressourcen (Appelbaum 1999). 2000 verabschiedete das Steering Committee on Bioethics des Europarats ein »White Paper on the protection of the human rights and dignity of people suffering from mental disorder, especially those placed as involuntary patients in a psychiatric establishment« (Council of Europe 2000). Es wurde in Abstimmung mit dem Europäischen Anti-Folter-Kommittee (Committee for the Prevention of Torture and Inhuman or Degrading Treatment or Punishment, CPT) erarbeitet. Damit sollten die Grundzüge für eine Psychisch-Kranken-Gesetzgebung in den Mitgliedsländern charakterisiert werden. Die Unschärfen der Diagnosen psychischer Erkrankungen werden betont und als Voraussetzung für Unterbringung oder Behandlung gegen den Willen der betreffenden Personen werden ernste Selbst- oder Fremdgefährdung benannt. Im Fall unfreiwilliger Behandlung und Unterbringung wird die Hinzuziehung einer unabhängigen Instanz für zwingend erforderlich gehalten; wiederholt wird darauf hingewiesen, dass soweit irgend möglich die informierte Zustimmung des Patienten zur Behandlung zu erreichen sei. Alle an psychischen Erkrankungen leidenden Personen sollten alle bürgerlichen und politischen Rechte, für die sie entscheidungsfähig seien, behalten. Auch hier wird ausgeführt, dass alle diese Personen im möglichen Ausmaß das Recht haben sollten, in der Gemeinde zu leben und zu arbeiten und die am wenigsten restriktiven Formen psychiatrischer Hilfe zu erhalten. Weitere Ausführungen beziehen sich auf Rechte zur ungehinderten Kommunikation mit Angehörigen und Behörden, ein abgestuftes, möglichst wenig eingreifendes Gefahrenmanagement und Aspekte der Teilhabe.

Die Europäische Kommission publizierte 2005 ein Green Paper »Improving the mental health of the population. Towards a strategy on mental health for the European Union« (Commission of the European Communites 2005). Ein Schwerpunkt des Green Paper ist die Förderung der psychischen Gesundheit und die Prävention, jedoch wird auch die Bedeutung einer Anti-Stigma-Politik, der sozialen Inklusion und des Schutzes der fundamentalen Rechte und der Würde psychisch Kranker ausgeführt. Auch hier wird zur zwangsweisen Unterbringung und Behandlung Stellung genommen, mit der bekannten Formulierung »should only be applied as a last resort, where less restrictive alternatives have failed«.

Einen weiteren Meilenstein, besonders in internationaler Hinsicht, stellt die UN-Behindertenrechtskonvention dar, die durch die Europäische Union am 23. Dezember 2010 ratifiziert wurde (nicht jedoch von der Schweiz). Die Behindertenrechtskonvention bezieht sich ausdrücklich auch auf Menschen mit seelischen Behinderungen. Sie fordert von den Vertragsstaaten umfangreiche Maßnahmen zum Schutz vor Diskriminierung und zur Inklusion; betont wird auch das Recht auf eine gemeindenahe psychiatrische Versorgung. Als psychiatriepolitische Leitlinie könnte die UN-Behindertenrechtskonvention sogar die Rolle einnehmen, die über mehrere Jahrzehnte die Psychiatrie-Enquete gespielt hat (Borbé 2011). Artikel 15 der Behindertenrechtskonvention führt aus, dass niemand der Folter oder grausamer, unmenschlicher oder erniedrigender Behandlung oder Strafe unterworfen werden dürfe, was die Vertragsstaaten mit allen wirksamen gesetzgeberischen, verwaltungsmäßigen, gerichtlichen oder sonstigen Maßnahmen zu verhindern haben. Artikel 19 bezieht sich auf die unabhängige Lebensführung und Einbeziehung in die Gemeinschaft. Hier wird das Recht auf eine gemeindenahe Versorgung sehr detailliert ausgeführt. Unter anderem sollen die Vertragsstaaten gewährleisten, dass »Menschen mit Behinderungen gleichberechtigte Möglichkeit haben, ihren Aufenthaltsort zu wählen und zu entscheiden, wo und mit wem sie leben, und nicht verpflichtet sind, in besonderen Wohnformen zu leben«. Explizit wird auch ausgeführt, dass das Vorliegen einer Behinderung in keinem Fall eine Freiheitsentziehung rechtfertige (Artikel 14).

Eine weitere Stärkung der Autonomierechte von Patienten ergab sich in Deutschland durch das dritte Gesetz zur Änderung des Betreuungsrechts vom 29. Juli 2009, welches die rechtliche Bedeutung von Patientenverfügungen regelte und auch sogenannte Behandlungsvereinbarungen in den Rang rechtlich wirksamer Patientenverfügungen erhob (Borbé et al. 2011). Das »Ende der Zwangspsychiatrie«, wie es von einzelnen Betroffenen-Verbänden reklamiert wurde, bedeutet dieses Gesetz zwar nicht, zumal diverse Regelungen der Landesunterbringungsgesetze (nicht zur Behandlung, aber zur Unterbringung) dadurch nicht außer Kraft gesetzt werden können. Jedoch kann bei Vorliegen einer in geschäftsfähigem Zustand verfassten Patientenverfügung, die eine Zwangsbehandlung mit Psychopharmaka explizit ausschließt, eine solche nun auch unter den Bedingungen einer gerichtlichen Unterbringung nicht mehr durchgeführt werden.

Eine weitergehende Stärkung der Autonomierechte psychisch Kranker erfolgte 2011 in Deutschland mit zwei wegweisenden Entscheidungen des Bundesverfassungsgerichts zur Zwangsbehandlung. An den Fällen von zwei als einwilligungsfähig eingestuften Patienten in der Forensischen Psychiatrie, die einer Zwangsbehandlung unterworfen werden sollten, um die Entlassung zu ermöglichen, führte das Gericht aus, dass eine Zwangsbehandlung nur bei einsichtsunfähigen Patienten in Frage komme, und auch dies nur unter engen und klar zu definierenden verfahrensrechtlichen Voraussetzungen. Diesen Erfordernissen genügten aber die gegenwärtigen Gesetze nicht. Deshalb wurden die entsprechenden Landesunterbringungsgesetze als verfassungswidrig erklärt und in der Folge (2012) entschied auch der Bundesgerichtshof in Abkehr von seiner bisherigen Rechtsauffassung, dass nach dieser Grundsatzentscheidung des Bundesverfassungsgerichts nun auch eine Zwangsbehandlung nach dem Betreuungsrecht (§ 1906 BGB) nicht mehr zulässig sei. Auch hier wurde argumentiert, dass eine Überwindung des entgegenstehenden natürlichen Willens durch die Formulierung des Gesetzestextes nicht abgedeckt sei. Aktivitäten des Gesetzgebers im Hinblick auf eine verfassungskonforme Gesetzeslage werden erwartet. Derzeit (2012) ist in mehreren deutschen Bundesländern jedoch eine Zwangsbehandlung außer in akuten Notfällen (rechtfertigender Notstand, §34 des Strafgesetzbuches) nicht mehr möglich, was von allen psychiatrischen Verbänden sehr kritisch kommentiert, von einem kleinen politisch aktiven Teil der Betroffenenszene aber als großer Erfolg gefeiert wird.

Insgesamt ist sowohl in den deutschsprachigen Ländern als auch international ein eindeutiger Trend feststellbar, Patientenrechte und Patientenautonomie zu stärken und psychisch Kranke als besonders vulnerable Personengruppe wahrzunehmen, deren Rechte besonderer Aufmerksamkeit und Schutz bedürfen. Dabei gehen die von politischen Gremien verabschiedeten Grundsätze der Umsetzung in der Realität noch voraus, insbesondere was die gesellschaftliche Inklusion anbetrifft. Im Arzt-Patienten-Verhältnis spiegelt sich diese Entwicklung in rechtlich klar definierten Pflichten des Arztes bezüglich der Aufklärung wieder, insbesondere aber auch in der Wandlung von einer paternalistischen zu einer partnerschaftlichen Beziehung (»shared decision making«), in der sich die Arztrolle in die eines kompetenten Beraters wandelt.

33.2 Autonomie vs. Fürsorgepflicht

Wenngleich die Bedeutung der Patientenautonomie politisch und rechtlich zunehmend gestärkt wurde, dies in einem zweifellos wünschenswerten Zusammenhang mit Entstigmatisierung und sozialer Integration, verbleibt sie jedoch stets in einem potenziellen Spannungsfeld. Dieses wird durch die Polarität von Patientenautonomie einerseits und Fürsorgepflicht des Arztes andererseits bestimmt. Diese Fürsorgepflicht verlangt von dem Arzt ein Handeln »im besten Interesse des Patienten« (so die Formulierung in der Deklaration von Madrid), wenn dieser auf Grund seiner psychischen Verfassung nicht für sich selbst sinnvoll entscheiden kann. Nach international einheitlich vertretener Rechtsauffassung sind allerdings neben dieser Sorge für das Wohl des Kranken auch noch fremdnützige Überlegungen erforderlich: Selbst- und auch Fremdgefährdung sind die Sachverhalte, die im Zusammenhang mit psychischer Erkrankung paternalistisches ärztliches Handeln erforderlich machen und in entsprechenden Gesetzen geregelt sind. Aus dem Spannungsfeld zwischen Autonomie und Fürsorgepflicht bei Menschen, die zu selbstbestimmtem Handeln nicht ausreichend in der Lage sind, ergibt sich der janusköpfige Doppelcharakter psychiatrischen Handelns, das deshalb auch immer wieder sowohl von der einen Seite (mangelnder Respekt vor der Autonomie) als auch von der anderen (mangelnder Schutz der Öffentlichkeit vor gefährlichen Kranken) der Kritik ausgesetzt ist.

33.3 Medizinethische Konstrukte/Rechtsvorstellungen

Medizinethisch besteht ein Konflikt zwischen Patientenautonomie und paternalistischem Handeln. Nach der kantischen ebenso wie nach der Prinzipien-basierten Ethik sind »Respekt vor der Patientenautonomie« und »Gutes tun« (Beneficence) sowie Schadensvermeidung (Non-Maleficence, Primum non Nocere) gleichermaßen hochstehende ethische Prinzipien des ärztlichen Handelns. Welchem in nicht eindeutig gelagerten Konfliktfällen der Vorzug zu geben ist, ist aus medizinethischer (Bloch und Green 2006), juristischer (Kirsch und Steinert 2006) und fachlicher (Steinert et al. 2001) Sicht gelegentlich schwierig zu entscheiden.

Das medizinethische Konstrukt des freien (autonomen) bzw. nicht freien Willens spiegelt sich wider in den entsprechenden Rechtsbestimmungen. Generell wird bei erwachsenen Personen in Deutschland die Geschäftsfähigkeit, d. h. die »freie Willensbestimmung«, angenommen. Deren Fehlen (Geschäftsunfähigkeit) muss gegebenenfalls positiv nachgewiesen werden. Im österreichischen Recht bezeichnet der Begriff der Geschäftsfähigkeit im Grund dasselbe, im schweizerischen Recht steht dafür der Begriff der Handlungsfähigkeit, mit denselben Implikationen. Im medizinischen Bereich ist der wesentliche Rechtsbegriff des deutschen Rechts die Einwilligungsfähigkeit (Kirsch und Steinert 2006). Dies ist in Österreich weitgehend bedeutungsgleich und wird dort auch als Einsichts- und Urteilsfähigkeit im Hinblick auf die selbstbestimmte Zustimmung zu Heilmaßnahmen bezeichnet (Ganner 2005). Im schweizerischen Recht entspricht der deutschen Einwilligungsfähigkeit die »Urteilsfähigkeit«, mit praktisch identischen rechtlichen Vorstellungen (Schweizerische Akademie der medizinischen Wissenschaften 2005).

Im Gegensatz zur Geschäftsfähigkeit bezieht sich die Einwilligungsfähigkeit auf eine konkrete Situation. Als Kriterien der Einwilligungsfähigkeit gelten die Fähigkeit zum Verständnis der relevanten Information, die Fähigkeit, diese Information auf die eigene Situation zu beziehen, und die Fähigkeit, eine abwägende Entscheidung vorzunehmen. Hinweise für Einwilligungsunfähigkeit sind gegeben, wenn der Patient sich so verhält, als könne er die Wahlmöglichkeit nicht nützen, die gegebene Information nicht wirklich versteht oder sie für eine angemessene Entscheidung nicht nützen kann, keine Krankheitseinsicht hat oder nicht mehr authentisch, d. h. in Übereinstimmung mit seinen eigenen Werten, Zielen etc., ist (Helmchen und Vollmann 1999). So kann z. B. ein wahnhafter Patient bezüglich einer anstehenden Blinddarmoperation einwilligungsfähig sein, fehlende Krankheitseinsicht bezüglich der Wahnvorstellungen impliziert jedoch eine aufgehobene Einwilligungsfähigkeit für diese Erkrankung. Die Ablehnung einer Behandlung – verbal, durch Gesten oder auch nur durch entsprechendes Verhalten – entspricht rechtlich einer »natürlichen Willensäußerung«, der aber in Fällen fehlender Einwilligungsfähigkeit kein frei bestimmter Wille zugrunde liegt. Nur unter dieser Vorstellung ist es medizinethisch und rechtlich überhaupt denkbar und zu rechtfertigen, dass Behandlungsmaßnahmen oder ärztlich angeordnete Freiheitseinschränkungen entgegen (natürlichen) Willensäußerungen vorgenommen werden und damit in die Autonomierechte eines Patienten eingegriffen wird. Insofern stehen die viel diskutierten Entscheidungen des deutschen Bundesverfassungsgerichts zur Zwangsbehandlung in völliger Übereinstimmung mit den Grundsätzen der Medizinethik. Daraus folgt auch, dass selbst- und vor allem fremdgefährdendes Verhalten zunächst einmal in die individuelle Eigenverantwortung und gegebenenfalls sekundär in den Zuständigkeitsbereich von Polizei und

Justiz fallen. Deshalb ist es auch schlüssig, dass z. B. eine gesetzliche Betreuung bei geschäftsfähigen Menschen nicht gegen deren Willen eingerichtet werden kann.

33.4 Maßnahmen gegen den Willen der Betroffenen (Zwangsmaßnahmen)

Zwangsmaßnahmen zur Behandlung und Sicherung von Kranken sind weitgehend auf das Fachgebiet der Psychiatrie beschränkt, weil die zur Rechtfertigung erforderliche Aufhebung der freien Willensbildung nur durch psychische Erkrankungen verursacht sein kann. Dieser Umstand verursacht eine Sonderstellung des psychiatrischen Fachgebiets. Allerdings gibt es Ausnahmen. Kinder werden z. B. häufig gegen sogar sehr massiven Widerstand ohne jegliche psychische Störung bei aber nicht ausreichender Einsichtsfähigkeit mit der Einwilligung ihrer Eltern zwangsweise behandelt, etwa im Zusammenhang mit Impfungen. Auch die Seuchengesetze sehen eine Zwangsunterbringung ohne das Vorliegen einer psychischen Erkrankung vor, in diesem Fall mit fremdnütziger Intention.

Europaweit (Dressing und Salize 2004) und in Deutschland spätestens seit dem Urteil des Bundesverfassungsgerichts von 2011 bezüglich der Zwangsbehandlung ist ein Trend der Rechtsprechung feststellbar, freiheitseinschränkende Maßnahmen und Behandlung zu trennen und für Maßnahmen gegen den Willen bei der Behandlung eine höhere Schwelle anzusetzen als bei der Freiheitsentziehung. Aus der Rechtslogik mit dem hohen Schutz der körperlichen Unversehrtheit ist dies nachvollziehbar. Aus ärztlicher und therapeutischer Sicht erscheint die resultierende Priorisierung von Freiheitsentziehung vor Behandlung in einzelnen Fällen freilich hoch problematisch, nicht zuletzt im Hinblick auf die Wahrung der Menschenwürde. Freiheitsbeschränkende Maßnahmen wie die Unterbringung auf einer geschlossenen Station und weitergehende mechanische Freiheitseinschränkungen wie Fixierung oder Isolierung sind grundsätzlich keine Behandlungsmaßnahmen, sondern reine Maßnahmen der Sicherung, wenngleich es zu dieser Frage auch andere Anschauungen gibt (Sailas und Fenton 2000). Einen Überblick über die Vielfalt möglicher Aspekte bei der Ausübung von Zwang gibt die ▸ **Tab. 33.1**.

Eine ambulante Zwangsbehandlung ist in Deutschland, Österreich und der Schweiz rechtlich nicht zulässig, abgesehen von Behandlungsauflagen für in Bewährung entlassene Patienten der forensischen Psychiatrie. Aus den USA und Großbritannien ist die Praxis von »Leverage« geläufig, d. h. Patienten werden genötigt, bestimmte Formen der Behandlung (vor allem Antipsychotika) zu akzeptieren, um im Gegenzug gemeindepsychiatrische Unterstützung, insbesondere betreute Wohnangebote, zu bekommen (Burns et al. 2011). Erfahrungsgemäß gibt es eine derartige Praxis in den deutschsprachigen Ländern ebenso; es ist nur bislang unüblich, dies unter »Zwangsmaßnahmen« zu subsummieren.

Tab. 33.1: Mögliche Maßnahmen unter Zwang

Freiheitsbeschränkende Maßnahmen	Behandlung unter Zwang	Erzwungene Diagnostik	Erzwungene Grundpflege
Zwangseinweisung in psychiatrische Klinik oder in Wohnheim (ggf. geschlossen) Gerichtliche Unterbringung in der psychiatrischen Klinik (öffentlich-rechtlich, nach BGB oder Maßregelvollzug) Geschlossene Stationen Ausgangsbeschränkung Fixierung, Isolierung, sonstige mechanische freiheitsbeschränkende Maßnahmen (Bettgitter, Steckbretter etc.) Restriktive Alltagsorganisation auf Stationen (»strukturelle Gewalt«)	Zwangsmedikation, mit oder Anwendung körperlichen Zwangs • oral • parenteral Zwangsernährung über Sonde oder Infusion oder durch psychologischen Druck Zwangsweise Entgiftung/Entwöhnung bei Abhängigkeitserkrankungen Durchführung medizinischer Behandlungsmaßnahmen (Operation, Dialyse, Infusion etc.)	Blutentnahme Körperliche Untersuchung Anti-HIV, Hepatitis-Serologie bei vermuteter Fremdgefährdung CCT, ggf. in Kurznarkose	Hygienische Maßnahmen Ernährung z. B. über Sonde oder PEG

33.5 Kulturelle Vielfalt oder Mangel an Evidenz?

International herrscht weitgehend Übereinstimmung, dass Zwangsmaßnahmen in der psychiatrischen Behandlung nicht vollständig vermieden werden können, weil der Psychiatrie sowohl die Zuständigkeit für die Selbstgefährdung bei fehlender freier Willensbestimmung als auch für krankhaftes aggressives Verhalten obliegt (Wienberg 1997). Die Auffassungen, welche Arten von Zwangsmaßnahmen vergleichsweise sicher und mit der Menschenwürde am ehesten zu vereinbaren sind, sind jedoch bemerkenswert unterschiedlich. In Deutschland werden in der Erwachsenenpsychiatrie Fixierung und Isolierung verwendet, wobei der Fixierung vielerorts der Vorzug gegeben oder sie gar als einzige Maßnahme verwendet wird. In der Kinder- und Jugendpsychiatrie und teilweise auch in der forensischen Psychiatrie werden demgegenüber Isolierungen bevorzugt und Fixierungen nach Möglichkeit vermieden. Eine geläufige Maßnahme in der Kinder- und Jugendpsychiatrie und auch im europäischen Ausland ist »Time Out« (Anweisung, sich in einem bestimmten Raum, typischerweise dem eigenen Zimmer, für eine begrenzte Zeit aufzuhalten, ohne dieses zu verlassen), während diese Maßnahme in der deutschen Erwachsenenpsychiatrie sehr wenig verbreitet ist. In England konnte gezeigt werden, dass die Indikationen von Isolierung (Einsperren in einen leeren Raum mit geschlossener Türe) und Time Out sich zu weiten Teilen überschneiden und viele Isolierungen wahrscheinlich durch Time Out-Maßnahmen ersetzbar wären (Bowers et al. 2011). In der Schweiz wird der Isolierung gegenüber der Fixierung deutlich der Vorzug gegeben (Martin et al. 2007). In Österreich ist die Praxis ausgesprochen heterogen. In Wien ist bis heute noch das so genannte Netzbett in Gebrauch, das Gegenstand internationaler Kontroversen war und nach 2000 mehrere Jahre lang einen Untersuchungsausschuss der Stadt Wien beschäftigte. Auch in Deutschland war das Netzbett noch teilweise bis in die 80er Jahre des letzten Jahrhunderts in Gebrauch. Besonders bemerkenswert aus kontinentaleuropäischer Sicht ist die Praxis in Großbritannien, wo Fixierungen verboten sind und in der Psychiatrie nicht durchgeführt werden. Stattdessen kommt »physical restraint« zum Einsatz, d. h. Festhalten und Immobilisierung durch mehrere speziell geschulte Pflegekräfte in Verbindung mit Medikation (»chemical restraint«). Der wesentliche Unterschied zur Praxis in anderen Teilen der Welt besteht darin, dass diese Maßnahmen meistens nur wenige Minuten bis längstens eine halbe Stunde dauern, während Fixierungen und Isolierungen durchschnittlich viele Stunden bis sogar Tage dauern (Steinert et al. 2010). Ob diese Praxis sich auf die deutschsprachigen Länder übertragen lässt, nicht zuletzt unter Berücksichtigung des gegenüber Großbritannien deutlich niedrigeren Pflegeschlüssels, ist derzeit noch offen und wird in ersten Studien erprobt.

Generell lässt sich aber ableiten, dass die Vielfalt von Methoden der Anwendung von Zwang im Wesentlichen kulturell und nicht empirisch oder ethisch begründbar ist und dass es wenig Gründe gibt, bestimmte Formen der Ausübung von Zwang für »human« und andere für »barbarisch« zu halten. Befragungen von Patienten zeigen, dass Fixierungen als besonders restriktiv angesehen und deshalb besonders stark abgelehnt werden, ähnlich wie auch die Verwendung eines Netzbetts, dies allerdings bei Patienten, die nie mit einer derartigen Maßnahme wirklich in Berührung kamen (Whittington et al. 2009). Die bisher einzige randomisierte kontrollierte Studie, die die Effekte von Fixierungen und Isolierungen verglich, konnte unter humanitären Gesichtspunkten keine Unterschiede feststellen (Bergk et al. 2011). Zwangsmedikation im Vergleich zu mechanischen Zwangsmaßnahmen wird unterschiedlich beurteilt. Ein Teil der Betroffenen sieht sie als hilfreich an, ein Teil akzeptiert sie zumindest retrospektiv, ein Teil lehnt sie auch langfristig entschieden ab und beurteilt sie teilweise sogar noch negativer als eine Isolierung (Steinert u. Kallert 2006).

33.6 Behandlungsqualität und Menschenwürde

Unter dem Gesichtspunkt einer so großen Varianz der Praxis lag es nahe, die Anwendung von Zwangsmaßnahmen in psychiatrischen Einrichtungen als einen wesentlichen Aspekt der Behandlungsqualität zu betrachten. Dies hat sowohl quantitative als auch qualitative Aspekte. Quantitativ können messbare Qualitätsindikatoren definiert werden. Die gebräuchlichsten sind der Anteil von Zwangsmaßnahmen betroffener Patienten an der Gesamtzahl der behandelten Patienten und die durchschnittliche Dauer einer Zwangsmaßnahme (Steinert et al. 2007). Dies ermöglicht Klinikvergleiche (Benchmarking) in freiwilligen Qualitätszirkeln oder auch als nationale Querschnittserhebung, wie sie z. B. schon in den USA, in Norwegen oder Finnland durchgeführt wurden. Solche Qualitätsindikatoren aus Routinedaten erlauben auch, die Auswirkungen gezielter Interventionen zur Senkung der Häufigkeit von Zwangsmaßnahmen zu evaluieren (Steinert et al. 2006).

Nicht weniger bedeutsam sind qualitative Aspekte bei der Durchführung von Zwangsmaßnahmen. Dies betrifft zum einen die Frage der Sicherheit für alle Beteiligten, zum anderen aber insbesondere Aspekte der Menschenwürde. Das »least restrictive measure«, d. h. die am wenigsten eingreifende Maßnahme bei gleichzeitiger Beachtung der Sicherheitserfordernisse durchzuführen, wie dies in allen politischen Erklärungen und Behandlungsleitlinien gefordert wird (DGPPN 2009), ist eine besondere Herausforderung, zumal das Spannungsfeld zwischen Sicherheitsinteressen und Wahrung von Autonomie und Menschenwürde gerade bei Zwangsmaßnahmen besonders deutlich wird. Sicherheitsanforderungen aus einer rein technischen Perspektive wie obligate 5-Punkt-Fixierung oder teilweises Entkleiden und Abnehmen von Schmuck vor einer Isolierung sind keine zeitgemäße Antwort darauf. Die befürchteten und vielfach beschriebenen Komplikationen von Zwangsmaßnahmen wie Strangulationen in der Fixierung und Selbstverletzungen während Isolierung können weitestgehend vermieden werden, wenn eine kontinuierliche Überwachung gewährleistet ist. Eine »ständige, unmittelbare und persönliche« Überwachung forderte das European Committee for the Prevention of Torture and inhuman or degrading Treatment or Punishment (CPT) schon 2005 in einem Schreiben an die Deutsche Bundesregierung ein. Untersuchungen zeigten, dass Patienten während solcher Zwangsmaßnahmen ausgeprägte Gefühle von Hilflosigkeit bis zur Todesangst erleiden und die Zeitdauer der Maßnahme teilweise um ein Vielfaches überschätzen (Bergk et al. 2011).

Patientenbefragungen zeigen auch, dass die »am wenigsten eingreifende Maßnahme« keineswegs für alle Patienten dieselbe ist. Die Leitlinie »Therapeutische Maßnahmen bei aggressivem Verhalten« der DGPPN empfiehlt deshalb auch nicht nur ein abgestuftes Vorgehen, sondern auch, dem Patienten, wenn irgend möglich, Wahlmöglichkeiten anzubieten (DGPPN 2009). Als obligatorisch wird heute auch eine Nachbesprechung bei Patienten angesehen. Weitere empirische Forschung ist zu der Frage erforderlich, ob eine erzwungene Behandlung mit Medikamenten mehr, weniger oder andere Belastungen mit sich bringt als mechanische Zwangsmaßnahmen und ob das weitgehende Verbot von Zwangsbehandlungen in Deutschland zu einer besseren partizipativen Entscheidungsfindung oder einer Zunahme freiheitseinschränkender Zwangsmaßnahmen führt.

33.7 Prävention von Zwangsmaßnahmen

Einer der wichtigsten Beiträge zu einer Humanisierung des Umgangs mit Zwang und Gewalt in der Psychiatrie ist die Prävention. Diese reicht von den Aufgaben der Politik mit einer adäquaten und menschenwürdigen Finanzierung und Ausstattung psychiatrischer Einrichtungen über die Aufgaben der Entstigmatisierung, die Gründung tragfähiger gemeindepsychiatrischer Verbünde, Niedrigschwelligkeit des Zugangs und Maßnahmen der »Kundenorientierung« bis hin zur Positionierung des einzelnen psychiatrischen Behandlungsteams, aber auch der Klinikleitung. Vornehmlich geht es darum, ein soziales Klima gegen Gewalt zu erzeugen und zu leben, eine möglichst partnerschaftliche Behandlung unter Wahrung der Autonomierechte zu gewährleisten, systematische Deeskalationsschulungen vorzunehmen (Richter et al. 2007) und partizipative Instrumente wie Behandlungsvereinbarungen systematisch zu nutzen (Borbé et al. 2009).

Literatur

Appelbaum PS (1999) Law and Psychiatry: Least restrictive alternative revisited: Olmstead's uncertain mandate for community-based care. Psychiatr Serv 1999 50:1271–1272.

Bergk J, Einsiedler B, Flammer E et al. (2011) A Randomized Controlled Comparison of Seclusion and Mechanical Restraint in Inpatient Settings. Psychiatric Services 62:1310–1317.

Borbé R (2011) Die UN-Behindertenrechtskonvention: Feste Größe in einem psychiatriepolitischen Schlingerkurs? Psychiatr Prax 38:215–217.

Borbé R, Jaeger S, Borbé S et al. (2012) Anwendung von psychiatrischen Behandlungsvereinbarungen in Deutschland – Ergebnisse einer bundesweiten Befragung. Der Nervenarzt 83:638–643.

Borbé R, Jaeger S, Steinert T (2009) Behandlungsvereinbarungen in der Psychiatrie. Psychiatr Prax 36:7–15.

Bloch S, Green SA (2006) An ethical framework for psychiatry. Br J Psychiatry 188:7–12.

Bowers L, Ross J, Nijman H et al. (2011) The scope for replacing seclusion with time out in acute inpatient psychiatry in England. J Adv Nurs doi: 10.1111/j.1365-2648.2011.05784.x. [Epub ahead of print].

Brink C (2010) Grenzen der Anstalt. Psychiatrie und Gesellschaft in Deutschland 1860 bis 1980. Göttingen: Wallstein.

Burns T, Yeeles K, Molodynski A et al. (2011) Precious to adhere to treatment (»Leverage«) in English Mental Health Care. Br J. Psychiatry 1999:145–150.

Commission of the European Communities (2005) Green Paper: Improving the mental health of the population.Towards a strategy on mental health for the European Union. (http://ec.europa.eu/health/ph_determinants/life_style/mental/green_paper/mental_gp_en.pdf; letzter Zugriff am 26.10.2012).

Council of Europe, Steering Committee on Bioethics (2000) White paper on the protection of the human rights and dignity of people suffering from mental disorders, especially those placed as involuntary patients in a psychiatric establishment. Council of Europe, 2005 (http://www.ijic.org/docs/psychiatry.pdf).

Deutsche Gesellschaft für Psychiatrie, Psychotherapie und Nervenheilkunde (DGPPN) (2009) (Hrsg.) Therapeutische Maßnahmen bei aggressivem Verhalten in der Psychiatrie und Psychotherapie (S2 Praxisleitlinien in Psychiatrie und Psychotherapie). Darmstadt: Steinkopff.

Dressing H, Salize H (2004) Zwangsunterbringung und Zwangsbehandlung psychisch Kranker. Gesetzgebung und Praxis in den Mitgliedsländern der Europäischen Union. Bonn: Psychiatrie Verlag.

Ganner M (2005) Selbstbestimmung im Alter. Privatautonomie für alte und pflegebedürftige Menschen in Österreich und Deutschland. Wien: Springer. S. 237.

Helmchen H (1998) Die Deklaration von Madrid 1996. Der Nervenarzt 69:454–455.

Helmchen H, Vollmann J (1999) Ethische Fragen in der Psychiatrie. In: Helmchen H, Henn S, Lauter H et al. (Hrsg.) Psychiatrie der Gegenwart. Bd. 2. 4. Aufl. Berlin: Springer. S. 521–579.

Kirsch P, Steinert T (2006) Natürlicher Wille, Einwilligungsfähigkeit und Geschäftsfähigkeit. Begriffliche Definitionen, Abgrenzungen und relevante Anwendungsbereiche. Krankenhauspsychiatrie 17:96–102.

Martin V, Bernhardsgrütter R, Göbel R et al.; Arbeitskreis zur Prävention von Gewalt und Zwang in der Psychiatrie (2007) Ein Vergleich von Schweizer und deutschen Kliniken in Bezug auf die Anwendung von Fixierung und Isolierung. Psychiatr Prax 34 (Suppl. 2):212–217.

Richter D, Needham I (2007) Effekte von Trainingsprogrammen zum Aggressionsmanagement für Mitarbeiterinnen und Mitarbeiter von Einrichtungen der Psychiatrie und Behindertenhilfe: Systematische Literaturübersicht. Psychiatr Prax 34:7–14.

Sailas E, Fenton M (2000) Seclusion and restraint for people with serious mental illnesses. The Cochrane Database of Systematic Reviews p. CD 001163.

Schweizerische Akademie der medizinischen Wissenschaften (SAMW) Recht der Patienten auf Selbstbestimmung. Medizinisch-ethische Grundsätze der SAMW (http://samw.ch/de/Ethik/Richtlinien/Aktuell-gueltige-Richtlinien.html).

Steenfeldt-Foss OW (2010) Ethical Principles in Psychiatry: The Declarations of Hawaii and Madrid. In: Helmchen H, Sartorius N (Hrsg.) Ethics in Psychiatry (= International Library of Ethics, Law and the New Medicine, Bd. 45). Heidelberg, London, New York: Springer. S. 129–137.

Steinert T, Bohnet U, Eisele F et al. (2006) Freiheitseinschränkende Zwangsmaßnahmen bei Patienten in psychiatrischen Krankenhäusern. Epidemiologie und Qualitätsaspekte. Der Nervenarzt 12:1539–1544.

Steinert T, Hinüber W, Arenz D et al. (2001) Ethische Konflikte bei der Zwangsbehandlung schizophrener Patienten. Entscheidungsverhalten und Einflussfaktoren an drei prototypischen Fallbeispielen. Nervenarzt 72:700–708.

Steinert T, Kallert TW (2006) Medikamentöse Zwangsbehandlung in der Psychiatrie. Psychiatr Prax 33:160–169.

Steinert T, Lepping P, Bernhardsgrütter R et al. (2010) Incidence of seclusion and restraint in psychiatric hospitals: a literature review and survey of international trends. Soc Psychiatry Psychiatr Epidemiol 45:889–897.

Steinert T, Martin V, Baur M et al. (2007) Diagnosis-related frequencies of compulsory measures in 10 German psychiatric hospitals and correlates with hospital characteristics. Soc Psychiatry Psychiatr Epidemiol 42:140–145.

Whittington R, Bowers L, Nolan P et al. (2009) Approval ratings of inpatient coercive interventions in a national sample of mental health service users and staff in England. Psychiatr Serv 60:792–798.

Wienberg G (1997) Gewaltfreie Psychiatrie – eine Fiktion. Begriffliches und Grundsätzliches zum Problem der Gewalt in der Psychiatrie. In: Michael Eink (Hrsg.) Gewalttätige Psychiatrie. Ein Streitbuch. Bonn: Psychiatrie-Verlag. S. 14–28.

Stichwortverzeichnis

A

Abhängigkeit 130
Absenzenmanagement 124
Abwehrreaktion 68
Abweichendes Sexualverhalten 146
Affektive Störungen 107
Affirmation 346
Agenda-Setting-Funktion der Massenmedien 331
Akkulturation 212, 213, 216
Akkulturations-Stress-Modell 313
Aktion Psychisch Kranke (APK) 43
Aktion T4 40
Akute Krisensituation 340
Allgemeinbevölkerung 105
Allokationsentscheidungen 364
Alltag, gelingender und misslingender 163
Alltagsaktivitäten 261
Alltagsorientierte Sozialpsychiatrie/Sozialpädagogik 163
Alltags- und Lebenswelt orientierte sozialpsychiatrische Leitlinien 162
alltags- und lebensweltorientiertes, sozialpsychiatrisches Handeln 171
Altersquotient 303
ambulant-aufsuchend 178
ambulante Behandlung 407
Ambulante Psychiatrische Versorgung 43
Ambulante Versorgung 176, 201
Amygdala 273
Anforderungs-Ressourcen-Theorie 53
Angehörige 202
Angst 263
Ängste 135
Ängstlichkeit 261
Angststörungen Störungen 109
Anomie 52
Anpassungsprozesse 264
Anpassungsstörung 316
Anreize 369
Anschubfinanzierung 377
Anstaltspsychiatrie 260
anteriorer zingulärer Kortex 272
Anthropologie 37
Antidepressiva in den Massenmedien 330
Antidepressivum 348
Antistigmatisierungskampagnen 327
Arbeit 118
Arbcitsethik 119
Arbeitslosenquote 122
Arbeitslosigkeit 118, 122, 151
Arbeitsmarkt 118
Arbeitsmigranten 210
Arbeitsschutz 123
Arbeitstherapie 42
Arbeitsunfähigkeit 122
Arbeitsunfähigkeitstage 122
Armut 151
Armutsrisiko 120
Arzneimittelversorgung 297
Arztbesuche pro Einwohner 297
Arztdichte 297
Arzt-Patient-Beziehung 313
Arzt-Patienten-Beziehung 213
Aspirationsniveau 263
Assertive Community Treatment (ACT) 201, 375, 378
Assimilationsprozess 65
Asyl 317
Asylierung 37
Asylsuchende 215
Asylverfahren 215
Aufklärung 431
Ausgaben des Sozialsystems 366
Ausgaben für die Gesundheitsversorgung 361
Ausschluss 56
Außenwelt 345
Autonomie 401, 412, 431, 436
Autonomierechte 430

B

Balanced Care-Modell 392
BAR 200
Bedeutsamkeit (sense of meaningfulness) 77
Behandlungssetting 375, 376
Behandlungsvereinbarung 430, 436
Behandlungsvereinbarungen 266
Behindertenrechtskonvention 415
Behinderung 182, 184, 186, 189

Behinderungen 74
Beitragsbemessungsgrenze 296
Belastung, allgemeingesellschaftliche 230
benevolent 400
Berentung 100
Berufliche Rehabilitation 199, 200
Betreutes Wohnen 74, 201
Betreuungsrecht 430
Betriebliche Gesundheitsförderung 124
Bevölkerungsgruppen (Sinusgruppen) 324
Bewältigbarkeit (sense of manageability) 77
Bewältigungsverhalten 129
68er-Bewegung 42
Bewertung eigener Gruppe 237
Beziehung
– Sexuelle 139
Beziehungen
– Interpersonale 66
Beziehungsfähigkeit 144
Beziehung, therapeutische 409
Biografiearbeit 173
Biologische Faktoren 96
bio-psycho-soziales Gesundheits- und Krankheitskonzept 197
bio-psycho-soziales Modell 76, 396
Bleuler, Eugen 44
Bonding 136
Borderline-Störung 210
Bore-Out 121
Botschaft 67, 68
Brutpflegeverhalten 275
Bruttoinlandsprodukt 296
Budget, regionales 379
Bumerangeffekte 68
Bürgerversicherung 310
Burn-Out 118

C

Capitation-Modell 378
Capitation-Payment-Modell 379
Case Management (CM) 201
Chronifizierung 87
Ciompi, Luc 44
Common Sense-Selbstregulationsmodell 80
Compliance 132
Comte, Auguste 35
Coping 54
Coping-Reaktionen 237
Co-Producer 389
Cultural Formulation 214

D

Dargebotene Hand 340
Darstellung psychisch Kranker 326
Darwin, Charles 35
Degenerationslehre 39
Deklaration von Hawaii 429
Deklaration von Madrid 429, 431
Delinquenz 147
Demografischer Wandel 303
demos 222
Depression 215, 263, 316, 340, 341
Depression in den Massenmedien 329
Depressive Störung 209
Depressivität 261
Deprivation 261
Deszendenztheorie 35
Deutsche Gesellschaft für Soziale Psychiatrie (DGSP) 42
Dezentralisierung 42
Diagnose 408
Diagnosis Related Groups (DRG) 302, 375, 380
Diagnostik 188, 193
Diagnostik schizophrener Psychosen 133
Differenzierung
– horizontale 84
– vertikale 84
Diktator Spiel 272
Dilemma 408
Disease-Management-Programme 308
Diskriminierung 55, 139, 213, 216, 315, 408
Dispositioneller Optimismus 78
Diversity 211
Diversity Management 211
Dolmetscher 319
Dopaminrezeptorpolymorphismen 274
Dorsolateraler präfrontaler Kortex 273
DSM-IV 214

E

Effektivitätsparameter 369
Effizienz im Gesundheitswesen 360
Eingliederung 56
Eingliederungshilfe 418
Einstellungen 60, 62, 63, 64, 65, 66
– Forschung 64
Einstellungen in den Massenmedien 324
Einstellungsänderung 66, 67
Einstellungsdimensionen 67
Einweisung 406
Einwilligungsfähigkeit 404, 405, 432
Einwohner pro Apotheke 297
Elektrokrampftherapie in den Massenmedien 329
Eltern
– Psychisch kranke 136
Eltern-Kind-Angebote 138
Eltern-Kind-Bindung 270

Elternschaft 98
Emotionale Faktoren 96
Emotionale Stress-Reaktionen 237
Empathie 270
Empirismus
– Pragmatischer 61
Empowerment 139, 198, 203, 400
Enge, Johannes 39
Entartung 35, 39
Entgeltsysteme 376
Enthospitalisierungsforschung 263
Entitativität 238
Entscheidungsfreiheit 398
Entwicklungspsychologie 61
epi 222
Epidemiologie 25, 27, 221, 222, 223, 224, 226, 227, 228, 229, 231
– analytische 222
– deskriptive 222
Erklärungsebenen 62
Erkrankungsrisiko 30, 31
Ersterkrankungsalter 105, 134
Erstmanifestation 107
Erziehung 129
Ethik
– deontologische 398
– deskriptive 397
– normative 397
Ethikkommission 405
Ethnische Minderheit 152
ethnische Minoritäten 213
Etikettierungstheorie 55
eugenisches Gedankengut 38
Evolution 270
Evolutionstheorie 39
Exklusion 56, 392
Experten durch Erfahrung 389

F

Fähigkeiten 185, 186, 187, 188, 190
faire Verteilung 403
Falldefinition 227
Fallidentifikation 227
Fall-Kontroll-Studie 226
Fallkosten 376
Faltlhauser, Valentin 40
Familiäre Zusatzkosten 361
Familienatmosphäre 31
Familienpflege 36, 37, 39, 40
family burden 367
Film
– Dokumentarfilm 327
– Psychiater und Psychiaterinnen im 328
Finanzierung der psychiatrischen Versorgung 359
Finanzierung, diagnosenbezogene 382
Finanzierungssysteme 381
Finanzierungsträger 364
Finanzmittel, Allokation knapper 359
Fischer, Max 38
Fixierung 433, 434
Flüchtlinge 215, 313, 317
Forschungsbedarf 242
Forschungsvorhaben 405
Fragmentierung 364
Framing 325
Frauenschutzbereiche 135
Fremdgefährdung 172, 431
Frühkindliche Familieneinflüsse 31
Frühkindliche Umgebung 30
Funktionsfähigkeit 261
Fürsorge 36
– offene 37, 38, 39
Fürsorgepflicht 431

G

Gebietskrankenkasse 296
Gebot
– nicht zu schaden 401
– zum Wohl des Patienten zu handeln 402
Gebühren 365
Gefährdung des Kindeswohls 422
Gemeindenahe Psychiatrische Versorgung 43
Gemeindenahe sozialpsychiatrische Versorgung 164
gemeindenahe Versorgung 430
Gemeindepsychiatrischen Verbund 178
Gemeindepsychiatrische Versorgungsangebote 73
Gemeinwesen 171
Gender 128, 138
– Aspekte in der Therapie schizophrener Psychosen 134
Gerechtigkeit 403
Gerichtsberichterstattung 327
Geschäftsfähigkeit 432
Geschlecht
– Belästigung/Benachteiligung am Arbeitsplatz 132
– Rollenspezifisches Verhalten 132
– Rollenstereotype 130
Geschlechterdifferenz 143
Geschlechtersensible Arbeits- und Vorgehensweise 139
Geschlechtersensible Betreuung 138
Geschlechtertrennung 135
Geschlechtsidentität 133, 147
geschlechtsspezifische Aspekte in die Aus-, Weiter- und Fortbildung 138
Geschlechtsspezifische Bedürfnisse 133

Geschlechtsspezifischer Bedarf 138
Geschützte Werkstätten 118
Gesellschaft 35
Gesellschaft für Kommunale Psychiatrie 43
Gesellschaftliche 63
Gesellschaftliche Ebene 63
Gesetzliche Krankenversicherung (GKV) 304
gesetzliche Pflichtversicherung 295
Gesundheit 259
Gesundheit-Krankheit-Kontinuum 76
Gesundheitsausgaben 297
Gesundheitsfonds 380
Gesundheitsfürsorge 37
Gesundheitslebensstile 89
Gesundheitsökonomie 265
Gesundheitssystem 210
Gewalt 130, 135
Gewaltfreiheit 139
Glaubwürdigkeit 67
Glück 259
Grenzziehung 409
Griesinger, Wilhelm 36, 37, 38
Gruppendynamik 60, 61, 62, 63
Gruppenebene 63
Gruppenidentifikation 238

H

Häfner, Heinz 42
Hamburger Modell 378
Handhabbarkeit (sense of manageability) 77
Handlungsfähigkeit 432
Hardiness 78
Häufigkeit 230
Heilanstalt 36
Hippocampus 273
Hippokrates von Kos 400
Hochrisikophase 110
Home Treatment 375, 378
Hormonelle Einflüsse 135
Hospitalisierung 87
Hospitalisierungsdauer 262
Hygiene 38
Hyperprolaktinämie 136

I

ICF 182, 185, 190, 191, 194, 202
Identity Threat 237
Idioms of distress 314
Ilberg, Georg 38
Implicit Association Test 238
Implizit-explizite Prozesse 238
indirekte Messverfahren 238
Individualität 261
Individual Placement and Support 123
Individuelle Ebene 63
Industrialisierung 37
Informationsverarbeitung 64
– heuristische 64, 65
– periphere 64
informiertes Einverständnis 404
Inhaltsanalyse der Massenmedien 325
Inhaltsanalyse, Vergleichsuntersuchungen 329
Inhaltsvalidität 265
Inklusion 56, 392, 430
Inselregion
– anteriore 273
Integration 216
– soziale 41
Integrierte Versorgung 377
Interdisziplinäre Zusammenarbeit 137
Intergruppale Ebene 62
Interkulturelle Kompetenz 314
interkulturelle Öffnung 212
interkultureller Dialog 318
Interkulturelles Setting 214
International Classification of Functioning, Disability and Health (ICF) 198
Interprofessioneller Ansatz 388
Invaliditätsursachen 122
Inzidenz 128, 224
Isolierung 434

J

Jonas, Hans 398

K

Kant, Immanuel 398
Karriere
– abweichende 55
Kategorischer Imperativ 399
Kausalattributionen, biogenetische 75
Kinder 134
Kindes- und Erwachsenenschutzrecht (KESR) 407
Kindstötung 137
Klinikaufenthalt 342
Kognitive Faktoren 96
kognitive Verhaltenstherapie 342
Kohärenzsinn 77
Kolb, Gustav 37
Kommunikation 60, 66, 67, 68
Kommunikator 67
Komorbidität 87
– psychiatrische 408

kompatibilistische Konzepte 398
Komplexleistungen 198
Konstrukt 261
Kontext 96
Kontrahierungszwang 301
Kontrasteffekte 64
Kontrazeption 136
Kontrollüberzeugung 78
Kooperation 270
Kopfpauschalen 299
Körper- und Bewegungstherapie 342
Kosten
– direkte 365
– Einsparen von 360
– gesellschaftliche 362
– Indirekte 365
– intangible 365
Kostendämpfung 360
Kosten-Minimierungsanalyse 368
Kosten-Nutzenanalyse 368
Kosten-Nutzwertanalyse 368
Kostenträgerdaten 367
Kosten-Wirksamkeitsanalyse 368
Kraepelin, Emil 208
Krankenhausambulanzen 297
Krankenhausaufenthalt 301
Krankenhausfinanzierungsgesetzes 379
Krankenversicherungspflichtgrenze 306
Krankheitsannahme, externale 315
Krankheitseinsicht 405
Krankheitskonzept
– biomedizinisches 75
– subjektives 79, 80
Krankheitskonzepte 314
Krankheitskosten 365
Krankheitskostenrechnung 367
Krankheitstheorien, subjektive 79
Krankheitsverständnis 214
Kriseninterventionszentrum 340
Kultur 215, 313
kulturabhängige Fragen 411
Kulturelle Einflüsse 27
Kunsttherapie 342

L

Labeling 325
Lancashire Quality of Life Profile (LQoLP) 265
Landesfonds 380
Längsschnittuntersuchungen 226
Langzeitpatienten 262
League-Tables 370
Leben, lebensunwertes 39
Lebensentwurf 165
Lebensführung 173
Lebenslage 171
Lebenslagen 84
Lebensplanung 165
Lebensqualität 142, 259, 260, 366, 408
Lebensqualitätsinstrumente, generische 264
Lebensqualitätskonzept 260
Lebensqualitätsstudien 259, 262
Lebensraum 178
– urbaner 152
Lebenssinn 165
Lebensstil 84
Lebensunterhalt 119
Lehrer-Erwartungseffekt 65
Leistungsarten 364
Leistungserbringer 205
Leistungsvermögen 202
Letalität 225
leverage 406
Liebe 142
Life Events 53
Limbisches System 275
logos 222
Lokalpresse 327

M

Makroebene 63
malevolent 400
Managed Care 389
Managed-Care-System 301
Manchester Short Assessment of Quality of Life (MANSA) 265
Mannheimer Kreis 42
Mediale Darstellbarkeit psychischer Erkrankungen 329
Medialer präfrontaler Kortex 272
Mediennutzung 324
Medikalisierung 54
medizinische Einzelleistungen (MEL) 380
Medizinische Versorgungszentren (MVZ) 308
Mehrebenenanalyse 87
Menschenrechten 396
Menschenwürde 436
Mentalisierung 270
Mesoebene 63
Metaethik 397
Metakognition 270
Metaphorisierung 326
Migranten 209, 210, 211, 213, 214
Migranten-Status 152
Migration 88, 131, 152, 208, 212, 216, 316
Migrationshintergrund 210, 313
Migrationspsychiatrie 209
Migrationsstudien 27
Mikroebene 63
Milieu 84, 119
milieutherapeutische Ansätze 201

Mill, John Stuart 398
Missbrauch 130, 135, 411
Missbrauch in der therapeutischen Beziehung 131
Mitteleinsatz 368
Mobbing 118
Modellprojekten 205
Moderne 36
Moral 396
Mortalität 225
Müller, Christian 44
multiprofessionelle Teams 387
Mutter 134
Mutter/Kind-Abteilungen 137
Mutter-Kind-Beziehung 136
Mutter-Kind-Bindung 274

N

Nachhaltigkeit 202
Nationalsozialismus 40
Naturalistisch 397
Nebenwirkungen 145
Need adapted Treatment 375
Need Adapted Treatment 382
Netzbett 435
Netz von Hilfen 74
Netzwerke, gemeindepsychiatrische 376
Netzwerkinterventionen 54
Neuroleptika in den Massenmedien 330
Neuroökonomie 270
Neuropeptide 275
Nicht-naturalistisch 398
Non-Restraint-System 36
Nutzenbewertung 360

O

Obdachlosigkeit 153
Obligatorische Krankenpflegeversicherung 298
öffentliche Stigmatisierung
– Diskriminierung 236
– Etikettierung 236
– Kategorisierung 237
– Psychiater 240
– Statusverlust 236
– Stereotypen 234, 236, 239
– Veränderungen 240
öffentliche Wahrnehmung 407
Öffnung der psychiatrischen Anstalten 41
OPS-System 379
Oxytozin 273
Oxytozinrezeptorpolymorphismen 274

P

Partizipation 389
Partnergewalt 131
Partnerschaft 133
paternalistischer Ansatz 400
Pathogenese 75
Patientenautonomie 431
Patientenorientierung 298
Patientenperspektive 44, 266
Patientenrechte 431
Patientenverfügung 430
Patient-reported Outcomes 261
Pauschalierung 376
Pawlowismus 41
Peer Support 389
Personal 139
Personalität 412
Persönliches Budget 381
Persönlichkeitseigenschaften 96
Persönlichkeitsmerkmale 263
Persönlichkeitsstörung 210
Perspektive 367
Pfeiffer, Wolfgang 209
Pflegeanstalt 36
Pflegesätze 365
Placebo-Effekt 65
Posttraumatische Belastungsstörung 215, 317
Präfrontaler Kortex 272
Prämien 299
Prävalenz 128, 224
– behandelte 361
Prävention 298
Prinzipien, medizinethische 401
Priorisierung 266
Priorisierungsentscheidungen 259
Private Krankenversicherung 306
Produktionsforschung 332
Produktivitätsverluste 366
Protestantische Ethik 238
prozessorientierte Komplexleistung 202
Pseudo-OPS 377
Psychiatrie-Enquete 40, 42, 43, 430
Psychiatrie-Personalverordnung (PsychPV) 375, 377
psychisch kranke Straftäter 328
Psychoedukation 144
Psychopathologie 260
Psychopharmaka 41, 132
Psychopharmaka in den Massenmedien 328
Psychoserisiko 30
Psychosomatische Erkrankungen in den Massenmedien 329
Psychosoziale Belastungsfaktoren 138
psychotherapeutischen Grundhaltung 176
Psychotherapie 214
Psychotische Störungen 105, 106

PTBS 215
pubertal timing 97
Pubertät 97
Public Health 84, 90
Public Mental Health 90

Q

QLiS (Quality of Life in Schizophrenia) 265
Qualitative Methoden 253
qualitätsadjustierten Lebensjahren (QALYs) 366
Qualitätsindikatoren 435
Qualitätssicherung 383
Quality of Life Interview (QLI) 265
Quantitative Methoden 248
Querschnittstudien 226

R

Rassenhygiene 38
Rawls, John 403
Reaktanz 68
Realismus
– Naiver 66
Recovery 198, 203
regionaler, gemeindenaher Versorgungsverpflichtung 161
Rehabilitation 123, 134, 197, 198, 199, 202
– berufliche 135
– medizinische 199
Rehabilitationsbedürftigkeit 199
Rehabilitationsdiagnostik 202
Rehabilitationsfähigkeit 199
Rehm, Otto 39
Relative Deprivation 263
Resignation 264
Resilienz 78
Ressourcen 84
Ressourcenallokation 396
Ressourcenverwendung, gesellschaftliche 363
Rezeptgebühr 297
Rezeptionsforschung 330
Risikofaktoren, geschlechtsspezifische 129
Risikostrukturausgleich (RSA) 299
Rodewischer Thesen 40, 43
Rollenkonflikte 133, 410
Rollen, mehrfache 409
Rollenstereotype 139
RPK 200
Rückbehalt 406
Rüdin, Ernst 40

S

Sachleistungssystem 306
Salutogenese 75, 76, 89
salutogenetisch 213
Salutotherapie 145
Sanktionierung 272
Säuglingssterblichkeit 298
Schäffle, Albert 35, 38
Scheidung 99
Schicht 119
Schizophrenie 27, 31, 210, 315
– Forschungsparadigma 27
– Verlauf 105
Schizophrenie in den Massenmedien 329, 330
Schizophreniekranke 31
Schönheitseingriffe 132
Schweigepflicht 420
Schweizerische Gesellschaft für Sozialpsychiatrie (SGSP). 44
Segmentierung 204
Sektorisierung 375
Selbstbestimmungsrecht 408
Selbstbeteiligung 299
Selbstgefährdung 172
Selbsthilfeforen 328
Selbst- oder Fremdgefährdung 137
Selbstschema 60, 62, 64, 65
Selbststigmatisierung 235, 239, 240
– Behandlungsteilnahme 242
– depressive Symptomatik 239
– Geheimhaltung 238, 241
– Hoffnungslosigkeit 238
– Krankheitsbewusstsein 239
– Metaanalyse 241
– Offenlegung 241
– sozialer Rückzug 238
– why try-Effekt 241
Selbstverifikation 65
Selbstverständnis 396
Selbstvertrauen 130, 139
Selbstwirksamkeit 78
Selektion
– Soziale 52
Selektivverträge 301
sence of coherence 52
Sense of comprehensibility 77
Sense of manageability 77
Sense of meaningfulness 77
Serotonintransportergen 274
sex 128, 138
Sexualität 143
Sexualpräferenz, Störungen der 147
Sexualtherapie 143
Sexuelle Funktionsstörungen 145
Sexueller Reaktionszyklus 143
SF-36 264

shared decision making 431
Shared Leadership 389
Short Form 36 264
Sicherungssysteme 282, 290
Sich-selbst-erfüllende-Prophezeiung 60, 64, 65
Sickness Impact Profile (SIP) 264
Simon, Hermann 40
Sinnhaftigkeit (sense of meaningfulness) 77
SINUS-Milieus 85
social causation 86
social defeat und Psychose 155
social drift 52
social selection 52, 86, 151
social shaping of health 154
Sonderwelten 171
Sonnenberger Leitlinien 212
sozial 23
Soziale Einflussfaktoren 84
Soziale Exklusion 151
– social shaping 154
– soziale Niederlage 155
– Stress 154
– wahrgenommene Diskriminierung 154
Soziale Faktoren 96
Soziale Folgen 52
Soziale Fragmentierung 153
Soziale Hygiene 24
Soziale Isolation 87
Soziale Kontrolle 56
Soziale Lage 281
Soziale Lebenswelt 24
Soziale Medizin 24
Soziale Netze
– Informelle 57
Soziale Niederlage 155
Sozialer Drift 151
Soziale Reaktion 55
soziale Regeln 270
Soziale Rehabilitation 199, 201
Soziale Repräsentationen 325
Soziale Ressourcen 53
Sozialer Status 119, 123, 130
Soziales Kapital 90
Soziales Netzwerk 202
Soziales Umfeld 36
Soziale Ungleichheit 84
Soziale Unterstützung 53, 87
Soziale Urteilsbildung 60, 62, 64
Soziale Vergleiche 263
Soziale Verursachung 52, 154
Soziale Wahrnehmung 60, 62, 64
Sozialgesetzgebung 37
Sozialhygiene 38
Sozialindikatorenforschung 260
Sozialisation 62, 64, 65
– frühe 129
Sozialkapital 84
sozial-kognitive Defizite 239
Sozialleistungen 281, 282, 283, 286, 287, 288, 290
Sozialpolitik 281, 283, 290
Sozialpsychiatrie 23, 25
Sozialpsychiatrische Dienste 422
sozialpsychiatrisches Team 410
Sozialpsychiatrische Teams 386, 387
Sozialraumorientierung 164
Sozial- und Gesundheitspolitik 36
Sozialversicherungsprinzip 287
Soziologie 35, 85
Sozioökonomische Einflussfaktoren 29
Sozioökonomische Lebensbedingungen 24
Sozioökonomischer Status (SES) 86
Spätaussiedler 211
Spencer, Herbert 35
Spezialsprechstunden 137
Sprachbarriere 214
Stadtasyle 36
städtischer Lebensraum 152
Stationäre Behandlung 342
Stereotyp 325
Stereotyp psychisch Kranker 325
Stigma 55, 56, 233, 234, 235
– etiology and effects of stigma (EES) model 56
Stigma-Konzepte 235, 238
Stigmatisierung 146, 327, 408
– öffentliche 234, 236
Stress 53
Stress-Coping-Modell 237
Stressoren 135
Striatum 273
strukturelle Diskriminierung 235, 236, 241
– Finanzierung psychiatrischer Versorgung 241
– Medien 241
– Versicherungen 241
Strukturelle Diskriminierung
– Behandlungsteilnahme 242
Strukturierung der Zeit 169
Strukturierung des Raumes 168
Strukturierung von Kontakten und Beziehungen 170
Stufenleitermodell 123
Subjective well-being under neuroleptics (SWN) 265
subjektive Lebensqualität 260
Subjektive Perspektive 259
Subjektivität 412
Subkultur 52
Substanzbezogene Störungen 112
Sucht 138, 317
Suizidalität 316, 403, 407
Suizid, assistierter 409
Supported Employment 44, 123, 200, 204, 409
systemisch orientierte Behandlungsformen 375

T

T4-Aktion 40
Tagesklinische Psychiatrische Versorgung 43
Tagespauschalen 376
Tagesstruktur 119
Tages- und Nachtkliniken 41
Teilhabe 119, 164, 189, 192, 261, 430
teleologisch 398
Theorie der sozialen Kontrolle 56
Theory of Mind 270
therapeutic life changes 89
Therapeutische Gemeinschaft 57
therapeutische Kontinuität 178
Time Out 434
Top-Down-Ansatz 367
Totale Institution 57
Training der Eltern-Funktionen 137
Tranquilizer in den Massenmedien 330
Transkulturelle Psychiatrie 208, 212
Transsexualismus 147
Traumatisierung 215

U

Überlebenszeitanalysen 370
Ultimatum Spiel 271
UN-Behindertenrechtskonvention 414
urbaner Lebensraum 152
Urbanizität 88
Ursachen- und Verlaufsforschung 25
Urteilsfähigkeit 404
utilitaristisch 398

V

Vasopressin 273
Vater-Kind-Beziehung 136
Verantwortungsethik 398
Verhalten
– abweichendes 55
Verlust des Status 119, 123
Verschwiegenheitspflicht 411
Versichertenpflichtgrenze 305
Versorgungsbedingungen 264
Versorgungsforschung 25, 246, 247, 248, 249, 254, 255
Versorgungskosten 361
Versorgungskulturen 53
Versorgungsmaßnahmen 24
Versorgungssektoren 369
Verstehbarkeit (sense of comprehensibility) 77
Vertrauen 270
Verweildauer 308
Virchow, Rudolf 36
Volkswirtschaftliche Gesamtkosten 365
Vorurteil 325
Vorurteile 328
Vulnerabilitätsmodell 164
Vulnerabilitätstheorien 50

W

wahrgenommene Diskriminierung 154
Weise, Klaus 43
Weltanschauungen 238
Werkstätten für behinderte Menschen 118
Wettbewerb 305
WHOQOL-100 264
WHOQOL-Bref 264
WHOQOL-OLD 264
Widerstandsressourcen 77
Wille 432
Wirkungsforschung 331
Wittkower, Eric D. 209
Wohlbefinden 259
Wohlbefindenshomöostase 263
Wohnform 135

Z

Zufriedenheit 259
Zugangsbarrieren 211
Zusatznutzen 360
Zustimmung 429
Zuwanderer 216
Zwang 406
Zwangsbehandlung 429, 430, 433
Zwangsmaßnahmen 433, 434
zwangsweise Unterbringung 173